A. Brock, A. Kany, E. Knipfer (Hrsg.)

Fachpflege Intensivpflege

AF836900

Andrea Brock, Anke Kany, Eva Knipfer (Hrsg.)

Fachpflege Intensivpflege

Medizinische und pflegerische Grundlagen

3. Auflage

Mit Beiträgen von: Mario Bagaric, Wilhelmsfeld; Tobias Becker, Murnau; Christina Burkhart, Mannheim; Anja Dunkel, München; Christian Gernoth, Kassel; Vanessa Jungmann, Frankenthal; Anke Kany, Mannheim; Maximilian Kemper, München; Eva Knipfer, München; Lutz Krüger, Rosenheim; Beatrix Löhlein-Hejda, Viernheim; Kristin Loehnert, Rottenbuch; David Mager, Trier; Jérôme Manville, Schweinfurt; Sven Mautner, Mannheim; Isabel Meixner, München; Daniela Meschzan, München; Michael Neitzel, Murnau; Peter Nydahl, Kiel; Ricarda Scheiner, Ismaning; Gabriele Schmidl, München; Manuela Schönherr, München; Björn Schuster, Trier; Jacinta Stalf, Speyer; Dietmar Stolecki, Dortmund; Eva Völkl, Mannheim; Uwe Wagner, Aschaffenburg; Sandra Wieder, Oberdachstetten; Nikolaus Wirtz, Trier

Autorinnen und Autoren der 2. Auflage:
Katrin Blania (†), Sandhausen; Andrea Brock, Schweich; Anne Carolin Radau, Hamburg; Tobias Knoche, Hamburg; Katrin Lichy, Ludwigsburg

Autorinnen und Autoren der 1. Auflage:
Moritz Bausch, Mannheim (Kap. 9.1); Michael Eulenberg, Murnau (Kap. 9.5); Julia Härtl, München (Kap. 9.6); Ruth Hinkofer, Murnau (Kap. 9.5.7); Jörg Krebs, Neustadt (Kap. 4.9-4.12)

ELSEVIER

Elsevier GmbH, Bernhard-Wicki-Str. 5, 80636 München, Deutschland
Wir freuen uns über Ihr Feedback und Ihre Anregungen an kundendienst@elsevier.com

ISBN 978-3-437-25214-3
eISBN 978-3-437-05029-9

Alle Rechte vorbehalten
3. Auflage 2022
© Elsevier GmbH, Deutschland

Wichtiger Hinweis für den Benutzer
Die medizinischen Wissenschaften unterliegen einem sehr schnellen Wissenszuwachs. Der stetige Wandel von Methoden, Wirkstoffen und Erkenntnissen ist allen an diesem Werk Beteiligten bewusst. Sowohl der Verlag als auch die Autorinnen und Autoren und alle, die an der Entstehung dieses Werkes beteiligt waren, haben große Sorgfalt darauf verwandt, dass die Angaben zu Methoden, Anweisungen, Produkten, Anwendungen oder Konzepten dem aktuellen Wissensstand zum Zeitpunkt der Fertigstellung des Werkes entsprechen.
Der Verlag kann jedoch keine Gewähr für Angaben zu Dosierung und Applikationsformen übernehmen. Es sollte stets eine unabhängige und sorgfältige Überprüfung von Diagnosen und Arzneimitteldosierungen sowie möglicher Kontraindikationen erfolgen. Jede Dosierung oder Applikation liegt in der Verantwortung der Anwenderin oder des Anwenders. Die Elsevier GmbH, die Autorinnen und Autoren und alle, die an der Entstehung des Werkes mitgewirkt haben, können keinerlei Haftung in Bezug auf jegliche Verletzung und/oder Schäden an Personen oder Eigentum, im Rahmen von Produkthaftung, Fahrlässigkeit oder anderweitig übernehmen.

Für die Vollständigkeit und Auswahl der aufgeführten Medikamente übernimmt der Verlag keine Gewähr.
Geschützte Warennamen (Warenzeichen) werden in der Regel besonders kenntlich gemacht (®). Aus dem Fehlen eines solchen Hinweises kann jedoch nicht automatisch geschlossen werden, dass es sich um einen freien Warennamen handelt.

Bibliografische Information der Deutschen Nationalbibliothek
Die Deutsche Nationalbibliothek verzeichnet diese Publikation in der Deutschen Nationalbibliografie; detaillierte bibliografische Daten sind im Internet über https://www.dnb.de abrufbar.

24 25 26 27 5 4 3 2

Für Copyright in Bezug auf das verwendete Bildmaterial siehe Abbildungsnachweis
Das Werk einschließlich aller seiner Teile ist urheberrechtlich geschützt. Jede Verwertung außerhalb der engen Grenzen des Urheberrechtsgesetzes ist ohne Zustimmung des Verlages unzulässig und strafbar. Das gilt insbesondere für Vervielfältigungen, Übersetzungen, Mikroverfilmungen und die Einspeicherung und Verarbeitung in elektronischen Systemen.

In ihren Veröffentlichungen verfolgt die Elsevier GmbH das Ziel, genderneutrale Formulierungen für Personengruppen zu verwenden. Um jedoch den Textfluss nicht zu stören sowie die gestalterische Freiheit nicht einzuschränken, wurden bisweilen Kompromisse eingegangen. Selbstverständlich sind **immer alle Geschlechter** gemeint.

Planung: Julia Lux, München
Projektmanagement und Herstellung: Karin Kühnel, München
Redaktion: Dr. Nikola Schmidt, Berlin
Satz: abavo GmbH, Buchloe/Deutschland; TnQ, Chennai/Indien
Druck und Bindung: Drukarnia Dimograf Sp. z o. o., Bielsko-Biała/Polen
Umschlaggestaltung: SpieszDesign, Neu-Ulm
Titelfotografie: © pirke – stock.adobe.com

Aktuelle Informationen finden Sie im Internet unter **www.elsevier.de**

Vorwort

Als Pflegende von intensivpflichtigen Patienten und Patientinnen sind wir jeden Tag gefordert, unser theoretisch erworbenes Wissen aktuell zu halten und mit praktischen Fähigkeiten zu kombinieren, um in Pflegesituationen individuell entscheiden und somit den uns anvertrauten Menschen eine umfassende Pflege anbieten zu können. Die Einsatzmöglichkeiten für professionelle Pflegefachpersonen haben sich gewandelt. Sie betreuen kritisch kranke Menschen heute nicht mehr ausschließlich auf Intensivstationen. Im Verlauf der letzten Jahre haben Intermediate-Care-Stationen und die ambulante Intensivpflege an Bedeutung gewonnen. Diese Bereiche erfordern ebenso wie die Arbeit auf einer Intensivstation ein fundiertes intensivpflegerisches Fachwissen und Entscheidungskompetenz in einem verantwortungsvollen Tätigkeitsfeld.

Mit diesem Handbuch wollen wir auch weiterhin Weiterbildungsteilnehmenden, (Wieder-)Einsteigenden und neu examinierten Pflegefachpersonen eine Orientierungshilfe geben, um den Berufsalltag in der Intensivpflege zu meistern.

Die wichtigsten Aufgaben von Pflegenden sind die die allgemeine und spezielle Pflege von kritisch kranken Menschen. Sie unterstützen und übernehmen Tätigkeiten bei der Körperpflege, Ernährung, Mobilität und sind verantwortlich für die Beobachtung und Überwachung der Patientinnen und Patienten. Ein eng vernetztes Arbeiten zwischen Arzt bzw. Ärztin und Pflegefachperson sowie der Einbezug der Bedürfnisse der Erkrankten und ihrer Angehörigen fordert immer mehr Kompetenzen ein.

Die in der aktiven Praxis tätigen Autorinnen und Autoren geben Ihnen intensivpflegerisches und medizinisches Basis- und Erweiterungswissen an die Hand. Dabei war uns die Fokussierung auf die wichtigsten Aspekte der Intensiv- und Anästhesiepflege bei der Erarbeitung der einzelnen Themenkomplexe besonders wichtig: Anatomische und intensivmedizinische Grundlagen der Neurochirurgie, Herz- und Nierenerkrankungen mit Nierenersatzverfahren, ARDS, Sepsis sowie Schwerpunkte der Beatmung und Anästhesie werden ebenso dargestellt, wie intensivpflegerische Aspekte von Grundpflege, Prophylaxen und Monitoring.

Ein besonderes Augenmerk der 3. Auflage war die Überarbeitung und Aktualisierung der Themenbereiche. Insbesondere wurden die Inhalte auf die die aktuellen Publikationen und Leitlinien angepasst, sowie ein neues Kapitel zum Themenschwerpunkt COVID-19 hinzugefügt.

Wir danken unseren Kolleginnen und Kollegen, die uns als Autoreninnen und Autoren tatkräftig und mit vollem Einsatz unterstützt haben. Allen unseren Lesern und Leserinnen wünschen wir viel Freude und viele neue Erkenntnisse beim Lesen und Erarbeiten unseres Handbuchs.

Im Juli 2022
Die Herausgeber

Abkürzungen

↑	Erhöht, gesteigert
↓	Vermindert, gesenkt
→	Dies bewirkt, dadurch entsteht, daraus folgt
ACS	Akutes Koronarsyndrom
AF	Atemfrequenz
ALS	Advanced Life Support
AMV	Atemminutenvolumen
ARDS	Adult Respiratory Distress Syndrom (Atemnotsyndrom des Erwachsenen)
ASA	American Society of Anesthesiologists (amerikanische Gesellschaft der Anästhesisten)
ASE	Atemstimulierende Einreibung
AZV	Atemzugvolumen
BDK	Blasendauerkatheter
BE	Base excess
BGA	Blutgasanalyse
BIPAP	Biphasic Positive Airway Pressure
BIS	Bispektraler Index
BLS	Basic Life Support
BMI	Body Mass Index
BURP	Backwards Upwards Rightwards Pressure (Manöver, bei dem der Schildknorpel nach hinten oben rechts gedrückt wird)
BZ	Blutzucker
bzw.	beziehungsweise
COPD	Chronic Obstructive Pulmonary Disease (chronisch obstruktive Lungenerkrankung)
CPAP	Continuous Positive Airway Pressure
CRP	Kardiopulmonale Reanimation
CPP	Cerebral Perfusion Pressure (zerebraler Perfusionsdruck)
CT	Computertomografie
CVVH	Kontinuierliche venovenöse Hämofiltration
CVVHDF	Kontinuierliche venovenöse Hämodiafiltration
CVVH	Kontinuierliche venovenöse Hämofiltration
DGE	Deutsche Gesellschaft für Ernährung
DGEM	Deutsche Gesellschaft für Ernährungsmedizin
DU	Druckunterstützung
ECMO	Extracorporeal Membrane Oxygenation (extrakorporale Membranoxygenierung)
EEG	Elektroenzephalogramm
EKG	Elektrokardiogramm
ELV	Einlungenventilation
EVD	Externe Ventrikeldrainage
EPUAD	European Pressure Ulcer Advisory Panel
FiO_2	Fraction inspiratory O_2 (Sauerstoffanteil der Einatemluft)
FRC	Functional Residual Capacity
GCS	Glasgow Coma Scale
GFR	Glomeruläre Filtrationsrate
Hb	Hämoglobin
HD	Hämodialyse
HF	Herzfrequenz
HIT	Heparininduzierte Thrombozytopenie
HME	Heat and Moisture Exchange („künstliche Nase")
HRST	Herzrhythmusstörung
HWS	Halswirbelsäule
HZV	Herzminutenvolumen
IABP	Intraaortale Ballongegenpulsation
ICU	Intensive Care Unit
i. v.	intravenös
ICP	Intracraniell Pressure (Hirndruck)
ICR	Interc(k)ostalraum (Zwischenrippenraum)
IPPB	Intermittent Positive Pressure Breathing
IRV	Inverse Ration Ventilation (umgekehrtes Atemzeitverhältnis)
ISB	Interskalenäre Plexusblockade
KG	Körpergewicht
KHK	Koronare Herzkrankheit
KLRT	Kontinuierliche laterale Rotationstherapie
LA	Lokalanästhesie
MAC	Minimum Alveolar Concentration (minimale alveoläre Konzentration)
MAD	Mittlerer arterieller (Blut)druck
MAP	Mean Arterial Pressure (mittlerer arterieller Blutdruck)
MCT	Mittelkettige Triglyzeride
MDRD	Modifikation to Diet in Renal Disease
Min.	Minute
ml	Milliliter
mmHg	Millimeter Quecksilbersäule
mosmol	Milliosmol
MRSA	Methicillin-resistente Staphylococcus aureus, auch multiresistente Staphylococcus aureus
MRT	Magnetresonanztomografie (Kernspintomografie)
MTPS	Medinische Thromboseprophylaxestrümpfe
NANDA	North American Nursing Diagnosis Association
NIV	Nicht-invasive Beatmung
NIPD	Non-invasive Blood Pressure
NPUAD	National Pressure Ulcer Advisory Panel
NSAR	Nicht-steroidale Antirheumatika

OP	Operation
paO_2	Sauerstoffpartialdruck
PCA	Patient Controlled Analgesia (Patientengesteuerte Schmerztherapie)
PD	Peritonealdialyse
PDA	Periduralanästhesie
PCI	Perkutane Koronarintervention
PDA	Periduralanästhesie
PEA	Pulslose elektrische Aktivität
PEEP	Positive Endexpiratory Pressure (positiver Druck nach der Ausatmung)
pH	potentia Hydrogenii, pondus Hydrogenii
PiCCO	Pulse Contour Cardiac Output
PSV	Pressure Support Ventilation
PTCA	Perkutane Transluminale Coronare Angioplasie
PTT	Partial Thromboplastin Time (partielle Thromboplastinzeit)
RKI	Robert Koch-Institut
ROSC	Return of Spontaneous Circulation (Wiedererlangen des Spontankreislaufs)
RSBI	Rapid Shallow Breathing Index
RSI	Rapid Sequence Induction
Sek.	Sekunde
SAB	Subarachnoidalblutung
SBHH	Säure-Basen-Haushalt
SHT	Schädel-Hirn-Trauma
SIMV	Synchronized Intermittent Mandatory Ventilation
SIRS	Systemic Inflammatory Response Syndrome
SLEDD	Sustained Low Efficient Daily Dialysis
SPA	Spinalanästhesie
SpO_2	Sauerstoffsättigung
TEE	Transösophagiale Echokardiografie
VALI	Ventilator Associated Lung Injury
VAP	Ventilator Assoziierte Pneumonie
VILI	Ventilator Induced Lung Injury
VRP	Vario Resistance Pressure-Flutter (apparative Atemhilfe)
VTE	Venöse Thromboembolie
WHO	Word Health Organization (Weltgesundheitsorganisation)
ZNS	Zentrales Nervensystem
ZVD	Zentraler Venendruck
ZVK	Zentraler Venenkatheter

Fehler gefunden?

https://else4.de/978-3-437-25214-3

An unsere Inhalte haben wir sehr hohe Ansprüche. Trotz aller Sorgfalt kann es jedoch passieren, dass sich ein Fehler einschleicht oder fachlich-inhaltliche Aktualisierungen notwendig geworden sind.

Sobald ein relevanter Fehler entdeckt wird, stellen wir eine Korrektur zur Verfügung. Mit diesem QR-Code gelingt der schnelle Zugriff.
Wir sind dankbar für jeden Hinweis, der uns hilft, dieses Werk zu verbessern. Bitte richten Sie Ihre Anregungen, Lob und Kritik an folgende E-Mail-Adresse: kundendienst@elsevier.com

Inhaltsverzeichnis

KAPITEL

1 Intensivpflege

Anja Dunkel, Lutz Krüger, Kristin Loehnert, Isabel Meixner, Peter Nydahl, Ricarda Scheiner, Manuela Schönherr, Gabriele Schmidl und Uwe Wagner

1.1 Aufnahme, Übergabe, Zimmercheck/Arbeitsplatzkontrolle, Transport

Manuela Schönherr

1.1.1 Aufnahme auf die Intensivstation

Die Aufnahme eines Patienten auf die Intensivstation bedeutet für alle Beteiligten eine **erhebliche Stresssituation** und eine große psychische Belastung. Bei einem lebensbedrohlichen Notfall erfolgt die direkte Aufnahme aus der Notaufnahme oder von der Allgemeinstation. Auch nach größeren Operationen kann eine Aufnahme auf die Intensivstation stattfinden.

Der Patient muss sich in eine für ihn unsichere und unübersichtliche Lage begeben. Die Umgebung ist unbekannt, der Patient ist von vielen Menschen umgeben und die Abläufe sind für ihn unverständlich.

Von großer Wichtigkeit ist deshalb, die Aufnahme gut zu planen und vorzubereiten, um dem Patienten (und seinen Angehörigen) ein Gefühl von Sicherheit zu vermitteln.

Zur Vorbereitung der Pflegenden gehören:

- Absprachen über geplante Zu- und Abverlegungen bei Schichtbeginn
- Einplanung personeller Ressourcen für eventuelle Notaufnahmen

Bei der Ankündigung eines Patienten durch die Rettungsleitstelle oder einer notfallmäßigen Verlegung innerhalb der Klinik werden umgehend wichtige Informationen eingeholt:

- Diagnosen und klinischer Zustand des Patienten (inkl. Beatmungssituation)
- Voraussichtliche Ankunftszeit
- Geplante Diagnostik und Therapie, die sofortige Vorbereitung erfordert

Die erhobenen Daten ermöglichen es, den Behandlungsplatz gezielt vorzubereiten, spezielle Medikamente zu richten (z. B. Katecholaminspritzenpumpe) und den Respirator einzustellen. Je mehr Informationen schon vor der Aufnahme vorhanden sind, desto gezielter kann die Vorbereitung erfolgen.

Eine Checkliste (➤ Tab. 1.1) erleichtert die systematische Vorbereitung der Patientenaufnahme.

Die Aufnahme des Patienten wird möglichst von zwei Pflegekräften und einem Arzt durchgeführt (➤ Tab. 1.2). Nachdem die ggf. nötigen Umlagerungsmaßnahmen abgeschlossen sind, erfolgen die weitere Therapie und Diagnostik (nach dem jeweiligen Krankheitsbild und ggf. vorhandenen hausinternen Standards). Der Grad der vitalen Bedrohung bestimmt dabei die weitere Reihenfolge des Ablaufs.

Tab. 1.1 Checkliste: Aufnahmevorbereitung

Vorbereitung der Patientenaufnahme	
☐	Ggf. für Schutzmaßnahmen/Isolation vorbereiten
☐	Intensivbett, ggf. nach hausinternen Standards
☐	Monitor in Stand-by-Betrieb mit Ableitungsmöglichkeiten für EKG, Pulsoxymetrie, RR, NIBP/invasive Messung (Alarmgrenzen und Messintervalle für NIPB eingeben)
☐	Handbeatmungssystem und Beatmungsbeutel mit O_2-Schlauch, Reservoir, Maske
☐	Respirator in Stand-by-Betrieb (Beatmungsmodus und O_2-Konzentration nach ärztlicher Anordnung oder hausinternem Standard einstellen und überprüfen)
☐	Absaugvorrichtung und verschiedene Absaugkatheter
☐	Infusionslösung mit System
☐	Notfallmedikamente
☐	Reanimationswagen mit Intubationszubehör (in Reichweite)
☐	Defibrillator bereitstellen (Funktionskontrolle)
☐	Ärztliche und pflegerische Dokumentationsbögen
☐	Blutröhrchen, Anforderungsschein
☐	Behälter zum Entleeren von Urinableitungssystem

Tab. 1.2 Checkliste: Vorgehen bei Patientenaufnahme

Patientenaufnahme	
☐	Kontakt zum Patienten aufnehmen, sich namentlich vorstellen
☐	Patienten beruhigen, Sicherheit vermitteln, über alle Tätigkeiten informieren
☐	Klinische Beurteilung des Krankheitszustands und des körperlichen Befindens (z. B. Bewusstlosigkeit, Dyspnoe)
☐	Patientenkleidung soweit wie nötig entfernen
☐	Monitor anschließen (EKG, RR, O_2-Sättigung), Alarmgrenzen einstellen
☐	Beatmungspflichtige Patienten an den Respirator anschließen, Parameter nach ärztlicher Anordnung, Alarmgrenzen einstellen
☐	Vorbereitung/Assistenz zur Anlage von venösen und/oder arteriellen Zugängen
☐	Liegende Venenzugänge versorgen
☐	Mitgebrachte Infusion, Medikamente und laufende Spritzenpumpen verwerfen und neue Infusionen usw. vorbereiten und anhängen
☐	Alle Zu- und Ableitungen anschließen
☐	Evtl. Saugpumpen (z. B. Thoraxdrainage) anschließen, vorherige Funktionsprüfung
☐	Inhalt von Sonden- und Drainagenablaufbeutel prüfen, Menge und Aussehen dokumentieren
☐	Hautstatus erfassen, Positionierung des Patienten
☐	Dokumentation: Vitalwerte, EKG-Rhythmus, Temperatur, Ausscheidungen, Medikamente, Vigilanz, Respiratoreinstellung oder O_2-Gabe
Weiteres Vorgehen	
☐	Ggf. Legen eines Blasendauerkatheters
☐	Ggf. Legen einer Magensonde
☐	Blutentnahme
☐	Für weitere Untersuchungen vorbereiten (CT, Röntgen, OP)
☐	Erstellen der Pflegeanamnese
☐	Erstellen der Pflegeplanung

Zuerst nimmt die Pflegekraft Kontakt zum Patienten auf und stellt sich namentlich vor. Um dem Patienten das Gefühl der Sicherheit zu geben, werden ihm Informationen über die Situation, den Ort und die weiteren Maßnahmen mitgeteilt.

MERKE

Es ist wichtig, den Patienten über jede Tätigkeit, die durchgeführt wird, zu informieren.

- Während der **Kontaktaufnahme** beurteilen die Pflegekräfte und der Arzt den Patienten bereits klinisch und erhalten ein Bild über dessen körperlichen Zustand (z. B. Grad der Bewusstlosigkeit).
- Der Patient wird soweit wie nötig und möglich entkleidet und an den **Monitor** angeschlossen (periphere Sauerstoffsättigung, EKG, RR – NIBP oder invasive Messung). Die Alarmgrenzen werden nach der ersten Messung angepasst.
- Ist der aufgenommene Patient beatmungspflichtig, wird er an den **Respirator** angeschlossen. Der Arzt gibt die Beatmungsparameter in den Respirator ein (oder die Pflegekraft stellt diese nach ärztlicher Anordnung ein) und die Alarmgrenzen werden nach den ersten ermittelten Vitalparametern den ärztlich angeordneten Grenzwerten angepasst.
- Hat der Patient bereits **venöse Zugänge,** können Infusionen und Spritzenpumpen angeschlossen werden. Ist dies nicht der Fall, werden möglichst rasch venöse Zugänge (PVK, ZVK) und ein **arterieller Zugang** durch den Arzt (Assistenz durch die Pflegekraft) gelegt.
- Mitgebrachte **Infusionen, Medikamente** und laufende **Spritzenpumpen** werden auf Fördermenge

und Konzentration überprüft. Es ist empfehlenswert, die Medikamente in den Spritzenpumpen durch Medikamente nach stationsinternen Standard zu ersetzen, um einerseits Fehlerquellen zu minimieren (Verabreichung unterschiedlicher Konzentrationen). Andererseits spielen hier auch hygienische Gründe eine Rolle, da die Pflegende der Intensivstation nicht weiß, unter welchen Bedingungen die Infusion vorbereitet wurde und wie lange diese schon verabreicht wird.
- Alle Ableitungen werden angeschlossen, die Inhalte von **Sonden** und **Drainagen** werden überprüft und die Menge und Beschaffenheit dokumentiert, ggf. werden die Ablaufsysteme entleert.
- Lässt der vitale Zustand des Patienten eine Lagerung/Positionierung zu, kann zur Vervollständigung der Aufnahme nun die Erhebung des Pflegebedarfs, z. B. Hautstatus, notwendige Pflegeutensilien, Planung von Lagerungsmaßnahmen, erfolgen.

Die Pflegenden dokumentieren ihre Beobachtungen möglichst zeitnah.

1.1.2 Übergabe

Die Übergabe dient dazu, die geplante Betreuung des Patienten möglichst nahtlos über alle Schichten hinweg fortsetzen zu können. Sie soll den Informationsfluss aller am Pflegeprozess beteiligten Personen gewährleisten und dient der Sicherheit des Patienten. Pflegerelevante Informationen, wie Ereignisse im Krankheitsverlauf und im Pflegeverlauf werden konkret benannt und weitergegeben. Sind im weiteren Verlauf noch Beeinträchtigungen zu erwarten, müssen diese explizit erwähnt werden (z. B. „Verband kann noch von Sekret durchnässt werden, da die Drainage erst vor Kurzem entfernt wurde").

Bei der Übergabe sind eine klare Ordnung und Strukturierung der Informationen wichtig.

Die Übergabe kann mündlich, schriftlich, im Stationszimmer oder vor Ort beim Patienten erfolgen.

Innerhalb des Pflegeteams, erfolgt die pflegerische Übergabe des Patienten beim Schichtwechsel in direkter Kommunikation am Patientenbett. Eine ärztliche Übergabe zur Diagnose und aktuellem Krankheitszustand der Patienten findet separat zwischen Arzt und Pflegeteam statt.

Oft gibt es Störungen während der Übergabe, die zu einem Informationsverlust führen. Eine Übergabe findet bei laufendem Betrieb statt, dadurch kann es immer wieder zu Unterbrechungen kommen (Telefonläuten, Monitoralarme, Zugänge aus dem OP, hinzukommende Ärzte). Die Folgen sind Konzentrationsstörung und ein möglicher Informationsverlust. Das Ziel ist es, durch klare Absprachen zur Organisation der Übergabe, die Störfaktoren zu minimieren, damit es für das Pflegeteam möglichst wenig Unterbrechung gibt.

Pflegende können die Selbstständigkeit des Patienten fördern und ihn in die Übergabe mit einbeziehen. Der Patient kann selbst berichten, ob er Schmerzen hat, ihm warm oder kalt ist oder für ihn andere wichtige Dinge ansprechen.

Mit der Übergabe besteht die Möglichkeit für die Pflegenden, Pflegeprobleme zu besprechen, sich gegenseitig zu beraten und eine Behandlungsstrategie zu entwickeln (z. B. Dekubitusbehandlung).

1.1.3 Zimmercheck/Arbeitsplatzkontrolle

Der Zimmercheck dient der Sicherheit des Patienten, der rechtlichen Absicherung der Pflegekraft und der Überprüfung des Arbeitsplatzes auf Vollständigkeit.

Ein Zimmercheck wird immer vor Aufnahme eines Patienten, bei Übergabe eines Patienten, nach Transport eines Patienten oder bei gravierender Veränderung der Ist-Situation sowie bei jedem Schichtbeginn durchgeführt. Die Vorbereitung des Behandlungsplatzes ist von größter Wichtigkeit, da es sehr oft wenig bis keine Vorlaufzeit für eine spezielle Vorbereitung des Behandlungsplatzes bei einer Patientenaufnahme auf die Intensivstation gibt.

Ein gut vorbereiteter Behandlungsplatz dient einer möglichst reibungslosen Aufnahme (➤ Tab. 1.3).

1.1.4 Transport

Der Transport eines Intensivpatienten birgt ein hohes Komplikationsrisiko, auch wenn er mittlerweile zur täglichen Routine gehört.

Tab. 1.3 Übergabe- und Zimmercheckliste/Arbeitsplatzcheck

Übergabecheck	
Allgemeine Patientenkontrolle	
☐	(Vor-)Erkrankungen
☐	Operationen
☐	Allgemeinzustand, inklusive Bewusstseinslage
☐	Kreislaufsituation
☐	Zugänge, Sonden und Drainagen
☐	Wunden und Verbände
☐	Ausscheidungen
☐	Aktuelle Laborwerte
Medikamente und Infusionen	
☐	Bestückung, Konzentration und Laufgeschwindigkeit
Monitorüberwachung	
☐	Alarmgrenzen (HF, RR, SpO_2, AF, Temp.)
☐	Lagekontrolle und Nullabgleich der invasiven Blutdruckmessung
☐	Kontrolle des erweiterten und speziellen Monitoring, z. B. bei Pulmonalarterienkatheter, PiCCO, CVVH
Atmung/Beatmung	
☐	Lagekontrolle Tubus bzw. Trachealkanüle (mit Auskultation), Cuff-Kontrolle
☐	Respiratoreinstellungen (inkl. Alarmgrenzen), Atemgasklimatisierung
☐	Respirator in Stand-by, Beatmungsmodus und O_2-Konzentration nach ärztlicher Anordnung oder hausinternen Standard einstellen und überprüfen
☐	Beatmungsbeutel und -maske, Sauerstoffanschluss
☐	Absaugeinheit auf Funktionstüchtigkeit prüfen
Material und Equipment	
☐	Notfallausstattung (im Patientenzimmer oder zentral gelagert), z. B. Laryngoskop, Ersatztuben/-Trachealkanülen, Führungsstab, Stethoskop, Blockerspritze, Gesichtsmasken
☐	Notfallmedikamente
☐	Zubehör zur Blutentnahme, Anforderungschein, (ggf. Patientenetiketten)
☐	Behälter zum Entleeren von Urinableitungssystem und Drainagen
Patientenzimmer	
☐	Intensivbett, ggf. mit Spezialmatratze, ggf. nach hausinternen Standard, geerdet, an Strom angeschlossen
☐	Monitor in Stand-by mit Ableitungsmöglichkeiten für EKG, Pulsoxymetrie, NIBP/invasive RR-Messung, Temperaturmessung
☐	Monitor geerdet und an Notstromsteckdose
☐	Ärztliche und pflegerische Dokumentationsbögen

Ein Transport wird nötig bei

- Maßnahmen der Diagnostik und Therapie
- Operativen Eingriffen
- Verlegung

Beim Patienten steht bei einem bevorstehenden Transport oft Angst und Unsicherheit im Vordergrund.

Für die Pflegekräfte bedeutet dies wiederum, dass sie gefordert sind, dem Patienten durch professionelles und überlegtes Handeln Ruhe und Sicherheit zu vermitteln (➤ Tab. 1.4).

An erster Stelle bei der Vorbereitung eines Transports steht immer die umfassende Aufklärung des Patienten. Für das Personal besteht ein großer orga-

Tab. 1.4 Checkliste: Transport eines Patienten

Transportvorbereitung	
Vorgespräch	
☐	Wohin und warum wird transportiert?
☐	Wann wird transportiert?
☐	Welcher Arzt begleitet den Transport?
☐	Wie lange dauert der Transport voraussichtlich?
Was wird benötigt?	
Monitoring	
☐	Transportmonitor
☐	EKG mit Rhythmusüberwachung
☐	RR-Messung invasiv/nichtinvasiv
☐	Pulsoxymetrie
Atmung	
Spontanatmung:	
☐	O_2-Flasche, O_2-Maske, O_2-Sonde, O_2-Brille
☐	Handbeatmungssystem mit Maske
Beatmeter Patient:	
☐	Transportrespirator-Funktionskontrolle
☐	Aktuelles Beatmungsmuster und O_2 Konzentration einstellen
☐	Tubus/Trachealkanüle inkl. Beatmungssystem sicher fixieren
☐	Transportable Absaugeinheit, verschiedene Absaugkatheter
☐	Handbeatmungssystem mit Maske
☐	Ist ausreichend Sauerstoff in der Flasche?
Medikamente	
☐	Spritzenpumpen (ausreichende Menge?)
☐	Notfallmedikamente (stationsinterner Standard)
☐	Infusionen nach Stationsstandard
Ordnung	
☐	Zuleitungen ggf. verlängern, sortieren
☐	Ableitungen (z. B. Drainagen, BDK, Magensonden) sichern und sortieren
☐	Lagerungsmaterialien entfernen
☐	Notfalltasche (Inhalt nach Hausstandard)
☐	Ggf. Defibrillator
☐	Akkus bei allen Geräten voll aufgeladen?
☐	Ausreichend O_2 in der Flasche (Flaschenvolumen in l × Anzeigendruck auf Manometer in mbar = Vorrat in Litern)
Dokumentation	
☐	Krankenakte, Verlaufskurve, Röntgenbilder etc.

nisatorischer, logistischer und administrativer Aufwand. Um einen reibungslosen und komplikationsarmen Ablauf zu gewährleisten, benötigen Pflegende einen ausreichenden zeitlichen Vorlauf für die Transportvorbereitung. Man unterscheidet zwei verschiedene Transportarten:

- Innerklinisch
- Interhospital

Für den innerklinischen Transport sind das Pflegeteam und der zuständige Arzt verantwortlich. Bei einer Verlegung in eine andere Klinik übernimmt i. d. R. der Rettungsdienst mit Notarzt die Verantwortung. In beiden Fällen stehen eine gut strukturierte Organisation und sorgfältige Durchführung im Vordergrund. Dies trägt zur **Patientensicherheit,** zum Erfolg des Transports und zur Verhinderung eines Transporttraumas bei.

Innerklinischer Transport von Intensivpatienten

Bei der Durchführung eines innerklinischen Transports ist die kontinuierliche Überwachung des Patienten auf dem Transportweg erforderlich.

Zunächst verschafft sich die zuständige Pflegekraft einen Überblick über die Situation des Patienten. Des Weiteren klärt sie ab, welche Therapiemaßnahmen ggf. unterbrochen werden können und welche zwingend weitergeführt werden müssen. Um nichts zu vergessen und zu übersehen, wird ein strukturiertes Schema (➤ Tab. 1.4) angewandt.

Mit dem Arzt wird abgeklärt, auf welche Medikamente, die über Spritzenpumpen laufen, verzichtet werden kann und welche Medikamente ggf. zusätzlich benötigt werden.

Das gesamte Equipment wird einzeln oder als System in „modularer Bauweise" am/im Bett angebracht (es gibt verschiedene Ausführungen von Transporteinheiten).

Der Transport beginnt erst, wenn
- alle Vorbereitungen getroffen sind.
- der Patient informiert ist.
- der Patient hämodynamisch so stabil wie möglich ist.
- alle notwendigen Unterlagen komplett sind.

In der Transportphase wird dem Patienten Sicherheit vermittelt, indem er nicht alleine gelassen und möglichst Sichtkontakt gehalten wird. Die Transportdauer wird so kurz wie möglich gehalten.

Sind Komplikationen während des Transports zu erwarten, ist im Vorfeld bereits Vorsorge zu treffen (z. B. vorbereitetes Medikament, Sedierung vor Transport → Arztentscheidung). Die Dokumentation erfolgt nach dem Transport.

MERKE
Für den innerklinischen Transport hat die Deutsche Interdisziplinäre Vereinigung für Intensiv- und Notfallmedizin (DIVI) eine **Empfehlung** herausgegeben, die unter www.divi.de abgerufen werden kann.

Interhospitaler Transport

Der interhospitale Transport eines Intensivpatienten wird vom Rettungsdienst durchgeführt. Der behandelnde Arzt ordnet die Verlegung an, die Organisation des Transports übernimmt der Arzt oder das Pflegepersonal. Über die Art des Transportmittels (z. B. Intensivtransportwagen, Rettungshubschrauber) entscheidet der behandelnde Arzt. Auch bei einem interhospitalen Transport hat die Vorbereitung einen hohen Stellenwert: Der Patient und dessen Angehörige werden über die Verlegung informiert und aufgeklärt. Arzt und Pflegende bereiten die Patientenunterlagen (inkl. Verlegungsbrief und pflegerischem Verlegungsbericht) vor, um eine reibungslose, kontinuierliche Versorgung nach der Verlegung zu gewährleisten.

Der Patient nimmt sein persönliches Eigentum mit und die Mitgabe wird per Unterschrift durch den Übernehmenden des Eigentums dokumentiert **(Wertsachenprotokoll).**

Vor dem Transport werden die Drainagen und der Blasendauerkatheterablauf geleert bzw. gewechselt. Die Ankunft des Transportmittels wird in der Regel vorher angekündigt, sodass eine gewisse Vorlaufzeit besteht. Die benötigten Geräte bringt der Rettungsdienst mit. Welches Equipment benötigt wird, muss bei Anmeldung des Intensivtransports mit der Leitstelle besprochen werden. Anhand der ärztlichen und pflegerischen Dokumentation erfolgt die Übergabe des Patienten an den transportführenden Arzt.

1.2 Kommunikation

Gabriele Schmidl

Für den Menschen als soziales Wesen ist **Kommunikation** ein wesentliches Merkmal. Im intensivpflegerischen Kontext ist Kommunikation für alle wichtig, denn sie bestimmt das Handeln aller Beteiligten.

Die pflegerische und medizinische Versorgung von Schwerstkranken, in lebensbedrohlichen Grenzsituationen ist immer eine Herausforderung. Für die Pflegenden bedeutet es, mit den Patienten in Situationen zu kommunizieren, die großes Einfühlungsvermögen erfordern. Pflegekräfte bewegen sich ständig in der Intimzone der Patienten und müssen diese zwangsläufig immer wieder verletzen, z. B. bei der Durchführung der Körperpflege. Patienten ist es aufgrund von Sedierung oder veränderter **Wahrnehmung** oft nicht möglich, sich selbst zu schützen. Es ergibt sich ein erhöhter Kommunikationsbedarf, Patienten müssen angeleitet, beraten, emotional gestützt, motiviert oder auch aufgeheitert werden. Das Gleiche gilt für die Angehörigen der Patienten. Angehörige befinden sich in der Regel in einer psychischen Ausnahmesituation, denn sie haben Angst um ihr schwer erkranktes Familienmitglied.

Kommunikation ist somit ein entscheidender Bestandteil pflegerischer Arbeit. Und letztlich gilt dies auch für alle Mitglieder innerhalb des interprofessionellen Teams. Gelingt die Kommunikation im Team, können Missverständnisse von vornherein minimiert werden, die Versorgung und Betreuung werden optimiert.

1.2.1 Kommunikation im interprofessionellen Team

Das interprofessionelle Team einer Intensivstation ist groß, es herrscht Heterogenität zwischen den Berufsgruppen (Pflegekräfte, Mediziner, Physiotherapeuten, Logopäden, Ergotherapeuten), zusätzlich bewegen sich alle Beteiligten in einem hochkomplexen Umfeld. Eine Asymmetrie des Wissens zwischen den Berufsgruppen schafft zusätzliche Verständigungsschwierigkeiten. Dadurch entstehen Schnittstellen in der Kommunikation, die vernetzt werden müssen [4]. Hierbei kann es zu Missverständnissen kommen, die schnellstmöglich aufgelöst werden müssen, um Pflege und Therapie der Patienten nicht zu gefährden. Schwierigkeiten in der Kommunikation zwischen Pflegepersonal und Medizinern bereiten immer noch die hierarchischen Strukturen zwischen beiden Professionen, Pflegende fühlen sich abhängig und leiden teilweise an mangelndem Selbstbewusstsein. Wirken alle Professionen an einem Ausbau der **Kommunikationsstrukturen** mit, kommt es langfristig zu einer besseren Akzeptanz und Achtung untereinander [5]. Für die Praxis bedeutet dies, gemeinsame Team- und Gesprächsregeln festzulegen und interprofessionelle Besprechungen abzuhalten.

Kommunikation in Notfallsituationen

Gerade in Notfallsituationen ist Kommunikation lebenswichtig für den Patienten, Anweisungen müssen in Sekundenschnelle richtig ausgeführt werden. Bewährt hat sich hier eine redundante Kommunikation, die Anordnung wird klar und deutlich wiederholt, denn Fehler basieren meist auf menschlichem Versagen [4].

In einer Notfallsituation ist sofort zu klären, wer das Sagen hat, in der Regel sind es der erfahrenste Arzt und die Pflegekraft, die zur Stelle sind. Diese beiden koordinieren die Arbeit um den Patienten, die Kommunikation läuft dabei:

- Sachlich
- Fachlich
- Klar und deutlich
- Direkte Ansprache
- Ohne Interpretationsmöglichkeit

MERKE

Die ausführende Person wiederholt Anordnung/Dosierung laut und deutlich.
Nachfrage bei Unklarheiten!

Eine Evaluation im Anschluss an Notfallsituationen hilft, Zusammenhänge herzustellen und somit aus Fehlern oder Beinahe-Fehlern zu lernen. Vor allem neue Mitarbeiter erhalten so die Möglichkeit, zeitnah zu reflektieren und damit zu lernen. Dies macht aus einer Intensivstation eine lernende Organisation und es kann sich daraus ein echtes Fehlermanagement etablieren. Die Evaluation wird zeitnah durch den Reanimationsleiter mit den Beteiligten durchgeführt. Dazu sind die allgemeinen Feedbackregeln hilfreich. Dabei werden das Zeitmanagement, die Abfolge der Handlungen und das Outcome des Patienten betrachtet [12].

1

1.2.2 Kommunikation mit sedierten und beatmeten Patienten

Der Mensch ist ein soziales Wesen. Auch im sedierten oder/und beatmeten Zustand ist es für ihn essenziell, sich mitzuteilen und vom Gegenüber etwas zu erfahren. Die **Wahrnehmung** der Patienten ist selten mit der Wahrnehmung der Pflegenden gleichzusetzen. Sedierung, Krankheitsgeschehen und Schmerzen verändern die Wahrnehmung, deshalb ist es wichtig mithilfe von Schmerz-, Sedierungs- und Delir-Scores zu erkennen, inwieweit der Patient fähig ist, komplexere Sachverhalte zu verstehen. An den Pflegenden liegt es, die Kommunikation so zu führen, dass der Patient einfachen Anforderungen nachkommen kann [8].

Scores

- Sedierung:
  - Richmond Agitation Sedation Scale: RASS
  - Ramsey Sedation Score: RSS
- Schmerz:
  - Visuelle Analogskala: VAS
  - Behavioural Pain Scale: BPS
- Delir:
  - Confusion Assessment Methode for the Intensive Care Unit: CAM-ICU

Durch die Beatmung wird der Patient meist vorübergehend seiner Stimme beraubt, oft geschieht dies durch einen Notfall und der Patient konnte sich nicht darauf einstellen. Das wiederum fordert von Pflegekräften ein hohes Maß an Kommunikationsfähigkeit, dem Patienten mit Einfühlungsvermögen die Stimme zu geben, die er momentan nicht hat. Der Verlust der Stimme wird als extrem belastend empfunden und kann kaum kompensiert werden [8].

Tipp

- Einfache Sätze formulieren
- Keine Entweder-oder-Fragen stellen
- Sichtkontakt halten
- Nonverbale Kommunikation beachten
- Kommunikationshilfen einsetzen

Patienten sind selten tief sediert, da von medizinischer Seite ein wacher, ansprechbarer Patient gewünscht ist, der aktiv an seiner Genesung mitarbeiten kann. Durch leichte Sedierung leiden die Patienten unter einem Verlust des Zeit-, Raumgefühls und sind gleichzeitig mit Geräuschen konfrontiert, die sie nicht zu- bzw. einordnen können. Die Pflegenden begeben sich in den Rhythmus des Patienten, um ihm die Chance zu geben sich zu äußern, sei es mit **Kommunikationshilfen** oder Mimik. Oft reicht dem Patienten schon der Wille der Pflegenden, ihm zuzuhören und ihn zu beachten, auch wenn sein geäußerter Wunsch nicht befriedigt werden kann. In diesem Punkt ist der Beziehungsaspekt zum Patienten besonders wichtig [8].

Kommunikationshilfen

- Kommunikationstafeln Buchstaben/Piktogramme
- Schreibtafeln analog/digital
- Sprachcomputer
- Elektronische Sprechhilfen
- Sprechkanülen und Phonationsaufsätze

Es ist wichtig, die Kommunikation nicht nur auf rein pflegerische Tätigkeiten und Informationen zu beschränken, sondern dem Patienten ein Raum-, Zeitgefühl zu geben und ihn mit Informationen seiner Familie zu versorgen. Da beim Intensivpatienten die **Wahrnehmung** durch Medikamente gestört sein kann, müssen manche Gesprächsinhalte und Informationen immer wieder geduldig wiederholt werden. Dazu ist es nötig, den Patienten die Anwendung seiner persönlichen Hilfsmittel zu ermöglichen, z. B. Hörgeräte, Brillen, um ihm die Kommunikation und Wahrnehmung zu erleichtern. Die Wahl der Kommunikationshilfsmittel erweist sich in der Praxis immer als eine individuelle Lösung für den jeweiligen Patienten. Situationen, die den Menschen an sein persönliches Limit bringen, sind nicht förderlich, um zugleich neue Dinge, wie z. B. Sprachcomputer, auszuprobieren. Sie erfordern vom Patienten wie Pflegenden viel Geduld und auch ein gewisses Maß an Kreativität, etwas zu lassen oder doch weiter zu verfolgen [3].

1.2.3 Kommunikation mit Patienten im Delir

Laut der englischen NICE-Leitlinie haben ca. 36–71 % der Intensivpatienten ein Delir. Die Folgen davon sind erhöhte **Komplikationsraten,** die Entwicklung einer Demenz und eine erhöhte Sterblichkeit. Um ein Delir zu diagnostizieren, stehen verschiedene **Delir-Skalen** zur Verfügung, ist die Diagnose Delir gestellt, so hilft dem Patienten ein ganzes Therapiebündel, wobei auch Kommunikationsstrategien einen hohen Stellenwert einnehmen.

Delir-Skalen

In der Praxis haben sich die unten genannten Skalen für Intensivstationen bewährt. Bei Neueinführung einer Delir-Skala ist eine Schulung der Pflegenden zum Delir und der Skala sinnvoll.

- Confusion Assessment Method for the Intensive Care Unit: CAM-ICU
- Intensive Delirium Screening Checklist: ICDSC

Eine eindeutige Bezugsperson ist von Vorteil für den Patienten. Die Pflegekraft versucht, den Tag-Nacht-Rhythmus für den Patienten einzuhalten, eine strukturierte Pflege zu planen und durchzuführen. Laut einer Studie von Bart van Rompaey [14] sind Gehörstöpsel präventiv gegen ein Delir einzusetzen. Störende Geräusche werden durch einfache Schaumstoff-Gehöhrstöpsel z. B. Bilsom 303® reduziert, diese sind laut Studie zu Beginn der Nacht einzusetzen. Dies gewährt eine bessere und erholsamere Nachtruhe. Der größte Effekt zeigt sich in den ersten 48 Std. nach Aufnahme auf der Intensivstation.

Orientierungshilfen, wie Uhren und Kalender, Fotos von Angehörigen und ein strukturierter Tagesablauf helfen Patienten im Delir ins Leben zurückzufinden. Besonders gefordert werden hier die Angehörigen. Meist sind sie es, die den deliranten Patienten beruhigen und ihm Sicherheit durch Vertrautheit vermitteln können. Pflegende beziehen Angehörige von deliranten Patienten verstärkt in die Pflege ein. Durch die vermehrte Anwesenheit der Angehörigen ist es notwendig, diese ebenso zu betreuen und zu informieren wie die Patienten selbst. Der Patient wird immer wieder informiert und aufgeklärt, wo er sich befindet, warum er im Krankenhaus ist und dies in möglichst ruhigem und sachlichen Ton [9].

Tipp

- Einfache, klare Sprache verwenden
- Sätze immer wieder wiederholen
- Ruhe bewahren!
- Sachlichen Ton anwenden
- So wenig Nebengeräusche wie möglich
- Tag-Nacht-Rhythmus einhalten

Wie bei allen anderen Patienten gilt auch für Patienten im Delir, ihre eigenen Hilfsmittel einzusetzen, an Schmerzmedikation zu denken und so früh wie möglich mit der Mobilisation zu beginnen.

Der Verlauf des Delirs wird täglich überprüft, dokumentiert und in den Übergaben für das folgende Team transparent gemacht, dieses Verfahren hilft den Patienten und dem Team, besser damit umzugehen [9].

1.2.4 Kommunikation mit dementen Patienten

Mit dementen Patienten zu kommunizieren ist für Pflegekräfte einer ICU meistens eine Herausforderung, denn das Stadium der Demenz und auch die **Biografie** des Patienten sind oft nicht bekannt. Es ist also dringend erforderlich, eine pflegerische Anamnese zu erheben. Grundsätzlich ist auf eine einfache klare Wortwahl Wert zu legen und eine Ausdrucksweise in Metaphern zu vermeiden, denn diese können Informationen enthalten, die Demenzkranke nicht entschlüsseln können. Dadurch wird Stress für den Patienten und die Pflegekräfte reduziert, durch Sprechpausen und langsames Sprechen wird Ruhe im Gespräch gefördert. Dies gibt den Pflegenden Zeit zum Nachdenken, ob der Demenzkranke die Information verstanden hat. Gegebenenfalls können sie dann die Sprache an das Verstehen anpassen [11].

Tipp

- Biografie des Patienten erheben
- Angehörige einbeziehen
- Klare, einfache und deutliche Ausdrucksweise

Die Empathie spielt für Demenzkranke ebenfalls eine wichtige Rolle, sie sind sehr sensibel gegenüber Emotionen. Feste Bezugspersonen vermitteln eher ein Gefühl des Wiedererkennens und können eventuelle Ängste abfangen. In fortgeschrittenen Demenzstadien wird die nonverbale Kommunikation zunehmend wichtiger. Bei zunehmender Demenz ist allerdings das **Sehfeld** eingeschränkt. Deshalb ist es wichtig, sich beim Sprechen direkt dem Patienten zuzuwenden, langsam auf ihn zuzugehen und sich nicht ruckartig und schnell in seinem Blickfeld zu bewegen. Dinge, die seitlich auf den Patienten zukommen, können diese als bedrohlich empfinden, sie erschrecken, wenn ihnen z. B. jemand ins Gesicht fasst und sie waschen möchte. Hilfreich ist es, die Situation erst vorzumachen oder auf Bilder zurückzugreifen.

Um Demenzkranke zu mobilisieren, wird der Patient erst langsam am Ellenbogen geführt, damit er ein Gespür dafür bekommt, was die Pflegende von ihm möchte.

Aufgrund des Alters ist fast immer mit einer **Hörbeeinträchtigung** zu rechnen, deshalb gilt auch bei diesen Patienten, die persönlichen Hilfsmittel einzusetzen. Ebenso schwierig ist es, Schmerzen zu beurteilen, Skalen führen zu einer ersten Einschätzung. Schmerzen werden zügig behandelt, um die Kommunikation nicht zusätzlich zu erschweren.

Je nach Demenzstadium ist es nötig, Gesprächsanteile vom Patienten zu übernehmen, um ein annähernd normales Gespräch aufrecht zu erhalten. Wird das Gespräch von der Pflegekraft geführt, achtet diese genau auf Mimik und nonverbale Gesprächsanteile des Demenzkranken und kann sie so dem Patienten zurückspiegeln. Der Patient bekommt ein Gefühl des Verstanden-Werdens und des Angenommen-Seins [1].

Tipp

- Empathie, keine Verniedlichung
- Schmerzmittelgabe
- Nonverbale Anteile der Kommunikation beachten
- Patienten bestätigen
- Kurze, klare Fragestellung

1.2.5 Kommunikation mit Angehörigen

Bei der Aufnahme auf die Intensivstation sind in der Regel die Angehörigen des Patienten anwesend. Sie wollen oft schon Informationen vom Personal der Station, obwohl der Patient selbst gerade erst versorgt wird und im Moment keine Zeit für längere Gespräche ist. Trotzdem ist gerade der Erstkontakt für das weitere Verhältnis zwischen dem Team der Intensivstation und den Angehörigen entscheidend. Für den Patienten ist der Kontakt zu seinen nächsten Angehörigen extrem wichtig, er fühlt sich durch ihre Anwesenheit sicherer [7]. Mit dem Verständnis über die Wichtigkeit der Angehörigen, ist der Kommunikationsbedarf mit diesen umso verständlicher. Laut einer Wiener Studie – Bedürfnisse und Bedürfniserfüllung von Angehörigen auf der Intensivstation [7] – zählen **Empathie, Kommunikation und Wissen** mit zu den höchsten Bedürfnissen von Angehörigen. Empathisch auf die Angehörigen zuzugehen, bedeutet für diese, angenommen und wichtig zu sein. Es zeigt die Wertschätzung, dass jeder seinen Beitrag zur Gesundung des Patienten im Rahmen seiner Möglichkeiten leistet.

Tipp

In der **Kommunikation mit Angehörigen** wird berücksichtigt:

- Immer mit Funktion und Namen vorstellen
- Fragen möglichst sofort beantworten bzw. signalisieren, dass sich um eine Beantwortung bemüht wird
- Keine Erstaufklärung!
- Empathie, aber professionelle Nähe und Distanz wahren
- Neuigkeiten des Tages/Woche berichten
- Führen eines Tagebuchs mit kurzen Texten und Bildern durch das Pflegepersonal → zur späteren Erinnerungsarbeit für die Patienten gedacht.

Durch Kommunikation wird eine Vertrauensbasis hergestellt, die für Patient, Angehörige und Team zur Erfüllung von Bedürfnissen und Wünschen nötig ist. Im Verlauf eines Aufenthalts auf der Intensivstation gibt sie das Gefühl „gut aufgehoben" zu sein [7].

Ein anderer wichtiger Indikator sich auf einer Intensivstation als Angehöriger gut aufgehoben zu fühlen ist, sich zu jeder Tages- und Nachtzeit über seinen Angehörigen informieren zu können und offene Besuchszeiten zu erleben. Zeigt das Team der Intensivstation, dass Angehörigenarbeit mit zum therapeutischen Konzept gehört, erleben Angehörige die Zeit, die sie auf der Intensivstation verbringen als wesentlich sinnvoller. Eine angehörigenfreundliche ICU ist also vom kompletten Team anzustreben und trotzdem muss auf wichtige Absprachen und Regeln nicht verzichtet werden [2, 13].

Tipp

- Feste Bezugsperson für Telefonate
- Codewort für Angehörige, um Auskunft über den Patienten am Telefon zu bekommen
- Feste Zeiten für Telefonate absprechen
- Besuchstermine absprechen, um Wartezeiten zu minimieren
- Angehörigenwünsche nicht zulasten des Patienten übergehen

1.2.6 Posttraumatische Belastungsstörung (PTBS)

Eine posttraumatische Belastungsstörung (PTBS) kann nach traumatischen Erlebnissen unterschiedlicher Genese auftreten. Dazu zählen tatsächliche Ereignisse wie beispielsweise die Intubation, mechanische Beatmung und Defibrillation. Ebenso kann ein PTBS durch assoziierte Erfahrungen hervorgerufen werden, gemeint sind damit starke Schmerzen, nicht sprechen bzw. nicht kommunizieren zu können, Erstickungsangst sowie Todesangst [6].

Im Rahmen der Kommunikation mit Patienten und Angehörigen ist es immer mehr von Bedeutung, die Diagnose „posttraumatische Belastungsstörung" abzuklären. Es empfiehlt sich, die Angehörigen zu diesem Thema anzusprechen und zu sensibilisieren sowie Hinweise für ein mögliches Auftreten eines PTBS zu geben. So können den Angehörigen und Patienten für die Zeit nach der Intensivstation wertvolle Informationen gegeben werden, auf Symptome eines PTBS zu achten und sich Hilfe zu holen [10].

Tipp

- Fragen Sie die Angehörigen nach ihrem Schlaf
- Fragen Sie nach dem körperlichen Befinden (Herzrasen etc.)
- Fragen Sie nach dem seelischen Befinden (Niedergeschlagenheit)
- Geben Sie den Hinweis der möglichen psychologischen Betreuung für später

1.3 Grundlagen der Schmerztherapie

Isabel Meixner

DEFINITION

„Schmerz ist ein unangenehmes Sinnes- und Gefühlserlebnis, das mit aktueller oder potenzieller (möglicher) Gewebeschädigung verknüpft ist oder mit Begriffen einer solchen Schädigung beschrieben wird." (Definition der International Association for the Study of Pain (IASP), [1])

Aus der Definition der IASP wird deutlich, dass Schmerzen individuell verschieden und subjektiv empfunden werden:

DEFINITION

„Schmerz ist das, was der Betroffene über die Schmerzen mitteilt, er ist vorhanden, wenn der Betroffene sagt, dass er Schmerzen hat." [2]

Bei Intensivpatienten können Schmerzen akut auf drohende Komplikationen hinweisen und den Genesungsverlauf verzögern oder chronisch vorhanden sein. Jeder Mensch empfindet Schmerzen sowie deren Therapieerfolge individuell unterschiedlich und jeder hat ein Recht auf Schmerzfreiheit. Dies erfordert eine klar strukturierte, dokumentierte und im ganzen Behandlungsteam systematisch und gemeinsam umgesetzte Schmerzbeobachtung, -erfassung und -therapie. Dieses Vorgehen bildet die Grundlage des sog. interprofessionellen Schmerzmanagements [3].

Schmerzmanagement ist ein Konzept der Schmerzbehandlung, in dem sich die Ressourcen des Betroffenen, des behandelnden Arztes, der Pflegenden sowie aller anderen beteiligten Berufsgruppen bündeln. Das gemeinsame Ziel ist es, sämtliche Strategien zu nutzen, die zu einer Linderung des individuellen Leidens und zur Reduktion von Stressreaktionen des Patienten beitragen.

1.3.1 Schmerzdifferenzierung

Akute Schmerzen

Diese treten als normale und physiologisch zu erwartende Reaktion auf eine Gewebeschädigung auf. Auslöser sind beispielsweise chemische oder thermische Verbrennungen, Knochenbrüche, ischämische Gewebeschäden oder entzündliche Erkrankungen. Sie haben im Vergleich zu chronischen Schmerzen eine lebenserhaltende Warn- und Schutzfunktion und gehen oftmals mit Reaktionen wie Tachykardie, Bluthochdruck, Schwitzen und Unruhe einher. Akute Schmerzen sprechen meist gut auf Behandlungsmaßnahmen an [3].

Prozedurale Schmerzen

Diese Schmerzen werden im aktuellen Expertenstandard Schmerzmanagement in der Pflege neu aufgeführt. Es handelt sich um akute Schmerzen aufgrund medizinischer oder pflegerischer Interventionen. Im Intensivbereich sind das beispielsweise das Anlegen venöser oder arterieller Zugänge, das Entfernen von Thorax- oder Wunddrainagen, die endotracheale Absaugung sowie das Drehen oder Repositionieren der Patienten [3].

Chronische Schmerzen

Die Definition chronischer Schmerzen wurde grundlegend überarbeitet. Sie gelten als chronisch, wenn sie für mindestens 3 Monate dauerhaft oder wiederkehrend vorhanden sind und werden wie folgt unterteilt [3]:

Primäre chronische Schmerzen

Primäre chronische Schmerzen liegen in einer oder mehreren anatomischen Gebieten vor. Sie sind dauerhaft oder wiederkehrend für mindestens 3 Monate und mit emotionalem Leid und/oder bedeutsamen Funktionseinschränkungen verbunden. Diese Schmerzen können nicht durch eine andere Diagnose besser erklärt werden [4].

Sekundäre chronische Schmerzen

Diese gehen auf eine Grunderkrankung zurück und werden danach unterteilt. Somit gibt es beispielsweise chronische tumorbedingte, postoperative oder posttraumatische sowie neuropathische oder muskuloskelettale Schmerzen.

Chronische Schmerzen sind ein komplexes Zusammenspiel aus emotionalen, psychologischen und sozialen Faktoren [3].

Schmerzarten

- Nozizeptive Schmerzen:
  - Warnsignal aus tatsächlichen oder drohenden Gewebeschäden
  - Knochenschmerzen (hell, leicht lokalisierbar)
  - Weichteilschmerzen (bohrend, drückend))
  - Viszeraler Schmerz (dumpf, schlecht lokalisierbar, kolikartig)
- Neuropathische Schmerzen:
  - Durch diagnostizierbare Schädigung/Erkrankung des somatosensorischen Nervensystems verursacht
  - Spitz, hell, einschießend, elektrisierend, attackenartig
- Noziplastische Schmerzen:
  - Durch veränderte Nozizeption verursacht, ohne dass Gewebeschädigung oder Läsion/Erkrankung des sensomotorischen Nervensystems vorliegen [3]

Schmerzen bei Intensivpatienten

Schmerzen bei Intensivpatienten entstehen durch Operationen, Traumata oder aufgrund internistischer Erkrankungen sowohl in Ruhe als auch bei Belastung. Besonders häufig sind bei Erwachsenen auch die sog. prozeduralen Schmerzen [3].

1.3.2 Scoring-Instrumente

Scoring-Instrumente dienen dazu, Schmerzen der Patienten systematisch zu erfassen, im Verlauf zu beobachten und Rückschlüsse auf die Wirksamkeit der individuellen Schmerztherapie ziehen zu können.

Voraussetzungen für eine sinnvolle Anwendung von Scoring-Instrumenten

- Wissen des gesamten Behandlungsteams um das Vorhandensein gültiger Skalen
- Die Verwendung der für den jeweiligen Patienten geeigneten Skala
- Verständnis der Skalen von Patient und Behandlungsteam
- Konsequente Durchführung der Erfassung und Dokumentation
- Eindeutiges, verbindliches Therapieschema

Die Schmerzeinschätzung bei Intensivpatienten kann aufgrund der häufig nur eingeschränkten Kommunikation erschwert sein. Gründe sind beispielsweise die invasive oder nichtinvasive Beatmung sowie krankheitsbedingte Bewusstseinsstörungen, Muskelschwäche oder ein Delir. Schmerzen bei Intensivpatienten werden oft unterschätzt und nicht ausreichend therapiert. Wenn keine Selbsteinschätzung bei Patienten stattfinden kann, werden Fremdeinschätzungsinstrumente genutzt [6].

Die adäquate Schmerztherapie eines Intensivpatienten erfordert ein regelmäßiges, routinemäßiges Schmerzmonitoring, das Festlegen eines Analgesie-Ziels unter Berücksichtigung der Schmerzursache sowie die Erfolgskontrolle der Therapie. Die Erfassung und Dokumentation von Ziel und Grad der Therapie erfolgt mindestens einmal pro Schicht **(alle 8 Std.)** und nach jeder Therapieänderung. Dabei werden validierte Scoring-Instrumente empfohlen. Des Weiteren werden mögliche Nebenwirkungen wie Übelkeit, Erbrechen und Obstipation dokumentiert [6].

Bei der Schmerzeinschätzung auf der Intensivstation gilt wie allgemein **Selbsteinschätzung vor Fremdeinschätzung** [6]. Generelle Standards bei der individuellen Schmerzeinschätzung des wachen Patienten sind die Visuelle Analogskala, die Numerische Rating-Skala und die Verbale Rating-Skala [5]. Bei allen kontaktierbaren, erweckbaren Patienten ohne Delir erfolgt unabhängig vom Beatmungsstatus eine Selbsteinschätzung [6]. Die Skalen werden sowohl in Ruhe als auch bei Aktivitäten wie Husten angewendet. Die Interventionsgrenze ist individuell und je nach Patientenwunsch verschieden und anzupassen. Bei einer NRS wird sie bei ≥ 4 festgelegt [6].

Visuelle Analogskalen (VAS)

Die Schmerzintensität des wachen Patienten kann z. B. anhand eines Schmerzlineals (➤ Abb. 1.1) oder einer Smiley-Analogskala (➤ Abb. 1.2) eingeschätzt werden.

Numerische Rating-Skala (NRS)

Der wache Patient gibt seine Schmerzintensität z. B. verbal durch Zahlen von 0 bis 10 an. 0 bedeutet kein Schmerz und 10 gibt den stärksten Schmerz an.

Verbale Rating-Skala (VRS)

Für ältere Patienten ist die Schmerzeinschätzung anhand der NRS oder VAS häufig erschwert. Schmerzen können bei der VRS in Worten beschrieben werden und entsprechen der numerischen Zuordnung (➤ Tab. 1.5 [11]).

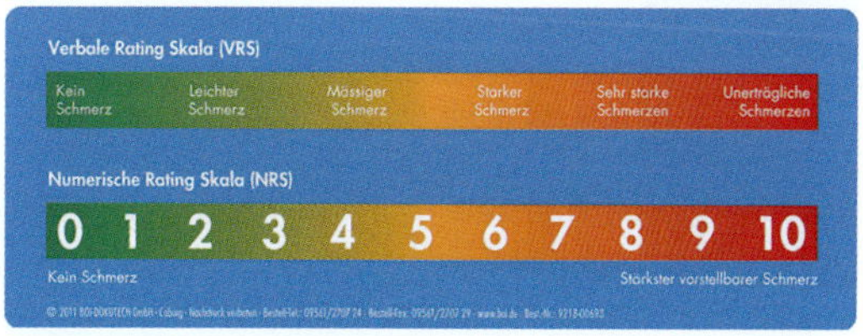

Abb. 1.1 Schmerzlineal [V775]

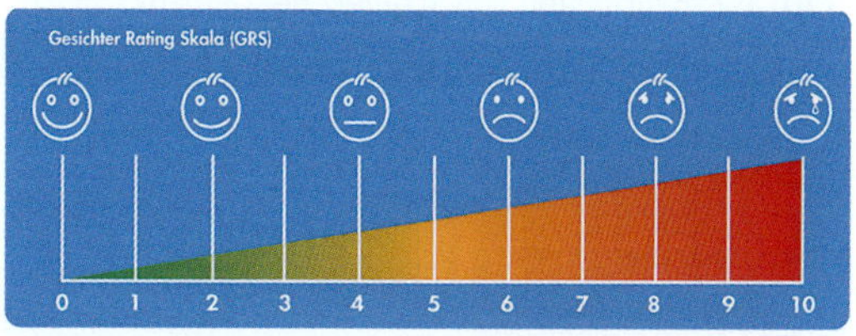

Abb. 1.2 Smiley-Analogskala [V775]

Tab. 1.5 Verbale Ratingskala (VRS) [11]

Beschreibung	Dokumentation entsprechend NRS
Unerträglicher Schmerz	5
Starker Schmerz	4
Mittelstarker Schmerz	3
Mäßiger Schmerz	2
Geringer Schmerz	1
Kein Schmerz	0

1

Behavioral Pain Scale (BPS)/ Behavioral Pain Scale – not intubated (BPS-NI)

Zur Schmerzbeurteilung von beatmeten oder tiefer sedierten Patienten kann die Behavioral Pain Scale (➤ Tab. 1.6) verwendet werden. Subjektive Faktoren wie Mimik und Bewegung sowie Parameter wie Herzfrequenz, Blutdruck, Atemfrequenz, Tränenfluss und Schwitzen werden bei der Beobachtung herangezogen. Bei der dargestellten deutschsprachigen Tabelle sowie in der englischen Originalfassung sind bisher keine empfohlenen Interventionsgrenzen vorhanden [6].

Die BPS-NI wird bei wachen oder unkooperativen Patienten angewendet, die nicht invasiv beatmet werden. Anstatt der „Adaptation an das Beatmungsgerät" werden Schmerzlaute gewertet [6].

Tab. 1.6 Behavioral Pain Scale (BPS)

Item	Beschreibung	Punkte
Gesichtsausdruck	Entspannt Teilweise entspannt Stark angespannt Grimassieren	1 2 3 4
Obere Extremitäten	Keine Bewegung Teilweise Bewegung Anziehen mit Bewegung der Finger Ständiges Anziehen	1 2 3 4
Adaptation an das Beatmungsgerät	Wird toleriert Seltenes Husten Kämpfen mit dem Beatmungsgerät Kontrollierte Beatmung nicht möglich	1 2 3 4

modifiziert nach Payen et al. 2001; [12]

Beurteilung von Schmerz bei Demenz (BESD)

Die deutsche S3-Leitlinie für „Akute perioperative und posttraumatische Schmerztherapie" empfiehlt für Patienten mit Demenz die Verwendung des Pain Assessment In Advanced Dementia (PAINAD), das in ➤ Tab. 1.7 in der deutschen Übersetzung dargestellt wird.

Critical-Care Pain Observation Tool (CPOT)

Dieses Assessment-Instrument zur Fremdeinschätzung ist dem BPS/BPS-NI gleichwertig. Es obliegt den Intensivstationen, welches Verfahren eingesetzt wird [6].

Tab. 1.7 Beurteilung von Schmerz bei Demenz (BESD)

Kriterium	0	1	2
Gesichtsausdruck	Lächelnd Nichtssagend	Traurig Ängstlich Sorgenvoller Blick	Grimassieren
Körpersprache	Entspannt	Angespannt Nervös hin- und hergehen Nesteln	Starr Geballte Fäuste Angezogene Knie Sich entziehen oder wegstoßen Schlagen
Trost	Trösten nicht notwendig	Ablenken oder beruhigen durch Stimme oder Berührung möglich	Trösten, ablenken oder beruhigen nicht möglich
Atmung (unabhängig von Lautäußerung)	Normal	Gelegentlich angestrengt atmen Kurze Phasen von Hyperventilation	Lautstark angestrengt atmen Lange Phasen von Hyperventilation Cheyne-Stoke-Atmung
Negative Lautäußerung	Keine	Gelegentlich stöhnen oder ächzen Sich leise negativ oder missbilligend äußern	Wiederholt beunruhigt rufen Laut stöhnen oder ächzen Weinen

Beurteilung von Schmerzen bei Demenz [BESD]: dt. Fassung der Painaid Scale nach Warden et al. [5]

1.3.3 Nichtmedikamentöse Schmerztherapie

Nichtmedikamentöse Maßnahmen sind eine wichtige Ergänzung medikamentöser Schmerzlinderung. Sie können auch als eigenständige Therapie verwendet werden. Diese Schmerztherapie kann sowohl bei akuten als auch chronischen Schmerzen wirksam sein [3].

Patientenberatung

Die Patientenberatung erfolgt additiv zu ärztlichen Aufklärungsgesprächen für invasive Eingriffe oder Narkoseverfahren. Inhalt der Gespräche mit den Patienten oder deren Angehörigen sind Schmerzursachen, therapeutische Möglichkeiten, die Verwendung von Scoring-Instrumenten zur Schmerzeinschätzung und Anwendung von Techniken wie autogenes Training oder Ablenkungstechniken. Die Informationen und Empfehlungen durch Pflegende und Ärzte hinsichtlich medikamentöser und nichtmedikamentöser Schmerztherapie vermitteln dem Patienten und den Angehörigen Wissen und Sicherheit und nehmen ihnen Ängste. Schmerzspitzen werden vermieden und pflegerische Maßnahmen, wie Lagerungstechniken oder Pneumonieprophylaxe, für Patienten und Angehörige transparent und nachvollziehbar gemacht [7].

Lagerungen/Positionierung

Besonders Patienten auf der Intensivstation entwickeln durch ihre Immobilität zusätzliche Schmerzen oder eine Verstärkung bereits vorhandener Schmerzen. Bei der Positionierung (➤ Kap. 1.5) werden folgende Punkte berücksichtigt:

- Unnötige Positionswechsel vermeiden (z. B. Nachtruhe gewähren)
- Eine Position ohne Schmerzen für den Patienten vorziehen
- Physiotherapie hinzuziehen
- Die Lagerung dem Krankheitsbild anpassen (z. B. bauchdeckenentspannte Lagerung nach abdominalen Eingriffen)
- Geschwollene oder schmerzende Extremitäten hochlagern
- Druck auf Extremitäten durch zu schwere Bettdecken vermeiden (Kontrakturprophylaxe)
- Frühzeitige Mobilisation, um Muskeldystrophie und Kontrakturen entgegen zu wirken
- Patienten und Angehörige über Sinn von Lagerungsmaßnahmen informieren
- Vor Durchführung von Positionswechseln bzw. Mobilisation bei Bedarf Analgetikagabe nach Arztanordnung

Verbandswechsel

Verbände werden individuell so gewählt, dass

- lange Intervalle zwischen den Verbandswechseln liegen.
- stark haftende Verbände und die Bildung von Spannungsblasen vermieden werden.
- schmerzhafte Verbandswechsel erst nach einer entsprechenden Analgesierung durchgeführt werden [5].

Psychologische Verfahren

Die Wirksamkeit psychologischer Verfahren ist in der akuten und chronischen Schmerztherapie nachgewiesen. Dazu gehören kognitiv-verhaltenstherapeutische Verfahren, Imagination, Hypnose und Relaxationsübungen [5].

Physiotherapeutische Maßnahmen

Physiotherapeutische Maßnahmen wie Mobilisation, passive und aktive Bewegungstechniken, Entspannungsübungen, Husten- und Atemübungen, manuelle Therapien und Massagen können Schmerzen lindern. Wichtig ist die Kommunikation im gesamten behandelnden Team, um einer Verstärkung von Schmerzen durch unpassende Maßnahmen vorzubeugen. Physikalische Kältetherapie, Akupunktur oder transkutane elektrische Nervenstimulation (TENS) können je nach Eingriffsart Erleichterung bringen und den Analgetikaverbrauch reduzieren [5].

Aspekte zur Reduzierung von Stress und zur Steigerung des Wohlbefindens

Im Hinblick auf das Schmerzmanagement werden neben den genannten Maßnahmen beachtet bzw. geprüft:

- Management von Sekreten und Ausscheidungen
- Notwendigkeit von Fixierung
- Reduktion von Stress durch einen geregelten Tag-/Nachtrhythmus
- Einfluss von Licht und Lärm

Alle pflegerischen Maßnahmen werden daran ausgerichtet, die Belastungen für den Patienten so gering als möglich zu halten und sein Wohlbefinden zu steigern [13].

1.3.4 Medikamentöse Schmerztherapie

WHO-Stufenschema

Eine Schmerztherapie ist individuell nach dem Schmerzausmaß des jeweiligen Patienten durchzuführen. Sie besteht aus einer **Basis- und einer Bedarfsmedikation** (➤ Abb. 1.3):

- Die Basismedikation bei **leichten Schmerzen** entspricht der **Stufe I** des WHO-Stufenschemas und besteht aus der Verwendung von Nichtopioidanalgetika wie Paracetamol oder Metamizol in regelmäßigen Abständen. Nichtopioide werden zur Reduzierung von Opioidgaben immer als Basismedikation gegeben.
- **Mittelstarken Schmerzen** wird die **Stufe II** des WHO-Stufenschemas zugeordnet, die zusätzlich eine Verwendung mittelstarker Opioide wie Tramadolor® als Bedarfsmedikation empfiehlt. Mittelstarke Opioide unterliegen nicht der Betäubungsmittelverschreibungsverordnung (BtMVV).
- Bei **stärksten Schmerzen** werden starke Opioide wie Morphin oder Piritramid entsprechend der **Stufe III** des WHO-Stufenschemas empfohlen. Diese unterliegen dem BtMVV. Zusätzlich können unterstützend Co-Analgetika gegeben werden [7].

Bei der Schmerztherapie von Intensivpatienten ist es Voraussetzung, die Schmerzsituation routinemäßig zu kontrollieren, ein Therapieziel festzulegen und bezüglich seines Erfolgs zu überprüfen. In der **Initialphase** empfiehlt sich eine kontinuierliche intravenöse Gabe von Opioiden, mit bedarfsadaptierten Bolusgaben (z. B. bei Verbandswechsel). Im **späteren Verlauf** können die Analgetika nach Bedarf durch das Pflege-

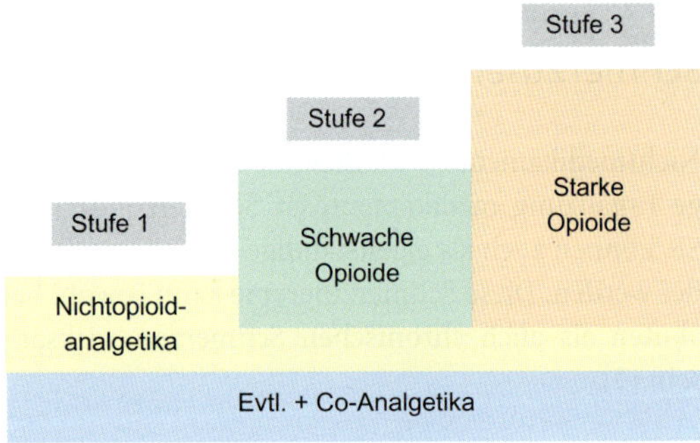

Abb. 1.3 WHO-Stufenschema [A300; B110]

personal oder den Patienten selbst (PCA-Pumpe) verabreicht werden. In der **Rehabilitationsphase** wird nach Alternativen zur parenteralen Schmerzmittelgabe gesucht. Opioidsparende Effekte, beispielsweise durch die Kombination von Regionalverfahren oder Nichtopioidanalgetika, werden, wenn möglich, einbezogen [6]. Grundsätzlich wird bei der Schmerztherapie versucht, so schnell wie möglich auf nichtinvasive Techniken umzustellen [5].

Nichtopioidanalgetika

Wirkung

Je nach Schmerzsituation werden Nichtopioide alternativ oder ergänzend zu Opioiden appliziert. Vorteile bestehen durch das Einsparen von Opioiden und der daraus resultierenden Senkung der Ileusgefahr, geringere Übelkeit und Erbrechen, Senkung der Atemdepression und geringere Beeinträchtigung des Bewusstseins sowie eine eventuelle Fiebersenkung [6].

Bekannteste Substanzen und deren Nebenwirkungen

Diclofenac

- Stark analgetisch, antiphlogistisch, antipyretisch
- Applikation per os oder rektal
- Wirkdauer: 12–24 Std.
- Bei Nierenfunktionsstörungen: Laborkontrolle der Nierenwerte und größere Interventionsintervalle
- Temporäre Hemmung der Thrombozytenaggregation
- Gefahr der peptische Ulzera (Kombination mit Protonenpumpenhemmer empfohlen) [5, 8 9]

Paracetamol

- Analgetisch effektiv bei Dosis von 1 g alle 4 Std.
- Antipyretisch
- Keine kardiovaskulären Nebenwirkungen
- Nicht schädlich für GI-Trakt/Niere
- Applikation per os, rektal oder i. v. (Perfalgan®)
- Wirkdauer: 6 Std.
- Gefahr der Leberzellnekrose → Enzymkontrolle [5, 8, 9]

Metamizol

- Stark analgetisch, antipyretisch, spasmolytisch
- Applikation per os, i. v.
- Gefahr der Hypotonie
- Selten: Gefahr einer Agranulozytose oder anaphylaktoide Reaktionen
- Wirkdauer: 6 Std.
- Nach Kurzinfusion von 1 bzw. 2,5 g vorübergehende, unterschiedlich ausgeprägte Beeinträchtigung der Thrombozytenfunktion
- Kontraindikationen: Leukopenie, Störungen der hämatopoetischen Knochenmarksfunktion [5, 8, 9]

Ibuprofen

- Stark analgetisch, antiphlogistisch, antipyretisch
- Applikation per os
- Wirkdauer: 8 Std.
- Nicht empfohlen bei gastrointestinalen Ulzera und Blutgerinnungsstörungen [5, 8, 9]

Cox-2-Inhibitoren (Parecoxib)

- Effektiv bei akuten Schmerzen
- 1-mal 40 mg als Kurzinfusion i. v. (max. 80 mg/Tag)
- Wirkdauer: 6–12 Std.
- Kontraindikation: floride Ulzera im Magen-Darm-Trakt, kardiovaskuläre Vorerkrankungen [5, 8, 9]

MERKE

Pflegende erkennen durch die Beobachtung der Patienten deren Schmerzmittelbedarf und verabreichen in Rücksprache mit dem Arzt das entsprechende Medikament. Der Erfolg der Therapie und mögliche Nebenwirkungen werden stets beobachtet und dokumentiert.

Opioide

Allgemeine Hinweise zur Verwendung von Opioiden (➢ Kap. 3)

Pharmakologische Wirkungen von Opioiden

- Atemdepression
- Übelkeit und Erbrechen
- Verlangsamung der gastrointestinalen Funktion und Miktionsstörungen
- Sedierung und Euphorie
- Pruritus
- Miosis [5]

Häufig gebräuchliche Opioide in der Intensivbehandlung

Morphin, Piritramid (Dipidolor®), Pethidin (Dolantin®), Fentanyl, Sufentanil, Remifentanil

Art der Verabreichung

- Intravenöse Injektion
- Orale, sublinguale und rektale Zufuhr (z. B. Tramal®)
- Transdermale Anwendung (z. B. Durogesic®)
- Invasive Verfahren (z. B. Periduralkatheter oder Plexusanästhesie)

MERKE

Die Applikation von Opioiden wird entsprechend dem Betäubungsmittelgesetz dokumentiert. Die Patienten werden nach der Gabe besonders hinsichtlich der möglichen Atemdepression und der verlangsamten gastrointestinalen Funktion beobachtet.

Adjuvante Substanzen

Adjuvante Substanzen werden wie in ➢ Abb. 1.3 ersichtlich in Kombination mit anderen Analgetika gegeben und sind bei Langzeitanalgesie empfohlen. Durch ihre Applikation kann der Verbrauch von Opioiden gesenkt und Nebenwirkungen wie Übelkeit und Erbrechen, Pruritus, Ileusgefahr und Atemdepression können reduziert werden [5]. Häufig ge-

1

bräuchliche Adjuvanzien in der Intensivmedizin sind Clonidin und Ketamin.

Clonidin

- Applikation: i. v. oder oral
- Analgetische und hämodynamische Wirkung
- Reduziert Opioidverbrauch
- Empfohlen im Weaning-Prozess [6]

Ketamin

- Applikation: i. v. in subanästhetischer Dosis, empfohlen: Kombination mit Propofol oder Benzodiazepinen aufgrund negativer Träume und deliranter Erregungen
- Senkung des Opioidverbrauchs
- Fragliche Reduktion der opioidinduzierten Nebenwirkungen [6, 7]

Peridurale Analgesie

Die peridurale oder epidurale Analgesie kann als einmalige Injektion („singleshot"), als intermittierende Bolusgabe oder als kontinuierlicher Periduralkatheter (PDK) und Infusionspumpe (auch als patientenkontrollierte epidurale Analgesie PCEA) erfolgen. Je nach Punktionsort und Dosierung des Lokalanästhetikums werden definierte Schmerzareale blockiert. Der PDK wird bei entsprechender Indikation intravenösen Opiaten gegenüber bevorzugt zur Analgesie angewandt [6].

Die Überwachung ist unter anderem die Aufgabe des Akutschmerzdienstes. Gebräuchliche Medikamente sind Ropivacain, Morphin oder Sufenta epidural. Eventuell erfolgt zusätzlich eine systemische Opioid-/Nichtopioidgabe (sog. Kombinationstherapie).

Vorteile

- Patientenzufriedenheit ↑ durch sehr gute Analgesiequalität
- Nebenwirkungen wie Übelkeit, Atemdepression, eingeschränkte Vigilanz ↓
- Behandlungszeit auf der Intensivstation und Krankenhausverweildauer ↓
- Systemischer Analgetika und Sedierungsbedarf ↓
- Durch Sympathikolyse peristaltikanregender Effekt
- Frühere Lagerung und Mobilisation möglich
- Renale, kardiale, gastrointestinale und pulmonale Komplikationen ↓
- Beatmungsdauer ↓
- Stressantwort und Sauerstoffverbrauch ↓ [6, 8]

Pflegerische Aspekte bei liegendem Periduralkatheter (PDK)

- Kennzeichnung (farblich/Beschriftung) der PDK-Leitung, um Verwechslungen mit der Infusionsleitung zu vermeiden
- Streng aseptische Vorgehensweise bei Verbandswechsel, durchsichtige Verbände bevorzugen
- Kontrolle der Körpertemperatur (Fieber), Laufrate, Bolusrate und Sperrzeit der PCA-Pumpe nach Arztanordnung einstellen und dokumentieren
- Mindestens 3-mal täglich (alle 8 Std.): Überprüfen der Sensorik, Motorik und des Kälteempfindens sowie Dokumentation
- Kontrolle des Schmerzempfindens und Dosisanpassung
- Regelmäßige Kontrolle von Vigilanz, Kreislaufparameter, Atemfrequenz
- Patient informieren, sich bei Komplikationen zu melden (z. B. Rücken-/Kopfschmerzen, Blasen- oder Mastdarmstörungen) [6, 9]
- Komplikationen, deren Ursache und Therapie ➤ Tab. 1.8

Intraspinale Injektion von Opioiden

Bei intraspinalen Injektionen sind erheblich geringere Opioiddosen, die einmalig injiziert oder über einen Katheter infundiert werden, möglich. Zu beachten sind die Gefahr einer Atemdepression und postspinale Kopfschmerzen [20].

Plexusanästhesie

Die peripheren Verfahren umfassen die Blockaden des Plexus brachialis, Einzelnervblockaden der oberen Extremität, den Femoralis- und Fascia-iliaca-Block, den Psoaskompartmentblock sowie die

Tab. 1.8 Zusammenfassung wichtiger Komplikationen, deren Ursache und Therapie bei liegendem PDK [6, 8]

Komplikation	Ursache	Therapie
Hypotonie	Sympathikusblockade (führt zu arterieller und venöser Vasodilatation)	• Hämodynamisches Monitoring • Beine hochlagern • Volumengabe (Kolloide) • Sauerstoffgabe • Bei Bradykardie: Atropin • Ggf. Vasopressoren
Kopfschmerzen (Postpunktionskopfschmerzen)	Liquorverlustsyndrom: lageabhängige Kopfschmerzen nach Punktion (durch unbeabsichtigte primäre oder [seltener] Dura-Irritation)	• Keine generelle Flachlagerung • Mobilisation nach Schmerzintensität • Volumengabe • Nichtopioidanalgetika • Theophyllin- oder Koffeingaben • Bei persistierenden Kopfschmerzen: epiduraler Blutpatch
Bradykardie	Ausgeprägte Vasodilatation führt zu reflektorischer Bradykardie (Bezold-Jarisch-Reflex oder Blockade sympathischer Herznerven bei Analgesie über Th4)	• Atropin® • Ggf. Vasopressoren
Harnverhalt, Miktionsstörungen	Cauda-equina-Syndrom (motorische und sensible Blockade von Extremitäten und Gesäß, verbunden mit Stuhlinkontinenz und Miktionsstörungen)	• Reduktion oder Pausierung der Lokalanästhetika • Einmalkatheterisierung, dann Zuwarten
Allergische Reaktionen	Unverträglichkeiten	• Sofortiger Abbruch der Schmerztherapie • Je nach Symptomatik Hypoxie und Azidose verhindern, Benzodiazepine/Barbiturate • Volumenzufuhr • Lipid-Rescue-Therapie • Nor-/Adrenalin
Entzündungen	Meist sekundäre bakterielle Besiedelung	• Kontrolle der Sensorik und Motorik, Einstichstelle, Entzündungsparameter, Meningitis-Symptome • Verbandswechsel • Katheter entfernen • Evtl. CT/MRT • Chirurgische Dekompression • Lumbalpunktion bei V. a. Meningitis • Blutkulturen • Antibiotikagabe

Ischiadikusblockaden. Je nach Ort des Verfahrens herrschen die allgemeinen Risiken von Regionalverfahren und die Gefahr einer intraspinalen Katheterfehllage oder des Horner-Syndroms bei der interskalenären Brachialisblockade. Absolute Kontraindikationen sind die Einwilligungsablehnung des Patienten, Infektionen im Bereich der Einstichstelle sowie manifeste Gerinnungsstörungen bei Blockaden im Kopf-, Hals- und Rumpfbereich [5].

Patientenkontrollierte Analgesie

PCIA (Patientenkontrollierte Intravenöse Analgesie)

Opioide können postoperativ intravenös über eine PCIA (Schmerzpumpe) verabreicht werden. Die batteriebetriebenen Systeme werden in Taschen von Patienten bequem über der Schulter getragen. Die

1

Applikation erfolgt nicht kontinuierlich über eine Infusion, sondern durch intermittierende Bolusgaben, die der Patient selbst durch Knopfdruck durchführt. Die PCIA wird im Aufwachraum nach erfolgreicher initialer Aufsättigung angeschlossen. Kontrolle und Therapie erfolgen durch geschultes Personal eines Akutschmerzdienstes. Die Katheter werden ohne einen Dreiwegehahn direkt an einen ZVK oder eine periphere Venenverweilkanüle angeschlossen. Um ein Abknicken zu vermeiden, werden druckstabile Leitungen verwendet [10].

PCEA (patientenkontrollierte epidurale Analgesie)

Die PCEA ist der PCIA aufgrund ihrer analgetischen Qualität bei entsprechender Indikation zu bevorzugen. Sie sollte entweder mit einem Lokalanästhetikum allein oder in Verbindung mit einem Opioid erfolgen. Die PCEA sollte möglichst bei wachen und kooperativen Patienten erfolgen, um Nebenwirkungen und Komplikationen frühzeitig zu erkennen. Die wichtigsten pflegerischen Aspekte und Komplikationen können den vorhergehenden Absätzen zum PDK sowie dem ➤ Kap. 11.2 entnommen werden.

1.4 Prophylaxen

Lutz Krüger

DEFINITION

Bei der Anwendung von Prophylaxen handelt es sich um präventive Maßnahmen zur Verhinderung von potenziellen Pflegeproblemen, die zu schwerwiegenden körperlichen Erkrankungen oder Einschränkungen beim Patienten führen können.

In der Taxonomie der NANDA-Pflegediagnosen spricht man von Risiko- bzw. Gefahren-Diagnosen, die potenzielle Pflegeprobleme darstellen. Dieses Kapitel berücksichtigt u. a. die folgenden NANDA-Pflegediagnosen [1]:

- Obstipationsgefahr
- Aspirationsgefahr
- Unwirksame Atemwegsclearance
- Gefahr einer Hautschädigung
- Gefahr eines Dekubitus
- Gefahr eines Immobilitätssyndroms
- Infektionsgefahr
- Gefahr eines perioperativen Lagerungsschadens
- Gefahr einer geschädigten Mundschleimhaut
- Gefahr einer Harnwegsverletzung

Edukation

Bei **allen** prophylaktischen Maßnahmen gilt:

- Aufklärung von Patienten und Angehörigen über die bestehende Gefährdung und die Notwendigkeit der prophylaktischen Maßnahmen
- Schulung und Anleitung, beispielsweise zur Hautbeobachtung oder druckentlastenden und druckverteilenden Maßnahmen bei Dekubitusgefährdung sowie zur Anwendung von apparativen Atemhilfsmitteln, Bewegungsübungen oder Ernährungshinweisen

1.4.1 Dekubitus

DEFINITION

„Ein Dekubitus ist eine lokal begrenzte Schädigung der Haut und/oder des darunterliegenden Gewebes, typischerweise über knöchernen Vorsprüngen, infolge von Druck oder von Druck in Verbindung mit Scherkräften. Es gibt eine Reihe weiterer Faktoren, welche tatsächlich oder mutmaßlich mit Dekubitus assoziiert sind; deren Bedeutung aber noch zu klären ist." [1]

Ziele:

- Prävention von Dekubitalgeschwüren
- Gleichmäßige Druckverteilung und Druckentlastung
- Vermeidung von Scherkräften an den gefährdeten Körperregionen
- Eine intakte Haut soll erhalten werden.
- Sekundäres Ziel ist ebenso die Behandlung von bestehenden Dekubitalgeschwüren.

Tipp

Auf der Internetseite der European Pressure Ulcer Adisory Panel (www.epuap.org) finden sich viele Informationen rund um das Thema Dekubitus. Sämtliche Dekubituskategorien werden hier in Wort und Bild sehr gut erklärt (auch in Deutsch).
Nicht jede Hautveränderung ist ein Dekubitus. Wichtig ist daher die korrekte Identifizierung. Die Unterschiede

zwischen einen Dekubitus und der häufig auftretenden feuchtigkeitsbedingten Läsion werden in ➤ Tab. 1.9 gegenübergestellt.

Der nationale Expertenstandard „Dekubitusprophylaxe in der Pflege" wurde im Juni 2017 aktualisiert. Das Deutsche Netzwerk für Qualitätsentwicklung in der Pflege (DNQP) hat neue wissenschaftliche Erkenntnisse, Studien und internationale Leitlinien der NPUAP und EPUAP in die Überarbeitung mit einfließen lassen. Die Inhalte des Standards gelten als Richtlinie der qualitativen Umsetzung pflegerischer Maßnahmen im Bereich der Dekubitusprophylaxe. Unter www.epuap.org findet man die meisten Leitlinien der internationalen Gesellschaften.

Ätiologie

Bei der **Dekubitusentstehung** spielen vier Faktoren eine entscheidende Rolle:

- **Druck:** Auflagedruck (Kraft pro Fläche) als komprimierende Kräfte oder Scherkräfte
- **Druckdauer** (Zeit)
- **Druckstärke** (Intensität)
- **Gewebetoleranz für Druck und Sauerstoff** (Druckempfindlichkeit)

Erst wenn ein gewisser Druck über einen bestimmten Zeitraum bei einem dekubitusgefährdeten Patienten besteht, kommt es zu einer Schädigung der Haut.

Wie viel Druck ausreicht und wie stark die Haut geschädigt wird, hängt von der individuellen Gewebetoleranz für Druck und Sauerstoff ab.

Risikofaktoren [3]

- Hohes Alter
- Eingeschränkte Mobilität oder Immobilität, z. B. durch Sedierung, neurologische Beeinträchtigungen oder bedingt durch Therapien
- Sensorische Einschränkungen (z. B. Querschnittslähmung, Hemiplegie)
- Beeinträchtigte Bewusstseinslage
- Mangelernährung und Dehydratation
- Stuhl- und Urininkontinenz
- Zustand nach chirurgischen Eingriffen
- Früherer Dekubitus
- Begleiterkrankungen (u. a. Diabetes mellitus, Gefäßerkrankungen)
- Erhöhter Auflagedruck
- Scherkräfte, dadurch Verschiebung der Gewebeschichten gegeneinander
- Reibung, dadurch Abschürfungen, oberflächliche Ulzerationen oder Blasenbildung
- Druck von außen, z. B. durch Katheter, Kabel, Verschlussstopfen, Drainagen

Symptome

Bestimmendes Merkmal eines Dekubitus sind Hautveränderungen (➤ Tab. 1.10) an den gefährdeten Körperregionen, bezogen auf die Art der Positionierung, z. B.:

- Rückenlage: Ellenbogen, Schulterblatt, Hinterkopf, Ohren, Sitzbeinhöcker, Fersen, Dornfortsätze, Steißbein

Tab. 1.9 Unterscheidung von Dekubitus und feuchtigkeitsbedingten Läsionen [2]

Diagnose	Dekubitus	Feuchtigkeitsbedingte Läsion
Ursache	Druck und/oder Scherkräfte	Feuchtigkeit, z. B. Diarrhö, Harninkontinenz, schwitzen
Lokalisation	Wunde über Knochenvorsprung	Kann über Knochenvorsprung sein; Feuchtigkeit muss vorliegen; Druck und/oder Scherkräfte ausschließen
Ausprägung/Form	Wunde/Läsion ist lokal begrenzt; meist rund oder oval	Diffuse, oberflächliche Hautveränderungen
Nekrose	Nekrose möglich	Keine Nekrose
Ränder	Ausgeprägte, abgegrenzte Ränder	Diffuse, unscharfe Ränder
Farbe und Haut	Nicht wegdrückbare Rötung = Dekubitus Kategorie I	Wegdrückbare, häufig inhomogene Rötung; an den Rändern oft Mazeration

1

Tab. 1.10 Dekubitus: Einteilung [4]

Kategorie	Symptome
I	**Nicht wegdrückbares Erythem** • Noch intakte Haut hauptsächlich über Knochenvorsprüngen • Nicht wegdrückbare Rötung (Fingertest) ist möglicherweise bei dunklen Hauttypen nicht zu erkennen. Die Farbe weicht dann möglicherweise von der Umgebung ab.
II	**Teilverlust der Haut** • Ein teilweiser Verlust der Haut ist eine oberflächliche, offene Wunde mit hellrotem Wundbett ohne Beläge. • Es kann sich auch um eine geschlossene oder offene seröse Blase handeln. • Nicht verwechseln mit z. B. verbandsbedingten Hautschäden, Mazerationen und Abschürfungen
III	**Vollständiger Verlust der Haut** • Subkutanes Fettgewebe ist möglicherweise sichtbar. • Knochen, Sehnen oder Muskelgewebe sind nicht sichtbar. • Die Wunde weist möglicherweise Beläge auf. • Unterminierung und Untertunnelung sind möglich.
IV	**Vollständiger Gewebeverlust** • Alle Gewebeschichten mit frei liegendem Knochen, Sehnen oder Muskelgewebe sind betroffen. • An manchen Stellen befinden sich Beläge oder Schorf. • Unterminierung und Untertunnelung sind häufig.
	Keiner Kategorie zuordenbar: Tiefe unbekannt • Vollständiger Gewebeverlust, bei dem die Basis des Ulkus von Belägen und/oder Schorf im Wundbett bedeckt ist • Beläge und/oder Schorfmüssen entfernt werden, um den Grund der Wunde offenzulegen. Erst dann kann die wirkliche Tiefe festgestellt werden. • Stabiler Schorf (trocken, festhaftend, intakt ohne Erythem und Flüssigkeit) an den Fersen dient als „natürlicher (biologischer) Schutz des Körpers" und sollte nicht entfernt werden.
	Vermutete tiefe Gewebeschädigung: Tiefe unbekannt • Livid oder rötlichbrauner, lokalisierter Bereich von verfärbter, intakter Haut oder blutgefüllte Blase aufgrund einer Schädigung des darunterliegenden Weichgewebes durch Druck und/oder Scherkräfte • Diesem Bereich vorausgehen kann Gewebe, das schmerzhaft, fest, breiig, matschig, im Vergleich zu dem umliegenden Gewebe wärmer oder kälter ist. • Bei Personen mit dunkler Hautfarbe schwer zu entdecken. Bei der Entstehung kann es zu einer dünnen Blase über einem dunklen Wundbett kommen. • Die Wunde kann sich weiter verändern und von einem dünnen Schorf bedeckt sein. Auch unter optimaler Behandlung kann es zu einem rasanten Verlauf unter Freilegung weiterer Gewebeschichten kommen.

- Seitenlage: Ohren, Jochbeinknochen, seitliche Rippen, vorderer Beckenkamm, Kniegelenke innen und außen, Wadenbein, Trochanter major, äußerer Fußknöchel
- Sitzen: Sitzbeinhöcker, Steißbein
- Bauchlage: Stirn- und Beckenknochen, Kniescheibe, Schienbein, Zehen, Rippenbögen, Schultergelenk

Maßnahmen zur Prophylaxe

Risikoeinschätzung

- Patientenscreening, Pflegeanamnese durchführen
- Aktivität und Mobilität des Patienten individuell einschätzen
- Haut bei jedem Lagewechsel und der Grundpflege strukturiert und vollständig inspizieren; bei Risikopatienten (oben) häufiger

- Subjektive Wahrnehmung des Patienten beachten (Patienten nach Schmerzen und Unbehagen fragen)
- Externe Faktoren (Drainagen, Sonden, Katheter, Tubus) berücksichtigen
- Skalen zur Risikoeinschätzung (wie z. B. Bradenskala) **nur in Verbindung mit einer klinischen Einschätzung einsetzen.** In aktuellen wissenschaftlichen Studien lassen sich keine Belege dafür finden, dass Dekubitus-Risikoskalen klinisch nützliche diagnostische Ergebnisse zur Verfügung stellen. Deswegen werden die **Skalen** allenfalls im Rahmen der **klinischen Einschätzung zur Unterstützung der pflegerischen Beobachtung** genutzt. Pflegende sollen sich nicht „blind" auf das Ergebnis einer Skala verlassen. Die Pflegenden müssen in der Anwendung der verwendeten Skala geschult sein.

Generelle Maßnahmen

- Gefährdete bzw. schon gerötete Körperstellen druckentlastend positionieren
- Beim Sitzen ist zu berücksichtigen, dass bei einer weniger steilen Sitzposition auch weniger Druck ausgeübt wird.
- Bei trockener Haut jeden dritten Tag rückfettende Waschzusätze verwenden, z. B. Esemtan® Ölbad → keine Seife benutzen!
- Starke mechanische Reibung meiden, z. B. Abrubbeln nach dem Waschen, Massage von gefährdeten Hautregionen
- **Hyperämisierende Substanzen und Hautmassagen an gefährdeten Körperregionen schaden der Haut!**
- W/O-Emulsion verwenden, O/W-Emulsion entzieht der Haut mehr Wasser und trocknet aus; Cremes, Pasten und Öle können die Poren verstopfen.
- In Hautregionen, die durch Feuchtigkeit gefährdet sind, Hautschutzprodukte verwenden, z. B. Cavilon® Creme oder Chiron® Creme
- Bei Gebrauch von Inkontinenzhosen oder Einlagen, diese häufig kontrollieren und bei Feuchtigkeit sofort wechseln. Ansonsten nur atmungsaktive Unterlagen (Safetex-Unterlage) verwenden.
- Eiweiß- und vitaminreiche Ernährung sowie ausreichende Flüssigkeitszufuhr bewirken und fördern eine intakte Haut.

Bewegungsförderung und Positionierung

➤ Kap. 1.5

- Motivation zur Eigenbewegung fördern
- Eigenbewegung unterstützen und durch gezielten Einsatz von Lagerungsmitteln ermöglichen
- Individuellen Bewegungsplan erstellen (regelmäßige Bewegung, Positionswechsel)
- Sofortige Druckentlastung beim Auftreten von Hautrötungen
- Mikrolagerung durchführen
- Scherkräftearmer Transfer

MERKE

Es gibt eine Reihe von Herstellern, die druckverteilende und druckreduzierende Hilfsmittel herstellen und anbieten (➤ Tab. 1.11). Bitte informieren Sie sich auf den entsprechenden Internetseiten über das große Angebot. Hier einige Anbieter:

- https://www.arjo.com/de
- www.hill-rom.de
- www.slk-gmbh.de
- www.wulf-klinikmatratzen.de

Druckverteilende Hilfsmittel

- Kissen und Decken: gut zum Abstützen und Polstern geeignet, nehmen Schweiß gut auf und sind problemlos im Hygieneaufwand
- Polymere Schaumstoffe, z. B. Kaltschaummatratzen: lassen Eigenbewegung des Patienten zu
- Nacken- und Knierollen aus verschiedenen Schaumstoffen mit Kunststoffüberzug: kurzer Einsatz, beispielsweise zum Abstützen eines Beins oder leichtes Anheben der Knie. Nur mit Bezug verwenden, Desinfektion meist unproblematisch.
- Schaumstoffkeile mit Kunststoffüberzug: Einsatz je nach Größe und Winkel bei der Seitenlagerung, Beinhochlagerung, Oberkörperhochlagerung. Nur mit Bezug verwenden, Desinfektion unproblematisch.

Tab. 1.11 Beispiele für druckverteilende und druckreduzierende Hilfsmittel

	Schaumstoffmatratzen	Wechseldruckmatratzen
Allgemein	• Werden auch als Standardmatratze genutzt • Anatomisch geformte Zonen zur besseren Gewichtsverteilung • Körperformen passen sich gut der Matratze an. • Wasserdampfdurchlässiger Bezug zur besseren Körperklimatisierung • Bezug durch verschweißte Nähte dicht verschlossen, damit keine Flüssigkeiten ins Innere dringen kann • Teilweise mit dynamischem Luftkammersystem, das nichtenergetisch betrieben wird • Verstärkter Matratzenrand zur stabilen und besseren Mobilisation • Matratzenkern hat je nach Modell einen hochelastischen Würfelkern. • Bezugsmaterial besteht meist aus scher- und reibungskräftereduzierendem Gewebe. • Je nach Hersteller für Patienten von 130–250 kgKG	• Werden ja nach Produkt auf die Standardmatratze aufgelegt • Mit separater kleiner Gebläse- und Steuereinheit, somit energetisch betrieben • Nicht nur zur Dekubitusprophylaxe, sondern auch zur Therapie vorhandener Druckgeschwüre • Gute hygienische Eigenschaften durch Portex-® bzw. Gore-Tex-®Bezüge • Je nach Hersteller für Patienten von 135–250 kgKG
Vorteile	• Einfach zu benutzen • Preisgünstiger Beitrag zur Dekubitusprophylaxe auch bei Wirbelsäulenverletzungen durch breitflächige Druckverteilung auf dem Wabensystem • Alle Lagerungsarten bleiben erhalten. • Bett bleibt fahrbereit.	• Regelbare einzelbelüftete Seitenpolster für Kopf, Oberkörper und Beine • Zuschaltbare, regelbare Heizung • Maximaldruck der Luftkissen bei der Lagerung bzw. Mobilisation • Einfach zu installieren • Alle Lagerungsvarianten sind möglich. • Notfallentlüftung für Reanimation • Bett bleibt fahrbar. • Patient ist mit Zug am Laken im Bett gut zu positionieren. • Reinigung des Bezugs durch Wischdesinfektion oder über die Firma • Durch kurzzeitiges Abstellen des Gebläses Maßnahmen zur Wahrnehmungsförderung möglich
Nachteile	• Durch Schutzbezug nur Wischdesinfektion möglich • Rein prophylaktische Maßnahme, **Bewegungsplan entfällt in keinem Fall!** • Mobilisation mit kleineren Patienten ist schwierig, da höhere Bettoberkante. • Braucht zusätzlichen Lagerraum	• Gewichtsbeschränkung erfragen • Austrocknen der Haut und Wärmestau ist möglich. • Ständige Geräuschkulisse • Akute Rutschgefahr beim Betten, Positionieren und Mobilisieren • **Positionswechsel entfallen nicht!**

- Spezielle Kopfhalteschalen aus perforiertem Schaumstoff: Bei neurochirurgischen Patienten kann der Kopf in Mittelstellung gelagert werden.
- Gelkissen: gallertartiges Synthetikmaterial mit Kunststoffüberzug. **Druckgeschwüren wird nur dann vorgebeugt, wenn der Patient auf dem Gelkissen Eigenbewegungen durchführen kann;** nur mit Stoffbezug verwenden.
- Darauf achten, dass Hohlräume und Schienenübergänge, z. B. unter dem Knie oder der Ferse, gut abgepolstert sind → Kontrolle auf Effektivität, Druckstellen
- Einsatz von speziellen Intensivbetten bzw. Weichlagerungssystemen

1.4.2 Kontrakturen, Spitzfuß und Muskelatrophie

DEFINITION

contracture (*engl.*): *dauerhafte Verkürzung eines Muskels infolge von veränderter extrazellulärer Kalium- oder interzellulärer Kalziumkonzentration, wodurch keine Weiterleitung von Aktionspontenzialen resultiert.*
Funktions- und Bewegungseinschränkung von Gelenken durch Beuge- und Streckkontrakturen auch infolge von ausgedehnten Haut- und Weichteilverletzungen, Verbrennungen sowie Sehnenverletzungen.
(Pschyrembel. Klinisches Wörterbuch. De Gruyter, 264. Auflage 2013: S. 1121)

Ziele der Prophylaxe

- Beweglichkeit der Gelenke erhalten
- Möglichst physiologische Gelenkstellung im Ruhezustand
- Sehnen und Bänder bleiben elastisch.
- Muskelkraft bleibt erhalten.

Ätiologie

Die Entstehung von Kontrakturen ist multifaktoriell:
- Eingeschränkte Mobilität oder Immobilität
- Neuromuskuläre Beeinträchtigung, bestehende Nervenlähmungen, Spastiken
- Wahrnehmungsstörungen
- Verordnete Bewegungseinschränkung, z. B. Gipsverbände, Fixateur externe
- Medikamentenwirkung, z. B. Neuroleptika, Muskelrelaxanzien, Sedativa
- Krankheitsbedingte Fehl- und Schonhaltung
- Pflege- und Behandlungsfehler
- Operative Eingriffe, Verletzungen oder Verbrennungen in Gelenknähe (Narbenzug)
- Entzündliche oder degenerative Gelenkerkrankungen

Symptome

- Schmerzen bei Bewegungen
- Begrenzte Beweglichkeit in den Gelenken
- Unfähigkeit, sich zielgerecht zu bewegen

Maßnahmen zur Prophylaxe

Bei den Maßnahmen zur Kontrakturenprophylaxe werden mobilitätsfördernde und positionsunterstützende Interventionen eingesetzt. Sie können häufig in andere Pflegehandlungen integriert werden. Dazu gibt es zahlreiche Möglichkeiten, z. B. bei der Körperpflege sowie bei der Thrombose-, Pneumonie- und Atelektasenprophylaxe.

Anleitung

Die Anleitung des Patienten zu aktiven Bewegungsübungen (mehrmals täglich für ca. 10 Min.) gehört zu den mobilitätsfördernden Interventionen:
- Füße kreisen lassen
- Zehen einkrallen und wieder strecken
- Rad fahren
- Gesäß anheben lassen
- Arme abwinkeln lassen
- Ellenbogen und Beine beugen
- Isometrische Spannungsübungen (für wenige Sekunden einzelne Muskelgruppen anspannen lassen)
- Aktive Lageveränderungen durchführen: sitzen, stehen, gehen (> Kap. 1.5)

Assistives und passives Durchbewegen

Gelenke in allen Bewegungsachsen passiv bzw. assistiert durchbewegen, mindestens 2-mal tägl. für mindestens 2 Min. pro Gelenk (> Abb. 1.4):
- Gelenkbereiche immer mit beiden Händen umgreifen und die Bewegungen gleichmäßig und langsam ausführen
- Bewegungen nur so weit ausführen wie möglich, Schmerzäußerung des Patienten ernst nehmen

Kontraindikationen für Bewegungsübungen und Positionswechsel

- Akute instabile Herz-Kreislauf-Erkrankungen
- Massives Hirnödem
- Instabile Frakturen an den entsprechenden Extremitäten
- Instabile Wirbelsäulenverletzungen (Positionswechsel wenn überhaupt nur en Block)
- Schmerzhafte und entzündliche Gelenkerkrankungen

Grundsätzliches zum Bewegungsplan

Regelmäßige Positionsveränderungen des Patienten nach dessen individuellen Bedürfnissen (Pflegeanamnese) durchführen:

- Positionswechsel nach Abschätzung der Pathogenese und Belastbarkeit des Patienten
- Durchbewegen der Extremitäten des Patienten während des Positionswechsels bzw. der grundpflegerischen Tätigkeit (➤ Abb. 1.4)
- Ggf. Analgetika und Sedativa rechtzeitig vor Positionswechsel verabreichen (Arztanordnung!)
- Vorher ggf. Nasenrachenraum oder endotracheal absaugen
- Aspirationsgefahr bei nicht intubierten komatösen Patienten
- Zu- und Ableitungen (z. B. Infusionen, Beatmungsschläuche, Hämofiltration) für den Positionswechsel sichern. Anschließend sämtliche Kabel, Schläuche und Drainagen „druckfrei verlegen".
- Vor dem Lagewechsel ggf. vorhandene Flüssigkeit aus den Beatmungsschläuchen bzw. Wasserfallen entfernen, sonst ist eine ungewollte Lavage möglich.

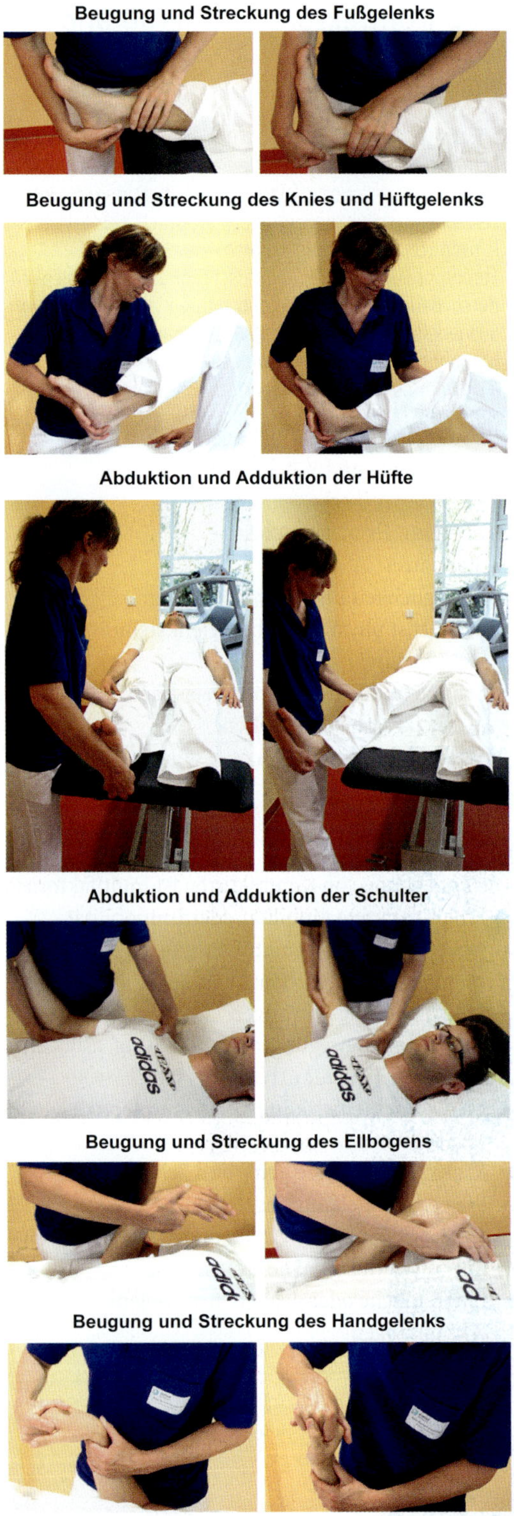

Abb. 1.4 Assistives und passives Durchbewegen der Gelenke [O479]

1.4.3 Thrombose

DEFINITION

Thrombose (*griech.* thrómbosis, eigentlich = das Gerinnen [machen], zu: thrómbos = Klumpen, Pfropf). Teilweiser oder völliger Verschluss eines Blutgefäßes.
VTE = venöse Thromboembolie

Ziele der Prophylaxe

- Venösen Rückfluss fördern
- Thromboembolie vorbeugen

Ätiologie

- Operative und nichtoperative Medizin (➤ Tab. 1.12)
- Frühere tiefe Venenthrombose/Lungenembolie
- Thrombophile Hämostasedefekte
- Maligne Erkrankung
- Venöse Thromboembolien bei Verwandten 1. Grades
- Chronische Herzinsuffizienz bzw. Zustand nach Herzinfarkt
- Höheres Alter (> 60 Jahre)
- Übergewichtige Patienten (BMI > 30)
- Bettlägerige, immobile Patienten
- Schwangere und Wöchnerinnen
- Personen mit schweren Infektionen, z. B. Sepsis, Pneumonie
- Stark ausgeprägte Varikosis (Krampfadern)

Symptome

- Schwere- und Spannungsgefühl im betroffenen Bein
- Schwellung und Überwärmung der Extremität
- Rötung der oberflächlichen Venen
- Wadenschmerzen bei dorsaler Flexion des Fußes, Wadenkneifschmerz, Wadenkompressionsschmerz
- Fußsohlendruckschmerz
- Zyanotische, glänzende Hautverfärbung der betroffenen Extremität
- Tachykardie

MERKE

Nur bei 25 % der Patienten mit tiefer Venenthrombose treten klinische Zeichen auf!

Tab. 1.12 Risikogruppen [5]

	Operative Medizin	Nichtoperative Medizin
Niedriges Risiko	• Kleinere operative Eingriffe • Verletzungen ohne oder mit geringem Weichteilschaden • Kein zusätzliches bzw. nur geringes dispositionelles Risiko, sonst Einstufung in höhere Risikokategorie	• Infektion oder akut-entzündliche Erkrankung ohne Bettlägerigkeit • Zentralvenöser Katheter/Portkatheter • Kein zusätzliches bzw. nur geringes dispositionelles Risiko, sonst Einstufung in höhere Risikokategorie
Mittleres Risiko	• Länger dauernde Operationen • Gelenkübergreifende Immobilisation der unteren Extremität im Hartverband • Arthroskopisch-assistierte Gelenkchirurgie an der unteren Extremität • Kein zusätzliches bzw. nur geringes dispositionelles Risiko, sonst Einstufung in höhere Risikokategorie	• Akute Herzinsuffizienz (NYHA III/IV) • Akut dekompensierte, schwere COPD ohne Beatmung • Infektion oder akut-entzündliche Erkrankung mit strikter Bettlägerigkeit • Stationär behandlungsbedürftige maligne Erkrankung • Kein zusätzliches bzw. nur geringes dispositionelles Risiko, sonst Einstufung in höhere Risikokategorie
Hohes Risiko	• Größere Eingriffe in Bauch- und Beckenregion bei malignen Tumoren oder entzündlichen Erkrankungen • Polytrauma, schwere Verletzungen der Wirbelsäule, des Beckens und/oder der unteren Extremität • Größere Eingriffe an Wirbelsäule, Becken, Hüft- und Kniegelenk • Größere operative Eingriffe in Körperhöhlen der Brust-, Bauch- und/oder Beckenregion	• Schlaganfall mit Beinparese • Akut dekompensierte, schwere COPD mit Beatmung • Sepsis • Schwer erkrankte Patienten mit intensivmedizinischer Behandlung

Ätiologie Virchow Trias

- Veränderung der Blutzusammensetzung:
  - Viskosität nimmt durch Zunahme der Blutzellen ab, Flüssigkeitsmangel, z. B. durch Diuretika.
  - Aktivierung der plasmatischen Gerinnung
  - Thrombozytose, Thrombopathien, Gerinnungsstörungen
  - Medikamente: Prothrombinkomplexderivate, Kortikoide, hormonale Kontrazeptiva
  - Fettreiche Ernährung
- Veränderung der Gefäßwände:
  - Chronische Entzündungen, z. B. Phlebitis
  - Sklerotische Veränderung, z. B. durch Diabetes mellitus
  - Hypoxische Schäden: venöse Stauung, Kardial- und Pulmonalinsuffizienz, Stase
  - Traumata: Frakturen, OP, Venenkatheter und -kanülen, Gefäßimplantate
- Veränderung des Blutstroms:
  - Wirbelungen durch Aneurysmen, Herzklappenfehler, Varizen
  - Abflussbehinderungen: Tumoren, Narbenstränge, Hämatomkompression
  - Hämofiltration
  - Verlangsamung durch lange Bettruhe, RR-Senkung, Stauungsinsuffizienz, Lähmung, Relaxierung, Blutleere (z. B. bei OP)

Maßnahmen zur Prophylaxe

Säulen der Thromboembolieprophylaxe

- Basismaßnahmen (Atemübungen, Anleitung zu Eigenübungen, Frühmobilisation, Bewegungsübungen, ➤ Tab. 1.13)

Tab. 1.13 Basismaßnahmen und deren Wirkung auf venöse Strömungsgeschwindigkeiten des Blutes in % im Vergleich zur Rückenlage [6]

Basismaßnahme	Wirkung Bein in %	Wirkung Becken in %
Liegen	100	100
Zehengymnastik	160	150
Fußgymnastik	190	150
Gehen	120	113
Fußende 20° erhöht	250	180
Beine 90° erhöht	370	260
Atemübungen	130	115
Bettfahrrad	440	470
Medizinische Thromboseprophylaxestrümpfe (MTPS)	190	120

Tab. 1.14 Maßnahmenstrategien bei potenziell gefährdeten Patientengruppen

	Intensiv	Polytrauma	OP Bauch-/Beckenbereich	Trauma Hüft-/Beckenbereich	Gynäkologische OP	Neurochirurgie (ZNS)	Gefäßchirurgie Bauch-/Beckenbereich	Herz-/Thoraxchirurgie
Basismaßnahmen				↑↑	↑↑		↑	
Physikalische Therapie			↑↑ (MTPS)	↔ (MTPS)	↑↑	↑↑	↑	
Medikamentöse Therapie	↑↑	↑↑	↑↑	↑↑	↑↑	↔	↑↑	↑↑

vgl. van Hülst 2011 [7]

- Physikalische Thromboembolieprophylaxe (MTPS, Kompressionsstrümpfe, IPK)
- Medikamentöse Thromboembolieprophylaxe

Übersicht der Maßnahmenstrategien bei individuellen Patientengruppen (➤ Tab. 1.14)

Anleitung

Patienten zu Eigenübungen auffordern und anleiten z. B.:

- Der Patient krallt in bequemer Rückenlage die Zehen so ein, dass sie nach vorne/unten zeigen. Nach Lockerung der Zehen werden diese in Kopfrichtung des Patienten bewegt, ohne die Ausgangsposition der Füße zu verändern.
- Übung im Sitzen auf dem Stuhl oder an der Bettkante. Die Zehen und die Fersen werden im Wechsel gegen den Boden gedrückt.

Frühmobilisation

- Erste Mobilisation nach Möglichkeit schon am OP-Tag
- Kritische Indikationsstellung immobilisierender Maßnahmen wie z. B. Fixierung
- Verkürzung des Immobilisationszeitraums (Bettruhe kritisch hinterfragen)

Atemübungen

- Tiefes Ein- und Ausatmen z. B. mithilfe eines SMI-Trainer®

Bewegungsübungen

- Bettfahrrad
- Krankengymnastik
- Passives Durchbewegen (➤ Abb. 1.4)

Physikalische Therapien

Medizinische Thromboseprophylaxestrümpfe (MTPS)

Wirkung der medizinischen Thromboseprophylaxestrümpfe (MTPS)

Die aktuellen Diskussionen über die Wirksamkeit und den Einsatz von MTPS (fallen unter den Begriff der physikalische Maßnahmen) sind weiterhin ungebrochen. In den derzeit gültigen S3-Leitlinien heißt es zum Einsatz von MTPS [5]:

- *Für Patienten mit niedrigem VTE-Risiko sollten Basismaßnahmen regelmäßig angewendet werden. Sie können durch physikalische Maßnahmen ergänzt werden.*
- *Bei Patienten mit mittlerem und hohem VTE-Risiko sollten neben einer medikamentösen Prophylaxe Basismaßnahmen eingesetzt werden. Zusätzlich können physikalische Maßnahmen angewendet werden.*

Die Empfehlungen zum Einsatz von MTPS sind also insgesamt nicht eindeutig. Die einzige gültige Aussage von den Experten der Leitlinienkommission zum dringenden Einsatz von MTPS gibt es, wenn bei Patienten mit mittlerem und hohem VTE-Risiko eine Kontraindikation für eine medikamentöse Thromboseprophylaxe vorliegt.

- Für MTPS bedarf es eine ärztliche Anordnung.
- MTPS müssen sorgfältig angepasst werden → Maßband verwenden, alle 2 Tage neu messen.
- MTPS immer im Liegen anziehen
- Solange der Patient immobil ist, müssen die Strümpfe durchgehend getragen werden (auch nachts). Erst bei ausreichender Mobilisation können sie weggelassen werden.
- Bei trockener Haut Hautpflege durchführen
- Auf Druckstellen durch Falten der MTPS achten
- Zehen auf Durchblutungsstörungen beobachten
- MTPS sollten max. nur 10-mal gewaschen werden (Herstellerangaben beachten)
- MTPS sind aufgrund der gleichbleibenden Kompression dem Wickeln der Beine vorzuziehen.

Kontraindikationen für MTPS

- Periphere arterielle Durchblutungsstörung
- Schwere Neuropathie
- Ausgeprägte periphere Ödeme
- Lokale Infektionen, Nekrosen, Verletzungen

1

Kompressionsstrümpfe
- Bringt der Patient meist schon von zu Hause mit in die Klinik
- Werden immer, auch wenn der Patient schon mobil ist, getragen

Kompressionsverband
- Nur im Liegen bei entstauten Beinvenen anlegen
- Bindenarten und Bindenbreite berücksichtigen
- Alle 12 Std. wechseln
- Vorsicht: Ungleichmäßiges Wickeln fördert Stauungen.

Korrekte Durchführung von Kompressionsverbände

Unter folgenden Link werden verschiedene Verbandstechniken der korrekten Anlage von Kompressionsverbänden gezeigt.
https://www.hartmann.info/-/media/wound/doc/phh_1225_ev_brosch_re_kompressionstherapie_rz_30.pdf?rev=a0661f42ee724ad08e5e893940a65f82

Intermittierende pneumatische Kompressionsverfahren (IPK)
- Anwendung, Druckintensität und -dauer bedürfen einer ärztlichen Anordnung.
- Verfahren haben einen hohen Stellenwert, wenn medikamentöse Prophylaxe kontraindiziert ist.
- Blutströmungsgeschwindigkeit lässt sich bis zu 240 % steigern.

Kontraindikationen für IPK

- Dekompensierte (Rechts-)Herzinsuffizienz
- Periphere arterielle Verschlusskrankheit
- Ausgedehnte Entzündungsreaktionen (Phlebitis, Erysipel)
- Traumen und offene Wunden
- Neuropathien
- Schwer einstellbarer Hypertonus

Beinhochlagerung

- Beine hochlagern (20–30°), dabei Abknicken der Gefäße in Kniekehle und Leiste vermeiden
- Wirksamkeit nicht bewiesen, dient jedoch ggf. der Steigerung des Wohlbefindens des Patienten [8]
- Vorsicht bei peripherer arterieller Verschlusskrankheit und Herzinsuffizienz

Medikamentöse Therapie

- Zur medikamentösen Prophylaxe einer venösen Thromboembolie (VTE-Prophylaxe) stehen Heparine, Danaparoid, Faktor-Xa-Inhibitoren, Thrombininhibitoren, Vitamin-K-Antagonisten zur Verfügung.
- Unter Abwägung von Effektivität, Blutungs- und HIT-II-Risiko werden niedermolekulare Heparine (NMH) gegenüber dem unfraktionierten Heparin (UFH) bevorzugt eingesetzt.
- Kontraindikationen und fachspezifische Besonderheiten werden berücksichtigt.
- Die medikamentöse VTE-Prophylaxe wird zeitnah zur risikoverursachenden Situation begonnen.
- Die Dauer der medikamentösen Thromboembolieprophylaxe orientiert sich am Fortbestehen relevanter Risikofaktoren für venöse Thromboembolien.

1.4.4 Pneumonie und Atelektase

DEFINITION

Pneumonia (*griech.*) = Lungenentzündung
Atelektase (*griech.*) = Luftverknappung

Ziele der Prophylaxe

- Freie Atemwege
- Seitengleiche Belüftung der Lungen
- Intakte Schleimhaut und guter Sekretabtransport
- Aspirationen vermeiden
- Infektionen vermeiden

Ätiologie

- Eingeschränkte Mobilität oder Immobilität
- Oberflächliche Atmung aufgrund von Schmerzen oder reduziertem Allgemeinzustand
- Akute oder chronische Erkrankungen der Atemwege
- Künstliche Atemwege wie oraler/nasaler Endotrachealtubus, Trachealkanüle (➤ Kap. 4) → Ventilator-assoziierte Pneumonie (VAP)
- Maschinelle Beatmung

- Beeinträchtige Bewusstseinslage
- Alter < 1 Jahr oder > 65 Jahre
- Mangelnde Belüftung der Lunge durch vorhandene Atelektasen
- Austrocknung der Atemwege durch Mundatmung, schlechte Atemwegsklimatisierung
- Verminderter Sekretabtransport aufgrund vom schwachen Hustenstoß oder zähem Sekret
- Aspiration (➤ Kap. 1.4.6) z. B. durch Schluckstörungen

Symptome

- Erschwerte Ein- bzw. Ausatmung, verbunden mit Unruhe, Kurzatmigkeit, Kutscherhaltung
- Abnorme Atemgeräusche, z. B. Stridor, Rasseln, Giemen, Pfeifen
- Verminderter oder fehlender Hustenstoß
- Veränderung der Atmung:
  - Tachypnoe
  - Vermehrter Einsatz der Atemhilfsmuskulatur
  - Nasenflügelatmung
- Abnormale Atembewegungen
- Auffälliger Atemgeruch
- Vermehrtes oder auffälliges Sputum (Konsistenz, Menge, Farbe und Geruch)
- Blasse oder zyanotische Hautfarbe

Ventilator-assoziierte Pneumonie (VAP)

Durch einen notwendigen künstlichen Atemweg steigt das Risiko an einer Ventilator-assoziierten Pneumonie zu erkranken um das 6- bis 21-Fache. Bei bis zu 50 % der beatmeten Patienten kommt es in der Zeit der künstlichen Beatmung zu einer VAP. Hauptursache ist die „stille" Aspiration von erregerhaltigem Material aus der Mundhöhle und Magen-Darm-Trakt.

Maßnahmen zur Prävention:

- Hygienische Händedesinfektion vor und nach jeder Manipulation am Tubus und Beatmungssystem
- 30–45° Oberkörperhochlagerung
- Cuff-Kontrolle (zu Schichtbeginn, bei hörbaren Leckagen und nach jeder Manipulation am endotrachealen Tubus)
- Tägliche Sedierungspause, Weaning-Bereitschaft, Extubation anstreben
- Regelmäßige strukturierte klinische Kontrolle der Mundhöhle, z. B. Oral-Assessment-Guide (➤ Kap. 1.4.5)

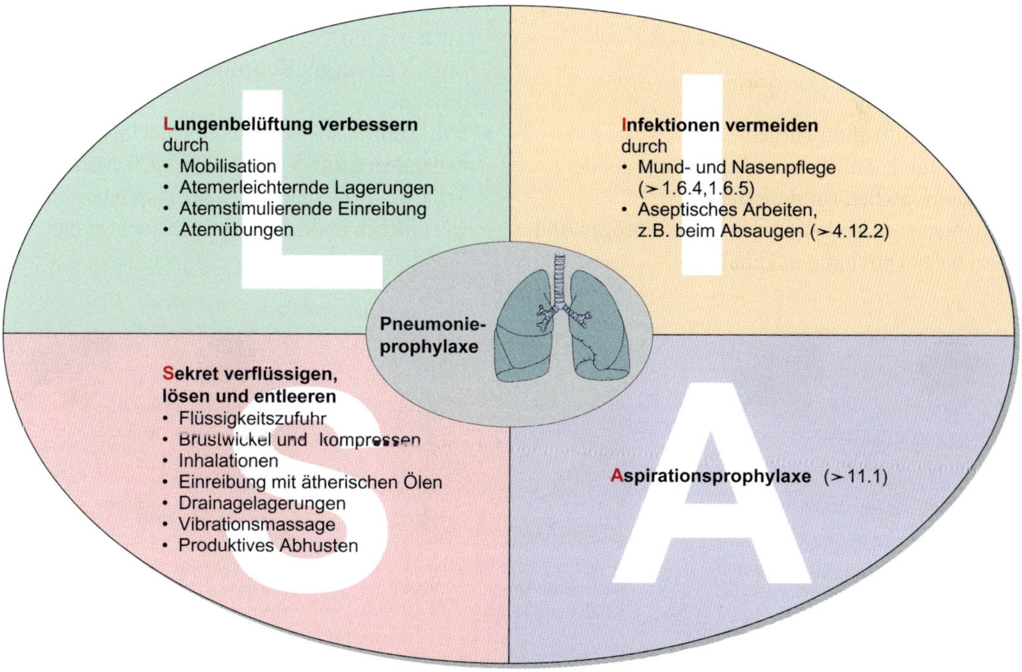

Abb. 1.5 „LISA" – Ziele und Maßnahmen zur Pneumonieprophylaxe im Überblick [R226/L190]

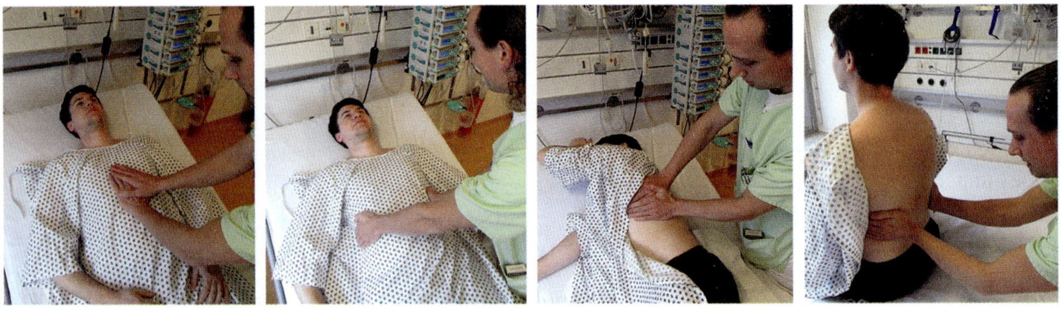

Abb. 1.6 Kontaktatmung [O479]

- Mindestens alle 12 Std. Zähne putzen zur Plaqueentfernung (wichtig: Zahnpasta benutzen!)
- Oropharyngeale Dekontamination (Chlorhexidin 0,2 %)
- Trachealtuben bzw. Trachealkanülen mit subglottischer Absaugung verwenden

Maßnahmen zur Prophylaxe

- Einschätzen des Pneumonierisikos: Hilfreich ist die Atemskala nach Bienstein, da sie die wesentlichen Risikofaktoren strukturiert darstellt, auch wenn die wissenschaftliche Validität ihrer Wirksamkeit fehlt [9, 10].
- Maßnahmen erfolgen nach „LISA“ (➤ Abb. 1.5).

Verbesserung der Lungenbelüftung

- Für Frischluftzufuhr sorgen
- Mobilisation: Aufsitzen im Bett, Sitzen auf der Bettkante, Stehen vor dem Bett
- Patienten zum Recken und Strecken anregen und zum tiefen Durchatmen anhalten
- Stimulierender Kältereiz am Rücken durch kalte bzw. kühlende Flüssigkeit → bei Verwendung von alkoholischen Flüssigkeiten (z. B. Franzbranntwein®) unbedingt die Haut nachfetten, sonst trocknet sie aus
- Kontaktatmung: Patient atmet an die Stellen, an denen er die ihm aufgelegten Hände (Brust, Bauch, Flanke) spürt → fördert die Wahrnehmung der tiefen Einatmung (➤ Abb. 1.6)
- Hautreizgriffe (Packegriff): Pflegekraft hält eine Hautfalte an der Flanke oder am Bauch. Patient muss nun durch tiefes Einatmen diese Hautfalte „wegatmen“.
- Atmen gegen Widerstände: Luftballon aufblasen, Tuch wegpusten, mit Strohhalm Blasen im Wasserglas erzeugen. **Kontraindikation:** Lungenemphysem.
- SMI-Trainer = Sustained Maximal Inspiration (anhaltende maximale Einatmung), z. B. Mediflow®, Triflow®: Bälle sollen nach der Inspiration so lange wie möglich in der Schwebe gehalten werden.

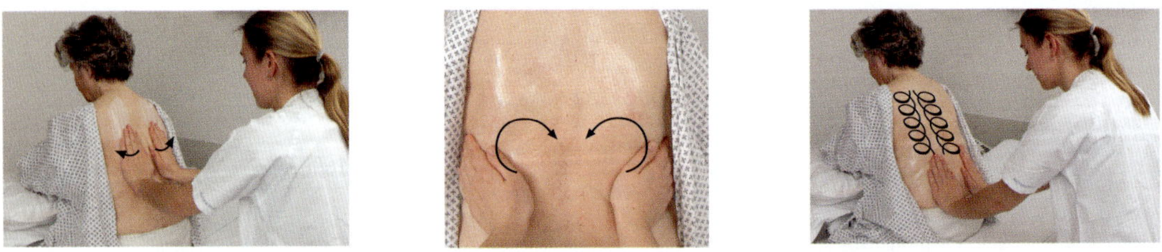

a Während der Ausatmung kräftigeren Druck links und rechts an der Wirbelsäule ausüben.

b Während der Einatmung geringeren Druck zur Wirbelsäule hin ausüben.

c Kreisförmige Bewegungen mit stärkerem Druck (dicker gekennzeichnet) und geringerem Druck (dünner gekennzeichnet) bis zum unteren Rippenrand durchführen.

Abb. 1.7 Atemstimulierende, rhythmische Einreibung [K115]

- Training mit SMI-Geräten kann der Atelektasenbildung vorbeugen. Eröffnung bestehender Atelektasen ist nicht möglich!
- Atemerleichternde Lagerungen (> Tab. 1.15) besonders bei immobilen Patienten. Verschiedene Lungenbezirke werden durch die unterschiedliche Dehnung des Brustkorbs besser belüftet.
- Atemstimulierende Einreibung: Methode aus der Basalen Stimulation®; dient eher der bewussten Atemwahrnehmung, kann den Patienten zu einer ruhigen und tiefen Atmung verhelfen (> Abb. 1.7)
- Die gleichzeitige Anwendung von ätherischen Ölen, z. B. Eukalyptus, Thymian, Pfefferminze, kann die Wirkung der tiefen Einatmung unterstützen.

Vermeidung von Infektionen

- Präoperative Reduktion endogener Risiken, z. B. Einstellen des Rauchens, präoperatives Atemtraining
- Regelmäßige Mund- und Nasenpflege (> Kap. 1.6.4, > Kap. 1.6.5)
- Cuff-Druckkontrolle 1-mal pro Schicht und nach Manipulation am Tubus
- Zum Absaugen sterilen Absaugkatheter verwenden, vor dem Absaugen nicht kontaminieren
- Beobachtung/Dokumentation des Trachealsekrets
- Händedesinfektion vor und nach jedem Kontakt mit: Tubus, Tracheostoma, Beatmungszubehör, Schleimhäuten, respiratorischem Sekret
- Keimarme Handschuhe bei jedem Kontakt mit Schleimhäuten, respiratorischem Sekret oder Gegenständen, die mit respiratorischem Sekret kontaminiert sein können
- Keine Antibiotikaprophylaxe zur Prävention postoperativer Pneumonie
- 30–45° Oberkörperhochlagerung
- Wenn vertretbar, auf Stressulkusprophylaxe verzichtet, da ein niedriger gastraler pH-Wert einer Kolonisierung durch Bakterien vorbeugen kann. Dies aber gegen die Gefahr der Ulkusblutung bei niedrigem pH-Wert ↓ abwägen [11].

Tab. 1.15 Atemerleichternde Lagerungen zur besseren Belüftung verschiedener Lungenabschnitte [9]

Lagerungstyp	Wirkung	Beschreibung
Oberkörperhochlagerung (> Kap. 1.5)	Erleichtert die Atmung, kommt bei Dyspnoe zur Anwendung	• Oberkörper erhöht lagern • Zusätzlich die Arme abstützen zur Unterstützung der Atemhilfsmuskulatur; reduziert gleichzeitig den Druck auf die Sitzbeinhöcker • Einsatz einer Rolle unter den Oberschenkeln zur Entspannung der Bauchmuskulatur **Beachten:** • Dekubitusgefahr durch Scherkräfte, wenn Patient nach unten rutscht sowie im Steißbeinbereich • Rutschbremse und Druckreduktion an den Fersen beachten • Position regelmäßig wechseln, da sie eine verminderte Belüftung der unteren Lungenabschnitte forciert
Seitenlagerung (> Kap. 1.5)	• Verhindert Sekretansammlung • Gute Belüftung des oben liegenden Lungensegments • Erleichtert Abhusten von Sekret	• Bei 90°-Lagerung evtl. oben liegendes Bein anwinkeln lassen. Oft genügt es, den Patienten in die 30°-Seitenlagerung zu bringen. • Unten liegenden Arm ausstrecken • Evtl. Lagerungshilfsmittel verwenden • Seitenlagerung zweistündlich wechseln, damit alle Lungensegmente belüftet werden **Beachten:** • Hohe Druckbelastung in 90°-Lagerung, deshalb bei Dekubitusgefährdung nach 30 Min. Positionswechsel, ggf. Zeitintervalle individuell an Patientensituation anpassen • Die Effektivität lässt sich steigern, wenn der obere Arm ebenfalls nach vorne und oben gelagert wird, sodass der Brustkorb zusätzlich gedehnt wird.

Tab. 1.15 Atemerleichternde Lagerungen zur besseren Belüftung verschiedener Lungenabschnitte [9] *(Forts.)*

Lagerungstyp	Wirkung	Beschreibung
Halbmond-lagerung in Rückenlage (➤ Abb. 1.8)	• Gute Belüftung der Lunge auf der gedehnten Seite durch Vergrößerung der Atemfläche	• Rückenlage: Eine Hand des Patienten unter den Kopf legen, die andere Hand und die gestreckten und geschlossenen Beine bewegen sich aufeinander zu. • Lagerung so lange, wie es der Patient toleriert, etwa 5–10 Min.
Dreh-Dehnlage (➤ Abb. 1.8)	• Erleichtert Atmung • Vergrößert Atemfläche	• Patienten in Seitenlage bringen • Oben liegenden Arm unter den Kopf legen • Oberkörper so weit wie möglich auf den Rücken drehen, Beine bleiben in Seitenlage **Beachten:** • Wird von alten Menschen häufig nicht gut toleriert, nur für 5–10 Min. anwenden • Nicht anwenden, wenn der Patient Schmerzen hat, z. B. bei Wirbelsäulenerkrankungen, Arthrose, Osteoporose
V-A-T-I-Lagerung		
A-Lagerung (➤ Abb. 1.9)	• Belüftet obere Lungenabschnitte (Lungenspitzen) • Entlastet Steißbein	• Jeweils zwei leichte Kissen zu Schiffchen formen • Zeigen die Öffnungen der Schiffchen nach außen, sind Mikrobewegungen möglich • Schiffchen wie ein A unter den Rücken, sodass ihre Spitzen etwa in Höhe des Nackens enden • Wirbelsäule liegt frei, Arme auf zusätzlichen Kissen ablegen • Kann auch mit aufgerollter Decke oder „Schlange" durchgeführt werden • Zusätzliches Kissen unter den Kopf legen • Kissen unter Oberschenkel, Knie dadurch ca. 15°-Beugung • Zwei- bis dreimal täglich für ca. 30 Min.
V-Lagerung (➤ Abb. 1.9)	• Belüftet die Flanken	• Jeweils zwei leichte Kissen zu Schiffchen formen • Schiffchen wie ein V unter den Rücken, sodass ihre Spitzen etwa in Höhe des Steißbeins enden • Teile der Wirbelsäule und Schulterblätter liegen frei. • Zusätzliches Kissen unter den Kopf legen • Kissen unter Oberschenkel, Knie dadurch ca. 15°-Beugung • Druckreduktion an den Fersen beachten • Zwei- bis dreimal täglich für ca. 30 Min. **Beachten:** Wegen hoher Druckbelastung im Steißbeinbereich nicht bei Dekubitusgefahr anwenden
T-Lagerung (➤ Abb. 1.9)	• Dehnt Brustkorb und vergrößert Atemfläche • Stützt Wirbelsäule und Schultern	• Zwei leichte Kissen zu Schiffchen formen • Patienten in Rückenlage bringen • Schiffchen in T-Form unter den Rücken des Patienten legen, sodass die Wirbelsäule und die Schultern unterstützt sind. Die Rippen liegen frei zur besseren Belüftung der Lunge. • Zusätzliches Kissen unter den Kopf legen • Kissen unter Oberschenkel, Knie dadurch ca. 15°-Beugung • Druckreduktion an den Fersen beachten
I-Lagerung (➤ Abb. 1.9)	• Dehnt Brustkorb und vergrößert Atemfläche • Stützt Wirbelsäule	• Ein Kissen zum Schiffchen formen • Patient in Rückenlage bringen • Schiffchen so unter den Rücken legen, dass die Wirbelsäule unterstützt ist • Sonst wie oben • Eignet sich besonders für kleine, schmale Menschen

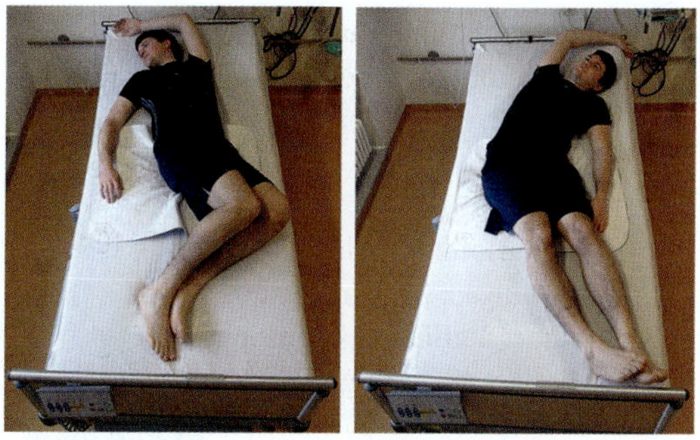

Abb. 1.8 Drehdehnlage und Halbmondlage [O479]

Sekret verflüssigen, lösen und entleeren

Allgemeine Maßnahmen

- Auf ausreichende Flüssigkeitszufuhr bzw. ausgeglichene Flüssigkeitsbilanz achten
- Patienten zum produktiven Husten anleiten, auf die Silbe „Huff" ausatmen lassen
- Individuelle Schmerztherapie bei Schonatmung
- Inhalation: Wirkungsweise ist abhängig von der Tröpfchengröße der Inhalate (➤ Tab. 1.16).

Abklopfen

Kontraindikationen: frischer Myokardinfarkt, Lungenembolie, Thrombose, Schädel-Hirn-Trauma, Thoraxtrauma, Frakturen oder Tumore der Wirbelsäule, erhöhte Blutungsneigung, erhöhter intrakranieller Druck.

- Betroffener Lungenflügel liegt in Seitenlage oben, damit das gelöste Sekret gut abfließen kann.
- Am Ende der Inspiration und während der Exspiration bis zum Beginn der nächsten Inspiration mit hohler Hand abklopfen
- Nierengegend und Wirbelsäule nicht abklopfen
- Ggf. Schmerzmittelgabe vor der Behandlung

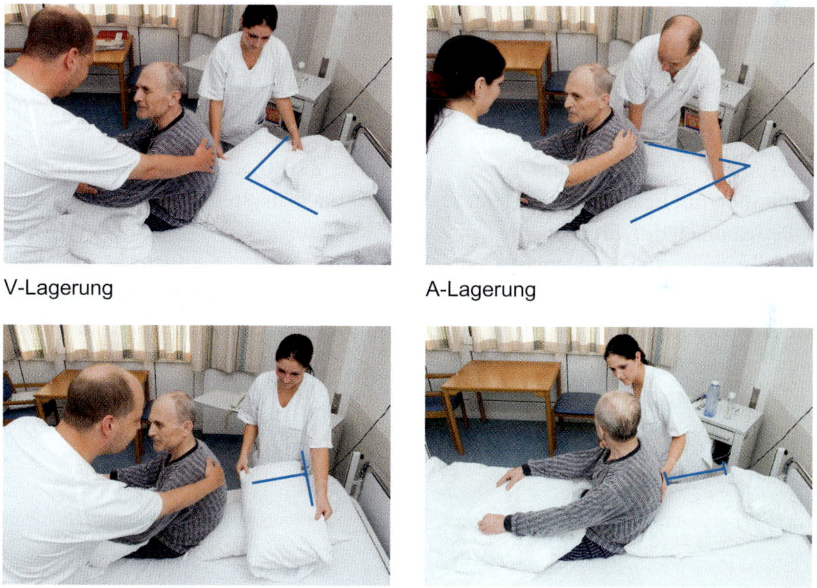

V-Lagerung

A-Lagerung

T-Lagerung

I-Lagerung

Abb. 1.9 Die V-, A-, T-, I-Lagerungen [K115]

Tab. 1.16 Verschiedene Inhalate und ihre Anwendung [12]

Inhalat	Tröpfchengröße	Wirkungsort	Anwendung
Dampf	> 30 µm	Mund-Nasen-Rachen-Raum bis Kehlkopf	Infekte im Nasen-Rachen-Bereich
Aerosol	10–30 µm	Trachea, Bronchien	Bronchitis, Asthma bronchiale
Nebel	< 10 µm	Bis zu den Alveolen	Meist bei Patienten, die durch den offenen Mund atmen, zur Anfeuchtung der Atemluft

Vibrationsmassage mit Vibrationsgerät

Das Vibrationsgerät (Vibrax®) besitzt nur eine Zulassung als Massagegerät!

Kontraindikationen:

- Wie beim Abklopfen (siehe oben)
- Anwendung führt eher über die entstehende Muskelentspannung zur entspannteren Atmung.
- Bei der Anwendung sollte der Patienten am besten sitzen. Die Anwendung ist auch in Seitenlage möglich.
- Aus hygienischen Gründen Vibrax® mit Einmalschuh versehen
- Zur Massage Öl (z. B. Mandelöl) oder warme Lotion verwenden
- Massage von außen und allen Richtungen zum Lungenhilus ausführen
- Vibration in der Exspirationsphase unter leichtem Druck für mind. 20 Min. anwenden
- Wirbelsäule und Nierenlager aussparen

Manuelle Vibrationsmassage

- Beide Hände flächig auf den Thorax legen
- (Be-)Atmungsrhythmus spüren
- Während der inspiratorischen Pause bzw. mit Beginn der Exspiration bis zum Beginn der nächsten Inspiration mit beiden Händen feine, schüttelnde Bewegungen durchführen, die den Brustkorb in Schwingungen versetzen
- Während der gesamten Dauer der Vibrationsmassage den Hautkontakt halten
- Manuelle Vibrationen auch mit Phonationsübungen kombinierbar → Patient auffordern, auf die Vokale (a, e, i, o oder u) auszuatmen

Lagerungsdrainagen

Kontraindikationen: Herzinsuffizienz, schwere Kreislaufstörungen, Lungenödem

- Bedarf einer ärztlichen Anordnung
- Bei Patienten mit geringen Sekretmengen (< 30 ml/Tag) gilt der Effekt der Lagerungsdrainage als fraglich!
- Lagerungsdrainagen (➤ Abb. 1.10) können durch Vibrationsmassagen oder Abklopfen unterstützt werden.
- Patient zuvor inhalieren lassen

Apparative Atemhilfen

VRP

VRP-Gerät (Vario-Resistance-Pressure) = Flutter®, GeloMuc®, Acapella® choice, RC-Cornet®

- Das VRP-Gerät funktioniert nach dem Prinzip der Ausatmung gegen einen vibrierenden Widerstandsdruck.
- Die VRP-Geräte erzeugen so Schwingungen im Bronchialsystem und lockern dadurch Sekret in der Lunge.
- Resonanz und Frequenz können durch Variieren des Ansatzwinkels im Mund individuell angepasst werden. Kippen nach unten senkt, Kippen

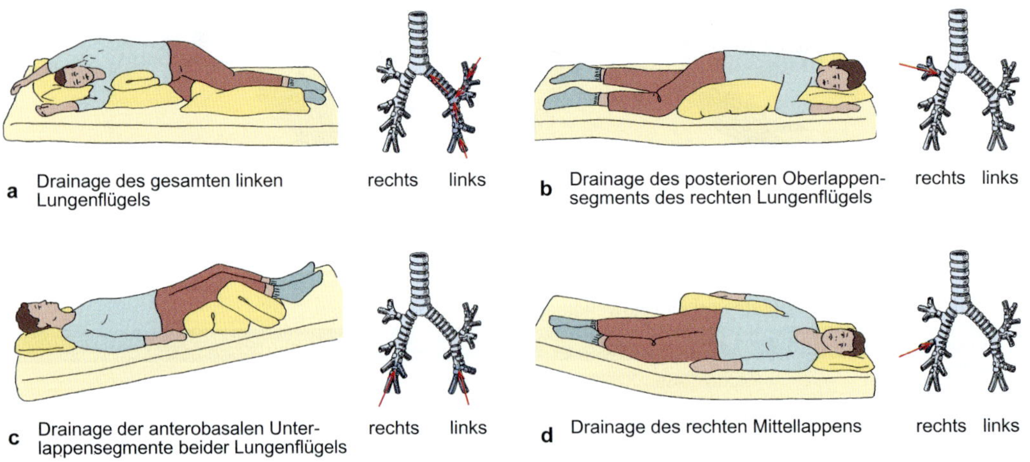

Abb. 1.10 Verschiedene Lagerungsdrainagen [L190]

nach oben erhöht die Frequenz der Vibration (Flutter®, GeloMuc®).

- Patient muss aufrecht sitzen und langsam atmen.
- Acapella®choice und RC-Cornet® funktionieren nach demselben Prinzip, sind aber unabhängig von der Lagerung des Patienten zu benutzen (somit auch in Seitenlage).

Clini-Jet® (Hochfrequenzluftinjektor)

Bei Spontanatmung werden über ein Mundstück (offenes System), bei Intubation über einen Adapterkonus (Rüsch T-Konnektor®, Winkelkonnektor®) mit einem regelbaren Druck von 0–5 bar zusätzlich hochfrequent 600 Gasstöße in der Minute insuffliert. Der Sauerstoffanteil ist regelbar.

Indikationen

- Aerosoltherapie zur Sekretolyse (➤ Tab. 1.17)
- Direkte Eröffnung von Mikroatelektasen
- Direkte Sekretlösung in den Atemwegen
- Erhöhung der Hustenbereitschaft/-effizienz
- Erhöhung eines geringen Atemminutenvolumens bei flacher Atmung
- CO_2-Elimination aus den Atemwegen im Weaning (➤ Kap. 4)

Kontraindikationen: Pneumothorax, Asthma bronchiale.

Das Gerät ist laut (Maschinengewehr), ein Schalldämpfer mit jedoch geringer Wirkung ist erhältlich.

Intermittent Positive Pressure Breathing (IPPB)

DEFINITION

IPPB = intermittierende Beatmungsinhalation, z. B. mit Inhalog® oder Therapiebird®

Indikationen/Ziel

- Erhöhung der Hustenbereitschaft/-effizienz
- Entfaltung von Mikroatelektasen und Verbesserung der alveolären Situation durch maschinell erhöhten Inspirationsdruck
- Sekretmobilisation durch Erweiterung der Atemwege
- Verbesserung der Spontanatmung durch größeres Luftangebot
- Aerosoltherapie zur Sekretolyse und Bronchodilatation

Kontraindikationen

- Frühe postoperative Phase bei Ösophagus-, Magen- bzw. Lungenresektion
- Unkooperative und verwirrte Patienten
- Übelkeit, Erbrechen
- Pneumothorax
- Schwere Herzinsuffizienz, Lungenödem
- Haut-/Mediastinalemphysem

Durchführung

- Geräte an Druckquelle (Druckluft und/oder Sauerstoff) und ggf. Strom anschließen
- Gerät nur nach MPG-Einweisung bedienen!
- Patient muss wach und orientiert sein
- Patient in eine aufrechte Position bringen
- Ärztlich angeordnete Medikamente in das Inhalationsgefäß füllen
- Inspirations- und Exspirationstrigger patientenindividuell anpassen
- Patienten zum ruhigen und gleichmäßigen Ein- und Ausatmen anhalten

Tab. 1.17 Clini-Jet®-Therapie bei Spontanatmung und bei Intubation

Durchführung über Mundstück	Durchführung über Tubus
• 5 Min. in Abständen von 1–2 Std. • Befeuchterkammer (Querstromprinzip) füllen (z. B. mit NaCl 0,9 %), Vermeidung von Austrocknung im Mundbereich • Mundstück zwischen Lippen und Zähnen einführen • Patient beißt auf Zahn-/Kieferteil. • Zum Gewöhnen in der Stellung „Tube" beginnen • Patient dazu anhalten, bei geschlossenem Mund normal zu atmen	• 5 Min. in Abständen von 1–2 Std. • Zur CO_2-Elimination im Weaning • Bei Ateminsuffizienz Rüsch T-Konnektor® verwenden, Winkeladapter bei kontrollierter Beatmung • Tubusanschluss-Schlauch bietet keine Befeuchtung → für Befeuchtung sorgen, sonst Sekreteintrocknung mit Verstopfungsgefahr

ACHTUNG

- Flow:
  - Zu hoch → Gefahr von Turbulenzen
  - Zu niedrig → Inspirationsphase wird unangenehm lang.
- Druckgrenze zu Anfang niedrig halten, um eine Überblähung zu vermeiden
- Triggerschwelle:
  - Zu niedrig → Gefahr der Hyperventilation
  - Zu hoch → Gefahr der Hypoventilation
- Mund muss um das Mundstück geschlossen sein, ggf. Zahnprothese überprüfen.
- Keine „dicken Backen" und „Zungenbremse" (schneller Druckanstieg) tolerieren, es sind Zeichen für falsches Atemverhalten.

CoughAssist® [13]

Dieses Gerät (➤ Abb. 1.11) unterstützt den Patienten dabei, festsitzende Sekrete aus der Lunge zu lösen, zu mobilisieren und zu beseitigen. Dabei wird durch hochfrequente oszillierende Schwingungen nach und nach ein Überdruck in den Atemwegen aufgebaut. Durch die rasche Umschaltung in einen Unterdruck (der so einer Sogwirkung ähnelt) kommt es zur Sekretmobilisation.

Der CoughAssist® kann bei Erwachsenen und Kindern eingesetzt werden, die Probleme haben Sekret aus der Lunge zu beseitigen und/oder nicht abhusten können. Zu den **Kontraindiaktionen** zählen: bullöse Emphyseme in der Vorgeschichte, Anfälligkeit für Pneumothorax oder Pneumomediastinum sowie kürzlich aufgetretenes Barotrauma.

Die Anwendung kann über eine Maske bzw. Mundstück erfolgen. Bei intubierten oder tracheotomierten Patienten kann das Gerät direkt mittels eines Adapters über den endotrachealen Tubus bzw. Trachealkanüle verwendet werden. Das Gerät kann manuell oder automatisiert eingesetzt werden.

The Vest®-System

Das System basiert auf einer hochfrequente Oszillation der Thoraxwand (HFCWO = High-Frequenz Chest Wall Oszillation), wodurch die Sekretmobilisation bei akuten und chronischen respiratorischen Erkrankungen erleichtert werden kann. Die hochfrequente Brustwandoszillation kann festsitzendes Sekret aus den kleinen Atemwegen lösen. Durch die feine Vibration gelingt der Transport zu den größeren Atemwegen, wo die Sekrete dann abgehustet oder abgesaugt werden können.

Das System besteht aus einem Generator, der verschiedene Einstellungen zulässt und verschiedenen Westen (patientennahes Einmalprodukt) für Erwachsene und Kinder.

Weitere Informationen und Produktvideos unter www.hill-rom.de.

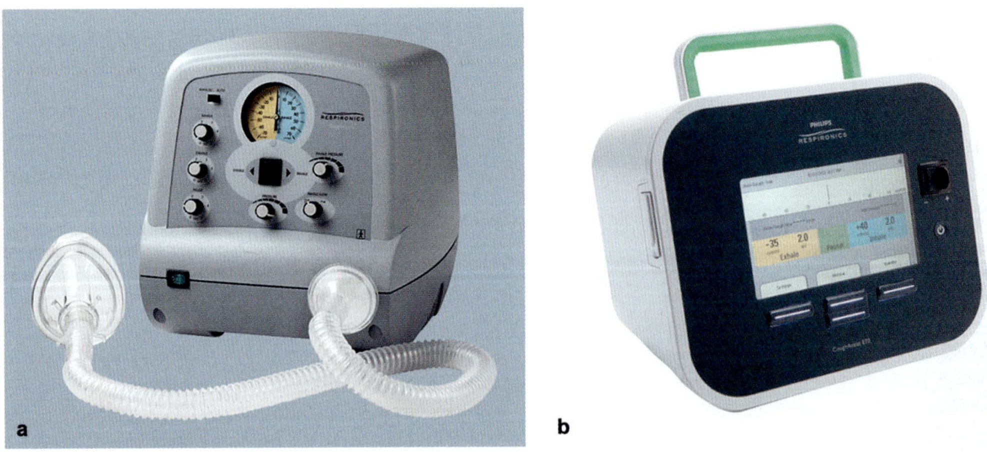

a b

Abb. 1.11 CoughAssist® [V491]

1.4.5 Soor- und Parotitis

DEFINITION

Soor-Infektion = (Pilz-)Infektion der Schleimhäute im Mund, oft auf der Zunge durch (meist) Candida albicans
Parotitis = Entzündung der Speicheldrüsen
Die Prophylaxen werden oft im Zusammenhang genannt, obwohl es zwei unterschiedliche Erkrankungen sind, die sich allerdings in diesem Fall auf die Mundhöhle beschränken.

Ziele der Prophylaxe

- Mundschleimhaut und Speicheldrüse sind intakt.
- Ausreichender Speichelfluss
- Veränderungen der Mundschleimhaut werden gezielt behandelt.
- Schmerzfreies Kauen

Ätiologie

- Verminderte bzw. fehlende Kau- bzw. Schluckfunktion
- Unzureichende Mundhygiene
- Xerostomie (Mundtrockenheit) durch:
  - Mangelnde/fehlende Kau- und Schlucktätigkeit
  - Mangelnde/fehlende Speichelproduktion
  - Nahrungs- und Flüssigkeitskarenz
  - Dehydratation
  - Medikamente
  - Mundatmung
- Infektionen im Mund-Rachen-Bereich
- Eingeschränkte Bewusstseinslage bis zu komatösen Zuständen
- Maschinelle Beatmung
- Operationen im Bereich von Mund und Kiefer
- Schwere Allgemeinerkrankungen, reduzierte Abwehrlage
- Einnahme bestimmter Medikamente, z. B. Antibiotika, Immunsuppressiva, Zytostatika, Neuroleptika

Symptome

- Mundtrockenheit
- Weißlich, grau belegte Zunge
- Schmerzen im Mund
- Sichtbare, schmerzhafte Schwellung der Ohrspeicheldrüse
- Rötung, Blutung, Bläschen, Belege an der Mundschleimhaut
- Mundgeruch
- Läsionen und Geschwüre im Mund und an den Lippen

Maßnahmen zur Prophylaxe

- Kontrolle der Mundschleimhaut mit Spatel und Taschenlampe
- Als Hilfestellung zur Beurteilung des Mund-Rachen-Raums steht z. B. der Oral Assessment Guide zur Verfügung (➤ Tab. 1.18).

Spezielle Mundpflege ➤ Kap. 1.6.5

Tab. 1.18 Oral-Assessment-Guide [12]

Kategorie	Instrumente zur Bewertung	Messmethoden	Numerische und beschreibende Klassen		
			1 Punkt	2 Punkte	3 Punkte
Stimme	Auditiv	Sprechen mit dem Patienten	Normal	Vertieft oder heiser/rau	Schwierigkeiten oder Schmerzen beim Sprechen
Schlucken	Inspektion	Den Patienten bitten, zu schlucken. Um den Würgereflex zu testen, vorsichtig einen Spatel hinten auf die Zunge legen und drücken.	Normales Schlucken	Leichte Schmerzen beim Schlucken	Unfähigkeit zu schlucken

1

Tab. 1.18 Oral-Assessment-Guide [12] *(Forts.)*

Kategorie	Instrumente zur Bewertung	Messmethoden	Numerische und beschreibende Klassen		
			1 Punkt	2 Punkte	3 Punkte
Lippen	Optisch/ palpatorisch	Beobachten und Ertasten des Gewebes	Glatt, rosig und feucht	Trocken oder rissig	Geschwürig oder blutend
Zunge	Optisch/ palpatorisch	Beobachten und Ertasten des Erscheinungsbildes des Gewebes	Rosig, feucht; Papillen vorhanden	Belegt oder Verlust der Papillen mit einem glänzenden Erscheinungsbild mit oder ohne Rötung	Blasen oder Rhagaden
Speichel	Zungenspatel und optisch	Spatel vorsichtig in den Mund einführen, unter Berührung der Mitte der Zunge und des Mundbodens	Wässrig	Dick oder zäh	Kein Speichel
Schleimhaut	Optisch	Beobachten des Erscheinungsbildes des Gewebes	Rosig und feucht	Gerötet oder belegt (verstärkte Weißfärbung), ohne Geschwüre	Geschwüre mit oder ohne Blutung
Zahnfleisch	Zungenspatel und optisch	Vorsichtig das Gewebe mit der Spatelspitze drücken	Rosig, gepunktet und fest	Ödematös mit oder ohne Rötung	Spontane Blutung oder Blutung bei Druck
Zähne oder Zahnersatz	Optisch	Beobachten des Erscheinungsbildes der Zähne und Zahnersatz	Sauber, ohne Ablagerungen	Zahnbelag oder Speisereste in einzelnen Bereichen (zwischen den Zähnen, falls vorhanden)	Zahnbelag oder Speisereste entlang des ganzen Zahnfleischrandes oder im Bereich des Zahnersatzes

Der Oral-Assessment-Guide (OAG) wurde für onkologische Patienten entwickelt und dient der gezielten Beurteilung des Mundraums. Durch die festgelegten Beobachtungskriterien, für deren Ausprägungen Punkte vergeben werden, können Veränderungen des Mundraums festgestellt werden. Ab 8 Punkten sollte die Indikation zur speziellen Mundpflege geprüft werden.

1.4.6 Aspiration

DEFINITION

Aspiration = Eindringen von flüssigem oder festen Stoff, wie beispielsweise Mageninhalt/-saft, Blut oder Fremdkörper, in die Atemwege während der Inspiration

Ziele der Prophylaxe

- Freie Atemwege
- Eindringen von Fremdkörpern und Flüssigkeiten in den Respirationstrakt wird verhindert.

Ätiologie

- Eingeschränkte Bewusstseinslage bis zu komatösen Zuständen
- Maschinelle Beatmung/Langzeitbeatmung
- Neurologische Erkrankungen, z. B. Apoplex, hoher Querschnitt
- Stark adipöse Patienten
- Gestörter oder nicht vorhandener Schluckvorgang
- Primitiver bzw. fehlender Hustenreflex
- Liegende Magen- oder Ernährungssonde

Symptome

Je nach Zustand des Patienten:
- Räuspern und Husten
- Pfeifendes Atemgeräusch bei der Inspiration
- Brodelnde, blubbernde Atemgeräusche bei beatmeten Patienten
- Atemnot/Zyanose
- Gurgelnde Stimme
- Gehäufte und immer wiederkehrende Pneumonien
- Symptomlose Aspiration bei ausgeschaltetem Hustenreflex, z. B. bei Bewusstseins- und/oder Sensibilitätsstörungen

Maßnahmen zur Prophylaxe

Bei beatmeten Patienten

- Cuff-Druckkontrolle mind. alle 8 Std.
- Cuff muss dicht sein (es darf kein „Brodeln" zu hören sein).
- Oberkörperhochlagerung (insbesondere bei Sondenkostapplikation)
- Absaugen des subglottischen Raums (sog. „Jammerecke"), idealerweise unter Verwendung von Endotrachealtuben bzw. Trachealkanülen mit subglottischer Absaugung
- Magensondenlage kontrollieren sowie Refluxkontrolle
- Kontrolle der Schutzreflexe vor Extubation: Patienten zum Husten bzw. Schlucken auffordern

Bei bewusstlosen/bewusstseinseingetrübten Patienten

- Keine orale Flüssigkeits- und Nahrungsgabe bzw. erst nach Kau- und Schlucktraining durch Logopäden
- Ggf. keine gastrale Sondenkostgabe, Anlage einer Duodenalsonde oder PEJ (➤ Kap. 1.7.4)

Bei bewusstseinsklaren Patienten

- Oberkörper zum Essen hochlagern
- Zahnprothesensitz kontrollieren
- Tiefere Sitzposition der Pflegekraft bei der Essenseingabe
- Essen in kleinen Portionen anreichen
- Patienten Zeit zum Kauen und Schlucken geben
- Keine parallelen Pflegetätigkeiten durchführen, Patienten beobachten

MERKE
Je flüssiger die Nahrung, desto leichter kann es zur Aspiration kommen!

1.4.7 Obstipation

DEFINITION
Constipation (*engl.*); Syn. Konstipation = Verstopfung, Stuhlverstopfung. Sammelbegriff für Störungen, die durch niedrige Stuhlfrequenz (< 3 pro Woche) und starkes Pressen bei der Defäkation gekennzeichnet sind.

Ziele der Prophylaxe

- Regelmäßige Defäkation (mind. 3× pro Woche)
- Schmerzfreie Darmentleerung

Ätiologie

- Eingeschränkte Mobilität oder Immobilität
- Eingeschränkte Bewusstseinslage
- Mangelernährung und Dehydratation
- Bestimmte Medikamente, z. B. Antazida, Eisenpräparate, Laxanzienabusus, Antiparkinsonmittel, Opiate
- Schlechter Allgemeinzustand
- Bekannte Darmveränderungen, z. B. Divertikel, Tumor, Briden
- Unausgewogene Ernährung

Symptome

- Geringe Defäkationshäufigkeit
- Stuhlbeschaffenheit: Farbe, Konsistenz (hart, dunkel, trocken)

- Darmgeräusche (nur spärlich oder gar nicht vorhanden?)
- Starkes Pressen beim Stuhlgang → Kotsteine
- Bauchschmerzen, Blähungen
- Übelkeit und Völlegefühl
- Kleine schmierige Stuhlmengen

Ursachen

Akut

- Polypen/Stenosen
- Karzinom
- Postoperativ

Chronisch

Von einer chronischen Obstipation wird bei einer Obstipation gesprochen, die länger als 3 Monate andauert. Ursachen:

- Organische oder funktionale Veränderungen, z. B. Querschnittslähmung
- Bewegungsmangel
- Medikamentennebenwirkungen
- Ballaststoffarme Ernährung
- Altersbedingte Veränderungen, z. B. verminderte Rektumsensibilität, Muskelschwäche

Temporär

Temporäre Obstipation = vorübergehend und weniger als 3 Monate andauernd

- Begleiterscheinung vieler Erkrankungen, z. B. Hypothyreose, Leber- und Gallenerkrankungen
- Nach Intoxikationen
- Medikamentennebenwirkungen

Maßnahmen zur Prophylaxe

Ernährung

- Ausreichende Flüssigkeitszufuhr:
  - Mind. 2 l/Tag → Vorsicht bei Herz- und Niereninsuffizienz
  - Bilanzierung
  - Lauwarmes Wasser oder Sauerkrautsaft auf nüchternen Magen
  - Bei Tenesmen auch Fencheltee
- Ballaststoffreiche Ernährung:
  - Leinsamen, Weizenkleie, Müsli oder Dörrobst immer mit reichlich Flüssigkeit verabreichen
  - Ballaststoffreiche Sondenkost wählen
  - Regelmäßige Gabe probiotischer Lebensmittel (z. B. Actimel®) zur Unterstützung der Darmflora
- Frühzeitiger enteraler Kostaufbau, auch bei intubierten Patienten (über Magensonde)

Bewegung

- Frühmobilisation: sitzen an der Bettkante, vor dem Bett stehen, über den Flur gehen
- Bettfahrrad, Krankengymnastik
- Passives Durchbewegen (> Abb. 1.4)

Allgemeine und physikalische Maßnahmen

- Wenn möglich, Faktoren (z. B. Stress), die zur Stuhlunterdrückung führen, ausschalten:
  - Ungestörte Stuhlausscheidung ermöglichen, im Patientenzimmer für Sichtschutz sorgen
  - Patienten ggf. Toilettenstuhl benutzen lassen → nur in Absprache mit Arzt
- Anale Stimulation speziell bei Stuhlverhalt von Patienten mit Reizarmut, z. B. Bettlägerige, Patienten mit Apoplex
- Feuchtwarme Bauchwickel
- Kolonmassage:
  - Anregung der Peristaltik
  - Durchführung frühestens 1 Std. nach der letzten Mahlzeit
  - Massagerichtung ist der natürliche Verlauf des Dickdarms, also beginnend im rechten Unterbauch, dann aufwärts bis zur Nabellinie, unterhalb des Bauchnabels zur linken Seite, endend im linken Unterbauch
  - Kreisende Bewegungen im Atemrhythmus, mit leichtem Druck bei der Ausatmung, ohne Druck bei der Einatmung
  - Dauer der Kolonmassage ca. 5–10 Min.

Anale Stimulation nach Neander

- Mit einem feuchten, handwarmen Handschuhwaschlappen kreisförmige Waschbewegungen im Bereich des Plexus sacralis (Steißbeinbereich) durchführen. Alle 10 Sek. für die Dauer von 1 Sek. leichten Druck auf den äußeren Schließmuskel in Richtung inneren Schließmuskel ausüben.
- Bei 80 % anal stimulierter Patienten kommt es innerhalb von 5–20 Min. zur Defäkation.

Rektale Maßnahmen

Klistiere

Klysmen/Miniklistier zur Reinigung des Enddarms

Reinigungseinlauf/Schwenkeinlauf

Indikationen:

- Ausgeprägte Obstipation
- Darmreinigung bei Dünn- und Dickdarmuntersuchungen
- Kontrastmittelapplikation bei Röntgenuntersuchungen des Darms

Kontraindikationen: mechanischer Ileus, instabiler Kreislauf, akute Peritonitis, Vaginal- und Rektumfistel, Frühschwangerschaft, bei drohender Fehlgeburt, in den ersten 4–6 Tagen nach Darmoperationen.

Digitales Ausräumen

Indikationen: Obstipation durch verhärteten Stuhl oder Kotsteine.

Medikamentöse Obstipationsprophylaxe

➢ Tab. 1.19

Tipp

- Wie bei allen anderen Maßnahmen auch, muss vor der Medikamenteneinnahme ein Ileus ausgeschlossen sein!
- Zeit des Wirkungseintritts bei der Applikation bedenken
- Abführmittel können bei längerer Anwendung zur Gewöhnung führen.

Tab. 1.19 Medikamentöse Obstipationsprophylaxe

Gruppe/Präparat	Wirkmechanismus	Besonderheiten
Quellmittel, z. B. Leinsamen, Weizenkleie, Agiocur®, Mucofalk®	• Nicht resorbierbare Substanzen, die im Darm aufquellen • Dehnen die Darmwand reflektorisch • Anregung der Darmperistaltik	• Auf ausreichende Flüssigkeitszufuhr achten • Zur längerfristigen Anwendung • Langer Wirkungseintritt > 12 Std.
Osmotisch wirkende Substanzen, z. B. Bifiteral®, Movicol®, Laxofalk®	• Verflüssigen den Darminhalt durch Flüssigkeitsverschiebung aus dem Darm • Reflektorischer Reiz durch Quellwirkung	• Auf ausreichende Flüssigkeitszufuhr achten • Zur längerfristigen Anwendung • Unterschiedlichen Wirkungseintritt beachten
Gleitmittel: • Oral, z. B. Paraffinöl • Rektal, z. B. Agarol®	• Wirken durch ihren Schmiereffekt • Reizen die Rektumschleimhaut	• Zäpfchen wirken schnell (10–20 Min.) und erleichtern die Entleerung bei hartem Stuhl im Rektum. • Längerer Wirkungseintritt (> 8 Std.) bei oraler Anwendung • Bei längerfristiger Anwendung Störung der Vitaminresorption
Darmreizende Präparate, z. B. Laxoberal®, Liquidepur®, Dulcolax®, Agiolax®	• Hemmen über eine Irritation der Darmschleimhaut die Resorption von Natrium und Flüssigkeit • Fördern gleichzeitig die Absonderung anderer Elektrolyte in den Darm, z. B. Kalium und Kalzium	• Nur für den kurzzeitigen Einsatz geeignet • Bei Dauereinnahme drohen schwerwiegende Nebenwirkungen, z. B. Hypokaliämie, Osteoporose durch Kalziummangel, Darmatrophie und Leberschäden.

1

1.4.8 Intertrigo

DEFINITION
Intertrigo (*lat.*) = Wundsein, Hautwolf

Ziele der Prophylaxe

Erhaltung intakter Haut in gefährdeten Arealen (siehe unten).

Ätiologie

- Adipositas per magna
- Stuhl- und Urininkontinenz
- Mazeration der Haut durch Feuchtigkeit
- Hyperhydrosis (starke Schweißbildung)
- Überlappende Hautfalten
- Reibung auf der Haut, z. B. durch enge Kleidung oder starkes Abtrocknen
- Feuchtigkeit zwischen den Fingern und Zehen

Symptome

- Rote, juckende, schmerzende oder brennende Hautdefekte in Hautfalten, bei Pilzinfektionen oder Bakterien mit weißlichem oder nässendem Belag
- Gefährdete Körperareale sind alle Stellen, an denen Haut auf Haut liegt:
  - Im Halsbereich
  - In den Achselhöhlen
  - Unter den Brüsten
  - Bauchfalten
  - In der Leiste
  - Innenseite beider Oberschenkel
  - In der Analfalte
  - In der Dammregion

Maßnahmen zur Prophylaxe

- Gefährdete Patienten über die Gefahr „wund zu werden" informieren und beraten
- Häufige Kontrolle gefährdeter Körperareale
- Gefährdete Hautareale waschen und gründlich trocken tupfen nicht stark reiben oder rubbeln
- Bei pflegerischen Maßnahmen im betroffenen Areal vorherige Händedesinfektion und Handschuhe anziehen
- Kleidung darf an gefährdeten Körperarealen nicht zu eng sein, sie soll Feuchtigkeit aufnehmen und luftdurchlässig (Baumwolle) sein.
- Mit Pflegemitteln sparsam umgehen, auf Allergieneigung achten
- Auf Puder verzichten: kann die Poren verschließen, verklumpen und lässt sich schlecht entfernen
- An besonders gefährdeten Körperstellen Mullkompressen einlegen und regelmäßig wechseln, um für trockenes Hautareal zu sorgen
- Ggf. gefährdete Hautstellen mit dünnen Hydrokolloidplatten versorgen
- Bei vorliegender Pilzinfektion (Abstrich!), z. B. Canesten® auftragen

1.4.9 Zystitis

DEFINITION
Zystitis = Entzündung der Harnblase bzw. der Harnwege
Zirka 90 % der nosokomialen Harnwegsinfektionen sind nachweislich durch einen Harnblasenkatheter verursacht. Aus diesem Grund wird in diesem Abschnitt speziell nur die Prophylaxe katheterassoziierter Harnwegsinfektionen behandelt.

Ziele der Prophylaxe

- Intakte Schleimhaut der Harnwege und Blase
- Entzündungen werden vermieden.

Ätiologie

- Mangelnde oder geschwächte Abwehrlage, z. B. alte oder immunsupprimierte Menschen
- Stuhl- und Urininkontinenz
- Transurethraler Blasendauerkatheter
- Einschieben von Mikroorganismen aus dem Bereich der Harnröhrenöffnung und Urethra

- Verunreinigung und mangelnde Hygiene im Intimbereich, dadurch aszendierende (aufsteigende) Harnwegsinfektion = extrakanalikulär
- Reflux von abgeleitetem stehenden Urin = intrakanalikulär
- Urothelirritation und Harnröhrenstrikturen
- Mangelnde Flüssigkeitszufuhr
- Ablagerungen am Kathetersystem
- Geöffnetes System, z. B. bei Diskonnektion von Ablaufbeutel oder Blasenspülung
- Zytostatikatherapie
- Material und Verweildauer eines Katheters
- Unsachgemäße Durchführung der Katheterisierung

Symptome

- Fieber
- Bakteriennachweis im Urin (Urinstatus, Uricult)
- Farb- und Geruchsveränderung des Urins: übel riechend und trüb
- Krustenbildung an der Harnröhrenöffnung (Meatusurethrae)
- Schmerzhafter Harndrang
- Dysurie
- Schmerzhafte Krämpfe der Blasenmuskulatur

Maßnahmen zur Prophylaxe

MERKE

Der Einsatz eines Blasendauerkatheters (BDK) bedarf einer strengen täglichen Indikationsstellung.

Katheterauswahl

- Keine eindeutige Empfehlung des RKI zum Material in Hinblick auf die Infektionsprophylaxe
- Vollsilikon und Hydrogenbeschichtete Katheter haben einen Vorteil in Bezug auf den Patientenkomfort und Inkrustationsvermeidung.
- Die Größe des Katheters richtet sich nach der Größe der Harnröhrenöffnung. In der Regel reicht ein Katheter Ch 12.
- Bei absehbarer längerfristiger Katheterisierung ist der suprapubische Katheter vorzuziehen.

Die Vor- und Nachteile der beiden Möglichkeiten werden in ➤ Tab. 1.20 zusammengefasst.

Tab. 1.20 Vor- und Nachteile von verschiedenen Kathetern zur Harnableitung [15]

	Transurethaler Blasendauerkatheter	Suprapubischer Katheter
Vorteile	• Kaum Kontraindikationen • Von geübten Pflegenden durchführbar • Keine abdominales Verletzungsrisiko • Dauerspülbehandlung möglich	• Umgehung der Harnröhre • Selten postinstrumentelle Urethritis, Prostatitis, Epididymitis • Deutliche Reduktion nosokomialer Harnwegsinfektionen • Keine Schleimhautirritationen und Verletzungen der Harnröhre • Punktionskanal ist leichter keimarm zu halten. • Spontanmiktion sowie Restharnbestimmung möglich • Geringerer Pflegeaufwand • Geringe subjektive Belastung des Patienten • Diagnostische Maßnahmen eher möglich
Nachteile	• Schwierige Positionierung bei Harnröhrenerkrankungen (Striktur, Prostataadenom) • Mucopurulente Schleimstraße (aufsteigende Infektion möglich) • Hohe Rate nosokomialer Harnwegsinfektionen • Miktionsversuch und Restharnprüfung nicht möglich • Häufig Spätfolgen (Harnröhrenstrikturen)	• Kontraindikationen: Blasentumor, großer Abdominaltumor, Marcumarisierung, Makrohämaturie, Hauterkrankungen im Punktionsbereich, Schwangerschaft, nicht gefüllte Blase • Intraperitoneale Verletzungsgefahr • Verstopfungsgefahr durch kleineres Lumen • Retrovesikale Gefäßverletzungen

Handlungsprinzipien im Umgang mit Blasendauerkathetern

Blasendauerkatheter so früh wie möglich entfernen!

- „Blasentraining“ (intermittierendes Abklemmen) wird aufgrund initiierter Infektionskomplikation nicht mehr durchgeführt → Dauerkatheter entfernen und Patienten ggf. einmal katheterisieren.
- Streng aseptisches Vorgehen beim Legen eines Blasendauerkatheters
- Katheter mit sterilem Aqua dest. oder steriler 8- bis 10-prozentiger Glyzerin-Wasserlösung (bei Silikonkatheter) blocken→ Überblockung unbedingt vermeiden
- Geschlossene Ableitungssysteme nicht trennen!
- Ist eine Diskonnektion unvermeidbar, Konnektionsstellen unter aseptischer Sprüh-Wisch-Desinfektion mit einem alkoholischen Präparat wieder konnektieren
- Keine Spülung zur Infektionsprophylaxe oder zum Entfernen von Inkrustationen → Katheterwechsel
- Auffangbeutel immer frei hängend ohne Bodenkontakt anbringen; Drainageschlauch so legen, dass er nicht abknicken kann
- Um das Zurücklaufen von Urin zu vermeiden, Auffangbeutel nicht über Blasenniveau anheben
- Beim Ausleeren des Auffangbeutels Einmalhandschuhe tragen, Nachtropfen am Auslassschlauch vermeiden
- Reinigung des Genitals mit Wasser und Seifenlotion ohne antiseptische Substanz, 2-mal tgl.
- Meatusnahe Verkrustungen schonend mit H_2O_2 oder Octenisept®-getränkten Mullkompressen beseitigen
- Bei Kontamination des Katheters mit Stuhl, Ausfluss oder Blut: Desinfektion mit sterilen Kompressen und einem Schleimhautdesinfektionsmittel (z. B. Octenisept®)
- Auf ausreichende Flüssigkeitszufuhr achten: mind. 2 l am Tag

1.5 Positionsunterstützung

Uwe Wagner

Grundsätzlich ist die Einnahme oder das Sich-Befinden in einer Position als **Aktivität** zu sehen: Je nach den Ressourcen ist ein Mensch damit beschäftigt, sich in einer Position ständig anzupassen. Dies geschieht durch kleine Bewegungen, die man automatisch durchführt, ohne dies zu beabsichtigen. Je weniger Anpassung ein Mensch in einer Position selbst vornehmen kann, desto mehr muss die Unterstützung dieser Position von außen erfolgen. Das heißt, Pflegende haben die Aufgabe, Patienten in ihrer Position möglichst physiologisch zu unterstützen.
Hierbei geht es in erster Linie um folgende Kriterien:

- Mit welchen Körperteilen gibt der Patient weniger Gewicht ab und kann diese dadurch besser zur Bewegung nutzen? Die Bewegung findet durch die Muskulatur statt. Somit wird Anpassung reguliert.
- Die Position muss zur Aktivität passen: Die Art der Positionierung hat Auswirkung auf menschliche Funktionen wie Atmung, Ausscheidung, Verdauung etc.
- Ein Mensch kann nur durch Bewegung seine Position verändern, d. h., die Bewegung erfolgt **vor** der Einnahme einer Position. Alle Bewegungen im Bett werden im weiteren Sinne als Mobilisation bezeichnet. So kann ein Patient sich oft ausschließlich durch die Bewegungen erfahren, die er beim Positionswechsel spürt.

Ein Mensch kann sich in einer Position effektiv anpassen, wenn er sein Gewicht über Knochen abgeben kann, und dadurch seine Muskeln frei für die Bewegung hat.

Beispiel: Sitzen am Bettrand

Ein Patient sitzt am Bettrand, kommt aber nicht mit den Füßen auf den Boden. Die Füße können somit kein Gewicht übernehmen/abgeben und die Muskulatur der Beine muss nun eine Haltefunktion übernehmen. Dies geht mit einer erhöhten Muskelanspannung (Muskelkraft) einher. Je weniger Kraft nun ein Patient hat, umso schwerer wird er sich in dieser Position anpassen können. Die Atmung wird erschwert sein, ebenso Essen und Trinken (Schlucken).

Beispiel: Rückenlage

Der Patient befindet sich in Rückenlage (➤ Abb. 1.12), es liegt viel Gewicht auf dem Steiß. Durch Bewegung der Beine kann er das Becken teilweise entlasten. Die Beine müssen so positioniert werden, dass er seinen Möglichkeiten entsprechend, das Becken bewegen kann. Hierbei gibt es einen deutlichen Unterschied, ob die Beine ausgestreckt liegen oder ob z. B. ein Bein aufgestellt positioniert wird.

Die Bezeichnung **„Lagerung"** wird dieser Aktivität nicht gerecht, da sie etwas Statisches beschreibt. Dies trifft aber für den Menschen nicht zu: Im Gegensatz zu einer Maschine erhält der Mensch seine Funktion durch den Gebrauch (seines Körpers). Für den menschlichen Körper gilt: Was auf Dauer nicht „gebraucht" wird, geht in seiner Funktion verloren. Die Folgen sind: Muskeldystrophie, (Muskelschwund), Gelenkversteifung (als Folge dauerhafter Muskel- und damit Sehnenverkürzung) und Knochenabbau (Osteoporose, im engeren Sinne hier: Immobilitätsosteoporose).

Die Begriffe **„Positionierung"** oder **„Positionsunterstützung"** beschreiben diese Aktivität wesentlich präziser: Hier kommt die Dynamik zum Ausdruck, die das „bewegliche System Mensch" benötigt, um sich zu erhalten. Man kann sich nicht „nicht" bewegen. In jeder Position verändert der Mensch die Lage der Körperteile immer wieder etwas, um sich anzupassen, bzw. steuert und reguliert er innere Prozesse. Alle inneren Prozesse wiederum sind Bewegungsprozesse wie z.B. Herz-Kreislauf, Atmung, Stoffwechsel etc. Auch der Intensivpatient steuert letztendlich alle seine Prozesse selbst – sie werden nur in hohem Maße durch Therapie und Behandlung beeinflusst/unterstützt.

1.5.1 Ziele und Indikationen zur Positionsunterstützung

Allgemeine Indikationen

Lange Zeit galten die Prophylaxen als Hauptziele von positionsunterstützenden Maßnahmen in der Pflege. Grundproblem ist jedoch nicht z. B. die Dekubitusgefahr, sondern sie geht immer mit einer eingeschränkten Mobilität einher. Nicht zuletzt aus diesem Grunde ist der erstmals 2014 veröffentlichte nationale Expertenstandard „Förderung und Erhalt der Mobilität in der Pflege" entstanden. Im ersten nationalen Expertenstandard „Dekubitusprophylaxe 2001" wird ebenfalls auf die Bedeutung der **Förderung der Eigenbewegung** verwiesen. Seit Einführung des Dekubitusstandards ist in der Pflege auch eine sehr hohe Sensibilität für das Thema entstanden. In der Aktualisierung 2017 wird jedoch in einem großen Ausmaße wiederholt auf den Expertenstandard „Förderung und Erhalt der Mobilität" verwiesen. Pflegende sollen eine angepasste „Balance"

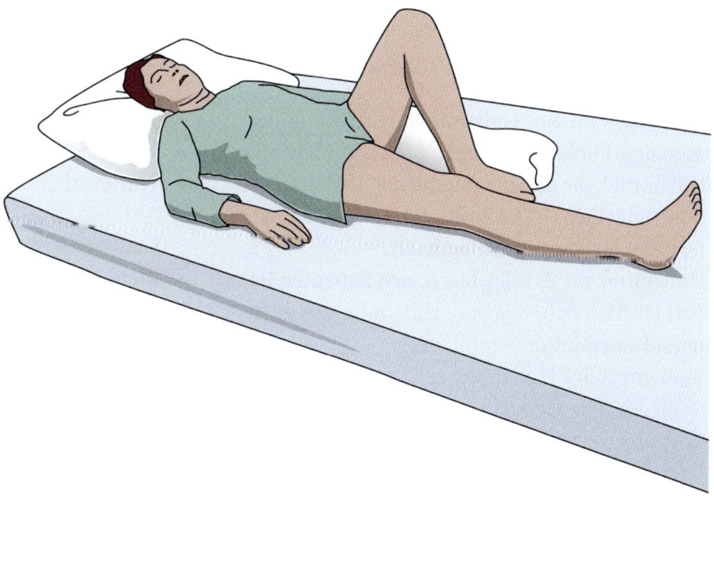

Abb. 1.12 Rückenlage mit aufgestelltem Bein [L157]

zwischen den einzelnen Expertenstandards und den jeweiligen individuellen Bedürfnissen der Patienten anstreben. Der **Förderung und Erhalt der Mobilität** wird damit ein **zentraler Stellenwert** zugesprochen.

Übergeordnetes Ziel: Förderung und Erhalt der Mobilität

Weitere Ziele: prophylaktische und therapeutische Maßnahmen, Bequemlichkeit und Komfort

Spezielle Indikationen im Intensivbereich

- Pulmonal-therapeutisches Positionieren während und nach der Beatmung. Hier sind in Bezug auf den patientenspezifischen Lungenstatus besondere lagerungstherapeutische Maßnahmen nötig, die ggf. auch mit anderen Berufsgruppen abgesprochen werden können/sollten, z. B. die Bauchlage.
- Positionierung zur Reduzierung der Ventilator-assoziierten Pneumonie (➤ Kap. 1.5.5)
- Kinetische Therapie, z. B. die Verwendung eines Rotationsbettes (➤ Kap. 1.5.5)
- Positionierung für diagnostische und therapeutische Maßnahmen, z. B. Punktionen, Endoskopien, Intubation oder pflegerische Maßnahmen wie die Unterstützung der Ausscheidung, Atmung etc.
- Positionsunterstützung zur Mobilisation beatmeter Patienten

1.5.2 Hilfsmittel

Bei der Auswahl von Hilfsmitteln wird vorab deren Zielsetzung/Funktion überlegt. Man unterscheidet:
- Hilfsmittel, die dabei unterstützen, in einer Position zu bleiben → Die Position an sich wird unterstützt **(Lagerungshilfsmittel).**
- Hilfsmittel, die es erleichtern, den Patienten im Bett leichter zu bewegen → Hilfsmittel zur leichteren Bewegungsunterstützung

Es sind unzählige Hilfsmittel zur Positionierung von verschiedensten Herstellern mit unterschiedlichen Philosophien erhältlich. Hier gilt: **Weniger ist mehr!**

Grundsätzlich dürfen alle Hilfsmittel verwendet werden, die nicht ausdrücklich in der Auflistung des nationalen Expertenstandards „Dekubitusprohylaxe" als unwirksam eingestuft sind (s. u.). Hilfsmittel die den Mindeststandard der europäischen Konformitätserklärung (CE-Zeichen) nicht erfüllen, sind problematisch, da hier der Anwender für die Anwendung und Wirkung haftet (z. B. selbst gebastelte Hilfsmittel oder Handtücher).

Bei der Zulassung von Hilfsmitteln muss der Hersteller u. a. Funktion und Indikation nachweisen (MPG § 4 Verbote zum Schutz von Patienten, Anwendern und Dritten).

Hilfsmittel zur Positionsunterstützung

Positionierungshilfsmittel für die Intensivpflege sind möglichst flexibel einsetzbar. Spezielle Hilfsmittel sind kaum nötig. Ausnahmen sind Lagerungshilfsmittel zum Einsatz für spezielle Indikationen, z. B. Schienen nach OP oder Kopflagerungsschalen für die Bauchlagerung.

Grundsätzlich unterstützen Lagerungshilfsmittel sowohl die Pflegenden als auch die Patienten – also einfach und wirkungsvoll.

Es lassen sich verschiedene Arten von **Hilfsmitteln zur Postionsunterstützung** unterscheiden:
- Weiche Hilfsmittel
- Festere, verformbare Hilfsmittel: passen sich dem Körper an und sind flexibel
- Feste Hilfsmittel: vorgeformt, nicht anpassungsfähig

Als **ungeeignet** abzulehnen sind folgende Hilfsmittel:
- Alle Arten von Fellen
- Schaumstoffe
- Spezielle Ringe
- Wassermatratzen
- Watteverbände
- Antidekubitus-Schutzunterlagen, z. B. saugende Schutzunterlagen
- Kleinzellige Wechseldrucksysteme
- Hydrokolloidalverbände

Matratzen

In der Intensivpflege kommen unterschiedliche Antidekubitusmatratzen zum Einsatz:

- Systeme zur Dekubitusprophylaxe
- Systeme zur Dekubitustherapie

Häufig sind die Matratzen zur Prophylaxe **und** Therapie zugelassen/geeignet.

Wechseldrucksysteme

Wechseldrucksysteme werden bei Patienten empfohlen, die aufgrund gesundheitlicher Einschränkung nicht so häufig oder gar nicht umpositioniert werden können.

Wechseldruckmatratzen bestehen im Grunde aus querlaufenden Einzelluftkissen, die aneinandergereiht eine Liegefläche ergeben. Sie sind energetisch, d. h., ein Steuerungsmodul (mit Kompressor) wird angeschlossen, das die automatische wechselnde Befüllung der einzelnen Luftkissen steuert. Die Härte kann entweder manuell eingestellt werden oder erfolgt gewichtsadaptiert durch elektronische Steuerung. Die Bewegungsunterstützung des Patienten ist auf diesen Systemen i. d. R. erschwert. Deutliche Erleichterung ist zu erreichen, wenn vorübergehend eine maximale Härte manuell einzustellen ist. Hier ist eine möglichst kurze Wartezeit anzustreben, um effizientes Arbeiten schnell zu ermöglichen. Mittlerweile gibt es auf dem Markt fast unzählige Hersteller mit unterschiedlichen Equipments. Folgende Kriterien werden bei der Auswahl beachtet:

- Der Expertenstandard sieht vor, dass die Systeme **unverzüglich** zur Verfügung stehen sollten: Die Hersteller bieten sog. „Standby-Systeme" an, d. h., ein oder mehrere Systeme werden auf Kosten des Herstellers in der Einrichtung vorrätig gehalten. Die Mietgebühr wird erst fällig, sobald das System zum Einsatz kommt. Der Kauf eines energetischen Wechseldrucksystems ist kaum sinnvoll, denn die hygienische Aufbereitung ist aufwendig. Außerdem werden die Systeme technisch ständig weiterentwickelt. Durch **Anmietung** kann immer auf neue Entwicklungen zugegriffen werden.
- Die Systeme verfügen über die Einstellungsoption **„schnelle maximale Druckerhöhung"**.
- Die Systeme passen zu den vorhandenen **Intensivbetten.**

Bei der Auswahl wird auch das Patientenmaximalgewicht beachtet. Ein standardisiertes (internes) Auswahlverfahren, das genaue Empfehlungen, Auswahlkriterien und Indikationen zum Einsatz der Systeme festlegt, hilft bei der Entscheidungsfindung.

Low-Air-Loss-Systeme (Luftstrommatratzen)

Luftstromsysteme haben durchlässige Oberflächen und werden durch permanenten Luftstrom mittels Kompressor in der Steuereinheit „aufgeblasen". Dadurch erreichen sie **niedrige Auflagedrücke.** Durch den Luftstrom kann feuchten Verhältnissen (starkes Schwitzen, nässende Haut oder Wunden) entgegengewirkt werden. Die Bewegungsunterstützung gestaltet sich meist sehr schwierig. Erleichterung bieten solche Systeme, die kurzzeitig maximal hart gestellt werden können.

Schaumstoff-Weichlagerungsmatratzen

Unterschieden werden Systeme mit „geschnittener" Schaumstoffauflage (früher: Würfelmatratzen). Heute sind die Systeme viel differenzierter gearbeitet, jedoch ist das Prinzip gleichgeblieben: Der Patient sinkt insgesamt tiefer ein, dadurch wird die Liegeoberfläche vergrößert und der Auflagedruck sinkt. Dies wird erreicht durch:

- den Einsatz von weicherem Schaumstoff (niedrige Stauchhärte). Je niedriger die Stauchhärte, desto tiefer sinkt der Patient ein.
- mechanische Verarbeitung des Schaumstoffs. Dadurch wird eine flexiblere Oberfläche für verschiedene Körperteile erreicht.
- den Einsatz von viskoelastischen Schaumstoffen, häufig kombiniert mit normalem Schaumstoff verschiedener Härtegrade.

Der **Überzug** sollte wasserdicht, möglichst atmungsaktiv und elastisch sein. Ein Laken kann eingespannt werden. Bei einem fest eingespannten Laken erhöht sich der Auflagedruck zwar unmittelbar bei der Positionierung, dieser Effekt lässt aber sofort nach, wenn der Patient mit seinem Gewicht „in die Matratze sinkt". Ferner ist immer die Wirkung zu beobachten: Wenn die Haut bei fest eingespanntem Laken nicht rot wird, reicht die Druckentlastung aus.

Außerdem weist das Laken, das nicht eingespannt ist, meist Falten auf. Hierdurch entsteht eine nicht unerhebliche Gefährdung der Haut. Zwischen Haut und Matratze sollte jedoch außer dem Laken möglichst wenig eingebracht werden, denn Gummimoltons, Durchzüge oder Inkontinenzunterlaken reduzieren die Wirkung der Matratze auf jeden Fall.

1.5.3 Bewegungsförderung

Weiche Umgebung erschwert Bewegung: Gehen auf Sand, im Wasser, Fortbewegung auf Superweichlagerungsmatratzen, Wechseldruckmatratzen etc. Positionierung auf normalen festen Matratzen benötigt dagegen deutlich weniger Anstrengung sowohl durch den Patienten selbst als auch für Pflegende. Auf den Einsatz von Wechseldrucksystemen kann mittlerweile weitestgehend verzichtet werden. Die Industrie bietet mittlerweile nichtenergetische Systeme an, die im Wirkungsgrad genauso effektiv zur Dekubitusprophylaxe geeignet sind. Zur Therapie von bestehenden Dekubitalulzera sind meist energetische Systeme effektiver, wenn anderweitig z. B. durch regelmäßigen Positionswechsel keine Möglichkeiten bestehen.

Kriterien für Hilfsmittel zur Postitionsunterstützung

- Ein einzelnes oder wenige Hilfsmittel für verschiedene Positionen einsetzbar
- Modellierbarkeit und damit an den Körper anpassungsfähig
- Stabil, nicht weich, um einen festen Haltungshintergrund zu gestalten
- Abwaschbar und desinfizierbar: Bei Kontamination kann das Hilfsmittel schnell und einfach abgewischt oder desinfiziert werden, es kann beim Patienten oder auf Station bleiben → einfachere Logistik.
- Ständige Verfügbarkeit von gleicher Qualität
- Das Personal ist in die Anwendung eingewiesen.

Gewöhnliche Kopfkissen sind zur stabilen Positionierung nicht geeignet. Sie können ergänzend – primär zur Positionierung des Kopfes mit angrenzenden Körperteilen wie z. B. Schulter oder Arme – eingesetzt werden.

1.5.4 Unterstützung verschiedener Positionen

Die Position Rückenlage

In der Rückenlage hat der Patient die größte Auflagefläche, er liegt auf allen Körperteilen: Kopf, Brustkorb, Becken, Arme und Beine. Allerdings ist das Gewicht überwiegend auf Kopf, Brustkorb und Becken (Steiß/Kreuzbein) verteilt. Die Extremitäten sind relativ gut beweglich. Es ist die niedrigste und damit **stabilste Position,** die ein Mensch einnehmen kann.

MERKE

Nicht jeder Patient hat immer die Fähigkeit, in der Rückenlage zu liegen. Ausschließliche Rückenlage fördert u. U. die **Spitzfußentstehung** und die **Überstreckung des Kopfs,** wenn nicht speziell gegengearbeitet wird. Die flache Rückenlage ist für **beatmeten Patienten nicht geeignet** und muss auf ein Mindestmaß (z. B. therapeutische Eingriffe) beschränkt werden.

Kriterien

Der Kopf liegt möglichst erhöht – eine Hyperextension wird vermieden, die Position hat einen visuell-kommunikativen Aspekt. Hierfür reicht ein kleines Kissen meist nicht aus. Die Arme können seitlich am Brustkorb, evtl. in erhöhter Position, z. B. mit einem kleinen Kissen, oder auch in Extension kopfwärts positioniert werden. Die Beine liegen gerade oder sind aufgestellt, evtl. in Außenrotation. Das Aufstellen der Beine ist gleichzeitig Spitzfußprophylaxe; das Becken kann leichter bewegt werden, damit sinkt die Dekubitusgefahr. Der Zwischenraum „Hüfte" wird dadurch aktiviert.

Fersen müssen nicht grundsätzlich frei hochgelagert werden. Hier reicht meist eine Druckentlastung, z. B. Halbrolle nach Klein. Das erhöhte Positionieren beider Beine oder eines Beins mit einem weichen Kopfkissen führt zur Bewegungseinschränkung der Hüfte sowie zur Druckerhöhung im Kreuz-Steißbein-Bereich und sollte nicht ohne besonderen Grund durchgeführt werden.

Hier ist auf eine **korrekte Hüftabknickung** im Pflegebett zu achten: Die Hüfte liegt dort, wo auch das Scharnier des Kopfteils abknickt. Ansonsten

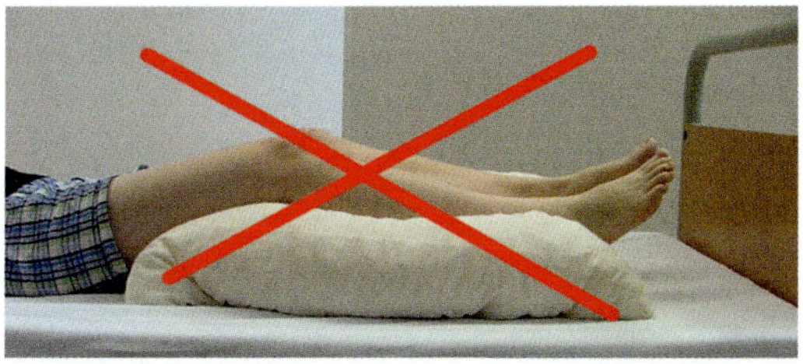

Abb. 1.13 So nicht! Hochlagerung der Beine mit einem Kopfkissen. [M658]

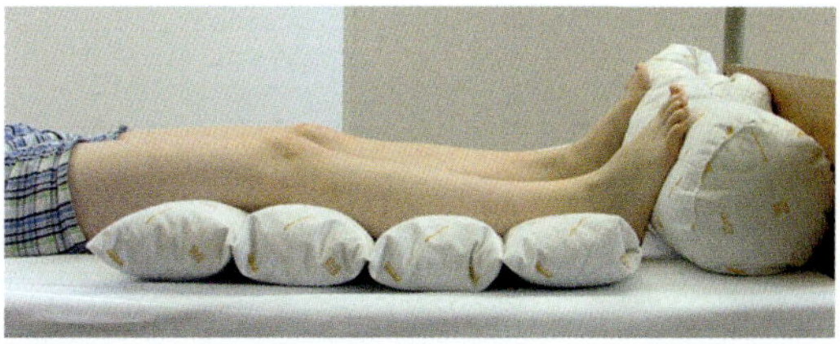

Abb. 1.14 Unterstützung der Beine, Fersenfreilagerung, Unterstützung der Fußsohlen [M658]

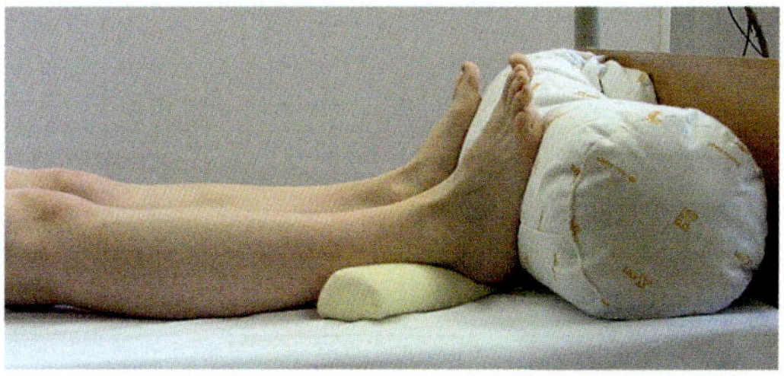

Abb. 1.15 Fersenfreilagerung mit kleinem Hilfsmittel und Unterstützung der Fußsohlen [M658]

sind die Scherkräfte erhöht. Wenn der Patient bei erhöhtem Kopfteil mit der Hüfte unterhalb des „Knicks“ für den Oberkörper am Bett liegt, kann es zu einem erhöhten intraabdominellen, intrathorakalen und intrazerebralem Druck führen.

Aufgrund der hohen Auflagefläche fördert die Rückenlage das **Schwitzen!**

Patienten mit hemiplegischem Bein bedürfen besonderer Aufmerksamkeit: Durch die Tonusminderung, insbesondere der Hüfte, ist einer übermäßigen Außenrotation vorzubeugen. Eine leichte Außenrotation ist in der Regel physiologisch – der Fuß sollte nicht in „Mittelstellung“ positioniert werden.

MERKE

Für die Rückenlage von **hemiplegischen Patienten** gilt: Der mehr betroffenen Seite Halt geben, der weniger betroffenen Bewegung ermöglichen.

Durch das Aufstellen des Fußes in der Rückenlage werden verschiedene Wirkungen erreicht:

- Die Aktivierung der Fußsohle ermöglicht eine leichtere Bewegung des Beckens (Förderung der Eigenbewegung).
- Der Zwischenraum „Hüfte“ wird aktiviert und damit beweglich gehalten.
- Der Intertrigo-gefährdete Intimbereich wird „belüftet“, bei Streckung der Schulter ebenso die Achselhöhle.
- Der hintere Bereich der Ferse ist vollkommen druckentlastet. Damit der Fuß nicht wegrutscht bzw. damit die Betroffene das Bein nicht mit der Muskelkraft des Oberschenkels halten muss, kann die Verwendung eines Antirutschsockens oder einer Antirutschunterlage hilfreich sein.

Antirutschsocken schützen auch beim (evtl. unkontrollierten) Aufstehen vor dem Wegrutschen und bieten somit gleichzeitig Sturzprophylaxe.

ACHTUNG

Das Überstrecken der Schulter erfolgt nicht bei Patienten mit Mindertonus.
Es besteht die Gefahr der **Plexusschädigung** in der Schulter oder deren Dislokation. Hier ist eine Abduktion über 90° zu vermeiden.

Insbesondere die Fersen sind in der Rückenlage Dekubitus-gefährdet und sollten druckentlastet werden. Meist reicht eine Druckentlastung, eine komplette Freilagerung ist oft nicht unbedingt nötig (➤ Abb. 1.13). Die Kniekehlen benötigen i. d. R. keine Unterstützung, da sie weich und sensibel sind. Wenn sich Hohlräume durch z. B. Überstreckung oder vorhandenen Kontrakturen bilden, können diese aber entsprechend (eher geringfügig) unterstützt werden. Die Fußsohlen sollten nicht für längere Zeit in der „Luft hängen“, sondern auch mit einem festen Material unterstützt werden (➤ Abb. 1.14). Bei Menschen, die zur Tonuserhöhung neigen, wird der Druck auf die Fußsohlen sehr sensibel eingestellt (➤ Abb. 1.15).

Die Position Schräglage

Die Bezeichnung der 30°-Position als „Seitenlage“ ist irreführend, da es sich lediglich um eine „ange-

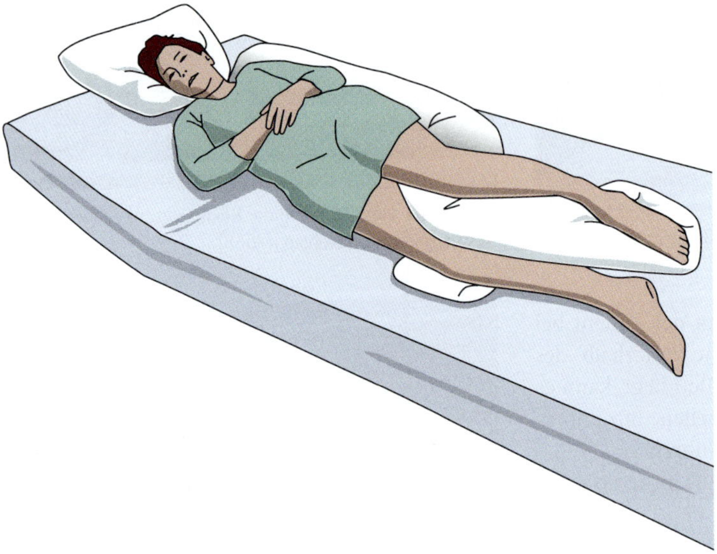

Abb. 1.16 Patient in 30°-Schräglage [L157]

schrägte" Modifizierung der Rückenlage handelt (➤ Abb. 1.16). Auch die exakte Winkelbezeichnung ist wenig sinnvoll, da es nicht darauf ankommt, genau im 30°-Winkel zu liegen, sondern die Absicht ist, sowohl Kreuz-Steißbein-Bereich als auch den Rollhügel der Hüfte druckzuentlasten. Diese Druckentlastung wird durch Unterfassen mit der Hand auf jeden Fall kontrolliert, da die Auflageflächen nicht sichtbar sind!

Kriterien

In der Schräglage ist eine Oberkörperhochlagerung gut möglich und damit sind sogar Essen und Trinken möglich. Die Beine können gebeugt oder gestreckt positioniert werden. Der oben liegende Fuß kann auch aufgestellt werden, was gleichzeitig eine Spitzfußprophylaxe bewirkt. Die Arme können variabel positioniert werden.

Die Position 90°-Seitenlage

Die 90°-Position kann eher als Seitenlage bezeichnet werden, da die Auflageflächen jetzt auf der Körperseite sind. Auch hier kommt es nicht darauf an, dass der Winkel exakt 90° beträgt (➤ Abb. 1.17).

Kriterien

In dieser Position ist viel Gewicht auf dem unten liegenden Oberarm und der Schulter, ebenso auf dem

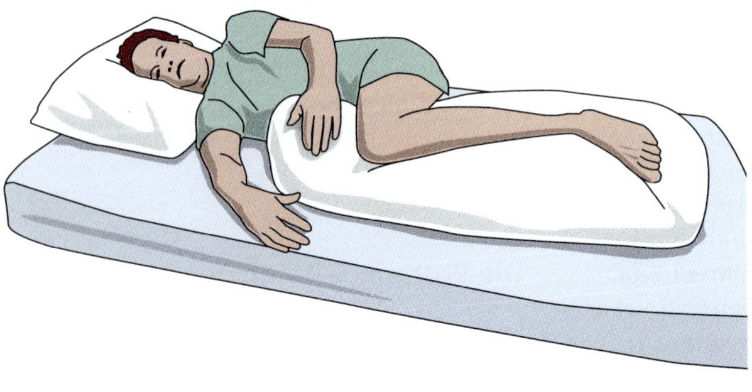

Abb. 1.17 Patient in 90°-Position [L157]

unten liegenden Oberschenkel und auf der Hüfte. Weniger Gewicht lastet auf Brustkorb und Becken, was eine gute Voraussetzung für eine gute Lungenbelüftung schafft, insbesondere des oben liegenden Lungenflügels. Steiß- und Kreuzbeinbereich Hinterkopf und Ferse sind entlastet.

ACHTUNG

Ohrmuschel, Schulter und Trochanter liegen auf und sind somit dekubitusgefährdet.

Die intime Körpervorderseite ist in dieser Lage geschützt, die Aktivierung der Beugemuskulatur, damit ist ein positiver Einfluss auf den Muskeltonus (Spastik) möglich. Die Lage erinnert an geborgene Embryonalhaltung.

Besondere Aufmerksamkeit muss der **aufliegenden Schulter** gewidmet werden: Arm möglichst außenrotiert, nicht zu stark abduziert, Unterarm etwas erhöht. Bei intakter Schulter auch kopfwärts (Abduktion). Das Gewicht kommt auf dem hinteren M. deltoideus zu liegen, möglichst nicht auf der Schulterspitze. Um die Schulter zu entlasten, kann der Brustkorb z. B. mit einer Halbrolle nach Klein aus Schaumstoff unterlegt werden. Der Druck auf den Trochanter kann durch Positionierung etwas über 90° und/oder durch eine Unterstützung unter dem Becken reduziert werden. Gewicht des Trochanters und der Schulter überprüfen: mit der flachen Hand unterfassen und Auflagedruck kurz spüren.

Viele Menschen schlafen in dieser Position! Der Kopf ist meist leicht gebeugt. Pflegende achten bei dieser Positionierung auf den Schulterabstand rechts/links: In Neutralstellung liegt der Kopf in Bezug zu den Schultern mittig, somit ist der Abstand zur rechten und linken Schulter gleich. Wenn der Kopf nun etwas höher positioniert wird, liegt er in Richtung der oberen Schulter → der Auflagedruck der Schulter sinkt enorm. Deshalb wird unbedingt ein ausreichend großes Kissen verwendet.

Eine isolierte Erhöhung des Kopfteils ist nicht möglich: Die Adduktionsstellung der Hüfte führt zu Tonuserhöhung, zu Schmerzen und zur Bewegungseinschränkung.

Zur Oberkörperhochlagerung muss eine Anti-Trendelenburg-Einstellung vorgenommen werden.

Dadurch dass Bauch und Rücken bei Bedarf komplett aufgedeckt werden können, kommt es zu weniger Hitzestau: Die 90°-Position ist somit zur Temperaturregulierung und Fiebersenkung gut geeignet.

Die Position Bauchlage

Ziele der Bauchlage sind die Verbesserung des pulmonalen Gasaustauschs, das Vermeiden/Minimieren von Lungenschäden und die Mobilisation des Lungensekrets.

Auswirkung – physiologische Grundlagen:

- Veränderung der Atemmechanik
- Reduktion des Pleuradruck-Gradienten
- Homogenisierung der Atemgasverteilung
- Veränderung des Ventilations-Perfusions-Verhältnisses
- Drainage von broncho-alveolärem Sekret
- Vergrößerung der Gasaustauschfläche
- Steigerung der arteriellen Oxygenierung

Die Beatmung in Bauchlage führt zu einer Wiedereröffnung vormals dorsal gelegener, atelektatischer Lungenabschnitte (Recruitment ➤ Kap. 4) und somit zu einer Homogenisierung des Ventilations-Perfusions-Verhältnisses.

Die Bauchlage ist jedoch immer potenziell komplikationsbelastet:

- Gefahr der Dislokation von Tubus, ZVK
- Lagerungsschäden der Haut
- Starke Ödembildung des Gesichts mit konsekutiver reversibler Entstellung
- Druck auf Gesicht und Abdomen

Als Bauchlage wird sowohl die **komplette Bauchlage (180°)** als auch die **inkomplette Bauchlage (135°)** bezeichnet. Die Durchführung der Bauchlage wird im Allgemeinen als schwierige Positionierung angesehen, wobei sich die 180°-Position nochmals aufwendiger gestaltet als die 135°-Position, da hier Thorax, Kopf, Becken und Beine – also der komplette Körper – erhöht unterstützt werden, damit das Abdomen für die Atmung frei bleibt. Bei stark adipösen Patienten ist dies nochmals deutlich erschwert. Insbesondere bei diesen Patienten ist die 135°-Bauchlage deutlich einfacher durchzuführen, da hier Becken und Brustkorb nicht komplett unterstützt werden müssen. Bei ARDS-Patienten ist zu beachten:

- Insbesondere bei ihnen führt die frühe Anwendung der Bauchlagerung zu einer signifikanten

1

Senkung der Letalität im Vergleich zur Rückenlagerung und sollte dann mindestens für 16 Std. angestrebt werden.
- Die **inkomplette Bauchlagerung** führt bei ARDS-Patienten zu einer signifikanten Verbesserung der Oxygenisierung, dieser Effekt ist jedoch nicht so ausgeprägt wie bei der kompletten Bauchlagerung.

Die 135°-Bauchlage („inkomplette Bauchlage")

Hier kommt das meiste Gewicht auf den unten liegenden Oberarm, der Schulter und auf den gestreckt liegenden unteren Oberschenkel. Brustkorb und Becken sind weitestgehend ohne Gewicht. Da Körperteile, die in einer Position wenig Gewicht abgeben, leichter bewegt werden können, ist die 135°-Bauchlage prädestiniert zur **pulmonalen Therapie,** aber auch zur **Prophylaxe von pulmonalen Komplikationen** wie Atelektasen oder Sekretstau.

Hier gilt das Prinzip: „Good lung down". Der oben liegende Lungenflügel kann sehr gut an der Ventilation teilnehmen, da er weit aufgedehnt werden kann und die Luft nach oben steigt. Flüssigkeit fällt der Schwerkraft entgegen und demnach nach unten: Somit ist der unten liegende Lungenflügel besser perfundiert. Das Lungensekret aus dem oben liegenden Lungenflügel wird gut drainiert und kann meist tracheal abgesaugt werden. Durch Abklopfen kann diese Wirkung noch verstärkt werden. Der große Vorteil der 135°-Bauchlage ist, dass bei guter Ventilation und guter Drainage des Lungensekrets die Seite zu jedem Zeitpunkt gewechselt werden kann. Oft wird aufgrund der Blutgaswerte die Entscheidung getroffen, zu drehen. Auch eine effektive Dekubitusprophylaxe ist möglich, da der Patient relativ gut auf die andere Seite bewegt werden kann. Die 135°-Bauchlage ist eine bevorzugte Ruhe- und Schlafposition vieler Menschen.

Durchführung

Um einen Patienten in die 135°-Bauchlage (➤ Abb. 1.18) zu positionieren, wird er zunächst möglichst weit an die Bettkante bewegt, damit zum Drehen ausreichend Platz ist. Ein guter Indikator ist, wenn der Arm über die Bettkante ragt (muss entsprechend stabilisiert werden).

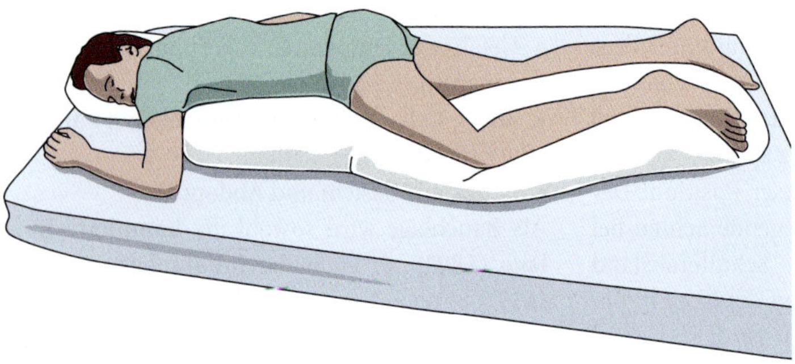

Abb. 1.18 Patient in 135°-Bauchlage. [L157]

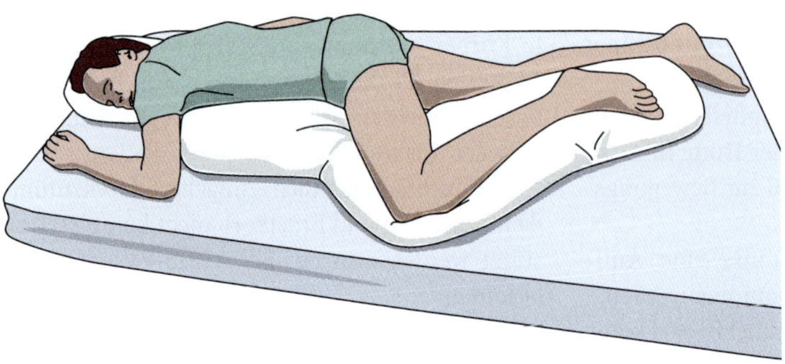

Abb. 1.19 Das obere Bein wird je nach Konstitution unterstützt. [L157]

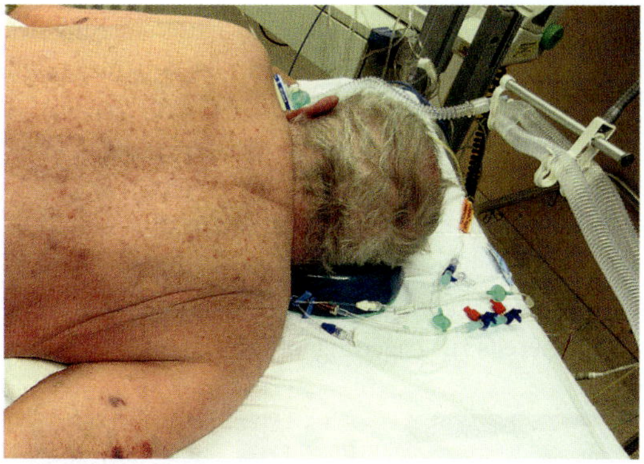

Abb. 1.20 Das Ohr ist druckentlastet. [M658]

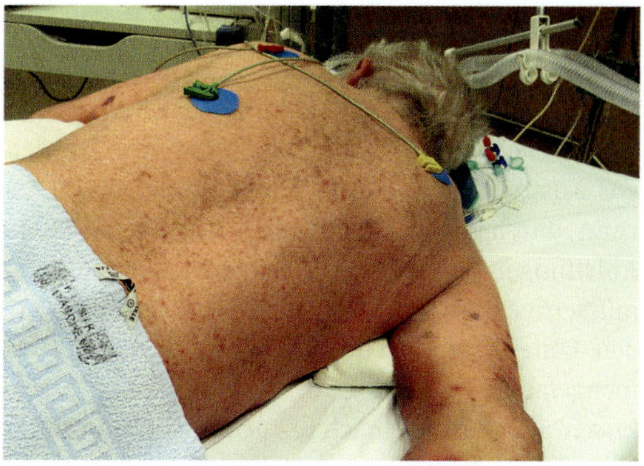

Abb. 1.21 Entlastung der Schulter durch Pektoralisstütze [M658]

Der Arm in der Bettmitte wird nun unbedingt in Außenrotation positioniert und die Hand unter die Gesäßhälfte gelegt. Jetzt kann der Patient über den Arm seitlich gedreht werden. Anschließend wird der Arm vorsichtig Richtung Rücken herausgezogen. Jetzt kann das Becken und/oder der Brustkorb noch etwas seitlich gezogen werden. Die Unterstützung mit einer Gleitmatte reduziert die Anstrengung (insbesondere bei adipösen Patienten) erheblich. Scherkräfte werden dadurch vermieden. Der Brustkorb wird stabil abgestützt, um den Zugang zum Endotrachealtubus, Trachealkanüle oder ZVK jederzeit zu gewährleisten. Je nach Konstitution wird das obere Bein unterstützt (➤ Abb. 1.19).

Für den Kopf gilt auch hier: möglichst nicht überstrecken. Es reicht ein kleines Kopfkissen oder ein Gelring zur Freilagerung des Ohres, das besonders dekubitusgefährdet ist (➤ Abb. 1.20). Auf der unten liegenden Schulter lastet i.d.R. viel Gewicht: Hier kann eine Entlastung mit einer „Pektoralisstütze", z.B. mit der Halbrolle nach Klein, erfolgen (➤ Abb. 1.21).

Beim Drehen eines beatmeten Patienten auf den Bauch sichert eine Person nur den Kopf und die sich dort befindlichen Zugänge.

Die 180°-Bauchlage

Die 180°- oder auch 0°-Bauchlage (➤ Abb. 1.22) wird in der Regel ausschließlich bei schweren pulmonalen Krankheitsbildern eingesetzt, z.B. ALI, ARDS (➤ Kap. 9.1), bevor eine kinetische Therapie zum Einsatz kommt. Die Position ist eher unkomfortabel und wird meist nur mit tiefer Analgosedierung von den Patienten toleriert. Ziel ist es, die dorsalen Lungenareale gut zu belüften und das Trachealsekret der Schwerkraft folgend nach unten in die Trachea zu drainieren, um das Sekret anschließend endotracheal absaugen zu können. Eine Positionsänderung innerhalb der Position ist geringfügig möglich.

Durchführung

Der Patient wird auf den Bauch gedreht. Brustkorb, Becken und Kopf werden unterlagert, damit der Bauch und damit das Zwerchfell nicht mechanisch komprimiert werden (➤ Abb. 1.22). Besondere Achtung ist dem Kopf zu schenken. Zur Positionierung des Kopfes können speziell dafür vorgefertigte Kopfschalen verwendet werden. Diese sind auch mit Aussparung für den Tubus erhältlich, der dann nach

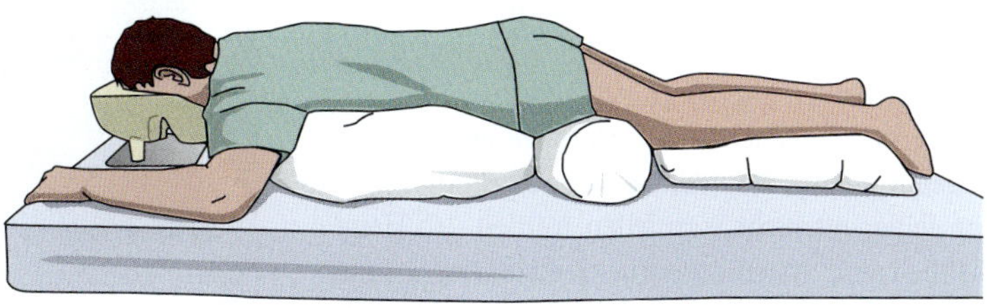

Abb. 1.22 Patient in 180°-Bauchlage: freies Abdomen, Bein abgewinkelt. [L157]

1

unten abgeleitet werden kann. Der Kopf liegt gerade und nicht verdreht. Das Hauptgewicht des Kopfes kommt auf der Stirn zu liegen, was eine erhebliche Druckbelastung nach sich zieht. Die Augen werden vor Austrocknung und Schädigung geschützt. Dies kann durch einen Okklusionsverband geschehen. Ableitungen (Drainagen, Ernährungssonden etc.) müssen gepolstert oder druckfrei positioniert werden. Unter Brustkorb und Becken kann eine zusammengefaltete Decke/Rolle o. Ä. gelegt werden. Kopfkissen sind hierfür je nach Körperkonstitution kaum geeignet, da diese zu stark nachgeben und die Lagerung des Beckens und des Brustkorbs nicht ausreichend hoch ist, um dem Bauch Bewegungsfreiheit für die Beatmung zu verschaffen. Sehr geeignet ist auch die Kinästhetik-Rolle nach Klein, die unter Brustkorb und Becken positioniert wird.

- Die Durchführung der 180°-Bauchlage erfolgt ähnlich wie die 135°-Bauchlage.
- Da jedoch Thorax und Becken komplett unterstützt werden, wird der Patient von der Seitenlage direkt auf die Lagerungsmaterialien gerollt. Dies gestaltet sich etwas aufwendiger.
- Es sollte verstärkt darauf geachtet werden, dass die Unterstützungsfläche faltenfrei ist, da der Patient jetzt mit dem gesamten Gewicht auf Brustkorb und Becken liegt.

Dauer der Bauchlage

Die Zeit, in der der Patient in Bauchlage verbleibt, kann im Voraus nicht grundsätzlich festgelegt werden. Sie hängt vom Verlauf und Schweregrad der pulmonalen Störung ab.

MERKE

Ein Bauchlagerungsintervall von mindestens 16 h sollte angestrebt werden. Die Bauchlagerung sollte frühzeitig erwogen werden (AWMF Leitlinien 2015).

Die Verwendung von Anti-Dekubitus-Systemen ist hier sehr fraglich, da bei der 180°-Position die gewichtabgebenden Massen (Kopf, Thorax, Becken, Beine) überhaupt nicht auf der Matratze aufliegen. Die Entstehung eines Hautdefekts als Folgekomplikation kann leider oft nicht vermieden werden. Im Handel erhältlich sind Systeme zu druckreduzierender Unterstützung des Kopfes (➤ Abb. 1.23, ➤ Abb. 1.24). Druckreduzierende Hilfsmittel zur Unterstützung des Beckens und des Thorax speziell für die Bauchlage sind zurzeit noch nicht erhältlich. Die Hersteller bieten jedoch Wechseldrucksysteme an, bei denen die Luftfüllung variabel ist, und somit Bauch und Kopf tiefer positioniert werden können als Beine, Becken und Thorax. Denkbar wäre auch die Verwendung eines viskoelastischen Schaumstoffs oder Gelprodukte, ähnlich wie sie bereits zur Lagerung im OP verwendet werden.

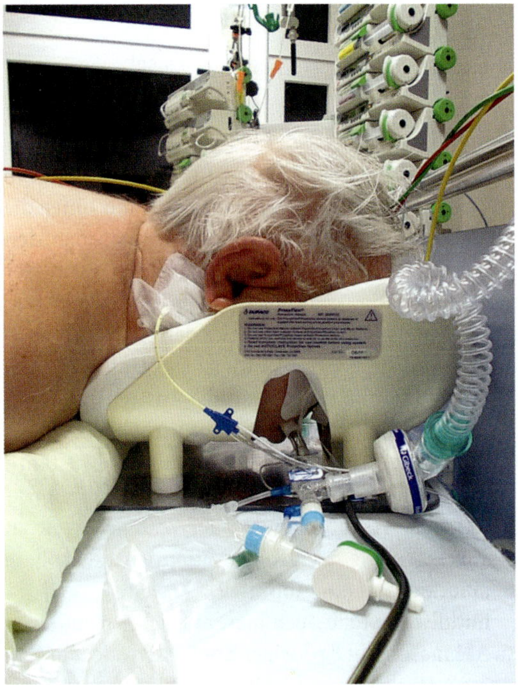

Abb. 1.23 Der Tubus ist druckfrei abgeleitet und einsehbar. [M658]

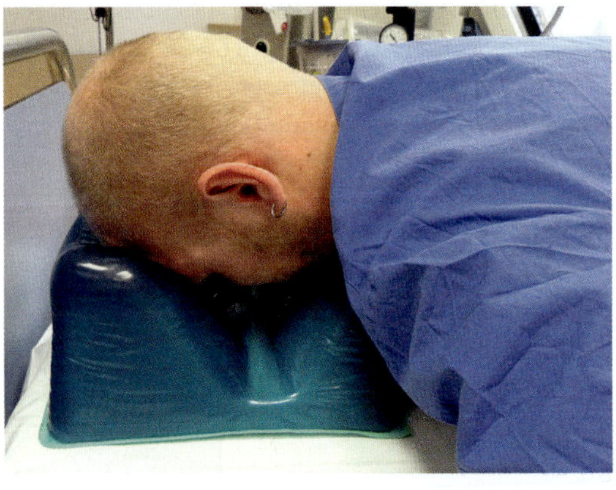

Abb. 1.24 Der Kopf liegt auf einer „Gelkopfschale". [M658]

Die korrekte Hüftabknickung bei der Oberkörperhochlagerung

Liegt die Hüfte des Patienten unterhalb des Knicks des Bettoberteils, kommt es beim Hochstellen des Kopfteils zum Herabrutschen des Patienten. Dadurch entstehen Reibungs- und Scherkräfte und diese führen zu einem erhöhten Dekubitus-Risiko. Bauch und Brustkorb werden eingeengt, dadurch wird die Atmung erschwert. Essen und Trinken werden beeinträchtigt. Der intrakranielle und der intraabdominale Druck steigen an. Die meisten Pflegebetten sind gedrittelt, d. h., das Kopfteil knickt im ersten Drittel des Bettes ab (Länge des Kopfteils ca. 70 cm). Der Mensch ist in seiner Anatomie aber halbiert: Die funktionale Mitte ist in Höhe der Hüfte. Dort „knickt" ein Mensch. Um die menschliche Funktion zu unterstützen, müsste somit die Abknickung des Kopfteils fast mittig am Bett sein. Somit sind die meisten herkömmlichen Betten geeignet für Patienten bis 140 cm Körpergröße.

Bei abnehmbarem Kopfteil kann das Kopfbrett unter die Matratze gesteckt werden und das Bett dadurch am Kopfteil verlängert werden. Bei hochgestelltem Kopfteil neigt der Körper dazu, nach unten zu rutschen. Möglichkeiten, dies zu vermeiden, sind:

- Korrekte Hüftabknickung (➤ Abb. 1.25, ➤ Abb. 1.26)
- „Blockierung" im Bereich der Sitzbeinhöcker mithilfe von z. B. Keil nach Klein
- Abknicken des Fußteils, wenn am Bett möglich
- Stütze für die Füße am Fußteil

Bettverlängerung fußwärts

Einige Betthersteller bauen an das Fußteil der Betten eine ausziehbare Bettverlängerung. Die Intention ist, dass große Patienten und im Bett fußwärts rutschenden Patienten mehr Platz gewährt wird, indem das Fußteil nach unten ausgezogen wird. Die Bettlänge beträgt im Normmaß 2 Meter. Ein Patient müsste also über 2 Meter groß sein, um nicht mehr in die normale Bettlänge zu passen.

Eine Bettverlängerung nach unten mag aber höchstens angezeigt sein, wenn ein Patient ein Engegefühl verspürt, weil er sich gerne strecken möchte.

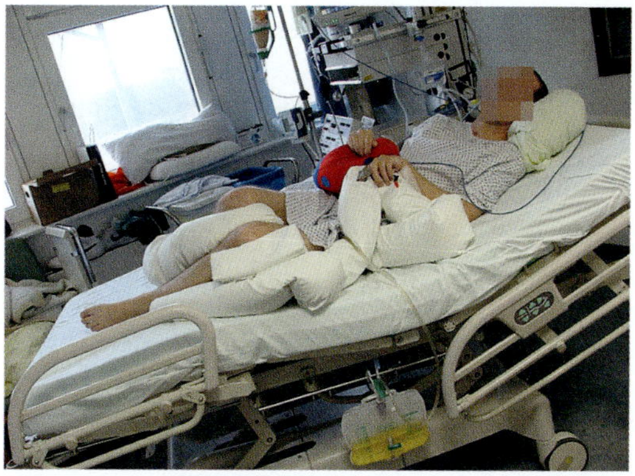

Abb. 1.25 Korrekte Hüftabknickung ermöglicht die Oberkörperhochlagerung. [M658]

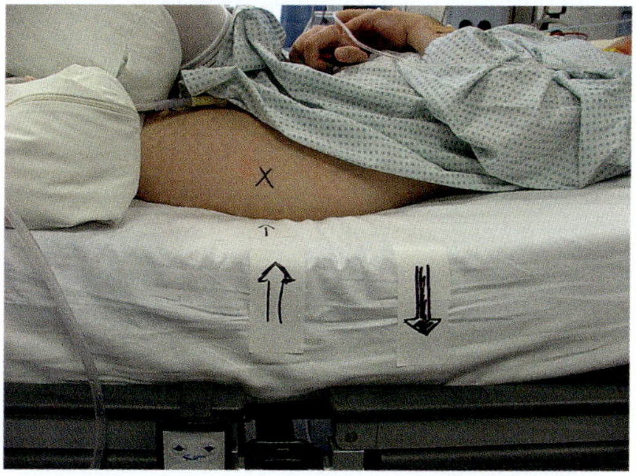

Abb. 1.26 Das eingezeichnete „Kreuz" markiert die Lage der Hüfte des Patienten. Linker Pfeil: Position der Hüfte im Bett, rechter Pfeil: Knick des Kopfteils. [M658]

Abgesehen davon besteht bei erhöhtem Kopfteil jedoch das Phänomen der unkorrekten Hüftabknickung wie oben beschrieben. Patienten mit einer guten Bewegungsfähigkeit haben damit wohl keine größeren Probleme. Da aber wie erwähnt die Hüfte auch am Ort des Knicks am Bett sein sollte, wäre es sinnvoller, wenn alle Betten eine Verlängerung des Kopfteils hätten. Neuere Betten verfügen bereits über ein verlängertes Kopfteil von 90 cm. Die Hüfte kann somit bei Patienten bis 180 cm korrekt im Bereich des Knicks des Kopfteils liegen. Bei größeren Patienten käme die Hüfte auch hier unterhalb des Knicks des Kopfteils zu liegen. Diese großen Patienten müssten also so weit nach oben rutschen, dass der Kopf über das obere Ende des Bettes/der Matratze hinausgehen würde.

Die Positionierung des Kopfes

Die Positionierung des Kopfes hat in der Intensivpflege besondere Bedeutung:

- Am Kopf des Patienten liegen **lebenswichtige Zugänge:** Endotrachealtubus, ZVK, Hirndrucksonde. Eine Dislokation führt unweigerlich und unmittelbar zu lebensbedrohlichen Komplikationen. Diese gilt es sowohl beim Positionswechsel als auch in jeder Position zu sichern und zugänglich zu halten.
- Viele Patienten, insbesondere analgosedierte Beatmete, haben **keine Kopfkontrolle,** d. h., bei jeder Positionsveränderung würde sich der Kopf unkontrolliert bewegen, was wiederum die Gefahr der Dislokation von Tubus, ZVK etc. und weiter eine Verletzungsgefahr im instabilen Hals-Nacken-Bereich zur Folge haben könnte.
- **Wahrnehmungsgeminderte Patienten** können den Kopf meist nicht selbst ausrichten, um zu kommunizieren: Wenn der Kopf so positioniert ist, dass der Blick nur zu Decke und nicht in den Raum möglich ist, erschwert dies die Kommunikation.

In Rückenlage

In der **Rückenlage** fällt der Kopf bedingt durch die Schwerkraft am Körper orientiert nach hinten und am Raum orientiert nach unten. Hier besteht die Gefahr der **Überstreckung (Hyperextension).** Wird dies nicht rechtzeitig erkannt, kommt es zu einer Verspannung der Halsmuskulatur und ggf. zu einer Verkürzung der Nackenmuskulatur mit konsekutiver Bewegungseinschränkung nach vorne. Bleibt dieser Zustand erhalten, ist der Patient von folgenden Einschränkungen bedroht:

- Im Sitzen kann er nur noch nach oben schauen.
- Beim Aufstehen und Transfer sieht er nicht, wohin er geht.
- Essen und Trinken sind in Extension erschwert bis nicht mehr möglich.

Als Indikator für die Kontrolle der Kopfposition kann der **Endotrachealtubus** dienen (wenn nicht stark gekürzt): Er zeigt in die Blickrichtung des Kopfes. Zeigt der Tubus in Richtung des Brustkorbs, liegt der Kopf eher gebeugt. Zeigt der Tubus in Richtung Zimmerdecke, liegt der Kopf meist gestreckt. Sehr oft liegt die Ursache in einem zu kleinen Kopfkissen (➤ Abb. 1.27). Je nach Körperkonstitution benötigen Erwachsene ein großes Kissen. Ein kleines Kissen (40 × 40 cm) reicht in der Regel nicht aus, um die Überstreckung des Kopfes zu vermeiden.

In Seitenlage

In der **90°-Seitenlage** fällt der Kopf nicht nach hinten, sondern am Körper orientiert seitlich und am Raum orientiert nach unten. Durch ein ausreichend großes Kopfkissen liegt der Kopf gerade oder besser noch leicht erhöht. Einer Überstreckung wird hier vorgebeugt (➤ Abb. 1.17).

Erfolgt ein Drehen des Körpers auf die Seite, liegt der Kopf des Patienten auf einem großen Kissen stabil, bleibt oben und rollt mit recht wenig Anstrengung auf die Seite. Ist das Kissen zu klein, kann der Kopf unkontrolliert herunterfallen (➤ Abb. 1.28).

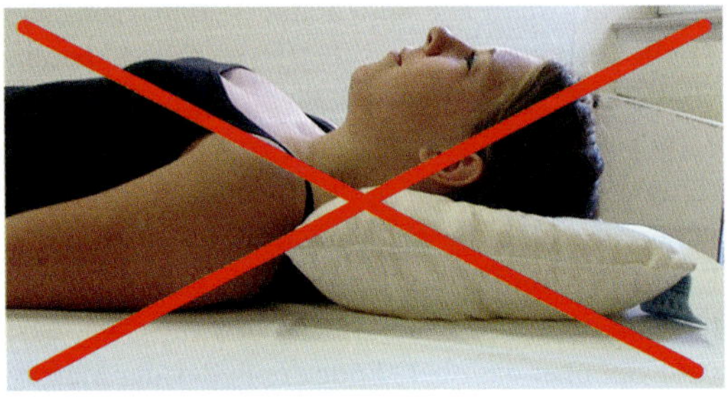

Abb. 1.27 Falsch: Überstreckung des Kopfes durch zu kleines Kissen [M658]

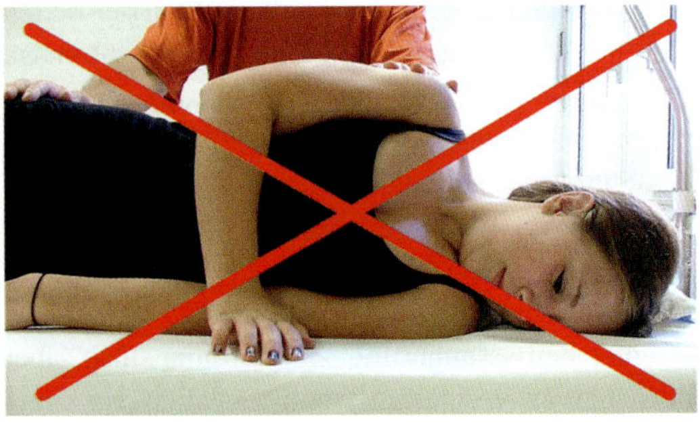

Abb. 1.28 Falsch: Der Kopf fällt – wie hier zu sehen – vom zu kleinen Kissen. [M658]

Beispiel: Lösungsansatz: „Napoleonkissen" oder „Dreieck" (➤ Abb. 1.29)

Aus einem 80 × 80 cm-Kissen wird ein Dreieck geformt, indem eine Ecke nach innen geschlagen wird. Hierbei ist darauf zu achten, dass die Fülldicke des Kissens zum jeweiligen Patienten passt. Auf jeden Fall muss ausreichend Füllmaterial im Kissen sein, ansonsten kann die erforderliche Höhe in Seiten- bzw. Rückenlage evtl. nicht erreicht werden. Insbesondere ältere Kissen sind nicht mehr ausreichend gefüllt und meist nur noch bedingt geeignet.

Beim Drehen auf die Seite hat der Kopf ausreichend Unterstützungsfläche, der Patient kann entspannt liegen. Die Angst herauszufallen reduziert sich deutlich durch die gewonnene Stabilität. In der Rückenlage ist der Kopf ausreichend unterstützt. Die Schultern sind frei für Bewegung. Eine Überstreckung (Hyperextension mit konsekutiver Verkürzung der Nackenmuskulatur) kann verhindert werden. Der Patient kann jetzt in den Raum blicken und nicht nur an die Decke. Bei Tonusminderung des Schultergelenks, z. B. bei Hemiplegie, kann zusätzlich eine Ecke des Kissens zur Unterstützung der Schulter unter diese modelliert werden. Bei einem gut passenden und gut modellierbaren Kissen werden in der Regel keine speziellen Kopfschalen benötigt.

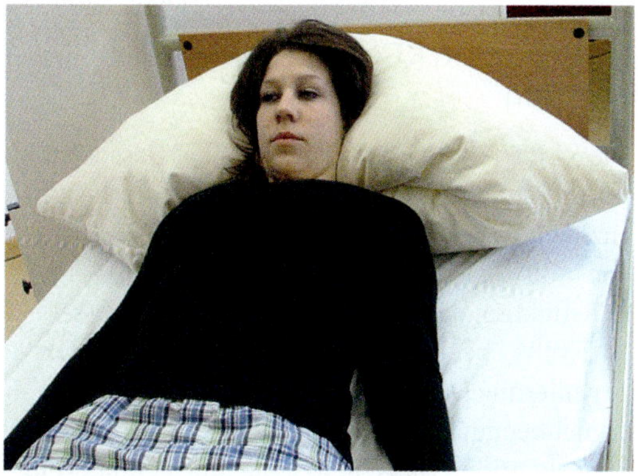

Abb. 1.29 Kissen als Dreieck. In der Seitenlage fällt jetzt der Kopf nicht mehr nach unten bzw. die Patientin muss keine Muskelkraft aufwenden, um den Kopf zu halten. Der Muskeltonus bleibt niedrig, da der Kopf sein Gewicht komplett abgeben kann. Das Kissen deckt in der Diagonale die komplette Breite der Matratze ab. [M658]

1.5.5 Lagerungstherapie zur Prophylaxe oder Therapie von pulmonalen Funktionsstörungen

In der Rückenlage werden intubierte Patienten grundsätzlich zur Aspirations- und Pneumonieprophylaxe mit **erhöhtem Oberkörper** gelagert, wobei der Winkel mindestens 30° beträgt. Eine 30°-Schräglage ist hier ebenfalls möglich. Beim ARDS mit lebensbedrohlicher Hypoxämie ($paO_2/FiO_2 < 100$) wird die **Bauchlage (BL)** zur Verbesserung des Gasaustauschs für mindestens 16 Std. empfohlen. Bei Kontraindikationen zur Bauchlage (akutes Schocksyndrom, Instabilität der Wirbelsäule, erhöhter intrakranieller Druck, bedrohliche Herzrhythmusstörungen, offenes Abdomen) kommt die **kontinuierliche laterale Rotationstherapie (KLRT)** zum Einsatz.

Bei nicht lebensbedrohlicher Hypoxämie können BL und KLRT zur Verbesserung des Gasaustauschs und zur Lungenprotektion eingesetzt werden. Bisher konnte jedoch noch kein Überlebensvorteil durch diese Lagerungsmaßnahmen gezeigt werden.

Zur Pneumonieprophylaxe eignen sich BL und KLRT. Bei unilateraler Lungenschädigung ist die Seitenlagerung („good lung down" ➤ Kap. 1.5.4) zur Verbesserung der Oxygenierung angezeigt. Grundsätzlich ist es für alle Lagerungsmaßnahmen Voraussetzung, dass das gesamte Team der an der Behandlung Beteiligten die Maßnahmen kennt und beherrscht.

Die Oberkörperhochlagerung

Zur Vermeidung der **Ventilator-assoziierten Pneumonie (VAP)** wird die kontinuierliche Oberkörperhochlagerung in 30–45° empfohlen. Die Oberkörperhochlagerung hat positive Auswirkungen auf den gastroösophagealen Reflux und die pulmonale Aspiration.

Die Aspiration von bakteriell kontaminierten Sekreten des oberen Magen-Darm-Trakts und des Pharynx wird allgemein als Risikofaktor und Auslöser für die Entwicklung einer nosokomialen und Ventilator-assoziierten Pneumonie (VAP) angesehen. Folgerichtig sollten Maßnahmen, die zu einer Abnahme des gastroösophagealen Refluxes und einer Reduktion der oropharyngealen Sekretmenge führen, mit einer geringeren Inzidenz nosokomialer Pneumonien und VAP einhergehen.

Bei diesen Patienten führte eine 30°-Oberkörperhochlagerung zu einer Verzögerung des gastroösophagealen Refluxes und zu einer Abnahme, aber nicht vollständigen Vermeidung der pulmonalen Aspiration pharyngealer Sekrete, verglichen mit einer flachen Rückenlagerung. Wird die 30°-Oberkörperhochlagerung als Teil eines multifaktoriellen Konzepts zur Vermeidung einer VAP eingesetzt, nimmt ihre Inzidenz gegenüber flacher Rückenlagerung signifikant ab. Vergleichbare Effekte sind bei einer geringeren Oberkörperhochlagerung von maximal 30° nicht nachweisbar.

Die grundsätzliche Lagerungsform für **intubierte Patienten** ist die Oberkörperhochlagerung von 30° als wichtiger Teil eines Gesamtkonzepts zur Prävention von Aspiration und Pneumonie. Diese Lagerung ist nur dann effektiv, wenn sie konsequent angewendet und allenfalls kurzfristig unterbrochen wird. Auch der Positionswechsel zur Dekubitusprophylaxe wird mit der 30°-Oberkörperhochlagerung kombiniert. Für Patienten mit **erhöhtem Hirndruck** werden spezifische Empfehlungen ausgesprochen [3]. Die Effekte einer 30°-Oberkörperhochlagerung auf den pulmonalen Gasaustausch sind nicht ausreichend belegt. Dennoch erscheint die Oberkörperhochlagerung insbesondere bei hohem Risiko zur Atelektasenbildung, z. B. bei Adipositas, auch im Sinne einer Verbesserung des Gasaustauschs empfehlenswert.

Ferner werden andere Faktoren berücksichtigt, z. B. führt die frühe enterale Ernährung zur Abnahme von pulmonalen Infektionen.

Die kontinuierliche laterale Rotationstherapie (KLRT)

Die KLRT wird meistens dann durchgeführt, wenn **Kontraindikationen für die Bauchlage** vorliegen:

- Instabile Wirbelsäule, insbesondere HWS und BWS
- Instabiler Thorax
- Instabile Beckenfrakturen
- Erhöhter intrakranieller Druck

Bei der kontinuierlichen lateralen Rotationstherapie (KLRT) wird der Patient mithilfe eines Spezialbetts kontinuierlich bis 62° seitlich rotiert. Beim Fixieren des Patienten ist darauf zu achten, dass die befestigenden Stützen für Kopf, Brustkorb, Becken und Beine korrekt eingebracht werden. Dies wird nur von erfahrenen Pflegekräften durchgeführt. Der Patient sollte bei der Rotation nicht verrutschen, aber auch nicht zu eng eingespannt sein. Besonderer Aufmerksamkeit bedarf die Positionierung des Kopfes: In seitlicher Rotation muss das Ohr frei, der Kopf jedoch sehr stabil positioniert sein. Die invasiven Druckmessungen müssen angepasst werden. Die Druckdome können am Kopfende des Bettes fixiert sein und befinden sich damit im Bezug zum Körper immer an der gleichen Stelle. Zu pflegerischen Maßnahmen wird die Rotation gestoppt. Die fixierenden „Kissen" müssen nicht unbedingt alle entfernt werden. Es besteht ein Zugang zum Rücken und Gesäß von unten. Dazu kann das Bett im 62°-Winkel gestoppt werden. Die Klappen werden einzeln nacheinander geöffnet.

Muss der Patient auf dem gerade stehenden Bett gedreht werden, so werden zunächst alle fixierenden Teile entfernt und anschließend wieder neu angepasst. Aufgrund des automatischen Rotationswinkels ist hier auf die besondere Fixierung der zuführenden Kabel und Schläuche zu achten. Nachdem der Rotationswinkel eigestellt ist, erfolgt die manuelle Drehung, um die ausreichende Länge und Fixierung der Leitungen zu kontrollieren. Häufig ist eine Verlängerung nötig.

Effekte der KLRT auf die pulmonale Funktion

Die KLRT verbessert den pulmonalen Gasaustausch bei Patienten mit akuter respiratorischer Insuffizienz. Folgende Effekte wurden ab einem Drehwinkel von > 40° zu jeder Seite bestätigt:

- Reduktion des extravaskulären Lungenwassers (EVLW) bei Patienten mit eingeschränkter Oxygenierung (ALI/ARDS). Der Mechanismus ist nicht endgültig geklärt, möglicherweise führen die kontinuierliche Bewegung und Veränderung der intrapulmonalen Druckverhältnisse zu einer vermehrten Drainage durch das lymphatische System der Lunge.
- Reduktion der Ventilations-Perfusions-Missverhältnisse

- In einigen Studien waren die Inzidenz und das Ausmaß von Atelektasen bei frühzeitigem, d. h. präventivem Einsatz der KLRT ab Beatmungsbeginn vermindert. Es traten weniger Oxygenierungseinschränkungen auf. In anderen Untersuchungen zeigte sich jedoch kein signifikanter Effekt. Insbesondere bei Polytraumapatienten mit pulmonaler Beteiligung konnte die frühzeitige KLRT das Auftreten eines ARDS verhindern bzw. die Oxygenierung verbessern.
- Die KLRT führt zur Auflösung von Atelektasen bei beatmeten Patienten.
- Die Verbesserung der Oxygenierung durch KLRT bei Patienten mit Einschränkung der Lungenfunktion (ALI, ARDS) tritt langsamer ein als bei der Bauchlage.
- Der Nachweis einer gesteigerten bronchopulmonalen Sekretolyse durch KLRT wurde bisher nicht erbracht, bei der einzigen Untersuchung wurde allerdings ein Drehwinkel < 30° verwendet [3].

Die KLRT kann bei Patienten mit ALI/ARDS und nicht lebensbedrohlicher Hypoxämie zur Verbesserung der Oxygenierung erwogen werden. Der Aussagewert der Oxygenierung als Surrogat-Parameter für das Outcome ist jedoch bei diesen Patienten nicht gesichert.

Bei Patienten mit ARDS und lebensbedrohlicher Hypoxämie wird die KLRT nicht empfohlen – es sei denn, es besteht eine Kontraindikation zur Bauchlage.

Die positiven Effekte auf die Oxygenierung und auf die Pneumonie-Inzidenz wurden mit einer Ausnahme während KLRT mit einem Drehwinkel > 40° beobachtet.

Wird die KLRT zur Therapie der Oxygenierungsstörung eingesetzt, so muss die Notwendigkeit täglich überprüft werden. Die KLRT wird beendet, wenn es zu einer Stabilisierung des Gasaustauschs in Rückenlage kommt oder wenn eine kontinuierliche Anwendung über 72 Std. erfolglos geblieben ist.

Zur Durchführung der KLRT bei Patienten mit akuten zerebralen Läsionen gelten die gleichen Kriterien wie bei der Bauchlage. Solche Patienten werden mittels einer kontinuierlichen Hirndruckmessung überwacht und in mäßiger Oberkörperhochlagerung (Schrägstellung des Bettsystems) positioniert. Schwere Verletzungen stellen keine Kontraindikation zur KLRT dar. Aus praktikablen Erwägungen kann der Einsatz der KLRT bei polytraumatisierten Patienten im Hinblick auf die Vermeidung von Lagerungsschäden im Vergleich zu anderen Lagerungsmaßnahmen vorteilhaft sein. Der Patient muss nicht mehr manuell durch Pflegekräfte positioniert werden, da durch das Drehen auch gleichzeitig eine Druckentlastung erfolgt. Es kann damit eine Arbeitserleichterung sein und z. B. instabile Frakturen schützen [3].

1.5.6 Frühmobilisierung

Peter Nydahl, Uwe Wagner

Hintergrund: Bettruhe ist kein Stand-by

Ein kurzer, komplikationsloser Aufenthalt auf einer Intensivstation wird von den meisten Patienten gut toleriert. Sobald Patienten länger als 72 Std. auf einer Intensivstation behandelt werden, sollten frühzeitig rehabilitative Maßnahmen ergriffen werden.

Die Begründung hierfür ist, dass die mit der Intensivtherapie verbundene Immobilisierung zu erheblichen Nebenwirkungen führen kann. Mit jedem Tag Immobilität nehmen Muskeldichte und -kraft ab, es entstehen Volumenverschiebungen und orthostatische Intoleranz, hormonelle Veränderungen mit einem erhöhten Risiko für kognitiven Abbau und Delir (➤ Kap. 9.3). Je länger eine Intensivbehandlung dauert, desto höher ist das Risiko für Critical Illness Polyneuromyopathien (➤ Kap. 9.4), physische Beeinträchtigungen, kognitive Einschränkungen und Abhängigkeiten in den Aktivitäten des täglichen Lebens [1]. Um diese Nebenwirkungen zu vermeiden bzw. frühzeitig behandeln zu können, werden eine ebenso frühzeitige Mobilisierung und Rehabilitation empfohlen.

Die Frühmobilisierung von Intensivpatienten zeigt viele kurz- und langfristigen Vorteile, u. a. kürzere Beatmungs- und Verweildauer, weniger Delir, verbesserte Muskelkraft und Selbstständigkeit bei Entlassung sowie bessere Lebensqualität; der Einfluss auf die Mortalität ist noch unklar.

Entwicklung Frühmobilisierung

Frühmobilisierung kann innerhalb eines Gesamtkonzepts angewendet werden. Ideal ist heute der wache Intensivpatient, der ggf. assistiert beatmet wird und frei von Schmerz, Angst, Stress und Delir ist [2]. Die deutsche Leitlinie zur Lagerung und Frühmobilisierung [3] ist daher als Teil eines Maßnahmen- bzw. Leitlinienbündels zu verstehen, bei dem auch Aspekte der Hygiene, Ernährung, des Weanings und andere berücksichtigt werden (➤ Abb. 1.30).

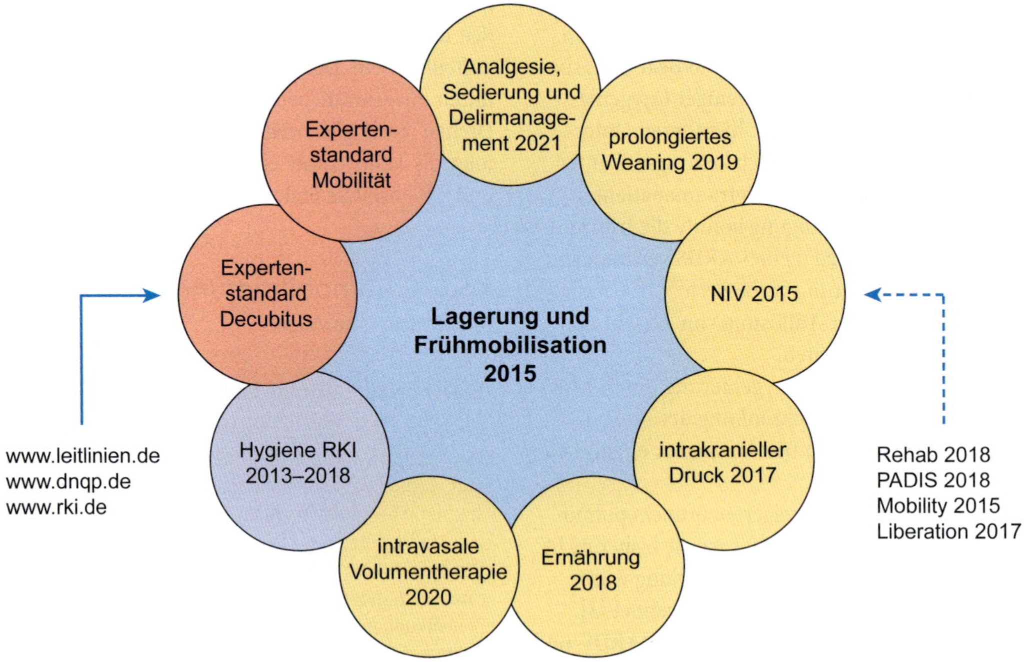

Abb. 1.30 Leitlinie Frühmobilisierung im Kontext anderer Leitlinien [L143]

Definition Frühmobilisierung

Unter Frühmobilisation auf der Intensivstation wird der Beginn von Mobilisationsmaßnahmen **innerhalb von 72 Std. nach Aufnahme** des Patienten verstanden. Frühmobilisierung soll bei allen Intensivpatienten durchgeführt werden, wenn keine definierten Ausschlusskriterien bestehen [3]. Die deutsche Leitlinie gibt keine absoluten Kontraindikationen an, weist aber auf das erhöhte Risiko bei Patienten mit aktiven Blutungen oder unversorgten Frakturen hin. Ebenso können Kontraindikationen bestehen, wenn eine Indikation für eine tiefe Sedierung gegeben ist, z. B. Operationen, Burst-Suppression, Kühlung etc. Frühmobilisierung beinhaltet abhängig von der Situation des Patienten zunächst passive Maßnahmen (passives Durchbewegen, passive Transfers in Herzbett/Beachchair, Mobilisierungsstühle, Bettfahrrad, Neuromuskuläre Elektrische Stimulation u. a.), die in passiv-assistiven Maßnahmen und schließlich aktiv-assistierten Maßnahmen münden (aktives Bettfahrrad, Sitzen auf Bettkante, Stehen, Gehen) [4].

Barrieren

Neben absoluten Kontraindikationen können bzgl. der Frühmobilisierung Barrieren in der konkreten Umsetzung vorhanden sein [5]. Diese können in strukturellen (z. B. Personalmangel, fehlendes Equipment oder Mobilitätsprogramm), prozeduralen (z. B. unklare Zuständigkeiten, fehlende Koordination, Kommunikationsprobleme), kulturellen (z. B. unzureichendes Wissen, fehlende Unterstützung, Unwillen das Verhalten zu ändern) und patientenbezogenen Barrieren (z. B. hämodynamische und/oder pulmonale Instabilität, Zu- und Ableitungen, vorherige Immobilität). bestehen. Viele der Barrieren sind veränder- und überwindbar, wenn geeignete Strategien gewählt werden, um diese zu überwinden, wie z. B. durch die Erstellung eines Protokolls zur Frühmobilisierung mit klaren Ein- und Ausschlusskriterien, Checklisten, Assessments und Stufenschema. Die meisten Strategien erfordern interprofessionelle Absprachen und koordiniertes Handeln.

Sicherheitsaspekte

Frühmobilisierung kann als relativ sicher angesehen werden, wenn einige grundlegende und vorausschauende Regeln berücksichtigt werden [6]. Um die Sicherheit der Mobilisierung für den Patienten und das Team zu gewährleisten, ist es sinnvoll, Checklisten zur Vorbereitung zu verwenden. Checklisten sollten im interprofessionellen Team verwendet werden und können die in ➢ Tab. 1.21 dargestellten Punkte beinhalten.

Intensivpatienten werden stufenweise mobilisiert. In jeder Stufe werden **Sicherheitskriterien** beobachtet und eine Mobilisierung ggf. abgebrochen. Diese Sicherheitskriterien können je nach Population abweichen. Allgemein können absolute (z. B. sO_2 > 90 %) oder relative ($\Delta sO_2 < 5\,\%$) Sicherheitskriterien definiert werden. Hierzu eignet sich ein sog. Ampelsystem [7]. Im **Ampelsystem** wird festgelegt, unter welchen Bedingungen bestimmte Patienten nur im Bett oder wann sie aus dem Bett mobilisiert werden können (➢ Tab. 1.22):

- **Grün:** Eine aktive Mobilisierung ist möglich, die Vorteile überwiegen, das Risiko ist gering.
- **Gelb:** Eine aktive Mobilisierung ist nur eingeschränkt möglich, da die Gefahr besteht, dass die Risiken die Vorteile überwiegen: Einzelfallentscheidung.
- **Rot:** Eine aktive Mobilisierung ist nicht möglich, da die Risiken die Vorteile überwiegen.

Abhängig vom Fachgebiet und spezifischen Bedingungen können für Kriterien wie Bewusstsein, Beatmungszugang, pulmonale und hämodynamische Stabilität oder bestimmte Krankheitsbilder verschiedene Mobilisierungsstufen zugeordnet werden. Auch spezifische Zu- und Ableitungen können definiert werden.

Weiterhin sollte vor der Mobilisierung ein kurzes Assessment durchgeführt werden, um den aktuellen Status der körperlichen und kognitiven Fähigkeiten

Tab. 1.21 Checkliste: Vorbereitung der Frühmobilisierung

☐	Sind tragbare Beatmung, Monitor, Absaugung einsatzbereit?
☐	Ist ein Facharzt/-ärztin in Rufbereitschaft?
☐	Mit welchen Sicherheitsrisiken ist bei einzelnen Patienten zu rechnen und wie können diese bei Eintreten bewältigt werden?
☐	Wird die Länge der Zu- und Ableitungen für die angestrebte Mobilisierungsstufe ausreichen?
☐	Sind kritische Zu- und Ableitungen mit Sicherheitsschlaufen befestigt?
☐	Muss eine Sitzmöglichkeit in Patientennähe bereitgehalten werden, z. B. ein Rollstuhl, der hinter dem Patienten hergeschoben wird?
☐	Gibt es Sicherheitsrisiken für das Personal?

Tab. 1.22 Ampelsystem

Bewusstsein	Mobilisierung im Bett (ICU Mobility Scale 0–1)	Mobilisierung aus dem Bett (ICU Mobility Scale 2–10)
RASS +2 bis +4	Gelb	Rot
RASS –1 bis +1	Grün	Grün
RASS –2 bis –5	Grün	Gelb

Tab. 1.23 Assessment

Stufe	Kriterium	Mobilisierung
1	Patient ist bewusstlos	0–2 (passiv im Bett, Thekla®)
2	Patient ist bei Bewusstsein	1–2 (Sitzen im Bett bis Thekla®)
3	Kann Arme gegen Schwerkraft heben	3 (Sitzen auf Bettkante)
4	Kann Beine gegen Schwerkraft heben	4–10 (Stehen, aktive Transfers etc.)

des Patienten zu erfassen. Ein einfaches Assessment basiert auf vier Stufen und ist interprofessionell umsetzbar (➤ Tab. 1.23, [8, 9], ➤ Kap. 9.3).

Wird ein solches Assessment routinemäßig jeden Morgen durchgeführt, verbessert sich dadurch die Mobilisierungsrate und ein Delir kann eher vermieden werden [9].

Mobilisierung

Intensivpatienten sollten stufenweise mobilisiert werden. In einer ersten Stufe wird das Kopfteil erhöht und die Sicherheitskriterien für mindestens 1 Min. beobachtet. Wenn ein Patient diese Mobilisierung toleriert, kann das Bett gekippt werden (Beach-Chair) und die Sicherheitskriterien können wieder beobachtet werden etc. Sobald außerhalb des Bettes mobilisiert werden soll, ist in der Regel ein höherer Personalaufwand und damit auch Absprache nötig [10]. Zur Planung, Dokumentation und auch Evaluation der Mobilisierung empfiehlt es sich, ein einheitliches Stufenschema zu verwenden. International hat sich hier die ICU Mobility Scale durchgesetzt (➤ Tab. 1.24, [11]). Die Skala umfasst alle Bereiche der Mobilisierung, Intensivpatienten erlangen in der Regel höchstens Stufe 7. Wenn klar ist, welche Stufe erreicht werden soll, kann das weitere Vorgehen gemeinsam geplant werden.

Tab. 1.24 ICU Mobility Scale

Stufe	Beschreibung
0	Keine Mobilisierung
1	Im Bett sitzen bzw. Übungen (schiefe Ebene, Beach-Chair)
2	Passiv in einen Stuhl bewegen
3	Auf der Bettkante sitzen
4	Stehen vor dem Bett, ohne oder mit Eigengewicht
5	Aktiver Transfer in einen Stuhl
6	Auf der Stelle gehen (mind. 2 Schritte jedes Bein)
7	Gehen mit ≥ 2 Personen > 5 m
8	Gehen mit 1 Person > 5 m
9	Gehen mit Hilfsmittel > 5 m
10	Unabhängiges Gehen

Patienten können basierend auf dem Assessment und der ICU Mobility Scale stufenweise mobilisiert werden. Wie Mobilisierung dosiert werden muss, d. h. ab wann, wie oft, wie intensiv, wie lange, ist immer noch nicht geklärt. Die Studien, die innerhalb von 72 Std. mit einem strukturierten Assessment wie in ➤ Tab. 1.23 begonnen haben, zeigten positive Resultate im Hinblick auf Verweildauer, Delirrate und Selbstständigkeit. Generell gilt, dass Frühmobilisierung vor allem dann indiziert ist, wenn Patienten älter und morbider sind und länger beatmet werden. Kürzere und häufigere Mobilisierungen (z. B. 2 × 10 Min.) scheinen effektiver als wenige und dafür sehr ausgedehnte Sequenzen (Schlafen im Sessel) zu sein; Belege hierfür stehen aber noch aus. Individuelle Absprachen sind möglich und sinnvoll (z. B. morgens mit Physiotherapie und Pflege wie „morgens 3 Meter gehen“, „nachmittags mit Familie 1 Std. im Stuhl sitzen“).

Die sitzende Position im Bett

Den Patienten zum Sitzen im Bett zu bringen, bedeutet nicht nur, das Kopfteil hochzustellen. Sitzen bedeutet: Der Kopf ist frei, der Brustkorb ist weitestgehend frei, das Gewicht ist auf dem Becken (Sitzbeinhöcker) und auf den Füßen. Die Oberschenkel kommen in eine waagrechte Position, damit das Becken nicht nach unten rutschen kann. Dies wird erreicht, indem das Fußteil abgeknickt wird und eine Anti-Trendelenburg-Lage am Bett eingestellt wird. Die Füße sind tiefer positioniert und stehen stabil (hier braucht es eine stabile Unterstützungsfläche zwischen den Fußsohlen und dem Fußteil des Bettes). Seitliches Wegkippen des Oberkörpers muss vermieden werden. Der Kopf muss stabilisiert werden, die Arme an den Ellenbogen aufliegen. Der Patient wird dabei stets beobachtet. So könnte z. B. durch kräftiges Husten die Position plötzlich instabil werden.

MERKE

Beim Sitzen im Bett unbedingt auf die korrekte Hüftabknickung achten!

Sitzen am Bettrand

In dieser Position sitzt der Patient „tief" im Bett in Richtung Bettmitte, damit die Unterstützungsfläche möglichst groß ist (➤ Abb. 1.31). Die Füße müssen fest auf einer Unterstützungsfläche stehen. Die meisten Betten lassen sich nicht so tief einstellen, dass der Fußboden als Unterstützungsfläche ausreichend wäre. Hier haben sich stabile Schaumstoffblöcke bewährt. Der Oberkörper muss nach allen Seiten stabilisiert werden; hierzu sind Kopfkissen zu instabil. Deshalb werden feste, stabile Lagerungsmaterialien eingesetzt:

- Modellierbare, feste Lagerungshilfsmittel körpernah, zusätzlich stabile Kisten, Kästen etc. Hier wird in der Regel einiges an Hilfsmitteln benötigt.
- Bei fehlender Kopfkontrolle können Kopf, Brustkorb und die Arme auch von vorne unterstützt werden (unterstützter Kutschersitz).
- **Auf keinen Fall** darf der Patient in dieser Position **alleine gelassen werden.**

Bewegungsunterstützung aus dem Bett heraus

Auch das Heraussetzen des beatmeten Patienten aus dem Bett in einen geeigneten Stuhl (Multifunktionsstuhl) ist grundsätzlich möglich. Das Sitzen im Stuhl unterscheidet sich jedoch nicht grundlegend vom Sitzen am Bettrand: Es ist die gleiche Aktivität.

Aspekte beim Sitzen im Stuhl:

- Der Patient erfährt Aufstehen als natürlichen Bewegungsablauf. Dies findet jedoch nicht statt, wenn er mittels Rollbrett in waagerechter Position in den Stuhl gebracht wird, und der Stuhl dann erst in Sitzposition gebracht wird; ebenso nicht, wenn ein Lifter verwendet wird. Oft ist es nicht entscheidend, dass jemand aufsteht – sondern wie das Aufstehen in einem Lernprozess erfahren wird. Besser wäre hier die Verwendung eines Rutschbretts oder am einfachsten und physiologischsten der Schoßtransfer, der sowohl von einer als auch von zwei Pflegekräften schnell, sicher und einfach durchgeführt werden kann.
- Wenn der Patient das Zimmer sowieso nicht verlassen kann, ist oft eine Positionierung am Bettrand zweckmäßiger: Der Aufwand ist geringer und es kann öfter am Tag an den Bettrand positioniert werden.

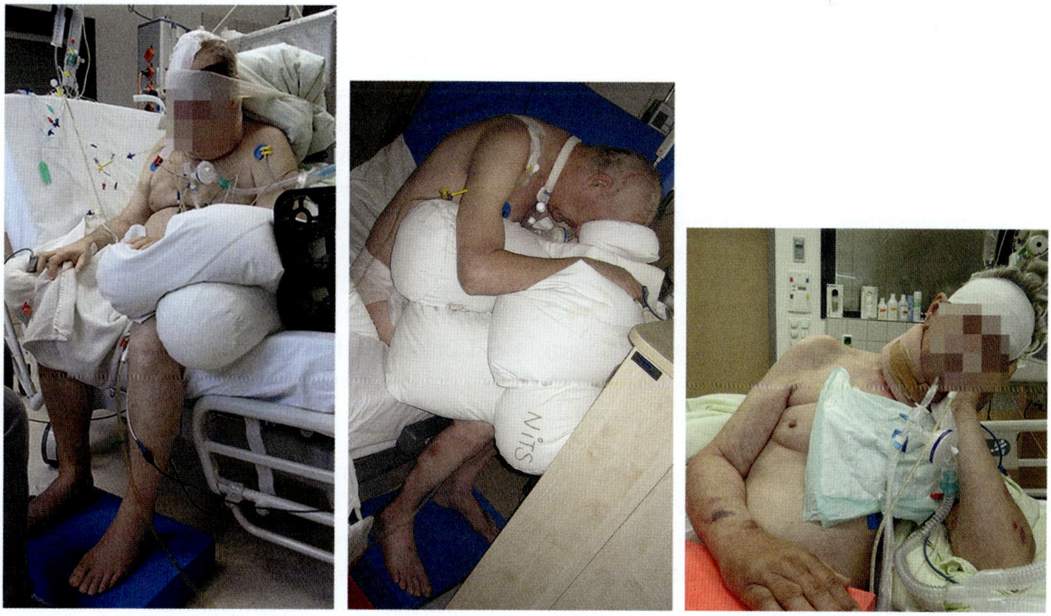

Abb. 1.31 Beatmeter Patient am Bettrand. Mögliche Varianten. [M658]

Sowohl für den Patienten als auch für die Angehörigen bedeutet „Aufstehen" – im Sinn von „aus dem Bett herauskommen" – ein positives Signal in Richtung Wiedergenesung. Es ist ein enormer Schritt in Richtung „Normalität", selbst wenn der Patient einen passiven Transfer mit Hilfsmitteln erfährt.

Dokumentation

Die Dokumentation kann die erreichte Stufe der ICU Mobility Scale beinhalten, zusätzlich auch unerwünschte Sicherheitsereignisse und Toleranz der Patienten.

1.6 Körperpflege

Ricarda Scheiner

1.6.1 Körperpflege bei schwerkranken und bewusstseinseingeschränkten Menschen

Die Körperpflege nimmt einen besonderen Stellenwert in der Betreuung und Versorgung schwerkranker und/oder bewusstseinseingeschränkter Menschen ein. Sobald ein Mensch dieses Selbstfürsorgedefizit nicht mehr selbstständig ausgleichen kann, befindet er sich in einer mehr oder weniger stark ausgeprägten **Abhängigkeitsbeziehung.** Von der Grundannahme der Autonomiebestrebung des Individuums ausgehend, ist die Übernahme der Körperpflege jedes Mal ein Eingriff in die Intimsphäre und Selbstbestimmtheit des Betroffenen. Um mit größtmöglichem Respekt und Empathie an diese pflegerische Tätigkeit heranzugehen, benötigen Pflegende nicht nur die notwendige Fachkompetenz, sondern ebenso viel **soziale** und **personale Kompetenz.**

Verdichtete Arbeitsprozesse haben den Pflegealltag in den letzten Jahren sehr stark verändert. Die Umstrukturierung der Krankenhausfinanzierung führte zu einer deutlich kürzeren Liegedauer und höheren Fallzahlen. Die medizinische und pflegerische Versorgung ist viel komplexer und aufwendiger geworden. Ebenso hat sich der Dokumentationsaufwand um ein Vielfaches erhöht. Kostendruck und Sparmaßnahmen betreffen alle Bereiche des Gesundheitssystems und spiegeln sich auch in der eng bemessenen Personalstruktur wider. Gleichzeitig werden die Patienten multimorbider und die Anforderungen an eine professionelle und evidenzbasierte Pflege höher. All dies führt dazu, dass die verbleibende Zeit für die effektive Pflege optimal und gut strukturiert genutzt werden muss. Damit dieser Effizienzdruck keinen qualitativen Ergebnisverlust im pflegerischen Handeln bewirkt, muss der Pflegeprozess diesen Veränderungen Rechnung tragen und angepasst werden.

Der Einsatz von validen **Assessmentinstrumenten** zur Erfassung des Pflegebedarfs, **Beurteilung des Pflegezustands** und **Ableitung sinnvoller Interventionen** ist dabei unverzichtbar geworden. Assessment bedeutet Einschätzung, Beurteilung und Abwägung. Mit den richtigen Kriterien gelingt eine konsequente Informations- und Datensammlung, die zur folgerichtigen Interpretation, Planung und Evaluation führt. Standardisierte Assessment-Instrumente sollten wissenschaftlich geprüft sein und einem Mindestmaß an Gütekriterien entsprechen, damit die Pflegergebnisse qualitativ hochwertig ausfallen können. Checklisten, Fragebögen oder Protokolle orientieren sich dabei an theoretisch fundierten Konzepten **(Konstruktvalidität)**, erheben genau das, was sie erheben sollen **(Validität)**, erfassen die intendierten Inhalte zuverlässig **(Reliabilität)**, sind von der einschätzenden Person unabhängig **(Objektivität)** und haben einen praktischen Nutzen **(Praktikabilität)**. Diese Instrumente machen nicht nur das Pflegehandeln transparenter und nachvollziehbarer, sondern bewirken auch eine Kontinuität und Erleichterung in der Darstellung und Dokumentation des Pflegeprozesses. Im Rahmen des Pflegeprozesses ist die Ableitung und Formulierung von Pflegezielen ein wichtiger Bestandteil, weil sie unsere Arbeit mit dem Patienten steuern und leiten. Dabei werden diese Aspekte berücksichtigt:

- Ressourcen des Patienten erkennen und fördern
- Bedürfnisse, Wünsche und Gewohnheiten des Patienten berücksichtigen und respektieren

- Selbstständigkeit des Patienten erhalten und aktivieren
- Realisierbarkeit prüfen – Nahziele, Fernziele
- Ethische Aspekte berücksichtigen
- Wirtschaftlichkeit und Umsetzbarkeit abwägen

Vorbereitung

Für eine strukturierte Vorbereitung der Körperpflege sind die vollständige Anamnese und eine daraus resultierende Pflegeplanung hilfreiche und notwendige Instrumente im Pflegeprozess.

Im Gespräch mit dem Patienten, seinen Angehörigen und den Teamkollegen lässt sich eine ziel- und ressourcenorientierte Pflege zeitnah ableiten.

Mit einem gezielten Assessment (Pflegeanamnese, Pflegeplanung, Braden-Skala, Norton-Skala, Barthel-Index, Glasgow Coma Scale, Mundpflegeprotokoll etc.) lassen sich Pflegebedürftigkeit, Risikoabschätzung, pflegerische Diagnosenstellung und Pflegediagnostik kompetent und sicher abbilden.

Anamnese

Die **allgemeine Anamnese** dient der individuell geplanten Körperpflege.

Folgende Parameter und Informationen werden erhoben bzw. dokumentiert:

- Alter
- Geschlecht
- Zustand vor dem Krankenhausaufenthalt (Selbstständigkeit, persönliches Umfeld, soziale Situation)
- Hauptdiagnose, Nebendiagnosen
- Krankheitsverlauf
- Aktuelle Krankheitssituation
- Spezielle Pflegeprobleme
- Ziel der Behandlung und Pflege in der momentanen Situation (kurativ, palliativ)
- Unterscheidung von Nah- und Fernzielen
- Prioritäten der Pflegehandlungen festlegen

Es folgt eine **spezielle Anamnese** zur Feststellung der Pflegenotwendigkeit in Bezug auf die Körperpflege:

- Ist-Zustand erheben (Pflegebedürftigkeit, Wünsche des Patienten, Ressourcen des Patienten, Probleme mit der Körperpflege in Bezug auf die aktuelle Krankheitssituation)
- Inspektion und Dokumentation der zu pflegenden Areale: Haut, Augen, Ohren, Mund, Intim- und Analbereich, Füße, Wunden etc.
- Feststellung der individuellen Planungsnotwendigkeit sinnvoller pflegerischer Interventionen
- Erfassung von Allergien, Hauterkrankungen, z. B. Neurodermitis, Psoriasis, Pilzbefall, Wunden, Dekubitalulzera
- Benennung der beeinflussenden Faktoren, z. B. Medikamente, Vorerkrankungen, Therapien
- Individuelle Gewohnheiten in Bezug auf die Körperpflege, z. B. persönliche Pflegemittel, Utensilien, Düfte

Die Erhebung der Anamnese und Planung der Interventionen wird idealerweise durch die **primäre Pflegekraft** durchgeführt, die für die Pflege des Patienten von der Aufnahme bis zur Entlassung verantwortlich ist. In der Arbeit mit schwerkranken und bewusstseinseingeschränkten Patienten spielt vor allem auch die **Beziehungsarbeit** mit den **Angehörigen** eine große Rolle.

Die Verantwortungsübernahme des Pflegeprozesses durch eine primäre Pflegekraft sichert größtmögliche Kontinuität und gibt den Betroffenen ein Höchstmaß an Sicherheit und Orientierung. Diese Aspekte sind für einen positiven Heilungsprozess von entscheidender Bedeutung und dürfen nicht unterschätzt werden.

Pflegeplanung

Eine detaillierte Anamnese ermöglicht eine individuelle und zielgerichtete Pflegeplanung und unterstützt den Pflegeprozess im Sinne des Patienten. Trotz standardisierter Einschätzungsmethoden und Pflegeinterventionen stellen das Waschen und Pflegen eines kranken Menschen im Ergebnis immer eine individuelle, ressourcenorientierte und an den Patienten adaptierte Pflegehandlung dar. Je nach Krankheitssituation und Persönlichkeit des Patienten umfasst die geplante Körperpflege die Übernahme einer Ganzkörperwäsche, einer Teilkörperwäsche, die Integration von Prophylaxen oder auch nur die Unterstützung oder Anleitung zur Selbstpflege. Je nachdem, welche Aspekte bei dem Patienten im

Vordergrund stehen – Aktivierung, Beruhigung, Wahrnehmungsförderung, Mobilisation, Reinigung –, werden unterschiedliche Interventionen geplant. In kritischen und lebensbedrohlichen Situationen wird die Körperpflege eher in den Hintergrund treten und eventuell nur Minimal Handling toleriert. Der Einbezug von Angehörigen kann in vielen Fällen die Compliance des Patienten fördern und die belastende Situation auf der Intensivstation erleichtern.

Problemformulierung/Pflegediagnose

Die Benennung des individuellen Problems eines Patienten beschreibt die Ätiologie, das daraus resultierende aktuelle Pflegeproblem und die bestehenden Ressourcen detailliert.

Zielformulierung

Wir unterscheiden Nahziele und Fernziele. In der Intensivpflege ist es in der Regel sinnvoller, mit Nahzielen zu arbeiten, da sich die Situation der kritisch Kranken nicht immer perspektivisch betrachten und beurteilen lässt. Das Ziel sollte messbar, überprüfbar und so genau wie möglich formuliert werden. Es umschreibt den positiven Soll-Zustand nach durchgeführter Intervention. Ein Vorgehen nach dem SMART-Prinzip (**s**pezifisch, **m**essbar, **a**kzeptiert, **r**ealistisch, **t**erminiert) erleichtert die Zielformulierung.

Intervention/Maßnahme

Pflegerische Maßnahmen werden verbindlich und mit folgenden Angaben geplant: Wann?, Wie oft?, Womit?, Wie?, Wer? Missverständnisse sind vorprogrammiert, wenn mit Wörtern wie „regelmäßig" oder „mehrmals täglich" gearbeitet wird. Diese Angaben sind relativ und individuell frei interpretierbar. Besser ist es, konkrete Zeiten bzw. Zeiträume zu nennen (im Sinne der SMART-Ziele).

Evaluation

Die Evaluation der durchgeführten Interventionen stellt den Erfolg der Maßnahmen und die Effizienz des erarbeiteten Pflegeplans sicher. Bei der Betreuung von Intensivpatienten empfiehlt es sich, bei der jeweiligen Übergabe an die nächste betreuende Pflegeperson, die Pflegeergebnisse zu evaluieren und ggf. zu optimieren. Klar festgelegte Evaluationsintervalle sichern das Erreichen eines positiven Pflegergebnisses.

Raum und Umgebung für die Körperpflege

Auf der Intensivstation oder einer Überwachungseinheit liegen die Patienten selten in ruhigen und sichtgeschützten Räumen. Eine Pflegeperson hat in der Regel die pflegerische Verantwortung für mehrere Patienten gleichzeitig und möchte diese auch gerne im Blick oder zumindest akustisch unter Beobachtung haben. Dies führt unweigerlich zu einer eingeschränkten Intimsphäre während der Körperpflege.

Umso wichtiger ist es, sich vor Beginn der Pflegehandlung alle Materialien vorzubereiten und den Raum so zu gestalten, dass der Patient einen geschützten Rahmen erlebt. Sichtschutz, Türen anlehnen, Kollegen informieren, einzelne Körperpartien nur soweit wie nötig aufdecken, Angehörige in Pflegehandlungen integrieren sind nur einzelne Beispiele für patientenorientiertes Verhalten.

Die Fenster sind während der Körperpflege geschlossen und die Raumtemperatur ist an die Bedürfnisse des Kranken angepasst. Kälteempfinden triggert Stressreaktionen und wirkt sich negativ auf den Heilungsverlauf aus.

Um alle positiven Effekte der Körperpflege auszuschöpfen, werden genügend Zeit und Ruhe für diese Aufgabe eingeplant.

Gerade in der Qualität der Berührung übertragen wir sehr viel Emotion auf unser Gegenüber.

So wie wir diesbezüglich fördern und unterstützen können, gelingt dies auch im negativen Sinn, z. B. bei der Übertragung von Stress und Hektik.

Besonderheiten bei der Durchführung der Ganzkörperwäsche

- **Begrüßung und Vorstellung auch beim wahrnehmungsbeeinträchtigten Patienten:** Die einheitliche Initialberührung hilft dem Patienten, Angst und Unsicherheit abzubauen. Kontinuierliche Information und Erläuterung der Pflegehandlungen während der Körperpflege sollten eine Selbstverständlichkeit für jede Pflegekraft sein.
- **Bewusste Entscheidung, an welcher Stelle mit der Pflege begonnen wird:** Das Gesicht wird von den meisten Menschen als sehr intimer Bereich

wahrgenommen, darum kann die erste Berührung an dieser Stelle als sehr übergriffig empfunden werden. Vor allem dann, wenn wir den Patienten noch nicht kennen, ist es hilfreich, an den Armen und Händen mit der Pflege zu beginnen.

- **Berücksichtigung der aktuellen Situation des Patienten,** z. B. Intubation, Beatmungsschläuche, Drainagen, Katheter, Fixierungen, Zu- und Ableitungen
- **Beachtung der Kreislaufsituation,** z. B. Katecholamine, Kreislaufinstabilität bei Lageveränderung
- **Beachtung von Veränderungen der Vitalparameter** während der Pflege, z. B. Blutdruck, Puls, Atmung, Temperatur, Messwerte an der Beatmungsmaschine
- **Beobachtung der Mimik, Gestik und lokalen Reaktionen,** z. B. Hautveränderungen
- **Prüfen von Vigilanz und Schmerzempfinden,** ggf. Analgosedierung oder Schmerztherapie anpassen, Anflutungszeit und Halbwertszeit der Medikamente berücksichtigen
- **Für Sicherheit sorgen,** z. B. Schutz gegen Herausfallen des Patienten, zweite Person zur Hilfestellung und/oder Seitenteil nach oben klappen
- **Hygienisch korrekte Arbeitsweise,** z. B. Tragen von Schutzkittel oder Plastikschürzen, 2-Schüssel-Methode einsetzen, konsequente Händedesinfektion und korrekter Wechsel von keimarmen Handschuhen, Beachten der Waschreihenfolge von Körperpartien, Verwenden von Einmalwaschlappen im Intimbereich, Analbereich und an den Füßen; Bauchnabel evtl. mit Stieltupfern reinigen (Keimreservoir)
- **Intubierte und beatmete Patienten vor dem Flachlagern absaugen** (endotracheal, Hals-, Nasen-, Rachenraum). Da die Gefahr der Mikroaspiration erhöht ist, Intervall der Flachlagerung so kurz wie möglich halten (Prävention der VAP); bei Refluxgefahr Magensonde auf Ablauf nehmen
- **Patienten mit erhöhtem Blutungsrisiko** (z. B. Lysetherapie oder Therapie mit gerinnungshemmenden Substanzen) trocken rasieren, ansonsten Nassrasur (Hygiene) bevorzugen
- **Beachtung persönlicher Arbeitserleichterung,** z. B. Bett auf Arbeitshöhe, Hilfsmittel bereitstellen und bei Bedarf Hilfe einfordern
- Entsorgung der Arbeitsmittel und Abschlussdesinfektion der Arbeitsfläche
- Vor Verlassen des Zimmers: Rundumblick (Patientensicherheit)

Wasserzusätze

Je nach Indikation können unterschiedliche Wasserzusätze – oder bei geringer Verschmutzung auch kein Zusatz – gewählt werden (➤ Tab. 1.25).

Prinzipien bei der Integration spezieller Pflegekonzepte

Individuelle Förderung und Unterstützung bei der Körperpflege durch Integration von speziellen Methoden und Konzepten:

- Basale Stimulation®
- Kinaesthetics®
- Bobath-Konzept
- Aromatherapie

Über das Zusammenspiel von visuellen, akustischen, haptischen, olfaktorischen, gustatorischen und vestibulären Reizen und Empfindungen entstehen der Kontakt und die Beziehung. Ein angemessenes Verhältnis von Nähe und Distanz sorgen für den respektvollen und empathischen Umgang der Pflegenden mit den ihnen anvertrauten Patienten.

Ungeachtet dessen, ob bei der Körperpflege das Bobath-Konzept, die Basale Stimulation®, Kinaesthetics® oder Aromatherapie zur Unterstützung eingesetzt wird, gelten z. T. sehr ähnliche Grundsätze und Leitgedanken:

- Eine ruhige und stressfreie Umgebung stellt die notwendige Rahmenbedingung her.
- Klare Kommunikation mit ruhiger und freundlicher Stimme fördert die Akzeptanz jeder Pflegemaßnahme.
- Berührung mit der ganzen Handfläche und gleichmäßigem Druck unterstützt die Körperwahrnehmung und schafft Vertrauen.
- Eine ruhige und gleichförmige Bewegung gibt Halt und fördert die Orientierung.
- Idealerweise wird die Pflege von einer Person durchgeführt und Nebengespräche werden unterbunden.

Alle alternativen oder komplementären Pflegekonzepte haben ein gemeinsames Ziel: den Patienten in

Tab. 1.25 Wasserzusätze bei der Ganzkörperwaschung

Indikationen	Substanz	Wirkungsmechanismus	Anwendung
Reinigung der Haut, bei geringer Verschmutzung und normaler Schweißbildung	Wasser	• Lösen von wasserlöslichem Schmutz	• Wassertemperatur nicht wärmer als Körpertemperatur des Patienten wählen, da sich die Poren öffnen und der natürliche Hydrolipidfilm der Haut beeinträchtigt wird
Reinigung der Haut, bei stärkerer Verschmutzung, starker Geruchsbildung	pH-neutrale Seifenzusätze	• Lösen von nicht wasserlöslichem Schmutz • Primär alkalisch (pH 8–11) • Lösbarkeit des Hydrolipidfilms • Austrocknen der Haut durch Verdunstung körpereigenen Wassers	• Gründliches Abspülen mit klarem Wasser erforderlich • Bei Bedarf rückfettende Pflege mit W/O-Lotion
Reinigung der Haut, Patienten mit sehr trockener Haut	Ölige Waschzusätze	• Hohes Rückfettungspotenzial • Können die Hautporen verstopfen (nicht geeignet bei Fieber!)	• Haut nur trocken tupfen, damit der Ölfilm auf der Haut verbleibt • Anwendungshäufigkeit 2- bis 3-mal pro Woche • Keine gleichzeitige Verwendung von Seifenzusätzen, Duftessenzen und Desinfektionsmitteln → evtl. Auslöser für Hautreizung bzw. Allergien
Reinigen der Haut ohne Wasser	Einmalwaschtücher mit pflegenden Substanzen (unterschiedliche synthetische Duft- und Pflegestoffe)	• Wenig evidenzbasierten Daten über Wirkung und Effekt • Einsatz wird kontrovers diskutiert, da – Wasser als Element des Lebens als komplementäre Unterstützung nicht mehr genutzt wird. – die Materialbeschaffenheit kaum Möglichkeit zur Integration basal stimulierender Pflegehandlungen bietet.	• Packung mit den Einmalwaschtüchern wird in der Mikrowelle kurz erhitzt. • Kein Nachwaschen oder Cremen notwendig • Hygienische Arbeitsweise – da kein Wasser mit potenzieller Keimbesiedelung verwendet wird
Desinfizierende Reinigung ohne Wasser bei Keimbesiedelung (MRSA, VRE)	Einmalwaschtücher mit desinfizierenden Inhaltsstoffen (Chlorhexidin, Polyhexanid)	• Studienergebnisse belegen eine Keimreduktion auf der Haut, jedoch keinen signifikanten Einfluss auf den weiteren Krankheitsverlauf. • Physiologische Hautkeime werden früher reduziert als z. B. MRSA.	• Anwendung wie oben • Resistenzentwicklung begünstigt • Normale Hautflora verliert ihre Funktion als Keimbarriere.
Reinigung der Haut, Wohlbefinden fördern und Funktion des Hydrolipidfilms auf der Haut erhalten	Aromaöle (aus kontrollierter Herstellung) in Verbindung mit rückfettendem Emulgator	• Lösen von wasserlöslichem Schmutz • Unterstützung des sauren Hautmilieus • Olfaktorische Unterstützung der Körperwahrnehmung • Je nach Aromaöl, Beruhigung/Stimulation/Temperaturbeeinflussung • Antimikrobielle Eigenschaften bestätigt: Tee von Thymian, Salbei oder Rosmarin; Lavendelöl, Pfefferminzöl, Thymianöl	• Achtung! Nur anwenden, wenn hausinterne Richtlinien dafür vorhanden sind • Verträglichkeit immer vor Anwendung testen, da Allergien und Hautreizungen möglich • Nach Möglichkeit Einverständnis des Patienten einholen

seiner Situation bestmöglich zu fördern, zu unterstützen, seine Ressourcen zu erhalten und Fähigkeiten wiederherzustellen.

Unabhängig davon, welche Pflegekonzepte nun im Einzelnen zum Einsatz kommen, oder ob es sich um ein breit gefächertes Repertoire aus verschiedenen Handlungsprinzipien handelt, der Patient sollte so viel wie möglich davon profitieren, aber auch nicht überfordert werden.

Basale Stimulation® Es handelt sich um ein Konzept zur Förderung von Menschen in krisenhaften Lebenssituationen, in denen ihre Austausch- und Regulationskompetenzen deutlich vermindert, eingeschränkt oder dauerhaft behindert sind. Dabei stehen die Fähigkeiten zur Wahrnehmung, Kommunikation sowie zur Bewegung im Zentrum des Konzepts. Durch einfache und grundlegende Austauschangebote und -hilfen werden Kompetenzen erhalten, gesichert und aufgebaut. www.basale-stimulation.de

Kinaesthetics® Diese Erfahrungswissenschaft setzt sich mit Bewegungskompetenz als einer der zentralen Grundlagen des menschlichen Lebens auseinander. Der Begriff „Kinaesthetics" kann mit „Kunst/Wissenschaft der Bewegungswahrnehmung" übersetzt werden. Kinaesthetics® basiert auf der Erfahrung und Wahrnehmung der eigenen Bewegung. Es führt zu einer erhöhten Achtsamkeit für die Qualitäten und Unterschiede der eigenen Bewegung in allen alltäglichen Aktivitäten. www.kinaesthetics.de

Bobath-Konzept Dieses Konzept macht Lernangebote, die dem Patienten nach einem individuellen pflegerischen Befund von Problemen, Ressourcen und Pflegezielen wiederholt und gezielt entgegengebracht werden. Lernangebote der Pflegetherapie sind insbesondere die Lagerung (Vermeidung bzw. Hemmung der Spastik), das Handling (Bewegungsanbahnung) und das Selbsthilfetraining (Anbahnung der Selbstpflegefähigkeit). Ein schematisiertes Arbeiten mit stets gleichförmigen „Übungen" ist nicht im Sinne des Bobath-Konzepts®. Das Bobath-Konzept® ist das weltweit in allen pflegerischen Bereichen erfolgreich angewandte Pflege- und Therapiekonzept zur Rehabilitation von Menschen mit Erkrankungen des ZNS, die mit Bewegungsstörungen, Lähmungserscheinungen und Spastik einhergehen. www.bobath-konzept-deutschland.de.

Aromaöle Sie können zur Unterstützung im Heilungsprozess bei pflegerischen Handlungen eingesetzt werden. Die Duftstoffe regen die Emotionen und den Geruchssinn an und lösen über den hormonellen Weg physische Reaktionen aus. Die Verwendung von ätherischen Ölen darf nur in Absprache mit dem behandelnden Arzt erfolgen und sollte hausintern als Richtlinie zur Verfügung stehen. Eine effektive Aufnahme über die Haut kann nur geschehen, wenn dem Wasser ein Emulgator (Milch, Honig etc.) beigefügt wird.

Dokumentation

Die Dokumentation der Körperpflege erfolgt zeitnah und umfasst das durchgeführte Assessment mit den daraus resultierenden Pflegeinterventionen, Hilfsmitteln und Zusätzen. Für eine erfolgreiche Evaluation im Pflegeprozess sind auch die Reaktionen des Patienten, wie Schmerz, Abwehr, Entspannung, Blutdruck- und Herzfrequenzveränderungen sowie Veränderungen in den Beatmungsparametern während der Pflegehandlung, auf die durchgeführten Maßnahmen wertvolle Indikatoren.

1.6.2 Hautpflege

Allgemeines

Die Haut ist nicht nur unser größtes Organ, sondern zugleich auch ein wichtiges Sinnesorgan mit vielfältigen Funktionen und Aufgaben. Sie ist Teil des Immunsystems, übernimmt Stoffwechselarbeit, ist an der Homöostase mitbeteiligt, begrenzt und beschützt den Körper nach innen und außen und unterstützt die Wärmeregulation des Organismus.

Im Laufe des Lebens verändert sich die Haut, sie verliert an Elastizität und Widerstandsfähigkeit. Sie wird dünner, trockener, regeneriert sich langsamer und wird somit anfälliger für Wunden, Krankheiten, Verletzungen und Infektionen. Auch krankheitsbedingte Situationen können zu einem veränderten Hautbild führen und das Risiko für Schäden maßgeblich erhöhen.

Der **Hydrolipidfilm** (Säureschutzmantel) der Haut hat bei einem pH-Wert zwischen 4,5 und 5,5 über die Regulation von Ausscheidung der Fettsäuren (Talgdrüsen) und Milchsäuren (Schweißdrüsen)

eine stabile Barrierefunktion. Physikalische und chemische Reize, die auf die Haut einwirken, können deren Struktur beschädigen und sie nachhaltig beeinflussen. Wärme, Kälte, Druck, Reibung, Strahlung, Feuchtigkeit, Cremes, Lotionen, Öle, Seifen, Syndets, Tinkturen und vieles mehr sind Beispiele für einflussnehmende Faktoren und Substanzen.

In den letzten Jahren haben sich viele Produkte auf den Markt der Pflegeartikel gedrängt und alle versprechen beste Pflegergebnisse. Unter Berücksichtigung von evidenzbasierten Daten und neuesten pflegewissenschaftlichen Ergebnissen reduziert sich das Angebot jedoch. Der nationale Expertenstandard „Dekubitusprophylaxe in der Pflege" des DNQP hebt die Fachkompetenz der Pflegenden in Bezug auf die Beurteilung der Haut und des Assessments der eventuell bestehenden Risikofaktoren für die Entstehung eines Dekubitus hervor. Er betont die beratende und ressourcenfördernde Kompetenz der Pflegekraft im Zusammenhang mit diesem Thema. Im Expertenstandard wird an keiner Stelle der routinemäßige Einsatz bestimmter Pflegeprodukte, Wasserzusätze oder Massagetechniken erwähnt. In Bezug auf die Hautpflege wird jedoch ausdrücklich darauf hingewiesen, dass genügend evidenzbasiertes Wissen zur Einschätzung des Hautzustands und geeigneter Interventionen zur Gewebserhaltung vorhanden sein müssen. Das DQNP beginnt mit der Entwicklung eines neuen Expertenstandards zum Thema „Hautpflege". Sobald dieser Standard zur Verfügung steht, empfiehlt es sich, die darin enthaltenen wissenschaftlichen Erkenntnisse in die eigene Praxis zu integrieren.

Aus all diesen Informationen leiten sich folgende Anforderungen an die Hautpflege ab:

- Ausreichendes Wissen und Kompetenz zum Thema Hautpflege, z. B. durch Schulungen, Pflegeexperten und aktuelle wissenschaftliche Fachliteratur
- Sinnvolle Assessmentinstrumente zur Beurteilung des Hautzustands (Hauttemperatur, Beschaffenheit, Ödeme, Turgor, Elastizität, Dicke, Feuchtigkeitsgehalt, Erfassung von Farbe, Läsionen, Erytheme, Durchblutung, Hämatome, Geruch, Hygienezustand)
- Realistische und individuelle Zielformulierung für den betreffenden Patienten
- Gezielter Einsatz von empfohlenen (z. B. durch Studien belegte Wirksamkeit oder klinikintern geprüfte und zur Verwendung freigegebene) Pflegeprodukten unter dem Aspekt der Zielerreichung
- Pflegerituale infrage stellen und sich von Leitsätzen trennen („viel hilft viel", „nur wenn es schäumt, wird es wirklich sauber", „das haben wir schon immer so gemacht" etc.)
- Der Einsatz von Hautpflegeprotokollen kann Hautproblemen vorbeugen und fördert die Kontinuität der Durchführung geplanter Maßnahmen.

Da Perspiration und Talgproduktion im Alter abnehmen, entstehen auch weniger metabolische Abfallprodukte und Verunreinigungen auf der Haut. Mit diesem Wissen können Pflegende über die Häufigkeit der Ganzkörperwaschung, vor allem mit Zusätzen von Syndets und Seifen, reflektieren und individuell planen.

Alles, was wir auf die Haut aufbringen, entfaltet eine Wirkung und kann eine potenzielle Schädigung hervorrufen. Je stärker die Haut in ihrer Struktur beschädigt oder verändert ist, desto mehr ist unsere Fachkompetenz in Bezug auf sinnvolle Hautpflege gefragt. Das routinemäßige Waschen und Cremen muss nach professionellen Gesichtspunkten kritisch hinterfragt und reflektiert werden. Nach der Erhebung des Ist-Zustands, Benennung der Probleme und Vorgabe der Ziele erfolgt die Planung der notwendigen Interventionen.

Sinnvolle Ziele einer geplanten Hautpflege

- Der Hydrolipidfilm der Haut bleibt intakt und wird bei einem pH-Wert von 5,5 erhalten.
- Die Haut ist gut ernährt, hat genügend Feuchtigkeit und bleibt elastisch.
- Der Patient kommt seinem Bedürfnis nach Hautpflege nach und akzeptiert die notwendigen Pflegemaßnahmen.
- Die Hautintegrität bleibt erhalten, es besteht Schutz vor dem Eindringen von Mikroorganismen oder Entstehung von Verletzungen.

Pflegeprodukte – eine Übersicht

➤ Tab. 1.26.

Tab. 1.26 Hautpflege bei unterschiedlichen Hauttypen

Hauttyp	Hauteigenschaft	Präparat	Wirkungsmechanismus
Normale Haut	• Glatt • Geschmeidig • Rosig • Elastisch	Leicht rückfettende Emulsion/Creme (W/O)	• Der Fettanteil führt der Haut Feuchtigkeit zu und hält die eigene Hautfeuchtigkeit zurück. • Tiefenwirkung stärker als bei O/W-Lotionen • Gewährleistung von Wärmeaustausch • Luftdurchlässigkeit vorhanden
Fettige Haut (Seborrhoea oleosa)	• Stärkere Talgproduktion • Poren verstopfen • Neigt zu Mitessern und Pickeln	Hydrophile Creme (O/W, ca. 70 % Wasseranteil)	• Wirkt kühlend • Begünstigt starke Verdunstung und spendet Feuchtigkeit • Der hohe Wasseranteil verursacht ein Aufquellen der Hornschicht und vergrößert die Hautoberfläche.
Trockene Haut	• Spröde, rau, neigt zu Hautrissen • Keine Schweiß- und Talgproduktion • Poren nicht sichtbar, oft dünn und gespannt • Schuppenbildung	Lipophile Creme (W/O, ca. 30 % Wasseranteil)	• Hoher Fettanteil führt der Haut Feuchtigkeit zu und hält die eigene Hautfeuchtigkeit zurück. • Tiefenwirkung stärker als bei O/W-Lotionen • Gewährleistung von Wärmeaustausch • Luftdurchlässigkeit vorhanden
Trocken-fettige Haut, Mischhaut	• Wenig Schweiß- und Talgproduktion • Fettige Schuppen	Rückfettende Emulsion/Creme (W/O)	• Gewährleistung von Wärmeaustausch, da der Fettfilm durch die Wasseranteile luftdurchlässig ist

Besonderheiten bei der Hautpflege

Pflegeprobleme, die eine besondere Hautpflege erfordern ➤ Tab. 1.27

ACHTUNG

- Inhaltsstoffe von Pflegemitteln können Allergien auslösen.
- Kein routinemäßiger Einsatz von Pasten und Salben
- Schwer zugängliche Hautpartien in Schienen, Antithrombosestrümpfen, unter Verbänden dürfen nicht übersehen oder vernachlässigt werden.

Tab. 1.27 Pflegeprobleme, die eine besondere Hautpflege erfordern

Pflegeproblem	Ursachen/Hautmerkmale	Pflegemaßnahmen
Inkontinenz	• Starke hautangreifende Verunreinigung • Oft entzündliche Hautveränderungen	• Nach dem Waschen gut abtrocknen • Keine okkludierenden Salben und Pasten auftragen (z. B. Zinkpaste) • Keine luftundurchlässigen Inkontinenzmaterialien verwenden • Im Intimbereich prophylaktisch keine Salben und Cremes anwenden • Hilfsmittel bei Inkontinenz einsetzen, z. B. Fäkalkollektor®, Flexi-Seal® • Hautschutzprodukte anwenden, z. B. 3M™, Cavilon™; Schutz hält mehrere Tage und bildet keine Wärme- und Feuchtigkeitskammer.
Pflaster- und Elektroden-behaftete Haut	• Lokal gereizte und gerötete Hautpartien evtl. mit Juckreiz	• Pflasterverträglichkeit erfragen und beobachten • Hypoallergene Materialien bevorzugen • Kleinste und verträglichste Pflaster- bzw. Klebevariante wählen • EKG-Elektroden täglich umsetzen

Tab. 1.27 Pflegeprobleme, die eine besondere Hautpflege erfordern *(Forts.)*

Pflegeproblem	Ursachen/Hautmerkmale	Pflegemaßnahmen
Pilzbefall	• Gerötete oder weiß belegte Hautpartien (besonders im Intimbereich bzw. in Hautfalten)	• Betroffene Hautareale trocken und luftzugänglich halten • Nach ärztlicher Anordnung antimykotisch wirksame Salbe (dünn!) auftragen • „Pilzmischung" aus dem Bereich der Aromapflege (sofern hausinterner Standard vorhanden)
Intertrigo	• Rote, erosive, juckende und brennende Herde in den Körperfalten, z. B. der Analfalte, Damm, unter der Brust, unter der Bauchschürze, zwischen den Oberschenkeln	• Betroffene Hautbereiche trocken halten • Gründlich abtrocknen, nicht reiben oder rubbeln • Haut auf Hautkontakte in den Körperfalten vermeiden, z. B. durch Einlegen von Mullkompressen oder PUR Schaumverband, z. B. von Ligasano®

1.6.3 Augenpflege

Allgemeines

Das Auge ist ein komplex entwickeltes und hochempfindliches Sinnesorgan. Es ermöglicht nicht nur das Sehen und Erkennen der Umwelt, es unterstützt auch den Gleichgewichtssinn und die Wahrnehmung der Dreidimensionalität. Die **Bindehaut (Konjunktiva)** ist eine Schleimhaut und übernimmt nach den Augenlidern eine Schutzfunktion gegen Infektionen und das Eindringen von Fremdkörpern. Die nachgeordnete **Hornhaut (Cornea)** wird mit Nährstoffen und Sauerstoff aus dem Tränenfilm versorgt. Die Tränenflüssigkeit, bestehend aus wässrigen und fetthaltigen Phasen, versorgt die Bindehaut durch den regelmäßigen Lidschlag mit Feuchtigkeit und „Nahrung" und sorgt für den Abtransport von Stoffwechselprodukten. Bei einer Störung dieses Gleichgewichts reagiert das Auge sehr schnell mit einem Ödem der Hornhaut und einer verringerten Epithelregeneration. Somit erfordert Augenpflege eine spezielle Beachtung bei beatmeten und schwerkranken Menschen mit:

- Inkomplettem Lidschluss
- Mangelnder Tränenflüssigkeit und Verteilung
- Durchblutungsstörungen und Abflussbehinderungen durch ödematöse Veränderung der Augen (z. B. hohe Beatmungsdrücke)
- Struktureller Schädigung durch Traumata
- Veränderter Tränenflüssigkeit durch Nebenwirkungen von Medikamenten

Trockene Luft der Klimaanlagen im Intensivbereich fördert die Austrocknung der Schleimhaut zusätzlich. Die regelmäßige Inspektion, Beurteilung und Dokumentation der Augen im Rahmen der Gesichtspflege ermöglichen das rechtzeitige Erkennen von Veränderungen und die daraus abzuleitenden Interventionen. Auch für die Augenpflege wird der Einsatz von Protokollen empfohlen, die eine vollständige Inspektion sicherstellen und das Ableiten von spezifischen Maßnahmen erleichtern. Die in der Tabelle aufgeführten Kriterien können Anhaltspunkte für ein Assessment des Auges bieten (➤ Tab. 1.28).

Tab. 1.28 Kriterien bei der Inspektion der Augen

Beobachtung	Kriterien
Äußeres Aussehen (bei geschlossenem Auge)	Auffällig, unauffällig, verkrustet, Ödem, farbliche Veränderungen, Verletzungen, Sekretaustritt
Lidschluss	Komplett, inkomplett
Lidschlag	Vorhanden, nicht vorhanden
Inneres Aussehen und Funktion (bei geöffnetem Auge)	Sehfähigkeit (beim wachen Patienten), Pupillenreaktion, Größe und Form, Färbung der Skleren, Ödembildung, Feuchtigkeit, Einblutung, Anzeichen einer Entzündung
Tränenflüssigkeit	Ausreichend vorhanden, nicht ausreichend, Farbe durchsichtig oder auffällig verfärbt

Ziele

- Die Funktionsfähigkeit des Auges bleibt erhalten.
- Die Cornea ist ausreichend mit Flüssigkeit und Vitaminen versorgt.
- Der komplette Lidschluss ist gewährleistet.
- Bei inkomplettem Lidschluss ist das Auge vor Austrocknung, Verletzung, Keimeinbringung geschützt.

Besonderheiten bei der Durchführung

Da man an den Augen höchst empfindlich auf Berührung reagiert, ist die Vorbereitung und Information des Patienten auf die bevorstehende Tätigkeit von besonderer Bedeutung. Welche Hilfsmittel und Pflegeprodukte für die Augenpflege zum Einsatz kommen, hängt maßgeblich vom durchgeführten Assessment ab. Ist das Auge unauffällig und funktionsfähig, reicht das Abwaschen mit klarem Wasser im Rahmen der Gesichtswäsche.

- Auf einer wischdesinfizierten Arbeitsfläche werden die benötigten Materialien (z. B. Wasser, Kompressen steril/unsteril, Tupfer steril/unsteril, NaCl 0,9 %, Augentropfen, Augensalbe, Pflasterstreifen, Uhrglasverband) vorbereitet. Pflegeutensilien werden nicht auf dem Patienten oder im Bett abgelegt.
- Der Patient wird über die beabsichtigte Pflegemaßnahme informiert.
- Es erfolgt eine hygienische Händedesinfektion und keimarme Einmalhandschuhe werden angelegt.
- Sind Auffälligkeiten in der Beurteilung zu dokumentieren, ist die Durchführung der Augenpflege dementsprechend anzupassen. Bei inkomplettem Lidschluss, ödematöser Veränderung der Skleren, Infektionszeichen oder ähnlichen Beobachtungen empfiehlt sich der Einsatz von sterilen Tupfern und NaCl 0,9 % zur **äußeren Reinigung.** Dabei erfolgt die Waschrichtung vom äußeren zum inneren Lidwinkel. Salbenreste werden vorsichtig entfernt und anschließend wird die indizierte Augensalbe oder Augentropfen in den Bindehautsack appliziert (vorher evtl. Pupillenreaktion testen, da der Salbenfilm eine genaue Beurteilung beeinträchtigt). Danach wird das Augenlid vorsichtig geschlossen und bei Bedarf mit hautfreundlichem Pflasterstreifen oder Uhrglasverband zum Schutz verschlossen (z. B. für die Bauchlage oder nach Augentraumata).

ACHTUNG

Der Konus der Tube oder der Tropfen dürfen das Auge nicht berühren! Verfallsdatum und Temperaturstabilität der Tropfen und Salben kontrollieren!

- Ist nur ein Auge entzündlich verändert, ist die Keimübertragung ins andere Auge bei der Pflege zu vermeiden.
- Bei der Fixierung von Tubus oder Magensonde ist darauf zu achten, dass kein Zug auf die Augenumgebung ausgeübt wird, da dies die Durchblutung eingeschränkt und die Versorgung des Auges damit beeinträchtigt wird.
- Bei der Lagerung der Patienten muss auf die konsequente Augenfreilagerung geachtet werden. Verletzungen des Auges entstehen in kürzester Zeit und haben schwerwiegende Folgen.
- Entsorgung der Arbeitsmittel und Abschlussdesinfektion der Arbeitsfläche

Augensalben und Augentropfen

Aufgrund der Vielzahl an Tropfen, Salben und Gelen, soll die nachfolgende Tabelle nur die am häufigsten eingesetzten Wirkstoffe abbilden (➤ Tab. 1.29). Pflegende orientieren sich bei der Auswahl von Pflegeprodukten am festgestellten individuellen Pflegebedarf des Patienten, an den hausinternen Richtlinien und Standards. Sie stellen ihre Fachkompetenz durch genaue Kenntnis der eingesetzten Produkte sicher.

Dokumentation

Die Dokumentation der Augenpflege umfasst das durchgeführte Assessment, die daraus resultierenden Pflegeinterventionen, die Reaktion des Patienten (Schmerzen, Abwehr) und die Pupillenreaktion/Augenstellung.

1

Tab. 1.29 Auswahl zu Augensalben und Augentropfen

Produkt	Wirkung
Augensalbe Wirkstoff: Dexpanthenol (wird im Körper zu Pantothensäure = Vitamin B_5 umgewandelt)	Als umgebauter Bestandteil des Coenzyms A erhöht sich die Feuchtigkeitsspeicherkapazität und der Hautstoffwechsel wird unterstützt. Neubildung und Regeneration der Zellen, entzündungshemmend, wundheilungsfördernd und juckreizlindernd. **Besonderheit:** selten Kontaktallergie möglich; Sehbeeinträchtigung während der Anwendung am Auge
Augengel Wirkstoff: Polyacrylsäure (Carbomer), synthetische Tränenflüssigkeit	Tränenersatzmittel bei trockenem Auge, bei gestörter Tränenproduktion und zur symptomatischen Behandlung des trockenen Auges **Besonderheit:** Die durchsichtige Gelform erlaubt das Sehen und die kontinuierliche Beurteilung der Pupillen; 2-stündliche Anwendung erforderlich; allergische Reaktionen auf Konservierungsstoffe möglich.
Vitamin-A-Augensalbe Wirkstoff: Retinol, Stoff aus der Vitamin-A-Gruppe (Vitamin A_1)	Vitamin A unterstützt die Epithelisierung von Bindehaut und Hornhaut, es trägt zur Ernährung und dem Feuchthalten der Cornea bei. **Besonderheit:** Das Sehen ist weniger eingeschränkt als bei Dexpanthenolprodukten; Überempfindlichkeitsreaktionen sind möglich.
Augentropfen Wirkstoff: Tetryzolin-Hydrochlorid = α-Sympathomimetika	Vasokonstriktion durch Beeinflussung des vegetativen Nervensystems. Abschwellende und reizlindernde Wirkung auf die Bindehaut. Vermindert die Produktion von Tränenflüssigkeit. **Besonderheit:** Durch die sympathomimetische Wirkung, sind dementsprechende Nebenwirkungen (Herzklopfen, Kopfschmerzen, Tremor, RR-Anstieg) möglich.
Augentropfen Wirkstoff: Polyvinylalkohol und Povidon = Filmbildner	Physikalisch-chemisches Gleitmittel, stabilisiert den Tränenfilm. Kontaktzeit an der Cornea und präcorneales Tränenvolumen werden erhöht. **Besonderheit:** Augenirritationen und Unverträglichkeitsreaktionen sind möglich.

Tipp

- Blutkrusten vorsichtig und langsam mit NaCl 0,9 % anfeuchten → nicht scheuern oder reiben, da schmerzhaft und Nachblutungsgefahr
- Traumatisierte, geschwollene Augen vorsichtig ohne großen Druck kühlen
- **Augenspülungen mit 0,9 % NaCl nicht routinemäßig durchführen,** da die Schutzfunktion durch die Reduzierung des natürlichen Tränenflusses nach der Spülung verloren geht; Verletzungsgefahr der Cornea durch die Druckeinwirkung beim Einspülen.
- Kamillenlösung oder Tee sind kontraindiziert, da allergische Reaktionen möglich sind und ein Austrocknen des Auges begünstigt wird.

1.6.4 Nasenpflege

Allgemeines

Die Nase verfügt über ein breites Spektrum an Funktionen und verdient nicht zuletzt als empfindliches Geruchsorgan Beachtung. Die **Nasenschleimhaut** (Mucosanasi) ist mit Flimmerhärchen (Zilien) besetzt und sorgt für einen kontinuierlichen Abtransport von Bakterien und Verunreinigungen. Als Teil der oberen Atemwege erwärmt und befeuchtet sie die Einatemluft auf dem Weg zur Lunge.

Ist die Funktion der Nase in Krankheitssituationen eingeschränkt, beeinträchtigt oder ausgeschaltet (Tubus, Sonden, Trauma), muss ihre Funktionsfähigkeit erhalten oder wiederhergestellt werden.

Ziele

- Erhaltung bzw. Wiederherstellung des Geruchssinns.
- Nasenschleimhaut ist intakt und hat genügend Feuchtigkeit.
- Der Sekretabfluss ist gewährleistet.
- Hilfsmittel (Sonden, Tubus, Fixierungsmaterial) werden toleriert und die Nasenschleimhaut sowie die äußere Nase bleiben intakt.
- Die Funktion der Anfeuchtung und Erwärmung der Einatemluft ist gewährleistet.

Besonderheiten bei der Durchführung

Auch bei der Nasenpflege stehen zu Beginn die Inspektion und Beurteilung des Organs. Ist die Nase intakt und funktionsfähig, wird die Pflege im Rahmen der Gesichtswäsche mit klarem Wasser integriert und der Patient kann seine Gewohnheiten diesbezüglich umsetzen. Die Wasserqualität (Legionellen in alten Wasserleitungen) muss an dieser Stelle besonders berücksichtigt werden, die Keimfreiheit sollte vonseiten der Krankenhaushygiene (➤ Kap. 2) sichergestellt sein. Ansonsten wird filtriertes Wasser oder NaCl 0,9 % zur Reinigung empfohlen.

Wird z. B. über eine Nasensonde Sauerstoff appliziert, besteht die Gefahr der Austrocknung der Nasenschleimhaut, eine Pflegeintervention wird notwendig.

Bei **intubierten Patienten** kann eine Nasenpflege im Rahmen der Gesichtspflege wie folgt durchgeführt werden:

- Vorbereitung aller benötigten Materialien, z. B. dünne Watteträger, filtriertes Wasser oder NaCl 0,9 %, Salbe, Tropfen, Fixierungsmaterial, Hydrokolloidpflaster, Kompressen, Tupfer, auf einer wischdesinfizierten Arbeitsfläche
- Information über die beabsichtigte Pflegemaßnahme
- Hygienische Händedesinfektion und Anlegen von keimarmen Einmalhandschuhen
- Sekret aus Nase, Mund und Rachen steril und atraumatisch absaugen, dabei Katheter ohne Sog einführen
- Dünne Watteträger mit NaCl 0,9 % tränken, Naseneingänge damit reinigen, Verkrustungen vorsichtig lösen
- Nasenschleimhaut inspizieren
- Mit dünnen Watteträgern Nasensalbe über den Naseneingang einbringen und Nasenschleimhaut vorsichtig eincremen
- Tubus- und/oder Sondenfixierung entfernen, ggf. vorher anfeuchten, Pflasterreste beseitigen
- Nasensonde bzw. Nasotrachealtubus frei im Naseneingang fixieren; wenn möglich, Befestigungsstelle verändern
- Bei Patienten mit sehr empfindlicher Haut Nasensonde bzw. Nasotrachealtubus ggf. mit Hydrokolloidpflaster unterpolstern
- Entsorgung der Arbeitsmittel und Abschlussdesinfektion der Arbeitsfläche

Nasensalben und Nasentropfen

Aufgrund der Vielzahl an Tropfen und Salben, soll die nachfolgende Tabelle nur die am häufigsten eingesetzten Wirkstoffe abbilden (➤ Tab. 1.30). Pflegende orientieren sich bei der Auswahl von Pflege-

Tab. 1.30 Auswahl zu Nasensalben und Nasentropfen

Produkt	Wirkung
Nasensalbe Wirkstoff: Dexpanthenol (wird im Körper zu Pantothensäure = Vitamin B_5 umgewandelt)	Als umgebauter Bestandteil des Coenzym A erhöht sich die Feuchtigkeitsspeicherkapazität und der Hautstoffwechsel wird unterstützt. Neubildung und Regeneration der Zellen, entzündungshemmend, wundheilungsfördernd und juckreizlindernd. Unterstützt die Heilung bei Schädigungen an der Nasenschleimhaut. **Besonderheit:** Unverträglichkeit und allergische Reaktion möglich. Salbe darf nur dünn in die Nase aufgetragen werden, Gefahr der Infektion der unteren und oberen Atemwege bei starker Ansammlung von Salbenresten, die nach unten wandern.
Nasensalbe Wirkstoff: Mupirocin (Ca), Antibiotikum zur Beseitigung von MRSA auf der Nasenschleimhaut	Als bakterielles Enzym (*Pseudomonas fluorescens*) wird die bakterielle Proteinbiosynthese inhibiert. **Besonderheit:** lokale Anwendung bei positivem MRSA-Nasenabstrich, für 5–7 Tage
Nasentropfen Wirkstoff: Xylometazolin Hydrochlorid = α-Sympathimimetikum	Rhinologika mit vasokonstriktorischer Wirkung. Schleimhautabschwellung und Sekretabfluss werden begünstigt. **Besonderheit:** keine Daueranwendung, wegen der Gefahr chronischer Schwellung und Schwund der Nasenschleimhaut. Durch die sympathomimetische Wirkung sind dementsprechende Nebenwirkungen (Herzklopfen, Kopfschmerzen, Tremor, RR-Anstieg) möglich

produkten am festgestellten individuellen Pflegebedarf des Patienten, an den hausinternen Richtlinien und Standards. Sie stellen ihre Fachkompetenz durch genaue Kenntnis der eingesetzten Produkte sicher.

Dokumentation

Die Dokumentation der Nasenpflege umfasst das durchgeführte Assessment, die daraus resultierenden Pflegeinterventionen und die Reaktion des Patienten (Schmerzen, Abwehr). Hinzu kommen die Liegezeit und Lage von Sonden und Tuben.

ACHTUNG

- Behutsames Durchführen der Pflegemaßnahmen wegen Verletzungsgefahr der Nasenschleimhaut, evtl. Blutungen
- Keine Verwendung von öligen Reinigungssubstanzen, diese können in den Rachen und die Trachea laufen und eine Aspirationspneumonie induzieren.
- Salben nicht zu dick in den hinteren Bereich der Nase einbringen → Infektionsgrundlage für Sinusitis, besonders bei nasal intubierten Patienten

1.6.5 Mundpflege

Allgemeines

Der Mund stellt als Körperöffnung den obersten Teil des Verdauungstrakts dar und übernimmt somit einen wichtigen Part bei der Nahrungsaufnahme. Er ermöglicht als Teil der Stimmerzeugung das Sprechen und ist ebenso an der Atmung mitbeteiligt.

Eine Veränderung der Mundflora, strukturelle Schädigungen (Lippen, Zunge, Mundhöhle etc.), herabgesetzte Speichelproduktion, Erkrankungen und Infektionen der Mundschleimhaut und viele andere Komplikationen können den Krankheitsverlauf des Patienten ungünstig beeinflussen.

Der Stellenwert der Mundpflege in der Intensivpflege war stets hoch, aber deren Bedeutung hat sich im Zuge der wissenschaftlichen Erkenntnisse im Zusammenhang mit der **Ventilator-assoziierten Pneumonie (VAP)** nochmals deutlich erhöht. Zahlreiche Studienergebnisse belegen einen signifikant negativen Zusammenhang zwischen regelhafter und effektiver Mundpflege und der VAP. Das bedeutet, je besser die Mundpflege ausfiel, desto niedriger fiel die VAP-Rate aus. Bislang wurde noch kein Goldstandard für eine „gute Mundpflege" definiert, hier sind die Pflegeexperten vor Ort gefragt, das evidenzbasierte Wissen in Form eines Bündels von Maßnahmen, in die tägliche Praxis zu integrieren und die Standards regelmäßig zu aktualisieren.

Über einige **Grundsätze** ist sich die Forschungsliteratur jedoch einig und diese sollten berücksichtigt werden:

- Verbindlicher Mundpflege-Standard (Assessment, Häufigkeit, Materialien, Hygiene, Durchführung, Lagerung, Evaluation etc.)
- Regelmäßige Schulung der Pflegekräfte
- Verwendung eines validen Assessments in Form eines Mundpflegeprotokolls
- Konsequente Händehygiene (RKI-Hygieneempfehlungen)
- Kontinuierliche Oberkörperhochlage von mindestens 30–45° in Kombination mit der Absaugung von subglottischen Sekreten zur Aspirationsprophylaxe
- Cuff-Druck kontinuierlich über 25 cmH_2O
- Täglicher Weaning-Versuch und frühe Extubation, mit Weaning-Protokoll
- Einsatz von antiseptischen Mundpflegelösungen (z. B. Chlorhexidin 0,12–0,2 %) und ausreichende Zahnhygiene (Zähneputzen mit effektiver Plaqueentfernung) – sehr gute Wirksamkeit durch viele Studien belegt
- Mechanische Plaqueentfernung durch Zähneputzen mit einer Zahnbürste vorziehen
- Selektive orale Dekontamination (SOD) mit 2 % Paste Polymyxin E, Tobramycin und Amphoterecin B alle 6 Std. (diese Empfehlung wird kontrovers diskutiert, aufgrund möglicher Resistenzentwicklung; in der aktualisierten Sepsisleitlinie nicht mehr empfohlen)

Zudem stellt der „Expertenstandard Förderung der Mundgesundheit in der Pflege" (DNQP, 2021) reichhaltiges evidenzbasiertes Wissen zur Ableitung geeigneter Interventionen rund um das Thema Mundpflege bereit.

In der Literatur findet man unterschiedliche Assessment-Instrumente (z. B. Activities of Daily Oral Hygiene [ADOH], Brief Oral Health Status Examination [BOHSE], Minimum Data Set [MDS, Teilbereich], Mucosal Plaque Index [MPS], Oral Health

Tab. 1.31 BRUSHED-Modell* (Abidia, 2007)

	Beobachtung	Mögliche Charakteristiken/Merkmale
B	Bleeding – Blutung	Zahnfleisch, Schleimhaut, Antikoagulanzien
R	Redness – Rötung, Entzündung	Stomatitis, Zunge, Zahnfleisch
U	Ulzeration – Geschwür	Größe, Ausprägung, Herpes, Infektion
S	Salvia – Speichel	Mundtrockenheit, Menge, Merkmale
H	Halitosis – Mundgeruch	Azidose, Infektion
E	External Factors	Intubation, Rhagaden
D	Debris	Fremdkörper, sichtbare Plaque

* Beispiel für ein Assessment-Instrument, dessen Ziele Prophylaxe, Therapie und Vermeidung weiterer Komplikationen umfassend abbildet. Es kann auf die individuellen Handlungsanforderungen und Dokumentationsbedürfnisse der durchführenden Berufsgruppe angepasst werden.

Assessment Tool [OHAT]), beispielhaft soll an dieser Stelle das BRUSHED-Modell (➤ Tab. 1.31) dargestellt werden.

Ziele

- Erhaltung bzw. Wiederherstellung einer intakten, sauberen und feuchten Mundschleimhaut sowie einer belagfreien Zunge
- Physiologisches Keimmilieu und Mundflora
- Mund und Zähne sind frei von Speiseresten und Sekreten.
- Zähne sind frei von Plaque und Karies.
- Zahnfleisch, Zähne und Lippen sind strukturell intakt.
- Nahrungsaufnahme und Schluckakt beschwerdefrei
- Ohrspeicheldrüsentätigkeit regelrecht

Besonderheiten bei der Durchführung

Kann ein Patient in seiner Krankheitssituation essen, trinken und selbstständig Mundpflege durchführen, ist die Übernahme einer speziellen Mundpflege nicht angezeigt. Zweimal täglich Zähneputzen und regelmäßiges Ausspülen werden ihm ermöglicht.

Ist ein Patient **intubiert, sediert oder bewusstseinseingeschränkt,** erweitert sich das Spektrum der Pflegeinterventionen deutlich. Medikamente und Therapieverfahren (Chemotherapie, Bestrahlung, Lyse) können ebenso zu Veränderungen der Mundschleimhaut und den organischen Strukturen des Mundes führen. Auch hier findet die Mundpflege besondere Beachtung.

- Vorbereitung aller benötigten Materialien (➤ Tab. 1.32, ➤ Tab. 1.33), z. B. Holzspatel und Stablampe, Zahnbürste, Zahnpaste, Tupfer, Schaumstoffapplikatoren, Spüllösung, Absaugkatheter, Fixierungsmaterial für Tubus, auf einer wischdesinfizierten Arbeitsfläche
- Information über die beabsichtigte Pflegemaßnahme
- Hygienische Händedesinfektion und Anlegen von keimarmen Einmalhandschuhen
- Schutztuch unterlegen
- Oberkörper hoch lagern
- Ablauf der Magensonde sicherstellen, ggf. Sondenkostgabe unterbrechen, da jede Stimulation im Mundbereich zu Übelkeit oder Erbrechen führen kann
- Sekret aus Nase, Mund und Rachen steril und atraumatisch absaugen, dabei Katheter ohne Sog einführen
- Vorhandene Borken und ablösende Salbenreste auf den Lippen, Beläge der Zunge und der Mundhöhle mit einem Zungenreiniger bzw. einer weichen Zahnbürste lösen, anschließend wegspülen bzw. vorsichtig absaugen
- **Plaqueentfernung:** Die Zahnreinigung (Zahnbürste) zur Plaqueentfernung erfolgt 2-mal täglich, die Reinigung der Zahnzwischenräume mit Interdentalraumbürstchen 1-mal tägl.
- Die Reinigungsmethode orientiert sich am Patienten:
  - Zähne mit weicher, kleiner Zahnbürste putzen, von „rot nach weiß" (vom Zahnfleisch zu den Zähnen), anschließend Mund spülen, mittels

Munddusche oder Spritze mit aufgesetztem Absaugkatheter, bis die Zahnpasta vollständig entfernt ist, Flüssigkeitsansammlungen vorsichtig absaugen
- Ist das Zähneputzen nicht möglich, Schaumstoffapplikatoren, Watteträger oder Tupfer anfeuchten und nacheinander Wangentaschen, Zahnfleisch, oberen Gaumen, unteren Gaumen und Zunge auswischen, ggf. mit neuem Material wiederholen
- Bei der patientengeführten, unterstützenden Mundpflege führt die Pflegekraft die Hand des Patienten mit dem einzusetzenden Mundpflegematerial zur Reinigung der Mundhöhle und evtl. der Zähne.
- Ggf. Zahnprothesenpflege mit Zahnbürste und Zahncreme oder Selbstreinigungstabletten

- Mund erneut auf Blutungen, Hämatome, Beläge, Läsionen, Rhagaden, entzündliche Prozesse, Soor und Karies inspizieren; ggf. Pflegemittel auftragen (➤ Tab. 1.33, ➤ Tab. 1.34)
- Lippenpflege mit Fett- oder Bepanthen-Salbe® durchführen
- **Befeuchtung:** Alle 2–4 Std. ist **zusätzlich** eine Mundhygiene bei sedierten bzw. bewusstseinseingeschränkten Patienten notwendig (zur Anfeuchtung des Mundes nur sterile Flüssigkeiten verwenden)
- Arbeitsmaterialien entsorgen und Arbeitsfläche wischdesinfizieren

Tab. 1.32 Verschiedene Mundpflegematerialien

Pflegematerialien	Indikationen/Wirkung	Besonderheiten
Holzspatel und Stablampe	• Verwendung zur Inspektion und Beurteilung des Mundes, Mundschleimhaut, Zunge, Zähne und Zahnfleisch	• Vorsichtige Anwendung, besonders bei Patienten mit Blutungsgefahr
Interdentalbürsten	• Mechanische Säuberung der Zahnzwischenräume	• Zeitaufwendig, Akzeptanz des Patienten erforderlich • Blutungsgefahr
Elektrische Zahnbürste	• Effektivste Reinigungsmethode zur Mundhygiene • Plaqueentfernung	• Benützung der patienteneigenen Zahnbürste • Die Anwendung orientiert sich am Zustand des Patienten.
Weiche Zahnbürste und Zahnpasta	• Effektive Reinigungsmethode zur Mundhygiene • Plaqueentfernung	• Benützung der patienteneigenen Zahnbürste • Die Anwendung orientiert sich am Zustand des Patienten.
Zungenreiniger	• Effektive Reinigung des Mundes sowie des Zungenbelags	• Geringer Zeitaufwand • Weniger Würgereiz • Bessere Toleranz • Verbesserung des Essverhaltens
Pean-Klemme und Mull-Gaze-Tupfer	• Anfeuchten der Mundschleimhaut • Reinigung des Mundes sowie losgelöster Beläge	• Verwendung umstritten, wegen Verletzungsgefahr • Möglicher Würgereiz • Unzureichend zur Plaque-Beseitigung • Bei Patienten mit natürlichem Gebiss sind diese Instrumente nur kurzfristig anzuwenden.
Wattestäbchen, Schaumstoff-Applikatoren	• Anfeuchtung der Mundschleimhaut sowie Reinigung des Mundes • Bei Mundschleimhautschädigungen oder Blutungsgefahr	• Unzureichend zur Plaque-Beseitigung • Bei Patienten mit natürlichem Gebiss sind diese Instrumente nur kurzfristig anzuwenden.
Atomiseur-Munddusche	• Einsatz bei Kieferverdrahtung • Zur Reinigung der Zähne sowie Massage der Gingiva	• Kein Wegspülen von Belägen • Aspirationsgefahr, gleichzeitige Absaugung erforderlich
Absaugkatheter	• Entfernung von Sekretansammlungen	• Achtung bei Patienten mit Blutungsgefahr

Tab. 1.33 Verschiedene Mundpflegemittel

Mundpflegemittel/Wirkstoffe	Indikation/Anwendung	Besonderheiten
Steriles Wasser, filtriertes Wasser	• Reinigend	• Kann eingesetzt werden, wenn andere Reinigungsmaßnahmen oder -mittel nicht angebracht sind
Kamille (als Blütenaufguss, Teeaufgussbeutel oder als Fertigextrakt); Salbei (als Teeaufgussbeutel, Tinktur)	• Soor- und Parotitisprophylaxe • Antibakterielle Eigenschaft • Entzündungshemmende Eigenschaft • Prävention oder Behandlung von Mukositis, Gingivitis (keine gesicherte wissenschaftliche Grundlage)	• Salbeianwendungen nicht > 14 Tage (das Thujon besitzt bei höherer Dosierung/langfristiger Anwendung toxische Wirkungen) • Austrocknende Wirkung
Mundspüllösung (Konzentrat) mit Wirkstoffkombination: Salbeiöl, Eukalyptusöl, Pfefferminzöl, Zimtöl, Nelkenöl, Fenchelöl, Anisöl, Levomenthol, Thymol	• Prophylaxe und Behandlung von Stomatitis, Gingivitis, Soor und Aphthen • Als Mundspüllösung, in Mundduschen oder zum Auftragen mit Watteträgern geeignet (keine gesicherte wissenschaftliche Grundlage)	• Lösung entsprechend der Gebrauchsanweisung verdünnen • Enthält Alkohol • Überempfindlichkeitsreaktionen oder Allergien auf Inhaltsstoffe möglich
NaCl 0,9 %	• Granulationsfördernd, reinigend • Bei Stomatitis	• Kann eingesetzt werden, wenn andere Reinigungsmaßnahmen oder -mittel nicht angebracht sind
Verdünntes PVP-Jod	• Antiseptische/antimikrobielle und reinigende Wirkung	• Stark färbend • Bei längerer Anwendung Iodresorption möglich (Eingriff in den Schilddrüsenstoffwechsel)
Gebrauchsfertige Mundspüllösung mit den Inhaltstoffen: Makrogol, Natriumhydrogenkarbonat, Chlorhexidin	• Reinigend, schmerzlindernd, antiseptisch • Bei Mukositis und Mundtrockenheit • Vor allem nach Chemotherapie und Strahlenbehandlung (Schleimhautschädigung) • Löst Beläge und Verkrustungen	• Allergische Reaktionen und Zahnverfärbung möglich • Unverdünnte Anwendung, Nachspülen nicht notwendig
Octenidinhydrochlorid 0,2–2,0 %	• Antiseptische/antimikrobielle/fungizide und reinigende Wirkung • Dekontamination von MRSA • Bei Parodontitis und Gingivitis • Keine Resistenzbildung	• Alkoholfrei und chlorhexidinfrei • Schonend für die Mundschleimhaut • Einwirkzeit beachten • Nachspülen erforderlich
Chlorhexiditin, Hexetidin	• Desinfektion des Mund-Rachen-Raums • Vorübergehende Keimzahlreduktion • Parodontitis • Aphthen • Bei Infektionen im Mund-/Rachen-Raum • Resistenzbildung möglich	• Enthält Alkohol (nicht bei Alkoholkranken anwenden) • Keine Anwendung bei Mundschleimhautläsionen, da gewebetoxisch und wundheilungshemmende Wirkung • Verfärbungen von Zähnen und Zunge möglich • Geschmacksirritationen
Dexpanthenol	• Prophylaxe und Therapie der Stomatitis • Aufweichen und Ablösen von Borken • Regeneration des Epithels, Aphthen • Soor- und Parotitisprophylaxe • Keine gesicherte wissenschaftliche Grundlage	• Lösung mehrmals täglich zur Mundhygiene anwenden • Einsetzbar zum Lösen, Einpinseln oder Spülen bei Wunden und Läsionen im Mund- und Rachenbereich

Tab. 1.33 Verschiedene Mundpflegemittel *(Forts.)*

Mundpflegemittel/Wirkstoffe	Indikation/Anwendung	Besonderheiten
Glyzerin, Zitronensäure, Limonenextrakte	• Prä- bzw. postoperativ bei Nahrungskarenz • Erfrischend, geschmacksverbessernd	• Erfrischend und angenehmer Geschmack • Nicht zur effektiven Mundpflege geeignet • Nur vorübergehende Anwendung bei intakter Mundschleimhaut, wirkt austrocknend
Antimykotika (z. B. Amphotericin B)	• Therapie bei Soorinfektionen • Antimykotisch, antiseptisch	• Nach ärztlicher Verordnung • Suspension kann zu Entzündungen der Zungenschleimhaut, Magen-Darm-Beschwerden, Emesis und Diarrhö führen

Tab. 1.34 Häufig vorkommende Veränderungen im Mundbereich beim Intensivpatienten

Veränderung	Symptome	Ursache	Maßnahme/Therapie
Trockene Zunge, trockene Mundschleimhaut (Xerostomie)	Trockene Zunge, trockene Mundschleimhaut	• Mundatmung • Fieber • Negativbilanzierung • Medikamentennebenwirkungen (Psychopharmaka) • Ungenügend angewärmte/angefeuchtete Atemluft	• Alle 2–4 Std. Befeuchtung durchführen • Alle 4–6 Std. Mundpflege durchführen • Bilanz nach ärztlicher Anordnung ausgleichen • Temperaturkontrolle, evtl. Fiebersenkung • Atemluft anwärmen/anfeuchten
Zungenbelag	Zäher gelb-braun, borkiger Belag, fest haftend bis abziehbar	• Fehlende, mechanische Reinigung (Nahrungskarenz)	• Plaqueentfernung: Beläge mit Zungenreiniger oder weicher Zahnbürste entfernen und ausspülen
Mundgeruch (Halitosis)	Mundgeruch	• Mangelnde Mundhygiene • Gingivitis • Begleiterscheinung bei Erkrankungen, z. B. der Niere, Leber, Darm und bei Diabetes mellitus • Negativbilanzierung	• Plaqueentfernung (oben) • Alle 2–4 Std. Befeuchtung durchführen • Bilanz nach ärztlicher Anordnung ausgleichen
Soor	Weißer, fest haftender Zungenbelag	• Mangelnde Mundhygiene • Aufsteigende Infektion • Immunsuppression	• Befeuchtung • Alle 4–6 Std. Mundpflege durchführen • Moronal®-Tinktur nach ärztlicher Anordnung
Zahnfleischbluten	Zahnfleischbluten	• Gerinnungsstörung • Gingivitis	• Mundhygienetätigkeiten äußerst vorsichtig durchführen
Aphthen	Kleine, rundliche an Zunge, Zahnfleisch, Gaumen und Wangenschleimhaut auftretende Erosionen, Schmerzen bis zur Nahrungsverweigerung	• Häufig mechanische Ursachen, z. B. Fixierbändchen des oralen Tubus, Zahnprothese, Kieferverdrahtung	• Befeuchtung • Salbei- bzw. Kamillenteespülung • Salviathymol® N

Tab. 1.34 Häufig vorkommende Veränderungen im Mundbereich beim Intensivpatienten *(Forts.)*

Veränderung	Symptome	Ursache	Maßnahme/Therapie
Rhagaden	Kleine schmerzhafte Hautrisse an Mund- und Nasenwinkeln	• Eisen- und Vitaminmangel • Überdehnung der Haut	• Eincremen, z. B. mit Bepanthensalbe®
Stomatitis	Gerötete, geschwollene Mundschleimhaut, brennende Schmerzen, Trockenheitsgefühl, Mundgeruch	• Mangelnde Mundhygiene • Infektion	• Befeuchtung • Salbei- bzw. Kamillenteespülung • Bepinseln mit Pyralvex® oder Myrrhentinktur • Salviathymol® N
Herpes labialis	Schmerzhafte, kleine, in Bläschen übergehende Erhebung an den Lippen und der Mundschleimhaut, Borkenbildung nach Aufplatzen der Bläschen	• Schmierinfektion • Herpesinfektion	• Abheilungsprozess oft selbstständig • Aciclovirsalbe nach ärztlicher Anordnung

Besonderheiten beim intubierten Patienten

Untersuchungen haben gezeigt, dass kein Zusammenhang zwischen der Häufigkeit der Tubusumlagerung und der Entstehung einer **Tracheomalazie** zu erkennen ist. Die Tubusumlagerung einmal in 24 Std. ist ausreichend und orientiert sich an den sichtbaren (Läsionen an Lippen, Mundschleimhaut, Gaumen) Kriterien.

- Bei wachen Patienten auf ausreichende Analgesie achten, da Manipulationen am Tubus sehr schmerzhaft und unangenehm sein können.
- Cuff-Druck prüfen und für die Zeit der Mundpflege höher blocken → bei zu niedrigem Cuff-Druck besteht Aspirationsgefahr!
- Tubuslage kontrollieren, höher als 25 cmH_2O blocken
- Tubusfixierung zur Vermeidung von Hautdefekten schonend lösen
- Mundpflege/Zahnreinigung durchführen → Tubus bei gelöster Fixierung sichern und beobachten!
- Nur sterile Flüssigkeiten zur Mundpflege verwenden
- Die Zunge mit einem Holzspatel vorsichtig herunterdrücken und den Tubus in den anderen Mundwinkel umlagern, auch auf die Umlagerung im Rachenraum wegen möglichen Druckstellen achten
- Beißschutz bei Bedarf erneuern (Mullbinde, Guedeltubus®, Beißkeil)
- Bei sehr empfindlichen Lippen evtl. in die Mundwinkel Kompressen als Schutz einlegen
- Tubusfixation mit einem Tubusbändchen
- Tubuslagekontrolle, Cuff-Druckkontrolle, Auskultation der Lunge und bei Bedarf endotracheal absaugen
- Zug und Druckentlastung am Tubus durch spannungsfreies Zuführen der Beatmungsschläuche gewährleisten.

Besonderheiten bei Patienten mit nasalem Tubus

- Grundsätzlich Mundpflege wie bei der oralen Intubation
- Mundpflege kann einfacher durchgeführt werden.
- Nasenpflege mit **dünnen** Wattestäbchen durchführen
- Nasensalbe mit **dünnen** Watteträgern einbringen und Nasenschleimhaut vorsichtig eincremen
- Tubus bei Zeichen eines Dekubitus oder Schmerzen in der Nase mit Hydrokolloidpflaster abpolstern
- Fixationspflaster des Tubus am Nasenrücken 1-mal tgl. wechseln, ggf. Nasenrücken mit Hydrokolloidplatte schützen und Fixierungspflaster darauf befestigen

1

Dokumentation

Die Dokumentation der Mundpflege umfasst das durchgeführte Assessment, die daraus resultierenden Pflegeinterventionen und die Reaktion des Patienten (Schmerzen, Abwehr, Veränderung der Vitalparameter, Veränderung der Beatmungsparameter, Husten, Erbrechen).

Hinzu kommen die Liegezeit und Lage von Sonden und Tuben, Angabe des Fixationsmaterials und Auskultationsbefund (beidseits belüftet?) der Lunge.

ACHTUNG

- Beim Berühren des Gaumens oder der Zunge kann ein Brechreiz ausgelöst werden, daher mit Pflegematerial nicht zu tief in den Rachenraum eindringen.
- Metaanalysen zeigen, dass die Mundpflege immer noch sehr häufig ohne ein valides Assessment durchgeführt wird, die Häufigkeit der Durchführung und der Einsatz von Materialien ohne evidenzbasiertes Wissen erfolgt und vom individuellen Wissen und der Erfahrung der jeweiligen Pflegekraft abhängen. Durch regelmäßige Schulungen und verbindliche Standards kann diesem Defizit begegnet werden.
- Die interdisziplinäre Zusammenarbeit zwischen Intensivpflegenden, Ärzten, Zahnärzten und Dentalhygienikern ist für den Patienten mit Mundproblemen von großem Nutzen.

1.7 Ernährung und Verdauung

Kristin Loehnert

1.7.1 Stoffwechselveränderungen bei Intensivpatienten

Auswirkungen auf Stoffwechsel- und Organfunktionen werden schon durch geringe Defizite begünstigt. Dabei ist mit einer hohen Komplikationsrate, Multimorbidität und erhöhter Mortalität zu rechnen [1]. Weitere Folgen sind Beeinträchtigung des Allgemeinzustands, Abnahme der Muskelkraft (mit Auswirkungen auf die Atmung), Infektanfälligkeit bei reduzierter Immunfunktion, Wundheilungsstörungen, Müdigkeit, Antriebsschwäche, Einschränkung der Mobilität und erhöhtes Sturzrisiko.

In einer retrospektiven Analyse konnten Mogensen et al. anhand von 6.518 kritisch kranken Patienten zeigen, dass Patienten mit einer Protein-Energie-Mangelernährung im Vergleich zur Gruppe ohne Mangelernährung ein doppelt so hohes Mortalitätsrisiko hatten [1a].

DEFINITION

Eine krankheitsspezifische **Mangelernährung (DRM = Disease-related Malnutrition)** ist ein anhaltendes Defizit an Energie und/oder Nährstoffen im Sinne einer negativen Bilanz zwischen Aufnahme und Bedarf mit Konsequenzen und Einbußen für Ernährungszustand, physiologische Funktionen und Gesundheitszustand [2]. Sie wird durch drei unabhängige Kriterien definiert:

1. Body-Mass-Index (BMI) < 18,5 kg/m² **oder**
2. Unbeabsichtigter Gewichtsverlust > 10 % in den letzten 3–6 Monaten **oder**
3. BMI < 20 kg/m² und unbeabsichtigter Gewichtsverlust > 5 % in den letzten 3–6 Monaten

Für Erwachsene ab 65 Jahren werden andere Kriterien diskutiert: BMI < 20 kg/m² und Gewichtsverlust > 5 % in den letzten 3 Monaten.

Zusätzlich gilt eine Nüchternperiode von länger als 7 Tagen als unabhängiges definiertes Kriterium für ein Risiko auf Mangelernährung.

Mangelernährung zeigt viele unspezifische Symptome; sie wird oft mit einem Eisberg verglichen, deren Ausmaß erst erkannt wird, wenn bereits eine offensichtliche Störung vorliegt. Dies gilt es besonders bei Intensivpatienten zu vermeiden.

Es wird unterschieden in:

- Krankheitsspezifische Unterernährung (S-DRM), die das Resultat einer chronischen Unterernährung ohne Entzündungszeichen ist, charakterisiert durch verminderte Nahrungsaufnahme u. ggf. Malassimilation
- Chronische krankheitsspezifische Mangelernährung (C-DRM) bei Vorliegen einer subklinischen, milden oder mäßigen Inflammation, z. B. bei Organerkrankungen (Herzinsuffizienz, Leberzirrhose), maligne Erkrankungen, chronisch entzündlichen Erkrankung (Morbus Crohn, rheumatoide Arthritis)
- Akutkrankheitsspezifische Mangelernährung (A-DRM) durch unkontrollierbaren Proteinkatabolismus im Rahmen einer akuten Entzündungsreaktion, vorwiegend bei Intensivpatienten

Aufgrund der immer kürzeren Verweildauer von Patienten in den Kliniken gibt es wenig aussagekräftige Inzidenzdaten bezüglich Mangelernährung. Eine Studie [3], die an zwei deutschen Universitätskliniken in gastrointernistischen Abteilungen mit 1.308 Patienten durchgeführt wurde, brachte das Ergebnis, dass 23 % der Patienten von einer Mangelernährung betroffen sind. Durch den sog. **Hungerstoffwechsel** greift der Körper bereits nach 24 Std. auf den Abbau körpereigener Substanzen zurück, um die Organfunktionen aufrechterhalten zu können. Zusätzlich wird die Stoffwechselaktivität deutlich reduziert, der Blutzuckerspiegel sinkt.

Eine weitere Stoffwechselveränderung bei Intensivpatienten ist der **Postaggressionsstoffwechsel** (auch bekannt als akutkrankheitsspezifische Mangelernährung A-DRM), der eine schnelle Bereitstellung von Energieträgern ermöglicht. Als Auslöser gelten große Traumata und Operationen, Verbrennungen und schwere Infektionen. In dieser Phase wird körpereigenes Eiweiß zur Aufrechterhaltung der Glukoneogenese abgebaut, sobald die Glykogenvorräte im Körper erschöpft sind. In der Regel kann eine enterale Proteinzufuhr in dieser katabolen Stoffwechsellage den Abbau von Eiweißen nicht vollständig stoppen. Charakteristische Merkmale des Postaggressionsstoffwechsels sind erhöhter Stickstoffverlust aufgrund des Eiweißkatabolismus, verminderte Glukoseverwertung, stimulierte Lipolyse und ggf. Immunsuppression bei entzündlichen Prozessen.

Des Weiteren zeigt sich bei Intensivpatienten häufig eine **gestörte Magenentleerung,** die in mechanische Obstruktion (z. B. bei Patienten im Zustand nach Magenoperation, pylorischem oder duodenalem Ulkus, gastralem Tumor) und Gastroparese unterschieden werden. Eine Gastroparese kann u. a. durch folgende Ursachen begünstigt werden:

- Medikamente (Narkotika, Anticholinergika, Kalziumantagonisten)
- Elektrolytstörungen (z. B. Kalium, Kalzium)
- Diabetische Enteropathie
- „Intensiv-Stress" (Schmerz, Rückenlage)

Es wird davon ausgegangen, dass ca. 50 % der Beatmungspatienten an einer Magenentleerungsstörung leiden. Die Folgen sind ein erschwerter Kostaufbau mit unzureichender Nahrungsaufnahme und die Gefahr einer stillen Aspiration mit nachfolgenden pulmonalen und systemischen Infekten, bis hin zur Sepsis.

1.7.2 Erhebung des Ernährungszustands

Methoden zur Erhebung des Ernährungszustands und des Verlaufs der Ernährungstherapie sind eine regelmäßige Gewichtskontrolle, die Bestimmung des Body-Mass-Index (BMI) und deren Verlaufsbeurteilung. In der Intensivmedizin wird die Aussagekraft des Körpergewichts aufgrund des häufig veränderten Wasserhaushalts mit interstitiellen Wassereinlagerungen, peripheren Ödemen oder Exsikkose jedoch eingeschränkt.

Im Intensivpflegebereich sind Gewichtskontrollen eher die Ausnahme, deshalb müssen für die Beurteilung des Ernährungszustands andere Parameter herangezogen werden. Neben der Ernährungsanamnese, inkl. Screening, z. B. Subjective Global Assessment (SGA) oder Nutritional Risk Screening (NRS), das von Klinik zu Klinik unterschiedlich gehandhabt wird, nimmt die klinische Untersuchung einen großen Stellenwert ein. Dabei wird besonders auf krankheitsspezifische Faktoren, Eiweißmangel (Verlust von Muskelmasse und Plasmaproteinen) und spezifischen Nährstoffmangel (Vitamine und Spurenelemente) geachtet.

Möglichkeiten zur Bestimmung des Ernährungszustands

- Gewichtskontrolle mit Erheben des BMI
- Anthropometrie (Trizepshautfaltendicke, Oberarmumfang, Bauchumfang, BMI)
- Technische Verfahren (BIA = bioelektrische Impendanzanalyse)
- Laborparameter mit Bestimmung eines Nutrogramms (➤ Tab. 1.35).

Alle hier aufgeführten Methoden sind in der Intensivmedizin nur bedingt aussagekräftig und müssen immer im Gesamtzusammenhang gesehen werden. Sie ersetzen keinesfalls eine ausführliche klinische Untersuchung mit Beurteilung der Ernährungssituation! Besonders die anthropometrischen Messungen sind im Ergebnis oft „untersucherabhängig",

1

Tab. 1.35 Beispiel für ein Nutrogramm vgl. DGEM [4]

Referenzwerte	
Ernährung/Proteine	
Albumin	> 36 g/l
Präalbumin	> 200 mg/l
Retinol-bindendes Protein (RbP)	> 1,41 mg/l
Transferrin	> 1,82 g/l
Cholesterin	> 2,9 mmol/l
Vitamine/Stoffwechsel	
Folsäure	> 9,4 nmol/l
Vitamin B_{12}	> 300 pmol/l
Zink	> 10,6 µmol/l
Eisenstoffwechsel (Ferritin)	> 30 µmol/l
Entzündung (CRP)	< 10 mg/dl
Schilddrüse (TSH)	< 4,5 mU/l

geben wenig Auskunft über kurzfristige Veränderungen und weisen nur begrenzte Referenzdaten auf.

MERKE

Der **BMI** kann nie als alleiniger Parameter für die Beurteilung des Ernährungszustands verwendet werden und muss immer im Verlauf beurteilt werden.

In ihrer Empfehlung 3B in der Leitlinie „Klinische Ernährung in der Intensivmedizin" ergänzt die DGEM die Einschätzungskriterien des Ernährungszustands mit der Möglichkeit der nichtinvasiven seriellen Untersuchung der Skelettmuskelmasse mittels Sonografie/MRT/CT bei Aufnahme und während des Intensivaufenthalts [1a].

Als Laborparameter wird die Erhebung folgender Werte empfohlen:

- Serum-Elektrolyte
- Gesamteiweiß und Albumin
- Kreatinin und Harnstoff
- Triglyzeride
- GOT, GPT
- Differenzialblutbild
- Bei onkologischen Patienten auch das CRP

DEFINITION

DGEM = Deutsche Gesellschaft für Ernährungsmedizin [5].

1.7.3 Bedarfsanalyse für Nährstoffe und Flüssigkeit

Energieliefernde Prozesse sind für den menschlichen Körper überlebenswichtig, weil ansonsten der Organismus die Struktur seiner Zellen nicht ausreichend aufbauen und aufrechterhalten kann. Bei einem Erwachsenen benötigen Gehirn, Leber, Herz und Nieren ca. 60 % des Grundumsatzes, die Skelettmuskulatur ca. 18–25 %.

Sofern nicht für den einzelnen Patienten individuelle Bedarfswerte berechnet sind, werden als Grundlage für eine Bedarfsberechnung die **Richtlinien der Fachgesellschaften DGE und DGEM** angenommen.

Der Energiebedarf (= Energieumsatz) setzt sich zusammen aus dem Grundumsatz, dem Leistungsumsatz (Muskelarbeit), der Thermogenese nach der Nahrungszufuhr und dem zusätzlichen Bedarf für besondere Lebenssituationen, wie Schwangerschaft, Stress, Gesundheitszustand, Ernährungs- und Hormonstatus. Der Grundumsatz (Ruheumsatz) verbraucht den größten Teil der Energie.

Die Bestimmung des Energieumsatzes/kalorischen Ziels sollte mittels einer indirekten Kalorimetrie (= Goldstandard, weil genaueste Methode) gemessen werden, d. h. Messung des Kohlenstoffdioxid- und Sauerstoffgehalts der Atemluft. Der Organismus oxidiert energieliefernde Nahrungsbestandteile. Durch die Berechnung des respiratorischen Quotienten

$$\left(\frac{CO_2\text{-Verbrauch}}{O_2\text{-Aufnahme}}\right)$$

lässt sich der Energieverbrauch berechnen. Die Messung wird morgens noch nüchtern durchgeführt, dauert 20–30 Min. und es sollte noch keine Tagesaktivität stattgefunden haben. Bei Intensivpatienten kann diese auch unter Fortsetzung der künstlichen Ernährung gemessen werden [5].

Der Gesamtenergieumsatz bei kritisch Kranken ist in der Regel nur bis 7 % höher als der Grundumsatz. Ausgenommen sind einige Erkrankungen wie Sepsis, Trauma und Verbrennungen. Hier kann es zu Steigerungen des Ruheenergieumsatzes von 40–60 % kommen [6].

MERKE

Eine **unzureichende Deckung des Bedarfs** bei Erwachsenen besteht, wenn ein Energiedefizit von > 10 kcal/kg Körpergewicht oder etwa 500 kcal/Tag über voraussichtlich mehr als 7 Tagen vorliegt. Ursache können z. B. massive Diarrhö und/oder Erbrechen oder hohe High-Output-Dünndarmfisteln sein.

Die DGEM-Leitlinie „Klinische Ernährung in der Intensivmedizin" gibt als Energieumsatz bzw. kalorisches Ziel in der Akutphase bei nicht adipösen kritisch kranken Patienten (BMI < 30 kg/m^2) **24 kcal/aktuelles KG/Tag** an. Auf komplexe Berechnungsformeln sollte verzichtet werden. In der Regel beginnt man die Ernährungstherapie mit 75 % des gemessenen oder geschätzten Kalorienziels und steigert entsprechend der individuellen metabolischen Toleranz, bis zum Ende der Akutphase (4–7 Tage nach Beginn der kritischen Erkrankung) 100 % des Energieziels erreicht ist. Blutzuckerspiegel von > 180 mg/dl trotz Insulingabe von > 4 IE/Std. weisen auf eine metabolische Intoleranz hin. Die Kalorienzufuhr sollte dann so weit reduziert werden, bis der Blutzuckerspiegel stabilisiert und keine Phosphatsupplementierung mehr notwendig ist [7a].

Bei entsprechender klinischer Stabilisierung unter Berücksichtigung der individuellen metabolischen Toleranz des Patienten kann im Verlauf langsam auf 25–30 kcal/kg KG gesteigert werden. Zusätzlicher Energiebedarf muss überprüft und die Energiezufuhr im Einzelfall angepasst werden [7].

Makronährstoffe Dazu zählen Kohlenhydrate, Fette und Eiweiß (➤ Tab. 1.36). Sie sind die hauptsächlichen Energielieferanten für den menschlichen Organismus.

- **Kohlenhydrate** spielen im Körper als schnell verfügbarer Energielieferant eine große Rolle. Sie werden zu 99 % vom Körper aufgenommen und verstoffwechselt. Der Energiegehalt liegt bei 4,1 kcal/g KH.
- **Fette (Lipide)** sind für den Körper der wichtigste Energielieferant mit 9,3 kcal/g Fett. Sie sind beteiligt am Aufbau der Zellmembranen und Hormone und werden für die Aufnahme von fettlöslichen Vitaminen benötigt. Des Weiteren bilden sie eine Schutzschicht unter der Haut zur Vermeidung von Wärmeverlust.

Tab. 1.36 Energiegehalt und Empfehlungen der Makronährstoffe. Die Richtwerte entsprechen den Empfehlungen der DGE für einen Erwachsenen, modifiziert für Intensivpatienten.

Makronährstoffe	Energiegehalt	Empfehlung
Eiweiß	4 kcal/g Eiweiß	• 1–1,2 g/kg KG • 11–15 % der Energiezufuhr • BUN-Spiegel < 100 mg/dl halten
Fett	9 kcal/g Fett	• 0,5–1 g/kg KG • 15–30 % der Energiezufuhr • Triglyzeridspiegel < 300 mg/dl halten
Kohlenhydrate	4 kcal/g KH	• 2–5 g/kg KG • 30–70 % der Energiezufuhr • Glukosespiegel < 200 mg/dl halten
Ballaststoffe		• 30 g pro Tag

- **Eiweiße (Proteine)** haben eine wichtige biologische Bedeutung und setzen sich aus einer unterschiedlichen Anzahl von Aminosäuren (insgesamt 20 Aminosäuren) mit unterschiedlichen Größen und Formen zusammen. Der Energiegehalt liegt bei 4,1 kcal/g Protein. Sie dienen dem Auf- und Umbau von Gewebs- und Bluteiweiß sowie der Synthese von Hormonen und Enzymen und kommen im Körper auch als Plasmaeiweiß, Blutgerinnungsfaktoren und Antikörper vor. Es werden essenzielle und nichtessenzielle Aminosäuren unterschieden. **Essenzielle Aminosäuren** sind für den Körper unentbehrlich, können nicht durch körpereigene Biosynthese ersetzt werden und müssen dementsprechend regelmäßig zugeführt werden. Nach der Anzahl der Aminosäuren unterscheidet man in Oligopeptide (weniger als 10 AS), Polypeptide (10–100 AS) und Proteine (> 100 AS). Ein erhöhter Eiweißbedarf besteht bei
  - Mangelernährung
  - Wundheilungsstörungen
  - Rekonvaleszenz
  - Konsumierenden Erkrankungen
  - Großflächigen Wunden (z. B. Dekubitus, Laparatomiewunden mit Fasziendehiszenz)
- **Ballaststoffe** sind Bestandteile pflanzlicher Nahrung und zählen zu den nicht verwertbaren

1

Kohlenhydraten. Sie gelangen unverdaut in den Dickdarm und beschleunigen den Verdauungsprozess.

Mikronährstoffe Vitamine und Mineralstoffe. Sie liefern zwar keine Energie, sind aber trotzdem lebensnotwendige Nahrungsbestandteile und müssen weitgehend mit der Nahrung aufgenommen werden.

Vitamine Man unterscheidet zwischen fett- und wasserlöslichen Vitaminen. Wasserlösliche Vitamine (B_1, B_2, B_6, B_{12}, C, Niacin, Folsäure, Biotin, Panthensäure) wirken in allen wasserhaltigen Bereichen des Körpers. Sie werden im Körper nicht gespeichert und bei zu hoher Substitution über die Niere ausgeschieden.

Bei fettlöslichen Vitaminen (A, E, D, K) besteht die Gefahr der Überdosierung, weil diese im Gegensatz zu den wasserlöslichen Vitaminen – meist in der Leber – gespeichert werden.

Mineralstoffe Hier unterscheidet man zwischen Mengen- und Spurenelementen. Sie sind für einen reibungslosen Stoffwechsel und die Organfunktionen essenziell. Zu den Mengenelementen zählen Elektrolyte und Mineralien, wie Natrium, Kalium, Kalzium, Chlor, Phosphor, Magnesium. Sie regulieren den Säure-Basen- und Wasserhaushalt, sorgen für eine intakte Reizübertragung von Nervenimpulsen, steuern eine optimale Blutgerinnung und funktionsfähige Muskelkontraktion.

Bestimmung des Flüssigkeitsbedarfs

Bei Erwachsenen mit normalen Volumenstatus liegt der Flüssigkeitsbedarf bei 30–40 ml/kg KG/Tag. Liegt eine Temperaturerhöhung über 37 °C vor, erhöht sich der Bedarf um ca. 10 ml/kg KG/Tag pro 1 °C Temperaturerhöhung.

Wenn das klinische Bild einen gestörten Wasser- oder Elektrolythaushalt aufzeigt, z. B. bei Schock, Sepsis, Niereninsuffizienz, wird der Flüssigkeitsbedarf individuell mit gezielter Diagnostik ermittelt.

1.7.4 Möglichkeiten der Ernährung

Als oberstes Ziel einer Ernährungstherapie gilt es, einen Zustand der Mangelernährung zu vermeiden, wenn Patienten über einen längeren Zeitraum „normale“ Nahrung nicht mehr oral zu sich nehmen können. Ist die orale Bedarfsdeckung (➤ Abb. 1.32) nicht gewährleistet, ist eine künstliche Ernährung angezeigt, z. B. bei Bewusstlosigkeit, Beatmung, neurogenen Schluckstörungen, mechanischer Behinderung der Nahrungspassage oder nach Operationen.

Bei **Intensivpatienten** muss häufig auf eine enterale Ernährung, parenterale Ernährung oder eine Kombination aus beiden zurückgegriffen werden.

Enterale Ernährung wird nach Möglichkeit der parenteralen Ernährung vorgezogen, weil diese physiologischer, komplikationsärmer (deutlich geringeres Infektionsrisiko), einfacher in der Durchführung und günstiger ist.

Liegt jedoch bei kritisch Kranken eine schwere Mangelernährung vor, wird die enterale Ernährungstherapie parenteral ergänzt.

Es wird eine frühzeitige enterale Ernährung bei kritisch Kranken in der Akutphase bereits in den ersten 24 Std. empfohlen, da das Infektionsrisiko und die Krankenhausverweildauer signifikant gesenkt werden können. Der Atrophie der Darmmukosa wird dadurch entgegengewirkt, es minimiert die Translokation von Bakterien und Toxinen, erhält die Splanchnikus-Durchblutung, erhält die Enzymaktivität und verbessert die Nährstoffverwertung und Immunkompetenz. Bleibt bei der enteralen Ernährung die Zufuhrrate unter dem Bedarf, wird die Energiezufuhr durch eine parenterale Ernährung ergänzt.

Besteht ein Ungleichgewicht des Nährstoff-, Flüssigkeits- und Elektrolytbedarfs mit der Unmöglichkeit, diese enteral zu korrigieren, ist die Indikation für eine partielle oder vollständige PE gegeben. Dies kann z. B. postoperativ bei ausgewählten chirurgischen Eingriffen, bei Patienten mit Krebs oder Polytrauma, entzündlichen intestinalen Erkrankungen wie Morbus Crohn, infolge eines Kurzdarmsyndroms oder schweren zentralnervösen Störungen, verbunden mit schweren Einschränkungen der gastrointestinalen Nahrungsaufnahme auftreten [8].

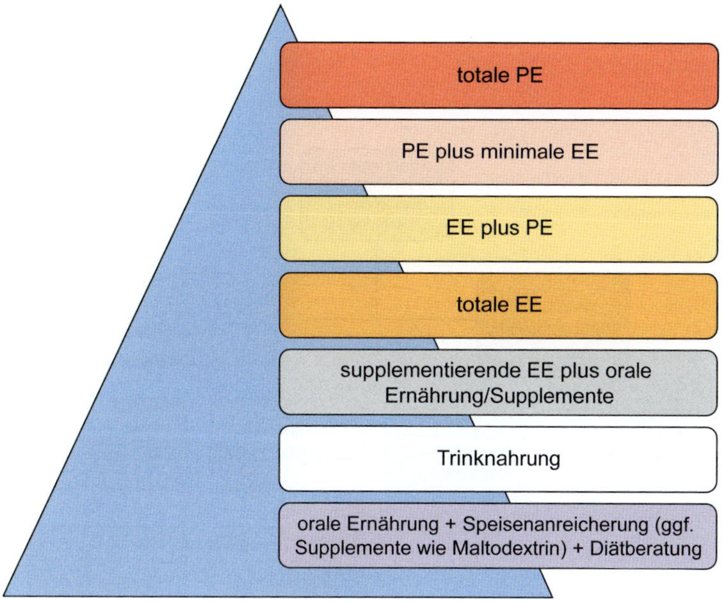

Abb. 1.32 Ernährungspyramide [L143]

Enterale Ernährung

Enterale Ernährung zählt zur künstlichen Ernährung unter Verwendung des Darmtrakts mit bilanzierter Flüssignahrung. Sie wird definiert als eine Nährstoffzufuhr distal der Mundhöhle über eine Magen-, Duodenum- oder Jejunumsonde. Enterale Ernährung setzt einen funktionstüchtigen Magen-Darm-Trakt voraus.

Sondennahrungen

Sondennahrungen sind vollbilanziert und entsprechen in ihren Zusammensetzungen den Grundsätzen einer angemessenen Nährstoffzufuhr (Diätverordnung). Einzelne Nahrungen berücksichtigen darüber hinaus Abweichungen des normalen Bedarfs als Folge vorliegender Erkrankungen, wie z. B. Stoffwechselerkrankungen, Verbrennungen, Hypermetabolismus.

Je nach Grunderkrankung reicht jedoch der Mineral-, Vitamin- oder Proteingehalt der industriell hergestellten Sondennahrungen nicht aus und es muss entsprechend dem Bedarf zusätzlich substituiert werden. Bei guter Verträglichkeit wird eine hohe Energiezufuhr pro Volumeneinheit angestrebt, z. B. durch hochkalorische Nahrung mit 1,5 kcal/ml.

Grundsätzlich wird bei der **Auswahl von Sondennahrungen** in Nahrung für normale Verdauungsleistung/Stoffwechsellage, eingeschränkte Verdauungsleistung oder besondere Stoffwechsellagen unterschieden (➤ Abb. 1.33). Es gibt sie als normokalorisch (1 kcal/ml), hochkalorisch (1,2–2,5 kcal/ml), mit und ohne Ballaststoffe. Bei der Auswahl der Sondennahrung werden das Krankheitsbild, die Stoffwechsellage, Nebendiagnosen und die Lage der Sonde berücksichtigt.

Standarddiäten (hochmolekulare Substrate) Enthalten Stärke, Maltodextrin, Milch- oder Sojaeiweiß, LCT-Fette, Vitamine und Mineralstoffe. Sie werden bei Patienten mit intakter Verdauungs- und Absorptionsfunktion eingesetzt, die eine „Vollkost" mit entsprechender Nährstoffrelation vertragen.

Oligopeptiddiäten (niedermolekulare Substrate) Sie bestehen aus Oligo-, Di- und Monosaccariden, MCT-Fetten, Vitaminen und Mineralstoffen. Häufig enthalten diese Nahrungen einen höheren Anteil an mittelkettigen Triglyzeriden (MCTs). Die Hauptindikation ergibt sich aus einer gestörten Verdauung und Malabsorption, wie sie z. B. bei schweren Störungen der Resorptionskapazität nach langer Nahrungskarenz, Kurzdarmsyndrom, Morbus Crohn mit Fistelbildung oder intensivpflichtigen Patienten mit jejunaler Sondenlage vorkommt. Aufgrund der

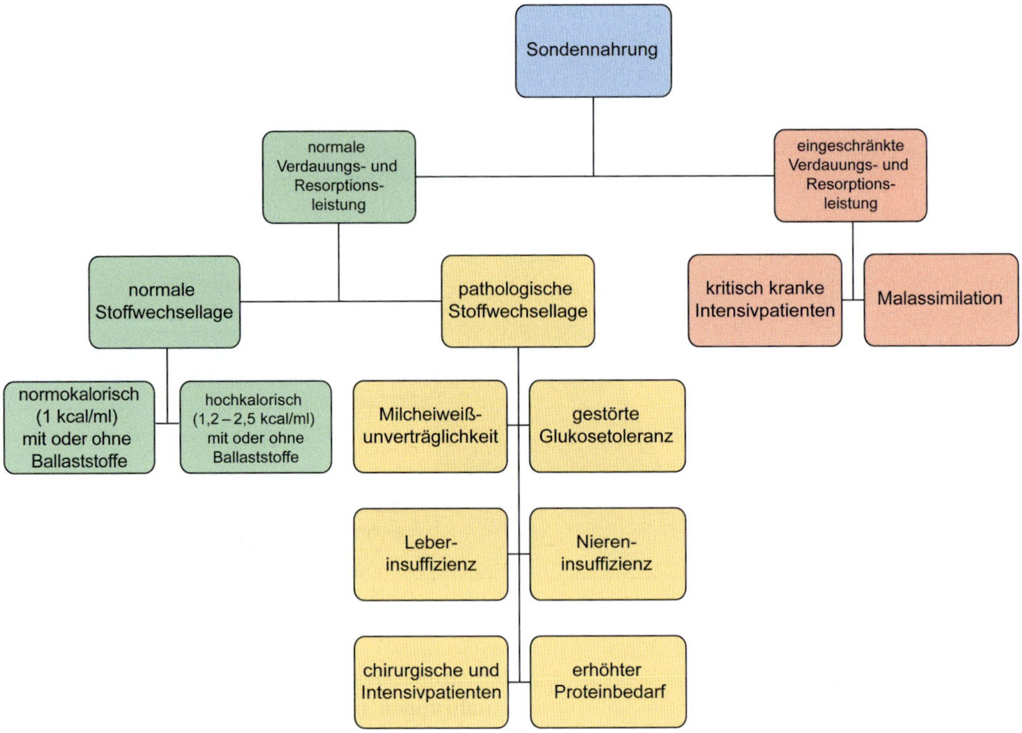

Abb. 1.33 Auswahl der Sondennahrung [L143]

leicht absorbierbaren Nährstoffe sind nur wenige Verdauungsenzyme notwendig und die Absorption erfolgt im oberen Dünndarm schnell und quantitativ. Es benötigen jedoch weit weniger Patienten diese niedermolekulare Diät, nämlich nur dann, wenn eine hochmolekulare Standarddiät nicht toleriert wird.

Spezialdiäten Sie werden auch als **Nährstoff-modifizierte Formeldiäten** bezeichnet und für krankheitsspezifische Stoffwechselsituationen angeboten. Es gibt sie proteinreich (Verbrennungen, große Wunden), natrium-, kalium- und phosphatreduziert (akute oder chronische Niereninsuffizienz) oder immunmodulierend (nach Operationen, Hypermetabolismus). Immunmodulierende Sondennahrungen, angereichert mit Arginin, Nukleotiden und Omega-3-Fettsäuren, sind bei Patienten mit elektiver Operation am oberen Gastrointestinaltrakt, milder Sepsis (➤ Kap. 9.2), mit Trauma (➤ Kap. 9.5) oder ARDS (➤ Kap. 9.1) einer Standardnahrung überlegen. Sie zeigen einen positiven Effekt auf die Behandlungsdauer und Infektionshäufigkeit. Es wird jedoch in der Leitlinie der DGEM darauf hingewiesen, dass immunmodulierende Sondennahrung nicht unkritisch eingesetzt werden sollte. Bei schwer erkrankten Intensivpatienten, die nicht mehr als 700 ml (entspricht 700 kcal bei einer normokalorischen Sondennahrung) enterale Ernährung pro Tag tolerieren, sollte keine immunmodulierende Nahrung verabreicht werden, ebenso nicht bei Patienten mit schwerer Sepsis [8].

Applikation von Sondennahrung

Grob unterscheidet man zwischen **Ernährungs- und Ablaufsonden.** Ablaufsonden werden meist postoperativ zum Ableiten von Magen- und Dünndarmsekreten gelegt, bei gastralen Blutungen, zur Diagnostik und für die Vermeidung von Aspirationen. Nach großen abdominalen Operationen wird die Ernährungssonde in das Duodenum gelegt, weil hier die Motilität früher einsetzt als im Magen (➤ Abb. 1.34).

Des Weiteren unterscheiden sich die Sonden im Material:

- Polyvinylchlorid (PVC): nicht zur Langzeitanwendung geeignet. Im Material enthaltene Weichmacher lösen sich innerhalb von 2–3 Tagen und machen die Sonde brüchig und starr.
- Polyurethan (PUR): Diese Sonden enthalten keine Weichmacher und sind für eine Langzeitanwendung geeignet – je nach Herstellerangaben 8 Tage bis 5 Monate. PUR-Sonden haben bei gleichem Außendurchmesser den größten Innendurchmesser.
- Silikonkautschuk: Diese Sonden sind am weichsten und bei einer Liegezeit von über einem Jahr für eine längere Sondenernährung konzipiert.

Transnasale Sonden Sie werden bei einer kurzzeitigen enteralen Ernährung mit intaktem Magen-Darm-Trakt sowie zum Ablauf von Sekreten eingesetzt. Für die Patienten sind sie oft schwer zu tolerieren, weil sie die Schleimhäute des Nasen-Rachen-Raums reizen und ein Fremdkörper- und Druckgefühl hinterlassen. Transnasale Sonden können auch im Duodenum oder Jejunum platziert werden. Dies kann notwendig sein, wenn eine Magenentleerungsstörung, Pylorusstenose oder Bewusstlosigkeit vorliegt. Mit dieser Sondenlage ist die Aspirationsgefahr bei Bewusstlosen deutlich geringer. Bei katecholaminpflichtigen Intensivpatienten ist der gastrale Reflux häufig so hoch, dass frühzeitig eine jejunale Sondenlage anzustreben ist. In der Intensivmedizin kommen häufig zwei- bis dreilumige Sonden zum Einsatz, die zusätzlich einen Ablaufschenkel bieten und sowohl einen gastralen als auch jejunalen Zugang ermöglichen. Transnasale Sonden werden bei kurzzeitiger Ernährungstherapie von < 20–28 Tagen eingesetzt.

Perkutane endoskopische Gastrostomie (PEG) Präferierte Sondenlage für die Langzeiternährung. Die Sonde wird direkt durch die Bauchwand in den Magen gelegt. Voraussetzung ist eine Passage des Endoskops über den Ösophagus.

JET-PEG Über eine liegende PEG wird eine längere, jejunal endoskopisch zu platzierende Sonde eingebracht mit dem Vorteil, dass trotz konventionell gelegter PEG eine direkte jejunale Ernährung möglich ist. Diese Sonde ist zweilumig mit gastralem und jejunalem Schenkel und findet ihren Einsatz hauptsächlich bei Magenentleerungsstörungen und Magenausgangsstenosen. Der gastrale Schenkel wird meist als Ablaufmöglichkeit und zur Medikamentenapplikation genutzt.

Perkutane endoskopische Jejunostomie (PEJ) Direkte Punktion des Jejunums mit Einführen einer Ernährungssonde. Wenn der Magen für die Ernährung nicht genutzt werden kann, ist diese Sondenlage indiziert.

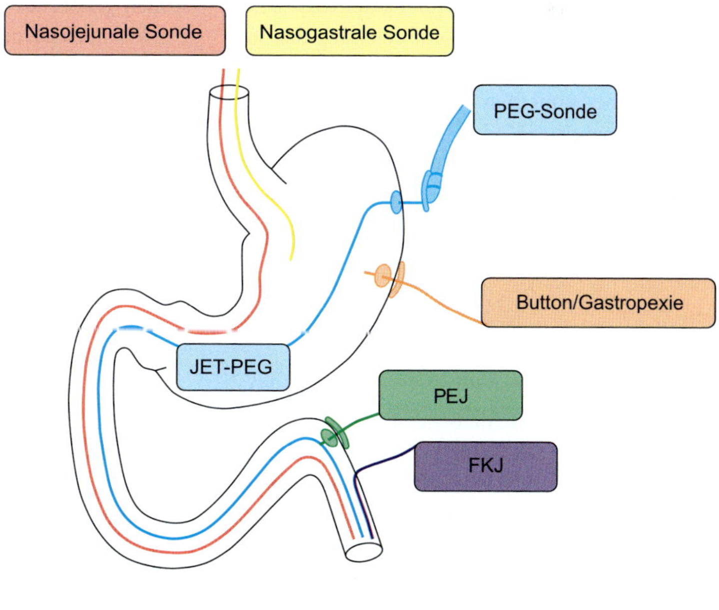

Abb. 1.34 Sondenlagen [L143]

Feinnadelkatheterjejunostomie (FKJ) Chirurgische, meist intraoperative Katheterjejunostomie bei großen abdominal-chirurgischen Eingriffen im oberen Gastrointestinaltrakt. Da diese Sonde mittels einer Tabakbeutelnaht gesichert und die Dünndarmschlingen mittels Nähten am Peritoneum fixiert werden, darf diese Sondenart nicht mobilisiert und die Nähte dürfen nicht entfernt werden.

Die **Wahl der Applikationsart** hat einen entscheidenden Einfluss auf die Verträglichkeit der Sondennahrung. Dabei sind die Grunderkrankung, Funktionsfähigkeit des Gastrointestinaltrakts und die Sondenlage zu berücksichtigen. Mögliche Applikationsarten sind **kontinuierlich, intermittierend** (definierte Menge über eine definierte Zeit mit anschließender Nahrungspause) oder als **Bolus** (Gabe per Spritze über einen kurzen Zeitraum).

Die beste Verträglichkeit wird mit einer kontinuierlichen, über eine Ernährungspumpe gesteuerte Substratgabe erreicht. Bei Intensivpatienten mit instabiler Stoffwechsellage (z. B. erforderliche Insulingabe) ist eine kontinuierliche Ernährung über 24 Std. zu präferieren.

Für stoffwechselstabile Patienten wird eine Ernährungspause entsprechend einer Nachtruhe von 6–8 Std. empfohlen, außer eine ausreichende Kalorienzufuhr ist nicht gewährleistet. Die sog. Nachtpause ermöglicht dem Magen eine komplette Entleerung mit Ansäuern des Magen-pH-Werts und der daraus resultierenden geringeren bakteriellen Besiedelung. Bei postpylorischer Verabreichung der Sondennahrung über eine Jejunalsonde ist eine Nachtpause aus medizinischen Gründen nicht erforderlich, ebenso bei einer Medikation mit Protonenpumpen-Inhibitoren. Wenn die orale Aufnahmefähigkeit begrenzt ist, kann zusätzlich eine ergänzende enterale Ernährung über Nacht zu einer Verbesserung des Ernährungsstatus führen.

Kostaufbau

Als Startmenge werden 20 ml/Std. für die ersten 12 Std. empfohlen. Anschließend wird bei guter Verträglichkeit jeweils um 25 ml/Std. gesteigert. Je nach Toleranz kann der Aufbau auch schneller erfolgen. Eine maximale Gabe von 200 ml/Std. sollte nicht überschritten werden, bei jejunalen Sonden von 120 ml/Std. Flüssigkeit kann zügiger verabreicht werden als Nahrung. **Grundsätzlich gilt:** Je tiefer die Spitze der Sonde im Gastrointestinaltrakt liegt, desto langsamer und kontinuierlicher muss die Applikation von enteraler Ernährung erfolgen.

Um Komplikation wie Aspiration oder Erbrechen zu vermeiden, ist nach Möglichkeit eine Positionierung des Patienten mit 30–45° Oberkörper-Hochlagerung anzustreben.

Bestimmung des gastralen Residualvolumens

Hier gibt es zwei Möglichkeiten:

1. Ein Drainagebeutel wird mit der Magensonde konnektiert und für 10 Min. unterhalb des Thoraxniveaus gelagert.
2. Aspirieren des Refluxes mithilfe einer 50 ml Spritze über die Magensonde

Vor der Bestimmung wird die Nahrung mindestens 30 Min. pausiert. Im Leitfaden für „Enterale Ernährung bei Erwachsenen" der Universität Freiburg wird empfohlen, bei stabilen Intensivpatienten 2-mal täglich eine Überprüfung des Refluxes und bei Intensivpatienten 4- bis 6-mal täglich durchzuführen [9]. Hintergrund ist eine Minimierung des Infektionsrisikos. Eine Obergrenze von 500 ml gastralen Residualvolumen pro Tag bei Intensivpatienten unter enteraler Ernährung scheint laut aktueller Studienlage akzeptabel [10]. Ist das Magen-Residualvolumen größer als 500 ml/Tag, ist eine Jejunalsonde (endoskopisch) indiziert.

Medikamentengabe

Die Medikamentengabe ist die häufigste Ursache für das Verstopfen einer Ernährungssonde. Deshalb sind folgende Punkte zu beachten:

- Prüfen, welche Arzneimittel zwingend erforderlich sind
- Eine orale Medikamentengabe wird immer bevorzugt.
- Das Mörsern, Auflösen oder Öffnen von Kapseln hat immer eine Auswirkung auf die Galenik, ggf. mit einem damit verbundenen Wirkverlust. Deshalb müssen die Fachinformationen zu den verwendeten Präparaten geprüft und bei Bedarf eine verbindliche Information von einem Apotheker eingeholt werden.

- Retard-Tabletten, Kapseln und Dragees eignen sich nur bedingt für die Sondenapplikation und werden nach Möglichkeit durch Tropfen oder Säfte ersetzt.
- Medikamente dürfen nicht mit der Sondennahrung vermischt werden.
- Jedes Medikament muss einzeln mittels einer Spritze direkt in die Sonde appliziert und anschließend mit Flüssigkeit nachgespült werden.
- Die für das Spülen der Sonde (mind. 30 ml) und das Auflösen/Verdünnen von Arzneimitteln benötigte Flüssigkeit (mind. 30 ml) ist in die Flüssigkeitsbilanzierung mit aufzunehmen [11].

Legen einer transnasalen Sonde mit Überprüfung der Sondenlage

- Nach Möglichkeit vor dem Legen der Sonde eine Nahrungskarenz von mind. 1 Std. einhalten
- Abmessen der Sonde (Ohr – Nasenspitze – Magengrube)
- Sonde mit anästhesierendem Gel bestreichen, ggf. zusätzlich den Naseneingang
- Am „Nasenboden" die Sonde zügig waagrecht und mit leichten Drehbewegungen ca. 10 cm einführen
- Kopf leicht nach vorne beugen, wenn möglich, Patienten zum Schlucken auffordern und während des Schluckakts Sonde weiterschieben, bis die Markierung der Sonde erreicht ist (für eine sichere Sondenlage im Magen noch ca. 5–10 cm zugeben)
- Sondenlage an der Sonde mit wasserunlöslichem Stift markieren und ohne Zug am Nasenflügel fixieren
- Die Kontrolle der Sondenlage kann mittels Röntgen, pH-Messung des Magenaspirats und $EtCO_2$-Monitoring durchgeführt werden. Auskultation alleine ist nicht ausreichend. Bei Hochrisikopatienten wird immer eine Röntgenkontrolle empfohlen. Zusätzlich wird überprüft, ob sich die Sonde im Nasen-Rachen-Raum aufgerollt hat. Mithilfe eines Indikatorpapiers wird der pH-Wert des aspirierten Magensekrets überprüft (nüchtern 1–1,5 pH, bei belastetem Magen 3–5 pH, Dünndarm 8–9 pH).
- Bei Zweifel an der korrekten Sondenlage ist eine Röntgenkontrolle durchzuführen.

Verbandswechsel bei der PEG

Der erste Verbandswechsel erfolgt in der Regel nach 48 Std. und dann bis zum 14. Tag täglich. Anschließend kann der Verband bei reizlosen Wundverhältnisse bis zu 3 Tage belassen werden. Zum Reinigen der Einstichstelle wird die äußere Halteplatte entfernt und mit steriler Kochsalzlösung von innen nach außen gereinigt. Beim Auftreten von Entzündungszeichen wird ein Schleimhautantiseptikum, z. B. Prontosan® C, verwendet. Anschließend wird die Sonde im Einstichkanal vorsichtig um die eigene Achse gedreht und 1–2 cm vor- und wieder zurückgeschoben. Nach dem Einlegen einer Schlitzkompresse wird die Halteplatte wieder mit einem Spielraum von max. 5 mm zur Bauchdecke fixiert. Die Verwendung von Präparaten mit Polyvidon-Iod-Komplex bzw. Octenidin (Octenisept®) ist zu vermeiden, da es zu Wechselwirkungen mit dem Sondenmaterial kommen kann. Vor jedem Verbandswechsel muss die Art der Sonde überprüft werden, weil ggf. ein anderes Vorgehen erforderlich ist, z. B. bei FKJ-Sonden.

Kontraindikationen

Kontraindikationen für die enterale Ernährung stellen schwerwiegende Störungen der Darmmotilität, z. B. mechanischer oder paralytischer Ileus, eine akute gastrointestinale Blutung, ausgeprägte Resorptionsstörung (pseudomembranöse Enterokolitis), schwere akute nekrotisierende Pankreatitis und eine schwere intestinale Ischämie dar. Unter den relativen Kontraindikationen werden der paralytische Ileus und Erbrechen mit hohem Risiko der Aspirationspneumonie aufgeführt.

Bei **hämodynamischer Instabilität,** definiert als arterieller Mitteldruck < 50 mmHg und/oder Intensivierung einer Katecholamintherapie sollte die enterale Ernährung pausiert werden. Bei stabiler Katecholamindosierung kann unter engmaschigem Monitoring wieder begonnen werden.

Komplikationen

Bei der Verabreichung von Sondennahrung kann es zu Magen-Darm-Beschwerden mit Störungen der Kreislauffunktion, dem sog. **Dumping-Syndrom** kommen. Es wird bei zu hoher Osmolarität der Nahrung und/oder bei zu schneller Verabreichung zu großer Mengen in den Dünndarm beobachtet.

Zahlen, Daten, Fakten

Die häufigste gastrointestinale Komplikation bei der Gabe von Sondennahrung ist mit ca. 30 % die Diarrhö (➤ Tab. 1.37).

Bis zu vier dünne Stuhlentleerungen pro Tag unter Sondenernährung gelten als normal. Je nach Schwere der Diarrhö, Allgemeinzustand und der medizinischen Anforderungen wird ggf. ein Pausieren der Sondennahrung für 1–2 Tage in Erwägung gezogen. Die fehlende Nahrungsmenge wird dabei durch Flüssigkeit ersetzt, ggf. muss diese bei der Gefahr der Dehydratation noch erhöht werden. Ziel der Nahrungspause ist eine Stabilisierung des Darmstoffwechsels und ein Nahrungsentzug für krankheitserregende Bakterien.

Häufig wird im Zusammenhang mit Unverträglichkeit der Sondennahrung eine **Laktoseintoleranz** diskutiert. Bei dieser handelt es sich um einen Laktasemangel, der eine Störung in der Verdauung von Laktose zur Folge hat. Die unverdaute Laktose im Speisebrei bewirkt ein Zurückhalten von Flüssigkeit im Stuhl. Die bakterielle Vergärung der unverdauten

Tab. 1.37 Ursache und Maßnahmen bei sondenindizierter Diarrhö

Ursache	Lösungsvorschläge
Zu schneller Kostaufbau mit zu kurzer Adaptionszeit	• Zufuhrgeschwindigkeit reduzieren • Zufuhrmenge reduzieren
Zu hohes Volumen bei kontinuierlicher Zufuhr oder Bolusgabe	• Zufuhrgeschwindigkeit und/oder Zufuhrmenge reduzieren
Zu kühle Sondennahrung	• Zimmertemperatur
Begleitende medikamentöse Therapie, z. B. Antibiotika, Chemotherapie	• Rücksprache mit dem Arzt und Überprüfen der aktuellen Medikation • Medikamente zum Aufbau der Darmflora in Erwägung ziehen, z. B. Yomogi® • Eine Reduktion der Laufrate oder ggf. 1 Tag Nahrungskarenz mit Ersetzen der fehlenden Sondennahrungsmenge durch Flüssigkeit
Veränderte Sondenlage	• Kontrolle der Sondenlage mit Aspiration von Magensaft und Bestimmung des pH-Werts
Nahrungsunverträglichkeit, z. B. Laktoseintoleranz, Fettunverträglichkeit, zu hohe Osmolarität	• Ballaststoffgehalt der Nahrung prüfen, ggf. ballaststofffreie Nahrung oder Nahrung mit löslichen Ballaststoffen einsetzen • Bei Milcheiweißunverträglichkeit Verwendung von Nahrung auf Basis von Sojaeiweiß • Nahrung mit niedrigerer Osmolarität wählen oder ggf. durch Verdünnung mit Wasser Osmolarität herabsetzen • Bei Fettresorptionsstörungen ggf. Nahrungen mit einem höheren MCT-Anteil einsetzen
Darmzottenatrophie nach Nahrungskarenz	• Langsamer enteraler Kostaufbau • Einsatz von Synbiotika erwägen (Kombination aus Probiotika und Präbiotika)
Stress	• Versuch exogene Ursachen auszuschalten, wie z. B. Lärmreduktion, Einzelzimmer, Besuch ermöglichen
Enteritis (viral, bakteriell, Pilz, Clostridien-Kolitis)	• Diagnostik mit Stuhlkulturen • Gezielte Therapie, z. B. Antibiotikatherapie • Eine Reduktion der Laufrate oder ggf. 1 Tag Nahrungskarenz mit Ersetzen der fehlenden Sondennahrungsmenge durch Flüssigkeit
Bakterielle Verunreinigung der Sondennahrung	• Geöffnete Sondennahrungsbehältnisse sind im Kühlschrank 24 Std. und bei Zimmertemperatur max. 6 Std. haltbar. • Wechsel der Überleitsysteme alle 24 Std.
Natriummangel	• Zufuhr von Natrium in Form von Speisesalz (nach Rücksprache mit dem Arzt)

Laktose kann zu sehr unterschiedlich ausgeprägten Symptomen wie Diarrhö, starken Blähungen und Bauchkrämpfen führen.

Im Hinblick auf den sondenernährten Patienten bedeutet dies eine Überprüfung der Art der Nahrung und eine Reduktion der Einlaufgeschwindigkeit. Da die meisten Sondennahrungen jedoch nahezu laktosefrei sind, ist in der Regel ein Wechsel des Substrats nicht erforderlich. In Ausnahmefällen kann es notwendig sein, auf eine Nahrung mit einer Soja-Eiweißkomponente umzustellen.

Weitere Komplikationen können Emesis, Bauchschmerzen, Blähungen, Hyperglykämien und Regurgitation mit Aspiration sein. Besonders bei kritisch Kranken können Veränderungen der gastrointestinalen Motilität komplex und ein Ausdruck der Schwere der Erkrankung und Nebenwirkungen der Therapie sein. Beim Erbrechen muss geprüft werden, ob es sich hier um ein Symptom der Grunderkrankung handelt, die Applikationsform für den Patienten nicht verträglich ist oder eine Degeneration des vestibulären Systems vorliegt. In den wenigsten Fällen handelt es sich um eine Unverträglichkeit der Nahrung.

Im Intensivpflegebereich muss auch immer an eine „Überblähung" des Magens gedacht werden, z. B. durch eine insuffiziente Atmung. Medikamente wie Morphin- oder Digitalispräparate können ebenfalls eine Emesis begünstigen. Bei anhaltendem Erbrechen kann es aufgrund des Verlusts des sauren Magensafts zu einer pH-Wert-Verschiebung des Blutes in Richtung Alkalose kommen.

Klinische Bedeutung

Die ersten pflegerischen Maßnahmen zur Vermeidung einer Aspiration sind:
- Positionierung des Patienten in die Seitenlage
- Sofortiges Pausieren der Nahrung
- Sonde mit einem Drainagebeutel für den Ablauf zu versehen

Aus pflegerischer Sicht gilt es weiter zu beachten, dass die Verstopfung der Ernährungssonde bei nicht angemessenem Umgang, Erosionen und Ulzerationen an der Einstichstelle, das Burried-Bumper-Syndrom (Einwachsen der Halteplatte in die Magenschleimhaut) und eine Sondenfehllage mit zu den Komplikationen zählen.

Parenterale Ernährung (PE)

Unter parenteraler Ernährung wird eine intravenöse Gabe von Wasser und Nährstoffen unter Umgehung des Gastrointestinaltrakts verstanden. Alle verabreichten Stoffe gelangen so direkt in den Blutkreislauf und stehen dem Körper zu 100 % zur Verfügung (= 100-prozentige Bioverfügbarkeit). Um einen bedarfsdeckenden stabilen Ernährungs- und Stoffwechselzustand zu gewährleisten, ist sie beim schwerstkranken Intensivpatienten in der Akutphase oft unumgänglich.

Kurzfristig und bei einer Osmolarität der Lösung < 800 mosmol/l kann eine parenterale Ernährung über einen peripher-venösen Zugang erfolgen, längerfristig muss ein zentral-venöser Katheter oder Port mit implantierter Infusionskammer gelegt werden. In Abhängigkeit von der voraussichtlichen Dauer der parenteralen Ernährung werden der Kathetertyp, die Zugangstechnik und Katheterposition mit dem geringsten Infektionsrisiko gewählt.

Zusätzlich zu einem konsequenten aseptischen Arbeiten bei der Verabreichung von PE muss darauf geachtet werden, dass beim Zusammenmischen von gelösten Makro- und Mikronährstoffen die Stabilität und Kompatibilität der Inhaltsstoffe gewährleistet sind.

Komplikationen

Zu den Komplikationen der parenteralen Ernährung zählen u. a. Kathetersepsis, Elektrolytentgleisung, Hyperosmolarität, Hyperglykämie, Harnstoffbelastung und Gewichtszunahme bei Flüssigkeitseinlagerung.

Symptome einer lokalen Infektion können Schmerzen, Schwellung und Rötung an der Kathetereinstichstelle, Flüssigkeitsaustritt aus der Kathetereinstichstelle und allgemeine Entzündungszeichen wie Müdigkeit, Abgeschlagenheit und Schwächegefühl sein. Bei generalisierten Infektionen zeigen sich meist subfebrile Temperaturen oder Fieber bis 40 °C und Schüttelfrost.

Metabolische Komplikationen, verursacht meist durch zu schnelle Laufgeschwindigkeit oder Hyperglykämie, zeigen sich durch plötzlich auftretende Übelkeit, Atemnot oder Herzrasen. Mischungen mit einer Osmolarität von > 800 mosml/l sollten zentralvenös verabreicht werden, da diese Gefäßirritationen (Phlebitiden) hervorrufen können.

Nährstofflösungen

Die Nährstofflösungen setzen sich aus Flüssigkeit, Glukose, Lipiden und Aminosäuren zusammen und werden durch Vitamine, Elektrolyte und Spurenelemente ergänzt. Es gibt sie als Einzelkomponenten (Bausteinprinzip), Standardlösungen in Mehrkammerbeutel-Systemen oder als Individualrezeptur (Compounding).

Aminosäurelösungen Sie dienen der Deckung des Proteinbedarfs. Bei katabolem Stoffwechsel verbrennt der Organismus große Mengen an Eiweiß zur schnellen Energiebereitstellung. Entsprechend ist ein drastischer Verlust von Protein (Muskel) mit Funktionsverlust entscheidend für Morbidität, Mortalität und Aufenthaltsdauer im Krankenhaus. Die Empfehlungen für die Aminosäurezufuhr liegen zwischen 1,2 bis max. 1,5 g/kg KG/Tag bei erwachsenen Krankenhauspatienten. Bei der Energieumwandlung der Aminosäuren entsteht Stickstoff, der im Organismus nicht verwertet werden kann, in der Leber zu Harnstoff umgewandelt und über die Niere ausgeschieden wird. Deshalb muss bei Leberfunktionseinschränkungen und/oder Niereninsuffizienz die Zufuhr den spezifischen Anforderungen angepasst werden, d. h. bei schwerer, nicht Hämodialyse-kompensierter Niereninsuffizienz 0,6 g/kg/KG/Tag. Aminosäuren müssen langsam und immer zusammen mit Energielieferanten (Kohlenhydrate und/oder Fettemulsion) verabreicht werden, damit sie für die Eiweißsynthese verwertet werden können

Glukoselösungen Sie sind die Hauptenergieträger, reichen aber als alleiniger bedarfsdeckender Energielieferant nicht aus. Hier liegt die Zufuhrempfehlung zu Beginn der Ernährungstherapie bei 1,5–2 g/kg KG/Tag mit langsamer Steigerung auf bis max. 4 g/kg KG/Tag, auf insgesamt ca. 60 % der Nichtproteinenergie. Eine PE ist am wirksamsten, wenn die Glukose in Kombination mit Aminosäuren verabreicht wird (Verbesserung der Stickstoffbilanz). Im Postaggressionsstoffwechsel werden aminosäurereiche und glukosearme Mischungen verwendet, wodurch ein proteinsparender Effekt erreicht werden kann.

In einer Reihe von Studien konnte belegt werden, dass eine Hyperglykämie bei chirurgischen und internistischen Intensivpatienten bzgl. der Mortalität und Morbidität einen prognostischen Einfluss hat. Da es in der Akutphase häufig zu einer Hyperglykämie mit ungünstigen Auswirkungen auf Elektrolyt- und Flüssigkeitshaushalt kommt, ist die Höhe der Zufuhr abhängig vom Glukosespiegel, der regelmäßig kontrolliert werden muss. Als Richtwert für die Zufuhr gelten Blutzuckerwerte < 180 mg/dl.

Lipidemulsionen Diese werden mithilfe von Emulgatoren hergestellt und ebenfalls zur Energiebedarfsdeckung benötigt. Bei der parenteralen Ernährung werden überwiegend mittelkettige und langkettige Triglyzeride eingesetzt. Der hohe Energiegehalt der Fette ermöglicht eine flüssigkeitsrestriktive Kalorienzufuhr. In der Regel werden 10–20 % Fettemulsionen in einem Fett/Kohlenhydratverhältnis von 1 : 1 empfohlen. Die Dosierung beginnt bei 0,5–1 g/kg KG/Tag mit einer Kontrolle der Triglyzeride nach 12 Std. Bei guter Fettverwertung kann bis max. ca. 1,5 g/kg KG/Tag gesteigert werden, auf insgesamt 25–40 % der Nichtproteinenergie. Bei eingeschränkter Glukosetoleranz im Rahmen des Postaggressionsstoffwechsels kann der Lipidanteil auf bis zu 50 % angehoben werden und damit zur besseren Kontrolle der Glykämie bei erhaltender Energiezufuhr beitragen.

Eine regelmäßige Triglyzerid-Spiegelbestimmung ist obligat (< 400 mg/dl). Bei Fettverwertungsstörungen, Sepsis, Leberinsuffizienz, Diabetes mellitus, Pankreatitis und Sepsis etc. muss die Verabreichung kritisch überdacht werden. Wegen der geringen Osmolarität von ca. 300 mosml/l können Lipidlösungen sowohl periphervenös als auch zentralvenös verabreicht werden.

Zufuhr von Vitaminen und Spurenelementen Sie erfolgt bei einer parenteralen Ernährung grundsätzlich, sofern keine Kontraindikationen bestehen. Spätestens ab einer Dauer der parenteralen Ernährung von länger als einer Woche ist die Supplementation obligat, erfolgt in der Regel standardisiert und orientiert sich an den Empfehlungen der Fachgesellschaften für die orale Ernährung.

MERKE

Bei der Festlegung der **Infusionsgeschwindigkeiten** für parenterale Nährlösungen sind folgende Angaben zu beachten:
- Bei fertigen Standardlösungen ist die Angabe der Infusionsrate im Beipackzettel zu beachten.
- Bei compoundeten Beuteln ist die Angabe der empfohlenen Mindestinfusionsdauer der produzierenden Apotheke relevant.

Als **Richtlinie** kann zusätzlich die folgende Berechnungsmöglichkeit herangezogen werden:
- Aminosäuren: 0,1 g/kg KG/Std.
- Glukose: 0,25 g/kg KG/Std.
- Fett: 0,15 g/kg KG/Std.

Die minimale Laufgeschwindigkeit muss berechnet werden und richtet sich nach dem Makronährstoff mit der längsten minimalen Laufgeschwindigkeit (➤ Tab. 1.38, [12])!

Das Refeeding-Syndrom zeigt sich meist innerhalb der ersten Tage der Ernährungstherapie und ist ursächlich auf einen zu schnellen Kostaufbau zurückzuführen. Es wird definiert als eine schwerwiegende Verschiebung des Elektrolyt- und Flüssigkeitshaushalts. Als erster Indikator ist im Labor oft eine Hypophosphatämie zu beobachten. Klinische Symptome und Nebenwirkungen sind u. a.:
- Vitamin B_1-Mangel und akuter Beriberi
- Volumenüberladung mit Ödembildung, Herzinsuffizienz, Lungenödem
- Elektrolytverschiebungen mit Hypophosphatämie, Hypokaliämie, Hypomagnesiämie
- Herzrhythmusstörungen
- Glukoseintoleranz mit erhöhtem Blutzucker und Glukosurie

Bei der Anpassung des Ernährungsregimes müssen die Elektrolytverschiebungen, der Flüssigkeitshaushalt und der Blutzuckerspiegel ausgeglichen werden.

Bei kachektischen Patienten empfiehlt sich eine hypokalorische Ernährung zum Einschleichen.

NICE-Kriterien zur Bestimmung von Patienten mit hohem Risiko ein Refeeding-Syndrom zu entwickeln [2]

Die Patienten erfüllen eines oder mehrere der folgenden Kriterien:
- BMI < 16 kg/m²
- Ungewollter Gewichtsverlust > 15 % in den letzten 3–6 Monaten
- Kaum oder keine Nahrungsaufnahme in den letzten 10 Tagen
- Niedrige Serumkonzentrationen an Phosphat, Kalium und/oder Magnesium vor Nahrungsgabe

Oder die Patienten erfüllen 2 oder mehrere der folgenden Kriterien:
- BMI < 18,5 kg/m²
- Ungewollter Gewichtsverlust > 10 % in den letzten 3–6 Monaten
- Kaum oder keine Nahrungsaufnahme in den letzten 10 Tagen
- Vorgeschichte von Alkoholabusus oder Arzneimitteln wie Insulin, Chemotherapie, Antazida oder Diuretika

Bei Patienten mit einem hohen Risiko ein Refeeding-Syndrom zu entwickeln, wird mit 10 kcal/kg KG/Tag begonnen, bei Patienten mit sehr hohem Risiko sogar mit 5 kcal/kg KG/Tag. Zusätzlich ist ein kardiales Monitoring (Erkennen von Arrhythmien) unerlässlich.

Für eine Langzeit-PE von > 3 Wochen kommen tunnelierte zentrale Venenkatheter (z. B. Hickmann- oder Broviac-Katheter) aus Silikon oder implantierte Port-Systeme mit entsprechenden Punktionsnadeln zum Einsatz.

Tab. 1.38 Beispiel: Patient mit einer Körpergröße von 160 cm und einem Gewicht von 55 kg; Ernährungslösung mit AS: 71.5 g, Glukose: 165,5 g, Fett: 66,0 g, Volumen: 1650 ml

Makronährstoff	Infusionsfaktor:	Laufgeschwindigkeit/Std.:	Richtwert im Beispiel:
AS	0,1 g × 55 kg KG = 5,5 g/Std.	71,5 g : 5,5 g/Std.	= 13 Std.
Glukose	0,25 g × 55 kg KG = 13,75 g/Std.	165,5 g : 13,75 g/Std.	= 12 Std.
Fett	0,15 g × 55 kg KG = 8,25 g/Std.	66 g : 8,25 g/Std.	= 8 Std.
→ Ergibt eine Laufgeschwindigkeit von 126 ml/Std. (1650 ml Infusionsmenge → 13 Std. [Laufzeit AS]).			

Praktische Durchführung

- Vorbereitung von Infusionslösungen, Handling am Katheter, Wechsel der Portnadel und Verbandswechsel sind unter aseptischen Bedingungen durchzuführen
- Die Zufuhrgeschwindigkeit ist abhängig von Körpergewicht und Infusionslösung: Glukose max. 0,25 g/kg KG/Std., Aminosäuren max. 0,1 g/kg KG/Std. und Fett max. 0,15 g/kg KG/Std.
- Keine Blutentnahme über den Schenkel, der zur Infusion der parenteralen Ernährung genutzt wird (Erhöhung des Infektionsrisikos, mögliche Verfälschung der Blutwerte)
- Keine Kurzinfusionen, Spritzenpumpen und zusätzliche Infusionen über diesen Schenkel geben
- Bei Verwendung von Bakterienfiltern auf Herstellerangaben achten, z. B. dürfen i. d. R. keine Fette darüber gegeben werden.
- Die Infusionssysteme sind ohne Verwendung von Bakterienfiltern spätestens nach 24 Std. zu wechseln.
- Das Spülen benutzter ZVK oder Port-Systeme mit physiologischer NaCl-Lösung nach parenteraler Ernährung ist unabdingbar. Der Einsatz von Heparin ist kritisch zu hinterfragen und bringt nach aktuellen Erkenntnissen keinen Vorteil gegenüber 0,9%iger NaCl-Lösung.
- Bei Verdacht auf Katheterinfektion werden Blutkulturen peripher und aus jedem Katheterlumen empfohlen.
- Bei Verdacht auf katheterinduzierte Blutstrominfektion ist sofort eine ZVK-Neuanlage vorzunehmen.
- Hochprozentige Kohlenhydratlösungen dürfen nur zentralvenös verabreicht werden (hypertone Lösung).
- Da Fette nicht wasserlöslich sind und somit osmotisch nicht wirksam, können sie ohne Probleme peripher-venös verabreicht werden.

1.7.5 Monitoring der Effizienz der Ernährungstherapie

Die genaue Überwachung des Ernährungszustands bei Intensivpatienten in Bezug auf Energieumsatz, Eiweißverlust, Substratverwertung ist in der Praxis sehr schwierig.

Als Monitoring haben sich bei der enteralen Ernährung als sinnvoll erwiesen:

- Klinisches Bild: Inspektion insbesondere der Haare, Haut und Mundschleimhaut, Palpation mit Überprüfung der Hauttemperatur und des Hautturgors, Auskultation, Ödembildung, gestaute Halsvenen und Überprüfung der Reflexe und des Blutdrucks/Herzfrequenz
- Beurteilung des Stuhlgangs auf Aussehen, Konsistenz und Frequenz
- Regelmäßige Einschätzung des Aspirationsrisikos
- Überprüfung der korrekten Sondenlage
- Beurteilung der Katheter- oder Sondeneinstichstelle
- Messung des gastralen Residualvolumens
- Überprüfung der korrekten Applikationsgeschwindigkeit
- Neben dem klinischen Erheben des Ernährungszustandes sollte vor Beginn der PE eine Laborkontrolle von Glukose, Natrium, Kalium, Kalzium, Magnesium und Phosphat erfolgen, mit einer täglichen Verlaufskontrolle bei Intensivpatienten. Als weitere Laborparameter werden CRP, Kreatinin, Harnstoff, venöse Blutgase, Triglyzeride, Protein, Albumin, Blutbild, AST, ALT, GGT, AP und Bilirubin empfohlen.

1.7.6 Pflegerischer Umgang mit Verdauungsstörungen

Phasen der Verdauung

Mit der Nahrungsaufnahme beginnt bereits die Verdauung mit Resorption von Nährstoffen. Im **Katabolismus (Abbaustoffwechsel)** werden die aufgenommenen Nährstoffe in einfachste Verbindungen aufgespalten, aus denen im Anschluss durch den **Anabolismus (Aufbaustoffwechsel)** wieder Körperzellen aufgebaut werden.

Die Verdauung beginnt bereits im **Mund** (Ingestion), findet aber hauptsächlich im Magen und Dünndarm mithilfe von Enzymen statt. Im oberen Verdauungstrakt wird die Nahrung aufgenommen, zerkleinert und mit Speichel vermischt. Die im Speichel enthaltene Amylase beginnt bereits die Aufspaltung der Kohlenhydrate. Pro Tag produziert der Mensch im Durchschnitt 1,5 l Speichel.

Im **Magen** werden ca. 1,5–2,5 l Magensaft gebildet, der pH-Wert beträgt 1,0–1,5 und die Passagezeit liegt bei 1–3 Std. Hier beginnt die Protein- und Fettverdauung.

Mit seinen 5–7 m Länge ist der **Dünndarm** der längste und wichtigste Teil des Verdauungstrakts. Er wird anatomisch unterteilt in das Duodenum (Zwölffingerdarm), Jejunum und Ileum. Hier findet hauptsächlich die sog. Digestion statt, d. h. die Aufspaltung von Nahrungen in resorbierbare Bestandteile.

Nach dieser enzymatischen Zerkleinerung der Nahrung in ihre Grundbaustoffe (Einfachzucker, Aminosäuren, Glyzerin und Fettsäuren) werden die resorbierten Nahrungsbestandteile vom Darm in den **Blut- und Lymphkreislauf** absorbiert. Proteine werden zu 90 % im proximalen Jejunum absorbiert, sowie 95 % der Lipide und nahezu 100 % der Kohlenhydrate im gesamten Dünndarm. Die Passagezeit beträgt im Dünndarm ca. 7–9 Std. bei einem pH-Wert von 7,0–8,0.

Der **Dickdarm** ist ca. 1,5–2 m lang und wird in die Abschnitte Coecum (Blinddarm), Colon ascendens, Colon transversum, Colon descendens, Colon sigmoideum und Rektum unterteilt. Im Dickdarm wird dem Darminhalt Wasser entzogen und somit dem Organismus wieder zur Verfügung gestellt. Mithilfe von Bakterien, die zur natürlichen Darmflora gehören, werden hier die bisher unverdauten Nahrungsbestandteile durch Fäulnisprozesse (bei Proteinen) und Gärungsprozesse (bei Kohlenhydraten) abgebaut. Die Absorption erfolgt u. a. durch Diffusion mit einem Stofftransfer entlang eines Konzentrationsgradienten vom Ausgangsort höherer Konzentration zum Zielort niedrigerer Konzentration.

Leber, Galle und Bauchspeicheldrüse spielen bei der Verdauung ebenfalls eine erhebliche Rolle, auf die an dieser Stelle nicht näher eingegangen werden kann.

Was tun bei Diarrhö oder Obstipation?

Diarrhö

Im Intensivbereich können Diarrhöen in vier verschiedene Typen eingeteilt werden:

Motilitätsstörungen Hier kommt es aufgrund einer verminderten Motilität zu einer bakteriellen Überwucherung und Stuhlverhalt. Die gesteigerte Motilität zeigt sich durch schnelle Passage oder ineffektive Durchmischung, z. B. bei Reizkolon, Stress, Z. n. Vagotomie. Symptomatisch liegen häufige, klein portionierte Stühle vor.

Sekretorische Diarrhö Die erhöhte Intestinal- und Kolonsekretion entsteht am häufigsten durch Enterotoxine (z. B. *Clostridioides difficile*, Coli-Stämme). Hier zeigt sich das Stuhlverhalten durch großvolumige, auffallend helle Stühle, die durch eine Nahrungskarenz nicht besser werden.

Osmotische Diarrhö Die Flüssigkeitsabsorption ist bei der osmotischen Diarrhö meist aufgrund der Einnahme von nicht absorbierbaren, gelösten Stoffe (z. B. Laktulose, Sorbit, hyperosmolare enterale Ernährung) und Sistieren bei Nahrungskarenz reduziert.

Malabsorptionsdiarrhö Eine gestörte Aufnahme von Nahrungsbestandteilen vom Darm in die Blut- und Lymphbahnen ist charakteristisch für die Malabsorptionsdiarrhö. Sie äußert sich durch eine verringerte Flüssigkeitsabsorption aufgrund von Enzymmangel (z. B. Pankreasinsuffizienz), Zottenatrophie (z. B. Sprue) oder verringerter Resorptionsfläche (z. B. bei Colitis, Strahlenenteritis, Kurzdarm). Die großlumigen Stühle riechen faulig, sind flüssig oder fettig.

Wichtiger als die Einteilung der Diarrhö ist im Intensivbereich jedoch die Unterscheidung in **infektiös und nichtinfektiös,** weil sich daraus richtungsweisende pflegerische Umgangsrichtlinien ergeben. An dieser Stelle seien besonders zwei Keime genannt:

- *Clostridioides difficile*
- *Klebsiella oxytoca*

Beide bedürfen einer gezielten Therapie und der strikten Einhaltung von Hygienevorschriften.

Um eine Keimverschleppung zu vermeiden, stehen neben dem **Fäkalkollektor** (➤ Abb. 1.35) innovative Produkte zur Verfügung, sog. **geschlossene Darm-Management-Systeme,** bestehend aus einem weichen, flexiblen, blockbaren Silikonschlauch und Auffangbeuteln (➤ Abb. 1.36). Mithilfe dieser Stuhldrainagesysteme ist es möglich, Flüssigkeiten aus dem Darm-Trakt so zu sammeln und abzuleiten, dass ein Kontakt bzw. eine Kontamination von Patient, Personal und Material vermieden werden kann.

Des Weiteren reduziert deren Einsatz durch Diarrhö verursachte Hautirritationen oder ermöglicht oftmals erst eine Wundtherapie, z. B. bei ausgeprägten Feuchtigkeitswunden im perianalen Bereich. Bei sach- und fachkundiger Handhabung können diese Drainagesysteme bis zu 29 Tage belassen werden. Vor der Verwendung müssen Verletzungen des Schließmuskels sowie Blutungen im anorektalen Bereich, Operationen am Dickdarm, ausgeprägte rektale oder anale Stenosen und Ulzerationen im Dickdarmbereich ausgeschlossen werden, z. B. durch einen abdominalen und rektalen Ultraschall.

Der Fäkalkollektor kann unabhängig von Grunderkrankung und traumatischen Verletzungen verwendet werden und wird häufig zum Schutz der empfindlichen perianalen Haut eingesetzt.

Anwendungstipps für den Gebrauch des Fäkalkollektors

- Bei der Anlage Patient in Seitenlage positionieren, mit dem oberen Knie Richtung Brust gebeugt
- Ggf. Rasur im Bereich der künftigen Klebefläche
- Bereich mit milder, ölfreier Waschlotion und anschließend mit klarem Wasser reinigen. Danach die Haut gut trocknen.
- Wenn notwendig, die Öffnung des Hautschutzes am Fäkalkollektor vergrößern. Dabei beachten, dass sich der After bei Ausscheidung dehnt.
- Ggf. zusätzlich Hautschutzcremes (bekannt aus der Stomatherapie) bei Unebenheiten und Dichtigkeitsproblemen verwenden
- Fixieren des Hautschutzes erst am Damm bei leichtem Anheben der Gesäßhälften → im Steißbeinbereich → untere Gesäßhälfte → obere Gesäßhälfte
- Festes Andrücken der Hautschutzplatte. Durch die Handwärme wird die Platte weicher, modelliert sich besser an und haftet im Anschluss besser.

Verschlechtern sich aufgrund des schwer beherrschbaren Stuhlmanagements die Hautverhältnisse und/oder der Wundverband wird immer wieder von Stuhl unterwandert, dann können auch Analtamponaden zum Einsatz kommen. Ein Analtampon besteht aus Polyurethan, der stark aufgeschäumt wurde, um Darmgase problemlos entweichen zu lassen. Für ein reibungsloses Einführen ist der Tampon mit einer wasserlöslichen Folie beschichtet, die sich bei Kontakt mit der Darmschleimhaut auflöst.

Der Tampon kann bis zu 12 Std. belassen werden, darf aber **nicht eingesetzt** werden bei infektbedingten Diarrhöen, Wunden im Rektum, Dickdarmentzündungen und Analfisteln.

Für den direkten Hautschutz können ein transparenter Hautschutzfilm (z. B. Coryt®) oder eine transparente Hautschutzfolie (z. B. Suprasorb® F) eingesetzt werden. Den Hautschutzfilm gibt es als Creme, Spray und Lolly. Bei der Verwendung ist zu beachten, dass sich der Schutz durch Waschen nur langsam minimiert und deshalb der Film nur alle 2–3 Tage appliziert werden muss, ggf. bei ausgeprägter Diarrhö alle 24 Std.

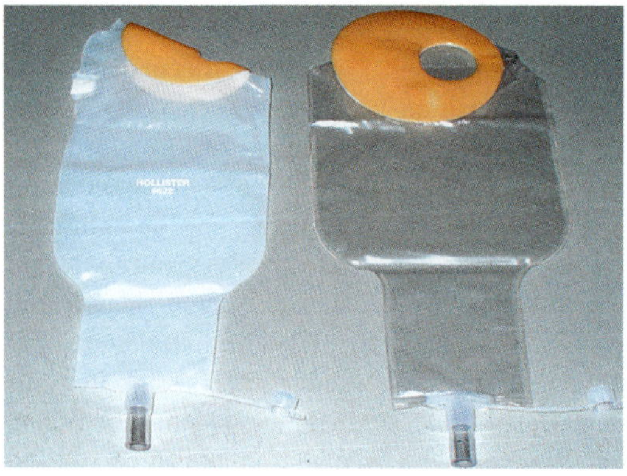

Abb. 1.35 Fäkalkollektor [O555]

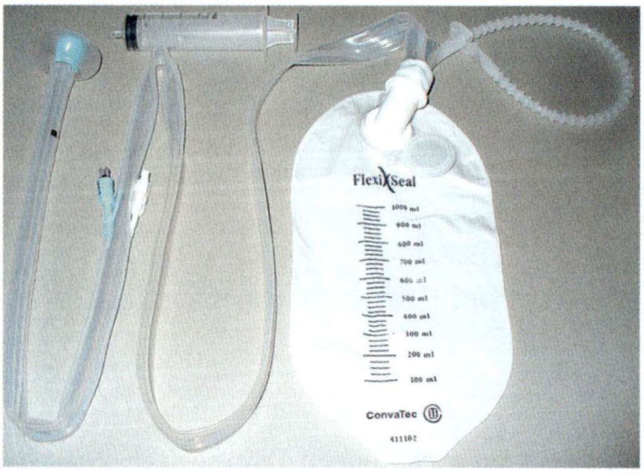

Abb. 1.36 Stuhldrainagesystem [O555]

ACHTUNG

Pflegende verzichten auf die Verwendung folgender Substanzen, weil diese die Feuchtigkeits- und Wärmeregulation der Haut minimieren und damit die natürliche Hautbarriere zerstören:

- Pasten, Puder
- Porenverstopfende Fettemulsionen wie Melkfett oder Vaseline
- Hautreizende, allergenisierende oder farbige Mixturen

Obstipation

Die Obstipation oder Paralyse bei Intensivpatienten sind zwar passagere Ereignisse, aber nicht unproblematisch. Durch eine Obstipation werden Kreislauf und Nervensystem stark belastet, weil Blähungen und Spastizitätserhöhung direkt zusammenhängen. Diese Art von Motilitätsstörungen nimmt durch notwendige therapeutische Maßnahmen zu, z. B. bei Katecholamingabe, Analgosedierung oder Flüssigkeitsrestriktion. Ein verzögerter Kostaufbau und lange enterale Fastenperioden unterstützen diese ebenfalls. Zur Verringerung der motilitätshemmenden Faktoren wird ein multimodales analgetisches Konzept empfohlen, um die Nebenwirkung der Medikamente zu reduzieren. Auch der Einsatz von Paracetamol, dem ebenfalls eine Hemmung der Motilität zugeschrieben wird, sollte bei Bedarf überdacht werden.

„Neben einem wohlüberlegten und verantwortungsbewussten Einsatz hemmender Substanzen, sollte dem frühzeitigen Beginn der enteralen Ernährung sowie der Vermeidung von Fastenperioden großes Augenmerk geschenkt werden." [13].

Der Gebrauch von Abführmitteln kann erhebliche Nebenwirkungen haben, z. B. Wasser-, Salz sowie Kaliumverlust, evtl. mit Auswirkungen auf das Herz-Kreislauf-System. Bei der Verwendung von Laxanzien wird empfohlen, auf osmotisch wirkende Laxanzien (z. B. Sorbit, Laktulose, enterale Ernährung) zurückzugreifen. Sie entfalten ihre Wirkung innerhalb von 24–48 Std. und werden frühzeitig und prophylaktisch verabreicht. Zusätzlich können Entleerungshilfen wie hypertone Darmspülungen oder Klistier/Miniklistier verwendet werden.

Um Komplikationen wie einen paralytischen Ileus zu vermeiden, gehört das Abhören der Darmgeräusche zu den Routine-Überwachungskriterien im Intensivpflegebereich. Bei der Auskultation des Abdomens mittels eines Stethoskops können bei physiologischer Peristaltik ca. alle 10 Sek. „glucksende" Geräusche wahrgenommen werden. Durch einen leichten Druck auf das Abdomen kann eine Peristaltik provoziert werden. Metallisch klingende Geräusche von hoher Frequenz treten u. a. beim mechanischen Ileus auf, bedingt durch den durch Gasbildung aufgeblähten Darmabschnitt mit Kontraktion desselben gegen Widerstand. Beim paralytischen Ileus sind über einen längeren Zeitraum keinerlei Darmgeräusche zu hören.

1.8 Wundversorgung

Anja Dunkel

DEFINITION

Eine Wunde ist gekennzeichnet durch getrenntes oder zerstörtes Gewebe und eine Zellschädigung. Es kommt zu einem mehr oder weniger ausgeprägten Substanzverlust sowie einer Funktionseinschränkung.

1.8.1 Wundheilung

Die Wundheilung kann primär oder sekundär erfolgen.

Primäre Wundheilung

Aseptische Operationswunden, infektionsfreie, akute Verletzungen mit nicht zerfetzten, gut durchbluteten Wundrändern heilen i. d. R. primär.

Diese Wunden werden durch Naht, Klammerung, Wundkleber oder Pflasterstreifen verschlossen.

Sekundäre Wundheilung

Bei klaffenden und/oder bakteriell kontaminierten bzw. kolonisierten, infizierten, großflächigen und chronischen Wunden kommt es zur sekundären Wundheilung.

Ursachen für eine sekundäre Wundheilung sind chronisch venöse Insuffizienz, Polyneuropathie, Malnutrition, immunsuppressive Therapie, eine

1

Blutzuckererkrankung oder arterielle Durchblutungsstörungen.
Die Wundheilung erfolgt:
- Offen
- Mit verzögertem Heilungsverlauf
- Mit ausgeprägter Narbenbildung

Bei kontaminierten bzw. kolonisierten Wunden findet der sog. **aseptische Verbandswechsel** Anwendung mit einer Wundreinigung „immer von innen nach außen“. Bei infizierten Wunden wird der **septische Verbandswechsel** mit der Wundreinigung „immer von außen nach innen“ durchgeführt.

Chronische Wunde

Eine Wunde, die nach 8 Wochen nicht abgeheilt ist, wird als chronisch bezeichnet. Unabhängig von dieser zeitlich orientierten Definition gibt es auch Wunden, die von Beginn an als chronisch einzustufen sind, da ihre Behandlung eine Therapie der Ursache erfordert. Hierzu gehören z. B. Wunden bei pAVK, das diabetische Fußsyndrom, Ulcus cruris venosum oder ein Dekubitus.

Phasen der Wundheilung

Inflammatorische bzw. Exsudationsphase (Reinigungsphase)

Die Reinigungsphase beginnt im Moment der Verletzung und dauert unter physiologischen Bedingungen etwa 3 Tage. Es kommt zur Blutstillung und Blutgerinnung. Die Leukozyten haben die Aufgabe, Infektionen abzuwehren und die Wunde durch Phagozytose zu reinigen.

Proliferationsphase (Granulationsphase)

In der Granulationsphase dient die Zellproliferation der Gefäßneubildung und der Defektauffüllung durch das Granulationsgewebe. Granulationen, die die Wunde ausfüllen, haben ein frisch-rotes Aussehen, sie sind feucht und glänzend.

Differenzierungsphase (Epithelisierungsphase)

Die Epithelisierungsphase ist gekennzeichnet durch die Ausreifung der kollagenen Fasern. Diese beginnt zwischen dem 6. und dem 10. Tag. Die Wunde kontrahiert, das Granulationsgewebe wird zunehmend wasser- und gefäßärmer. Die Wunde festigt sich und bildet sich zu Narbengewebe um. Keratinozyten wandern von den Wundrändern ins Innere ein und die Wunde verschließt sich. Dieser Vorgang beinhaltet die Neubildung von Epidermiszellen durch Mitose und Zellwanderung.

1.8.2 Störung der Wundheilung

Die Phasen der Wundheilung können durch verschiedene Einflüsse positiv oder negativ beeinflusst werden.

Positive Einflüsse können Sauerstoff, Vitamine, Zink und Wärme sein. Beim Intensivpatienten liegen meist mehrere Faktoren vor, die zu einer verzögerten Wundheilung führen können, z. B. Sepsis, Multiorganversagen, medikamentöse Therapie mit Katecholaminen (→ Minderperfusion des Gewebes) oder mit Antibiotika.

Das Eindringen von Keimen kann zu **Wundinfektionen** und einer daraus resultierenden Heilungsverzögerung und Verschlechterung der Wundverhältnisse führen.

Die konsequente antiseptische Reinigung des Wundbettes ist unerlässlich. In manchen Fällen ist eine zusätzliche Behandlung durch Antibiotika und/ oder chirurgische Intervention nötig.

Beim Auftreten von Blut- bzw. Gewebsflüssigkeit enthaltenden Hohlräumen, wie **Hämatom** oder **Serom,** kann eine Punktion das Gewebe entlasten.

Klinische Bedeutung

Gegebenenfalls ist an einen mikrobiologischen Abstrich zu denken. Dieser muss vor der ersten Applikation von antibiotischen Wundtherapeutika erfolgen.

Durch **Nahtinsuffizienz** oder Infektion kann es zum Aufplatzen einer bereits verschlossenen Wunde an der Naht kommen.

Eine solche Wunde bleibt solange offen, bis kein Eiter und Wundsekret mehr abläuft. Dann muss sie erneut durch Sekundärnaht verschlossen werden.

1.8.3 Wundverbände

Auswahl der Wundauflagen

Die Wahl der Wundauflagen erfolgt aufgrund folgender Kriterien der Wundbeobachtung:
- Das Aussehen des Wundgrundes, z. B. Nekrose, Fibrinbelag
- Die Wundumgebung, z. B. gerötet, ödematös
- Die Wundränder, z. B. mazeriert, klaffend
- Das Wundexsudat, z. B. Menge, Farbe, Geruch

Ein weiteres entscheidendes Kriterium ist die entsprechende Wundheilungsphase, in der sich die Wunde aktuell befindet (➤ Kap. 1.8.1).
Außerdem wird beachtet, ob eine Infektion vorliegt.
Weitere Auswahlkriterien sind:
- Schmerzerleben des Patienten
- Wirtschaftlichkeit, in Bezug zur Häufigkeit und Handhabung der Wundauflage

Aufgaben und Ziele eines Verbands

- Polster- und Schutzfunktion gegen äußere Einflüsse (Druck und Reibung)
- Schutz vor Infektionen (undurchlässig für Bakterien nach innen und außen)
- Ausreichende Saugkapazität zum Aufnehmen von Blut, Exsudat, Gewebetrümmern, Bakterien
- Schmerzvermeidung
- Arzneimittelträger
- Schutz vor Wärmeverlust, Fremdkörpern, Schmutz
- Schutz vor Austrocknung durch Schaffung eines ideal feuchten Wundklimas
- Aufrechterhaltung des Gasaustauschs
- Unterstützung der autolytischen Wundreinigung
- Wundkontrolle, -beurteilung
- Therapieanpassung
- Bekämpfung einer Infektion

Wundauflagen konventioneller Wundversorgung

Verbandsmaterialien der konventionellen Wundversorgung sind Mullkompressen, Vliesstoffkompressen, kombinierte Saugkompressen, Wundschnellverbände, Wundnahtstreifen, Fixiermittel (Binden, Schlauchverband, Klebemull, Klebe-Folien, Heftpflaster) und imprägnierte Wundgaze (➤ Tab. 1.39).

Moderne Wundversorgung und Einsatzgebiete

Ziel einer modernen Wundversorgung ist es, die Wunde warm und feucht zu halten. Diese Anforderung bestimmt heute die Entwicklung von Wundauflagen (➤ Tab. 1.40).

Tab. 1.39 Konventionelle Wundauflagen und ihre Eigenschaften

Auflage	Eigenschaft/Anwendung	Kontraindikation
Mullkompresse/Vlieskompresse	• Saugt Wundexsudat auf • Zum Auswischen und Säubern von Wunden • Erstabdeckung von postoperativen Wunden • Bei stark exsudierenden Wunden in der Reinigungsphase	• Geringe Exsudatmenge → Gefahr des Verklebens mit dem Wundgrund
Saugkompresse	• Besteht aus einer Vliesstoffhülle und hydrophilen Materialien im Inneren • Zur Resorption von Wundexsudat bei stark exsudierenden Wunden • Erstabdeckung von postoperativen Wunden	• Geringe Exsudatmenge → Gefahr des Verklebens mit dem Wundgrund • Tiefe bzw. unterminierte Wunden • Wunden in der Granulations- oder Epithelisierungsphase

Tab. 1.39 Konventionelle Wundauflagen und ihre Eigenschaften *(Forts.)*

Auflage	Eigenschaft/Anwendung	Kontraindikation
Imprägnierte Wundgaze	• Grobmaschiges, beschichtetes Netz • Verhindert Verkleben mit dem Wundgrund • Oberflächliche Schürf- und Risswunden • Meshgraft-Plastik • Tumorwunden (exulzerierend) • Verbrennungen • Muss mit einer Kompresse abgedeckt werden → Aufsaugen des Exsudats	• Geringe Exsudatmenge → Gefahr des Verklebens mit dem Wundgrund • Bildung einer feuchten Kammer, wenn Gaze doppelt gelegt wird • Verkleben der Hautporen (fetthaltige Produkte) → behinderter Gasaustausch, Mazeration der Umgebungshaut
Wunddistanzgitter	• Weiterentwicklung der beschichteten Wundgaze • Feingewobenes Netz → verhindert Verklebungsrisiko	
Wundschnellverband	• Haushaltsübliches Pflaster mit haftendem Trägermaterial und saugender Innenauflage • Zeitsparende Fixierung bei – Primär heilenden Wunden (postoperativ) – Bagatellverletzungen (Erstversorgung)	• Tiefe und sekundär heilende Wunden

Tab. 1.40 Produkte und deren Anwendung in der modernen Wundversorgung

Produktgruppe	Anwendungsbeispiel/Einsatzgebiet
Alginate	• Wunden mit starker Exsudation • Oberflächliche und tiefe Wunden (Ulzera, Dekubitalulzera, Brandwunden etc.)
Hydrofiber-Verbände	• Nässende akute Wunden (z. B. Spalthautentnahmestellen) • Chronische (z. B. Ulcus cruris und Dekubitalulzera) Wunden
Hydrogele	• Zum Aufweichen von Nekrosen und Abtragen von Belägen, schwach bis mäßig sezernierender Wunden in der Granulations- und Epithelisierungsphase, z. B. oberflächliche Wunden, Verbrennungen, wenig nässende chronische Wunden
Hydrokolloide	• Oberflächliche, mittel bis schwach exsudierende Wunden • Nicht infizierte, sekundär heilende Wunden (z. B. Dekubitalulzera, Ulzerationen, Abschürfungen)
Kombinierte Wundverbände	• Mäßig bis stark sezernierende akute und chronische Wunden
Schaumstoffkompressen/ Hydropolymere	• Granulationsphase mit mäßiger bis starker Exsudation und Fibrinbelag • Empfindliche Umgebungshaut • Bei sekundär Wundheilung akuter und chronischer Wunden
Offenporige Schaumstoffkompressen	• Konditionierung von Wundflächen vor Hauttransplantationen sowie infizierter Defektwunden verschiedener Genese • Temporäre Wunddeckung bei offenen Frakturen, nach Faszienspaltung bei Kompartment-Syndrom
Semipermeable Wundfolien	• Oberflächliche, schwach exsudierende, nicht infizierte Wunden in der Epithelisierungsphase • Postoperative Wundversorgung • Fixieren von Kanülen/Kathetern
Kollagen-Wundauflagen	• Stagnierende Wunden aller Exsudationsgrade (z. B. Ulzera, Brandwunden) • Physikalische und biologische Blutstillung
Gelatinehaltige Wundauflagen	• Blutende Wunden, akute und chronische, sekundär heilende Wunden

Tab. 1.40 Produkte und deren Anwendung in der modernen Wundversorgung *(Forts.)*

Produktgruppe	Anwendungsbeispiel/Einsatzgebiet
Hyaluronsäurehaltige Wundtherapeutika	• Chronische sekundär heilende Wunden • Wundheilungsstörungen
Aktivkohlekompressen	• Infizierte, übel riechende Wunden aller Exsudationsgrade • Wunden mit erhöhtem Infektionsrisiko (z. B. venöse Ulzerationen, Dekubitalulzera, diabetisches Fußsyndrom)
Hydrophobe Wundauflagen	• Kontaminierte oder infizierte postoperative oder traumatische Wunden • Fisteln • Abszesse
Silberhaltige Wundauflagen	• Bei sekundär heilenden, infizierten und infektionsgefährdeten Wunden, (z. B. Tumorwunden, Abszesse) mittelstarker und übelriechender Exsudation • Erregernachweis durch Wundabstrich

Geruchsbekämpfung

Gerüche von infizierten Wunden oder Tumorwunden sind für den Patienten, die Angehörigen und für das Team unangenehm und belastend. **Aktivkohlekompressen** können Abhilfe schaffen. **Die Kompressen dürfen nicht geschnitten werden,** da sonst Kohle in die Wunde gelangt.

Spezielle Wundversorgung

Die folgenden Beispiele der speziellen Wundversorgung sollten nur nach eindeutiger Indikationsstellung und Abwägung wirtschaftlicher Aspekte angewendet werden.

Biochirurgische Wundtherapie

Bei der Madentherapie werden speziell gezüchtete Goldfliegen (*Lucilia sericata*) eingesetzt, um chronisch, infizierte, stark belegte Wunden von nekrotischem Gewebe zu befreien. Sie geben Verdauungssaft ab, um die Nahrung zu verflüssigen, die anschließend aufgenommen wird.

Kontraindikation: Wundhöhlen, die Nähe großer Blutgefäße oder Nähe großer Organe mit starker Blutungsneigung.

Lokale Unterdrucktherapie/Vakuumtherapie

Durch das Erzeugen von Unterdruck (d. h. eines Vakuums) an der Wunde, durch einen bestimmten Verband, zieht es die Wundränder zusammen, infektiöses Material wird abgeleitet und die Bildung von Granulationsgewebe wird aktiv gefördert. Diese Wirkungsmechanismen (Makrodeformation, Mikrodeformation) führen zu einer raschen und effizienten Wundheilung und erhöhen somit die Lebensqualität des Patienten.

Bei der **lokalen Unterdrucktherapie (Vacuum Assisted Closure Therapy, VAC)** wird ein offenporiger Schaumstoff in eine Wunde eingebracht, mit einer okklusiven Folie abgedeckt und ein Drainageschlauch im Schaumstoff fixiert. Eine am Drainageschlauch angeschlossene Vakuumpumpe baut Sog auf und transportiert so das überschüssige Sekret ab. Wundödeme werden dadurch reduziert und die Durchblutung wird verbessert. In der Praxis ist meist ein **kontinuierlicher Sog** eingestellt, dieser wirkt granulationsbeschleunigend. Ein **intermittierender Sog** beschleunigt zwar die Granulationsbildung stärker, ist jedoch sehr schmerzhaft und kaum erträglich für den Patienten.

Es stehen verschiedene Schwämme zur Verfügung. Der schwarze Schwamm bildet lockeres Gewebe, wächst schnell und findet meist bei tiefer liegenden Wunden Anwendung. Der weiße Schwamm bildet aufgrund seiner Struktur ein festes Gewebe und wird daher erst gegen Ende der Vakuumtherapie eingesetzt.

Der Verbandswechsel erfolgt immer durch den Arzt. Um die Intervention für den Patienten möglichst schmerzfrei zu gestalten, müssen bestimmte Kriterien beachtet werden:

- Bei Abnahme der Schwämme wird ca. 30–40 Min. vorher der Sog abgestellt, Ringer angefeuchtet und dann erst der Schwamm entfernt.

- Die Wechselintervalle werden vom Zustand der Wunde bestimmt und finden alle 1–3 Tage nach ärztlicher Anordnung und unter Berücksichtigung der Herstellerangaben statt.
- Wechsel der Analgesiegabe
- Evtl. leichte Sedierung des Patienten

Unter anderem gibt es mittlerweile auch ein integriertes VAC-Therapiesystem, das die Unterdruckwundtherapie einschließlich einer optionalen Instillation ermöglicht: Die VAC-Therapie erfolgt hier in Verbindung mit einer automatisierten, kontrollierten Zufuhr und Drainage von Lösungen zur topischen Wundbehandlung im Wundbett.

Einsatzgebiete

- Akute Wunden:
  - Weichteildefekte
  - Infizierte Wunden nach chirurgischen Debridement
  - Fixierung von Hauttransplantaten
- Akute bzw. subchronische Wunden:
  - Lymphfisteln
  - Sternale Wundinfektionen
  - Thoraxwandfenster
- Chronische Wunden:
  - Dekubitus
  - Ulcus cruris
  - Chronische Wundheilungsstörungen
  - Strahlenulkus

Weitere spezielle Anwendungsgebiete sind z. B. septisches Abdomen, Versorgung enteraler Fisteln sowie das abdominale Kompartment-Syndrom.

Kontraindikationen

- Frei liegende Blutgefäße
- Nekrotischer sowie maligner Wundgrund
- Unbehandelte Osteomyelitis
- Wunden in der Nähe des N. vagus
- Starke Blutgerinnungsstörungen mit erhöhter Blutungsgefahr
- Antikoagulanzien
- Faszienlücken

ACHTUNG

Durch einen unbemerkten Ausfall des Sogs kann sich eine feuchte Kammer bilden, die ein hohes Infektionsrisiko darstellt und zur Sepsis führen kann.

1.8.4 Verbandswechsel

Hygienerichtlinien

Hygiene ➤ Kap. 2

Die meisten Wundinfektionen werden durch Handkontakt übertragen, daher ist die sog. Non-Touch-Technik besonders wichtig!

MERKE

Verbandswechsel werden immer nach dem **Non-Touch-Prinzip** durchgeführt:

- Wunde nie mit bloßen Händen berühren
- Immer sterile Instrumente bzw. sterile Handschuhe verwenden
- Unsterile Instrumente oder Materialien berühren nie die Wunde.

Hygienische Grundlagen des Verbandswechsels

- Eine korrekt durchgeführte **Händedesinfektion** vor und nach dem Verbandswechsel gehört zu den wichtigsten Maßnahmen.
- Das Entfernen des Verbands erfolgt immer mit unsterilen Handschuhen. Alle weiteren Maßnahmen und das Anlegen des neuen Verbands werden mit sterilen Handschuhen und sterilen Materialien durchgeführt. Dies schützt den Patienten sowie die ausführende Person vor Keimübertragung.
- Zwischen dem Handschuhwechsel immer Händedesinfektion durchführen und Handschuhe korrekt entsorgen
- Die Verbandsmaterialien auf einem desinfizierten Tablett vorab herrichten und im Patienten Zimmer auf einer ebenso vorher desinfizierten Fläche abstellen → **nichts ins Bett des Patienten stellen**
- Die Arbeitsfläche ist neben der durchführenden Person, nicht hinter ihr.
- Die Anordnung des Materials auf der Arbeitsfläche erfolgt so, dass die unsterilen Materialien patientennah und sterile patientenfern abgelegt werden. So wird das „Übergreifen" über sterile Materialien vermieden.
- Die Materialien nicht zu früh vorbereiten, damit sie durch längeres Offenstehen nicht kontami-

niert werden. Lässt es sich nicht vermeiden, dann steril abdecken.

- Das Bett des Patienten mit (steriler) Einmal-Unterlage schützen, am besten mit einer flüssigkeitsundurchlässigen Unterlage
- Desinfektionsbehältnis sowie einen keimdichten Abwurfbehälter bereitstellen
- Zum Verbandswechsel wird über der sauberen Bereichskleidung eine frische flüssigkeitsundurchlässige Einmalschürze angelegt.
- Ein Mund- und Nasenschutz ist erforderlich, wenn großflächige Wunden zu versorgen sind oder der Durchführende an einer Erkältung leidet.
- Eine Abdeckung der Haare durch eine OP-Haube ist bei großflächigen, stark infektiösen Wunden angebracht.
- Zugluft vermeiden, um Keime nicht aufzuwirbeln; ebenso werden sonstige offensichtliche Keimreservoire aus dem Verbandswechselbereich entfernt.
- Nicht über der Wunde ohne Mundschutz sprechen, husten, niesen oder schnäuzen

Vorbereitung eines Verbandswechsels

Der Patient wird über den bevorstehenden Verbandswechsel informiert und seine Schmerzsituation abgefragt. Bei bestehenden oder bekannten Schmerzen bei Verbandswechseln wird vorher eine vom Arzt verordnete Analgesie verabreicht und der Wirkungseintritt abgewartet.

Zur Vorbereitung der benötigten Utensilien führt die Pflegekraft eine hygienische Händedesinfektion durch. Die benötigten Flächen werden desinfiziert und alle benötigten Utensilien, z. B. Abwurfbehälter werden in der Nähe des Patienten bereitgestellt.

Die Pflegekraft wahrt die Intimsphäre des Patienten, schließt Fenster und Türen, um den Patienten vor Zugluft zu schützen. Das Material wird vor der Durchführung überprüft, um unnötige Wege bzw. Verzögerungen zu vermeiden. Das Patientenbett wird in die richtige Arbeitshöhe gebracht, um rückenschonend arbeiten zu können. Den Patienten so lagern, dass er bequem liegt oder sitzt während des Verbandswechsels und das Wundgebiet gut zugänglich ist. Ein Bettschutz, der an der vorgesehenen Stelle eingebracht wird, schützt vor Verschmutzung. Nach Anlegen der Einmalschürze wird eine Händedesinfektion durchgeführt und Einmalhandschuhe werden angezogen.

Durchführung

- Non-Touch-Prinzip
- Einmalhandschuhe anziehen und alten Verband entfernen (Verkrustungen vorher mit Ringer lösen)
- Alten Verband inspizieren (Wundexsudat, Geruch, Menge → dokumentieren) anschließend verwerfen
- Handschuhe wechseln und Händedesinfektion!
- Wundreinigung (wischen → nicht tupfen!/je Wischvorgang eine Kompresse)
- Gebrauchtes Material verwerfen
- Gereinigte Wunde inspizieren
- Handschuhwechsel und Händedesinfektion!
- Wundversorgung je nach Wunde, Wundzustand, Arztanordnung

Nachsorge

Nach dem Verbandswechsel werden alle Materialien ordnungsgemäß entsorgt und aufgeräumt sowie eine Flächendesinfektion der benutzten Gegenstände durchgeführt. Handschuhe werden verworfen und eine hygienische Händedesinfektion wird beim Verlassen des Zimmers durchgeführt. Zum Abschluss erfolgt die Wunddokumentation in der Krankenakte.

1.8.5 Wunddebridement und Wundspülung

Wundspülungen dienen zur zusätzlichen Entfernung von Restbelägen, Zelltrümmern, Verbandsstoffen und Bakterien aus der Wunde. Geeignete Lösungen sind unkonservierte (Ringer, NaCl 0, 9 %) und konservierte bzw. wirkstoffhaltige (z. B. Prontosan®, Octenilin®) Zubereitungen. Sie sollten physiologisch, farblos, nicht resorbierbar, steril, atraumatisch und erwärmbar sein.

Wunddebridement ➤ Tab. 1.41

1

Tab. 1.41 Verschiedene Arten des Wunddebridements

Debridementart	Durchführung
Mechanisches Debridement	• Mit sterilen Kompressen, Knopfkanülen, Spülkatheter oder Spritzen werden hier Beläge, Verbandsreste, Zelltrümmer und Abfallstoffe mit einer geeigneten Lösung aus der Wunde ausgewischt oder ausgespült. • Schmerzhafte Methode aufgrund des Drucks und der Reibung → Abtupfen mit sterilen Kompressen bevorzugen
Chirurgisches Debridement	• Die Beläge werden mithilfe einer Pinzette und eines Skalpells entfernt. • Dies ist eine schnelle Art der Wundreinigung, die jedoch nicht gewebeschonend durchgeführt werden kann. • Nach Ausmaß der Wunde ist eventuell eine Kurznarkose oder eine Lokalanästhesie nötig.
Autolytisches Debridement	• Sehr schonende, aber auch sehr zeitintensive Form der Wundreinigung • Hierbei werden Flüssigkeiten in Form von Hydrogelen oder Hydrokolloidverbänden auf die Wunde gegeben, die durch ihre physikalische Wirkung Nekrosen und Beläge lösen. • Somit lassen sich die Nekrosen leicht aus der Wunde spülen/abtragen. Zudem fördert die Feuchtigkeit das Zellwachstum.
Biochirurgisches Debridement	• Zum Teil eine schmerzhafte und psychisch belastende Methode, jedoch unblutig und selektiv • Hierbei werden Maden der Gattung *Lucilia sericata* (Goldfliegenmaden) eingesetzt. • Beläge und Nekrosen lösen sich durch den Speichel der Maden, der eiweißaufspaltende Enzyme enthält. Zusätzlich haben sie antibakterielle Stoffe in ihrer Ausscheidung.
Enzymatisches Debridement	• Enzyme benötigen Feuchtigkeit, um in Wechselwirkung mit körpereigenen Eiweißen Nekrosen und Beläge zu verflüssigen. • Enzymverbände müssen 1-mal täglich erneuert werden. • Sie können Allergien und Wundheilungsstörungen hervorrufen. • Nur so lange anzuwenden, bis die Wunde frei von Gewebetrümmern ist
Ultraschall-Debridement	• Wird auch als Ultraschall-assistierte Wundreinigung bezeichnet und ist eine effiziente Form • Die Wunde wird mit einer Spülflüssigkeit gespült und mit Ultraschall beschallt. • Der Ultraschallimpuls treibt die eingeleitete Spülflüssigkeit bis in die tieferen Regionen der Wunde und löst Beläge und lose haftende Nekrosen.

MERKE

Das Robert Koch-Institut empfiehlt zum Spülen von Wunden die ausschließliche Verwendung von sterilen Lösungen bzw. die Nutzung endständiger Wasserfilter (0,2 µm). [1]

1.8.6 Wundanamnese und -dokumentation

Wundanamnese

Eine umfassende Anamnese ist notwendig, um sich Einblick in das soziale Umfeld des Patienten zu verschaffen, das Krankheitsbild sowie psychosoziale Aspekte und den Verlauf der Therapie zu bestimmen. Für eine aussagekräftige Anamnese erfassen Pflegende ergänzend zur Pflegeanamnese:

- Informationen zum Patienten und seinen Angehörigen. Hierzu werden Wundursachen, die Bedeutung spezieller Maßnahmen wie Kompression, Druckentlastung, aber auch Vorstellungen zur Abheilzeit abgefragt.
- Wund- und therapiebedingte Einschränkungen, z. B. Schmerzen: Anhand einer geeigneten Schmerzskala (➤ Kap. 1.3.2) werden Parameter wie Schmerzstärke, Qualität, Lokalisation des Schmerzes, Schmerzdauer, Häufigkeit des Schmerzes abgefragt, ebenso wie die Situationen, in denen Schmerz verstärkt auftritt. Auch Mobilitäts- und Aktivitätseinschränkungen werden erfasst sowie hohe Exsudatmengen und unangenehme Gerüche. Weitere Einschränkungen, die dokumentiert werden, sind Schwierigkeiten bei der persönlichen Hygiene und die sich ergebende Abhängigkeit von fremder Hilfe.
- Psychosoziale Aspekte, wie Frustration, Depression, soziale Isolation, Ängste und Sorgen des Patienten

- Vorhandene Hilfsmittel, wie Kompressionsstrümpfe, Anziehhilfen, Lagerungsmaterial zur Druckentlastung
- Erfassung gesundheitsbezogener Selbstmanagementkompetenzen zum Verbandswechsel, zu allgemeinem Gesundheitsverhalten wie Rauchen oder Ernährung, zum Hautschutz und zur Hautpflege

Die Wundanamnese enthält außerdem Informationen zu:

- Datum der Erstellung der Anamnese
- Lokalisation der Wunde
- Wärmestatus
- Evtl. Inkontinenz
- Volumenstatus
- Hauterkrankungen
- Nebendiagnosen
- Beeinträchtigende Faktoren (z. B. Mobilisation, pAVK, Diabetes mellitus, Adipositas, Kachexie)
- Wundart (z. B. Dekubitus, Ulcus cruris, Verbrennung, postoperative Wundheilungsstörung)
- Regelmäßige Medikamenteneinnahme (z. B. Immunsuppression)

Kriterien der Wunddokumentation

Folgende Punkte werden bei einer aussagekräftigen Wunddokumentation berücksichtigt:

- Fotodokumentation (bei Erkennen einer Wunde) zur Ergänzung der schriftlichen Wunddokumentation
- Abstriche (nach Arztanordnung)
- Wundgröße (Länge × Breite, Durchmesser, Taschen-/Fistelbildung)
- Wundtiefe (Epidermis, Subkutis, Faszie, Knochen)
- Wundgrund (Nekrose, Fibrin, Granulation etc.)
- Wundheilungsphase
- Wundränder (mazeriert, nekrotisch, ödematös, gerötet etc.)
- Wundumgebung (gerötet, mazeriert, livide, trocken etc.)
- Wundexsudat (serös, blutig, eitrig etc., Menge, Konsistenz)
- Wundgeruch (süßlich, sauer etc.)
- Infektionszeichen
- Wundtherapie (konventionelle, spezielle, moderne Wundversorgung)
- Debridement (➤ Tab. 1.41)
- Reinigung/Spülung (Welche Lösungen werden verwendet?)
- Hautschutz (je nach Hautumgebung/feucht, trocken etc.)
- Zusätzliche Maßnahmen (Ernährung, Mobilisation, Druckentlastung etc.)

1.8.7 Begleitende Maßnahmen der Wundtherapie

Psyche/Schmerzen

Menschen mit chronischen Wunden und Schmerzen durchleben vielfältige psychische und soziale Veränderungen. Sie sind in ihrem Denken und Handeln auf den Schmerz eingestellt. Somit benötigen solche Patienten viel Zuspruch und Motivation → positiver Heilungsprozess.

Ernährung

➤ Kap. 1.7

Besonders zur Wundheilung ist die ausreichende Versorgung mit Vitaminen und Mineralstoffen wichtig. Die Heilung einer Wunde schreitet nicht voran, wenn die Mineralstoffe, Natrium, Zink, Kalzium, Kalium, Phosphor und Chlor fehlen.

Man muss zwischen quantitativer und qualitativer Mangelernährung unterscheiden. Gerade übergewichtige Patienten leiden oft an einer **qualitativen Mangelernährung** oder **Sarkopenie.**

Spezifische Erkrankungen benötigen eine entsprechende diätische Nahrungsempfehlung. Dialysepflichtige, Dekubitus- und Ulcus-cruris-Patienten zeigen oft einen Eiweißmangel. Auf eine ausgewogene Ernährung sollte geachtet werden.

Hautschutz

Die Pflegenden achten besonders auf den Schutz und die Pflege der Wundumgebung. Salben sind in der Regel nicht geeignet, da der Verband darauf schlecht haftet. Besser ist es, spezielle Hautschutzpräparate zu verwenden, z. B. Coryt Protect (hochwirksame Hautschutzcreme), transparenter Hautschutzfilm von 3M™ Cavilon™.

Klinische Bedeutung

Bei Wunden im Analbereich und gleichzeitiger Stuhlinkontinenz können spezielle Hilfsmittel, wie Stuhldrainagesysteme, Fäkalkollektoren oder Analtampons verwendet werden (➤ Kap. 1.7.6).

Mobilisation

Die Mobilisation des Patienten führt zur besseren Durchblutung und ist eine der Grundvoraussetzungen der Wundheilung.

Kompressionstherapie

Eine sach- und fachgerechte Kompression führt zu einem Druck auf die venösen Gefäße, deren Verengung bewirkt eine Steigerung sowie eine Verbesserung des venösen Blutrückflusses. Ödeme werden reduziert, der venöse Rücktransport gefördert und Schlackenstoffe/Metabolite abtransportiert.

KAPITEL

2 Hygiene

Daniela Meschzan

2

2.1 Nosokomiale Infektionen

Schätzungen zufolge ereignen sich jedes Jahr 500.000–800.000 Fälle nosokomialer Infektionen in deutschen Krankenhäusern. Am häufigsten betroffen sind Intensivpatienten aufgrund der Anwendung sog. „Devices" und meist einer erheblichen gesundheitlichen Vorschädigung [1].

Problematisch sind Infektionen durch multiresistente Erreger, wenn Antibiotika wirkungslos werden. Das Infektionsschutzgesetz fordert eine Surveillance nosokomialer Infektionen, weil sich diese durch eine aktive Infektionserfassung mit Rückmeldung der Daten an das Stationspersonal nachweislich reduzieren lassen [2].

DEFINITION

Surveillance = Erfassung, Analyse und Interpretation von Gesundheitsdaten für die Planung, Einführung und Evaluation von medizinischen Maßnahmen

Krankenhaus-Infektions-Surveillance-System (KISS)

Das Nationale Referenzzentrum für die Surveillance nosokomialer Infektionen hat seit 1996 verschiedene Module zur Infektionserfassung entwickelt, z. B. das ITS-KISS für Intensivpatienten. Mit diesem Modul können Stationen und Abteilungen eines Krankenhauses nach einheitlichen Methoden eine Surveillance nosokomialer Infektionen durchführen. Es werden dabei wesentliche Einfluss- und Risikofaktoren berücksichtigt. Dabei werden die Infektionsdaten durch die teilnehmenden Krankenhäuser regelmäßig dem Referenzzentrum übermittelt und analysiert. Die zusammengefassten und anonymisierten Daten werden als Referenzdaten im Internet bereitgestellt [3].

Punktprävalenzstudie

Die häufigsten nosokomialen Infektionen waren in einer 2016 durchgeführten europäischen Prävalenzerhebung, initiiert durch das European Centre for Disease Prevention and Control (ECDC), die unteren Atemwegsinfektionen (24 %-Anteil), postoperative Wundinfektionen (22,4 %), Harnwegsinfektionen (21,6 %), gefolgt von Clostridioides difficile (10,0 %) und primärer Sepsis (5,1 %). Die höchsten Prävalenzraten wurden dabei bei den Intensivpatienten beobachtet (17,1 % in Bezug auf alle nosokomiale Infektionen) [4].

2.1.1 Prävention nosokomialer Infektionen

DEFINITION

RKI = Robert Koch-Institut www.rki.de

Die Kommission für Krankenhaushygiene und Infektionsprävention (KRINKO) beim Robert Koch-Institut erstellt Empfehlungen, basierend auf wissenschaftlichen Studien oder theoretischer Begründung zur Prävention nosokomialer Infektionen gemäß § 23 Abs. 1 Infektionsschutzgesetz. Abweichungen von den Vorgaben der Richtlinie müssen fachlich begründet sein und dürfen nicht zu einem niedrigeren Schutzniveau für Patienten und Personal führen [5].

DEFINITION

KRINKO = Empfehlungen der Kommission für Krankenhaushygiene und Infektionsprävention beim Robert Koch-Institut

Kategorien in der Richtlinie für Krankenhaushygiene und Infektionsprävention aus dem Jahr 2010 [5]:

- Kategorie IA: Diese Empfehlung basiert auf gut konzipierten systematischen Reviews oder einzelnen hochwertigen randomisierten kontrollierten Studien.
- Kategorie IB: Diese Empfehlung basiert auf klinischen oder hochwertigen epidemiologischen Studien und strengen, plausiblen und nachvollziehbaren theoretischen Ableitungen.
- Kategorie II: Diese Empfehlung basiert auf hinweisenden Studien/Untersuchungen und strengen, plausiblen und nachvollziehbaren theoretischen Ableitungen.
- Kategorie III: Maßnahmen, über deren Wirksamkeit nur unzureichende oder widersprüchliche Hinweise vorliegen, deshalb ist eine Empfehlung nicht möglich.
- Kategorie IV: Anforderungen, Maßnahmen und Verfahrensweisen, die durch allgemein geltende Rechtsvorschriften zu beachten sind.

2.1.2 Prävention von Harnwegsinfektionen

Die Entstehung von Harnwegsinfektionen steht im engen Zusammenhang mit der Anwendung von Kathetern (80 %) und urologisch-endoskopischen Eingriffen.

Das Risiko des Keimeintrags bei transurethralen Eingriffen kann intrakanalikulär und bei Urothelverletzungen hämatogen oder lymphogen erfolgen. Bei transurethral katheterisierten Patienten liegt die tägliche Inzidenz einer neu erworbenen Bakteriurie zwischen 3 % und 10 %.

Somit ist der transurethrale Blasenkatheter ein bedeutsamer Risikofaktor einer Urethritis und den daraus resultierenden möglichen Komplikationen einer Prostatitis, Epididymitis, Harnröhrenstriktur, Zystitis, Pyelonephritis, Bakteriämie und Urosepsis [6].

Präventionsmaßnahmen

Es werden wichtige Empfehlungen der KRINKO [6] mit Evidenzgrad angeführt.

- Blasenkatheter nur nach strenger, medizinisch begründeter und ärztlich angeordneter Indikation anwenden (Kat IB). Tägliche und dokumentierte Indikationsprüfung durch den Arzt (Kat. IB).
- Die Liegedauer eines Blasenverweilkatheters auf ein erforderliches Minimum beschränken (Kat. IB)
- Vorteil von Interventionsbündeln oder bewährten Checklisten nutzen (Kat. IB)
- Schulung von Personal und Beachtung aseptischer Arbeitsweisen bei der Anlage und Pflege von Blasenverweilkathetern (Kat. II)
- Die Verbindung zwischen Katheter und Drainageschlauch stets geschlossen halten, nicht diskonnektieren und nicht abknicken. Bei Diskonnektion eine Sprüh- und Wischdesinfektion der Verbindungsstücke mit einem alkoholischen Hautdesinfektionsmittel durchführen (Kat. II).
- Urinauffangbeutel unterhalb des Blasenniveaus befestigen. Beim Entleeren des Auffangbeutels darf kein Kontakt zwischen Ablassstutzen und Auffanggefäß bestehen. Ein Nachtropfen des Ablassstutzens verhindern. Das Auffanggefäß patientenbezogen einsetzen und nach jeder Benutzung desinfizierend reinigen (Kat. II).
- Den Auffangbeutel vor jedem Transport des Patienten leeren, vor allem bei geplanter Umlagerung z. B. auf einer Trage oder einen OP-Tisch (Kat. II)
- Die Pflege des Meatus urethrae wird täglich mit Trinkwasser und Seifenlotion im Rahmen der Körperpflege vorgenommen (Kat. II).
- Das Ableitungssystem (inkl. Katheter) wird in Abhängigkeit von Inkrustationen, Obstruktion oder Verschmutzung individuell gewechselt (Kat. II).
- Bei klinischen Zeichen einer Harnwegsinfektion ist eine mikrobiologische Probeentnahme indiziert. Diese erfolgt nach Sprüh- und Wischdesinfektion mit einem alkoholischen Hautdesinfektionsmittel an der Probeentnahmestelle (Kat. II).

2.1.3 Prävention postoperativer Wundinfektionen

Das Risiko, eine postoperative Wundinfektion zu entwickeln, ist komplex und wird von einer Reihe patienteneigener, perioperativer, operationsspezifischer und postoperativer Risikofaktoren beeinflusst [7].

Präventionsmaßnahmen

- Screening von Patienten mit Risikofaktoren für eine Kolonisation mit einem Methicillin-resistenten *Staphylococcus aureus* (MRSA) und Sanierung bei entsprechendem Nachweis [8]
- Die Haarentfernung erfolgt nur bei operationstechnischer Notwendigkeit. Wenn eine Entfernung der Haare notwendig ist, erfolgt dies unmittelbar vor dem operativen Eingriff mittels Kürzen der Haare [7]. Das Infektionsrisiko nimmt mit dem Zeitraum zwischen Rasur und Operation zu. Mikroläsionen der Haut führen zu Einblutungen und Exsudation, die das Wachstum von Mikroorganismen der Hautflora begünstigen [9].
- Für Wundspülungen steriles Wasser oder Wasser aus Sterilwasserfiltern verwenden, weil Leitungswasser nicht keimfrei ist [10]
- Eine Hautantiseptik ist bei primär verschlossenen, trockenen Wunden mit gut adaptierten Wundrändern nicht indiziert. Primär verschlossene Wunden sind ab dem zweiten postoperati-

2

Tab. 2.1 Hygienische Vorgehensweise beim Verbandswechsel

Durchführung eines Verbandswechsel
Vorzugsweise zu zweit arbeiten
Verbandwagen oder Tablett in das Zimmer nehmen
Arztkittel ausziehen, ggf. Schmuck von Händen und Unterarmen ablegen
Schürze oder Schutzkittel anlegen
Händedesinfektion
Handschuhe anziehen
Verband bis auf die wundabdeckenden Kompressen entfernen
Wundabdeckende Kompressen vorsichtig mit steriler Pinzette abnehmen
Handschuhe ausziehen und Händedesinfektion
Hautantiseptik vor und nach Nahtmaterial oder Klammern entfernen
Wunde ggf. reinigen und ggf. Wundantiseptik durchführen
Neue Wundauflage mit sterilen Instrumenten auflegen
Fixierung des Verbands
Händedesinfektion
Dokumentation des Verbandswechsels und Zustand der Wunde

ven Tag stabil, d. h., es ist keine sekundäre Kontamination mehr möglich, es kann auf eine erneute sterile Wundabdeckung verzichtet werden (Kat. IB).

- Vor und nach Entfernung von Nahtmaterial oder Klammern ist eine sorgfältige Hautantiseptik erforderlich.
- Drainagen frühzeitig entfernen (Kat. II).
- Verbandswechsel können in einem Untersuchungsraum oder im Patientenzimmer durchgeführt werden. Fenster und Türen des Raums bleiben geschlossen und Reinigungs- oder Entsorgungsarbeiten unterbleiben (➤ Tab. 2.1).

2.1.4 Prävention der beatmungsassoziierten Pneumonie

Ein beatmeter Patient ist mit einem Endotrachealtubus intubiert, der zur Abdichtung eine aufblasbare Manschette besitzt.

Bakterien aus dem Mund-/Rachenraum und dem Magen-Darm-Trakt können durch Mikroaspiration, wegen des fehlenden Schluckreflexes und bei liegender Position des Patienten, in die unteren Atemwege gelangen und eine Atemwegsinfektion auslösen.

Präventionsmaßnahmen

Es werden Empfehlungen der KRINKO [11] mit den höchsten Evidenzgraden IA und IB dargestellt.

- Für Patienten mit einer zu erwartenden Beatmungsdauer von mehr als 72 Std. (Kat. IA) Tuben mit der Option der subglottischen Absaugung verwenden
- Zur Blockung der Tubusmanschette den Cuffdruck je nach Beatmungssituation auf Werte zwischen 20 und 30 cm H_2O einstellen und regelmäßig überprüfen (Kat. IB)
- Die Mund- und Zahnpflege unter Einsatz antiseptischer Substanzen mit nachgewiesener Wirksamkeit durchführen (Kat. IA)
- Den Wechsel der Beatmungsschläuche nicht häufiger als alle 7 Tage durchführen (Kat. IA)
- In Bezug auf die beatmungsassoziierte Pneumonie ist kein Befeuchtersystem (aktiv vs. passiv) überlegen (Kat. IA).
- Es konnte kein Unterschied zwischen offenen und geschlossenen Absaugsystemen auf die Pneumonierate gezeigt werden (Kat. IA).
- Hygienische Händedesinfektion und Einmalhandschuhe beim Umgang mit Medikamentenverneblern (Kat. IA)
- Bei enteral ernährten Patienten auf eine Stressblutungsprophylaxe mit alkalisierenden Substanzen verzichten (Kat. IB)
- Präventionsmaßnahmen in Maßnahmenbündel zusammenfassen und die Umsetzung durch Checklisten sicherstellen (Kat. IB)

2.1.5 Prävention Gefäßkatheter-assoziierter Infektionen

Gefäßkatheter-assoziierte Infektionen, z. B. Blutstrominfektionen, können bei Katheteranlage durch eine extra- und intraluminale Besiedlung des Katheters mit Bakterien sowie hämatogen durch einen katheterfernen Infektionsherd oder durch Translokation von Bakterien von den Schleimhäuten entstehen. Die Kontamination des Katheters bei der Anlage kann z. B. durch eine unzureichende Antisepsis der Haut an der Insertionsstelle bedingt sein oder durch die Verwendung eines zu klein gewählten sterilen Lochtuchs zur Abdeckung der Insertionsstelle. Extra- und intraluminale Besiedlungen des Katheters entstehen durch die Vermehrung residenter Bakterien an der Insertionsstelle bei Nachlassen der Wirkung von Antiseptika oder durch kontaminierte i. v. Medikamente [13].

Präventionsmaßnahmen

Durch Intervention mit Implementierung von Bündeln lassen sich Katheter-assoziierte Infektionen stark senken. Das bestätigte eine Kohortenstudie [12] mit 103 Intensivstationen in Michigan, Keystone ICU Projekt. Es handelt sich um ein Interventionsprogramm mit ZVK-Insertionsbündel und begleitenden Maßnahmen, wie z. B. ZVK-Anlage-Wagen mit allen benötigten Materialien, Abbruch der ZVK-Anlage durch zweite Person bei Nichteinhaltung der Strategien, Checklisten, Schulungen zur Prävention und Aufklärung über Komplikationen.

Das ZVK-Insertionsbündel dieser Studie:

- Händehygiene vor und nach der Insertion zentraler Venenkatheter
- Anwendung maximaler Barrieremaßnahmen (sterile Handschuhe, Schutzkittel, und Abdecktücher sowie Mund-Nasenschutz und Haube) bei der ZVK-Insertion
- Desinfektion der Insertionsstelle mit Chlorhexidin
- Vermeidung der V. femoralis
- Unnötige ZVK entfernen

Empfehlungen der KRINKO zu periphervenösen Verweilkanülen [14]

- Tägliche Indikationsprüfung (Kat. IB)
- Bei schwierigen Venenverhältnissen Ultraschall nutzen (Kat. IB)
- PVK mit mehrtägiger Liegedauer bei Erwachsenen am Handrücken und am Unterarm anlegen (Kat. II)
- Sterilen Verband um Insertionsstelle (Kat. II)
- Anlagedatum der PVK in Krankenakte dokumentieren mit Handzeichen (Kat. IV)
- Kein routinemäßiger Wechsel von PVK bei Umsetzung eines PVK-Präventionsbündels (Kat. IB), Ausnahme bei unter eingeschränkt aseptischen Bedingungen gelegtem Katheter (bewährte klinische Praxis)
- Sofortige Entfernung der PVK bei lokalen Entzündungszeichen (bewährte klinische Praxis)
- Tägliche Inspektion oder Palpation der Insertionsstelle (Kat. II)
- Konventionellen Pflasterverband täglich wechseln, wenn Patient zu lokalen Schmerzen keine Angaben machen kann (Kat. II), ansonsten nicht häufiger als alle 72 Std. (Kat. II)
- Folienverband nach Herstellerangaben wechseln, meist nach 7 Tagen (Kat. IV)
- Insertionsstelle der PVK mit einem Octenidin- oder Chlorhexidinhaltigen Antiseptikum desinfizieren (Kat. II)
- Ruhenden PVK nicht mit Mandrin schließen (Kat. II), sondern mit sterilen Stopfen oder nadelfreien Konnektionsventil (bewährte klinische Praxis)
- Anlage und Erhaltungspflege von PVK als PVK-Präventionsbündel verbindlich festlegen (bewährte klinische Praxis).

Empfehlungen der KRINKO an die Zubereitung von Infusionslösungen [13]

- Die aseptische Rekonstitution von i. v. Arzneimitteln und Infusionslösungen nach Fachinformation und Standard (Kat. IV)
- Ist eine aseptische Tätigkeit, deshalb Hände desinfizieren (Kat. IA)
- Infusionen kurz vor Gebrauch richten (Kat. IV)
- Komplexe Zubereitungen, die in der Gebrauchs-/Fachinformation der Fertigarzneimittel nicht beschrieben sind, werden zentral in der Apotheke zubereitet/hergestellt (Kat. IB).

Empfehlungen der KRINKO an Wechselintervalle von Infusionssystemen [13]

- Infusionssysteme für Lipidinfusionen mindestens alle 24 Std. wechseln (Kat. IB bzw. Fachinformation der Hersteller)

- Transfusionssysteme nach 6 Std. wechseln laut Transfusionsrichtlinie der Bundesärztekammer (Kat. IV)
- Infusionssysteme, über die keine Lipidlösungen, Blut oder Blutprodukte verabreicht werden, sollen nicht häufiger als alle 96 Std. gewechselt werden (Kat. IA).
- Bei Verdacht auf Gefäßkatheter-assoziierte Infektion gesamtes Infusionssystem wechseln (bewährte klinische Praxis)

Manipulation und Antisepsis an Hubs und Zuspritzstellen

- Vor Manipulation an Katheterhubs, Dreiwegehähnen und nadelfreien Konnektionsventilen Hände desinfizieren (Kat. IA)
- Sterile Verschlussstopfen einmal verwenden (bewährte klinische Praxis)
- Vor Manipulation werden Katheterhub, Dreiwegehahn und nadelfreies Konnektionsventil desinfiziert (Kat. IB).
- Antiseptikum mit Materialverträglichkeit gegenüber den Medizinprodukten verwenden (Kat. IV) [13]

2.1.6 Injektionen und Punktionen

Das Infektionsrisiko, wie z. B. Abszesse, Phlegmone, Meningitiden, nach Injektionen und Punktionen ist von der Art und dem Ort des Eingriffs, von der Eigenschaft des applizierten Arzneimittels, von den Rahmenbedingungen des Zubereitens und Aufziehens von Arzneimitteln und der Punktion und der Abwehrlage des Patienten abhängig [15].

Im Umgang mit Arzneimitteln gelten das Arzneimittelgesetz und das Medizinproduktegesetz:

- Der Bezug zum **Arzneimittelgesetz** bedeutet: Es sind Herstellerinformationen aus Packungsbeilage und Fachinformation gemäß §§ 11 und 11a Arzneimittelgesetz zu beachten, wie z. B. Angaben zu Mischbarkeit mit anderen Substanzen oder Deklaration als Mehrdosenbehältnis mit Informationen der maximal möglichen Lagerdauer des Arzneimittels im angebrochenem Zustand und die weiteren Bedingungen der Lagerung und Mehrfachentnahme [15].
- Gemäß **Medizinproduktegesetz** sind die Gebrauchsanweisungen der Hersteller bei Verwendung von Medizinprodukten, wie z. B. Injektionsautomaten, Punktions-Sets und Portsystemen, verbindlich [15].

Beim Aufziehen von Arzneimitteln gelten die allgemeinen Maßnahmen der Basishygiene (➤ Kap. 2.2). Organisatorisch wird sichergestellt, dass die Zubereitung und das Aufziehen von Medikamenten unmittelbar vor Applikation erfolgen [15].

Empfehlungen der KRINKO zum Aufziehen von Medikamenten [15]

- Desinfizierte Arbeitsfläche (Kat. II)
- Hygienische Händedesinfektion (Kat. IA)
- Entnahme steriler Kanülen und Spritzen mit der Peel-off-Technik
- Spritzenkolben an der Stempelplattform anfassen
- Spritzen und Kanülen einmal verwenden
- Gummiseptum mit einem alkoholischen Hautdesinfektionsmittel und keimarmen Tupfer desinfizieren, sofern der Hersteller nicht die Sterilität des Gummiseptums unterhalb des Verschlusses garantiert (Kat. IV)
- Prüfung der Arzneimittel auf Unversehrtheit und Verfallsdatum
- Geeignete Kanülengröße wählen, die keine Stanzöffnung hinterlässt
- Bei Ampullen (> 50 ml) Spike-Mehrfachentnahmekanülen mit Luftfilter oder Überleitkanülen verwenden
- Bei Entnahme von Teilmengen aus einem Mehrdosenbehältnis mittels einer Einmalkanüle, wird für jede Entnahme eine neue Spritze und Kanüle verwendet (Kat. II).
- Auf angebrochenen Mehrdosisbehältern Anbruchsdatum und Verwendungsdauer dokumentieren (Kat. IV)

Die Maßnahmen zur Desinfektion der Punktionsstelle und die persönlichen Schutzmaßnahmen bei Injektionen und Punktionen können nach ➤ Tab. 2.2 erfolgen. Die Einteilung der Risikogruppen in 1 bis 4 berücksichtigt das jeweilige methodenspezifische Risiko der Injektionen und Punktionen [15].

Tab. 2.2 Empfehlungen zu Injektionen und Punktionen für einen Hygieneplan gemäß den Empfehlungen der Krankenhaushygiene und Infektionsprävention

Risikogruppe	Punktionsart	Tupferart	Abdeckung	Zusätzliche Schutzkleidung	
				Durchführende Person	Assistenz
1	i. c., s. c. Injektion	Keimarm	Nein	Nein	Keine Assistenz erforderlich
	Blutabnahme	Keimarm	Nein	Medizinische Einmalhandschuhe	
2	Lumbalpunktion (diagnostisch)	Steril	Steril	Sterile Handschuhe	Keine besonderen Anforderungen an Assistenz
3	Spinalanästhesie („single shot"), intrathekale Medikamentenapplikation	Steril	Steril	Sterile Handschuhe, Mund-Nasenschutz	Mund-Nasenschutz
4	Peridural- und Spinalanästhesie mit Katheteranlage, Anlage Periduralkatheter zur Schmerztherapie	Steril	Steril	Sterile Handschuhe, steriler langärmeliger Kittel, Mund-Nasenschutz, OP-Haube	Unsterile Handschuhe, Mund-Nasenschutz

Risikogruppe 1: einfacher Punktionsablauf und geringes Infektionsrisiko
Risikogruppe 2: schwerwiegende Infektionsfolgen bei seltenen Infektionsereignissen
Risikogruppe 3: komplexer Punktionsablauf und/oder Punktion von Organen und Hohlräumen
Risikogruppe 4: komplexe Punktion mit zwischenzeitlicher Ablage von sterilem Punktionszubehör und steriler Anreichung durch Assistenzperson und/oder Einbringung von Kathetern bzw. Fremdmaterial in Körperhöhlen oder tiefe Geweberäume

2.2 Basishygiene

Die Basishygiene umfasst **allgemeine Maßnahmen** für eine sichere Grundversorgung aller Patienten bei Diagnostik, Therapie und Pflege. Das Einhalten der Maßnahmen durch alle Beschäftigten verhindert die Übertragung von Krankheitserregern. Beim Auftreten bestimmter Erreger und bei speziellen medizinischen Maßnahmen wird die Basishygiene um weitere Maßnahmen ergänzt [30].

Allgemeine Maßnahmen der Basishygiene

- Händehygiene
- Barrieremaßnahmen
- Flächendesinfektion
- Aufbereitung von Medizinprodukten
- Abfallentsorgung
- Bettenhygiene und Bettwäsche
- Wäscheentsorgung, -aufbereitung und -versorgung und Bekleidung für Personal und Patienten
- Umgang mit Geschirr
- Aufklärung/Schulung von Patienten und Besuchern
- Art der Unterbringung, z. B. Einzelzimmer mit Patientenbad für Patienten, denen adäquates hygienisches Verhalten nicht möglich ist und von denen ein erhöhtes Übertragungsrisiko ausgeht

2.2.1 Händehygiene

Mit den Händen des medizinischen Personals werden verschiedene Patienten begrüßt, gepflegt, massiert, untersucht, Medikamente vorbereitet und Verbände gewechselt. Somit sind die Hände auch der häufigste Überträger für Keime im Krankenhaus [17].

Nach dem Vorbild der WHO Kampagne „*Clean Care is Safer Care*" wurde zur Verbesserung der Compliance der Händedesinfektion im deutschen Gesundheitswesen die „AKTION Saubere Hände" am 1.1.2008 mit Unterstützung des Bundesministeriums für Gesundheit ins Leben gerufen. Die Initiatoren sind das Nationale Referenzzentrum für die Surveillance Nosokomialer Infektionen, das Aktionsbündnis Patientensicherheit e. V. und die Gesellschaft für Qualitätsmanagement im Gesundheitswesen. Mittelpunkt der „AKTION Saubere Hände“ bildet das WHO-Modell *„My 5 Moments of Hand Hygiene“*. In diesem Modell wird eine Vielzahl an Einzelindikationen zur Händedesinfektion in fünf Indikationsgruppen zusammengefasst (➤ Abb. 2.1; [16]).

Hygienische Händedesinfektion

Die hygienische Händedesinfektion ist die einfachste und effektivste Maßnahme zur Verhütung nosokomialer Infektionen. Für eine wirksame Händedesinfektion müssen Hände und Unterarme frei von Schmuckstücken, Uhren und Eheringen sein [20].

Durch die hygienische Händedesinfektion mit einem alkoholischen Händedesinfektionsmittel werden Krankheitserreger auf den Händen soweit reduziert, dass deren Weiterverbreitung verhindert wird. Die in der Routine angewendeten Händedesinfektionsmittel sollen mindestens bakterizid (außer Mykobakterien) und levurozid (*Candida albicans*) sein [18]. Die viruswirksamen Eigenschaften sind speziell auf den Produkten gekennzeichnet (➤ Tab. 2.3; [17]).

Eine regelmäßige Überprüfung folgender Qualitätsindikatoren zur Händedesinfektion fördert die Compliance:

- Sind die Hände gesund, ohne Infektionszeichen?
- Sind Verletzungen an den Händen wasserdicht abgeklebt?
- Wird kein Schmuck an Händen und Unterarmen getragen?
- Sind Händedesinfektionsmittelspender leicht verfügbar?
- Werden die Desinfektionsmittelspender desinfiziert?
- Werden überwiegend Wandspender eingesetzt?
- Wird das Anbruchsdatum der Händedesinfektionsmittel dokumentiert?
- Sind die Händedesinfektionsmittel VAH-gelistet?
- Sind die Händedesinfektionsmittel farbstoff- und parfumfrei?
- Sind die Mitarbeiter mit den Händedesinfektionsmitteln zufrieden?

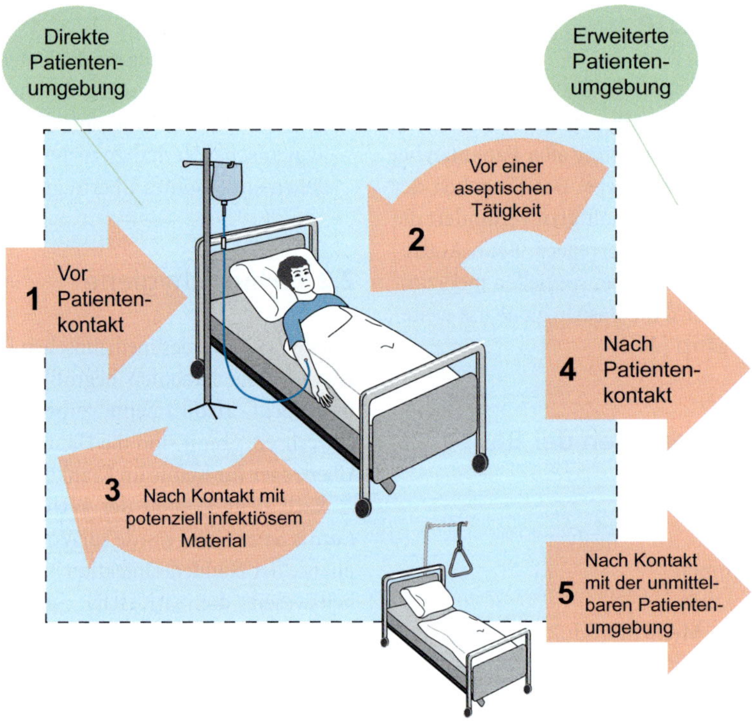

Abb. 2.1 Die fünf Indikationen der hygienischen Händedesinfektion [L143]

Tab. 2.3 Viruswirksame Desinfektion [31]

Wirksamkeitsstufe	Wirksamkeitsspektrum	Beispiele
1: Begrenzt viruzid	Behüllte Viren	Hepatitis-B-Virus Hepatitis-C-Virus Humanes Immunodefizienz-Virus Influenza A und B Metapneumonievirus Respiratorisches Synzytial-Virus Masernvirus Mumpsvirus Rötelnvirus
2: Begrenzt viruzid PLUS	Behüllte Viren plus Adeno-, Noro-, Rotaviren	Adenovirus Norovirus Rotavirus
3: Viruzid	Behüllte Viren und unbehüllte Viren	Parvovirus B19 Hepatitis-A-Virus Hepatitis-E-Virus

- Ist der Händedesinfektionsmittelverbrauch bekannt?
- Ist die Compliancerate der hygienischen Händedesinfektion bekannt?

DEFINITION

VAH = Verbund für angewandte Hygiene e. V.
Der VAH fördert z. B. die Erarbeitung von Prüfvorschriften und Bewertungsmöglichkeiten für Dekontaminationsverfahren, Desinfektion, Antiseptik und Sterilisation.

Hände waschen

Das Händewaschen dient primär der Beseitigung von Verschmutzungen und der Abschwemmung sporenbildender Bakterien [17]. Weil häufiges Händewaschen die Haut austrocknet und somit Hautirritationen fördert, wird die Händewaschung auf das mögliche Minimum reduziert. Die Hautpflege erfolgt mehrmals täglich. Dafür werden Produkte, bevorzugt ohne Duftstoffe und allergene Konservierungsstoffe, aus Spendern oder Tuben entnommen [19].

2.2.2 Barrieremaßnahmen

Unter Barrieremaßnahmen wird das Tragen von persönlicher Schutzausrüstung (PSA) verstanden, weil sie eine mechanische Barriere zwischen dem Träger und seiner Umgebung bildet [30].

Schutzkleidung hat den Zweck, Beschäftigte vor schädigenden Einwirkungen bei der Arbeit durch biologische Arbeitsstoffe zu schützen und die Weiterverbreitung von Krankheitserregern zu verhindern. Im Gesundheitswesen handelt es sich hierbei um Krankheitserreger, wie z. B. Influenza-Viren, *Staphylococcus aureus* oder Hepatitis-B-Viren. Die Schutzkleidung wird unmittelbar nach Verschmutzung ausgezogen [20].

Einmalhandschuhe sollen dünnwandig, flüssigkeitsdicht und allergenarm sein [20]. Sie werden vor Kontakt mit Blut, Körperflüssigkeiten, Sekreten, Ausscheidungen und kontaminierten Gegenständen getragen. Ein Handschuhwechsel erfolgt zwischen der Versorgung am selben Patienten, unmittelbar nach Kontakt mit potenziell infektiösem Material. Nach dem Ausziehen der Handschuhe werden die Hände desinfiziert, weil durch das Ausziehen der Handschuhe die Hände kontaminiert werden können [17].

Der Mund-Nasen-Schutz, die Schutzbrille, eine flüssigkeitsdichte Schürze oder ein Schutzkittel schützen bei Tätigkeiten, bei denen es zum Verspritzen von Blut, Körperflüssigkeiten, Sekreten oder Ausscheidungen kommt. Der Mund-Nasen-Schutz schützt nicht vor Inhalation von Aerosolen [20].

2

2.2.3 Flächendesinfektion

Die routinemäßige Desinfektion zielt darauf ab, die Verbreitung von Krankheitserregern während der Pflege und Behandlung von Patienten einzuschränken oder zu verhindern [21].

Die zu desinfizierende Oberfläche wird mit einer ausreichenden Menge des Mittels unter leichtem Druck abgerieben. Eine **Sprühdesinfektion** gefährdet die durchführende Person durch Inhalieren des Wirkstoffs. Deshalb wird die Sprühdesinfektion nur an schwer zugänglichen Stellen angewendet. Die desinfizierte Fläche kann wieder benutzt werden, sobald diese sichtbar trocken ist.

Die Einhaltung der angegebenen Einwirkzeit gilt:

- Für die Desinfektion von Patientenbetten bei Verbrennungspatienten
- Für Wannen, weil die Desinfektion durch das Einlaufen des Wassers beendet wird (Patient mit offenen Wunden, Geburtshilfe)
- Im Lebensmittelbereich, weil die Fläche anschließend mit Trinkwasser nachgespült wird
- Bei der Aufbereitung von Medizinprodukten [21]

Gezielte Desinfektion bei erkennbarer Kontamination der Fläche

Aufgrund der hohen Erregerzahlen hat eine Desinfektion bei sichtbarer Kontamination ohne grobe Vorreinigung keine Aussicht auf Erfolg. Deshalb wird die grobe Kontamination mit einem saugfähigen Material, wie z. B. Zellstoff, aufgenommen und kontaminationsfrei in einen Abfallsack für medizinische Abfälle entsorgt. Dabei werden Handschuhe und Schürze getragen. Anschließend wird die Fläche routinemäßig desinfiziert.

MERKE

Gezielte Desinfektionsmaßnahmen bei:

- Erkennbarer Kontamination der Fläche mit Blut, Eiter, Ausscheidungen
- Schlussdesinfektion
- Ausbruchssituation
- Auftreten spezieller Erreger, wie z. B. *Clostridioides difficile* oder *Mycobacterium tuberculosis* [21]

Schlussdesinfektion

Die Schlussdesinfektion erfolgt in Bereichen oder Räumen, die zur Pflege oder Behandlung eines infizierten bzw. mit Erregern kolonisierten Patienten dienten. Durch die gezielte Schlussdesinfektion wird der Raum so vorbereitet, dass er ohne Infektionsgefährdung zur Versorgung des nächsten Patienten verwendet werden kann. Bei speziellen Erregern, wie z. B. *Clostridioides difficile*, werden die Konzentrations- und Zeitrelationen des Herstellers beachtet [21].

2.2.4 Isolierung

Die Isolierung von Patienten mit übertragbaren Infektionskrankheiten oder von Trägern mit multiresistenten Erregern dient dem Schutz vor Übertragungen auf Patienten, Mitarbeitern und Besuchern. Für den isolierten Patienten kann die Isolierungssituation, z. B. in einem Einzelzimmer für eine längere Zeit, eine große psychische Belastung darstellen [22]. Aus diesem Grund werden Patienten und Angehörige durch medizinisches Personal informiert und beraten.

Transmissionswege

- Kontaktübertragung durch direkten Kontakt über Stuhl, Haut oder indirekten Kontakt durch kontaminierte Gegenstände oder Hände des medizinischen Personals
- Tröpfchenübertragung durch Kontakt mit respiratorischen Sekreten in kurzer Distanz von 1–2 m
- Aerogene Übertragung durch Inhalation von Aerosolen
- Parenterale Übertragung, z. B. bei Nadelstichverletzungen
- Vektorassoziierte Übertragung, z. B. Malaria durch Plasmodien der Anopheles-Mücke

Räumliche Unterbringung

- Isolierzimmer als Einzelzimmer mit Bad oder Toilette

- Isolierzimmer mit Vorraum als Trennzone zwischen dem kontaminierten Patientenzimmer und dem nicht kontaminierten Außenbereich bei Masern, Windpocken oder multiresistenter Tuberkulose
- Mehrbettzimmer in Abhängigkeit von klinischen Symptomen, Erreger und Transmissionsweg
- Kohortierung mehrerer Patienten in einem Mehrbettzimmer bei gleichem Erreger ist möglich
- Quarantäne in speziellen Behandlungszentren, gemäß Infektionsschutzgesetz bei lebensbedrohenden und zugleich hochinfektiösen Infektionskrankheiten, wie z. B. virusbedingtes hämorrhagisches Fieber und Lungenpest [24]

Tab. 2.4 Beispiele für Infektionserkrankungen und Präventionsmaßnahmen [30]

Transmission	Krankheit/Erreger	Erweiterte Maßnahmen
Direkter Kontakt	Enteritis *Clostridioides difficile*	• Isolierzimmer • PSA: Einmalhandschuhe und Schutzkittel • Hände desinfizieren und Hände waschen • Aufhebung der Isolierung: 48 Std. nach Symptomfreiheit • Schlussdesinfektion mit sporiziden Mitteln
	Sepsis, Cellulitis, Furunkel *Staphylococcus aureus* PVL-positiv	• Isolierzimmer • PSA: Einmalhandschuhe • Aufhebung der Isolierung: Dauer der Symptome
Tröpfchen	Grippe Influenza-A- und -B-Virus	• Impfpräventable Erkrankung • Isolierzimmer • PSA: Einmalhandschuhe, Schutzkittel, Mund-Nasenschutz oder Atemschutzmaske für nichtimmune Personen, Schutzbrille • Aufhebung der Isolierung: 7 Tage nach Beginn der Symptome • Verlängerte Ausscheidung bei Immunsupprimierten und Kindern!
Aerosol	COVID-19 SARS-CoV-2	• Impfungen seit Dezember 2020 verfügbar • Quarantäne für Kontaktpersonen Klasse I • Isolierzimmer mit Vorraum • PSA: Einmalhandschuhe, Schutzkittel, Atemschutzmaske, Schutzbrille, Haube • Infektiöse Wäsche • Schlussdesinfektion • Medizinisches Personal kann Möglichkeiten der Antiseptik nutzen: Antiseptisches Gurgeln und nasale Antiseptik, z. B. Gurgeln mit Kochsalz, Grüner Tee, Ethanol und ätherische Öle (Listerine® Cool Mint), für die Nase Kochsalz oder Carragelose® (Algovir Erkältungsspray) [23]
	Masern Morbilli	• Impfpräventable Erkrankung • Isolierzimmer mit Vorraum • PSA: Einmalhandschuhe, Schutzkittel, Atemschutzmaske, Schutzbrille • Aufhebung der Isolierung: 4 Tage nach Beginn des Ausschlags, Dauer der Symptomatik bei Immunsupprimierten • Postexpositionsprophylaxe möglich
	Offene Tuberkulose *Mycobacterium tuberculosis*	• Isolierzimmer mit Vorraum • PSA: Einmalhandschuhe, Schutzkittel, Atemschutzmaske • Aufhebung der Isolierung: 21 Tage nach Beginn einer effektiven Therapie und klinischer und radiologischer Besserung • Infektiöser Abfall: Sputum, Urin, Stuhl • Schlussdesinfektion mit tuberkuloziden Mitteln
Parenteral	Hepatitis B HBV	• PSA: Basishygiene • Mehrbettzimmer • Impfpräventable Erkrankung • Besonderes Risiko in der Schwangerschaft • Postexpositionsprophylaxe möglich • Infektiöser Abfall: Blut

2

Erweiterte, über die Basishygiene hinausgehende Maßnahmen

Die Schutzmaßnahmen leiten sich aus den Eigenschaften der Erreger und den Transmissionswegen ab (➤ Tab. 2.4). Eine Risikoanalyse mit Ableitung der Maßnahmen baut sich auf vier Faktoren auf:
- Transmissionsweg
- Mögliche Impfungen und besonderes Gefährdungspotenzial für Risikogruppen
- Räumliche Unterbringung
- Persönliche Schutzausrüstung [30]

2.2.5 Multiresistente Erreger

Bakterien werden als resistent bezeichnet, wenn die unter Standardtherapiebedingungen erreichbare Antibiotikakonzentration am Infektionsort nicht ausreicht, um die Bakterien in ihrer Vermehrung zu hemmen oder abzutöten:
- MRSA: Methicillin-resistenter *Staphylococcus aureus*
- VRE: Vancomycin-resistente-Enterokokken
- LRE: Linezolid-resistente Enterokokken
- LVRE: Linezolid-Vancomycin-resistente Enterokokken
- MRGN: multiresistente gramnegative Stäbchen
- 2MRGN NeoPäd: multiresistente gramnegative Stäbchen mit Resistenz gegen 2 der 4 Antibiotikagruppen (Acylureidopenicilline und Cephalosporine der 3. und 4. Generation) bei neonatologischen und pädiatrischen Patienten
- 3MRGN: multiresistente gramnegative Stäbchen mit Resistenz gegen 3 der 4 Antibiotikagruppen (Acylureidopenicilline, Cephalosporine der 3. und 4. Generation, Carbapeneme, Fluorchinolone)
- 4MRGN: multiresistente gramnegative Stäbchen mit Resistenz gegen 4 der 4 Antibiotikagruppen (Acylureidopenicilline, Cephalosporine der 3. und 4. Generation, Carbapeneme, Fluorchinolone)

Präventionsmaßnahmen

- Basishygiene
- Screening auf multiresistente Erreger innerhalb von 48 Std. nach stationärer Aufnahme
- Isolierung nach ärztlicher Risikoanalyse und Empfehlungen der KRINKO (➤ Tab. 2.5)
- Dekolonisierung von MRSA-Trägern
- Informationsweitergabe

Ärztliche Risikoanalyse

Analyse des Transmissions-, Kolonisations- bzw. Infektionsrisikos für jede Patientengruppe bezogen auf die durchgeführten medizinischen Maßnahmen und das Risikoprofil der Einrichtung. Beispiele für Fragen zur Gefahrenabschätzung:
- Wie hoch ist der Kolonisationsdruck, z. B. die Prävalenz von MRSA-positiven Patienten?
- Werden Patienten mit Risikofaktoren für eine MRSA-Besiedlung versorgt?
- Wie hoch ist die Dichte (Anzahl/Patient/Tag) von Tätigkeiten, die eine Übertragung von MRSA begünstigen [29]?

Tab. 2.5 Prävention der Übertragung von MRGN [32]

Klassifikation MRGN	Normalbereiche	Risikobereiche
3MRGN *Escherichia coli*	Basishygiene	Isolierung
4MRGN *Escherichia coli*	Isolierung	Isolierung
3MRGN *Klebsiella spp.*	Basishygiene	Isolierung
4MRGN *Klebsiella spp.*	Isolierung	Isolierung
3MRGN *Enterobacter spp.*	Basishygiene	Basishygiene
4 MRGN *Enterobacter spp.*	Isolierung	Isolierung
Andere 3MRGN Enterobakterien	Basishygiene	Basishygiene
Andere 4MRGN Enterobakterien	Isolierung	Isolierung
3MRGN *Pseudomonas aeruginosa*	Basishygiene	Isolierung
4MRGN *Pseudomonas aeruginosa*	Isolierung	Isolierung
3MRGN *Acinteobacter baumannii*	Basishygiene	Isolierung
4MRGN *Acinetobacter baumannii*	Isolierung	Isolierung

Risikobereiche wie beispielsweise Intensivstationen, Neonatologie, hämatologisch-onkologische Stationen sind Bereiche mit besonders gefährdeten Patienten.

Risikopopulation für eine MRSA-Besiedlung

- Patienten mit bekannter MRSA-Anamnese
- Patienten aus Regionen/Einrichtungen mit bekannt hoher MRSA-Prävalenz
- Dialysepatienten
- Patienten mit einem stationären Krankenhausaufenthalt, > 3 Tage, in den zurückliegenden 12 Monaten
- Patienten, die regelmäßig (beruflich) direkten Kontakt zu MRSA haben, wie z. B. Personen mit Kontakt zu landwirtschaftlichen Nutztieren, z. B. Schweine, Rinder, Geflügel
- Patienten, die während eines stationären Aufenthalts Kontakt zu MRSA-Trägern hatten, z. B. bei Unterbringung im gleichen Zimmer
- Patienten mit chronischen Hautläsionen
- Patienten mit chronischer Pflegebedürftigkeit, z. B. Immobilität, Störungen bei der Nahrungsaufnahme/Schluckstörungen, Inkontinenz, Pflegestufe [29]

Risikopopulation für eine MRGN-Besiedlung

- Patienten mit bekannter MRGN-Anamnese (auch früherer ESBL-Nachweis)
- Patienten, die aus folgenden Ländern bzw. Regionen direkt aus einem Krankenhaus kommen, sowie Patienten, die in den letzten 12 Monaten in einem der folgenden Länder/Regionen behandelt wurden:
  - Ost-, Südost- und Südeuropa (z. B. Bulgarien, Italien, Griechenland, Kosovo, Moldawien, Rumänien, Russland, Serbien, Ungarn)
  - Naher Osten (z. B. Vereinigte Arabische Emirate)
  - Asien (z. B. China, Indien, Thailand)
  - Südamerika
  - Afrika
- Patienten aus Kliniken oder Einrichtungen mit hoher Prävalenz von 3 bzw. 4MRGN
- Patienten, die während eines stationären Aufenthalts Kontakt zu MRGN-Trägern hatten, z. B. bei Unterbringung im gleichen Zimmer [33]

Prädilektionsstellen

- MRSA: Nasenvorhöfe, Rachen und Wunden
- MRGN: Rektum
- *Acinetobacter baumannii*: Rektum, Nasenvorhof, Rachen und Haut
- VRE, LRE, LVRE: Rektum

2.3 Mikrobiologische Probenahme

Probengewinnung, Lagerung und Transport sind wichtige Voraussetzungen einer mikrobiologischen Diagnostik. Für eine eindeutige Zuordnung des Probenmaterials zum Patienten werden sowohl der Anforderungsschein als auch die Probe eindeutig und leserlich beschriftet. Die Proben werden vor der Gabe von Antibiotika gewonnen. Die Zeitspanne zwischen Probenahme und Transport zum Labor beträgt weniger als 2 Std., damit anspruchsvolle Keime wachsen können. ➤ Tab. 2.6 gibt Hinweise zu den verschiedenen Probenahmen [25].

2.4 Hygieneorganisation

Zur Sicherung der Behandlungsqualität werden interne Vorgaben verbindlich, z. B. in Hygiene- und Reinigungs- und Desinfektionsplänen (➤ Tab. 2.7), geregelt [20, 26] und kontinuierlich durch die Krankenhaushygiene überprüft. Für dieses Ziel arbeiten in Abhängigkeit von der Größe und dem Risikoprofil einer Einrichtung entsprechend viel ausgebildetes Personal [27].

Im Pflegebereich wird der Informationsaustausch zur Hygieneabteilung durch die hygienebeauftragte

2

Tab. 2.6 Mikrobiologische Probeentnahme, Lagerung und Transport

Material	Probegefäß	Lagerung	Besonderheiten
Abstrich	Abstrichröhrchen mit Medium für kulturelle Anzucht	4 °C	Befeuchten des Tupfers mit steriler isotonischer Kochsalzlösung möglich
Blutkultur	Aerobe und anaerobe Blutkulturflaschen	RT*	Erst aerobe, dann anerobe Flasche beimpfen mit 10 ml Blut, mindestens 3 Paar aus verschiedenen Punktionsstellen
Bronchoalveoläre Lavage	Steriles Transportgefäß	4 °C	Mindestens 10 ml TBC-Diagnostik 30 ml
Flüssigkeit (primär steril)	Steriles Transportgefäß, aerobe/anaerobe Blutkulturflaschen	RT*	Bei Lagerung Blutkulturflaschen verwenden
Gewebeprobe	Steriles Transportgefäß	4 °C	Sterile isotonische Kochsalzlösung zum Schutz vor Austrocknung
Katheterspitze	Transportröhrchen ohne Medium	4 °C	Desinfektion der Einstichstelle, Katheterspitze (3 cm) mit steriler Schere trennen
Liquor	Steriles Transportgefäß	RT*	Sterile Probenahme, mindestens 1 ml, TBC: 10 ml, Neurolues: 1 ml
Sputum	Steriles Transportgefäß	4 °C	2 ml
Stuhl	Stuhlröhrchen	4 °C	Mindestens 5 g, bei Verdacht auf Parasiteninfektion bei Raumtemperatur lagern
Trachealsekret	Steriles Transportgefäß	4 °C	2 ml
Urin	Steriles Gefäß/Nährboden	4 °C/37 °C	2 ml

* RT = Raumtemperatur

Tab. 2.7 Auszug aus einem Reinigungs- und Desinfektionsplan

Was	Wann	Wie
Hautdesinfektion	• Vor Blutentnahmen • i. v., s. c., i. m. Injektion	Punktionsstelle mit alkoholisch getränkten keimarmen Tupfer abreiben oder satt einsprühen, Vorgang wiederholen und Haut trocknen lassen
	• Vor Anlage von Gefäßkathetern	Punktionsstelle mehrmals mit sterilen, in Hautdesinfektionsmittel getränkten Tupfern über die Dauer der Einwirkzeit abreiben und Haut trocknen lassen
Schleimhautantiseptik	• Vor medizinischen Eingriffen	Antiseptikum mit sterilen, satt getränkten Tupfern auftragen. Vorgang mehrmals wiederholen, dabei Tupfer wechseln.
Instrumente Beatmungszubehör	• Sofort nach Benutzung • Sofort nach Kontamination	In Instrumentenwannen (trocken) ablegen, Wannen fest verschließen und täglich in die Aufbereitung geben
Stethoskop Blutdruckmanschette	• Nach Benutzung	Oberflächen zweimal mit einem alkoholischen Flächendesinfektionsmittel abwischen
	• Nach Verschmutzung mit potenziell infektiösem Material wie z. B. Blut	Kontamination entfernen, dann die Oberflächen vollständig mit einer wässrigen Flächendesinfektionslösung abwischen
Monitore Medizinische Geräte	• Einmal pro Schicht • Bei sichtbarer Verschmutzung sofort	Verschmutzung ggf. mit Zellstoff aufnehmen, Feucht-Wischmethode der Fläche, nicht nachtrocknen, Herstellerangaben beachten
Arbeitsflächen	• Einmal täglich • Vor aseptischen Tätigkeiten • Bei sichtbarer Verschmutzung	Verschmutzung ggf. mit Zellstoff aufnehmen, Feucht-Wischmethode der Fläche, nicht nachtrocknen

Tab. 2.8 Beispiel: Fragen zur Überprüfung der Patientenumbettung im OP

Patientenumbettung	Ja	Nein
Erhält der Patient eine Haube?	☐	☐
Tragen die Mitarbeiter bei der Umbettung eine Schürze?	☐	☐
Wird die Umbetthilfe nach jedem Patienten (mit Durchlaufen des Bandes) desinfiziert?	☐	☐
Ist die Zuordnung der Betten eindeutig?	☐	☐
Desinfizieren die Mitarbeiter nach der Umbettung ihre Hände?	☐	☐

Pflegekraft gestaltet. Die abteilungsbezogenen Aufgaben bestehen in der Mitwirkung beim Umgang mit bereichsspezifischen Infektionsrisiken und beim Erstellen des bereichsspezifischen Hygieneplans, Kleingruppenunterricht über korrekte Hygienepraktiken bei kritischen Pflegemaßnahmen und die Umsetzung der Hygienepraktiken im Verantwortungsbereich [27].

Hygienebegehungen und Prozessanalysen dienen der Überprüfung des Umsetzungsgrades der Hygienemaßnahmen und werden in Abhängigkeit vom Infektionsrisiko der Patienten einmal jährlich oder öfter durch die Krankenhaushygiene organisiert. Abweichungen von den Anforderungen werden in einer Checkliste (➤ Tab. 2.8), dokumentiert und an den Bereich zurückgemeldet. Der Leiter des Bereichs ist für die Umsetzung der Maßnahmen verantwortlich.

2.5 Bauliche Voraussetzungen auf Intensivstationen

Eine modern ausgestattete Intensivstation hat eine getrennte Wegeführung für den Patiententransport, für Besucher und für die Ver- und Entsorgungsaufgaben [28].

Der Flächenbedarf für Einbettzimmer mit Vorraum beträgt 25 m² und für Zweibettzimmer 40 m². Eine Intensivstation benötigt außerdem mindestens ein Isolierzimmer mit Vorraum (2 m²) pro 6 Betten [28].

Ein reiner Arbeitsraum braucht genügend Lagerflächen für Verbrauchsmaterialen, Medikamente, Blut- und Blutprodukte. Ebenso einen ausreichend großen Arbeitstisch für die Medikamentenbereitstellung. Schränke mit ISO-Modulen und Apothekenausziehschränke bieten ein Optimum für die Ausnutzung des Platzes. Zur einfachen Reinigung von Schrankoberflächen eignen sich Schrägen [28].

Der Handwaschplatz befindet sich in ausreichendem Abstand zu Flächen für reine Arbeiten. Bei räumlicher Enge trennt ein Spritzschutz die Flächen voneinander. Die Wasserhähne sind ohne Handkontakt (z. B. durch Fuß- oder Ellenbogen) zu bedienen und der Wasserstrahl zielt nicht in den Siphon. Ein Abwurf wird für die Papierhandtücher gebraucht. Spender für Flüssigseife und Händedesinfektionsmittel sind bequem mit dem Ellenbogen zu erreichen. Hautpflegeprodukte werden in Wandspendern, Dosierspendern oder Tuben zur Verfügung gestellt [17]. Es werden bevorzugt Spender mit leicht zu reinigenden Oberflächen benutzt.

Ein unreiner Arbeitsraum wird in unmittelbarer Nähe zu den Patientenzimmern gebraucht. Die Arbeitsflächen sind so geschaffen, dass sie leicht zu reinigen und zu desinfizieren sind. Besonders gut geeignet sind dafür Flächen aus Edelstahl [28]. Gebraucht werden je nach Größe der Intensivstation thermische Steckbeckenautomaten, ausreichend große Aufnahmesysteme für desinfizierte Urinflaschen und Steckbecken, ein Fäkalienausguss mit Ringspülung, Abfallsysteme mit Fußbedienung, ein Handwaschbecken mit Spendern und ein Dosiergerät für das Flächendesinfektionsmittel.

2.6 Verhalten im OP

Beim Betreten des Personalumkleideraums werden die Taschen, die Straßen- bzw. Dienstkleidung und der Schmuck abgelegt. Auf der reinen Seite wird eine hygienische Händedesinfektion durchgeführt und saubere Bereichskleidung und desinfizierte Bereichsschuhe werden angezogen. Die Haube wird so aufgesetzt, dass die Kopf- und Barthaare vollständig bedeckt sind. Vor Betreten des Operationsraums wird ein Mund-Nasen-Schutz aufgesetzt [7].

Das Personal verlässt die Operationsabteilung durch die unreine Seite des Personalumkleideraums und legt die gesamte Bereichskleidung ab. Es folgen eine hygienische Händedesinfektion und das Anziehen der Dienst- bzw. Straßenkleidung auf der unreinen Seite [7].

Empfehlungen zum intraoperativen Personalverhalten:

- Türen während der Operation geschlossen halten
- Zahl der Mitarbeiter im Operationsraum auf ein Minimum beschränken
- Unnötiges Sprechen und hastige Bewegungen wegen Turbulenzbildungen vermeiden
- Ausreichenden Sicherheitsabstand zur sterilen Zone einhalten
- Auf unsterile Verhaltensweisen hinweisen

Nach einer Operation werden die Operationshandschuhe und Operationskittel im Operationsraum in die dafür vorgesehenen Abfall- bzw. Wäschesäcke abgelegt. Sichtbar kontaminierte Schuhe werden im Operationsraum gewechselt und sichtbar kontaminierte Bereichskleidung in der Umkleide [7].

Hygieneaspekte bei Operationen von Patienten mit Nachweis multiresistenter Erreger

Operationen bei Patienten, die mit multiresistenten Erregern besiedelt sind, sind nur dann der Gruppe IV zuzuordnen, wenn es sich um eine Infektion mit diesem Erreger im OP-Gebiet handelt. Grundsätzlich müssen Operationen aller Kontaminationsklassen unter gleichen aseptischen Bedingungen durchgeführt werden.

Die unmittelbare Umgebung des Patienten wird keimarm gehalten, deshalb wird das Patientenbett auf Station frisch bezogen. Im Wartebereich der Operationseinheit wird das Bett mit einer Folie abgedeckt. In Vorbereitung auf die Operation werden die Materialien und Geräte im Operationsraum auf das Mindeste beschränkt. Die Ein- und Ausleitung der Narkose erfolgt z. B. für Patienten mit MRSA oder 4MRGN im Operationsraum. Die Maßnahmen der Händehygiene, Instrumenten-, Wäsche- und Abfallentsorgung erfolgen nach Standard. Nach der Operation werden die patientennahen Flächen, alle sichtbar kontaminierten Flächen sowie der gesamte begangene Fußboden des Operationsraums desinfiziert [7].

KAPITEL

3

Christian Gernoth

Pharmakologie

3.1 Pharmakokinetik und -dynamik

Das Verständnis der Pharmakokinetik und der Pharmakodynamik ist essenzielle Voraussetzung für den sicheren Umgang mit Medikamenten. Die **Pharmakokinetik** lässt sich umschreiben mit „alles, was der Organismus des Patienten mit dem applizierten Medikament macht". Zu diesen Vorgängen gehören im Wesentlichen fünf Bestandteile, die man sich als **LADME**-Schema merken kann.

3

- **L**iberation: Wie erfolgt die Freisetzung des Pharmakons (Retard-Präparat, säurefeste Applikationsform)?
- **A**bsorption: Wo und wie gelangt die Substanz in den Organismus (Magen, Darm, rektal, parenterale Form)?
- **D**istribution: Wie verteilt sich das Medikament im Körper (Wasser- bzw. Fettlöslichkeit, Gewebsverteilung, Eiweißbindung, Durchdringung der Blut-Hirn-Schranke)?
- **M**etabolisierung: Welche Organe verstoffwechseln das Medikament? Sind die Stoffwechselprodukte noch wirksam bzw. nebenwirkungsreich?
- **E**xkretion: Wie erfolgt die Ausscheidung des Medikaments (Abatmen, Urin, Stuhl)?

Demgegenüber ist die **Pharmakodynamik** „alles, was das Medikament mit dem Organismus macht". Hierunter sind alle eigentlichen Wirkungen mit spezifischen und unspezifischen Wirkorten (sog. Rezeptoren) gemeint, somit die eigentlich angestrebte Wirkung des Medikaments mit dem hierfür verantwortlichen Ort bzw. Ansatzpunkt.

Nicht für jedes im intensivmedizinischen Bereich eingesetzte Medikament kann im Vorfeld ein komplettes Profil unter Berücksichtigung der o. g. Punkte erstellt werden. Es ist jedoch von Relevanz für die tägliche Praxis, sich bei der einen oder anderen Substanz wichtige Punkte bewusst zu machen.

Beispiel

Eine 62-jährige Patientin ist endotracheal intubiert und beatmet nach hochgradiger aneurysmatischer Subarachnoidalblutung und Aspirationspneumonie. Als neu aufgetretenes Problem lassen sich über die nasal einliegende Magensonde nicht nur die gesamte eingelaufene Ernährung, sondern darüber hinaus auch größere Mengen Blutkoagel und Hämatin aspirieren. Therapeutisch wird nun die Gabe eines Magensäuresekretionshemmers wie z. B. Omeprazol angesetzt. Gemäß ärztlicher Anordnung soll diese Patientin die Substanz enteral via Magensonde erhalten.

Die enterale Gabe von Omeprazol bei der hier vorliegenden gastrointestinalen Transportstörung ist sinnlos, da die Substanz erst im Dünndarm absorbiert und dann in ihre aktive Form metabolisiert werden muss. Den Ort der Absorption wird die Substanz bei der vorliegenden Magenentleerungsstörung über den gewählten Applikationsweg also nie erreichen. Des Weiteren ist zu diesem Medikament anzumerken, dass es in Form von säurefesten Kapseln den Magen passieren soll, um die Absorption der Substanz im Dünndarm zu ermöglichen, was ein eventuelles Zerstören dieser Kapseln zur möglichen Gabe über die Magensonde verbietet.

Es gilt, immer die patienteneigene Pathophysiologie im Sinne der veränderten Absorption zu beachten, um die angestrebte Wirkung eines eingesetzten Medikaments auch wirklich zu erreichen. Hierzu gehören ggf. vorliegende

- Gastrointestinale Transportstörungen, schlechte Perfusion des Darms, Verlust über Stomata
- Verteilung (infusionsbedingte Zunahme des Wasseranteils eines Patienten)
- Infekt/traumabedingter Verlust von Barrieren (Gefäßendothel, Blut-Hirn-Schranke)

Zusätzlich hierzu kann ein potenziell veränderter Metabolismus durch Nieren- oder Leberinsuffizienz, aber auch durch Organersatzverfahren (Nieren- und auch Leberdialyse) mit einer veränderten Ausscheidung einer Substanz zu unerwünschten Nebenwirkungen oder veränderten Wirkspiegeln führen. Besonders dann, wenn viele Medikamente zeitgleich oder in zeitlich engem Kontext eingesetzt werden. So kommen zur patienteneigen veränderten Pharmakokinetik noch die Interaktionen der Medikamente im Sinne der Verdrängung aus Eiweißbindung, Enzyminduktion oder -hemmung, aber auch direkte Wechselwirkungen zur Wirkungsabschwächung oder -verstärkung hinzu. Aus diesem Grund sind Medikamente mit hoher Toxizitätsgefahr bzw. engem Wirkungsspektrum regelmäßig durch Spiegelkontrollen zu überwachen.

Beispiel

Ein 84-jähriger Patient mit bekannter Epilepsie wird nach gastrointestinalem Eingriff postoperativ auf die Intensivstation übernommen. Die Antibiose mit Cefuroxim und Metronidazol sowie seine antikonvulsive Medikation mit Phenytoin sollen fortgesetzt werden. Einige Tage nach Aufnahme imponiert er mit akuten neurologischen Symptomen, wie Dysarthrie und auffälligen Augenbewegungen (Nystagmen). Weder in der durchgeführten CT- noch der Liquordiagnostik lässt sich ein entsprechender pathologischer Befund erheben. Nach Anstieg der Entzündungswerte wird die Antibiose auf Piperacillin umgestellt und wenige Tage später bildet sich die neurologische Symptomatik zunehmend zurück. Ursächlich für die Symptome in diesem Fall war die Interaktion von Metronidazol und Phenytoin. Die Metabolisierung von Phenytoin wird durch das Antibiotikum dahingehend beeinflusst, dass die wirksame Dosis dieser Substanz drastisch steigen kann. Eine Kontrolle des Spiegels in Kombination mit Anpassung der Dosis wird daher ausdrücklich empfohlen.

3.2 Verabreichung von Medikamenten

3.2.1 Wegvolumenberechnung

Da die Zufuhr von Medikamenten im intensivmedizinischen Bereich zumeist parenteral erfolgt, werden im Folgenden hierfür potenzielle Besonderheiten behandelt. Denn die **Länge einer Infusionsleitung** kann unter Umständen eine entscheidende Rolle für die Anschlagsgeschwindigkeit von Medikamenten, z. B. Katecholaminen, spielen. Der Weg zur relevanten Dosisänderung, unabhängig von der im Einzelfall langen Kreislaufzeit z. B. infolge einer Bradykardie, beim Intensivpatienten, ist länger als vielleicht erwartet. Im Einzelnen sind für eine Heidelberger-Verlängerung ein Füllvolumen von 9 ml, für eine Infusionsleitung 16 ml, sowie für eine Standardperfusorleitung 3 ml einzurechnen. Hinzu kommt noch das zwischen 1 und 3 ml große Lumen des verwendeten Schenkels des zentralen Venenkatheters (ZVK). Zusätzlich zur Länge, des Wegvolumens bis zum Patienten ist auch die Art der Applikation zu beachten. Idealerweise wird das Medikament singulär über den Zugang mit möglichst druckimmanenten, heißt starren dünnlumigen Leitungen appliziert, was die Dosisänderung zeitnah beim Patienten ankommen lässt. Alternativ kann eine über das gleiche Lumen eingesetzte Träger- oder Einschwemmlösung eingesetzt werden, die aber dann auch in relevanter Flussrate eingesetzt werden sollte.

Beispiel

Übungsaufgabe: Bei einem Patienten wird aufgrund zunehmender Blutdruckinstabilität die kontinuierliche Gabe von Noradrenalin nötig. Dies wird an die Hahnenbank für den distalen Schenkel angeschlossen. Zwischen Hahnenbank und Patient sind noch eine Heidelberger-Verlängerung und zwei Dreiwegehähne angeschlossen. Über diesen Schenkel des ZVK läuft aktuell nur eine Vollelektrolytlösung mit einer Rate von 10 ml/Std. Wie lange wird es dauern, bis das Katecholamin beim Patienten ankommt, wenn es mit einer Rate von 5 ml/Std. begonnen wird?

Lösung: Das Gesamtvolumen, das es zu überbrücken gilt, liegt bei 9 ml + 1 ml für die Dreiwegehähne plus ZVK-Wegelumen von ca. 2 ml, somit insgesamt 12 ml. Gesamtförderrate an diesem Zugangsweg liegt bei 15 ml/Std. Somit wird es ca. 48 Min. dauern, bis das Medikament vor Ort sein kann, die Kreislaufzeit des Patienten noch nicht eingerechnet.

Die alternative Verwendung einer Perfusorleitung und die Steigerung der Infusionsrate auf 200 ml/Std. verkürzen die voraussichtliche Anschlagszeit erheblich, in diesem Fall auf unter 2 Min. Allerdings ist bei diesem Vorgehen die Dosisanpassung des Katecholamins ggf. parallel zur Anpassung der Rate der Trägerlösung zu bewerkstelligen. Aus diesem Grund wird empfohlen, dieses Vorgehen nur bei extrem kleinen Patienten (< 10 kg Körpergewicht) mit geringer Förderrate des Katecholamins oder bei vorübergehend notwendiger Applikation über einen peripher-venösen Zugang zu wählen.

3.2.2 Kompatibilität

Nicht nur die Länge des Wegs zum Patienten, auch die parallele Verabreichung von verschiedenen Sub-

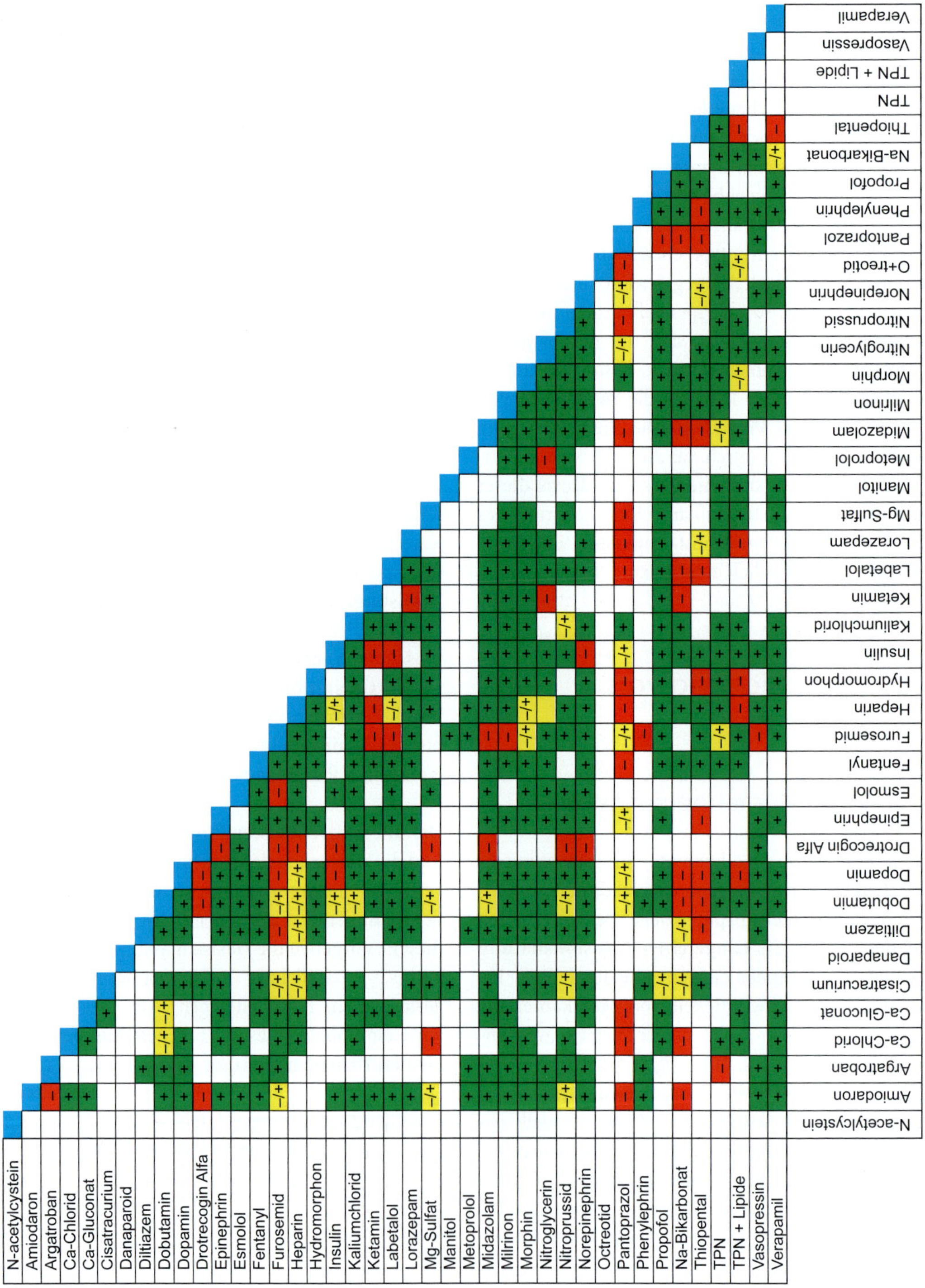

Abb. 3.1 Kompatibilität [L143; P433]

stanzen über die begrenzte Anzahl Lumina zentralvenöser Zugänge ist von Bedeutung. Bei kontinuierlicher Applikation von Medikamenten werden mindestens alle 2 Std. die Perfusoren/Infusionen geprüft, um Verfärbungen, Kristallisationen o. ä. Veränderungen auszuschließen. Die Katecholamine Adrenalin und Noradrenalin (➤ Kap. 3.3.4) können z. B. eine pathologische Rotfärbung zeigen.

Jede Intensivstation hat in der Regel ihre eigenen Vorgaben, welche Medikamente über welchen Schenkel eines zentralvenösen Katheters zeitgleich oder zeitversetzt in welcher Reihenfolge verabreicht werden können. Die verfügbare und frei zugängliche Datenlage zur Inkompatibilität parallel laufender Infusionslösungen ist eher dürftig. Hilfestellung liefert die Software „Kompatibilität im Katheter" (KiK) bzw. ➤ Abb. 3.1. Bei Unsicherheit, in welcher Trägerlösung eine Substanz aufgelöst bzw. verdünnt werden muss, ist unbedingt die Packungsbeilage zu beachten und die erzeugte Lösung vor Applikation augenscheinlich auf Auffälligkeiten zu prüfen. Ergänzend sei hier angemerkt, dass eine hergestellte Infusionslösung innerhalb einer Stunde nach Zubereitung angehängt werden sollte (Empfehlung Mikrobiologie Uniklinikum Rostock).

3.3 Medikamente im Überblick

3.3.1 Analgetika

Prävention und Behandlung von Schmerzen (➤ Kap. 1.3) werden als ein vorrangiges Ziel betrachtet.

Zahlen, Daten, Fakten

Zusätzlich zu den ggf. vorhandenen Schmerzen in Ruhe unterzieht sich jeder Patient täglich bis zu 20 schmerzhaften Prozeduren (Blutabnahmen, Punktionen, Lagerungsmaßnahmen etc.).
Dabei unterscheidet man eine ggf. notwendige Basisanalgesie von einer prozedural notwendigen zusätzlichen Schmerzmittelgabe. Sollten hierzu hausinterne Standards fehlen, ist das WHO-Stufenschema uneingeschränkt zu empfehlen [1].

MERKE

Stufenschema

- **Stufe 1:** nichtopioides Analgetikum, ggf. in Kombination mit Adjuvanzien (nichtsteroidale Antirheumatika, Metamizol, Paracetamol)
- **Stufe 2:** schwaches Opioid, ggf. in Kombination mit nichtopioiden Analgetika und/oder Adjuvanzien (Tramadol, Tilidin [+ Stufe 1])
- **Stufe 3:** starkes Opioid, ggf. in Kombination mit nichtopioiden Analgetika und/oder Adjuvanzien (Morphin, Hydromorphon, Oxycodon, Fentanyl, Buprenorphin, Methadon [+ Stufe 1])
- **Stufe 4:** invasive Techniken (peridurale Injektion, spinale Injektion, periphere Lokalanästhesie, Rückenmarkstimulation, Ganglienblockade)

Opioide

Opioide sind Substanzen, die ihren strukturellen Ursprung im Morphin haben und somit ihre Wirkung rezeptorvermittelt über die Opioid-μ-, -δ-, -κ- und Nociceptin-Rezeptoren entfalten. Die entscheidenden **Wirkungen und Nebenwirkungen** kann man sich leicht unter dem Kürzel AMOEBA merken:

- **A**nalgesie
- **M**iosis
- **O**bstipation
- **E**mesis
- **B**ewusstseinsminderung
- **A**temdepression

Die beiden letztgenannten Wirkungen sind gleichzeitig auch die besten Indikatoren für eine Überdosierung, wobei zunächst eine Bewusstseinsminderung mit potenzieller Kommando-Atmung (langsame und tiefe Atemzüge) und erst dann die Apnoe auftreten können. Hier hilft es zu wissen, dass Opioide, abgesehen von Buprenorphin und Pethidin, in ihrer Wirkung potenziell mit **Naloxon** in dort genannter Dosierung antagonisierbar sind.

Morphin

Dosierung

- 2–10 mg i. v. als Bolus
- Perfusor mit 100 mg/50 ml je nach Schmerzintensität
- Epidural 2–4 mg (20–50 μg/kg Körpergewicht)
- Spinal 0,2–1 mg

Verabreichungswege
- i. v.
- s. c.
- Epidural
- Spinal
- Oral: in Akutsituation nur bedingt sinnvoll, da hohe primäre hepatische Metabolisierung (30 % übrig) und lange Anschlagszeit von > 30 Min.

Wirkmechanismus
Reiner μ-Opiatrezeptoragonist

Wirkdauer
3–4 Std.

Neben-, Wechselwirkungen
- Miosis (Pupillenverengung)
- Obstipation
- Emesis (Übelkeit und Erbrechen)
- Blasenverhalt, Sedierung
- Atemdepression
- Spinale oder epidurale Gabe führt zu Juckreiz (Antihistaminika).

> **Klinische Bedeutung**
> Kann nach spinaler Gabe zu verzögerter Atemdepression führen (> 12 Std. Überwachung empfohlen).

Buprenorphin

Dosierung
- 3–4-mal 3–4 μg/kg KG oral, sublingual
- 3–4× 2–4 μg/kg KG i. v./i. m. (max. 1,2 mg/Tag)
- Transdermal 35–70 μg/Std.
- Substitutionstherapie bei Opiatabhängigen initial 2–4 mg oral, dann langsame Dosisreduktion

Verabreichungswege
- i. v.
- i. m.
- Transdermal
- Oral
- Sublingual

Wirkmechanismus
Partieller μ-Opiatrezeptoragonist und κ-Opiatrezeptorantagonist

Wirkdauer
6–8 Std.

Neben-, Wechselwirkungen
- Wie Morphin (siehe oben)
- Eine Buprenorphin-bedingte Atemdepression ist schlecht mittels Naloxongabe antagonisierbar.

Fentanyl

Dosierung
- 50 μg/ml (2, 10 und 50 ml Ampullen), Pflaster mit 25–100 μg/Std., Lutscher mit 200 μg–1,6 mg (schneller Wirkeintritt binnen 15 Min.)
- 2–10 μg/kg KG i. v. als Bolus oder pro Stunde als Perfusor
- Spinal 10–25 μg
- Epidural 25–100 μg

Verabreichungswege
- i. v.
- Spinal
- Epidural
- Nasal
- Oral
- Transdermal

Wirkmechanismus
μ-Opiatrezeptoragonist (200-fache Potenz von Morphin)

Wirkdauer
Je nach Dosis und Repetition 1–4 Std.

Neben-, Wechselwirkungen
- Wie Morphin (siehe oben)
- In hoher Dosis Thoraxrigidität. Erkennbar unter anderem anhand erhöhter Beatmungsdrücke.

> **Klinische Bedeutung**
> - Bei Pflasterapplikation dauert es ca. 12 Std. bis zum Erreichen der Zieldosis. Somit wird bis dahin eine anderweitige Gabe von Opioiden nötig.
> - Vorsichtige Titration: verzögerter Wirkeintritt mit Gefahr der Überdosierung

Sufentanil

Dosierung
- 0,5–2 µg/kg KG i. v. als Bolus oder als Perfusor 0,1–2 µg/kg KG/Std. i. v.
- Epidural 10–20 µg als Bolus
- 4–10 µg/Std. kontinuierlich
- Spinal 5–10 µg

Verabreichungswege
- i. v.
- S. c.
- Epidural
- Spinal

Wirkmechanismus
µ-Opiatrezeptoragonist (1.000-fache Potenz zu Morphin)

Wirkdauer
2–3 Std.

Neben-, Wechselwirkungen
- Wie Morphin (siehe oben)
- In hoher Dosis Thoraxrigidität. Thoraxsteifigkeit, erkennbar durch erhöhte/ansteigende Beatmungsparameter.

> **Klinische Bedeutung**
> Bei Kindern unter 1. Lebensjahr nicht zugelassen.

Remifentanil

Dosierung
0,5–1 µg/kg KG i. v. als Bolus über 30 Sek., kontinuierlich mit 0,1–2 µg/kg/Min.

Verabreichungswege
i. v.

Wirkmechanismus
µ-Opiatrezeptoragonist (200-fache Potenz von Morphin)

Wirkdauer
10–15 Min. (auch bei kontinuierlicher Gabe)

Neben-, Wechselwirkungen
- Wie Morphin (siehe oben)
- Blutdruckabfall und Bradykardie (besonders bei Bolusgabe)
- Thoraxrigidität

> **Klinische Bedeutung**
> Gefahr der massiven Hyperalgesie (übermäßige Schmerzempfindlichkeit) nach Beenden der Gabe → Piritramid bzw. andere Schmerzmittel zeitgerecht überlappend und vor dem Beenden applizieren.

Piritramid

Dosierung
0,05–0,1 mg/kg KG als Bolus oder als Perfusor/Std.

Verabreichungswege
- i. v.
- i. m.
- s. c.

Wirkmechanismus
µ-Opiatrezeptoragonist

Wirkdauer
2–4 Std.

Neben-, Wechselwirkungen
Wie Morphin (siehe oben)

> **Klinische Bedeutung**
> Keine Dosisreduktion bei Niereninsuffizienz nötig.

Pethidin

Dosierung
0,5–1 mg/kg KG i. v. als Bolus

Verabreichungswege
- i. v.
- s. c.
- i. m.
- Oral

Wirkmechanismus
μ-κ-Opiatrezeptoragonist

Wirkdauer
2 Std.

Neben-, Wechselwirkungen
- Mundtrockenheit (Anticholinerg)
- Tachykardie
- Vorsicht bei Antidepressiva und Monoaminooxidasehemmern

3

Klinische Bedeutung

Metabolit kann epileptische Anfälle auslösen (besonders bei Niereninsuffizienz/-versagen), Wirkung ist nicht mit Naloxon antagonisierbar.

Hydromorphon

Dosierung
- Initial 1,3–2,6 mg alle 4 Std. oral oder 1–1,5 mg i. v.
- Dann 2× 4–24 mg oral als retard

Verabreichungswege
- i. m.
- s. c.
- i. v.
- Oral
- Rektal

Wirkmechanismus
μ-Opioidrezeptoragonist

Wirkdauer
2–4 Std., retard bis zu 24 Std.

Nebenwirkungen
Wie Morphin (siehe oben)

Klinische Bedeutung

Hydromorphon wird weitgehend über die Leber metabolisiert und ist somit gut bei Patienten mit fortgeschrittener Niereninsuffizienz einsetzbar.

Naloxon

Dosierung
1–4 μg/kg KG i. v. als Bolus, bis Spontanatmung einsetzt, ggf. als Perfusor mit entsprechender Dosis pro Stunde fortführen.

Verabreichungswege
- i. v.
- s. c.

Wirkmechanismus
Reiner μ-Opiatrezeptorantagonist

Wirkdauer
30–40 Min.!

Neben-, Wechselwirkungen
Hypertension, Lungenödem, Arrhythmien

Klinische Bedeutung

Atemdepression: Rebound möglich aufgrund der kurzen Wirkdauer.

Nichtsteroidale Antirheumatika (NSAR) und Ketamin

Nichtsteroidale Antirheumatika (NSAR) wirken allesamt über die Hemmung eines Enzyms, der Cyclooxygenase (Typ 1 und 2). Dennoch unterscheiden sie sich sehr deutlich voneinander, hinsichtlich ihrer analgetischen Wirkung. Dieser Unterschied macht sich auch im Nebenwirkungsprofil bemerkbar, z. B. bei gastrointestinalen Nebenwirkungen, sodass bei Anwendung von Diclofenac oder Ibuprofen generell eine Ulkusprophylaxe zur Reduktion gastrointestinaler Komplikationen empfohlen wird. Gemäß aktuellen Untersuchungen ist eine Kombination von zwei Präparaten (Diclofenac + Paracetamol, Diclofenac + Metamizol) in ihrer Wirkung bei der akuten postoperativen Schmerztherapie einer Monotherapie zu überlegen, zumal hier die jeweilige Tagesdosis der einzelnen Substanzen reduziert werden kann. Zu beachten ist bei der Gabe von NSARs aber trotzdem deren Einfluss auf die Thrombozytenfunktion mit erhöhter Blutungsneigung, was deren Anwendung bei diesbezüglichen Risikopatienten verbietet (intrakranielle oder rückenmarksnahe Verletzungen oder Eingriffe). Als derzeit meist verwendeter parenteraler Hemmstoff der Cyclooxygenase 2 („Cox-2-Hemmer") sei hier das Parecoxib genannt, obgleich Etoricoxib bereits häufig präoperativ oral eingesetzt wird. Eine Sonderstellung unter den parenteral eingesetzten Analgetika nimmt das **Ketamin** ein. Es muss aufgrund seiner halluzinatorischen Wirkung immer mit einem Sedativum kombiniert werden, ist aber sowohl hinsichtlich der Kreislaufstabilität als auch der weitgehend unbeeinträchtigten Atmung des Patienten eine bemerkenswerte Substanz.

Metamizol

Dosierung

- 1–4-mal 8–16 mg/kg KG i. v., alternativ auch Tagesdosis in Perfusor auf 48 ml mit 2 ml/Std. (geringere Kreislaufdepression als bei Bolusgabe)

Verabreichungswege

i. v.

Wirkmechanismus

- Hemmung der Cyclooxygenase, spasmolytisch
- Hemmung der Pyrogenwirkung am Hypothalamus (Temperaturregulation)

Wirkdauer

4–8 Std.

Neben-, Wechselwirkungen

- Allergische Reaktion
- Bronchospastik
- Blutdruckabfall
- Blutbildveränderungen
- Nierenfunktionsstörungen

Klinische Bedeutung

- Gut analgetisch und spasmolytisch wirksam, sediert!
- Für Patienten < 5 kg KG und im letzten Trimenon der Schwangerschaft nicht zugelassen

Paracetamol

Dosierung

- 4-mal 10–15 mg/kg KG
- Säuglinge bis zum 1. Lebensjahr 4-mal 7,5 mg/kg KG

Verabreichungswege

- Oral
- Rektal
- i. v. (max. 4 g/Tag i. v.)

Wirkmechanismus

- Hemmung der zerebralen Prostaglandinsynthese
- Entkopplung der pyrogenmodulierten Temperaturregulation

Wirkdauer

4 Std.

Neben-, Wechselwirkungen

- Allergische Hautreaktionen
- Bronchospasmus
- Nieren-Leberschäden (bis zu 15 % zeigen Anstieg der Transaminasen)

Klinische Bedeutung

- Wirkt mäßig analgetisch, aber gut antipyretisch (fiebersenkend)
- I. v.-Ampulle enthält Cystein als einen Bestandteil des Glutathions (verminderte Toxizität).
- Gleichzeitige zentrale Serotoninblockade hebt analgetische Wirkung auf, z. B. Ondansetron.

Ibuprofen

Dosierung

4-mal 10 mg/kg KG p. o./rektal/i. v. 25–50 mg/Tag

Verabreichungswege

- Oral
- Rektal
- i. v.

Wirkmechanismus

Ubiquitäre Hemmung der Cyclooxygenase

Wirkdauer
4–8 Std.

Neben-, Wechselwirkungen
- Allergische Reaktionen
- Magen-Darm-Ulzera
- Nierenfunktionsstörungen
- Hepatotoxisch
- Thrombozytenaggregationshemmung

> **Klinische Bedeutung**
> - Wirkt gut analgetisch und antiphlogistisch (entzündungshemmend), wenig antipyretisch (fiebersenkend)
> - Sehr hohe Eiweißbindung (Interaktionsrisiko mit Antikoagulanzien sehr hoch), bei Langzeitanwendung wird eine Ulkusprophylaxe empfohlen

Diclofenac

Dosierung
2-mal 1 mg/kg KG

Verabreichungswege
- Oral
- Rektal
- i. m.

Wirkmechanismus
Ubiquitäre Hemmung der Cyclooxygenase

Wirkdauer
3–6 Std.

Neben-, Wechselwirkungen
- Allergische Reaktionen
- Magen-Darm-Ulzera
- Nierenfunktionsstörungen
- Thrombozytenaggregationshemmung

> **Klinische Bedeutung**
> - Wirkt gut analgetisch (besonders bei Knochenschmerzen) und antiphlogistisch (entzündungshemmend), wenig antipyretisch (fiebersenkend)
> - Sehr hohe Eiweißbindung (Interaktionsrisiko mit Antikoagulanzien sehr hoch), bei Langzeitanwendung ist eine Ulkusprophylaxe empfohlen

Etoricoxib

Dosierung
1-mal 60–90 mg oral

Verabreichungswege
Oral

Wirkmechanismus
- Selektive Hemmung der Cyclooxygenase-2 induzierten Prostaglandinsynthese

Wirkdauer
22–24 Std.

Neben-, Wechselwirkungen
- Ödeme
- Übelkeit
- Allergische Hautreaktionen

Parecoxib

Dosierung
2-mal 20–40 mg i. v.

Verabreichungswege
i. v.

Wirkmechanismus
- Selektive Hemmung der Cyclooxygenase-2 induzierten Prostaglandinsynthese

Wirkdauer
8–12 Std.

Neben-, Wechselwirkungen
- Ödeme
- Übelkeit
- Allergische Hautreaktionen

> **Klinische Bedeutung**
> - Gut analgetisch und mäßig antiphlogistisch (entzündungshemmend) wirksam
> - Bei manifester Herzinsuffizienz, Zerebral- oder Koronarsklerose sowie Sulfonamidunverträglichkeit kontraindiziert
> - Interaktion mit Omeprazol und Metoprolol

Ketanest (S-Ketamin)

Dosierung
- 0,5–1 mg/kg KG i. v. als Bolus
- 2–4 mg/kg KG i. m. als Bolus
- Kontinuierlich 0,2–0,5 mg/kg KG/Std.

Verabreichungswege
- i. v.
- i. m.
- Nasal
- Rektal

Wirkmechanismus
NMDA-Rezeptorantagonist (N-Methyl-D-Aspartat)

Wirkdauer
Bolus 30 Min., kontinuierlich mehrere Stunden

Neben-, Wechselwirkungen
- Exzitation
- Hypersalivation
- Bad trips
- Hypertonie
- Tachykardie
- Hirndruckanstieg unter Spontanatmung

Klinische Bedeutung

Bei nasaler Gabe „Aas"-artigen Geschmack bedenken, wichtig ist auch die relativ lange Anschlagszeit von 90–120 Sek.

3.3.2 Zentralnervös wirksame Medikamente

Die Gruppe der zentralnervös wirksamen Medikamente vereint die unterschiedlichsten Substanzklassen, weshalb im Folgenden eine Einteilung nach Hauptwirkung und nicht nach chemisch-strukturellen Aspekten erfolgt.

Hypnotika und Sedativa

Zu dieser Gruppe gehören die direkten sog. Schlaferzwinger (Barbiturate), die Benzodiazepine sowie Propofol, Eto- bzw. Hypnomidate.

MERKE

Bei kontinuierlicher Gabe von Barbituraten und/oder Benzodiazepinen sind diese, aufgrund ihrer physikochemischen Eigenschaften immer über einen separaten Schenkel des ZVK zuzuführen.

Im Bedarfsfall stellt lediglich die kontinuierliche Gabe eines Opiats über den zur Barbituratgabe verwendeten ZVK-Schenkel eine legitime Ausnahme von dieser Empfehlung dar. Über diesen, in der Praxis dann gern als „Sedierungsschenkel" bezeichneten ZVK-Schenkel, sollte sonst aber kein weiteres Medikament zeitgleich appliziert werden. Ähnlich wie bei Katecholaminen der Zielblutdruck, muss gefordert werden, dass ein Sedierungsziel – gemessen anhand von Sedierungsskalen (RAMSAY ➤ Tab. 3.1) – festgelegt und ständig überprüft wird.

Tab. 3.1 RAMSAY-Sedation-Scale zur Beurteilung der Sedierungstiefe

RAMSAY-Sedation-Scale	Grad der Sedierung	Beurteilung des Sedierungsgrads
0	Wach, orientiert	Wach
1	Ängstlich, agitiert, unruhig	Zu flach
2	Kooperativ, toleriert Beatmung, orientiert, ruhig	Adäquat
3	Schlafend, reagiert auf Ansprache und taktile Reize	Adäquat
4	Schlafend, verzögerte Reaktion auf Ansprache und Berührung	Adäquat
5	Keine Reaktion auf Ansprache und Berührung, aber Reaktion auf Schmerzreize	Tief
6	Keine Reaktion auf Schmerzreize, Koma	Zu tief

Thiopental

Dosierung
3–7 mg/kg KG i. v. als Bolus (Intensivpatienten eher 3 mg/kg KG)

Verabreichungswege
i. v.

Wirkmechanismus
- Direkt GABA-erge hypnotische Wirkung
- Antikonvulsiv
- Durch zerebrale Metabolismusreduktion hirndrucksenkend

Wirkdauer
- Wenige Minuten bei Einmalbolus (Umverteilung)
- Bei Repetition/kontinuierlicher Gabe mehrere Stunden

Neben-, Wechselwirkungen
- Atemdepression
- Blutdruckabfall
- Übelkeit
- Singultus
- Bronchospasmus
- Keine Analgesie (Hyperalgesie)

Klinische Bedeutung
- Unverträglichkeit gegen Barbiturate
- Porphyrie und Status asthmaticus zählen zu den Kontraindikationen.
- Paravenöse Applikation ruft schwere Gewebsnekrosen hervor!
- Alkalische Lösung verträgt sich vor allem nicht mit sauren Lösungen (z. B. Rocuronium).

Methohexital

Dosierung
1,5 mg/kg KG i. v. als Bolus, kontinuierlich (2,5 g/50 ml) 1–6 mg/kg KG/Std. (BIS gesteuert)

Verabreichungswege
i. v.

Wirkmechanismus
- Direkt GABA-erge hypnotische Wirkung
- Antikonvulsiv
- Durch zerebrale Metabolismusreduktion hirndrucksenkend

Wirkdauer
- Wenige Minuten bei Einmalbolus (Umverteilung)
- Kontinuierlich mehrere Stunden

Neben-, Wechselwirkungen
- Initiale Exzitation
- Atemdepression
- Blutdruckabfall
- Übelkeit
- Singultus
- Bronchospasmus
- Keine Analgesie (Hyperalgesie)

Klinische Bedeutung
- Unverträglichkeit gegen Barbiturate, Porphyrie und Status asthmaticus als Kontraindikationen
- Paravenöse Applikation ruft weniger schwere Gewebsnekrosen hervor.
- Alkalische Lösung verträgt sich nicht mit sauren Lösungen (z. B. Rocuronium).

Phenobarbital

Dosierung
2-mal 1–5 mg/kg KG i. v.

Verabreichungswege
- i. v.
- Oral

Wirkmechanismus
- Direkt GABA-erge hypnotische Wirkung
- Antikonvulsiv

Wirkdauer
Ca. 12 Std.

Neben-, Wechselwirkungen
- Somnolenz
- Schwindel

- Ödeme, Übelkeit
- Allergische Hautreaktionen

Klinische Bedeutung

Unverträglichkeit gegen Barbiturate, Porphyrie und Status asthmaticus, sowie respiratorische Insuffizienz als Kontraindikationen

Midazolam

Dosierung

- 0,05–0,1 mg/kg KG i. v. als Bolus
- Kontinuierlich 0,03–0,3 mg/kg KG/Std.
- Nasal 0,3–0,5 mg/kg KG
- Rektal 0,5–0,6 mg/kg KG

Verabreichungswege

- i. v.
- Nasal
- Rektal

Wirkmechanismus

- Indirekt GABA-erge hypnotische Wirkung am limbischen System (BDZ-Rezeptor)
- Antikonvulsiv
- Sehr gut amnestisch
- Anxiolytisch
- Zentral muskelrelaxierend

Wirkdauer

Einmalgabe 15–20 Min. kontinuierlich mehrere Stunden

Neben-, Wechselwirkungen

- Verwirrtheit
- Paradoxe Reaktion mit Agitation
- Psychisch-physische Abhängigkeit

Klinische Bedeutung

Zu den Kontraindikationen zählen Myasthenie, Ataxie.

Als Ausblick sei hier die neue Substanz **Remimazolam** erwähnt. Dies ist ultrakurz wirksam und kann problemlos ohne relevante Wirkdauerverlängerung kontinuierlich gegeben werden.

Diazepam/Lorazepam

Dosierung

- 0,05 mg/kg KG i. v.
- Alternativ Lorazepam 1 mg oral

Verabreichungswege

- i. v.
- Oral

Wirkmechanismus

- Indirekt GABA-erge hypnotische Wirkung am limbischen System (BDZ-Rezeptor)
- Antikonvulsiv
- Amnestisch
- Anxiolytisch (besonders Lorazepam, zentral muskelrelaxierend)

Wirkdauer

6–12 Std.

Neben-, Wechselwirkungen

- Verwirrtheit
- Paradoxe Reaktion mit Agitation
- Psychisch-physische Abhängigkeit

Klinische Bedeutung

Zu den Kontraindikationen zählen Myasthenie, Ataxie.

Clonazepam

Dosierung

- 1 mg i. v., bei Bedarf wiederholen
- Kontinuierlich mit max. 13 mg/Tag (Ceiling-Effekt = Sättigungseffekt, trotz Dosissteigerung kommt es zu keiner weiteren Zunahme der Wirkung)

Verabreichungswege

i. v.

Wirkmechanismus

- Indirekt GABA-erge Wirkung
- Antikonvulsiv
- Amnestisch
- Anxiolytisch
- Zentral muskelrelaxierend

Wirkdauer
4–8 Std.

Neben-, Wechselwirkungen
- Verwirrtheit
- Psychisch-physische Abhängigkeit

Klinische Bedeutung
Zu den Kontraindikationen zählen Myasthenie, Ataxie.

Flumazenil

Dosierung
Initial 0,2 mg i. v., dann 0,1 mg i. v. bis zur gewünschten Wirkung

Verabreichungswege
i. v.

Wirkmechanismus
Indirekt GABA-antagonistische Wirkung durch kompetitiven Antagonismus am BDZ-Rezeptor

Wirkdauer
30–60 Min.

Neben-, Wechselwirkungen
- Verwirrtheit
- Übelkeit
- Erbrechen
- Agitation
- Epileptische Anfälle

Klinische Bedeutung
Titrierende Gabe mit ggf. kontinuierlicher Infusion mit 0,1–02 mg/Std., da sehr kurze Halbwertzeit

Propofol

Dosierung
- 1–3 mg/kg KG i. v. als Bolus
- Kontinuierlich mit 6–10 mg/kg KG/Std. (Zieldosis 4–8 µg/ml)

Verabreichungswege
i. v.

Wirkmechanismus
- Direkt GABA-erge hypnotische Wirkung
- Antikonvulsiv
- Durch zerebrale Metabolismusreduktion hirndrucksenkend

Wirkdauer
- Bolus wenige Minuten
- Kontinuierliche Gabe 60–90 Min. (Metabolismus in Leber und Lunge)

Neben-, Wechselwirkungen
- Propofolinfusionssyndrom (Laktazidose, Rhabdomyolyse)
- Antiemetisch
- Blutdruck-und Herzfrequenzabfall
- Injektionsschmerz
- Kann Haare und Urin grün färben

Klinische Bedeutung
- Sehr hohe Proteinbindung, z. T. Exzitationszeichen bei Initialbolus (keine echten Krampfpotenziale im EEG)
- Allergien treten sehr selten auf, da vom Hühnerei und von der Sojabohne nur noch Phosphatid bzw. nur Ölreste (kein Protein als Allergie-Agens) übrig sind.

Etomidate/Hypnomidate

Dosierung
0,2–0,3 mg/kg KG i. v. als Bolus

Verabreichungswege
i. v.

Wirkmechanismus
- Direkt GABA-erge hypnotische Wirkung
- Nicht antikonvulsiv

Wirkdauer
8–12 Std.

Neben-, Wechselwirkungen
- Injektionsschmerz
- Myoklonien
- Übelkeit
- Allergische Hautreaktionen

Klinische Bedeutung

- Gute kardiovaskuläre Stabilität, jedoch insuffiziente Hypnose bei alleiniger Verwendung
- Kombination mit Midazolam sinnvoll
- Kann durch Metaboliten Plasmacholinesterase inhibieren (hemmen)

3.3.3 Alpha-2-Rezeptoragonisten

Aufgrund zentralnervös vorhandener entsprechender Rezeptoren mit konsekutiv sympatholytischer, sedierender Wirkung bieten sich diese Substanzen an, um im Rahmen der Entwöhnung von der Beatmung oder zur symptomatischen Behandlung von Entzugssymptomen eingesetzt zu werden. Limitierende Nebenwirkungen sind das Auftreten von Bradykardien, sowie Hypotension.

Clonidin

Dosierung

0,5–2 µg/kg KG i. v. initial, dann 0,5–20 µg/kg KG/Std. kontinuierlich

Verabreichungswege

i. v.

Wirkmechanismus

Selektiver α2-Rezeptoragonist

Wirkdauer

- Ca. 90 Min. als Bolus
- Halbwertzeit 10–20 Std.

Neben-, Wechselwirkungen

- Hypotension
- Bradykardie
- Ödeme
- Übelkeit
- Allergische Hautreaktionen
- Obstipation

Klinische Bedeutung

Kontraindikation sind höhergradige AV-Blockierungen sowie ein Sick-Sinus-Syndrom.

Dexmedetomidin

Dosierung

0,5–1 µg/kg KG i. v. initial, dann 0,2–0,7 µg/kg KG/Std. kontinuierlich

Verabreichungswege

i. v.

Wirkmechanismus

Hochselektiver α2-Rezeptoragonist

Wirkdauer

- 30–60 Min. als Bolus
- Halbwertzeit 2 Std.

Neben-, Wechselwirkungen

- Hypotension
- Ödeme
- Übelkeit
- Allergische Hautreaktionen

Klinische Bedeutung

Aufgrund kurzer Halbwertszeit gute Steuerbarkeit der Wirkung. Wird wegen dieses günstigen Steuerungsprofils bevorzugt für Wachkraniotomien zur Sedierung und in der Behandlung des Delirs auf Intensivstationen verwendet.

3.3.4 Vasokonstriktiva und Inotropika

Ihre Wirkung entfalten diese sog. **Sympathomimetika** über spezifische Rezeptoren (α-, β- und δ-Rezeptoren) durch direkte Bindung oder indirekt durch endogene Freisetzung von Noradrenalin und hierdurch hervorgerufener Aktivierung.

Grundsätzlich ist vor dem Einsatz solcher hochpotenter Substanzen immer ein klares Therapieziel zu fordern und dieses im Verlauf immer wieder kritisch zu überdenken. So kann ein mittlerer Blutdruck von 65 mmHg einem jungen Menschen mit septischem Krankheitsbild ausreichen, während ein langjähriger Hypertoniker mit fortgeschrittenem Lebensalter hierunter potenziell zerebral minderdurchblutet sein kann.

3

Für Vasoaktiva ist dies ein Zielblutdruck, erfasst durch invasive Blutdruckmessung, für Inotropika ein angestrebtes Herzzeitvolumen bzw. eine entsprechende zentralvenöse oder gemischtvenöse Sättigung als indirektes Zeichen eines perfusionsabhängig adäquat hohen Sauerstoffangebots [2].

Darüber hinaus wird ausdrücklich eine engmaschige Kontrolle der Nierenfunktion inkl. der Elektrolyte und des pH-Werts empfohlen. Zur Dosierung von kreislaufwirksamen Medikamenten werden im Allgemeinen vorwiegend zwei **verschiedene Dosierungsregimes** verwendet:

- Die fixe Mengenzubereitung im Perfusor (Standardperfusor z. B. mit 5 mg/50 ml)
- Eine dem individuellen Idealgewicht des Patienten angepasste Menge im Perfusor/Infusomat

Die Verwendung von Standardperfusordosierungen hat den eindeutigen Vorteil der immer gleichen Menge und damit der zügigen und im Notfall unter Zeitdruck fehlerarmen, weil routinierten Zubereitung.

Demgegenüber bietet die gewichtsadaptierte Perfusormenge den Vorteil, dass bestimmte Laufraten einfach in die aktuelle Dosis/kg/Min. umgerechnet und gewichtsadaptiert adäquat gesteigert oder reduziert werden können. Dies ermöglicht auch die kritische Beurteilung einer entsprechenden Therapie bei toxischen Dosen, die man bei Standardperfusormengen mitunter unbemerkt übernimmt. Allerdings ist diese Form der Zubereitung immer mit einem höheren Vorbereitungs- und Zeitaufwand und potenziell höherer Fehlergefahr vergesellschaftet. Das erste Modell findet zumeist in der intensivmedizinischen Behandlung von Erwachsenen, das zweite vorwiegend bei Kindern seine Anwendung.

Während der Therapie mit Katecholaminen ist regelhaft 1- bis 2-mal pro 8 Std. der Perfusor zu prüfen, da eine Rotfärbung des Medikaments im Sinne einer vermehrten Bildung von toxischen Adrenochromen ausgeschlossen werden muss. Empfohlen wird das überlappende Wechseln der Perfusoren, um Blutdruck- und Herzminutenvolumenschwankungen möglichst gering zu halten. Eine Möglichkeit ist z. B. das fortwährende Einbringen des nachfolgenden Perfusors (angebracht in annähernd gleicher räumlicher Position zum Patienten) mit einer minimalen Förderrate von 0,1 ml/Std., um das „Anlaufen“ zum Überlappen jederzeit problemlos auch ohne hydrostatisch bedingte Fördermengenschwankungen zu ermöglichen.

Klinische Bedeutung

Es empfiehlt sich unter der Therapie mit Vasokonstriktiva täglich die renalen Retentionswerte sowie das Laktat zu erfassen, da durch die Vasokonstriktiva zwar der Perfusionsdruck erhalten wird, nicht jedoch der tatsächliche Blutfluss. Somit können Organschäden aufgrund eines Volumenmangels auftreten. Des Weiteren ist die regelmäßige Beurteilung von Endstromgebieten wie der Haut, insbesondere der Aufliegeflächen oder der Akren unbedingt durchzuführen, um entsprechende Schäden zu vermeiden.

Adrenalin

Dosierung

- 0,01–0,5 µg/kg KG/Min. kontinuierlich
- Bolus bei CPR 10 µg/kg KG
- Anaphylaxie 2–5 µg/kg KG

Verabreichungswege

- i. v.
- Intraossär
- Intratracheal mit 30 µg/kg als Bolus, in Fertigspritze
- Inhalativ

Wirkmechanismus

Beta > Alpha-mimetisch, somit positiv ino-, chrono- und bathmotrop

Wirkdauer

1–3 Min. bei Einmalgabe

Neben-, Wechselwirkungen

- Bronchodilatation
- Dosisabhängiger Abfall des diastolischen RR (Beta-Stimulation) möglich
- Anstieg des pulmonalvaskulären Widerstands (Gefahr der Rechtsherzdekompensation)
- Hyperglykämie
- Hypokaliämie
- Metabolische Azidose
- Nierenversagen aufgrund reduzierten Blutzuflusses
- Herzrhythmusstörungen

- Thrombozytenaktivierung
- Anämie
- Ileus
- Mydriasis (Pupillenerweiterung)
- Harnretention

Klinische Bedeutung

Die Wirkung ist von pH-Wert abhängig (7,1–7,5). Extreme Blutdruck- und Herzfrequenzveränderungen bei Hyperthyreose (relative Kontraindikation).

Noradrenalin

Dosierung

- 0,05–0,5 µg/kg/Min. kontinuierlich
- Bolusgabe zur kurzzeitigen Blutdrucksteigerung 0,1 µg/kg KG

Verabreichungswege

- i. v.
- Intraossär

Wirkmechanismus

Vorwiegend α1-stimulierend, somit vasokonstriktiv (Steigerung des Gefäßwiderstands → RR-Anstieg)

Wirkdauer

1–3 Min. bei Einmalgabe

Neben-, Wechselwirkungen

- Hypertensive Entgleisung v. a. bei gleichzeitiger Einnahme von Neuroleptika (MAO-Inhibitoren)
- Angina pectoris
- Myokardischämie (erhöhte Nachlast)
- Lungenödem
- Periphere Ischämie mit Nekrose
- Nierenversagen aufgrund reduziertem Blutzufluss
- Erhöhung des Augeninnendrucks (Glaukom)

Klinische Bedeutung

- Wirkung ist abhängig vom pH-Wert, Abbau erfolgt größtenteils in der Lunge.
- Phäochromozytom als Kontraindikation

Dopamin

Dosierung

2–20 µg/kg/Min. kontinuierlich (bei Kindern 4–10 µg/kg/Min.)

Verabreichungswege

i. v.

Wirkmechanismus

- Dosisabhängig dopaminerg
- α- und β-agonistisch (RR-steigernd, leichter Anstieg der Herzfrequenz)

Wirkdauer

5–10 Min. bei Einmalgabe

Neben-, Wechselwirkungen

- Angina pectoris
- Myokardischämie (erhöhte Nachlast)
- Lungenödem
- Periphere Ischämie
- Übelkeit
- Erbrechen
- Cephalgien
- Erhöhung des Augeninnendrucks (Glaukom)

Klinische Bedeutung

- Derzeit aus Empfehlungen zur Katecholamintherapie bei Erwachsenen verschwunden
- Phäochromozytom und Schwangerschaft zählen zu den absoluten Kontraindikationen.

Vasopressin

Dosierung

- 40 Units bei CPR als Bolus i. v.
- 0,002–0,01 Units/kg/Min. kontinuierlich i. v.
- Ösophagusvarizenblutung 0,2–0,4 Units/Min. als Bolus i. v.
- 2,5–10 Units bei Diabetes insipidus i. m./s. c. alle 6 Std.

Verabreichungswege

- i. v.
- Intraossär
- i. m.
- s. c.

3

Wirkmechanismus
- Direkte Wirkung auf Vasopressinrezeptoren (Gefäßwand, Niere, zerebral) mit Vasokonstriktion
- Oligurie und Anurie
- Wasserretention (ADH-Effekt)
- Senkung der gastrointestinalen Durchblutung, somit auch des Portalvenendrucks

Wirkdauer
1–3 Min. bei Bolusgabe

Neben-, Wechselwirkungen
- Angina pectoris, Myokardischämie (erhöhte Nachlast)
- Lungenödem
- Herzrhythmusstörungen
- Periphere Ischämie mit Nekrosen (v. a. bei Paravasat)
- Übelkeit und Erbrechen
- Abdominale Krämpfe
- Cephalgien
- Thrombozytenaktivierung mit Thrombosegefahr

Klinische Bedeutung

Recht teures Medikament, das nur über die interne Apotheke beziehbar ist

Dobutamin

Dosierung
- 2,5–15 µg/kg/Min. kontinuierlich
- Bei Kindern 1–10 µg/kg/Min.

Verabreichungswege
Kontinuierlich i. v.

Wirkmechanismus
β1-stimulierend > α- und β2, dadurch gesteigerte Myokardkontraktilität, höhere Herzfrequenz mit gesteigertem Herzminutenvolumen bei gesenktem Gefäßwiderstand

Wirkdauer
1–3 Min. bei Einmalgabe

Neben-, Wechselwirkungen
- Herzrhythmusstörungen
- Myokardischämien (verkürzte Diastolendauer und erhöhte myokardiale Wandspannung mit höherem Sauerstoffbedarf)
- Bronchospasmus
- Übelkeit
- Hemmung der Thrombozytenaggregation

Klinische Bedeutung

Hypovolämie vermeiden/aggressiv ausgleichen. Kardiale Dekompensation bei Behinderungen im kardialen Ausflusstrakt, z. B. hypertroph-obstruktive Kardiomyopathie.

Milrinon

Dosierung
Initialbolus von 50 µg/kg i. v. über 10 Min., danach 0,4–0,8 µg/kg/Min. kontinuierlich i. v.

Verabreichungswege
Kontinuierlich i. v.

Wirkmechanismus
Wirksam durch Hemmung eines Abbauenzyms (Phosphodiesterase) mit Anstieg entsprechender Metabolite und Kalzium in der Myokardzelle und Steigerung von Herzfrequenz und Kontraktilität, Broncho- und Vasodilatation

Wirkdauer
Wirkeintritt nach 5 Min., Wirkdauer etwa 60 Min. bei Einmalgabe

Neben-, Wechselwirkungen
- Herzrhythmusstörungen
- Vaskulitis
- Cholestase
- Blutdruckabfall
- Thrombozytopenie

Klinische Bedeutung

Hypovolämie vermeiden/aggressiv behandeln. Zur Überwachung gehört eine regelmäßige Blutbildkontrolle.

Levosimendan

Dosierung
- 0,1 µg/kg/Min. kontinuierlich i. v.
- Ggf. vorab Bolusgabe von 6 µg/kg über 10 Min.

Verabreichungswege
Kontinuierlich i. v.

Wirkmechanismus
- Sensibilisierung der kalziumabhängigen myokardialen Kontraktion mit Steigerung des Schlagvolumens ohne Anstieg des Sauerstoffbedarfs
- Vasodilatation

Wirkdauer
Nach kontinuierlicher 24-stündiger Infusion bis zu 9 Tage hämodynamisch wirksam (Metaboliten)

Neben-, Wechselwirkungen
- Oligurie und Anurie
- Hypotonie (v. a. bei Initialbolus)
- Herzrhythmusstörungen

Klinische Bedeutung

Zeitlich limitierte Gabe von max. 24 Std., Hypokalziämie vermeiden/therapieren

3.3.5 Antihypertensiva

Natriumnitroprussid (Nipruss)

Dosierung
Initial 0,2 µg/kg/Min, dann je nach Wirkung alle 3–5 Min. steigern bis max. 10 µg/kg/Min.

Verabreichungswege
Ausschließlich kontinuierlich und i. v.

Wirkmechanismus
Direkte Relaxation der glatten Gefäßmuskulatur mit Senkung des Blutdrucks und der Nachlast

Wirkdauer
- Wirkeintritt nach 30 Sek., maximale Wirkung nach 1–2 Min.
- Wirkdauer 3–5 Min.

Neben-, Wechselwirkungen
- Hypotonie
- Ödeme
- Tachykardie
- Cephalgien
- Medikamentöser Lupus erythematodes
- Zyanidintoxikation
- Perikarderguss

Klinische Bedeutung

- Nipruss ist lichtempfindlich (Silberfolie oder dunkle Leitung benutzen).
- Es entsteht Thiocyanat bei Erreichen der oben angegebenen Maximalgrenze, in aller Regel in nicht toxischen Konzentrationen. Treten bei dem Patienten jedoch Bewusstseinsstörungen bis hin zum Koma und Krämpfe auf, ist von einer Zyanidintoxikation auszugehen.
- Antidot: 4-DMAP mit 3–4 mg/kg

Urapidil

Dosierung
10–50 mg i. v. als Bolus, Dauerinfusion mit 0,2–2 mg/kg/Min.

Verabreichungswege
i. v.

Wirkmechanismus
Direkte α1-Blockade mit Vasodilatation, Blutdruck- und Nachlastsenkung

Wirkdauer
5–15 Min. nach Bolusgabe

Neben-, Wechselwirkungen
- Reflextachykardie mit Gefahr der myokardialen Ischämie
- Herzrhythmusstörungen
- Orthostase
- Diarrhö

3

Klinische Bedeutung

- Bei Gabe von Adrenalin unter Urapidil bedingtem Kollaps kommt es zu einer Verstärkung des Blutdruckabfalls aufgrund β-mimetischer Wirkung des Adrenalins bei bestehender Blockade der Alpharezeptoren (Adrenalin-Umkehr).
- Hochgradige Aorten-und Mitralklappenstenose zählen als Kontraindikationen (Verlust des zur Perfusion nötigen Vasotonus).
- Keine Zulassung für Kinder

3

Dihydralazin

Dosierung

- 2,5–12,5 mg langsam i. v.
- **Wiederholungsgabe erst frühestens nach 15 Min.** (verzögerter Wirkeintritt)
- Kontinuierlich mit 20–100 µg/kg/Min. (maximal 100 mg/24 Std.)

Verabreichungswege

i. v.

Wirkmechanismus

Direkte Relaxation der glatten Gefäßmuskulatur mit Senkung des Blutdrucks und der Nachlast

Wirkdauer

3–4 Std. nach Einmalgabe

Neben-, Wechselwirkungen

- Flush
- Cephalgien
- Medikamentös induzierter Lupus erythematodes
- Reflextachykardie mit Gefahr der myokardialen Ischämie
- Herzrhythmusstörungen
- Orthostase
- Ödeme

Klinische Bedeutung

- Verzögerten Wirkeintritt beachten
- Mittel der ersten Wahl zur Blutdrucksenkung bei Eklampsie (uteroplazentarer Blutfluss wenig beeinflusst)

3.3.6 Antiarrhythmika

Die Antiarrhythmika werden gemäß ihrem Wirkungsort, ihrem Rezeptor, in vier Klassen eingeteilt. Diese Einteilung hat aber für die Praxis nur eine untergeordnete Bedeutung, weshalb im Folgenden auf diese Einteilung bei der Charakterisierung der einzelnen Substanzen verzichtet wurde.

Amiodaron

Dosierung

- 5 mg/kg als Bolus im Rahmen der CPR
- 10–20 mg/kg/Tag kontinuierlich

Verabreichungswege

- i. v.
- Oral (orale Bioverfügbarkeit 50 %)

Wirkmechanismus

Blockade von Natrium- und Kaliumkanälen und so Verlängerung des myokardialen Aktionspotenzials

Wirkdauer

- Wirkmaximum 3–4 Std. nach Bolus nach 15 Min.
- 20–120 Tage nach kontinuierlicher Gabe über 3–4 Tage

Neben-, Wechselwirkungen

- Sehr hohe Proteinbindung (Wechselwirkung mit Cumarinderivaten mit erhöhter Blutungsgefahr)
- Korneaablagerungen
- Lungenfibrose
- Fotosensibilität
- Schilddrüsenfunktionsstörungen

Klinische Bedeutung

- Amiodaron beinhaltet 2 Iodatome → Iodallergie als Kontraindikation
- Höhergradige Überleitungs-Repolarisationsstörungen (AV-Block, SA-Block II–III°) können zur totalen AV-Blockierung bzw. QT-Verlängerung mit Torsade-de-pointes-Tachykardie werden.
- Vorsicht bei Therapie mit Betablockern oder Kalziumantagonisten!

Propranolol

Dosierung
- 1 mg langsam i. v. über 5 Min.
- Max. 10 mg/Std. kontinuierlich

Verabreichungswege
- i. v.
- Oral

Wirkmechanismus
Unspezifische Betarezeptorenblockade (β1- und β2-Rezeptor) mit negativer Ino- und Chronotropie → Abfall des Herzminutenvolumens, Senkung des Sauerstoffbedarfs

Wirkdauer
4–8 Std. nach Einmalbolus

Neben-, Wechselwirkungen
- Sedierung
- Hypotonie
- Bradykardie
- AV-Block
- Orthostase
- Bronchokonstriktion
- Kardiale Dekompensation bei vorbestehender Insuffizienz
- Periphere Vasokonstriktion

> **Klinische Bedeutung**
> Bei Diabetikern können durch Betablocker die typischen Symptome einer Hypoglykämie verschleiert sein (→ engmaschige BZ-Kontrolle). Der sedierender Effekt ist potenziell positiv bei hypertensiv entgleisten deliranten Patienten.

Metoprolol

Dosierung
2,5–5 mg langsam i. v. (1–2 mg/Min. mit max. 15 mg/15 Min.)

Verabreichungswege
- i. v.
- Oral

Wirkmechanismus
Kompetitive Betablockade (β1 > β2) mit negativer Ino- und Chronotropie → Abfall des Herzminutenvolumens, Senkung des Sauerstoffbedarfs

Wirkdauer
4–8 Std. nach i. v.-Einmalgabe.

Neben-, Wechselwirkungen
- Sedierung
- Hypotonie
- Bradykardie
- AV-Block
- Orthostase
- Bronchokonstriktion
- Kardiale Dekompensation bei vorbestehender Insuffizienz

> **Klinische Bedeutung**
> Bei Diabetikern können durch Betablocker die typischen Symptome einer Hypoglykämie verschleiert sein → engmaschige BZ-Kontrolle.

Verapamil

Dosierung
2,5–5 mg langsam i. v. (1–2 mg/Min.)

Verabreichungswege
- i. v.
- Oral

Wirkmechanismus
- Hemmung des intrazellulären Kalziumeinstroms mit negativer Ino- und Chronotropie
- Vasodilatation

Wirkdauer
3–7 Std. nach Einmalgabe

Neben-, Wechselwirkungen
- Orthostase
- Hypotonie
- Bradykardie
- AV-Block
- Kardiale Dekompensation bei vorbestehender Insuffizienz

3

- Cephalgien
- Allergische Reaktion bis hin zum Exanthem

Diltiazem

Dosierung
- Initial 0,3 mg/kg i. v. als Bolus über 2–3 Min. evtl. Wiederholung nach 30 Min. oder
- Kontinuierlich 0,003–0,015 mg/kg/Min. (max. 300 mg/24 Std.)

Verabreichungswege
- i. v.
- Oral

Wirkmechanismus
- Hemmung des intrazellulären Kalziumeinstroms mit negativer Ino- und Chronotropie
- Vasodilatation

Wirkdauer
Nach Einmalgabe etwa 60 Min., rascher Wirkeintritt

Neben-, Wechselwirkungen
- Orthostase
- Hypotonie
- Bradykardie
- AV-Block
- Orthostase
- Kardiale Dekompensation bei vorbestehender Insuffizienz
- Cephalgien

Lidocain

Dosierung
- Initial 50–100 mg über 2 Min. als Bolus i. v., ggf. nach 10 Min. wiederholen, dann
- Kontinuierlich 0,02–0,05 mg/kg/Min.
- Bei Kindern halbe Dosierung empfohlen

Verabreichungswege
i. v.

Wirkmechanismus
Verkürzung des myokardialen Aktionspotenzials durch Natriumkanalblockade (v. a. am Ventrikel) mit negativ chronotroper Wirkung, Inotropie weniger eingeschränkt

Wirkdauer
- Rascher Wirkeintritt
- 15–20 Min. nach Bolusgabe

Neben-, Wechselwirkungen
ZNS (Natriumkanäle der Nervenzellen):
- Verwirrung
- Tremor
- Dysästhesien
- Hör-und Sehstörungen
- Analgesie

> **Klinische Bedeutung**
> Abgeschwächte Wirkung bei Hypokaliämie. Potenziell zur Analgesie nach größeren operativen Eingriffen via Perfusor in o. g. Dosierung über 24 Std. einsetzbar (off-label).

Ajmalin

Dosierung
- 25–50 mg i. v. als Bolus über 2 Min., dann
- Evtl. kontinuierliche Gabe von 0,05–0,1 mg/kg/Min. (max. 1.200 mg/24 Std.)

Verabreichungswege
Ausschließlich i. v.

Wirkmechanismus
Verlängerung des myokardialen Aktionspotenzials durch Blockade von Natriumkanälen (v. a. Verlängerung der AV-Überleitungszeit und der intraventrikulären Erregungsausbreitung, negativ bathmotrop), somit negativ ino und chronotrope Wirkung

Wirkdauer
5–10 Min. nach Einmalgabe, daher kontinuierliche Gabe empfohlen

Neben-, Wechselwirkungen
- Anstieg der Transaminasen und Cholestase
- Blutbildveränderungen

Klinische Bedeutung

- Mittel der Wahl bei Wolff-Parkinson-White-Syndrom und Lown-Ganong-Levine-Tachykardie
- Täglich 12-Kanal-EKG zur QT-Zeit-Kontrolle
- Bis 90 Tage nach Myokardinfarkt kontraindiziert (erhöhte Sterblichkeit)
- Myasthenia gravis als Kontraindikation

Adenosin

Dosierung

50–100 µg/kg als schneller Bolus i. v., je nach Wirkung um 50 µg/kg steigern bis max. 250 µg/kg als Bolus

Verabreichungswege

Ausschließlich i. v.

Wirkmechanismus

Purin-1-Rezeptoragonist mit Blockade am Sinus- und AV-Knoten sowie Vasodilatation

Wirkdauer

3–5 Sek.

Neben-, Wechselwirkungen

- Flush
- Bronchospasmus (Asthma bronchiale als relative Kontraindikation)
- Angina pectoris
- Transiente Asystolie
- Dyspnoe
- Schwindel

Klinische Bedeutung

Gabe immer unter Vorhalten eines Schrittmachers/Defibrillators

KAPITEL

4

Eva Völkl, Mario Bagaric (Kap. 4.13)

Das respiratorische System

Mitautor der Vorauflage: Jörg Krebs

Die Hauptaufgabe der Lunge ist der Gasaustausch. Dadurch erhält der Körper den Sauerstoff, der für den Abbau der Nährstoffe zur Energiegewinnung unerlässlich ist und das Stoffwechselendprodukt Kohlendioxid wird entfernt.

Die Atemwege sind für die Reinigung, Befeuchtung und das Anwärmen der Einatemluft zuständig.

4.1 Anatomie und Physiologie

Die Lunge liegt als paariges Organ im Thorax; ihre untere Begrenzung ist das Diaphragma.

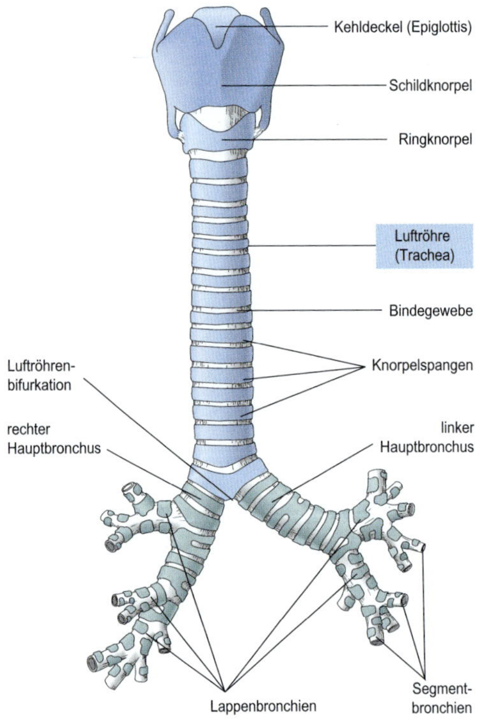

Abb. 4.1 Trachea und Bronchien (Trachealbaum) [L190]

Die **Lage der Lunge in Atemruhestellung** ist folgendermaßen:

- Ventral (bauchwärts) ca. auf Höhe der 6. Rippe
- Lateral (seitlich) ca. auf Höhe der 8. Rippe
- Dorsal (rückseitig) ca. auf Höhe der 10. Rippe

Die beiden Lungenflügel werden durch das Mediastinum voneinander getrennt, welches das Herz, den Ösophagus, die Trachea, den Thymus, Gefäße, Nerven und Lymphknoten und -bahnen enthält. Die Lungenspitzen (Apizes) ragen jeweils 2 cm über die Clavicula hinaus und liegen auf Höhe des 7. Halswirbels.

Die beiden Lungen werden durch Furchen in Lappen unterteilt: rechts 3 Lappen (Ober-, Mittel- und Unterlappen) und links 2 Lappen (Ober- und Unterlappen). Diese gliedern sich wiederum in rechts 10 und links 9 Segmente. Aufgrund der überwiegend linksthorakalen Lage des Herzens findet man dort nur 2 Lappen.

Der Atmungsapparat umfasst als luftleitende Organe die Nase, Nasennebenhöhlen, Mund- und Rachenraum, Larynx, Trachea, rechten und linken Hauptbronchus mit Weiterverzweigung über Bronchien und Bronchiolen (mit Bronchioli terminales und respiratorii) bis zu den gasaustauschenden Alveolen (➤ Abb. 4.1).

Die Trachea teilt sich auf Höhe des 4./5. Brustwirbels an der Bifurkation (Gabelung) in den rechten und linken Hauptbronchus. Als Carina bezeichnet man den Sporn, der an der Teilungsstelle in das Lumen der Trachea ragt.

> **Klinische Bedeutung**
>
> Der **rechte Hauptbronchus** ist steiler, deshalb findet eine Fremdkörperaspiration oder einseitige Intubation häufig in diesen Teil der Lunge statt.

Als **oberen (supraglottischen) Atemweg** bezeichnet man die Strukturen vor dem Larynx, der Kehlkopf mit anschließenden Strukturen stellt den **unteren (infraglottischen) Atemweg** dar.

Klinische Bedeutung

Die Verwendung von supraglottischen Hilfsmitteln zur Beatmung (Larynxmaske oder Larynxtubus) bieten daher keinen sicheren Aspirationsschutz.

Der **Thorax** besteht aus der Brustwirbelsäule, den Rippen und dem Sternum. Er wird durch das Mediastinum in eine rechte und linke Thoraxhöhle unterteilt. Durch die Pleura (eine dünne Epithelschicht) sind diese mit der Lunge verbunden. Sie besteht aus der Pleura visceralis (= Pleura pulmonalis, Lungenfell), die der Lunge direkt aufliegt und der Pleura parietalis (= Pleura costalis, Rippenfell). Dazwischen liegt der Pleuraspalt als Verschiebeschicht. Dieser Spalt ist minimal mit Flüssigkeit gefüllt. Es herrscht ein Unterdruck (ca. –4 bis –12 mmHg, je nach Größe des Atemzugvolumens). Dies ermöglicht der Lunge, passiv den Atembewegungen des Thorax zu folgen, da die Lunge aufgrund ihrer elastischen Fasern die Tendenz hat, zu kollabieren (Pneumo- und Spannungspneumothorax).

Klinische Bedeutung

Als **Pneumothorax** bezeichnet man eine Luftansammlung im Pleuraspalt durch Verletzungen der Thoraxwand oder der Lunge. Dadurch wird der dort herrschende Unterdruck aufgehoben und die Lunge wird in ihrer Ausdehnung behindert oder aber sie kollabiert (teilweise oder komplett).
Beim **Spannungspneumothorax** führt ein Ventilmechanismus dazu, dass während der Inspiration Luft in den Pleuraspalt gelangt, diese während der Exspiration aber nicht mehr abgeatmet werden kann. Somit nimmt der Druck im Spalt mit jedem Atemzug zu. Dies führt zu einem Totalkollaps der betroffenen Lunge, Verdrängung des Mediastinums zur gesunden Seite und Behinderung des venösen Rückstroms zum Herzen. Dadurch kommt es zu einer massiven Einschränkung des Gasaustauschs und der Herz-Kreislauf-Funktion. Somit verursacht vor allem der Spannungspneumothorax eine lebensbedrohliche Notfallsituation und erfordert sofortiges Handeln. Klinische Zeichen sind u. a.:

- Respiratorische und hämodynamische Einschränkung
- Fehlendes Atemgeräusch mit eventuell auffälliger Atemmechanik

Die Pleura parietalis bildet vier Reserveräume (Recessus pleurales). Diese Aussackungen ermöglichen es der Lunge, sich während der Inspiration auszudehnen.

Das **Diaphragma (Zwerchfell)** ist der wichtigste Atemmuskel. Es kontrahiert bei der Inspiration und flacht sich dadurch nach unten ab. Seine Innervation erfolgt über die Nn. phrenici aus den Rückenmarkssegmenten C_3–C_5. Die Zwischenrippenmuskeln (Mm. intercostales interni → bei der Exspiration, Mm. intercostales externi → bei der Inspiration) unterstützen die Atembewegung.

Die **Atemhilfsmuskeln** kommen erst bei vertiefter Atmung oder bei einigen Lungenerkrankungen zum Einsatz, z. B. COPD, Asthma. Inspiratorische Hilfsmuskeln sind diejenigen, die ihren Ansatz am Schultergürtel, Kopf oder der Wirbelsäule haben und dadurch in der Lage sind, die Rippen zu heben (Mm. pectorales major und minor, Mm. scaleni, M. sternocleidomastoideus, Mm. serrati).

Die Unterstützung der Exspiration erfolgt vor allem durch die Bauchmuskulatur.

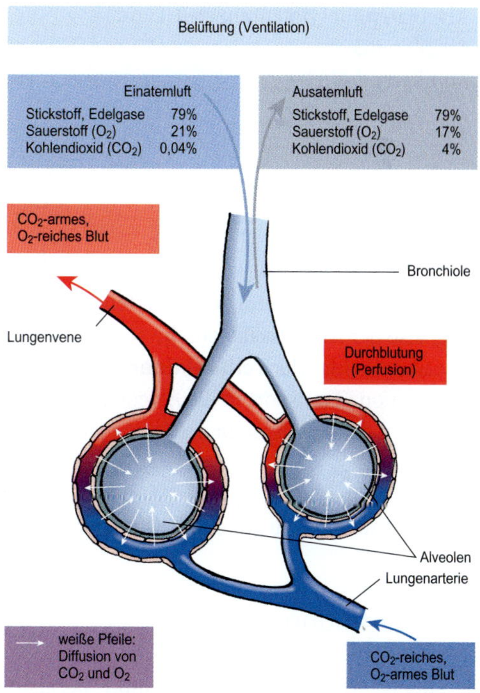

Abb. 4.2 Alveolokapilläre Membran/Gasaustausch in den Alveolen [L190]

4

Klinische Bedeutung

Ein Patient mit Atemnot stützt häufig die Arme auf einen festen Gegenstand und streckt den Kopf nach hinten, um die Atemhilfsmuskulatur zu aktivieren („Kutschersitz").

Die nervale Innervation der Bronchien findet parasympathisch über Fasern des N. vagus statt. Diese bewirken eine Bronchokonstriktion und eine Vasodilatation. Der Sympathikus übt eine antagonistische Wirkung aus.

In der Lunge unterscheidet man zwei Gefäßsysteme: zum einen die Vasa publica (sog. Arbeitsgefäße), welche Blut aus dem rechten Herzen in die Lunge und letztlich zum linken Herzen führen und für den Gasaustausch zuständig sind.

Hierzu zählen zum Beispiel die Arteriea und Venae pulmonales. Zum anderen die Vasa privata (Versorgungsgefäße), welche die arterielle und venöse Versorgung der Lunge übernehmen.

Der Gasaustausch findet in den Alveolen statt (➤ Abb. 4.2). Sie werden von einem feingliedrigen Kapillarnetz umgeben. Die Atemgase müssen durch die alveolokapilläre Membran (Blut-Luft-Schranke) diffundieren.

Diese besteht aus folgenden Schichten:
- Alveolarepithel (Pneumozyten Typ 1)
- Basallamina
- Kapillarendothel

4.2 Die Atmung

Die Aufgabe des respiratorischen Systems ist die Atmung, also der Atemgasaustausch.

Man unterscheidet vier **Teilfunktionen** der Atmung:
- Ventilation (Transport in die Alveolen)
- Diffusion der Atemgase in der Lunge (Alveole → Kapillare)
- Transport im Blut
- Diffusion der Gase zu den Zellen (Kapillare → Zelle)

Äußere Atmung

Als äußere Atmung (Lungenatmung) bezeichnet man die Ventilation der Alveolen und die Diffusion der Atemgase zwischen Alveole und Kapillarblut.

Treibende Kraft für den Austausch der Atemgase ist die **Partialdruckdifferenz.** In den Alveolen herrscht ein hoher Sauerstoffpartialdruck (ca. 100 mmHg), in den umgebenden Kapillaren, die pulmonalarterielles also venöses Blut enthalten, ist er wesentlich niedriger: ca. 40 mmHg. Für das Kohlendioxid ist die Differenz deutlich geringer. In der Alveole herrscht ein Druck von 40 mmHg, in der Kapillare hingegen 46 mmHg. Der Austausch ist hier durch den viel geringeren Diffusionswiderstand des Lungengewebes für CO_2 (23-mal kleiner als der für Sauerstoff) erleichtert. Außerdem weist die Blut-Luft-Schranke optimale Diffusionsbedingungen auf: eine große Austauschfläche, die bis 200 m² betragen kann, einen kleinen Diffusionsweg (0,5 μm) und eine genügend lange Kontaktzeit des Blutes mit der Alveole (➤ Kap. 4.6).

Die Atemgase werden in physikalisch gelöster und chemisch gebundener Form im Blut transportiert (Atemgastransport ➤ Kap. 4.7).

Innere Atmung

Als innere Atmung (Gewebeatmung) wird der Vorgang des Gasaustauschs zwischen der Kapillare und dem umliegenden Gewebe/Zelle bezeichnet. Dieser Austausch erfolgt ebenfalls durch Diffusion der Gase aufgrund von Partialdruckdifferenzen.

4.3 Die Ventilation

Die Ventilation bezeichnet die für den Gasaustausch notwendige Lungenbelüftung, also das Ein- und Ausatmen (Hin- und Herbewegen der Luft).

Inspiration

Die Inspiration ist ein aktiver Vorgang, bei dem das Diaphragma kontrahiert, wodurch es abflacht und sich nach unten wölbt. Durch Hebung der Rippen (Kontraktion der Mm. intercostales externi) wird der Thorax gedehnt. Das größere Thoraxvolumen verursacht einen Unterdruck (Sog) in der Lunge, woraufhin die Luft bei geöffneter Glottis einströmen kann.

Exspiration

Die Exspiration erfolgt vorwiegend passiv. Die Retraktionskräfte der Lunge und ihre Kompression durch das Diaphragma und den Thorax (die Muskulatur erschlafft) führen dazu, dass die Luft ausströmt.

Atemfrequenzen

Die physiologische Atemfrequenz ist altersabhängig:
- Säuglinge: 40–50 Atemzüge/Min.
- Schulkinder: 20–30 Atemzüge/Min.
- Erwachsene: 14–16 Atemzüge/Min.

Pathologische Atemtypen

- Die **Kussmaul-Atmung** (➤ Abb. 4.3) ist rhythmisch, vertieft und in der Regel normofrequent. Sie tritt z. B. im diabetischen Koma oder bei metabolischer Azidose auf.
- Die **Cheyne-Stokes-Atmung** (➤ Abb. 4.3) ist gekennzeichnet durch eine rhythmisch wechselnde zu- und abnehmende Atemtiefe und Atemfrequenz, z. B. bei Sauerstoffmangel, Herz-Kreislauf-Störungen, Enzephalitis, Barbiturat- oder Opiatvergiftungen.
- Bei der **Biot-Atmung** (➤ Abb. 4.3) werden kräftige Atemzüge von gleicher Tiefe durch Atempausen unterbrochen. Sie tritt auf bei Störungen des Atemzentrums, z. B. durch erhöhten Hirndruck.

Volumina und Kapazitäten

Die Lunge kann neben dem Volumen, welches bei normaler Ruheatmung bewegt wird, noch deutlich größere Luftmengen fassen bzw. bewegen. Diese Volumina und Kapazitäten, sog. zusammengesetzte Volumina, bezeichnen charakteristische Kenngrößen. Diese ermöglichen Aussagen zur pulmonalen Leistungsfähigkeit in Abhängigkeit von Alter, Geschlecht, Größe, Körperposition und Trainingszustand. Sie sind mithilfe eines Spirometers zu messen (➤ Abb. 4.4).

Atemmuster/Schemazeichnung	Kurzcharakterisierung
Normale Ruheatmung 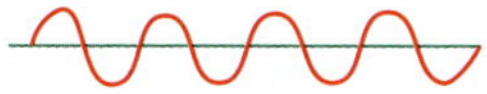	Regelmäßige Atmung, gleich tiefe Atemzüge
Kussmaul-Atmung 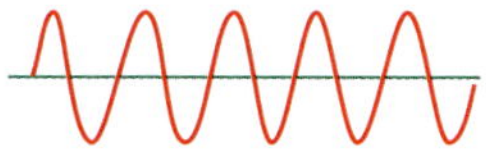	Regelmäßige Atmung, vertiefte Atemzüge bei metabolischer Azidose
Cheyne-Stokes-Atmung 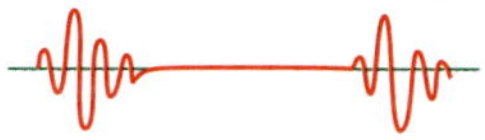	Periodisches, wellenförmiges An- und Abschwellen der Atmung mit Pausen, z. B. bei schwerer Herzinsuffizienz
Biot-Atmung (intermittierende Atmung) 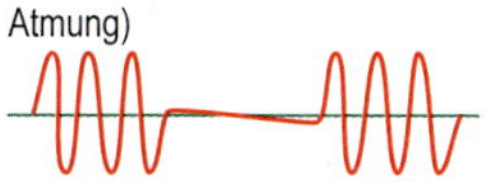	Mehrere gleich tiefe Atemzüge im Wechsel mit plötzlichen Atempausen, bei ZNS-Schädigung
Schnappatmung 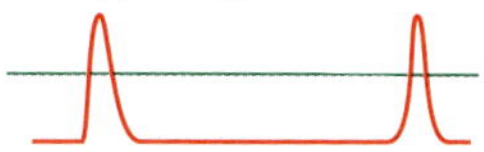	Einzelne, schnappende Atemzüge, unterbrochen von langen Pausen, kurz vor dem Tod

Abb. 4.3 Verschiedene Atmungsformen [A400]

Statische Lungenvolumina

- **Atemzugvolumen (AZV, Tidalvolumen):** Volumen, das in Ruheatmung bewegt wird (ca. 6–10 ml pro kg idealisiertes Körpergewicht)
- **Inspiratorisches Reservevolumen (IRV):** Volumen, das nach normaler Einatmung noch zusätzlich eingeatmet werden kann (ca. 2,5 l)
- **Exspiratorisches Reservevolumen (ERV):** Volumen, das nach normaler Ausatmung noch zusätzlich ausgeatmet werden kann (ca. 2 l)
- **Residualvolumen (RV):** Volumen, das nach maximaler Exspiration in der Lunge bleibt (ca. 1,5 l)
- **Vitalkapazität (VC):** Volumen, das nach maximaler Inspiration maximal ausgeatmet werden kann (ca. 5 l). Berechnung: AZV + IRV + ERV = VC
- **Totalkapazität (TC):** Volumen, das nach maximaler Inspiration in der Lunge enthalten ist (ca. 6,5 l). Berechnung: VC + RV = TC
- **Funktionelle Residualkapazität (FRC):** Volumen, das nach normaler Exspiration noch in der Lunge enthalten ist (ca. 3,5 l) Berechnung: RV + ERV = FRC

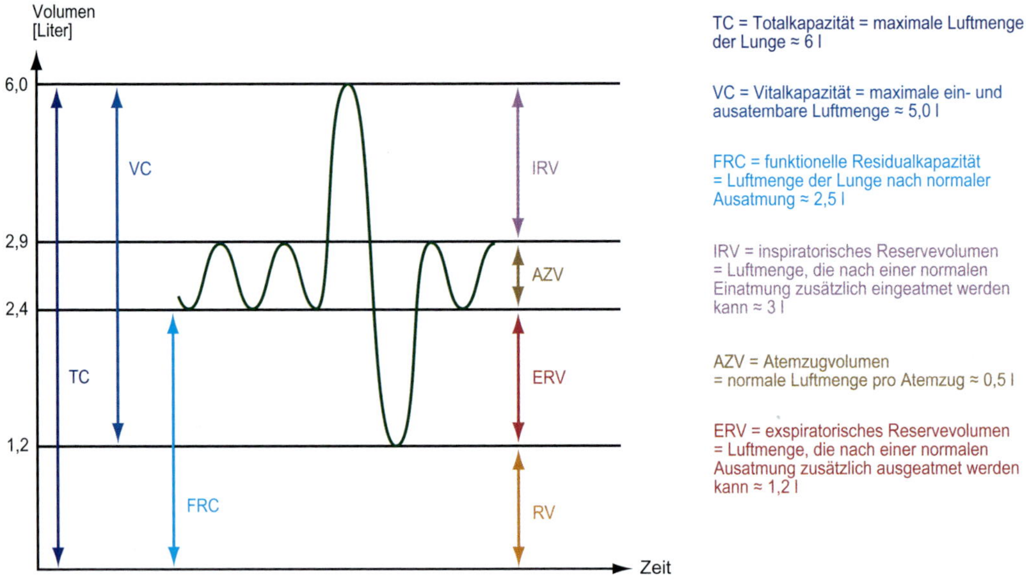

Abb. 4.4 Lungenvolumina [L190]

Funktionelle Residualkapazität

Die funktionelle Residualkapazität (FRC) stellt den einzig relevanten intrakorporalen Sauerstoffspeicher des Menschen dar.
Der in der FRC enthaltene Sauerstoff ermöglicht bei einem normalen Verbrauch eine Apnoezeit von ca. 4,5 Min. ohne nennenswerten Abfall der arteriellen Sättigung. Durch die Präoxygenierung in der Anästhesie kann der Sauerstoffanteil der FRC auf 80 % und mehr erhöht werden, womit die sichere Apnoezeit deutlich vergrößert wird.
Bei kritisch kranken Patienten ist die funktionelle Residualkapazität durch Sekretverhalt, Atelektasen, Infiltrate oder ödematöse Veränderungen der alveolokapillären Membran stark vermindert.

Dynamische Lungenvolumina

- **Atemminutenvolumen (AMV):** Produkt aus Atemfrequenz (AF) und Atemzugvolumen (AZV); in Ruhe ca. 6–7 l/Min.
- **Atemgrenzwert:** Luftmenge, die bei maximaler Atemfrequenz mit maximalem Atemzugvolumen pro Minute ventiliert werden kann (ca. 120–170 l/Min.)
- **Einsekundenkapazität (FEV1: forciertes exspiratorisches Volumen):** Volumen, das nach maximaler Inspiration in der 1. Sekunde maximal ausgeatmet werden kann
- **Totraumvolumen:** Volumen, das nicht am Gasaustausch teilnimmt. Man unterscheidet zwischen anatomischem Totraum, der alle Bereiche des Atemapparats ohne die Alveolen umfasst, mit ca. 2 ml pro kg idealisiertes Körpergewicht, und funktionellem Totraum. Der funktionelle Totraum setzt sich aus dem anatomischen und dem alveolären/physiologischen Totraum zusammen. Er fasst ventilierte, aber nicht perfundierte Alveolen z. B. bei Lungenembolie zusammen. Beim Gesunden entsprechen sich anatomischer und funktioneller Totraum nahezu.

Alveoläre Ventilation

Nicht mit jedem Atemzug wird das komplette Luftvolumen der Lunge ausgetauscht. Nur ein bestimmter Anteil erreicht die Alveolen und nimmt somit am Gasaustausch teil.

$$\text{Alveoläre Ventilation} = \text{AMV} - \text{Totraumventilation}$$

MERKE

Eine schnelle und flache Atmung ist vor allem eine Totraumventilation und ermöglicht keinen adäquaten Gasaustausch.
Der Tubus verlängert den Totraum, mit der Trachealkanüle ist dieser verkleinert.

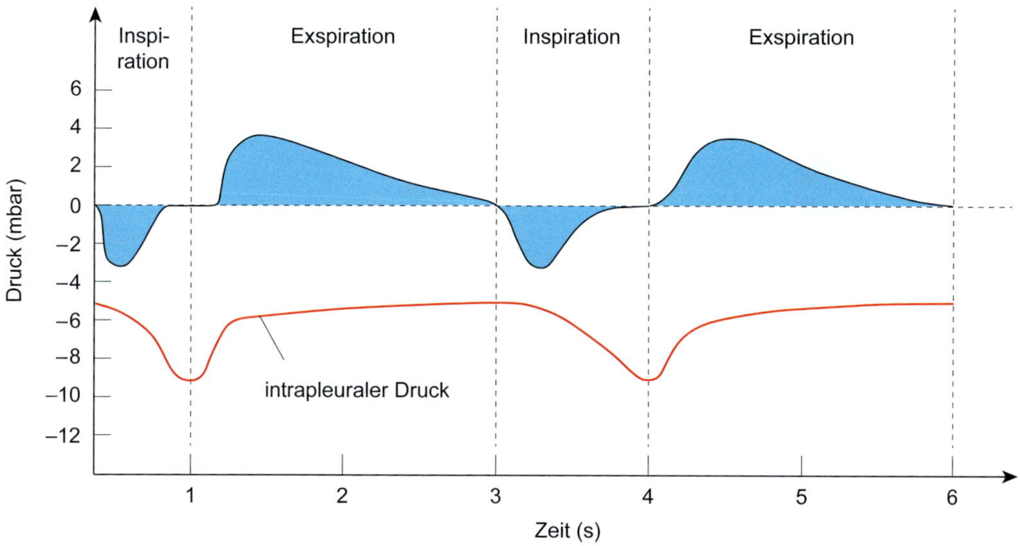

Abb. 4.5 Intrapulmonale und intrapleurale Drücke/Veränderungen während des Atemzyklus [L143]

4.4 Die Atemmechanik

Die Atemmechanik befasst sich mit den Druck-Volumen- und Druck-Stromstärke-Beziehungen in der Lunge. Außerdem muss der Luftstrom auf dem Weg in die Alveole Widerstände überwinden. Man unterscheidet zwischen elastischen (ca. 35 %) und nichtelastischen (ca. 65 %) Widerständen.

4.4.1 Druckverhältnisse in der Lunge

DEFINITION

Intrapleuraler Druck (P_{Pleu}): bezeichnet die Differenz zwischen dem Druck im Pleuraspalt und dem atmosphärischen Druck.

Die Lunge ist über den Pleuraspalt mit dem Thorax verbunden. Sie hat aufgrund ihrer Eigenelastizität das Bestreben sich zusammenzuziehen, übt also einen Zug aus. Da der Thorax dem nicht folgen kann, entsteht im Pleuraspalt ein negativer Druck (ca. −5 cmH_2O). Dieser ist am Ende der Inspiration noch negativer (ca. −8 cmH_2O) und am Ende der Exspiration etwas weniger negativ (ca. −3 cmH_2O). Bei forcierter Exspiration kann der Druck auch positive Werte annehmen (➤ Abb. 4.5).

DEFINITION

Intrapulmonaler/intraalveolärer Druck (P_{Alv}): bezeichnet die Differenz zwischen dem Druck in der Alveole/Lunge und dem atmosphärischen Druck.

Der intrapulmonale Druck nimmt bei der Inspiration negative, bei der Exspiration positive Werte an. Die Atemruhelage ist am Ende der normalen Exspiration erreicht. Das intrapulmonale Volumen entspricht hier der funktionellen Residualkapazität. Der Thorax ist leicht gestaucht und die Lunge leicht gedehnt.

Exkurs Thoraxdrainage

Die Thoraxdrainage (Pleuradrainage, ➤ Abb. 4.6) dient der Ableitung von Luft, Blut oder Sekret aus dem Pleuraspalt (z. B. beim Pneumothorax, Hämatothorax oder Pleuraerguss) und ermöglicht es einer kollabierten Lunge, sich wieder zu entfalten. Die am häufigsten verwendeten Drainagen sind die Bülau- und die Monaldi-Drainage. Wobei sich die Namen eigentlich auf die Art des Zugangs beziehen.

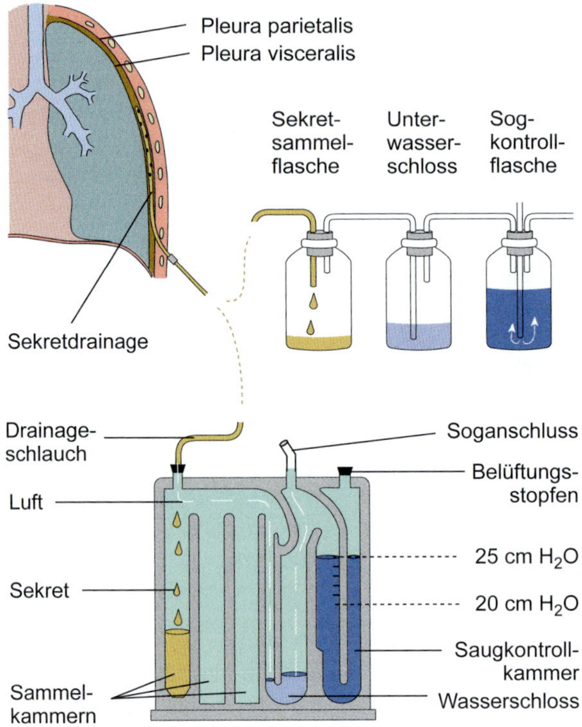

Abb. 4.6 Thoraxdrainage [L190]

Zugang nach Bülau

Einlage nach Bülau auf Höhe des 4. bis 6. Interkostalraums (ICR) in der vorderen bis mittleren Axillarlinie.

Zugang nach Monaldi

Einlage nach Monaldi auf Höhe des 2. bis 3. ICR in der Medioklavikularlinie.

Durch Anschluss an ein Drainage-System mit Dauersog wird erreicht, dass Sekrete besser abgeleitet werden und eine kollabierte Lunge sich schneller wieder entfalten kann. Die heute gängigen Drainage-Systeme bestehen aus drei Kammern (Wasserschloss, Sekretreservoir und Sogbegrenzung/-kontrolle).

Mythen und Missverständnisse im Umgang mit Thoraxdrainagen (TD)

Im Umgang mit Thoraxdrainagen herrschen vielfach eine gewisse Unsicherheit sowie eine unreflektierte Weitergabe von „Wissen". Vieles davon gehört eher in den Bereich der Mythen und soll an dieser Stelle aufgeklärt werden.

- **„Nach Diskonnektion von der Sogquelle hat man noch bis zu 2 Std. nach Abkopplung eine Saugwirkung."**
  - Die Drainage hat keine eigene Sogleistung.
  - Wenn im Pleuraspalt keine Luft und keine Flüssigkeit mehr vorhanden sind, bleibt ein zuvor erzeugter Unterdruck bestehen.
  - Falls aber noch Luft und/oder Sekret gefördert werden, wird der Unterdruck immer geringer und man hat eine reine Schwerkraftdrainage.
  - Lufteintritt ist aber wegen des Wasserschloss nicht möglich.
- **„Eine Thoraxdrainage muss immer an den Sog angeschlossen sein, sonst droht ein erneuter Pneumothorax."**
  - In diesem Fall fehlt lediglich der aktive Sog.
  - Der Ventilmechanismus des Wasserschlosses funktioniert noch.
  - Ein erneuter Pneumothorax droht erst, wenn das Wasserschloss defekt ist.

- **„Eine Thoraxdrainage muss für den Transport abgeklemmt werden."**
  - Solange ein Wasserschloss vorhanden ist, muss die Thoraxdrainage nicht abgeklemmt werden.
  - Die Thoraxdrainage wird nur kurzfristig abgeklemmt (Systemwechsel).
  - Bei beatmeten Patienten wird die Thoraxdrainage grundsätzlich nicht abgeklemmt (Gefahr des Spannungspneumothorax wegen der umgekehrten Druckverhältnisse).
- **„Der Sauganschlussschlauch wird zum Transport abgeklemmt."**
  - Der Sauganschlussschlauch muss bei unterbrochener oder inaktiver Saugung immer diskonnektiert und nach außen offen gelassen werden, damit die Luft aus dem Drainagesystem entweichen kann.
- **„Die Schläuche am Bett dürfen nicht durchhängen."**
  - Bei durchhängenden mit Flüssigkeit gefüllten Schläuchen wird ein Großteil des Sogs benötigt, um diese Flüssigkeitssäule zu überwinden.
  - Der eingestellte Sog ist somit nur bedingt oder gar nicht mehr wirksam.
  - Flüssigkeitsgefüllte Schläuche müssen regelmäßig in die Sekretsammelkammer entleert werden.
- **„Ein zu starker Unterdruck beim Patienten wird reduziert, indem man den aktiven Sog verringert."**
  - Selbst wenn der aktive Sog reduziert wird, bleibt der Unterdruck im Pleuraspalt bestehen.
  - Der Unterdruck kann durch hinzukommendes Sekret oder Luft verringert werden.
  - Eine aktive Verminderung ist mit dem Belüftungsventil möglich.
- **„Wenn die Thoraxdrainage-Einheit umfällt, muss ein neues System angeschlossen werden."**
  - Bei intaktem Wasserschloss kann die Einheit weiterverwendet werden.
  - Die Sekretmenge ist dann aber nicht mehr genau nachvollziehbar.
- **„Das Drainagesystem muss immer unter Thoraxniveau hängen."**
  - Bei aktiver Saugung mit Unterdruck im System ist es gleichgültig, ob die Drainageeinheit unterhalb oder auf gleicher Höhe hängt.
  - Flüssigkeitsgefüllte Schläuche sollten trotzdem nicht über Thoraxniveau hängen (Vermeidung von Flüssigkeitsrückfluss).
  - Drainagen ohne aktive Sogquelle sind immer unterhalb des Thorax aufzuhängen, damit das Schwerkraftprinzip wirken kann.
- **„Die Thoraxdrainage sollte vor dem Ziehen abgeklemmt werden."**
  - Zur Feststellung einer bronchopleuralen Fistel sollte die Thoraxdrainage beim beatmeten Patienten **nie** abgeklemmt werden.
  - Die aktive Saugung vom System entfernen, dann beobachten, ob der Unterdruck im System gehalten wird
  - Wenn dies der Fall ist, kann die Thoraxdrainage gezogen werden.
  - Eine Röntgenkontrolle soll nach 2–3 Std. erfolgen.

Erkennen von Fisteln oder Leckagen

- Kurz nach Anlage der Drainage: Luft wird aus der Thoraxhöhle gesaugt, sodass aus dem im Wasserschloss befindlichen Ende des Schlauchs Luftblasen aufsteigen.
- Diese Luftblasen sollten versiegen, wenn die Luft vollständig aus der Thoraxhöhle gesaugt wurde.
- Steigen dauerhaft oder im weiteren Verlauf erneut Luftblasen auf, so liegt eine bronchopleurale Fistel vor.

4.4.2 Elastische Atmungswiderstände

Das respiratorische System verfügt über mechanische Eigenschaften, die der Atmung Widerstände entgegensetzt. Insbesondere die Lunge hat aufgrund ihrer Eigenelastizität das Bestreben, ihr Volumen zu verkleinern. Dies wird zum einen durch die elastischen Fasern bedingt, zum anderen durch die Oberflächenspannung der Alveolen.

Surfactant

Surfactant ist ein Gemisch aus Phospholipiden und Proteinen, das von den Pneumozyten Typ 2 produziert wird. Es kleidet die innere Alveolaroberfläche aus und setzt somit ihre Oberflächenspannung herab. Deshalb wird es häufig auch das „Pril" der Lunge genannt.

Compliance

Compliance (C) ist das Maß für die elastische Dehnbarkeit des respiratorischen Systems. Sie drückt das Verhältnis zwischen einer bestimmten Änderung des Lungenvolumens (ΔV) und der hierfür notwendigen Druckänderung (ΔP) aus.

$$C_{\text{respiratorisches System}} = \frac{\Delta V}{\Delta P}$$

Bei einem gesunden Erwachsenen beträgt die Compliance ca. 0,2 l/cmH_2O.

Restriktive Ventilationsstörungen sind durch eine erniedrigte Compliance gekennzeichnet, z. B. bei Lungenfibrose, Lungenödem, Thoraxdeformitäten.

Die **Elastance (E)** ist der Kehrwert der Compliance und stellt die Steifigkeit der Lunge dar.

Zur Beurteilung der Gesamtcompliance des respiratorischen Systems werden die einzelnen „Steifigkeiten" von Lunge und Thorax addiert.

$$E_{\text{respiratorisch}} = \frac{\Delta P}{\Delta V}$$

$$\frac{1}{C_{\text{gesamt}}} = \frac{1}{C_{\text{Lunge}}} + \frac{1}{C_{\text{Thorax}}}$$

> **Klinische Bedeutung**
>
> Die Compliance des respiratorischen Systems ergibt sich aus der Compliance der Lunge und der Compliance der Thoraxwand. Der Kehrwert der Compliance, die sog. Elastance ermöglicht die simple Addition der Teilkomponenten zur Gesamtelastance des pulmonalen Systems.

> **Klinische Bedeutung**
>
> Die Compliance der Lunge lässt sich mit der Dehnbarkeit eines Luftballons vergleichen. Wenn man diesen aufblasen möchte, ist das am Anfang, wenn das Material noch nicht vorgedehnt ist, sehr schwer. Ab einem gewissen Füllungszustand wird es dann aber zunehmend leichter und am Ende reicht ein wenig Luft zu viel, um den Ballon zum Platzen zu bringen. Dies kommt einer Überdehnung der Lunge bzw. der Zerstörung des Gewebes gleich.

4.4.3 Nichtelastische Atmungswiderstände

Die nichtelastischen Widerstände werden in visköse Widerstände (Gewebswiderstände, ca. 10 %) und Atemwegswiderstände (Strömungswiderstände der großen zuleitenden Atemwege, ca. 90 %) unterteilt.

Resistance

Das Maß für den Atmungswiderstand ist die **Resistance.** Sie beschreibt das Verhältnis des intrapulmonalen Drucks (P_{Pul}) zur Atemstromstärke (V).

$$R = \frac{P_{Pul}}{V}$$

Beim gesunden intubierten Erwachsenen beträgt die Resistance ca. 4–6 cmH_2O/l/Sek. **Obstruktive Ventilationsstörungen** sind durch eine erhöhte Resistance gekennzeichnet, z. B. bei Asthma, chronischer Bronchitis/COPD, Sekretansammlung. Oft geht die Obstruktion mit einer Überblähung der Lunge einher, weil die Luft zwar eingeatmet, aber nicht mehr vollständig ausgeatmet werden kann (→ erhöhtes Residualvolumen).

Exkurs: Chronic Obstructive Pulmonary Disease (COPD)

Bei Patienten im akuten Anfall kommt es zu einer Engstellung der kleinen Bronchioli und einem Anschwellen der endobronchialen Schleimhaut, die außerdem vermehrt zähen Schleim sezerniert. Dadurch reduziert sich der kumulative Diameter des bronchialen Systems. Folglich steigt auch die Resistance des nach intrapulmonal gerichteten Atemstroms, die inspiratorische Atemarbeit steigt.

Weiterhin kommt es durch die Engstellung der Bronchioli zu einem sog. „Air-Trapping" in den Alveolen. Hierbei kollabieren die präalveolären terminalen Bronchioli, bevor der Patient vollkommen ausgeatmet hat. Es kommt so zu einem konsekutiven Anstieg des intrathorakalen Gasvolumens. Der Patient setzt daher im akuten obstruktiven Anfall seine exspiratorische Atemhilfsmuskulatur ein, um auszuatmen.

Bei chronisch obstruktiven Atemwegserkrankungen führt das chronifiziert erhöhte pulmonale Volumen zur Ausbildung eines Emphysems. Hierdurch treten die Zwerchfellkuppen tiefer, die inspiratorische Atemarbeit steigt weiter.

Patienten im akuten bronchokonstriktorischen Anfall sind also zunächst durch ein Versagen der Atempumpe bedroht. Klinisch wird neben der medikamentösen Therapie mit Bronchodilatatoren die nichtinvasive Beatmung (NIV-CPAP) zur Verminderung der Atemarbeit eingesetzt. Als Ultima Ratio kommt die kontrollierte maschinelle Beatmung infrage.

4.5 Die Perfusion

Die Lungenperfusion beträgt in Ruhe ca. 5–6 l/Min., also nahezu das komplette Herzzeitvolumen. Während körperlicher Anstrengung kann diese um das Vierfache erhöht werden. Dabei werden Reservekapillaren eröffnet und die Gefäße dilatieren. Dies hat zur Folge, dass der Strömungswiderstand bei vermehrter Durchblutung abnimmt. Die Lunge stellt also ein dehnbares Niederdrucksystem dar: Der pulmonalarterielle Druck beträgt beim Gesunden im Mittel 10–20 mmHg.

Die Arterialisierungsfähigkeit der Lunge wird durch das Verhältnis der alveolären Ventilation (V_A) zur Lungenperfusion (Q) bestimmt. Ökonomisch ist die Atemarbeit also dann, wenn das Ventilations-Perfusions-Verhältnis ausgeglichen ist (Quotient 1). Im Stehen beträgt der Quotient aus Ventilation und Perfusion für die gesamte Lunge etwa 0,8. Dabei ist die Lungenbasis aufgrund der hydrostatischen Druckdifferenz deutlich besser perfundiert und schlechter ventiliert, weist also einen verminderten Quotient auf. In den Spitzen herrschen umgekehrte Verhältnisse, der Quotient ist dort somit erhöht.

Zonenmodell nach West

Die Lungenkapillaren werden nur durchblutet, wenn der alveoläre Druck den intravasalen/intrakapillären Druck nicht übersteigt. Dafür ist die Beziehung zwischen intraalveolärem Druck (P_{alv}), pulmonalarteriellem Perfusionsdruck (PAP) und pulmonalvenösem Perfusionsdruck (PVP) entscheidend.
West unterteilt hierzu die Lunge beim stehenden Menschen in drei Zonen (➤ Abb. 4.7):

- **Zone I (apikale Zone):** P_{alv} > PAP > PVP. Hier finden eine verstärkte Ventilation und eine verminderte Perfusion statt, der Quotient ist erhöht.
- **Zone II (mittlere Zone):** PAP > P_{alv} > PVP. Ventilations- und Perfusionsverhältnis sind ausgeglichen, der Quotient also in der Norm.
- **Zone III (basale Zone):** PAP > PVP > P_{alv}. Hier finden eine verstärkte Perfusion und eine verminderte Ventilation statt, der Quotient ist erniedrigt.

Klinische Bedeutung

In liegender Position, wie z. B. beim Intensivpatienten, verschieben sich die Ventilations-Perfusions-Unterschiede schwerkraftbedingt nach ventral und dorsal (➤ Abb. 4.7). Es findet ventral eine bessere Ventilation und dorsal eine bessere Perfusion statt. Allerdings muss hier zwischen spontaner und maschineller Atmung bzw. Beatmung unterschieden werden, denn beim spontan Atmenden sind die dorsal gelegenen Bereiche nicht nur besser perfundiert, sondern auch besser ventiliert, was sich positiv auf den Ventilations-Perfusions-Quotienten auswirkt.

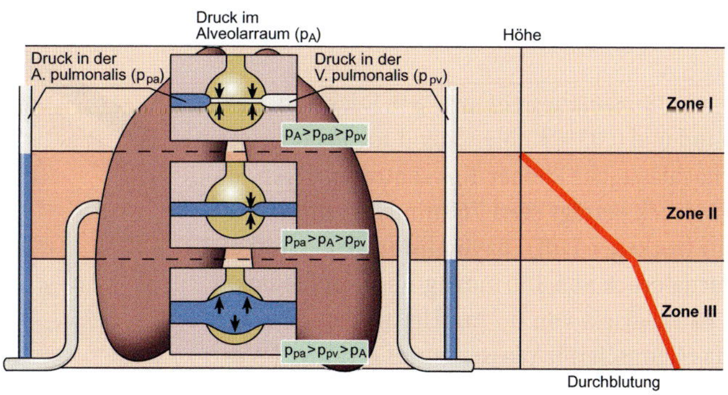

Abb. 4.7 Durchblutungsverteilung/West-Zonen [L141]

Hypoxische Vasokonstriktion (Euler-Liljestrand-Mechanismus)

Ein lokal niedriger alveolärer Sauerstoffpartialdruck (< 60 mmHg) führt zu einer reflektorischen Konstriktion der Arteriolen in diesem Bereich. Somit wird mehr Blut in die besser ventilierten Bezirke umgeleitet. Die Lunge kann also durch hypoxische Vasokonstriktion die Effektivität des Gasaustauschs in gewissem Maße regulieren.

Venös-arterieller Shunt

Ein geringer Teil (ca. 2 %) des Herzzeitvolumens wird unter Umgehung des pulmonalen Kapillarnetzes direkt in die Lungenvene transportiert. Das Blut aus dieser Kurzschlussverbindung (Shunt) wird nicht oxygeniert und gelangt daher sauerstoffarm in das arterielle System.

4.6 Der Gasaustausch

Treibende Kraft für den Austausch der Atemgase ist die Partialdruckdifferenz.

Die Gasmoleküle in einem Gasgemisch üben aufgrund ihrer Eigenbewegung und ständiger Kollisionen mit anderen Molekülen einen spezifischen Druck aus (Dalton-Gesetz). Dieser wird als Partialdruck (Teildruck) bezeichnet. Je höher die Konzentration des Gases, desto höher ist sein Partialdruck. Im Gasgemisch addieren sich diese Drücke.

Gasgemisch

Die Inspirationsluft besteht aus 78 % Stickstoff, 21 % Sauerstoff und 0,03 % Kohlendioxid sowie Edelgasen in vernachlässigbar kleiner Konzentration. Der Gesamtgasdruck beträgt etwa 760 mmHg (auf Meereshöhe in trockener Luft), davon liefert Sauerstoff einen Partialdruck von 150 mmHg und Kohlendioxid einen Partialdruck von 0,2 mmHg. In den Alveolen wird das Gemisch mit Wasserdampf gesättigt (Wasserdampfdruck: 47 mmHg) und es ergeben sich folgende Partialdrücke für:

- O_2: 100 mmHg und
- CO_2: 40 mmHg

Die Exspirationsluft enthält noch 16 % O_2 (= 114 mmHg) und 4 % CO_2 (= 29 mmHg).

Diffusion Lunge

Im venösen Blut der Lunge herrschen niedrigere Partialdrücke (für O_2: 40 mmHg und CO_2: 46 mmHg). Diese Partialdruckdifferenz zwischen Alveole und Kapillare stellt die treibende Kraft für die Diffusion der Gase dar.

4.7 Der Atemgastransport

Die Atemgase werden im Blut physikalisch gelöst und chemisch gebunden transportiert (➤ Abb. 4.8).

4.7.1 Sauerstofftransport und Hämoglobin-O_2-Bindung

Sauerstoff wird zum größten Teil an das Hämoglobin gebunden transportiert (ca. 97 %, ca. 3 % liegen physikalisch gelöst vor).

Der spezielle (tetramere) Aufbau des Hämoglobinmoleküls ermöglicht eine Bindung von vier Sau-

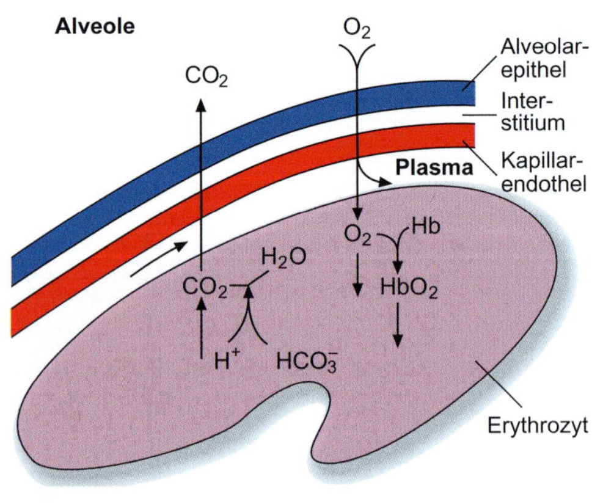

Abb. 4.8 Transportweg O_2 [L126]

erstoffmolekülen. Daraus ergibt sich, dass 1 mol Hämoglobin maximal 4 mol Sauerstoff binden kann und dies bedeutet, dass 1 g Hämoglobin maximal 1,34 ml Sauerstoff (in vivo) anlagern und transportieren kann **(Hüffner-Zahl, in vitro: 1,39 ml).**

Die **Sauerstoffsättigung** sagt aus, zu wie viel Prozent das Hämoglobin mit Sauerstoff gesättigt ist. In der Regel werden 100 % nicht erreicht, da ein geringer Teil (ca. 3 %) des Blutes durch physiologische Kurzschlussverbindungen (Shunts) nicht am Gasaustausch teilnimmt. Außerdem liegt ein geringer Anteil des Hämoglobins im Blut in unterschiedlichen Verbindungen vor. Durch Oxidation entsteht Methämoglobin und durch Anlagerung von Kohlenmonoxid Carboxyhämoglobin.

MERKE

Die **Pulsoxymetrie** misst die Sauerstoffsättigung aufgrund der unterschiedlichen Absorptionsmaxima von Oxy- und Desoxyhämoglobin (mit und ohne Sauerstoff beladen). Die Standardgeräte können allerdings keinen Unterschied zwischen Oxy-, Meth- und Carboxyhämoglobin messen, weshalb z. B. ein Raucher auch eine hohe Pulsoxymetrie-Sättigung aufweist, obwohl sein Hämoglobin mit bis zu 15 % CO beladen sein kann.

4.7.2 Kohlendioxidtransport

Das Stoffwechselendprodukt Kohlendioxid wird überwiegend chemisch gebunden als Bikarbonat (ca. 90 %, der Rest in physikalisch gelöster Form) transportiert. Das CO_2 diffundiert aus der Zelle in die Kapillare, dort wird es zu Kohlensäure hydratisiert (unter Wasseranlagerung) und dissoziiert sofort in Bikarbonat und Protonen.

$$CO_2 + H_2O \leftrightarrow H_2CO_3 \leftrightarrow HCO_3 + H^+$$

Etwa 10 % des Kohlendioxids werden als Carbamat im Erythrozyten transportiert. Intrazellulär beschleunigt das Enzym **Carboanhydrase** die Hydratation um ein Vielfaches. Das Bikarbonat verlässt den Erythrozyt konzentrationsabhängig wieder, allerdings geschieht dies im Austausch mit Chloridionen, um die Elektroneutralität des Erythrozyten zu wahren. Dieser Austausch wird als **Hamburger-Shift bzw. Chloridverschiebung** bezeichnet. In der Lunge laufen diese Reaktionen in umgekehrter Reihenfolge ab.

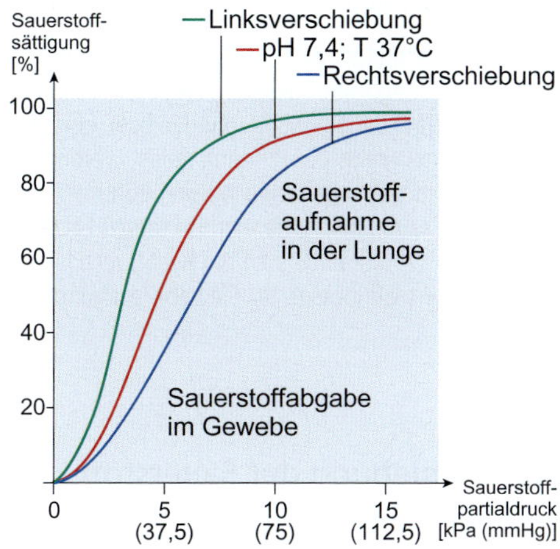

Abb. 4.9 Die Sauerstoffbindungskurve zeigt den Zusammenhang zwischen Sauerstoffpartialdruck und -sättigung. [L190]

4.7.3 Sauerstoffbindungskurve

Die Sauerstoffbindungskurve stellt den Zusammenhang zwischen Sauerstoffpartialdruck und -sättigung grafisch dar (➤ Abb. 4.9).

Der charakteristische s-förmige (sigmoidale) Verlauf der Kurve ist auf den kooperativen Effekt der Sauerstoffbindung an das Hämoglobin zurückzuführen. Dies bedeutet, dass jede Bindung eines Sauerstoffmoleküls an das Hämoglobin die Affinität, also das Bindungsbestreben des Moleküls, für die nächste Bindung aufgrund einer Konformationsänderung des Hämoglobins erhöht.

Klinische Bedeutung

Im Alter oder bei Lungenfunktionsstörungen kann der arterielle Sauerstoffpartialdruck erheblich sinken. Der flache Verlauf am Ende der Kurve verhindert dann jedoch einen stärkeren Abfall der Sauerstoffsättigung.

Rechtsverschiebung der Sauerstoffbindungskurve

Eine Rechtsverschiebung tritt auf bei:

- Hyperthermie
- Azidose
- Hyperkapnie

Klinische Bedeutung

Die Sauerstoffaffinität des Hämoglobins ist bei der Rechtsverschiebung herabgesetzt, folglich ist weniger Sauerstoff an das Hämoglobin gebunden bzw. der Sauerstoff kann schneller aus der Bindung gelöst werden.
Dies macht sich der arbeitende Muskel zunutze: Er erzeugt Wärme, es entsteht eine Azidose (durch Lactatfreisetzung) und CO_2 fällt an. Durch die Rechtsverschiebung kann der Sauerstoff besser im Gewebe aufgenommen werden.

Linksverschiebung der Sauerstoffbindungskurve

Eine Linksverschiebung tritt auf bei:
- Hypothermie
- Alkalose
- Hypokapnie

Klinische Bedeutung

Die Linksverschiebung führt zur Affinitätszunahme des Hämoglobins für Sauerstoff, folglich wird mehr Sauerstoff gebunden.

Exkurs: pH-Wert

Der pH-Wert gibt den negativen dekadischen Logarithmus der Wasserstoffionenkonzentration (H^+) an. Ein pH-Wert von 7 bedeutet, dass die H^+-Konzentration bei 10^{-7} mol/l liegt.

Im Blut herrscht ein pH-Wert um 7,4. Dieser muss möglichst konstant gehalten werden, da viele Funktionen und Systeme nur in engen pH-Grenzen optimal funktionieren, z.B. die Enzymaktivität sowie die Membranpermeabilität. Ab einem pH-Wert > 7,44 spricht man von einer **Alkalose** (verminderte Wasserstoffionenkonzentration), Werte < 7,36 werden als **Azidose** (erhöhte H^+-Konzentration) bezeichnet.

Klinische Bedeutung

Die einzelnen Verschiebungen der Sauerstoffbindungskurve verhalten sich umgekehrt proportional zum pH-Wert. Bei einer Azidose liegt eine Rechtverschiebung und bei einer Alkalose liegt eine Linksverschiebung vor.

Klinische Bedeutung

Aufgrund des s-förmigen Verlaufs der Sauerstoffbindungskurve und dem daraus resultierenden steilen Abfall sind die Einstellungen der Alarmgrenzen der peripheren Sauerstoffsättigung zwingend eng und patientenadaptiert einzustellen, um einen klinischen Notfall frühzeitig zu erkennen.
Das komplette Ausschalten und/oder die großzügige Wahl der unteren Grenze des Sättigungsalarms sind lebensbedrohlich.
Zum Beispiel hat ein älterer Patient mit einer 90 % Sättigung gerade genug Sauerstoff im Blut, um seine Organe adäquat zu versorgen. Allerdings beginnt die Sauerstoffbindungskurve in diesem Bereich schon steil abzufallen. Wenn nun die Sättigung durch Sekretverhalt, verminderten Atemantrieb o. Ä. um weitere Punkte sinkt, hat der Körper keine Kompensationsmöglichkeit und es können hypoxisch bedingte lebensbedrohliche Herz-Kreislauf-Störungen auftreten.

Halbsättigungsdruck (P_{50})

Der Halbsättigungsdruck ist der Sauerstoffpartialdruck, bei dem 50 % der Bindungsstellen mit O_2 beladen sind. Normalerweise ist dies bei einem Partialdruck von 26 mmHg der Fall. Eine Erhöhung bedeutet eine geringere Sauerstoffaffinität, also eine Rechtsverschiebung der Sauerstoffbindungskurve, eine Senkung bedeutet hingegen eine Linksverschiebung.

Bohr-Effekt

Der Bohr-Effekt beschreibt die Abhängigkeit der Sauerstoffaffinität des Hämoglobins von der Protonen- und Kohlendioxidkonzentration. Dies bedeutet, dass in Geweben, in denen viel CO_2 und H^+-Ionen anfallen (Rechtsverschiebung der Sauerstoffbindungskurve), die Affinität des Hämoglobins für Sauerstoff gering ist und somit dessen Abgabe erleichtert wird. In der Lunge führt die niedrigere Konzentration von Protonen und CO_2 zur Affinitätszunahme (Linksverschiebung) und damit zur erleichterten Sauerstoffaufnahme.

Haldane-Effekt

Der Haldane-Effekt beschreibt die Abhängigkeit der CO_2-Bindung vom Oxygenierungsgrad des Hämoglobins. Das bedeutet, dass Oxyhämoglobin im Vergleich zu Desoxyhämoglobin ein geringeres CO_2-Bindungsvermögen hat (aufgrund der stärkeren Azidität). Dieser Effekt begünstigt den Gasaustausch im Gewebe und der Lunge. Die Gewebekapillare kann CO_2 besser aufnehmen, da sie desoxgeniertes Blut enthält. In der Lunge sorgt das oxygenierte Kapillarblut für eine bessere CO_2-Abgabe.

4.8 Die Regulation der Atmung

4.8.1 Nervale Regulation

Die rhythmischen Atembewegungen werden von respiratorischen Neuronen in der Medulla oblongata und dem Pons (Teile des Hirnstamms) gesteuert. Diese üben erregenden und hemmenden Einfluss auf die Atemmuskulatur aus. Sie erhalten Informationen von diversen Rezeptoren aus dem Körper, z. B. von Pressorezeptoren, zentralen und peripheren Chemorezeptoren, Dehnungsrezeptoren in der Lunge oder Mechanorezeptoren der Muskulatur.

Klinische Bedeutung

Der sog. **Hering-Breuer-Reflex (Lungendehnungsreflex)** verhindert eine zu tiefe Inspiration. Durch die Dehnung der Lunge bei der Einatmung werden über eine negative Rückkopplung die Inspirationsneurone des Atemzentrums gehemmt.

4.8.2 Chemische Regulation

Die Regulation auf chemischer Ebene erfolgt vor allem über Veränderungen des pH-Werts (H^+-Konzentration) und des CO_2- und O_2-Partialdrucks. Hierfür gibt es periphere und zentrale Chemorezeptoren, die Änderungen registrieren und über die respiratorischen Neurone die Aktivität der Atemmuskulatur anpassen.

Klinische Bedeutung

CO_2 hat den größten Einfluss, eine Zunahme führt zur Steigerung des Atemantriebs. Eine Erhöhung der H^+-Konzentration (Azidose) führt ebenfalls zur Steigerung des Atemminutenvolumens.
Sauerstoff bewirkt erst bei einem pO_2-Abfall unter 50 mmHg eine solche Steigerung.

ACHTUNG

Kohlendioxid führt in erhöhter Konzentration (ab 60–70 mmHg) zu Bewusstseinseintrübungen, deutlich höhere Werte können eine Bewusstlosigkeit nach sich ziehen. Allerdings sind Patienten mit chronischen Atemwegserkrankungen häufig an solch hohe CO_2-Werte adaptiert.

Ergänzend stellen Hormone, die Temperatur, Schmerzen und körperliche Anstrengung beeinflussende Faktoren dar.

4

4.9 Spontanatmung versus Beatmung

Die Notwendigkeit der Beatmung eines Patienten, dessen Eigenatmung nicht ausreicht, wurde schon in der Antike erkannt. Neben verschiedensten Maßnahmen, die die Spontanatmung stimulieren oder simulieren sollten, wie z. B. passives Auf- und Abbewegen der Arme oder Techniken, bei denen der Patient über ein Fass gerollt wurde, um so ein Atemzugvolumen zu generieren, wurden schon früh rudimentäre Formen der Überdruckbeatmung praktiziert. Atemspende, Intubation mit Schilfrohren und Tracheotomien wurden ebenfalls in der Frühzeit durchgeführt. Im Verlauf wurden Blasebälge zur Applikation von Tidalvolumina benutzt. Im Jahre 1929 wurde dann die „eiserne Lunge“ als Unterdruckbeatmungsgerät erfunden. Dieses Verfahren wurde insbesondere von Prof. Ferdinand Sauerbruch (1875–1951) in der Thoraxchirurgie propagiert.

Zahlen, Daten, Fakten

Um das Jahr 1900 wurde die direkte Laryngoskopie und in der Folge die Intubation etabliert und somit die Möglichkeit zur Überdruckbeatmung geschaffen. Dräger entwickelte im selben Zeitraum den Pulmotor als einen der ersten Respiratoren, der in Massenproduktion hergestellt wurde [1].

Eine in den 50er-Jahren des letzten Jahrhunderts ganz Europa erfassende Polio-Epidemie führte schließlich zur Entwicklung der modernen maschinellen Überdruckbeatmung, wie sie auch heute noch auf Intensivstationen und in Operationssälen auf der ganzen Welt durchgeführt wird.
In diese Zeit fallen auch weitere bedeutende medizinische Entwicklungen, wie die Erfindung des Pulsoxymeters 1972 durch Aoyagi oder des Blutgasanalysators 1952–1953 durch Astrup, die eine moderne Respiratortherapie erst möglich machen.
1967 veröffentlichten schließlich Ashbaugh und Kollegen in der Zeitschrift „The Lancet" ihren krankheitsdefinierenden Aufsatz zum akuten respiratorischen Lungenversagen.

Die Unterschiede zwischen der Spontanatmung, bei der Atemgas in der Inspirationsphase passiv in die Lunge strömt, und der maschinellen Überdruckbeatmung sind klinisch relevant.

Klinische Bedeutung

Der gesunde junge Mensch atmet ca. 12- bis 20-mal in der Minute und erzielt in Ruhe mit jedem Atemzug ein Volumen von etwa 6–7 ml pro Kilogramm seines idealisierten Körpergewichts, also einem Atemminutenvolumen von etwa 7–10 l/Min.
Das idealisierte Körpergewicht wird bei Männern wissenschaftlich exakt mit der Formel

$$50 + 0{,}91 \times (\text{Körpergröße in cm} - 152{,}4),$$

bei Frauen mit der Formel

$$45{,}5 + 0{,}91 \times (\text{Körpergröße in cm} - 152{,}4)$$

bestimmt. Für den klinischen Alltag reichen bekannte Formeln wie z. B. Körpergröße in cm – 100 mitunter aus. **Das Atemminutenvolumen kann bei körperlicher Belastung bis zum 20-Fachen gesteigert werden (Atemgrenzwert).**

Der wichtigste Atemmuskel ist das Zwerchfell (Diaphragma), dessen Kontraktion zum Absinken der Zwerchfellkuppen und so zu einer Vergrößerung des Thoraxvolumens und somit zum passiven Nachströmen von Luft in die Lunge führt. Der intrapulmonale Druck beträgt also sowohl zu Beginn als auch am Ende der Inspiration null (0) Millibar. Bei der forcierten Inspiration gegen die geschlossene Glottis, dem sog. **Müller-Manöver,** können hingegen negative intrapulmonale Drücke gemessen werden.

Im Gegensatz hierzu wird bei modernen Beatmungsverfahren ein positiver intrapulmonaler Beatmungsdruck erzeugt. Dies kann sich auf das Aufrechterhalten eines positiven intrapulmonalen Drucks am Ende der Exspiration (CPAP, Continuous Positive Airway Pressure) beschränken. Es kann aber auch bis zum vollständigen Ersatz der Eigenatmung des Patienten mittels intermittierender Erhöhung des aufgewendeten Atemwegsdrucks (CMV, Continuous Mandatory Ventilation) und damit der Applikation eines Tidalvolumens gehen. Hierbei werden positive intrapulmonale Drücke über den kompletten Atemwegszyklus hinweg gemessen.

Aus diesen (unphysiologischen) Druckverhältnissen im Thorax leitet sich eine Reihe von komplexen physiologischen Veränderungen ab, für deren Verständnis es hilfreich ist, sich zu vergegenwärtigen, dass es sich bei den intrathorakalen Organen um miteinander interagierende und teilweise ineinander liegende Hohlkörper mit individuellen Compliance-Kurven handelt.

Klinische Bedeutung

Die Thoraxwand muss z. B. nicht zwangsläufig mit derselben Volumenänderung auf eine intrathorakale Druckerhöhung reagieren, wie das Lungenparenchym. Faktoren wie Adipositas, eine intraabdominale Druckerhöhung oder auch ausgedehnte narbige Strukturen nach Verbrennungen können zu einer Verminderung der Thoraxwand-Compliance **(Chest-Wall-Compliance)** und somit der Gesamtcompliance des respiratorischen Systems führen, obwohl die Mechanik des Lungenparenchyms nicht beeinträchtigt ist.
Weiterhin ist das Konzept der transmuralen Drücke relevant. Hiermit wird der Druck bezeichnet, der über die Wand eines Hohlorgans ausgeübt wird.
Beispiel: Der zentralvenöse Druck wird gemeinhin gegen die Atmosphäre bestimmt und beträgt normalerweise bei einem nicht beatmeten gesunden Patienten 2–5 cm H_2O. Da der intrathorakale Druck in der Endinspiration wie oben dargestellt 0 cm H_2O beträgt, verändert sich der transmurale zentralvenöse Druck in dieser Situation nicht. Im Falle eines invasiv beatmeten Patienten werden in der Endinspiration positive Drücke gemessen. Der transmurale zentralvenöse Druck kann unter solchen Umständen dann negative Werte annehmen, womit z. B. der verminderte venöse Rückstrom unter Überdruckbeatmung erklärt werden kann.

4.9.1 Indikationen zur Beatmungstherapie

Eine Reihe von Krankheitsbildern und -symptomen macht auf der Intensivstation den Einsatz eines Respirators notwendig. Entsprechend sind für die Indikationsstellung vor allem die Atemmechanik, die Atemfrequenz, das klinische Bild des Patienten und die Blutgasanalyse von großer Bedeutung.

Einige Krankheitsbilder, die mit einer Vigilanzminderung des Patienten (entsprechend einer Verminderung des Glasgow Coma Scores auf unter 9 Punkte), nicht aber per se mit einem beeinträchtigten pulmonalen Gasaustausch einhergehen, zwingen aber zum Zweck des Aspirationsschutzes zur orotrachealen oder bei Spezialindikationen auch zur nasotrachealen Intubation.

Andere Krankheitsbilder wie etwa das Lungenödem auf Basis einer kardialen Dekompensation oder eine exazerbierte chronisch-obstruktive Lungenerkrankung können unter Umständen erfolgreich mittels eines modernen nichtinvasiven Beatmungsverfahrens, der nichtinvasiven Ventilation (NIV), therapiert werden (➤ Tab. 4.1).

Bei der Behandlung der pulmonalen Gasaustauschstörung richtet sich die Auswahl des geeigneten Verfahrens neben der Vigilanz des Patienten im Wesentlichen nach der Schwere der pulmonalen Gasaustauschstörung.

Prinzipiell kann man das Versagen des Lungenparenchyms vom Versagen der Atempumpe differenzieren.

Tab. 4.1 Indikationen für invasive und nichtinvasive Beatmungsformen

Indikationen für invasive Beatmung	NIV als Alternative möglich
Aspirationsschutz	Nein
Bronchialtoilette	Nein
Applikation von hohen Sauerstoffkonzentrationen und Beatmungsdrücken	Ja
Seitengetrennte Beatmung	Nein

Lungenparenchymversagen

Entweder ist die zur Verfügung stehende Gasaustauschfläche nicht mehr ausreichend groß, wie z. B. bei:

- Großen Atelektasen
- Pleuraergüssen
- Lungenkontusionen

Oder aber die Fähigkeit der alveolokapillären Membran zum Gasautausch ist eingeschränkt, wie z. B. bei

- Lungenödem
- Lungenfibrose

Die Pneumonie bzw. das akute Lungenversagen gelten als Mischformen. Hier können konsolidierte, atelektatische Bezirke neben ödematösen Anteilen existieren.

Da die Diffusionskapazität für Sauerstoff 23-fach geringer als die für Kohlendioxid ist, wird man klinisch bei einer primären Alteration des Lungenparenchyms häufig erst eine Oxygenierungsstörung sehen.

Pulmonales Pumpversagen (Ventilationsversagen)

Hierbei ist der Patient primär nicht mehr in der Lage, ein ausreichendes Atemminutenvolumen zu generieren. Dardurch kommt es primär zu einer Kohlendioxidretention und erst im späteren Verlauf zu einem Sauerstoffmangel.

Zentrale Ursachen:

- Schädel-Hirn-Trauma
- Traumatischer Querschnitt
- Intoxikationen
- Tetanus

Periphere Ursachen:

- Myasthenia gravis, Guillain-Barré-Syndrom
- Überhang von Muskelrelaxanzien
- Botulismus
- Störungen der Atemmechanik, z. B. durch obstruktive und restriktive Ventilationsstörungen
- Kyphoskoliose
- Zwerchfellruptur
- Rippenserienfraktur

Beim **Lungenparenchymversagen** steht die unzureichende Sauerstoffversorgung im Vordergrund (paO_2 erniedrigt). Das **pulmonale Pumpversagen** dagegen ist gekennzeichnet durch eine unzureichende Kohlendioxid-Abatmung ($paCO_2$ erhöht).

Klinische Bedeutung

Eine alternative Einteilung unterscheidet die respiratorische Partial- von der respiratorischen Globalinsuffizienz. Die Partialinsuffizienz zeigt sich in einer Hypoxämie, bei der Globalinsuffizienz liegen sowohl eine Hypoxämie als auch eine Hyperkapnie vor.

In der Praxis wird versucht, den Grad der angewandten Beatmungsinvasivität so gering wie möglich zu halten. Dies wird erreicht durch

- Applikation von möglichst geringen Konzentrationen an Sauerstoff und
- Anwendung so niedriger Beatmungsdrücke wie medizinisch vertretbar und
- Vermeidung einer Intubation (wenn möglich)

4.9.2 Auswirkungen der Beatmungstherapie

Bei der mechanischen Beatmung übernimmt der Respirator teilweise (assistierte Beatmung) oder vollständig (kontrollierte Beatmung) die Atemarbeit des Patienten (➤ Abb. 4.10).

Die Einstellungen am Beatmungsgerät ergeben sich dann aus den vorher definierten therapeutischen Zielen, den mechanischen Eigenschaften des pulmonalen Systems, dem Zustand und der Gesamtoberfläche der alveolokapillären Membran und der Funktion des Herz-Kreislauf-Systems. Aus diesen komplexen Zusammenhängen zwischen Beatmungsgerät und Patient ergeben sich zwangsläufig teils drastische physiologische Veränderungen.

Kardiozirkulatorisches System

Durch die intrathorakale Druckerhöhung kommt es unter den Bedingungen der Überdruckbeatmung zu einem verminderten venösen Rückstrom, da der transmurale zentralvenöse Druck und damit der Antrieb für den Blutfluss zum rechten Herzen hin abnimmt. Es vermindert sich konsekutiv die rechtsventrikulären Vorlast (= enddiastolisches rechtsventrikuläres Volumen).

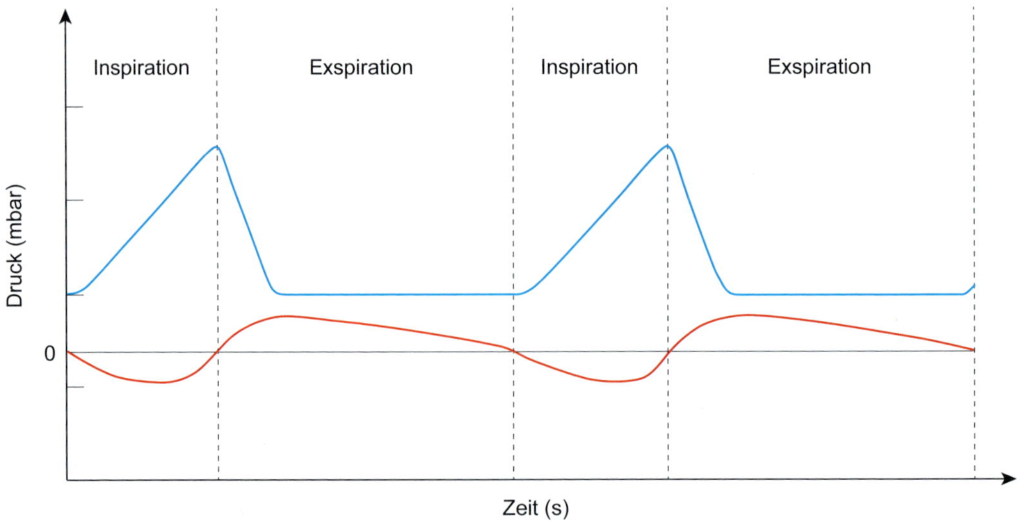

Abb. 4.10 Spontanatmung (rote Linie) und maschinelle Überdruckbeatmung mit PEEP (blau) [L143]

Weiterhin erhöht sich jedoch durch die applizierten positiven intrathorakalen Drücke auch der Druck vor dem rechten Herzen (= rechtsventrikuläre Nachlast bzw. pulmonalarterieller Druck), wodurch ebenfalls das Minutenvolumen des rechten Herzens reduziert wird.

Beide Effekte werden durch den Einsatz von Sedativa und Analgetika, die zu einer generalisierten Venodilatation führen, noch verstärkt.

Diese Effekte sieht man in der Klinik häufig bei Patienten, bei denen schnell der positiv endexspiratorische Druck (PEEP) erhöht oder ein Recruitment-Manöver durchgeführt wird.

Recruitment-Manöver

Beim sog. Recruitment-Manöver wird zeitlich begrenzt ein hoher kontinuierlicher Beatmungsdruck (CPAP) aufgebracht, um durch den PEEP-Verlust kollabierte Lungenabschnitte wieder zu eröffnen.

Wenn keine Möglichkeit der bettseitigen Herzminutenvolumen-Messung vorhanden ist, wird man zunächst eine daraus resultierende arterielle Hypotonie messen. Diese wird in der Klinik zumeist mittels vermehrter Volumenapplikation coupiert.

Exkurs: Herz-Lungen-Interaktion unter Beatmung

Die Interaktion zwischen Herz, Lunge und dem Beatmungsgerät können in der Klinik verwirrend komplex sein. Kommt es im Verlauf einer pulmonalen Erkrankung zur Atelektasenbildung, so kann dies unter Umständen ebenfalls zu einer Erhöhung des pulmonalarteriellen Drucks führen.

Bei einer ödematös, pneumonisch infiltrativ veränderten oder atelektatischen Lunge kann die resultierende hypoxische Vasokonstriktion zu einer solchen Erhöhung des pulmonalvenösen Widerstands führen, dass wie oben beschrieben der rechtsventrikuläre Auswurf behindert wird und das Herzzeitvolumen sinkt.

Wird nun die Gasaustauschfläche durch Applikation eines ausreichend hohen positiv endexspiratorischen Drucks vergrößert (= rekrutiert → Recruitment-Manöver), die hypoxische Vasokonstriktion und damit die pulmonalvenöse Resistance also vermindert, so kann unter Umständen ein höherer PEEP zu einer Verbesserung des Herzzeitvolumens führen, obwohl der venöse Rückstrom vermindert wird.

Bis zu einer für den individuellen Patienten zu bestimmenden Höhe kann PEEP also „kardioprotektiv" wirken und die rechtsventrikuläre Performance durch Senkung der Nachlast optimieren.

Auf der anderen Seite kann eine akute rechtsventrikulären Dysfunktion, verursacht durch einen zu hohen intrapulmonalen Druck und einem Anstieg des intraventrikulären Volumens zu einer Dilatation des rechten Ventrikels und damit zu einer Septumdeviation nach links führen. Dies kann wiederum die Füllung des linken Ventrikels (Vorlast) einschränken und so das Herzminutenvolumen reduzieren.

Der „beste PEEP" ist also der PEEP, der neben den lungenmechanischen Eigenschaften auch die Hämodynamik des euvolämen Patienten berücksichtigt.

Da Herz und Lunge gemeinsam in der Thoraxhöhle liegen, wird (abhängig von der Compliance des Lungenparenchyms) ein Teil des durch eine maschinelle Überdruckbeatmung auf die Lunge aufgebrachten Drucks auf das Epikard des linken Ventrikels übertragen. Dieser Druck addiert sich zu dem durch die Ventrikelkontraktion aufgebrachten Druck auf das intraventrikuläre Blutvolumen (= Konzept des transmuralen Drucks). Der Effekt entspricht einer Reduktion der linksventrikulären Nachlast. Dies erklärt den therapeutischen Effekt der Überdruckbeatmung bei dekompensierter Linksherzinsuffizienz.

MERKE

Der Druck in der Lunge, der durch die Beatmung entsteht, wird sich z. T. auch auf das Herz („von außen" = epikardial) übertragen und damit ist das Herz ggf. in der Lage ökonomischer zu pumpen.

Klinische Bedeutung

Maschinelle Überdruckbeatmung kann zu einer Verminderung der Vorlast sowohl des rechten als auch des linken Ventrikels führen. Faktisch handelt es sich dabei um eine funktionelle Hypovolämie.

Die Effekte auf die Nachlast sind komplexer, hier sind sowohl eine Verminderung als auch eine Erhöhung denkbar und müssen für den Patienten individuell ermittelt werden.

4

Auswirkungen auf die Niere

Die Auswirkungen der Überdruckbeatmung auf die Niere sind physiologisch komplex und multifaktoriell. Regelhaft klinisch darstellbar sind eine Volumen- und Natriumretention mit konsekutivem Abfall der Urinstundenportionen und einem gegensinnigen Anstieg der laborchemischen Parameter der exkretorischen Nierenleistung (klinisch aktuell im wesentlichen Kreatinin und Harnstoff).

Diskutiert werden:

- Eine aus der verminderten atrialen Wandspannung resultierende Mindersekretion von atrialem natriuretischem Peptid (ANP)
- Eine vermehrte Sekretion von antidiuretischem Hormon (ADH) und Aldosteron
- Eine durch die Verminderung des Herzzeitvolumens bedingte renale Minderperfusion („renale Vorlast")

Da durch Überdruckbeatmung regelhaft eine Verminderung der rechtsventrikulären Vorlast induziert wird und die rechtsventrikuläre Performance hauptsächlich von der Vorlast abhängig ist, kann die Volumenretention jedoch zumindest zeitweise klinisch erwünscht sein.

Auswirkungen auf die intraabdominellen Organe

Das verminderte Herzminutenvolumen führt zu einer Reduktion des Sauerstoffangebots aller abhängigen Organe. Aufgrund der generalisierten sympathoadrenergen Stimulation, wie sie bei Intensivpatienten im Zusammenhang mit der Erkrankung oder auch pharmakologisch herbeigeführt prävalent ist, sind die intraabdominal gelegenen Verdauungsorgane in besonderem Maße von einer Sauerstoffminderversorgung betroffen.

Die verminderte arterielle Leberperfusion wird durch eine portale und zentralvenöse Stauung noch verstärkt und führt regelhaft zu klinisch nachweisbaren Synthesestörungen. Ebenfalls häufig nachzuweisen ist ein Anstieg von Pankreasenzymen, was jedoch im Normalfall keinen Krankheitswert hat.

Stauungsbedingte Darmwandödeme führen zur Malabsorption oder sogar zur Ischämie des Darms. Prädilektionsstelle ist hier das Kolon, nicht selten werden Patienten mit akutem Lungenversagen im Verlauf subtotal kolektomiert.

Auswirkungen auf die Muskulatur des Atemapparats

Durch eine invasive Überdruckbeatmung kommt es zu einer Inaktivitätsatrophie in der respiratorischen Muskulatur, ähnlich wie bei der Ruhigstellung mittels Gips bei einer Fraktur. Erste biochemische Marker dieser Atrophie konnten in wissenschaftlichen Untersuchungen schon wenige Stunden nach Beginn der Beatmung im Muskel nachgewiesen werden. Dieser Effekt scheint durch bestimmte Medikamente, wie z. B. Cortison oder auch steroidale Muskelrelaxanzien, verstärkt zu werden und kann das Entwöhnen vom Respirator (Weaning) eines Patienten mit an sich wiederhergestellter pulmonaler Funktion erheblich erschweren.

Ventilator-induzierte Lungenschädigung

Der Ausdruck **Ventilator-induzierte Lungenschädigung („injury") (VILI)** umschreibt eine Reihe von Vorgängen im Lungenparenchym, die durch die unphysiologische intrapulmonale Druckerhöhung während der maschinellen Überdruckbeatmung induziert werden.

Diese Veränderungen sind bei Respiratoreinsatz immer nachweisbar, sind also eine „dosisabhängige Nebenwirkung" der Beatmungstherapie. Dabei spielt es wahrscheinlich nur eine untergeordnete Rolle, ob die beatmete Lunge primär „erkrankt" ist oder nicht.

Im Allgemeinen werden bei VILI ein sog. „Barotrauma", das durch den Beatmungsdruck induziert wird, und ein sog. „Volutrauma", das durch ein zu hohes intrapulmonales Gasvolumen entsteht, unterschieden.

Neuere Untersuchungen modifizieren diese Begrifflichkeiten und deuten eher daraufhin, dass insbesondere das durch die Beatmung induzierte Lungenvolumen die entscheidende Rolle bei der Entstehung von VILI spielt.

Vorzugsweise in der inflammatorisch veränderten Lunge, z. B. bei ARDS, kann die Applikation hoher Beatmungsdrücke zu Organzerreißungen mit dem Austritt von freier Luft führen (Barotrauma). Klinisch macht sich dies als tastbares Hautemphysem oder als Pneumothorax bemerkbar.

Klinische Bedeutung

Besonders gefährdet sind Patienten mit langem Verlauf einer entzündlichen Lungenerkrankung, bei denen hohe Beatmungsdrücke aufgewendet werden.
Bei diesen Patienten sind die erkrankten Lungenabschnitte häufig konsolidiert, die Lungencompliance ist regelhaft drastisch erniedrigt. Die Anwendung von hohen positiv-endexspiratorischen Drücken, einer hohen Druckunterstützung oder Recruitment-Manövern ist daher kritisch zu hinterfragen.
Ein Pneumothorax ist immer in Betracht zu ziehen, wenn sich der pulmonale Gasaustausch schlagartig ohne erkennbare Ursache verschlechtert. Begleitende hämodynamische Veränderungen sprechen für einen Spannungspneumothorax.

In der medizinischen Literatur werden zwei Mechanismen diskutiert, die zu einer beatmungsinduzierten Lungenschädigung auf mikroskopischer Ebene führen können.

Zum einen kann ein unzureichend hoch gewählter PEEP zu einem zyklischen Derecruitment mit anschließendem Wiedereröffnen der Atelektase in der Inspiration kommen (Atelektrauma). Bei diesem „alveolar cycling“ genannten Phänomen kommt es zu hohen Scherkräften an der alveolokapillären Membran, welche proinflammatorisch wirken und eine Lungenschädigung weiter aufrechterhalten können.

Klinische Bedeutung

Die Bestimmung des „optimalen" PEEP ist bettseitig anspruchsvoll.
Ziel ist es zum einen, das oben beschriebene „alveolar cycling" zu verhindern, zum anderen eine endtidale Hyperinflation so gut es geht zu vermeiden.
Wissenschaftlicher Goldstandard ist hier die CT-morphologische Untersuchung unter Berücksichtigung der Lungenmechanik. Allerdings ist diese Untersuchung extrem aufwendig, erfordert einen Transport des Patienten und geht mit einer hohen Strahlenbelastung einher.
Einfacher erfassbar ist die Compliance des respiratorischen Systems.

Der tödliche Effekt hoher Tidalvolumina wurde in Tierexperimenten eindrucksvoll demonstriert. Selbst gesunde Lungen können hier innerhalb von wenigen Minuten mit entsprechenden Respiratoreinstellungen zerstört werden. Klinisch wird deshalb durch eine Reduktion des applizierten Tidalvolumens auf 6 ml/kg des idealisierten Körpergewichts versucht, die Effekte hoher endtidaler intrathorakaler Gasvolumina (= Volutrauma) zu begrenzen.

Zahlen, Daten, Fakten

Durch die einfache Reduktion der Tidalvolumina auf sechs Milliliter pro Kilogramm des idealisierten Körpergewichts (6 ml/kg KG) konnte eine eindrucksvolle Reduktion der Sterblichkeit von Patienten mit akutem Lungenversagen gezeigt werden [2]. Bei Patienten mit primär gesunden Lungen, die über einen längeren Zeitraum beatmet werden, konnte die Häufigkeit eines akuten Lungenversagens reduziert werden [3].

Klinische Bedeutung

Moderne Beatmungsregime tolerieren mehr und mehr eine Akkumulation von Kohlendioxid, um eine übermäßige Steigerung des Atemminutenvolumens und somit die Invasivität der Beatmung zu vermeiden.
Man spricht vom Konzept der **„permissiven Hyperkapnie".** Relevante Stellgröße ist hier die respiratorische Azidose, die bis zu einem pH-Wert von 7,2 toleriert wird, weniger die Höhe des arteriellen Kohlendioxidpartialdrucks. Adaptationsvorgänge vor allem der Niere führen im Verlauf von Stunden und Tagen zu einer metabolischen Teilkompensation der respiratorischen Azidose.
Prinzipiell besteht weiterhin auch die Möglichkeit, durch eine lipidreiche und kohlenhydratarme Ernährung die Kohlendioxidproduktion des Patienten zu vermindern.

4.10 Die Ventilatortherapie

Das initiale Ziel der Ventilatortherapie ist die Sicherung der Vitalparameter des Patienten. Dies beginnt zunächst mit der Intubation. Hierbei ist unter intensivmedizinischen Bedingungen die Indikation zur modifizierten **RSI-Einleitung** (rapid sequence induction, nichtnüchtern Einleitung, ➤ Kap. 11.1.5), einer schnellen Form der Narkoseeinleitung bei aspirationsgefährdeten Patienten großzügig zu stellen, da bei vielen Patienten aufgrund ihrer Grunderkrankung oder der notwendigen Medikation von Magenentleerungsstörungen ausgegangen werden kann. Sie wird auch Ilcus-Einleitung genannt, weil bei einem Ileus die Gefahr der Aspiration besonders groß ist. Meist ist ein sprunghafter Anstieg des Katecholaminbedarfs nach einer Intubation zu beobachten, durch einen zurückhaltenden Einsatz von Analgetika und Sedativa kann dieser jedoch abgeschwächt werden. Es empfiehlt sich, mit einem Tubus mit möglichst großem Diameter oral zu intubieren.

Häufig ist man zu Beginn der maschinellen Überdruckbeatmung überrascht, wie profund die Gasaustauschstörung und die Einschränkung der Lungenmechanik am Ventilator sind, also wie suffizient die Kompensationsmechanismen des Patienten doch noch waren.

Die Beatmung wird zu Beginn so eingestellt, dass eine ausreichende periphere Sättigung erzielt wird, ohne die lungenprotektiven Gesichtspunkte völlig aus dem Auge zu verlieren: P_{plat} (Atemwegsplateaudruck) ≤ 30 cm H_2O, Tidalvolumen ≤ 6 ml/kg idealisiertes Körpergewicht.

Sobald eine arterielle Blutgasanalyse vorliegt, kann die Atemfrequenz entsprechend dem pH-Wert angepasst werden. Hierbei sollte eine Atemfrequenz von etwa 24 AF/Min. nicht überschritten werden. Wird die Frequenz weiter gesteigert, kommt es häufig aufgrund einer unzureichenden Ausatmung (erkennbar an der nicht auf die Nulllinie zurückkehrenden Flow-Kurve) zur Akkumulation von intrathorakalem Gas und somit dem Aufbau eines intrinsischen PEEP. Dieser ist klinisch schwer messbar, kann die Lungenmechanik und den Gasaustausch aber fundamental beeinträchtigen und ist deshalb in den meisten Fällen nicht erwünscht.

Klinische Bedeutung

Überblähte Patienten mit hoher Atemwegsresistance profitieren manchmal von einer kompletten Diskonnektion vom Respirator, um eine vollständige Ausatmung zu ermöglichen.

Ist die Flow-Kurve unauffällig, kann das Inspirations-Exspirations-Verhältnis zugunsten der Inspiration verschoben werden. So kann manchmal der inspiratorische Atemwegsdruck noch etwas gesenkt werden.

Zu diesem initialen Zeitpunkt wird ggf. über eine Bronchoskopie nachgedacht, insbesondere dann, wenn ein Sekretproblem vermutet wird. Hierbei sollte man sich vergegenwärtigen, dass eine Bronchoskopie eine fundamentale Gefährdung des Patienten herbeiführen kann. Der mögliche diagnostische Zugewinn muss gegen die mögliche Hypoxie bzw. das resultierende Derecruitment abgewogen werden.

Weiterhin wird eine Pleurasonografie zeitnah durchgeführt. Falls respiratorisch relevante Ergüsse zu detektieren sind, wird erwogen, diese per Minithorakotomie und Anlage einer Thoraxdrainage zu entlasten. Gleichzeitig können der vaskuläre Füllungsstatus und die kardiale Funktion mittels Echosonografie abgeschätzt werden.

Weiterhin schließt sich relativ zeitnah an die Intubation ein Recruitment-Manöver an. In der Literatur wird hier häufig ein sog. 40/40-Manöver erwähnt, bei dem über 40 Sek. ein kontinuierlicher Atemwegsdruck von 40 cm H_2O appliziert wird.

Dies erfolgt nur unter dem üblichen kontinuierlichen intensivmedizinischen Monitoring, inkl. arterieller Blutdruckmessung, um den Patienten nicht zu gefährden.

Dieses Recruitment-Manöver kann ggf. bei klinischem Erfolg (z. B. Anstieg der peripheren Sättigung) vorsichtig wiederholt werden.

Klinische Bedeutung

Patienten mit langem Krankheitsverlauf, konsolidierter oder fibrotisch umgebauter Lunge mit niedriger Compliance und ohne relevante ödematöse Krankheitskomponente haben meist kein Rekrutierungspotenzial und profitieren daher nur selten von entsprechenden Manövern und hohem PEEP. Besonderes Augenmerk muss bei diesen Patienten auf die Ausbildung eines Pneumothorax gelenkt werden.

Direkt im Anschluss an dieses Recruitment-Manöver kann ein Decremental-PEEP-Trial durchgeführt werden. Hierbei wird der PEEP direkt nach dem Manöver auf hohem Niveau belassen (z. B. 20 cm H_2O) und die Beatmungseinstellungen werden entsprechend adjustiert. Nach einer etwa 10- bis 15-minütigen Äquilibrierungsphase können Parameter des Gasaustauschs, der kardiovaskulären Funktion und der Lungenmechanik reevaluiert werden. Insbesondere die Gesamtcompliance des respiratorischen Systems scheint ein guter Indikator für den sog. „best PEEP" zu sein. Viele Zentren orientieren sich auch an dem Gasaustausch. Moderne Beatmungsgeräte können den „best PEEP" mittlerweile über die FRC- und Compliance-Messung des Patienten ermitteln.

Sind unter dem mutmaßlichen „best PEEP" keine sicheren Beatmungseinstellungen ($P_{plat} \leq 30$ cm H_2O, Tidalvolumen ≤ 6 ml/kg idealisiertes Körpergewicht) zu erzielen bzw. ist der pulmonale Gasaustausch nicht zu stabilisieren, besteht unter Umständen die Indikation zum alternativen Beatmungsverfahren. In spezialisierten Zentren stehen hier Verfahren der extrakorporalen Decarboxylierung bzw. Oxygenierung zur Verfügung (➤ Kap. 9.1)

4.10.1 Parameter

Moderne Intensivrespiratoren bieten eine Vielzahl an Beatmungseinstellungen, die sich grob in **assistierte und kontrollierte Verfahren** gliedern lassen. Mischformen sind ebenfalls möglich und werden klinisch regelhaft eingesetzt. Wichtig ist die Kenntnis der gängigen einzustellenden Parameter.

Atemwegsdruck

Mit dem Atemwegsdruck, auch Beatmungsdruck genannt, wird der am Gerät anliegende Druck in Abhängigkeit vom Beatmungszyklus bezeichnet. Dieser Druck entspricht im Allgemeinen nicht dem trachealen Druck, da es durch die Resistance des endotrachealen Tubus zu einer Druckreduktion zwischen proximalem und distalem Ende des Tubus kommt.

In der Exspiration entspricht der Atemwegsdruck dem eingestellten **positiven endexspiratorischen Druck (PEEP).**

Klinische Bedeutung

Bei **druck**kontrollierten Beatmungsformen ergibt sich das Tidalvolumen bzw. das Atemminutenvolumen aus der Höhe des inspiratorischen Atemwegsdrucks und der Atemfrequenzen.
Bei **volumen**kontrollierten Beatmungsformen ergibt sich der inspiratorische Beatmungsdruck aus der Höhe des Tidalvolumens und der Atemfrequenz.

Im volumenkontrollierten Beatmungsmodus unterscheidet man beim Atemwegsdruck zwischen dem **Atemwegsspitzendruck** und dem **Atemwegsplateaudruck.**

Die Differenz zwischen diesen beiden ergibt sich aus der spezifischen Atemwegsresistance des Patienten.

In druckkontrollierten Beatmungsmodi kann nur der Plateaudruck differenziert werden.

Klinisch wird, wenn der transpulmonale Druck nicht bestimmt wird, ein inspiratorischer Atemwegsplateaudruck von < 30 cm H_2O angestrebt. Werte die deutlich darüber liegen, verstärken die Ventilator-induzierte Lungenschädigung.

Transpulmonaler Druck

Der transpulmonale Druck spiegelt den transmuralen Druck, der durch die Beatmung auf das Lungenparenchym ausgeübt wird, wider.
Klinisch wird der Druck im retrokardialen Ösophagus gemessen und damit der pleurale Druck abgeschätzt.
Der transpulmonale Druck ergibt sich dann aus der Differenz zwischen Atemwegs- und Pleuradruck. Ein transpulmonaler Druck von < 26 cm H_2O wird als unbedenklich in Hinblick auf die Induktion beatmungsassoziierter Lungenschäden angesehen [4].

Positiv endexspiratorischer Druck (PEEP)

Mit dem positiv-endexspiratorischen Druck (positive endexpiratory pressure, PEEP) wird der in der Exspirationsphase in der Lunge verbleibende Druck bezeichnet.

Ein spontan atmender Erwachsener baut in der Exspiration über die Glottis einen PEEP von etwa 5 cm H_2O auf. Dieser physiologische PEEP geht durch eine Intubation verloren und muss durch den Respirator ausgeglichen werden. Zusätzlich zu den bekannten Atemmustern wird zu jedem Zeitpunkt (während des Atemzyklus) ein Druck über 0 cmH_2O gewährleistet.

Eine adäquate PEEP-Einstellung erhöht die funktionelle Residualkapazität und verbessert die Oxygenierung. Allerdings bestehen das Risiko eines Barotraumas und negative Auswirkungen auf die Hämodynamik.

Klinische Bedeutung

Mechanische Überdruckbeatmung per se und viele Lungenerkrankungen gehen mit dem Kollaps von Lungenanteilen (Atelektasen) einher. Diese Atelektasen finden sich bei Patienten, die auf dem Rücken liegen, meist in den hinteren unteren (dorsobasalen) Lungenabschnitten. Mit der Wahl eines ausreichend hohen PEEP ist es unter Umständen möglich, diese Atelektasen wiederzueröffnen und im Verlauf auch offenzuhalten. Die sich daraus ergebende Vergrößerung der Gasaustauschfläche führt häufig zu einer Verbesserung des pulmonalen Gasaustauschs.

Die Druck-Volumen-Beziehung des respiratorischen Systems ist nicht linear, sondern sigmoidal (➤ Abb. 4.11). Bei einem niedrigen intrathorakalen Gasvolumen wird durch eine definierte Druckerhöhung also nur ein geringes Tidalvolumen generiert.

Beispiel

Üblicherweise wird hier als Analogie ein Luftballon herangezogen, der zu Beginn nur mit großem Kraftaufwand mit Luft gefüllt werden kann.
Ist ein bestimmtes Gasvolumen erreicht, das dem sog. Lower Inflection Point (LIP) entspricht, nimmt die Steigung der Druck-Volumen-Kurve sprunghaft zu. Hier werden durch Druckänderungen im pulmonalen System große Tidalvolumina generiert, es wird also „ökonomisch" beatmet.

Ist der sog. Upper Inflection Point (UIP) erreicht, nimmt die Steigung wieder ab, das respiratorische System ist überbläht (der Ballon voll, bzw. kurz vor dem Platzen).

Durch die Wahl eines geeigneten PEEP wird in der Klinik versucht, ein ausreichend hohes intrathorakales Gasvolumen zu generieren (= endexspiratorisches Lungenvolumen), das über dem LIP liegt und so eine Beatmung im steilen Abschnitt der Druck-Volumen-Kurve erlaubt. Das Tidalvolumen wird so weit minimiert, dass nicht über den UIP hinaus beatmet wird.

Gleichzeitig wird durch den PEEP ein endexspiratorischer Kollaps von krankhaft veränderten Alveolen verhindert, Gasaustauschfläche rekrutiert und somit die hypoxische Vasokonstriktion (Euler-Liljestrand Reflex) minimiert und sowohl der rechte als auch der linke Ventrikel entlastet.

Die Definition und die Methode der Bestimmung des **„best PEEP"** werden wissenschaftlich engagiert diskutiert, derzeit gibt es hier jedoch noch kein eindeutiges Ergebnis.

Klinische Bedeutung

Der PEEP wird nur verändert, wenn ein gutes therapeutisches Konzept und ein Plan zur Beherrschung der möglicherweise auftretenden und unter Umständen hoch komplexen Komplikationen, wie z. B. Hypotonie oder Hypoxie vorhanden sind.

Klinische Bedeutung

Versehentliche Diskonnektionen können im Pflegealltag nicht vermieden werden → behandelnden Arzt informieren. Gemeinsam kann dann entschieden werden, ob ein Recruitment-Manöver durchgeführt werden muss. Hierbei wird zeitlich begrenzt ein hoher kontinuierlicher Beatmungsdruck (CPAP) aufgebracht, um durch den PEEP-Verlust kollabierte Lungenabschnitte wieder zu eröffnen. Aus diesem Grund werden ab einem PEEP von etwa 10 mbar geschlossene Absaugsysteme verwendet.
Bei geplanter Diskonnektion kann der Tubus einfach mittels einer Kocherklemme abgeklemmt werden.

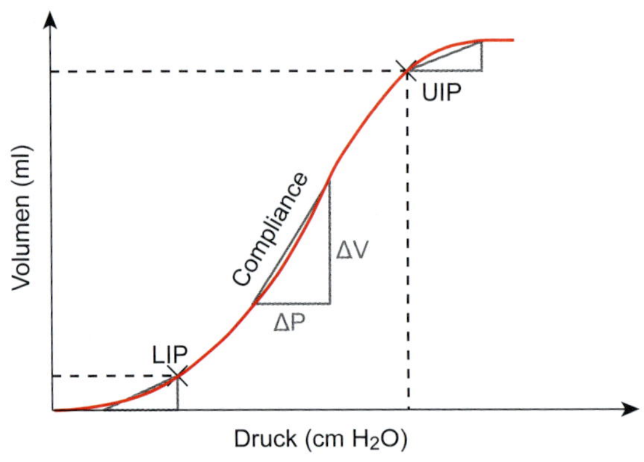

Abb. 4.11 Druck-Volumen-Kurve [L143]

Die Differenz zwischen dem inspiratorischen Atemwegsdruck und dem PEEP wird als **„driving pressure"** bezeichnet. Durch diesen Druck wird das eigentliche Tidalvolumen generiert.

Verhältnis von Inspiration zu Exspiration (I:E)

Unter kontrollierter Beatmung kann am Respirator das zeitliche Verhältnis zwischen Inspirations- und Exspirationszeit eingestellt werden. Dies beträgt beim gesunden spontan atmenden Patienten etwa **1:1,5 bis 1:2.** Eine Tachypnoe verkürzt anteilig mehr die Exspirationszeit, pulmonale Erkrankungen mit obstruktiver Komponente (z. B. Asthma) verlängern sie.

Klinische Bedeutung

Die **Inversed Ratio Ventilation** (IRV) beschreibt eine Umkehr des I:E, d. h., die Inspirationszeit ist genauso lang oder länger als die Exspirationszeit. Dementsprechend spricht man schon bei einem I:E von 1:1 von einem inversen Atemzeitverhältnis.

Falls bei Patienten mit einem sicheren Atemwegsdruck kein ausreichendes Atemminutenvolumen zu erzielen ist, kann versuchsweise mit einem Inspirations-Exspirations-Verhältnis von 1:1 beatmet werden. Dabei ist darauf zu achten, dass der Patient vollständig ausatmet (erkennbar an der Rückkehr der Flow-Kurve auf die Nulllinie), da ansonsten das endexpiratorisch verbleibende intrathorakale Gasvolumen akkumuliert und ein klinisch nur schwer messbarer intrinsischer PEEP ($PEEP_i$) resultiert.

Inspiratorische Sauerstoffkonzentration, fraktionierte inspiratorische Sauerstoffkonzentration (Atemgasgemisch)

Die inspiratorische Sauerstoffkonzentration (fraktionierte inspiratorische Sauerstoffkonzentration, FiO_2) bezeichnet die Höhe des inspiratorischen Sauerstoffanteils im Atemgasgemisch. Die Angabe erfolgt entweder in Prozent oder als Dezimalzahl. Klinisch wird angestrebt, diesen Sauerstoffanteil so gering wie gerade eben vertretbar zu wählen. Gerade noch vertretbar ist diejenige FiO_2, mit der bei ausreichendem Atemminutenvolumen und PEEP ein paO_2 $\geq$ 55 mmHg erreicht wird. Die periphere Sauerstoffsättigung sollte nicht geringer als 88 % sein.

Höhere Zielwerte für paO_2 und SaO_2 bleiben speziellen Krankheitsbildern wie z. B. Patienten mit Subarachnoidalblutung und nachgewiesenen Vasospasmen oder erhöhten intrazerebralem Druck vorbehalten.

Klinische Bedeutung

Eine FiO_2 > 60 % führt zur Bildung toxischer Sauerstoffradikale, also hochreaktiver Moleküle, die Proteine und Lipidmembrane zerstören. Dies bedeutet, dass das Lungengewebe nachhaltig geschädigt wird. Die mukoziliäre Clearance, also die Fähigkeit des Bronchialepithels Fremdkörper nach oben zu transportieren, wird eingeschränkt.

Noch höhere Sauerstoffkonzentrationen können zu sog. Resorptionsatelektasen führen. Distale Alveolen sind fast gänzlich mit Sauerstoff gefüllt, der im Verlauf komplett in die Blutbahn übergeht. Dadurch entsteht ein intraalveolärer Volumenmangel, der zum Kollaps und damit zur Atelektasenbildung führen kann.

DEFINITION

Hypoxämie: Erniedrigung des Sauerstoffpartialdrucks im arteriellen Blut (paO_2 < 70 mmHg)
Hypokapnie: Erniedrigung des Kohlendioxidpartialdrucks im arteriellen Blut ($paCO_2$ < 35 mmHg)
Hyperkapnie: Erhöhung des Kohlendioxidpartialdrucks im arteriellen Blut ($paCO_2$ > 45 mmHg)
Respiratorische Partialinsuffizienz: Hypoxämie (paO_2 < 70 mmHg) bei normalem oder (kompensatorisch) erniedrigtem $paCO_2$
Respiratorische Globalinsuffizienz: Hypoxämie (paO_2 < 70 mmHg) bei gleichzeitiger Hyperkapnie ($paCO_2$ > 45 mmHg)

Typischerweise ist ein Intensivbeatmungsgerät an eine Sauerstoff- und eine Druckluftquelle angeschlossen. Die Druckluft besteht – wie die gewöhnliche Umgebungsluft – zum größten Teil aus Stickstoff. Die eingestellte Sauerstoffkonzentration wird dann im Gerät durch das Mischermodul (Blender) hergestellt.

Andere medizinische Gase sind Spezialindikationen vorbehalten.

Stickstoffmonoxid (NO) wird bei Patienten mit schwerem ARDS eingesetzt. Es wirkt der hypoxischen Vasokonstriktion entgegen und kann so die kardiale Funktion und den Gasaustausch verbessern. Einc Erhöhung der Überlebenswahrscheinlichkeit konnte aber nicht gezeigt werden.

Mit dem **AnaConDa-System** können volatile Anästhetika, insbesondere Sevofluran auf der Intensivstation endotracheal appliziert werden. Volatile Anästhetika akkumulieren nicht in herkömmlichem Sinne, die Wirkung wird nicht durch eine Leber- oder Niereninsuffizienz eingeschränkt, sie sind schnell auszuschleichen und unterliegen nur in sehr geringem Ausmaße einer Biotransformation. Sie erfüllen daher auch auf der Intensivstation die wesentlichen Anforderungen an ein ideales Sedativum.

Weiterhin bietet Sevofluran den Vorteil, über ein hohes broncholytisches Potenzial zu verfügen und eignet sich somit hervorragend für die Therapie von Patienten im Status asthmaticus und mit einer exazerbierten COPD.

Wissenschaftlich interessant, aber **nicht** in die klinische Routine übergangen sind Techniken, bei denen die Lunge teilweise („partial liquid ventilation") oder vollständig („total liquid ventilation") mit sauerstoffaffinen Flüssigkeiten gefüllt wird und keine herkömmliche Gasbeatmung mehr stattfindet.

Diese Flüssigkeiten gehören im Wesentlichen zu den Perfluorocarbonen, einer Klasse von chemischen Verbindungen, die sich durch ihre geringe Oberflächenspannung und ihre Fähigkeit zur erhöhten Sauerstofflöslichkeit auszeichnen.

Trigger

Beim Trigger handelt es sich um eine variabel einstellbare Größe, die die Sensibilität des Beatmungsgeräts gegenüber Atmenanstrengungen des Patienten bestimmt. Wird eine Inspirationsbemühung des Patienten erkannt, wird das Inspirationsventil der Maschine geöffnet und eine eventuelle Druckunterstützung durch die Maschine aufgebaut.

Druck-Trigger

Bei einem Druck-Trigger muss in der Inspiration ein vorgegebener Unterdruck erreicht werden, um den Atemhub auszulösen.

Flow-Trigger

Der Flow-Trigger wird in l/Min. eingestellt. Bereits geringe Veränderungen innerhalb des inspiratorischen Flows werden von einem Flow-Sensor registriert.
Für die Einstellung des Triggers am Respirator gelten folgende Richtwerte:

- Druck-Trigger: 1–2 mbar unter PEEP
- Flow-Trigger: 2–5 l/Min.

Ist die Trigger-Empfindlichkeit zu hoch eingestellt, muss der Patient relativ viel Atemarbeit leisten, um einen Atemhub auszulösen. Dies kann eine respiratorische Erschöpfung zur Folge haben.

Ist die Trigger-Eempfindlichkeit zu gering (zu niedrig) eingestellt, wird die Selbsttriggerung des Respirators begünstigt, d. h., es wird unter Umständen ein Atemzug appliziert, obwohl der Patient nicht aktiv inspiriert. Diese Asynchronizität kann zu hohen intrathorakalen Gasvolumina oder zu einer Verstärkung der Ventilator-assoziierten diaphragmalen Dysfunktion führen.

Inspirationsflow-Muster

Der Inspirationsflow beschreibt die Geschwindigkeit, mit der das Atemgas appliziert wird. Je höher der Inspirationsflow eingestellt wird, desto schneller wird das gewünschte Atemhubvolumen bzw. die Belüftung der Lunge erreicht.

Abhängig vom eingesetzten Respirator bzw. der gewählten Beatmungsform können bestimmte Inspirationsflow-Muster (-flow-Formen, -flow-Profile) eingestellt werden bzw. ergeben sich aus dem eingestellten Beatmungsmodus (➤ Abb. 4.12).

- Bei volumenkontrollierten Beatmungsmodi kann je nach Respirator zwischen den Flow-Profilen Rechteck-Flow, Sinus-Flow, akzelerierendem oder dezelerierendem Flow gewählt werden.
- Die Applikation eines druckkontrollierten Atemhubs geht indirekt mit einem dezelerierenden Flow einher.
- Ein hoher Inspirationsflow kann eine Erhöhung des Spitzendrucks zur Folge haben.
- Ist der Inspirationsflow zu niedrig eingestellt, kann das eingestellte Atemhubvolumen evtl. nicht in der vorgesehenen Zeit verabreicht werden.

- Für kein Flow-Profil gibt es gesicherte wissenschaftliche Argumente im Sinne einer Verbesserung der Überlebenswahrscheinlichkeit.

Klinische Bedeutung

Im angloamerikanischen Raum wird traditionell mit volumenkontrollierten Beatmungsmodi beatmet. In Europa wird tendenziell druckkontrolliert, also mit einem dezelerierendem Flow beatmet.

Tidalvolumen

Die Höhe des Tidalvolumens ist bei volumenkontrollierten Beatmungsformen die einzustellende Regelgröße. Bei druckkontrollierter Beatmung resultiert das Tidalvolumen aus dem aufgewendeten Atemwegsdruck, der Atemfrequenz, dem Inspirations-Exspiration-Verhältnis und der Compliance des respiratorischen Systems. Es ist die relevante Größe der Ventilation, also der CO_2-Elimination und nur mittelbar verantwortlich für die Oxygenierung.

Von der Höhe des Tidalvolumens abzuziehen ist der **Totraum.** Der anatomische Totraum bezeichnet das anteilige Tidalvolumen, das nicht unmittelbar mit der Gasaustauschfläche Kontakt hat. Beim Gesunden beträgt dieser etwa 2 ml/kg Körpergewicht. Davon abzugrenzen ist der sog. physiologische Totraum, der die Lungenanteile bezeichnet, die aufgrund von Atelektasenbildung oder Embolien in der pulmonalen Strombahn ein so ungünstiges Ventilations-Perfusions-Verhältnis haben, dass auch sie nicht am Gasaustausch teilnehmen.

Wird das Atemminutenvolumen konstant gehalten, nimmt der Anteil der Totraumventilation mit zunehmender Atemfrequenz – und abfallenden Tidalvolumen – zu.

Atemfrequenz/Beatmungsfrequenz

Die Atemfrequenz gibt die Anzahl der applizierten Atemzüge pro Minute an. Klinisch üblich sind 10–24 AZ/Min. Da die Höhe des Tidalvolumens nicht beliebig steigerbar ist (VILI, ➤ Kap. 4.9.2), wird der arterielle Kohlendioxidpartialdruck im Wesentlichen durch die Atemfrequenz bestimmt. Die beiden Parameter verhalten sich gegenläufig.

Es ist in jedem Fall darauf zu achten, dass der Patient insbesondere bei hohen Atemfrequenzen vollständig ausatmet.

4.10.2 Beatmungsformen

Continuous Positive Airway Pressure (CPAP)

Continuous Positive Airway Pressure (CPAP) beschreibt eine **spontane Beatmungsform,** bei der die Ventilation zunächst einmal durch den Patienten geleistet wird. Dadurch eignet sie sich besonders für Patienten im Weaning oder zur Überbrückung einer re-

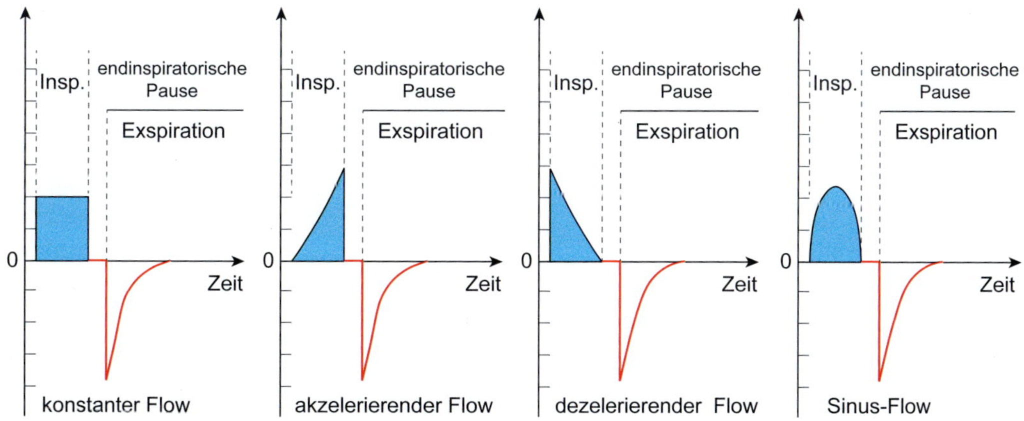

Abb. 4.12 Flow-Muster [L143]

spiratorischen Insuffizienz. In der Ausatemphase wird durch den Respirator ein positiv-endexspiratorischer Druck (positive endexpiratory pressure, PEEP) aufrechterhalten, dessen Höhe vom Benutzer prinzipiell frei gewählt werden kann. Ebenso kann die Sauerstoffkonzentration im Atemgas variiert werden.

Die Anwendung von PEEP in einer an die Bedürfnisse des Patienten angepassten Höhe verbessert in vielen Fällen den pulmonalen Gasaustausch. Dies geschieht durch eine Normalisierung der krankhaft verminderten funktionellen Residualkapazität, eine Homogenisierung des Ventilations-Perfusions-Verhältnisses, aber auch durch eine Reduktion der Atemarbeit des Patienten. Bei hohen endexspiratorischen Drücken ist bei hypovolämen Patienten Vorsicht geboten und auf eine relevante Hypotension als Ausdruck eines verminderten Herzzeitvolumens zu achten.

Weiterhin ist auf die Notwendigkeit einer **kontinuierlichen Überwachung des Patienten** hinzuweisen. CPAP schützt nicht vor Hypoventilation oder Apnoe. Daher wird regelhaft ein **Backup-Modus** (Apnoe-Beatmung: kontrollierte Beatmungsform, die einspringt, wenn die Apnoezeit überschritten wird) eingestellt. Ebenso muss regelmäßig die Sinnhaftigkeit dieser Einstellungen (Tidalvolumen, oberes und unteres Druckniveau, PEEP, FiO_2) mit Blick auf die aktuelle Patientensituation überprüft werden. Ziel eines solchen Backup-Modus ist es, bei einer Hypoventilation des Patienten ein adäquates Atemminutenvolumen mit einer invasiven Beatmungsform zu garantieren.

Vorteile

- Spontanatmung bleibt erhalten.
- Wenig bis keine Sedativa notwendig
- Erleichterung der Atemarbeit

Nachteile

- Durch intrathorakale Druckerhöhung kommt es zur Komprimierung der Lungenkapillaren mit erhöhter Rechtsherzbelastung.
- Beeinträchtigung von Leber- und Nierenfunktion und Verminderung des venösen Rückstroms
- Gefahr der Lungenüberdehnung (Volu-/Barotrauma)

Pressure Support Ventilation (PSV)

Pressure Support Ventilation (PSV, oder auch assisted spontaneous breathing, ASB) bezeichnet eine **CPAP-Variante,** bei der die spontanen Atemzüge des Patienten durch den Respirator erkannt und unterstützt werden. Das Gerät erkennt die Atemanstrengungen des Patienten durch den sog. Trigger, der Flow- oder Druckveränderungen im Gasstrom des Respirators misst. Um den Trigger (engl. für „Abzug") auszulösen, muss der Patient aber eine gewisse isovolumetrische Atemarbeit leisten. Dies ist vergleichbar mit einem Müller-Manöver (Inspiration gegen die geschlossene Glottis, ➤ Kap. 4.9). Daher ist es zweckmäßig, die Triggerempfindlichkeit so gering wie möglich einzustellen, ohne allerdings eine Selbsttriggerung des Beatmungsgeräts auszulösen (➤ Kap. 4.10.1).

Wird die Maschine durch den Patienten angetriggert, appliziert diese zusätzlich und zeitgleich zur Inspiration ein über den Applikationsdruck einstellbares Tidalvolumen. Diesen Applikationsdruck nennt man **Druckunterstützung** oder „pressure support".

An modernen Geräten ist weiterhin die Latenz zwischen Triggerung und Beginn des Gasflusses der Druckunterstützung einstellbar. Hier ist eine individuelle Anpassung an den Patienten und seine Bedürfnisse notwendig.

Klinische Bedeutung

Klinisches Ziel der Anwendung einer **Druckunterstützung (DU)** ist es, die Atemarbeit des Patienten, die alleine schon durch das Vorhandensein eines Tubus erhöht ist, zu vermindern.
Manche Patienten, die zwar stabil spontan atmen, können aufgrund einer muskulären Dysfunktion (z. B. nach Langzeitbeatmung oder bei fortgeschrittenem Emphysemleiden) oder einer herabgesetzten Lungen-Compliance (z. B. bei Pneumonie) eine nicht ausreichende Ventilation zeigen. Diese Patienten können im PSV-Modus assistiert werden, um das zu geringe Tidalvolumen zu erhöhen/zu optimieren.

ACHTUNG

Niemals einen Patienten spontan im reinen CPAP-Modus an einem Tubus atmen lassen. Es braucht mindestens 6–8 mbar Druckunterstützung, um die erhöhte Atemwegsresistance durch den langen Tubus zu kompensieren. Insbesondere längerfristig beatmete Patienten im Weaning sind so schnell erschöpft.

Eine Sonderform der Druckunterstützung (DU) ist die sog. **automatische Tubuskompensation (ATC)** Hier wird im Respirator der Tubusdiameter angegeben. Der Respirator kompensiert dann den durch den Tubus verursachten Atemwegswiderstand (Resistance) mittels einer dynamischen Flow-abhängigen Druckunterstützung. Patienten, die mit ATC beatmet werden, können als „elektronisch extubiert" angesehen werden.

ATC und DU können selbstverständlich miteinander kombiniert werden.

Wie bei CPAP schützt PSV nicht vor Hypoventilation oder Apnoe des Patienten. Es müssen also auch hier sinnvolle Alarmgrenzen und ein Backup-Modus am Gerät eingestellt werden.

Biphasic Positive Airway Pressure (BiLevel, BiVent, BiPAP)

BiLevel bezeichnet eine **Mischform aus kontrollierter und assistierter Ventilation.** Grundsätzlich wird in einer einstellbaren Frequenz und mit zwischen zwei frei wählbaren PEEP-Niveaus alterniert. Dadurch wird in Abhängigkeit der individuellen Lungencompliance des Patienten ein Tidalvolumen analog zu einer druckkontrollierten Beatmung generiert. Weiterhin ist es dem Patienten unabhängig vom aktuellen Atemwegsdruck möglich, spontan zu atmen. Kombinationen mit PSV und/oder ATC sind möglich. Prinzipiell kann mit dieser Beatmung, abhängig von der maschinellen Atemfrequenz, sowohl eine druckkontrollierte Beatmung als auch ein CPAP-Modus imitiert werden.

Vorteile

- Erhalt der Spontanatemaktivität, dadurch Verringerung des Sedativabedarfs
- Vereinigt druckkontrollierte Beatmung mit Spontanatmung auf beiden Druckniveaus in jeder Phase des Atemzyklus
- Geringere Gefahr von Baro- bzw. Volutraumen
- Kann bei vielen Patienten von Beginn der Beatmung bis zum Ende der Entwöhnung eingesetzt werden, d. h., ein Wechsel des Beatmungsmodus ist nicht erforderlich.

Nachteile

- Relative Volumeninstabilität
- Bei COPD besteht die Gefahr der dynamischen Überblähung unter Spontanatmung auf dem oberen Druckniveau.

Kontrollierte Beatmungsformen

Kontrollierte Beatmungsformen (continuous mechanical/mandatory ventilation, CMV) zeichnen sich durch eine **vollständige Übernahme der Ventilation** des Patienten aus. Bei der volumenkontrollierten Beatmung werden ein Tidalvolumen und eine Atemfrequenz vorgegeben und durch den Respirator appliziert. Entsprechend muss eine Kontrolle des Atemwegsplateaudrucks erfolgen, um gefährlich hohe transpulmonale Drücke und damit eine parenchymatöse Überdehnung der Lunge zu vermeiden.

Bei der druckkontrollierten Beatmung werden ein oberes Druckniveau und eine Atemfrequenz eingestellt, das resultierende Tidalvolumen ergibt sich dann aus der Compliance des respiratorischen Systems des Patienten. Entsprechend muss das Atemminutenvolumen überwacht werden.

Bei beiden Beatmungsformen ist selbstverständlich eine Kombination mit PEEP möglich.

Obwohl häufig propagiert, gibt es keine überzeugenden wissenschaftlichen Daten, die die Überlegenheit eines dieser beiden kontrollierten Beatmungsverfahren schlüssig darlegen.

Klinische Bedeutung

Es sei jedoch darauf hingewiesen, dass in den gängigen großen Untersuchungen, die die Verfahren zur Reduktion der Letalität eines akuten Lungenversagens (Reduktion des Tidalvolumens, initiale Muskelrelaxierung, PEEP) untersucht haben, eine volumenkontrollierte Beatmung durchgeführt wurde [2, 4, 5].

BIPAP-Assist©

Als Beispiel für eine druckkontrollierte Beatmung sei der Bipap-Assist©-Modus erwähnt. Allerdings hat er wenig mit dem klassischen BIPAP gemein.

Es wird jede Inspirationsbemühung (Triggerung auf dem unteren (PEEP-)Niveau) des Patienten mit einem druckkontrollierten Atemhub beantwortet. Bei regelmäßiger Triggerung sind die eingestellten Frequenzen hinfällig, sie werden also nicht zusätzlich verabreicht. Erst wenn der Respirator keine Inspirationsbemühungen mehr erkennt, wird der Patient wieder mit der eingestellten Atemfrequenz beatmet.

Mit der Atemfrequenz und dem I:E stellt man die Inspirationszeit ein. Sie ist auch bei spontangetriggerten Atemzügen immer fix. Die Exspirationszeit hingegen ist variabel. Bei gesteigertem Atemantrieb, also wenn der Patient schneller atmet als die eingestellten Frequenzen, verkürzt sich die Exspiration und das I:E verändert sich. Daher kann es bei zu kurz eingestelltem I:E, insbesondere bei Patienten mit obstruktiven Ventilationsstörungen (COPD, Asthma) zu einer dynamischen Überblähung (Air-Trapping) kommen.

Zur Erholung des Patienten können die Frequenzen etwas höher gewählt werden, damit er weniger oder gar nicht triggern möchte.

In der Entwöhnung von langzeitbeatmeten Patienten eignet sich dieser Modus zur Entlastung der Atempumpe nach Spontanatmungsintervallen. So kann z. B. am Tag die Spontanatmung trainiert werden und in der Nacht ist ein ausreichender Gasaustausch gesichert und der Patient kann sich erholen. Er hat nicht das Gefühl, vom Beatmungsgerät „überfahren“ zu werden, und auch das häufig zu beobachtende angestrengte „Hecheln“ bleibt aus.

Klinische Bedeutung

Die modernen Respiratoren verfügen mittlerweile in jedem kontrollierten Beatmungsmodus über eine **„Assistenz"-Funktion.** Das bedeutet, dass der Patient das Gerät zu jeder Zeit antriggern kann.
Die Beatmungsmodi unterliegen einer stetigen Weiterentwicklung. Allerdings sind es in der Regel Kombinationen bereits existierender Formen.

Nichtinvasive Beatmung (NIV)

Die NIV (noninvasive ventilation, nichtinvasive Beatmung) ist eine Beatmung **ohne Endotrachealtubus oder Trachealkanüle.** Das Atemgas wird dem Patienten bei NIV über eine dicht sitzende Maske (Nasen-, Mund- oder Gesichtsmaske) verabreicht. Über diese Beatmungshilfe wird entweder ein kontinuierlich positiver Beatmungsdruck (CPAP) oder eine BiVent-Beatmung appliziert.

NIV kann nur dann eingesetzt werden, wenn der Patient ausreichend vigilant und nicht aspirationsgefährdet ist, also keine Magenentleerungsstörung und keine Darmatonie hat.

NIV hat sich klinisch insbesondere in der Behandlung der COPD und des kardialen Lungenödems durchgesetzt. Gut therapierbar sind auch Lungenkontusionen mit den begleitenden Atelektasen. Rippenserienfrakturen können mit NIV von innen „geschient“ werden. Häufig werden Patienten auch frühzeitig extubiert und dann mittels NIV-Beatmung weiter vom Beatmungsgerät entwöhnt (Weaning).

Indikationen

- Akute respiratorische Insuffizienz
- Hypoventilation
- Pneumonie
- Atelektasen
- COPD

Kontraindikationen

- Fehlende Schutzreflexe
- Somnolente Bewusstseinszustände
- Ängstlicher, unruhiger Patient
- Hämodynamische Instabilität
- Fehlender Atemantrieb

Komplikationen

- Druckschäden durch die Maske
- Undichtigkeit mit nachfolgender insuffizienter Beatmung
- Unbehagen der Patienten
- Anstieg des intrathorakalen Drucks

Die nichtinvasive Beatmung führt andererseits zur Reduktion der mit einer invasiven Beatmung einhergehenden Komplikationen:

- Abnehmende Häufigkeit nosokomialer Pneumonien
- Erhaltenes Schluckvermögen mit Vermeidung der schleichenden Aspiration entlang des Tubus-Cuffs

- Bessere Sekret-Clearance durch physiologischen Hustenstoß
- Geringerer bzw. kein Bedarf an Sedativa
- Ermöglichung der intermittierenden Anwendung
- Orale Nahrungsaufnahme möglich

NIV in der häuslichen Beatmung

Die häusliche Beatmung gewann in den letzten Jahren an Bedeutung. Viele Patienten werden nach dem klinischen Aufenthalt mit einem Heimbeatmungsgerät ausgestattet und zu Hause weiter pflegerisch versorgt.

Die Heimbeatmung erfolgt je nach Schweregrad der Grunderkrankung entweder über eine einliegende Trachealkanüle oder über speziell dafür hergestellte Beatmungsmasken.

NIV-Masken

➤ Abb. 4.13

Unabhängig von der Anatomie jedes einzelnen ist eine ideale Passform der Nasen- und/oder Gesichtsmaske unabdingbar.

Folgende Masken stehen zu Auswahl:

- Nasenmasken
- Full-Face-Masken
- Mund-Nasen-Masken

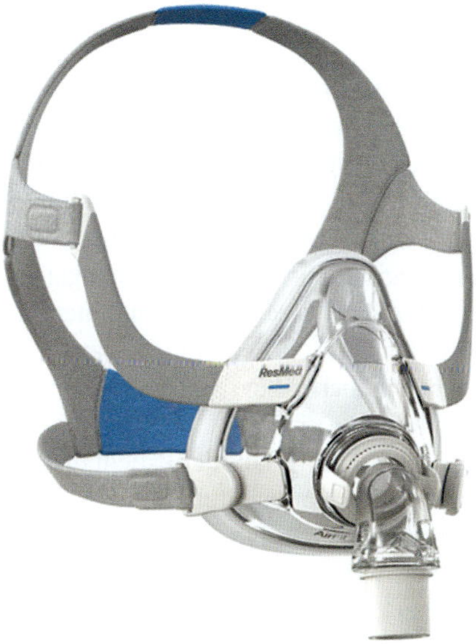

Abb. 4.13 NIV-Maske [V081]

Welche Maske gewählt wird, hängt von der individuellen Patientensituation ab.

Klinische Bedeutung

Akuter Einsatz

Bei Patienten mit einer Mundatmung bieten sich z. B. Full-Face-Masken an.

Langzeiteinsatz

Für den Langzeiteinsatz sind aufgrund der besseren Toleranz Nasenmasken anzustreben.
Bei dem Einsatz von Full-Face-Masken kann es aufgrund der Enge und Begrenzung bei Patienten zu klaustrophobischen Angstzuständen kommen.
Die primäre Einstellung der notwendigen Beatmung erfolgt in dafür speziell ausgelegten Kliniken oder auf Weaning-Stationen.
Für eine erfolgreiche Heimbeatmung ist eine frühzeitige enge Zusammenarbeit mit dem Sozialdienst notwendig. Die häusliche Weiterversorgung und Überführung der Patienten müssen genauestens vorbereitet werden, um einen komplikationslosen Ablauf zu gewährleisten.
Das Entlassungsmanagement ist analog zum Nationalen Expertenstandard „Entlassungsmanagement in der Pflege" klinikweit umzusetzen.

Eine gut geplante Patienten- und Angehörigenschulung vor der Entlassung könnte folgende **Inhalte vermitteln:**

- Verständnis der Grunderkrankung/Erklärung der Notwendigkeit einer intermittierenden oder kontinuierlichen außerklinischen Beatmung
- Motivation des Patienten, Abwehr von Ängsten und Abwehrverhalten
- Verhalten in Notsituationen
- Geräteeinweisung/Verhalten bei technischen Problemen
- Verhalten bei gesundheitlichen Problemen
- Maskenanpassung
- Schulung von Angehörigen

(Standard der Thoraxklinik Heidelberg)

NIV: Initiierung und Anpassung

- Das Klinikpersonal übernimmt die Einstellung und Anpassung des Geräts.
- Nach der Einstellung und Überprüfung des Geräts auf Funktionsfähigkeit, erfolgen die Patientenaufklärung, Befragung nach Verträglichkeit und Befinden.

- Maskengröße wählen (mindestens zwei Größen bereitlegen)
- Adäquate Lagerung des Patienten vor dem Start der Therapie (aufrechte Sitzposition, kein Abknicken und/oder Einsinken des Thoraxes)
- Das betreuende Team sollte unbedingt für eine ruhige und angenehme Umgebung sorgen.
- Die Pflegeperson passt die Maske dem Patienten an. Sie hält sie zu Beginn nur vor das Gesicht, da eine eng ansitzende Maske schnell beängstigend für den Patienten sein kann.
- Die Maske wird noch nicht mit den Haltebändern fixiert.
- Halteband bereitlegen

Beatmungseingewöhnung

- NIV-Modus anderen Beatmungsformen vorziehen (Leckage-Kompensation möglich)
- Zusätzliche Totraumvergrößerungen können z. B. durch Gänsegurgeln auftreten. Gesichtsvollmasken bei ängstlichen Patienten bevorzugen.
- Maske bei panischen Patienten nicht direkt auf das Gesicht setzen
- Nach Beginn der Therapie erfolgt eine erneute Kontrolle der Einstellungen des Beatmungsmodus.
- Patient in dieser Phase nie alleine lassen
- Die Maske wird erst dann fixiert, wenn der Patient sowohl die Beatmungsmaske als auch die Beatmungseinstellung toleriert.
- Nach 15–20 Min. (spätestens 30 Min.) erfolgt eine Blutgasanalyse, um den Verlauf der NIV zu beobachten.

Klinische Bedeutung

Im Vergleich zur Ausgangs-BGA vor Beginn der NIV soll eine Verbesserung eingetreten sein:
- pH > 7,35
- pCO_2-Abnahme
- SaO_2-Zunahme

Klinische Parameter, die beobachtet werden:
- Senkung oder Abnahme von Atemfrequenz und Herzfrequenz
- Bewusstseinslage
- Subjektive Besserung/Verschlechterung

MERKE

Atemfrequenz an die tatsächliche Atemfrequenz des Patienten angleichen, das bewirkt eine maximale Entlastung der Atempumpe.

Klinische Bedeutung

Zu große Masken
- Sie schließen nicht richtig.
- Luftzug führt zu Augenreizungen.
- NIV wird insuffizient.

Zu fest sitzende Maske
- Vermindert die Mitarbeit des Patienten
- Gefahr von Druckstellen

4.11 Entwöhnung vom Respirator (Weaning)

Nicht jeder Patient kann problemlos nach überwundener Erkrankung vom Respirator getrennt werden. Zu erwarten ist die problemlose Entwöhnung bei jungen Patienten mit kurzem Krankheitsverlauf und ohne wesentliche, insbesondere pulmonale, Vorerkrankungen.

Bestehen eine ausgedehnte Muskelatrophie aufgrund einer schweren Grunderkrankung mit ausgeprägter Katabolie (z. B. Sepsis), eine vorher existierende oder neue strukturelle Lungenerkrankungen (z. B. Fibrose), so kann der Patient nicht einfach extubiert werden.

Vielmehr müssen durch geeignete therapeutische Schritte ideale Voraussetzungen geschaffen werden, die eine erfolgreiche Extubation wahrscheinlich machen. Dieser Prozess wird **Weaning** genannt.

Schon wenige Stunden bis Tage nach dem Erkrankungsbeginn mit Respiratorabhängigkeit beginnen in der Regel **Weaning-Maßnahmen,** z. B.
- Zielgerichte Therapie der Grunderkrankung
- Verzicht auf übermäßige Analgosedierung
- Normothermie
- Negativbilanzierung, falls der Patient dies zulässt
- Ausreichende Kalorienzufuhr
- Ausgleich von Elektrolytstörungen

Zweckmäßigerweise wird man zunächst versuchen, den Patienten in einen spontanen Atemmodus zu überführen. Mittels einer adäquat gewählten Druckunterstützung kann versucht werden, einer etwaigen Hypoventilation zu begegnen. Durch die Spontanatmung wird das Risiko Ventilator-assoziierter Lungenschäden reduziert. Im Anschluss werden zunächst die Sauerstoffkonzentration im Atemgasgemisch und dann PSV und PEEP bedarfsadaptiert reduziert. Der dafür notwendige Zeitraum hängt individuell von den Bedürfnissen des Patienten ab. Relevante Atemfrequenzsteigerungen bzw. eine Hypokapnie sind erste Hinweise auf eine respiratorische Dekompensation und beginnende Erschöpfung des Patienten. In diesem Fall erhält der Patient durch entsprechend geänderte Einstellungen am Beatmungsgerät mehr Unterstützung.

MERKE

Weaning-Protokolle erweisen sich vor allem dann als sinnvoll, wenn bewährte Maßnahmen scheitern und der Patient zunehmende Zeichen der Erschöpfung aufweist. Hier haben sich in der Praxis Therapieziele bewährt, die vom behandelnden Team aus Ärzten, Atemtherapeuten und Pflegekräften erarbeitet werden und die individuelle Situation des Patienten berücksichtigen.

Geräteseitige Extubationskriterien sind:

- Stabiler CPAP-Modus
- Ausreichender pulmonaler Gasaustausch
- Keine nennenswerte Druckunterstützung bzw. ausschließlich Tubuskompensation
- $FiO_2 \leq 30\,\%$
- PEEP $\leq$ 8 mbar

Klinische Bedeutung

Moderne Beatmungsgeräte bieten die Möglichkeit, den **P 0,1-Wert** zu ermitteln. Dieser stellt den Atemwegokklusionsdruck dar, also den Druck, der in den ersten 100 ms im Atemsystem gegen ein geschlossenes Ventil aufgebracht wird. Er ist ein Messparameter des Atemantriebs und gibt einen Hinweis darauf, wie erfolgreich eine Extubation sein kann. Entscheidend für die Beurteilung ist eine Serie von Messungen. Je nach Literatur sind folgende Richtwerte zu finden:

- Normwerte: ca. 1–4 mbar
- Erschöpfung: ca. > 4 mbar

Zusätzlich kann der **NIF** (Negative-Inspiratory-Force-Index) gemessen werden. Er stellt die maximale Inspirationsanstrengung nach vorheriger Exspiration dar. Richtwerte je nach Literatur:

- Normwerte: < –30 mbar
- Werte > –30 mbar weisen auf eine reduzierte Muskelkraft hin.

Ist absehbar, dass der Patient diese Extubationskriterien nicht innerhalb von 7–10 Tagen erreicht, kann eine Tracheotomie erwogen werden.
Tracheotomierte Patienten können stundenweise vom Respirator getrennt und an ein T-Stück oder eine feuchte Nase überführt werden.

4.12 Pflegerische Aufgaben

Überwachung der Atmung

Die Atmung zählt – als Vitalfunktion – zu den zu überwachenden Funktionen. Dies geschieht:

Visuell

- Atemfrequenz (➤ Kap. 4.3.3)
- Ablauf des Atemzyklus (pathologische Atemtypen, ➤ Kap. 4.3.3)
- Atembewegungen des Thorax (ein- oder beidseitig)
- Farbe der Haut und Schleimhäute (Zyanose)

Palpatorisch

- Subkutanes Emphysem (evtl. Hinweis auf Spannungspneumo- oder Pneumothorax)

Auskultatorisch

- Lungenbelüftung (ein- oder beidseitig)
- Rasselgeräusche (Vorhandensein von Sekret)
- Bronchospastik

Intensivmonitoring

- Atemfrequenz und Sauerstoffsättigung (➤ Kap. 4.7.1)
- Blutgasanalyse (BGA, ➤ Kap. 7)

Beatmungsgerät

Beispielsweise Atemfrequenz, Tidalvolumen, intrapulmonale Drücke (Beatmungsparameter, ➤ Kap. 4.10.1).

4

Klinische Bedeutung

Es gibt nur sehr wenige Gründe, die Grenzen am Monitor und am Beatmungsgerät sehr großzügig einzustellen bzw. sogar auszuschalten. Hier muss man sich der Konsequenzen bewusst sein und genau wissen, wann und warum man dies tut!

4.12.1 Allgemeine pflegerische Aufgaben

Die Behandlung des Lungenkranken richtet sich nach dem Schweregrad der Erkrankung. Oft kann durch einfache Maßnahmen (O_2-Zufuhr, Anfeuchtung und Erwärmung der Inspirationsluft, Inhalation, Atemtherapie, Lagerung/Mobilisation oder Physiotherapie) der Zustand verbessert oder sogar eine Beatmungstherapie verhindert werden, denn die maschinelle Beatmung ist ein sehr invasives Verfahren und kann durch funktionelle Ausschaltung des oberen Respirationstrakts einige Komplikationen nach sich ziehen. Durch mangelnde Erwärmung, Anfeuchtung und fehlenden Schlag der Flimmerhaare wird das Trachealsekret visköser. Dadurch wird dessen Mobilisation schwieriger, was die Bildung von Atelektasen und Pneumonien begünstigt. Außerdem erhöht sich der Atemwegswiderstand, was eine größere Anstrengung für den Patienten darstellt.

Positionierung/Mobilisation

Regelmäßige Positionswechsel (Seite – Rücken – Seite) sorgen durch Veränderungen des Ventilations-Perfusions-Verhältnisses der Lunge für eine bessere Belüftung der verschiedenen Bereiche. Sie beugen durch Sekretmobilisation der Entstehung von Atelektasen und Pneumonien vor und erfolgen in regelmäßigen Abständen (2- bis 3-stündlich).

Nach neuesten Studien verbessert eine um 45° erhöhte Lagerung des Oberkörpers das Outcome des Patienten und wird daher empfohlen [6].

Oberkörperhochlagerung

Eine einheitliche Definition zur Oberkörperhochlagerung existiert in der Literatur nicht. In der Leitlinie zur „Lagerungstherapie und Frühmobilisation zur Prophylaxe oder Therapie von pulmonalen Funktionsstörungen“ wird eine Definition vorgeschlagen [7].

Von Oberkörperhochlagerung spricht man, wenn *„der Oberkörper oberhalb des Niveaus des Körperstammes positioniert ist, wobei der Winkel mindestens 30° beträgt“* (➤ Abb. 4.14).

Die 30°-Oberkörperhochlagerung wird mit dem Ziel durchgeführt, eine Aspiration von Mageninhalt zu vermeiden, die Entstehung von Ventilator-assoziierten Pneumonien zu verhindern und den venösen Abfluss des intrazerebralen Blutvolumens zu verbessern. Letzteres wird in der Neurochirurgie aktiv angewandt, um den ICP zu senken.

Außerdem profitieren die Patienten im Weaning von der 30°-Oberkörperhochlagerung, denn durch die veränderte Zwerchfellposition kommt es zu einer Reduktion der Atemarbeit [8].

Bauchlagerung

➤ Kap. 1.5.4

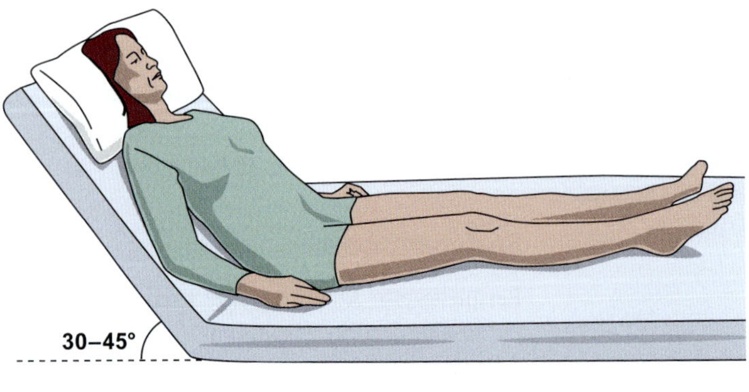

Abb. 4.14 Oberkörperhochlagerung [L157]

Frühmobilisation

➤ Kap. 1.5.7

Klinische Bedeutung

Es gibt nur wenige Kontraindikationen für eine adäquate Lagerung, wie z. B. erhöhte ICP-Werte bei neurochirurgischen Erkrankungen. Oft kann z. B. auch der kreislauf- oder pulmonalinstabile Patient zumindest mikrogelagert werden.

Basale Stimulation und Kinaesthetics®

Die **basale Stimulation** ist ein Konzept zur Wahrnehmungsförderung des Patienten. Vor allem bei schwer beeinträchtigten Patienten (im Koma, Wachkoma, bei Desorientiertheit etc.) wird durch Anregung der verschiedenen Sinne das Bewusstsein für ihren Körper und die Umwelt geschult und ihnen eine Möglichkeit der Kommunikation zur Verfügung gestellt.
Als **Kinaesthetics®** wird die Kunst/Wissenschaft der Bewegungswahrnehmung bezeichnet und auch sie setzt sich mit der Bewegungskompetenz des Pflegenden und des Patienten auseinander (➤ Kap. 1.6.1).
Beide Methoden fördern die Kommunikation und das Vertrauensverhältnis zwischen Patient und Pflegekraft. Durch Erhöhung der Patientencompliance können Pflegemaßnahmen und Prophylaxen effektiver durchgeführt werden, was im besten Fall zu einer Beschleunigung des Heilungsprozesses führt.

Atemübungen (z. B. Lippenbremse, Triflow, EzPAP)

Atemübungen, wie z. B. Lippenbremse oder mithilfe eines Triflow, ermöglichen eine Sekretmobilisation und Aufdehnung der Alveolen und dienen damit der Pneumonieprophylaxe.

Bei der „Lippenbremse" wird gegen die locker aufeinanderliegenden Lippen ausgeatmet. Durch den somit erhöhten Atemwegswiderstand erhöht sich der Druck in den Bronchien und es wird ein Alveolarkollaps vermieden.

Bei der inzentiven Spirometrie (z. B. Triflow) muss der Patient langsam und tief einatmen, die Kugeln im Gerät bieten hierfür eine optische Kontrolle. Durch das vergrößerte Atemzugvolumen wird die Lunge gedehnt, die Atemmuskulatur trainiert und eine Atelektasenbildung vermieden.

EzPAP-System (Easy Positive Airway Pressure-System)

Das EzPAP-System ist ein nichtinvasives Lungenunterstützungsverfahren, das einen kontinuierlichen positiven Atemwegsdruck aufbaut.

Es kann mit einem Mundstück, einer Beatmungsmaske oder mit einer Trachealkanüle angewandt werden und zeichnet sich durch seine einfache Anwendung und hohe Patientenakzeptanz aus (➤ Abb. 4.15).

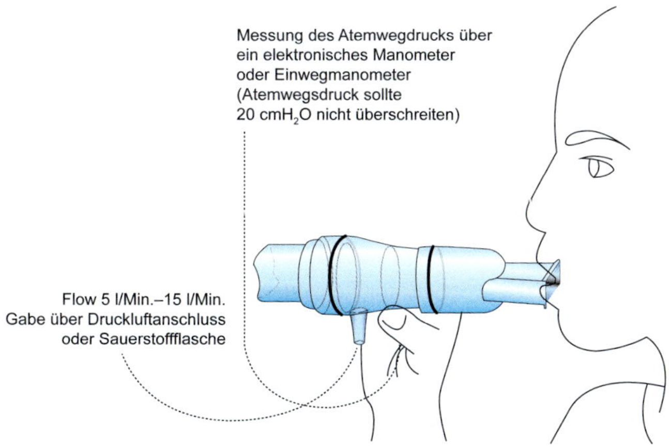

Abb. 4.15 EzPAP-Gerät [L271]

Durch Generierung eines positiven endexspiratorischen Drucks (PEEP) wird die Inspiration erleichtert und vertieft. Es können somit Atelektasen eröffnet bzw. deren Bildung vorgebeugt werden. Sekret kann mobilisiert werden. Das System eignet sich außerdem als atemtherapeutische Maßnahme im Weaning. Auch dient es der Pneumonieprophylaxe und kann bei COPD-Patienten einen entblähenden Effekt erzielen.

Durch Anschluss an einen Druckluft- oder Sauerstoffanschluss wird ein Flow von 5–15 l/Min. generiert. Dieser wird über den sog. Coanda-Effekt in einen positiven Atemwegsdruck umgewandelt. Über ein integriertes Druckmesssystem wird der endexspiratorische Druck gemessen und angezeigt. Er steigt während der Exspirationsphase an und sinkt in der Inspirationsphase wieder ab und ist somit variabel.

Für die akute respiratorische Insuffizienz ist das System nicht geeignet. Hier muss frühzeitig eine NIV- oder Beatmungstherapie etabliert werden.

Inhalation

Mit der Inhalation werden zwei Ziele verfolgt: die Erweiterung des Bronchialsystems und/oder die Verflüssigung des Sekrets:

- **Bronchodilatatoren** werden als Inhalationslösung oder Aerosol verabreicht:
  - Sympathomimetika (z. B. Adrenalin, zusätzlich Gefäßkonstriktion und damit abschwellend). **Cave:** Tachykardie, Blutdruckanstieg, Herzrhythmusstörungen, Angst!
  - Betasympathomimetika (z. B. Salbutanol, Bricanyl, Berotec). **Cave:** Tachykardie, Tremor!
  - Parasympatholytika/Anticholinergika (z. B. Atrovent). **Cave:** Tachykardie!
- **Expektorantien („Schleimlöser"):**
  - Sekretolytika → Stimulation eines dünnflüssigen Trachealsekrets
  - Mukolytika → Reduktion der Viskosität des Schleims
  - Sekretomotorika → Steigerung der Aktivität des Flimmerepithels

Die Meinungen über die Wirksamkeit der Expektorantien gehen sehr weit auseinander. Ein weiteres, altbekanntes und ebenso kontrovers diskutiertes Rezept ist die **Sole-Inhalation:** Eine Kochsalzlösung mit einem Salzgehalt von 1,5–6 % wird als Sole bezeichnet. Je nach krankenhausspezifischem Standard (evtl. Rücksprache mit der Apotheke) wird diese zusammengemischt, auf Raumtemperatur angewärmt und dem Patienten für 10–15 Min. zur Inhalation verabreicht. Im günstigsten Fall wird dadurch das Trachealsekret verflüssigt und leichter mobilisiert.

ACHTUNG
Bei Patienten mit hypersensiblem Bronchialsystem kann z. B. eine zu kalte oder zu salzhaltige Lösung zur Brochokonstriktion führen!

4.12.2 Pflege des beatmeten Patienten

Tubus- und Tracheostomapflege

Grundsätzlich steht bei der Tubus- und Tracheostomapflege die adäquate Sicherung dieses für den Patienten momentan lebensnotwendigen Atemwegs an erster Stelle. Hierzu zählt die sichere Fixierung, die regelmäßige Kontrolle auf eine korrekte Lage (auskultatorisch, vor allem nach Mobilisation oder Lageveränderung), die Überprüfung des Cuff-Drucks, Verhinderung der Sekretverlegung (Absaugen von vorhandenem Trachealsekret) des Lumens und eine regelmäßige Lageveränderung des oralen Endotrachealtubus, um das Entstehen von Druckstellen zu vermeiden. Einen Aufschluss über die Lage kann neben der Auskultation auch die Beobachtung der Thoraxexkursion, die bewegten Tidalvolumina am Beatmungsgerät und die $etCO_2$-Messung (wenn vorhanden) geben.

MERKE
Bei der Pflege und Fixierung sind immer die krankenhausspezifischen Standards zu beachten.

Endotrachealer Tubus

Oral gelegen

Um Druckstellen im Mund-Rachen-Raum zu vermeiden, ist es sinnvoll, den Tubus 2- bis 3-mal täglich umzulagern. Nach der Mundpflege werden der Oropharynx und die Cuff-Pfütze abgesaugt (zur Reduktion der Keimbesiedelung im Mund-Rachen-Raum) (➤ Kap. 1.6.5). Danach erfolgt die Umlagerung über den Zungengrund (z. B. unter Zuhilfenahme einer Klemme oder eines sterilen Watteträgers) unter Berücksichtigung der Zahnreihe und erneute Fixierung mit Pflasterstreifen, Klettbändern oder einer Mullbinde. Je nach Klinik werden auch sog. Tubushalter (z. B. AnchorFast™) eingesetzt. Dann wird die korrekte Lage des Tubus mit dem Stethoskop auskultiert und der Cuff-Druck überprüft. Bei Bedarf erfolgt nun ein endotracheales Absaugen.

Bei der Mundpflege ist eine gründliche Inspektion der Schleimhaut und Mundwinkel auf eventuelle Läsionen unerlässlich.

ACHTUNG

Der Umgang mit dem Tubus ist risikobehaftet. Plötzliches Husten des Patienten kann z. B. bei der Tubusumlagerung zur ungewollten Extubation führen.

Nasal gelegen

Hier ist eine Lageveränderung nicht möglich, also wird das Nasenloch nach Möglichkeit 2- bis 3-mal täglich abgesaugt und mit einem sterilen Watteträger gereinigt. Außerdem können abschwellende Nasentropfen verabreicht werden und es wird Nasensalbe eingebracht. Danach wird die Fixierung erneuert (dies sollte alle 24 Std. erfolgen), die korrekte Lage auskultiert und der Cuff-Druck überprüft. Bei Bedarf erfolgt nun ein endotracheales Absaugen.

MERKE

Bei Patienten nach neurochirurgischen Bypass-Operationen ist bei der Fixierung des Tubus darauf zu achten, dass der Bypass-Durchfluss gewährleistet wird.

Trachealkanüle

Eine 2- bis 3-mal tägliche Reinigung der Tracheostoma-Umgebung erscheint sinnvoll, um das Infektionsrisiko zu verringern und die Tracheostoma-Umgebung regelmäßig inspizieren zu können. Nach der Reinigung wird die Schlitzkompresse erneuert, die Lunge auskultiert und der Cuff-Druck gemessen. Auch hier erfolgt ein endotracheales Absaugen bei Bedarf.

Klinische Bedeutung

Als Cuff wird der Ballon bezeichnet, der den Tubus/die Trachealkanüle gegen das Lumen der Trachea abdichtet. Damit wird verhindert, dass Luft entweicht oder Sekret/Speichel aus dem Mund-Rachen-Raum in die Lunge fließt. Allerdings sammelt sich dieses Sekret auf dem Cuff an und muss in regelmäßigen Abständen abgesaugt werden. Der Cuff-Druck wird mit einem speziellen Manometer („Cuff-Wächter") gemessen; Ziel ist ein Wert zwischen 15 und 25 mbar. Eine zu geringe Blockung birgt die Gefahr der Aspiration, eine Überblockung führt zu Druckschäden der Schleimhaut.

ACHTUNG

Ursachen für sehr hohe Cuff-Drücke oder einen undichten Cuff können ein zu kleiner Tubus, Fehllagen (in der Glottis), hohe Beatmungsdrücke oder ein defekter Cuff sein!

Endotracheales Absaugen

Das offene oder geschlossene **Absaugen** wird bedarfsangepasst, aseptisch und atraumatisch durchgeführt. Um eine Keimverschleppung in die unteren Atemwege zu verhindern, wird beim offenen Absaugen ein steriler Handschuh benutzt. Auf ein routinemäßiges Absaugen wird verzichtet. Besonders wichtig ist die Beobachtung des Patienten und seiner Vitalparameter, vor allem der Herzfrequenz (Gefahr einer Bradykardie oder Asytolie) und der peripheren Sauerstoffsättigung. Außerdem darf der Vorgang nicht länger als 10–15 Sek. dauern. Die früher empfohlene Präoxygenierung ist aufgrund der Sauerstofftoxizität in den Hintergrund gerückt.

Extubation

Die Extubation erfolgt, wenn der Patient über eine Spontanatmung mit gutem Gasaustausch und ausreichende Schutzreflexe verfügt.

Vorgehen

- Patienteninformation
- Oberkörperhochlagerung
- Magensonde absaugen/ziehen oder vorherige ca. 4-stündige Nahrungskarenz
- Absaugen des Mund- und Rachenraums
- Cuff entblocken
- Tubus ziehen

- Sauerstoff verabreichen
- Zeitnahe Blutgasanalyse

Alternativ kann die Extubation während des endotrachealen Absaugens oder während der Überblähung mit dem Beatmungsgerät stattfinden.
Cave: Reintubationsmaterial muss patientennah bereitliegen!

4.12.3 Die Tracheotomie

Die Tracheotomie (Luftröhrenschnitt) bezeichnet einen operativen Eingriff, bei dem unterhalb des Kehlkopfes ein Zugang durch die Halsweichteile zur Luftröhre geschaffen wird. Man unterscheidet die **perkutane Dilatationstracheotomie (PDT)** von der chirurgischen Tracheotomie. Bei der PDT wird die Luftröhre mittels Punktion und anschließender Dilatation eröffnet, bei der **chirurgischen Tracheotomie** wird die Luftröhre mittels Schnitt eröffnet und es entsteht somit ein größeres und stabileres Tracheostoma.

Davon abzugrenzen ist die **Koniotomie.** Sie gilt als lebensrettende Sofortmaßnahme bei Verlegung der oberen Atemwege, wobei der Kehlkopf zwischen Schild- und Ringknorpel eingeschnitten wird, um einen Zugang zur Luftröhre zu schaffen.

Perkutane dilatative Tracheotomie

Indikationen

- Zu erwartende Beatmungsdauer über 21 Tage
- Atemwegsobstruktion (Verletzungen, Tumoren)
- Vermeidung einer Larynxschädigung durch Langzeitintubation
- Größerer Patientenkomfort
- Erleichterte Kommunikation (Sprechkanülen, Mimik der Lippen und des Gesichts)
- Verbesserte Pflege des Nasen-Rachen-Bereichs
- Verbesserte Bronchialtoilette
- Verbesserte Schluckmöglichkeiten, schnellere orale Ernährung
- Geringerer Analgosedierungsbedarf

Kontraindikationen

- Schwierige anatomische Bedingungen
- Notwendigkeit eines Tracheostomas für mehr als 8 Wochen
- Geplante Verlegung des Patienten innerhalb von 10 Tagen auf eine periphere Station, in eine Rehabilitations- oder Pflegeeinrichtung
- Schwere Gerinnungsstörungen (Quick-Wert < 50 %)
- Schwerste Gasaustauschstörungen

Vorteile

- Keine OP notwendig
- Anlage bettseitig auf der Intensivstation
- Guter Heilungsverlauf nach Dekanülierung
- Geringe Früh- und Spätkomplikationen
- Fester Sitz der Kanüle

Nachteile

- Blutungen aus dem Tracheostomabereich
- Instabile Verhältnisse in den ersten Tagen nach Anlage
- Schwieriger Wiederzugang (Gefahr des Spontanverschlusses)

Klinische Bedeutung

Bei einer PDT wird der Patient nicht direkt nach der Intervention bewegt bzw. in eine neue Position gebracht, da ansonsten die neu platzierte Trachealkanüle dislozieren könnte. Bei einer Dislokation epithelisiert das Tracheostoma binnen weniger Augenblicke zu. Sollte ein Patient nicht oral zu intubieren sein, entsteht ein klinischer Notfall. Aus diesem Grund werden immer Ersatzkanülen (eine Nummer größer, eine Nummer kleiner und die einliegende Größe), ein Trachealspreizer sowie ein Notfallintubationsset patientennah gelagert.

Permanente Tracheotomie

Indikationen

- Schwieriger Atemweg
- Extremer Kurzhals

- Struma III°
- Narbenbildung
- Tracheaverlagerung
- Instabile HWS-Fraktur

Komplikationen

- Blutungen
- Infektionen
- Verletzungen benachbarter Strukturen
- Narbenbildung
- Trachealstenosen

Vorteile

- Problemloser Kanülenwechsel
- Sofortiges stabiles Tracheostaoma

Nachteile

- Muss im OP angelegt werden
- Operativer Verschluss

Trachealkanülen

➤ Abb. 4.16

Kunststoffkanülen mit Cuff (ohne Fenster)

Verwendung:
- Zur Beatmung
- Bei erhöhter Aspirationsgefahr
- Bei vorhandener Spontanatmung, aber fehlenden Schutzreflexen
- Regelmäßige Überprüfung des Cuff-Drucks (Gefahr von Druckstellen, Gefahr der Aspiration)

Kunststoffkanülen mit subglottischer Absaugung

Verwendung:
- Im klinischen Alltag zur Entfernung der Cuff-Pfütze

Kanülen ohne Cuff

Verwendung:
- Bei Patienten ohne Aspirationsgefahr
- Häufig im häuslichen Bereich

Kunststoffkanülen mit Cuff (mit Fenster)

Verwendung:
- Mit einliegender Innenkanüle Beatmung möglich
- Ohne Innenkanüle bei entblocktem Cuff als Sprechkanüle verwendbar

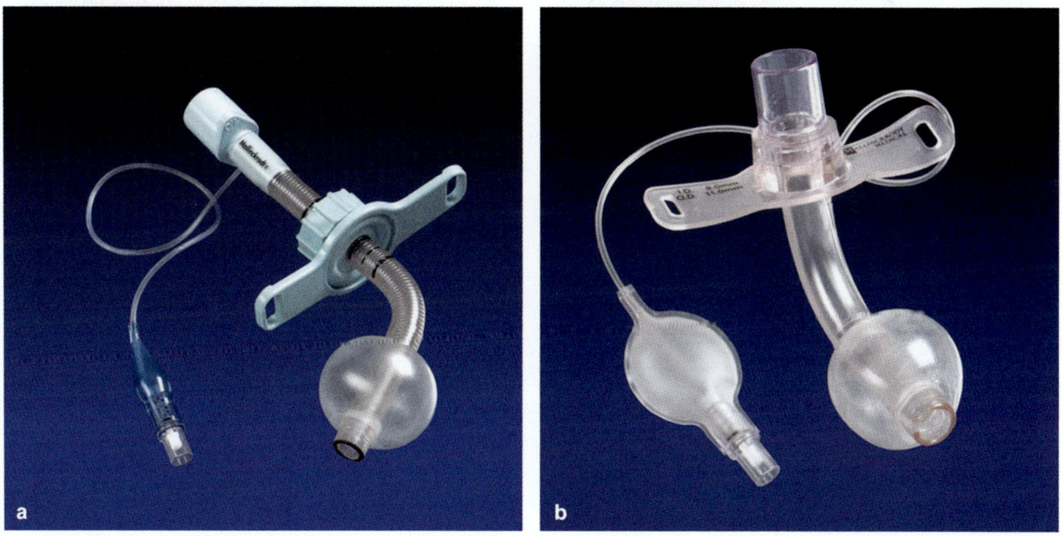

Abb. 4.16 Trachealkanülen [U244]

Phonationskanüle

In der Inspiration öffnet sich das einliegende Sprechventil und in der Exspiration verschließt es sich. Dadurch wird die Luft nach oben geleitet und der Patient kann einen Sprechversuch starten.

Sprechaufsatz

Verwendung:

- Ausreichende Spontanatmung muss vorhanden sein.
- Cuff muss entblockt sein.
- Vor Entblocken des Cuffs tracheal und subglottisch absaugen
- Beobachtung des Patienten

Klinische Bedeutung

Sprechkanülen finden im klinischen Alltag häufige Anwendung. Beim Einsatz ist jedoch zu bedenken, dass die aufzubringende Atemarbeit des Patienten deutlich höher ist. Ein fehlgeschlagener Sprechversuch mit ggf. folgender Panikattacke des Patienten aufgrund subjektiver Atemnot kann die Genesungsphase nachträglich erheblich beeinflussen.

Pflege bei einem liegenden Tracheostoma

Ausstattung des Arbeitsplatzes

➤ Abb. 4.17

- Trachealkanülen
- Trachealspreizer
- Trachealkanülenband
- Blockerspritze
- Cuff-Druckmesser
- Evtl. Einführhilfe/Führungsmandrin
- Sterile Handschuhe
- Absaugeinheit und Absaugkatheter

Passive Anfeuchtung der Atemwege

- Feuchte Nase

Aktive Anfeuchtung der Atemwege

- Aquatherm
- Befeuchtungszelt

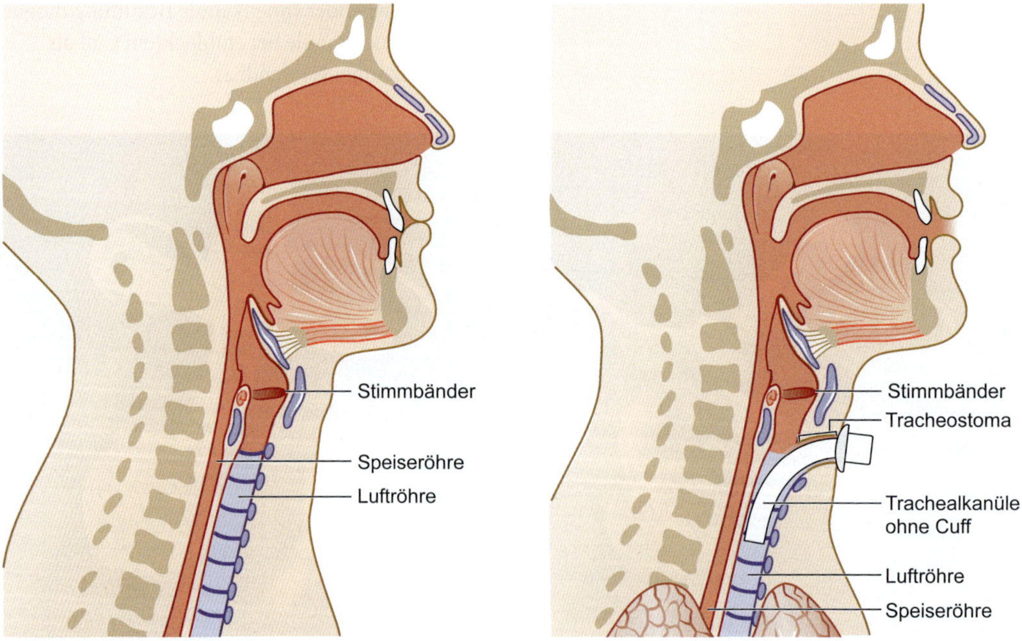

Abb. 4.17 Tracheostoma [L126]

Spezielle Pflege des Tracheostomas

Pflegeziele

- Ungehinderte Belüftung der Atemwege
- Atemwege frei von Sekret, Schleim und Zellresten
- Vermeidung von Infektionen:
  - Tracheostoma immer trocken halten
  - Reinigung mit Schleimhautdesinfektionsmittel oder sterilem Wasser
  - Saugfähige Kompressen einsetzen
  - Steriles Vorgehen

Trachealkanülenwechsel

- Bei chirurgisch angelegtem Tracheostoma frühestens nach 72 Std.
- Bei dilatativ angelegtem Tracheostoma frühesten nach 7 Tagen
- Bei undichtem Cuff
- Bei Verlegung der Kanüle
- Bei Atemproblemen nach Aufsetzen eines Sprechventils
- **Gebrauchsanweisung des Kanülenherstellers beachten**

Vorbereitung

- Überprüfen des Kanülen-Cuffs auf Dichtigkeit
- Erster Kanülenwechsel mit Arztanwesenheit
- Durchführung immer mit zwei Pflegekräften

Durchführung

- Fixierung der Trachealkanüle lösen
- Während des Absaugens die Trachealkanüle vom Helfer entblocken lassen und unter Absaugen Trachealkanüle entfernen
- Das Tracheostoma mit Schleimhautdesinfektionsmittel (Octenisept®) reinigen und desinfizieren. Die neue Trachealkanüle entsprechend dem Öffnungsverlauf einführen.

Exkurs Pneumonie

Die Lungenentzündung (Pneumonie) ist eines der Krankheitsbilder, die besonders häufig zur respiratorischen Insuffizienz und damit zu einer maschinellen Respiratortherapie führen.

Mit dem Begriff „Pneumonie" wird zunächst einmal eine mehr oder weniger uniform ablaufende entzündliche Reaktion des Lungengewebes beschrieben. Sie bedingt unphysiologische Wassereinlagerungen (Ödeme) in der alveolokapillären Membran und im Alveolarraum mit daraus folgender Einschränkung des pulmonalen Gasaustauschs. Weiterhin können in feingeweblichen Untersuchungen häufig auch eingewanderte weiße Blutkörperchen (Leukozyten bzw. Granulozyten und Makrophagen) nachgewiesen werden.

Im engeren klinischen Sinne wird die Pneumonie zudem als eine Krankheit angesehen, die unmittelbar durch mikrobiologische Erreger verursacht wird (Bakterien, Viren oder Pilze).

Dies steht im Gegensatz zum akuten Lungenversagen (ARDS), bei dem ebenfalls ödematöse Veränderungen und eine leukozytäre Infiltration nachweisbar sind, welche jedoch nicht immer durch einen Erreger in der Lunge verursacht sein muss.

Ein klassisches Beispiel wäre die entzündliche Mitreaktion der Lunge bei einer schweren Pankreatitis.

Klassifikation

Da eine Vielzahl von Erregern für eine Pneumonie verantwortlich sein kann, haben sich in der Klinik beschreibende Klassifikationen durchgesetzt, die für die weitere Therapie relevant sind.

Zunächst kann die **Lokalisation** der Pneumonie beschrieben werden. Beschränkt sich die Entzündung auf einen Lungenlappen, wird von einer Lobärpneumonie gesprochen. Fleckförmige Verteilungen, die sich nicht anatomischen Landmarken zuordnen lassen, werden häufig als Bronchopneumonie oder einfach als Infiltrat bezeichnet.

Weiterhin werden sog. „ambulant erworbene" Pneumonien (community acquired pneumonia, **CAP**) von im Krankenhaus erworbenen „nosokomialen" Pneumonien (hospital acquired pneumonia, **HAP**) unterschieden.

Als nosokomial wird eine Pneumonie dann bezeichnet, wenn sie nach dem 2. Krankenhausbehandlungstag oder bis zum 14. Tag nach Entlassung erworben wird.

Diese Unterscheidung ist deswegen wichtig, weil sich CAP und HAP fundamental im Erregerspektrum, im Patientenkollektiv und in der Prognose unterscheiden.

Von den nosokomialen Pneumonien sind die „Ventilator-assoziierten" Pneumonien **(VAP)** abzugrenzen. Hiermit sind Pneumonien gemeint, die bei beatmeten Patienten auftreten, wobei es nicht relevant ist, ob der Patient invasiv oder nichtinvasiv beatmet wird.

Zahlen, Daten, Fakten

Die Wahrscheinlichkeit, eine Pneumonie zu erleiden ist jedoch bei den invasiv beatmeten Patienten mit etwa 5,4 Ereignissen pro 1.000 Beatmungstagen im Vergleich zu etwa 1,6 Ereignissen pro 1.000 Beatmungstagen bei nichtinvasiv beatmeten Patienten deutlich erhöht. Patienten ohne Beatmung erkranken mit 0,6 diagnostizierten Pneumonien pro 1.000 Krankenhausaufenthaltstage nochmals deutlich seltener.

Die Wahrscheinlichkeit im Krankenhaus zu versterben wird durch eine nosokomiale Pneumonie um etwa 10–15 % angehoben, wobei bei diesen Angaben die eigentliche Grunderkrankung unerheblich ist [9].

Diagnostik

Die Diagnose einer Pneumonie wird zunächst klinisch gestellt. Auffällig sind neben unspezifischen Zeichen wie Fieber, Husten, Auswurf und Thoraxschmerz (bei begleitender Entzündung der Pleura = Pleuritis), der auskultatorische und der radiologische Befund. Im Röntgenbild können regelhafte Dichteanhebungen, die in der klinischen Terminologie als „Verschattungen" oder „Infiltrate" bezeichnet werden, abgegrenzt werden (➤ Abb. 4.18).

Patienten, die neben solchen radiologischen Veränderungen eine erhöhte Anzahl oder eine relevante Verminderung von Leukozyten im Blut (Leukozytose, Leukopenie), Fieber oder eitriges Trachealsekret aufweisen (es müssen 2 von 3 Kriterien erfüllt werden), haben zu etwa 60–80 % tatsächlich eine Pneumonie. Weiterhin können sich Hinweise auf eine Pneumonie aus thorakalen computertomografischen Untersuchungen und einer etwaigen pulmonalen Dysfunktion ergeben.

Da der Erreger der Pneumonie in den allermeisten Fällen zu Beginn der Erkrankung nicht bekannt ist, erfolgt die Therapie zunächst empirisch, d. h., man wird zunächst die Erreger antibiotisch abdecken, die üblicherweise für eine nosokomiale Pneumonie (oder eine CAP) verantwortlich sind. Umso wichtiger ist es, frühzeitig und wiederholt Tracheal- oder Bronchialsekret zu gewinnen, um den oder die verursachenden Erreger mikrobiologisch zu erfassen.

Therapie

Neben der allgemeinen intensivmedizinischen und -pflegerischen Versorgung sowie der Sicherstellung eines ausreichenden Gasaustauschs steht die medikamentöse antimikrobielle Therapie klar im Vordergrund.

Wie oben schon erwähnt, ist der verursachende Erreger im Allgemeinen zunächst nicht bekannt, sodass die Initialtherapie mit einer breit wirksamen Antibiose begonnen wird (= kalkulierte antibiotische Therapie). Gelingt es, den ursächlichen Erreger zu isolieren (die Wahrscheinlichkeit steigt mit der Anzahl der eingesandten Proben), kann dieser bezüglich seiner Empfindlichkeit gegen verschiedene Antibiotika getestet werden und dasjenige ausgewählt werden, welches das günstigste Wirkungs- und Nebenwirkungsprofil hat (= antibiogrammgerechte Therapie).

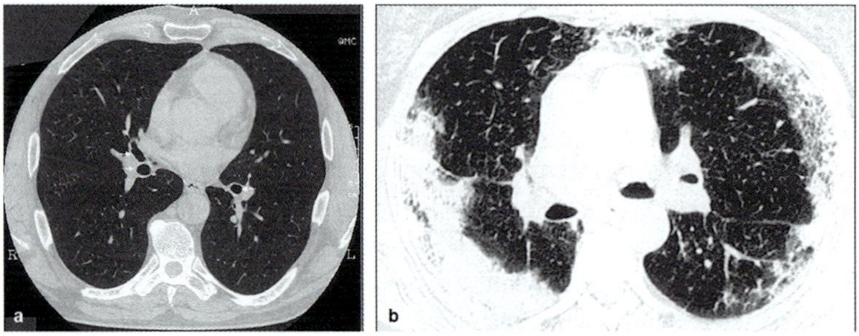

Abb. 4.18 Im Vergleich: Aufnahme einer gesunden Lunge (a) und der Lunge eines Patienten mit Pneumonie (b) [G064, G065]

Pflegerische Aufgaben

Aufgrund des häufigen Auftretens der Pneumonie kommt ihrer Prophylaxe (➤ Kap. 1.4) eine große Bedeutung zu. Mangelnde Lungenbelüftung durch eine flache Atmung (durch Schmerzen, Immobilität, Atemdepression oder allgemeine Schwäche), Sekretstau durch visköses Sekret oder mangelnden Hustenstoß (vermehrte Sekretbildung, Intubation/Beatmung) und Atemwegsverengungen oder Aspirationsgefahr (durch mangelnde Schutzreflexe oder einliegende Magensonde) erhöhen das Risiko daran zu erkranken erheblich. Durch gezielte Maßnahmen kann dem entgegengewirkt werden:

- Schmerzbekämpfung (➤ Kap. 1.3)
- Frühzeitige Mobilisation (➤ Kap. 1.5.7)
- Atemübungen (➤ Kap. 1.4.4)
- Physiotherapie
- Sekretolytikagabe

Mundpflege

- 2- bis 3-mal täglich Zähne bürsten
- Anwendung von Schwämmen nur für den Komfort
- Kein Routineeinsatz von alkoholbasierenden Lösungen oder Wasserstoffperoxid
- Behandlung mit antibiotischen/antiseptischen Lösungen senkt die VAP-Rate signifikant.

Positionierung

- Oberkörperhochlagerung 30–45°
- Rotationsbetten nur für Hochrisikopatienten
- Positionierungsintervall idealerweise 2-stündlich (auch mit Mikrobewegungen kann ein kurzfristiger Positionswechsel erreicht werden)

Hygiene

- Adäquate Händedesinfektion
- Einhaltung von Hygienestandards (➤ Kap. 2)

Vigilanz

- Die **3-C-Regel** bewirkt einen positiven Einfluss auf die VAP. Der Patient soll mit der Sedierung calm (ruhig), comfortable (angenehm) und cooperative (kooperativ) sein (so viel wie nötig, so wenig wie möglich!).
- Reduzierung der Beatmungsdauer → Senkung der Aspirationsrate
- Durchführung des Assessments zur Extubationsbereitschaft (z. B. spontaneous awaking trial [SAT], in Kombination mit dem „spontaneous breathing trial" [SBT])

Ernährung

- Überdehnung des Magens vermeiden
- Hausinternen Standard zur Ernährung beachten

4.13 Betreuung von COVID-19-Patienten

Mario Bagaric

4.13.1 SARS-CoV-2 und COVID-19

Im Januar 2020 erreichten die ersten Nachrichten über das Auftreten einer neuen infektiösen Lungenerkrankung unbekannter Ursache in der zentralchinesischen Provinz Hubei die Welt. Am 7. Januar 2020 meldete die Weltgesundheitsorganisation (WHO, World Health Organization), dass es sich um ein neuartiges Virus aus der Gruppe der Coronaviren handelt. Es wurde als **SARS-CoV-2** (*Severe Acute Respiratory Syndrome Corona Virus type* 2) bezeichnet.

DEFINITION

Die vom Virus hervorgerufene Erkrankung und ihre klinische Manifestation wurden COVID-19 (Corona Virus Disease 2019) genannt [1].

Am 30. Januar 2020 rief der Generaldirektor der WHO Dr. Tedros Adhanom Ghebreyesus aufgrund des Ausbruchs der neuen Infektionserkrankung in China eine gesundheitliche Notlage von internationaler Tragweite aus (Timeline: WHO's COVID-19 response, www.who.int). In den Wochen danach folgte eine rapide Zunahme der Infektionszahlen außerhalb Chinas und die WHO erklärte am 11. März 2020 das weltweite Infektionsgeschehen offiziell zu einer Pandemie.

DEFINITION

Als **Pandemie** bezeichnet man eine neu, aber zeitlich begrenzte Infektionserkrankung mit weltweit starker Ausbreitung, hohen Infektionszahlen und in der Regel schweren Krankheitsverläufen der Infizierten.

Obwohl Deutschland im Vergleich zu anderen europäischen Ländern über einen relativ hohen Anteil an Intensivbetten verfügt [2], brachte das Infektionsgeschehen in den jeweiligen Phasen der Pandemie bisher mehrfach die Intensivversorgung und ihr Personal über Monate hinweg an die Kapazitäts- und Ressourcengrenzen. Die Deutsche Interdisziplinäre Vereinigung für Intensiv- und Notfallmedizin e. V. (DIVI) veröffentlicht seit dem 20. April 2020 auf ihrer Internetseite täglich die intensivmedizinischen Behandlungskapazitäten, Verfügbarkeiten von Beatmungsplätzen, ECMO-Kapazitäten und die Anzahl von COVID-19-Intensivpatienten in Deutschland (www.divi.de).

Das Virus: SARS-CoV-2

SARS-CoV-2 ist ein Virus aus der Gruppe der Coronaviridae. Es handelt sich um einzelsträngige RNA-Viren mit positiver Polarität (+ssRNA) und einem Durchmesser von 65–125 nm.

Coronaviridae verdanken ihren Namen den unter dem Elektronenmikroskop sichtbaren kronenartigen Stacheln auf ihrer Virusoberfläche und verursachen bei Vögeln und Säugetieren, einschließlich des Menschen, Erkrankungen der oberen und unteren Atemwege, Infektionen des Magen-Darm-Trakts, Hepatitiden und Infektionen des zentralen Nervensystems [3].

Klinische Bedeutung

Nach dem initialen Eintritt in den menschlichen Körper über die Epithelzellen des Respirationstrakts gelangt das Virus über die Blutbahn zu Enterozyten im Magen-Darm-Trakt, Gefäßendothel, Nierenepithel, ZNS und Myokardzellen. Diese menschlichen Wirtszellen weisen eine hohe Dichte an ACE-2-Rezeptoren (*Angiotensin-Converting-Enzyme* 2) auf, an die das Virus spezifisch bindet und so in die Wirtszellen „eindringen" kann. Dies erklärt die Symptomatik der infizierten Personen und zu erwartende erste Komplikationen bei schwierigen Verläufen an den entsprechenden Organsystemen [4].

Übertragung und Inkubationszeit

Aerosole SARS-CoV-2 ist durch eine hohe Kontagiosität gekennzeichnet. Die Virusübertragung über den Respirationstrakt mittels Aerosole (Tröpfchenteile unter 5 µm) und Tröpfcheninfektion (5 10 µm) (beim Niesen, Husten, Sprechen, Singen, Atmen) ist der Hauptübertragungsweg. Aerosole können aufgrund ihres niedrigen Gewichts über einen längeren Zeitraum in der Luft schweben. Laut WHO konnte in mehreren Studien das Vorhandensein der SARS-CoV-2-RNA in Luftproben für 3–16 Std. nachgewiesen werden (allerdings unter kontrollierten Laborbedingungen).

MERKE

Besonders begünstigend für die Virusübertragung ist das Zusammenkommen von Menschengruppen in kleinen geschlossenen und schlecht belüfteten Räumen.

Kontaminierte Flächen Sehr wahrscheinlich ist auch eine Übertragung des Virus durch kontaminierte Flächen im Umfeld der infizierten Menschen. Die WHO berichtet von mehreren Studien, die belegen konnten, dass lebensfähige SARS-CoV-2-Viren für Stunden bis Tage auf Oberflächen aus dem Umfeld der infizierten Personen gefunden werden konnten.

Blut, Urin, Stuhl SARS-CoV-2 konnte auch in den Blut-, Urin- und Stuhlproben der infizierten Personen nachgewiesen werden. Es sind jedoch bisher keine Virusübertragungen über Blut, Urin oder Stuhlproben berichtet worden.

Konjunktiven Es ist ebenfalls nicht ausreichend untersucht, ob eine Transmission des Virus über Konjunktiven als Eintrittspforten möglich ist.

Schwangerschaft, Stillzeit Es gibt nicht ausreichend Studien, die belegen würden, dass eine Übertragung des Virus von der infizierten Mutter vor und während der Geburt sowie über die Muttermilch stattfindet. Eine intrauterine Übertragung gilt daher als möglich, aber sehr unwahrscheinlich. In der Muttermilch wurden keine lebensfähigen Viren gefunden.

Andere Säugetiere Eine Virusübertragung von Menschen auf andere Säugetiere, die im Umfeld der infizierten Menschen waren, wurde nachgewiesen (Hunde, Katzen, Nerze). Es bleibt dennoch unklar, ob diese infizierten Säugetiere für Menschen ein signifikantes Infektionsrisiko darstellen.

MERKE

In medizinischen Bereichen und stationären Pflegeeinrichtungen müssen alle Übertragungswege bedacht werden und durch adäquate strenge hygienische Maßnahmen ausgeschaltet werden!

Man unterscheidet **drei infizierte Personengruppen:**

- **Asymptomatische Infizierte** können das Virus übertragen, werden aber selbst nie Symptome entwickeln. Ohne den Testnachweis und im Unwissen über die eigene Infektion können sie unbemerkt das Virus an andere übertragen.
- **Präsymptomatische Infizierte** können das Virus übertragen, haben aber selbst zum Zeitpunkt der Virusübertragung noch keine Symptome entwickelt.
- **Symptomatische Infizierte** haben Symptome und können das Virus an andere übertragen. Der Manifestationsindex (der prozentuelle Anteil der Infizierten mit SARS-CoV-2, die auch tatsächlich erkranken) wird auf 55–85 % geschätzt.

Die Dauer und Beginn der Kontagiosität einer infizierten Person, unabhängig davon, ob sie Symptome hat oder nicht, sind nicht eindeutig geklärt. Aktuell wird davon ausgegangen, dass die höchste Zahl der Virusübertragungen schon vor dem Auftreten der ersten Krankheitssymptome stattfindet. Bei einem normalen Immunstatus der infizierten Person und einem milderen Verlauf der Erkrankung bildet sich die Ansteckungsfähigkeit nach 10 Tagen seit dem Symptombeginn deutlich zurück.

MERKE

Infizierte Personen mit einem geschwächten Immunstatus und einem schwierigerem Krankheitsverlauf sind deutlich länger als 10 Tage nach dem ersten Symptombeginn ansteckend. Es gibt virologische Studien, die zeigen konnten, dass bei schwierigen Krankheitsverläufen und einer vorliegenden Immundefizienz sogar 6 Tage vor dem Symptombeginn und Wochen bis Monate nach dem Symptombeginn infektiöse Viren ausgeschieden werden.

Die Inkubationszeit beträgt im Durchschnitt 5–6 bis maximal 10–14 Tage [5].

COVID-19

Pathophysiologie

Pathophysiologische Prozesse der SARS-CoV-2-Infektion und Stadien der COVID-19-Erkrankungen (vom milden Verlauf bis zum lebensbedrohlichen Zustand) können in vier Phasen unterteilt werden:

- **Phase 1: viraler Eintritt und frühe Infektionsphase (virale Invasion).** Es kommt zur Infektion der oberen Atemwege. Es folgt ein zunehmendes Fortschreiten des Virus in die unteren Atemwege bis zum Alveolarepithel. Das Virus dringt in die Wirtszellen des Respirationstrakts mittels ACE-2-Rezeptoren und zellulärer Protease TMPRSS2 ein, vermehrt sich, tritt in die Blutbahn über und breitet sich systemisch im Körper aus. Es greift die weiteren Zellen mit besonders hoher Dichte an ACE-2-Rezeptoren (z.B. Dünndarm, Nieren, Myokard, Fettgewebe, Schilddrüse, Hoden, ZNS) an.
- **Phase 2: initiale physiologische Immunantwortphase.** Makrophagen und neutrophile Zellen lösen die angeborene Immunantwort aus. In dieser Phase ist die Infiltration von Lymphozyten (CD4+- und CD8+-T-Zellen) und natürlichen Killerzellen (NK-Zellen) erforderlich, um eine optimale Abwehrreaktion gegen SARS-CoV-2 zu gewährleisten. Das Ergebnis ist die Ausrottung der Viren und die Genesung. Die meisten Menschen haben nach der Phase 2 die Krankheit besiegt und hatten nur milde Erkrankungssymptome. Nach 8–15 Tagen seit dem Erkrankungsbeginn kann es allerdings zu einer starken plötzlichen Verschlechterung des klinischen Bildes kommen. Meistens sind die Patienten zu diesem Zeitpunkt schon hospitalisiert und nach wenigen Stunden oder Tagen entwickeln sie rapide die pathogene **hyperinflammatorische Phase.** Diese Phase geht mit einem Multiorganversagen und einer hohen Letalität einher.
- **Phase 3: pathogene hyperinflammatorische Phase.** Sie stellt den Übergang in den schweren Krankheitsverlauf dar. Aus unbekannten Gründen (vermutlich angeborene Ursachen oder Menge an Viruslast in der ersten Krankheitsphase) kommt es zu einer unzureichenden Immunantwort. Lymphozytopenie und ein Mangel an CD4+-T-Zellen sind charakterisierend für eine schlechtere Verlaufsprognose. Eine anhaltende Lymphozytopenie begünstigt die Entstehung von bakteriellen und/oder mykotischen Superinfektionen. In dieser Krankheitsphase haben die Patienten fortgeschrittene schwere Pneumonie und ARDS entwickelt.
- **Phase 4: Phase des Multiorganversagens.** Persistierende Virusinfektion und exzessive Zytoki-

nenproduktion (Hyperzytokinämie) führen zu vaskulären Schäden, disseminierter intravasaler Gerinnung und Multiorganversagen [6, 7].

Klinisches Bild

Die häufigsten Symptome der SARS-CoV-2-Infektion sind Husten, Fieber, Schnupfen, Störungen des Geruchs- und Geschmackssinns. Zu den weiteren Symptomen gehören Halsschmerzen, Atemnot, Kopf- und Gliederschmerzen, Appetitlosigkeit, Gewichtsverlust, Übelkeit, Bauchschmerzen, Erbrechen, Durchfall, Konjunktivitis, Hautauschlag, Lymphknotenschwellung, Apathie, Somnolenz. Die Ausprägung der jeweiligen Symptome und ihr Auftreten variieren stark bei jedem Individuum. Während der Großteil der Bevölkerung einen milden bis mittelschweren Verlauf der Erkrankung entwickelt, müssen ca. 10% der Infizierten in Deutschland hospitalisiert werden (RKI, 2021). In einer in Deutschland durchgeführten Studie in der ersten Welle der Pandemie wurde festgestellt, dass eine invasive Beatmung bei 17 % der hospitalisierten Patienten notwendig war. Die Sterblichkeit unter hospitalisierten Patienten betrug 22% und war besonders hoch bei den beatmungspflichtigen Patienten (53%) [8].

Zahlen, Daten, Fakten

Risikogruppen für einen schweren Verlauf der COVID-19-Erkrankung sind: ältere Personen (ab 50–60 Jahren), männliches Geschlecht, Raucher, adipöse Menschen, Menschen mit Down-Syndrom, Menschen mit chronischen Erkrankungen (z. B. Diabetes mellitus, Herz-Kreislauf-Erkrankungen, COPD, Niereninsuffizienz, Demenz, Immundefizienz) [5].
Von einem schweren Krankheitsverlauf können auch jüngere Personengruppen und Menschen ohne Vorerkrankungen betroffen sein.

Untersuchungsbefunde

Lungenfunktion Der Hauptaufnahmegrund auf die Intensivstation von COVID-19-Erkrankten ist die akute respiratorische Insuffizienz mit Hypoxämie (durch ein ausgeprägtes Ventilation-Perfusions-Mismatch) und Tachypnoe (AF > 30/Min.). Oft haben die Patienten zu diesem Zeitpunkt in der Bildgebungsdiagnostik bilaterale pulmonale Infiltrate und/oder Lungenembolien.

MERKE

Die Leitlinienempfehlung gibt Kriterien für die Aufnahme auf die Intensivstation vor: Hypoxämie < 90 % unter 2–4 l/min Sauerstoffgabe bei nicht vorbestehender Therapie und Dyspnoe mit Tachypnoe von > 25–30 AF/min. Das Risiko der Entwicklung des ARDS ist hoch [9].

Zu Beginn der pneumovaskulären Phase der Erkrankung empfinden manche Patienten keine oder geringe Atemnot, obwohl die Hypoxämie ziemlich ausgeprägt ist. Sie hyperventilieren, um die Hypoxämie auszugleichen und empfinden dabei primär keinen Atemstress. Kompensatorische Mechanismen zum Ausgleich der Hypoxämie sind noch gut erhalten: Compliance der Lunge, hypoxische pulmonale Vasokonstriktion, Erhöhung von Atemminutenvolumen und Herzminutenvolumen.

Durch kontinuierliche Hyperventilation droht das Entstehen von hohen intrapleuralen Druckamplituden und das Ausbilden von pulmonalen Scherkräften. Diese schädigen das Lungenparenchym immer mehr (P-SILI, *patient selfinflicted lung injury*). In dieser Phase kann bis zu einem gewissen Grad eine ventilatorische Entlastung erreicht werden (entweder durch Sauerstoffgabe oder nichtinvasive Beatmungsformen). Tritt keine Stabilisierung ein, schreitet die Lungenschädigung weiter fort. Es entwickelt sich ein **ARDS,** die Compliance der Lunge nimmt deutlich ab, es herrscht ein ausgeprägtes Rechts-Links-Shunt mit diffusem Alveolarschaden (DAD, *diffuse alveolar damage*). Die Gefäßendothelschäden und Mikrothrombosen der Lunge gemeinsam mit pulmonaler Vasodilatation infolge vasoaktiver und inflammatorischer Mediatoren führen zunehmend zur Beeinträchtigung des Euler-Liljestrand-Mechanismus, Abnahme des Ventilations-Verhältnisses und Beeinträchtigungen des Gasaustauschs [10].

Labor Häufige laborchemische Veränderungen im Blutbild bei stationären Patienten mit einem schweren Verlauf von COVID-19 sind [9]:

- Erhöhung von CRP, LDH, AST, Ferritin, D-Dimeren, Troponin-I, IL-6, neutrophilen Granulozyten
- Erniedrigung von Albuminspiegel, Lymphozytenzahl. Ein Drittel aller Patienten hat generell eine Leukopenie.

- Der Procalcitoninwert ist häufig im Normbereich. Der Anstieg des Procalcitoninwerts steht im Zusammenhang mit dem Schweregrad des Krankheitsverlaufs.

4.13.2 Apparative Atemhilfen bei COVID-19 respiratorischer Insuffizienz

- Primäres Ziel der apparativen Atemhilfen bei COVID-19 respiratorischer Insuffizienz ist das **Erreichen der optimalen Oxygenierung** ($SpO_2 \geq 90\,\%$, bei COPD Patienten $\geq 88\,\%$ und $paO_2 > 55\,mmHg$).
- Eine frühe Intubation und Beginn der invasiven Beatmung sind bei COVID-19 und respiratorischer Insuffizienz nach der aktuellen Studiendatenlage kontraindiziert.
- Es wird ein stufenartiges Vorgehen in der apparativen Atemhilfe empfohlen, um die Entlastung der respiratorischen Anstrengungen bei Patienten zu erreichen: Sauerstoffgabe → High-Flow-Sauerstofftherapie → CPAP/NIV-Beatmung → invasive Beatmung.
- Als Orientierungshilfe in der Beurteilung der Oxygenierung und als Entscheidungshilfe für das Vorgehen bei apparativer Atemhilfe dient der **Horowitz-Index** (paO_2/FiO_2-Ratio):
  - Bei einem Horowitz-Index von 100–300 mmHg muss man in ständiger Intubationsbereitschaft sein und engmaschig die Entwicklung der respiratorischen Insuffizienz reevaluieren.
  - Bei einem Horowitz-Index < 150 mmHg bei COVID-19 sollte eine invasive Beatmung in Betracht gezogen werden (v. a. bei zunehmender respiratorischer Verschlechterung im Verlauf und bestehenden Komorbiditäten).
  - Bei einem Horowitz-Index < 100 mmHg äußert sich die S3-Leitlinie klar für den Beginn einer invasiven Beatmung.

Klinische Bedeutung

Durch den Einsatz der High-Flow-Sauerstofftherapie kann das Risiko der Intubationsnotwendigkeit reduziert werden. In mehreren Studien konnte gezeigt werden, dass der Einsatz von High-Flow-Sauerstofftherapie oder NIV-Beatmung zusammen mit der Bauchlagerung zu einer Verbesserung der Oxygenierung und Verzögerungen der Intubation führen.

  - Ein Horowitz-Index < 150 mmHg und Atemzugvolumina > 9,5 ml/kg KG sind in den ersten 4 Std. der Therapie mit NIV als Zeichen für ein NIV-Versagen und erhöhte Letalität beschrieben worden.
- Das Risiko des Therapieversagens der NIV-Beatmung bei COVID-19-Patienten ist deutlich erhöht durch einen höheren **Schweregrad der Oxygenierungsstörung.** Der Horowitz-Index als Prädikator für die Intubation gilt nur als Richtwert, soll engmaschig für die Erfolgskontrolle der nichtinvasiven Beatmungstherapie überwacht werden und die Entscheidung für die Intubation in individueller Patientensituation erleichtern.
- Zu den Zielen der invasiven Beatmung bei Patienten mit COVID-19 und ARDS gehören ein angestrebtes Atemzugvolumen von ≤ 6 ml/kg KG und ein endinspiratorischer Atemwegsdruck ≤ 30 cm H_2O.
- Für eine initiale **optimale PEEP-Einstellung** sollte die FiO_2/PEEP-Tabelle des ARDS Netzwerks verwendet werden und im Verlauf individuell an die Patientensituation (Bestimmung von Best-PEEP) angepasst werden.
- Ab einem Horowitz-Index < 150 mmHg beim beatmeten Patienten muss eine **Bauchlagerung** durchgeführt werden. Deren Dauer sollte dabei mindestens 16 Std. betragen.
- Sollten alle Maßnahmen frustran und therapierefraktär sein, soll eine veno-venöse **ECMO-Therapie** durchgeführt werden. Tiefe und zu tiefe Sedierungen sind während der Beatmung auch bei COVID-19-Patienten zu vermeiden [9].

4.13.3 Hochrisikosituationen für das Intensivpersonal während der Betreuung von COVID-19-Patienten

Hygiene

- Zu den Hochrisikosituationen, in denen das betreuende Intensivpersonal einer hohen Viruslast durch Tröpfchen oder Aerosole besonders exponiert ist, gehören: Betreuung von spontanatmenden Patienten, Sauerstoffgabe über Nasenbrille oder Maske, High-Flow-Sauerstoff-Therapie, NIV-Beatmungstherapie, Prozeduren an den

Atemwegen (Intubation, Extubation, Bronchoskopie, offenes endotracheales Absaugen, Tracheotomie, manuelle Beatmung, Präoxygenierung mit dem Beatmungsbeutel), akzidentelles Diskonnektieren des Beatmungsschlauchsystems; Eingriffe, die Hustenreiz provozieren (z. B. Legen einer Magensonde); kardiopulmonale Reanimation und Notfallsituationen.

ACHTUNG

Bei allen diesen Tätigkeiten ist besondere Vorsicht geboten. Es ist absolut notwendig und wichtig, auf **strenge hygienische Maßnahmen** zu achten! Dazu gehören: Nutzung von Patientenzimmern mit einer Isolationsschleuse und Unterdruckerzeugung im Raum, stets auf geschlossene Türen achten, Tragen der dicht sitzende FFP3-Maske bei aerosolgenerierenden Eingriffen, Tragen der dichtsitzenden Augenschutzbrille und zusätzlich eines Schutzvisiers für das Gesicht, Tragen der doppelten Handschuhe und des wasserdichten Kittels, gegenseitiges Überprüfen auf das korrekte Tragen der persönlichen Schutzausrüstung.

MERKE

Nach Hochrisikositationen mit vermehrter Aerosolausbreitung im Raum des Patienten sollte die komplette persönliche Schutzausrüstung ausgetauscht werden.

Nichtinvasive Beatmung

- Die Menge an Aerosol, die ausgeatmet wird, erhöht sich mit zunehmender Atemzugtiefe des Patienten und Höhe der Atemgasflüsse bzw. der Inspirationsdrücke. Eine korrekte Anwendung der **High-Flow-Sauerstoffbrille** und **NIV-Maske** reduziert die Menge des abgegebenen Aerosols. Das Tragen des Mund-Nasen-Schutzes über der Sauerstoffkanüle bei High-Flow-Therapie kann die Menge des abgegebenen Aerosols reduzieren. Dabei ist muss darauf geachtet werden, dass die Maske vom Patienten toleriert wird und den Therapieerfolg nicht beeinträchtigt. Es gibt bisher keine Belege, die zeigen, dass dadurch die Effektivität der High-Flow-Sauerstofftherapie beeinträchtigt wird.
- Bei **NIV-Therapie** soll die korrekt sitzende NIV-Maske (richtige Größe und keine Leckagen) angewendet werden. Nase-Mund-Masken, Vollgesichtsmasken und Beatmungshelme sollten zum Einsatz kommen. Auf Nasenmasken soll verzichtet werden.

Invasive Beatmung

- Eine **Intubation** der Patienten mit COVID-19 sollte möglichst geplant und elektiv erfolgen. Stresssituationen, in denen Fehler leichter passieren, sind unbedingt zu vermeiden. Während man noch im Frühjahr 2020 dazu neigte, die Patienten früh zu intubieren, um die Infektionsgefahr für das betreuende Personal zu reduzieren, ist diese Vorgehensweise nicht mehr vertretbar.
- Die **Anzahl der Personen im Raum** während der Intubation ist auf das Minimum zu reduzieren (ein Arzt und eine Pflegekraft).
- Die Intubation soll zügig und sicher durchgeführt werden. Eine Intubation bei COVID-19-Patienten darf keine Übungsintubation oder Anleitesituation sein. Idealerweise wird die Intubation durch einen erfahrenen Arzt und eine erfahrende instrumentierende Intensivpflegekraft durchgeführt. Im Vorraum soll eine dritte ausgebildete und erfahrene Person in persönlicher Schutzausrüstung mit dem Airwaywagen als Unterstützung und Kommunikation „nach außen“ in Bereitstellung sein.
- Die Vorbereitung der Materialien für die Intubation und ein Team-Time-Out finden vor dem Patientenzimmer statt.
- Bei **Präoxygenierung** soll auf dicht sitzende Maske am Gesicht des Patienten geachtet werden. Vor dem Absetzen der Präoxygenierungsmaske nach der Narkoseapplikation soll die Sauerstoffzufuhr ausgeschaltet werden und erst dann die Maske vom Gesicht des Patienten entfernt werden.
- Die gewählte Methode ist **„Rapid Sequence Intubation and Induction“** unter Anwendung des Videolaryngoskops und eines Führungsstabs. Auf fieberoptische Wachintubation soll möglichst verzichtet werden. Der Beatmungsbeutel soll mit dem PEEP-Ventil und HME-Filter bestückt sein. Nach erfolgter Intubation wird immer der Tubus abgeklemmt, bevor der Tubus an das Beatmungsgerät angeschlossen wird. Die Beatmung soll ge-

startet werden, nachdem der Tubus mit HME-Filter und geschlossener Absaugung angeschlossen wurde. Ein ablaufsicheres und zügiges Arbeiten ist gefragt.

- Ein akzidentelles Diskonnektieren der Beatmungsschlauchsysteme ist unbedingt zu vermeiden!
- Die endotracheale Absaugung soll nur mit geschlossenen Systemen erfolgen. Während der Beatmung soll die Ausatemluft des Patienten mit einem zusätzlichen Expirationsfilter gereinigt werden.
- Die **Extubation** gehört auch zu den kritischen Momenten, die mit einer erhöhten Infektionsgefahr für das betreuende Personal einhergehen. Während der Extubation soll geschlossene Absaugung unter Vermeidung von Husten und Pressen benutzt werden. Der HME-Filter verbleibt dabei am Tubus, der entfernt wird.
- Die Verwendung einer Sichtschutzfolie während der Intubation, Extubation und Bronchoskopie wird kontrovers diskutiert. Einerseits kann die Sichtschutzfolie das Arbeiten u.U. beeinträchtigen und anderseits wird das Aerosol beim Entfernen der Sichtschutzfolie doch im Raum aufgewirbelt.

Kardiopulmonale Reanimation

- Häufiger Grund für den Kreislaufstillstand bei COVID-19-Patienten ist eine Lungenembolie.
- Während der Thoraxkompressionen und Intubation werden größere Mengen an Aerosol freigesetzt. Während der Defibrillation wird wahrscheinlich kaum Aerosol in den Raum freigesetzt. Daher muss bei der kardiopulmonalen Reanimation die Anzahl der anwesenden Personen auf das Notwendigste reduziert werden, um einen erfolgreichen Ablauf der CPR zu gewährleisten. Möglichst wenige sollen dem infektiösen Aerosol während der CPR ausgesetzt werden.
- Auf vollständige persönliche Schutzausrüstung, wie bei einer Intubation oder Bronchoskopie, ist zu achten.
- Der Patient, der sich in Bauchlage befindet und nichtinvasiv beatmet wird, muss für die CPR auf den Rücken gedreht werden.
- Der Patient, der sich in Bauchlage befindet und invasiv beatmet wird, kann auch u. U. in der Bauchlage reanimiert werden. In der **Bauchlage** erfolgen die Thoraxkompressionen zwischen den zwei Schulterblättern, ein diastolischer Druck > 25 mmHg soll erreicht werden, Defi-Pads sollen anterior-posterior oder bi-axillär positioniert werden.

[9, 11]

4

KAPITEL

5

Christina Burkhart, Sven Mautner (Kap. 5.2.3)
(Vorauflage Anne C. Radau, Tobias Knoche)

Das Herz-Kreislauf-System

5.1 Anatomie und Physiologie

Form und Lage

Das Herz ist ein Hohlmuskel, dessen Größe Ähnlichkeit mit der Faustgröße der jeweiligen Person hat. Das Gewicht ist abhängig von Geschlecht, Alter und Trainingszustand und liegt im Durchschnitt zwischen 250 und 400 g. Die Herzbasis, welche die Einmündungen bzw. die Ursprünge der großen Gefäße umfasst, hat einen größeren Umfang als die Herzspitze und liegt direkt hinter dem Brustbein. Die Herzachse verläuft diagonal von rechts oben nach links unten vorne. Durch eine zusätzliche Drehung der Herzachse entstehen die Bezeichnungen „Vorderwand" und „Hinterwand", da die rechte Herzseite nach vorne und die linke Herzseite nach hinten zeigt.

Aufbau

Beide Herzhälften bestehen aus jeweils einem Vorhof und einer Kammer, die durch die Herzscheidewand, das Septum, voneinander getrennt sind (➤ Abb. 5.1). Zwischen den Vorhöfen und Herzkammern befinden sich zwei Herzklappen, die als „Segelklappen" bezeichnet werden. Kammern und Gefäßsystem werden wiederum von zwei weiteren Klappen, den sog. „Taschenklappen" getrennt.

Das Herz besteht aus mehreren Schichten. Auf der Innenseite ist es mit Endokard ausgekleidet, das durch seine glatte Struktur ein Anheften der Blutzellen verhindert und für einen gleichmäßigen Blutfluss sorgt. Es folgt das Myokard, also der eigentliche Herzmuskel, der für die tatsächliche Arbeitsleistung des Herzens verantwortlich ist. Dem Myokard liegt das Epikard auf, das zusammen mit der äußersten Schicht, dem Perikard, den Herzbeutel bildet. Dieser ermöglicht die Bewegungsfreiheit des Herzmuskels und reduziert die durch die Pumpbewegung entstehende Reibung.

5.1.1 Herzklappen

Das Herz pumpt mit jeder Kontraktion etwa 70–100 ml Blut, das sog. Schlagvolumen. Im klinischen Alltag bedeutender ist jedoch das Herzminutenvolumen (HZV), bei dessen Berechnung die Blutmenge je Herzschlag mit der Anzahl der Herzaktionen innerhalb einer Minute multipliziert wird. Damit dieses Volumen effektiv ausgeworfen werden kann, muss der Herzmuskel einen ausreichenden Druck aufbauen, der den Druck im anschließenden Lungen- bzw. Körperkreislauf übersteigt. Zusätzlich muss der Blutfluss in nur eine Richtung sichergestellt sein, damit das Blut in der Anspannungsphase

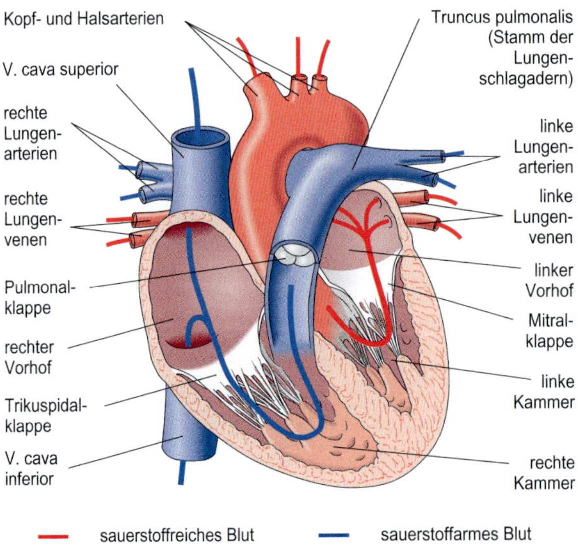

Abb. 5.1 Schematische Darstellung des Herzens im Längsschnitt [L190]

nicht in die Vorhöfe zurückströmen kann. Diese Funktion übernehmen die Herzklappen.

Herzklappen

Segelklappen

Trikuspidalklappe (dreizipflig): trennt den rechten Vorhof von der rechten Kammer

Mitralklappe (zweizipflig): trennt den linken Vorhof von der linken Kammer

- Werden durch Sehnenfäden und Papillarmuskel daran gehindert während der Diastole in die Vorhöfe umzuschlagen
- Verhindern einen Rückstrom des Blutes in die Vorhöfe im Rahmen der Kontraktionsphase

Taschenklappen

Aortenklappe: befindet sich zwischen der linken Kammer und der Aorta

Pulmonalklappe: befindet sich zwischen der rechten Kammer und der A. pulmonalis

- Bestehen aus drei halbmondförmigen Taschen
- Verhindern einen Rückstrom des Blutes aus dem Gefäßsystem in die Kammern nach Beendigung der Auswurfphase

5.1.2 Koronargefäße

Die Versorgung des Herzmuskels mit sauerstoffreichem Blut erfolgt durch die Herzkranzarterien, die Koronararterien. Diese versorgen jeweils einen ganz bestimmten Bereich des Herzmuskels. Kommt es zu einem akuten Verschluss einer Koronararterie **(Herzinfarkt),** so hat dies eine irreversible Schädigung der entsprechenden Region des Herzmuskels zur Folge. Die Ausbildung eines **Umgehungskreislaufs (Kollateralgefäß),** wie er für periphere Arterien typisch ist, entsteht am Herzen höchstens im Rahmen einer langsamen Verengung der Arterie, nicht aber bei einem akuten Verschluss.

Das Koronargefäßsystem entspringt aus der Aorta kurz oberhalb der Aortenklappe (➤ Abb. 5.2).

Die linke Koronararterie (Arteria coronaria sinistra) teilt sich in ihrem Verlauf in zwei Hauptäste auf. Bis zu dieser Bifurkation spricht man vom Hauptstamm (Truncus communis). Die abzweigenden Gefäße tragen die Bezeichnung Ramus circumflexus (RCX) und Ramus interventricularis anterior (RIVA) (der im englischen Sprachraum auch als left anterior descending artery (LAD) bezeichnet wird). Manche Menschen weisen einen zusätzlichen Gefäßast auf, den sog. Ramus intermedius. Die rechte Koronararterie (Arteria coronaria dexter) besteht lediglich aus einem Hauptast, von dem häufig zunächst kleinere Äste abzweigen, die den Herzmuskel kranzförmig umschließen. Im weiteren Verlauf teilt sie sich nach der sog. Crux in die zwei Endäste, den Ramus interventricularis posterior (RIVP) und Ramus posterolateralis dexter (RPLD) auf.

Die **linke Herzkranzarterie** versorgt mit ihren jeweiligen Ästen:

- Den linken Vorhof
- Die Muskulatur des linken Ventrikels
- Den Großteil des Septums
- Einen Anteil der Vorderwand des rechten Ventrikels

Die **rechte Herzkranzarterie** versorgt mit ihren jeweiligen Ästen:

- Den rechten Vorhof
- Die Muskulatur des rechten Ventrikels

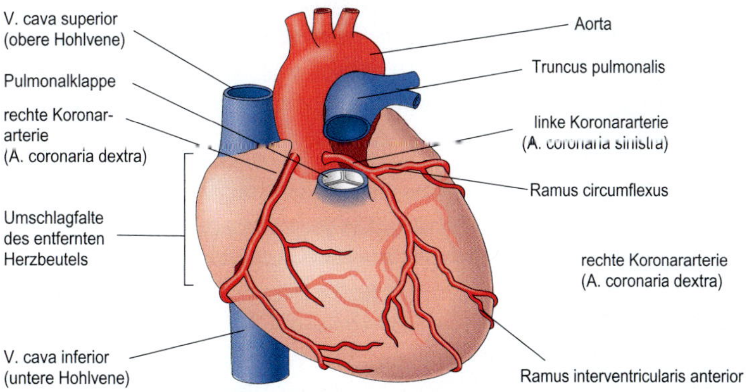

Abb. 5.2 Das koronare Gefäßsystem mit den wichtigsten Koronargefäßen [L190]

- Den hinteren Teil des Septums
- Den Sinusknoten
- Den AV-Knoten
- Einen Anteil der Hinterwand des linken Ventrikels

5.1.3 Reizleitungssystem

Jeder Muskel benötigt für eine kontrollierte Anspannung eine elektrische Erregung. Anders als bei der Skelettmuskulatur, bei der diese Erregung vom Gehirn erzeugt und vom peripheren Nervensystem weitergeleitet wird, arbeitet das Herz unabhängig davon **(autonom).** Speziell umgewandelte Herzmuskelzellen, die als Reizbildungs- und Leitungssystem zusammengefasst werden, erzeugen die Erregung und leiten diese fort. Dabei kann prinzipiell jede Herzmuskelzelle Ursprung einer Erregung und damit einer Herzaktion sein. Die hierfür erforderliche Überschreitung des Schwellenwerts erfolgt in den Schrittmacherzentren jedoch früher als im übrigen Myokard.

Alles-oder-Nichts-Gesetz

Die Muskelfasern des Herzens stehen untereinander in einer elektrischen Verbindung. Entsteht ein elektrischer Impuls, wird dieser von Muskelfaser zu Muskelfaser fortgeleitet, sodass es schließlich zu einer Erregung des gesamten Herzens kommt.
Wichtig: Werden Muskelfasern im Rahmen eines Herzinfarkts durch Narbengewebe ersetzt, kann dieses System empfindlich gestört sein und es besteht die Gefahr von lebensbedrohlichen Rhythmusstörungen.

Reizbildung und Reizleitung

An der Reizbildung und Reizleitung des Herzens sind verschiedene Strukturen beteiligt (➢ Abb. 5.3, ➢ Tab. 5.1).

Die wichtigste Struktur für die Erregungsbildung am Herzen ist der Sinusknoten. Der Sinusknoten ist der natürliche Schrittmacher des Herzens, von dem aus die Erregungen/elektrischen Impulse abgegeben werden.

Die Aktionen des Sinusknotens können sowohl vom stimulierend wirkenden sympathischen und dem drosselnd wirkenden parasympathischen Nervensystem als auch von Stresshormonen (Wirkung an den Alpha- und Betarezeptoren), Schilddrüsenhormonen (Aktivierung des sympathischen Nervensystems), Elektrolytverschiebungen (Kalium, Magnesium und Kalzium) und der Körpertemperatur beeinflusst werden.

Unterhalb der AV-Knoten-Ebene bezeichnet man das Reizleitungssystem auch als **tertiäres Schrittmacherzentrum.**

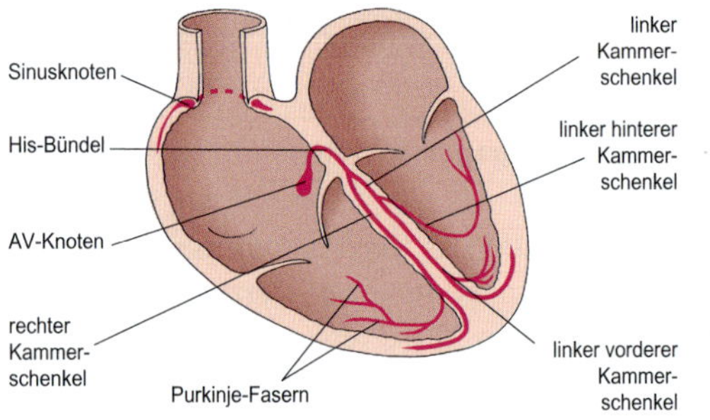

Abb. 5.3 Aufbau des Reizleitungssystems [L190]

Tab. 5.1 Aufgabe- und Lagebeschreibung der einzelnen Abschnitte des Reizbildungs- und Reizleitungssystems

Struktur	Lage und Funktion
Sinusknoten	Der Sinusknoten befindet sich im oberen Teil des rechten Vorhofs und fungiert als primärer Schrittmacher. Ohne externe Beeinflussung generiert er im Schnitt 60–80 Aktionen pro Minute.
AV-Knoten	Der AV-Knoten ist im Bereich des unteren Vorhofseptums zwischen den beiden Vorhöfen lokalisiert. Er verzögert die Weiterleitung der elektrischen Impulse, um eine bessere Füllung der Ventrikel zu gewährleisten und eine Überleitung tachykarder Rhythmen aus dem Vorhof zu verhindern. Fällt der Sinusknoten als primärer Schrittmacher aus, arbeitet der AV-Knoten als sekundäres Schrittmacherzentrum und kann ca. 50 Aktionen pro Minute erzeugen.
HIS-Bündel	Das HIS-Bündel liegt im oberen Bereich des Kammerseptums. Es leitet die Impulse zu den Tawara-Schenkeln weiter und erregt zudem die Papillarmuskeln der Segelklappen.
Tawara-Schenkel	Die zwei Tawara-Schenkel teilen sich aus dem HIS-Bündel innerhalb des Kammerseptums und aktivieren die Kammermuskulatur.
Purkinje-Fasern	Die Purkinje-Fasern stellen Verästelungen der Tawara-Schenkel dar und ziehen bis in die Herzspitze. Sie bilden die Endstrecke des Erregungsleitungssystems.

MERKE

Für den Fall, dass der Sinus- und AV-Knoten ausfallen, ist das tertiäre Schrittmachersystem in der Lage, etwa 30 Aktionen pro Minute zu erzeugen. Dies macht potenziell ein Überleben dieser schwerwiegenden Störung im Reizbildung- und Leitungssystems möglich.

5.2 Kreislaufsystem

Das Kreislaufsystem setzt sich aus dem Lungenkreislauf (**„kleiner Kreislauf"**) und dem Körperkreislauf (**„großer Kreislauf"**) zusammen. Gefäße, die Blut vom Herzen wegführen, werden als **Arterien** bezeichnet und Gefäße, die Blut zum Herzen hinführen, werden **Venen** genannt. Dies gilt unabhängig davon, ob das durchströmende Blut mit Sauerstoff angereichert ist oder nicht.

Während die herznahen Gefäße noch einen großen Durchmesser aufweisen, nimmt ihr Kaliber in der Peripherie immer weiter ab, bis sie sich schließlich in feinste Haargefäße, die Kapillaren, verästeln. Diese Kapillare bilden das sog. Endstromgebiet, also den Bereich eines Organs, in dem sauerstoffreiches Blut zugeführt bzw. sauerstoffarmes Blut abtransportiert wird. Dabei ist der Aufbau der Gefäßwand in Venen und Arterien nahezu gleich, ein wesentliches Unterscheidungsmerkmal ist jedoch die Dicke der Muskelschicht (➤ Abb. 5.4). Die Gefäßwand der Kapillaren besteht nur noch aus einer Schicht, dem Endothel.

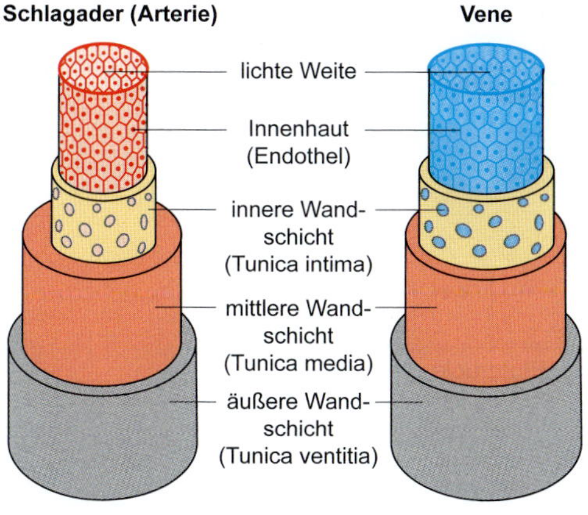

Abb. 5.4 Der Gefäßwandaufbau von Vene und Arterie im Vergleich [L143]

Die stärker ausgeprägte Muskelschicht und der höhere Anteil an elastischen Fasern ermöglichen den Arterien eine bessere Widerstandsfähigkeit und Dehnbarkeit. So kann der höhere Druck im arteriellen System besser aufgefangen werden und es wird ein gleichmäßigerer Blutfluss gewährleistet. Im venösen System sind die Drücke niedriger, sodass keine starke Muskelschicht erforderlich ist. Zudem sind die Venen so besser komprimierbar, was das Prinzip der Muskel-Venen-Pumpe unterstützt.

5.2.1 Hämodynamik

Das arterielle Gefäßsystem ist ein „Hochdrucksystem". Der in diesem System vorherrschende Druck, der arterielle Blutdruck, steht im relativen Verhältnis zu der Leistungskraft des Herzens und lässt Rückschlüsse auf die allgemeine Kreislaufsituation zu.

Windkesselfunktion

Die Muskulatur einer gesunden linken Herzkammer kontrahiert so lange, bis der Druck in der Kammer den Druck im Gefäßsystem übersteigt und das Blut in die Aorta ausgeworfen wird. Dieser Vorgang wird als **Systole** bezeichnet.

Das ausgeworfene Blut führt zu einer aktiven Dehnung der Gefäßwand. Auf diese Weise kann ein möglichst großer Teil des Schlagvolumens durch das Gefäßsystem aufgenommen werden. Der elastische Anteil der Arterien bewirkt, dass sich diese nach Abschluss der Systole im Rahmen der **Diastole** wieder zusammenziehen und das Blut passiv ausgeworfen wird. Diese sog. **Windkesselfunktion** sorgt für einen gleichmäßigeren Blutstrom (➤ Abb. 5.5).

Frank-Starling-Mechanismus

Der Frank-Starling-Mechanismus ermöglicht eine Anpassung der Herztätigkeit an kurzfristige Druck- und Volumenschwankungen. Er steuert das Zusammenspiel zwischen Füllung und Auswurfleistung

5

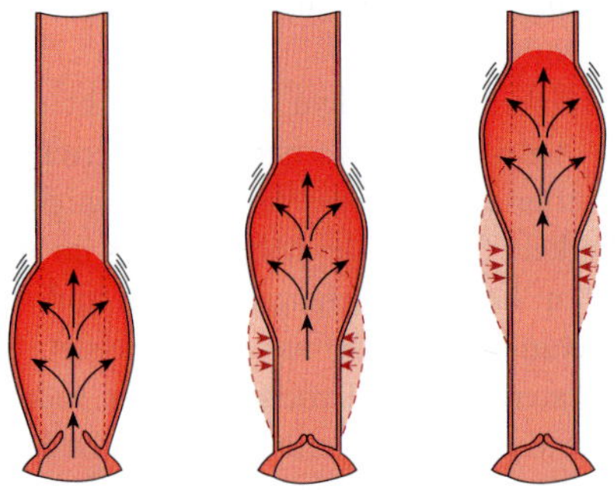

Abb. 5.5 Schematische Darstellung der Windkesselfunktion [L190]

des Herzens. Schwankungen können sowohl in der Vorlast, dem Füllungsvolumen der Kammer, als auch in der Nachlast, dem vorherrschenden Gefäßdruck nach der Kammer, entstehen. Grundsätzlich gilt, dass niemals das gesamte, in den Ventrikeln befindliche, Blut ausgeworfen wird.

Kommt es zu einer Erhöhung des Widerstands in der Aorta, also zu einer Erhöhung der Nachlast, muss das Herz während der Kontraktion einen stärkeren Druck aufbauen. Dadurch verringert sich das Schlagvolumen und die Restmenge an Blut im Ventrikel am Ende der Systole nimmt zu. Durch das erhöhte Füllungsvolumen in der Kammer (Anstieg der Vorlast des Herzens) kommt es zu einer stärkeren Vordehnung der Kammermuskulatur, die es bis zu einem gewissen Grad ermöglicht, auch mehr Schlagvolumen auszuwerfen.

Auf diese Weise verändert sich die am Ende der Systole in der Kammer verbleibende Restmenge an Blut nur geringfügig.

Dieses Wechselspiel gewährleistet, dass beide Herzkammern immer nahezu dasselbe Schlagvolumen auswerfen.

5.2.2 Parameter und Monitoring

Blutdruck

Im klinischen Alltag ist die Ermittlung des Blutdrucks für die Überwachung eines Patienten unerlässlich (➤ Abb. 5.6, ➤ Tab. 5.2). Der Blutdruck kann indirekt (unblutig) mithilfe einer Manschette gemessen werden, oder er wird direkt (blutig) mittels eines Katheters in einer Arterie abgeleitet (➤ Tab. 5.3, ➤ Tab. 5.4).

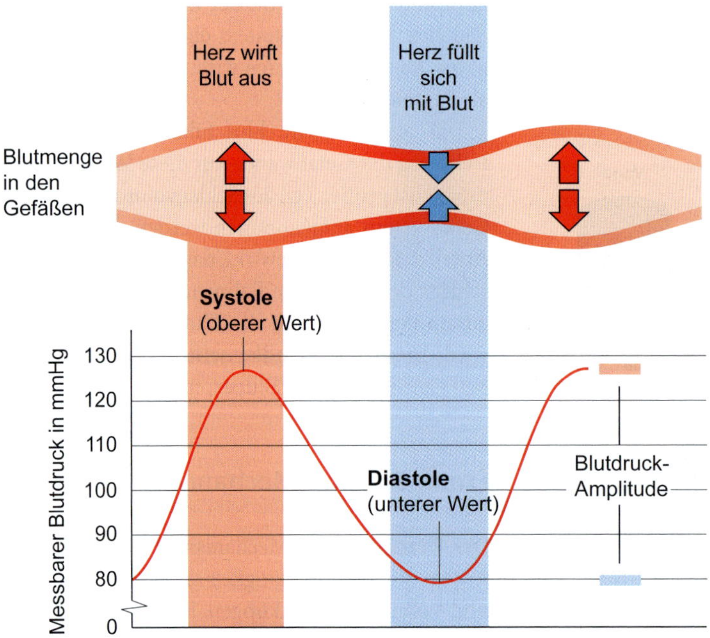

Abb. 5.6 Dilatation und Kontraktion der Gefäßwand in Abhängigkeit zum Blutdruck [L143]

Tab. 5.2 Erläuterung der Blutdruckbegriffe

Begriff	Beschreibung
Systolischer Blutdruck	Ist ein gemessener Wert und entspricht dem Druck im Gefäßsystem während der Auswurfphase
Diastolischer Blutdruck	Ist ebenfalls ein gemessener Wert und entspricht dem Druck im Gefäßsystem im Rahmen der Entspannungs- bzw. Füllungsphase
Mitteldruck	Ist ein errechneter Wert. Er entspricht dem Druck, der kontinuierlich im Gefäßsystem herrscht und wird zur besseren Einschätzung der Versorgung der Organe mit sauerstoffreichem Blut herangezogen. Aus diesem Grund wird er auch als „Perfusionsdruck" bezeichnet. Eine Unterschreitung von 65 mmHg kann zu einer erheblichen Beeinträchtigung der Organversorgung führen. Ist der menschliche Körper jedoch an einen niedrigen Perfusionsdruck gewöhnt (z. B. bei Patienten mit chronischer Herzsuffizienz), können auch Werte um 50–55 mmHg toleriert werden. Letztlich sind die Auswirkungen auf die Organsysteme (Nieren- und Leberversagen, neurologische Ausfälle etc.) entscheidend.

Tab. 5.3 Erläuterungen zur direkten Blutdruckmessung über einen Katheter in einer Arterie

Direkte/blutige Messung	
Punktionsstellen	• A. radialis (nur bei intakter A. ulnaris) • A. femoralis • A. brachialis Vorsicht: Aus der A. brachialis teilen sich die beiden Unterarmarterien. Kommt es hier z. B. infolge einer Entzündung oder Embolie zu einem Verschluss, wird der Unterarm nicht mehr durchblutet!
Messintervall	Kontinuierlich ohne Intervall
Utensilien	• Arterieller Katheter • Drucksystem mit Druckaufnehmer • Druckbeutel mit Kochsalzlösung • Ggf. Druckleitung zur Bestimmung des Nullpunkts
Methode	• Sterile Anlage des Katheters durch einen Arzt • Drucksystem vollständig entlüften und mit Kochsalzlösung füllen • Druckbeutel auf 300 mmHg aufpumpen → hierdurch wird ein kontinuierlicher, geringer Fluss der Kochsalzlösung gewährleistet und somit ein Einströmen von Blut in das Drucksystem verhindert. • Mithilfe einer Thoraxschublehre Nullpunkt bestimmen → dieser wird beim flach liegenden Patienten ermittelt. Der Nullpunkt entspricht der Herzhöhe. • Drucksystem und Katheter verbinden → die im Drucksystem entstandene Wassersäule nimmt die am Katheterende auftreffende Pulswelle auf und leitet sie an den Druckaufnehmer weiter. • Alarmgrenzen einstellen
Fehler-/Störquellen	• Falsche/fehlende Kabel- und/oder Schlauchverbindungen • Falscher Nullpunkt • Motorisch unruhiger Patient • Falsch gestellte Dreiwegehähne • Katheterfehlanlage

Tab. 5.4 Erläuterung zur indirekten Blutdruckmessung über eine Manschette am Oberarm

<table>
<tr><th colspan="3">Indirekte/unblutige Messung</th></tr>
<tr><td>Position für die Blutdruckmanschette</td><td colspan="2">• A. brachialis
• A. poplitea/A. tibialis posterior
Wichtig: keine Messung auf der gleichen Seite bei Mammakarzinom, Lymphstau, Thrombose, Shuntanlage, Infusionszugang mit kreislaufregulierenden Medikamenten!</td></tr>
<tr><td>Messintervall bei automatischer Messung</td><td colspan="2">Nicht kontinuierlich mit intermittierendem Intervall → nur in absoluten Ausnahmefällen ist eine kontinuierliche Messung zu empfehlen.</td></tr>
<tr><td>Utensilien</td><td colspan="2">• Druckmanschette
• Stethoskop (nur manuelle Messung)</td></tr>
<tr><th colspan="3">Methode</th></tr>
<tr><td colspan="2">Manuelle Messung</td><td>Automatische Messung</td></tr>
<tr><td colspan="3">• Liegender Patient
• Mindestens 15 Min. nach körperlicher oder psychischer Anstrengung (Arztgespräch, Besuch von Angehörigen)
• Manschette knitterfrei, am nackten Oberarm in Herzhöhe anlegen</td></tr>
<tr><td colspan="2">• Manschette langsam bis 20 mmHg über die letzte tastbare Pulswelle aufpumpen
• Stethoskop knapp unterhalb der Manschette auf die Arterie aufsetzen → nicht mit dem Daumen festhalten
• Manschette langsam entlüften
• Beginn des „Klopfens" entspricht dem systolischen, das Ende dem diastolischen Druck → dieses Klopfen ist ein Strömungsgeräusch. Es entsteht, wenn Blut durch ein Strömungshindernis fließt (Korotkoff-Geräusch).
• Manschette vollständig entlüften</td><td>• Messung erfolgt über Druckpulsation in der Manschette.</td></tr>
<tr><td>Fehler-/Störquellen</td><td colspan="2">• Fehlende Schlauchverbindungen
• Bekleideter Oberarm
• Fingerreiben auf dem Kopf des Stethoskops
• Eigener Pulsschlag
• Schwere Gefäßverletzung/Gefäßverschluss</td></tr>
</table>

ACHTUNG

Bei der blutigen Blutdruckmessung **muss immer mindestens ein Alarmparameter der Blutdruckmessung aktiv sein.** Stets auch den Alarm des mittleren arteriellen Drucks aktivieren, da dieser Aussage über die Durchblutung der Organe gibt.

Formel zur Berechnung des Mitteldrucks

$$\text{Arterieller Mitteldruck} = \frac{(\text{Diastole} + \text{Diastole} + \text{Systole})}{3}$$

Der Blutdruck wird durch viele Vorgänge im Körper beeinflusst:

- Schmerzen,
- Stress,
- Angst,
- Medikamente,
- Blutverlust

können zu einer Änderung des Blutdrucks führen.

MERKE

Der Blutdruck sollte nicht als alleiniger Faktor für die Beurteilung eines Patienten herangezogen werden. Stets sollte die **Gesamtsituation** beachtet werden. Gemessene Blutdruckwerte, die erheblich von den bekannten Werten abweichen, gilt es zunächst zügig zu überprüfen (➤ Tab. 5.5). Ist sichergestellt, dass der erhobene Wert korrekt ist, muss schnell gehandelt werden.

Bei einem **systolischen Blutdruck von über ≥ 230 mmHG** und **zusätzlichen Symptomen,** wie beispielsweise **Kopf- und/oder Brustschmerzen, Atemnot, neurologischen Ausfällen**, liegt eine **hypertensive Krise** vor, die sofort behandelt werden muss.

Tab. 5.5 Empfohlene Definition und Klassifikation des Blutdrucks gemäß Leitlinien für das Management der arteriellen Hypertonie (Deutsche Gesellschaft für Kardiologie)

Systolisch		Diastolisch	Kategorie
< 120 mmHg	und	< 80 mmHg	Optimal
120–129 mmHg	und/oder	80–84 mmHg	Normal
130–139 mmHg	und/oder	85–89 mmHg	Hochnormal
140–159 mmHg	und/oder	90–99 mmHg	Hypertonie Grad 1
160–179 mmHg	und/oder	100–109 mmHg	Hypertonie Grad 2
≥ 180 mmHg	und/oder	≥ 110 mmHg	Hypertonie Grad 3
≥ 140 mmHg	und	< 90 mmHg	Isolierte systolische Hypertonie

Low-Output-Syndrom

Ein gesundes Herz-Kreislauf-System ist in der Lage, kurzfristigen Blutdruckschwankungen entgegenzuwirken. Zudem verfügen die Nieren (➤ Kap. 6) und das Gehirn (➤ Kap. 8) über Autoregulationsmechanismen.

Infolge einer chronischen Einschränkung der Pumpleistung des linken oder des gesamten Herzens kann es im Rahmen von Blutdruckerhöhungen zu einer Erschöpfung dieser Kompensationsmechanismen kommen und das Herz ist nicht mehr in der Lage, gegen den erhöhten Widerstand anzupumpen.

Dadurch ergeben sich zwei **kritische Zustände:**

1. Das Schlagvolumen sinkt und es wird keine ausreichende Menge Blut mehr ausgeworfen. Dadurch kommt es zu einer akuten Mangeldurchblutung der peripheren Organe und somit auch zu einem Sauerstoffmangel. Durch eine verminderte Leber- und Nierenfunktion kommt es zur Ansammlung von Stoffwechselprodukten, Enzyme werden freigesetzt und es fällt vermehrt Laktat an (entsteht bei Stoffwechselprozessen ohne die Zugabe von Sauerstoff, das Blut übersäuert → Azidose). Bei vorgeschädigten Herzkranzgefäßen kann die geringere Auswurfleistung darüber hinaus zu einem Sauerstoffmangel am Herzen selbst führen, wodurch das Auftreten von Herzrhythmusstörungen, auch von lebensbedrohlichen, wahrscheinlicher wird.
2. Das Restvolumen in den Herzkammern steigt an und es kommt zu einem zunehmenden Rückstau in das vorgeschaltete Gefäßsystem. Liegt ein primär linksführendes Pumpversagen des Herzens vor, staut sich das Blut in die Lunge zurück, wodurch ein Übertritt von Flüssigkeit in die Alveolen mit erheblicher Beeinträchtigung des Gasaustauschs eintreten kann (→ Lungenödem). Zudem können Patienten in Panik geraten, was zu einer Ausschüttung von Stresshormonen und damit zu einer weiteren Erhöhung des Blutdrucks führt. Auch der rechte Ventrikel wird nun in Mitleidenschaft gezogen, da er für hohe Drücke im Lungenkreislauf nicht ausgelegt ist. Die Folge ist ein Rückstau des Blutes in die abdominellen Organe und die Peripherie. Die Halsvenen treten prall gefüllt hervor, die Leber wird in ihrer Funktion beeinträchtigt und es bilden sich Beinödeme aus.

Diese Zustände werden als **„Low-Output-Syndrom"** bezeichnet. In Abhängigkeit des Erkrankungsstadiums und der Gesamtkonstitution des Patienten, kann diese akute Verschlechterung rasch lebensbedrohlich werden und letztlich auch zum Tode führen. Ein rasches Einschreiten mit dem Ergreifen umfassender Maßnahmen (Sedierung, antihypertensive Therapie, Steigerung der Diurese) ist zwingend erforderlich.

Zentraler Venendruck

Unter dem „zentralen Venendruck" (ZVD) versteht man den im rechten Vorhof des Herzens und in der oberen Hohlvene (V. cava superior) herrschenden Druck. Folglich erlaubt er eine ungefähre Einschätzung der Vorlast. Vor allem im Zusammenhang mit der Herzfrequenz und dem arteriellen Blutdruck ist eine grobe Beurteilung des Füllungsvolumens im Gefäßsystem und damit den Druckverhältnissen im rechten Vorhof möglich. Inzwischen wird der ZVD jedoch nicht mehr als Parameter herangezogen und wird in den Leitlinien zum Volumenmanagement nicht mehr empfohlen.

PiCCO

PiCCO, eine Abkürzung für "pulse contour cardiac output" (dt. Pulskontur-Herzzeitvolumen), ist eine Methode zur Ermittlung des Herzzeitvolumens, die auf dem Thermodilutionsprinzip basiert. Hierzu wird ein 10–15 ml Bolus einer auf ca. 10 °C gekühlten Injektionslösung (i. d. R. Kochsalz oder Glukose)

5

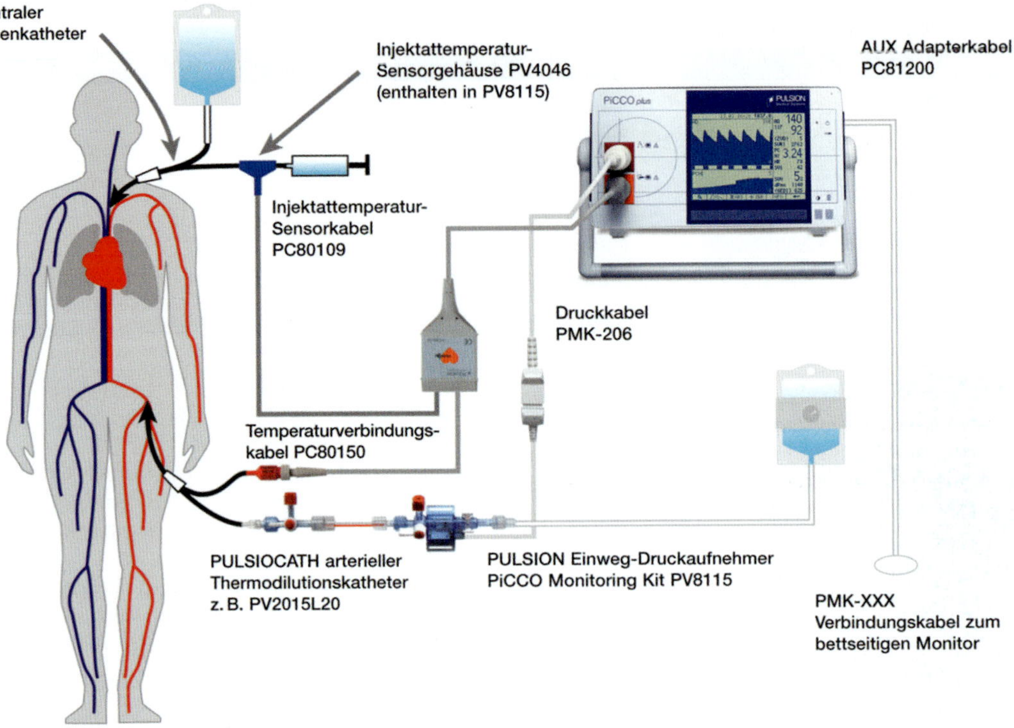

Abb. 5.7 Schematische Darstellung des PiCCO-Systems [V213]

in das zentralvenöse System appliziert und über einen Injektatssensor, der am distalen Lumen eines ZVKs befestigt ist, registriert (➤ Abb. 5.7). Der Kältebolus wird über das rechte Herz, die Lunge und das linke Herz in das arterielle Gefäßsystem geleitet und mithilfe des PiCCO-Katheters, der i. d. R. in der A. femoralis einliegt, erfasst. Anhand der entsprechenden Temperaturänderung zwischen dem venös applizierten Injektionsvolumen und der arteriell registrierten Temperatur ist das System dazu in der Lage, das Herzzeitvolumen zu ermitteln (Stewart-Hamilton-Methode).

Neben der Bestimmung und Kalibrierung des Herzzeitvolumens ist das PiCCO-System zusätzlich zu einer kontinuierlichen Erfassung des Herzzeitvolumens, der sog. Pulskonturanalyse, befähigt.

Darüber hinaus können mit dem PiCCO-System weitere Parameter ermittelt werden, die eine Beurteilung des hämodynamischen- und volumenbezogenen Zustands des Patienten erlauben (➤ Tab. 5.6).

Indikationen

- Septischer Schock
- Kardiogener Schock
- Hypovolämischer Schock
- Akutes Lungenversagen
- Schwere Brandverletzungen
- Pankreatitis
- Hochrisikoeingriffe

Kontraindikationen

Bei Patienten mit einem Bypass der A. femoralis oder mit schweren Verbrennungen in der Leistengegend ist die Platzierung eines PiCCO-Katheters häufig nicht möglich.

Zudem können die Ergebnisse der Messung verfälscht werden bei Patienten mit:
- Intrakardialen Shunts
- Aortenaneurysmen
- Aortenklappenstenose
- Mitral- und Trikuspidalklappeninsuffizienz

Tab. 5.6 Auszug der Parameter, die im Rahmen der PiCCO-Messung bestimmt werden können

Parameter	Bedeutung	Normwert
Herzindex (HI)	Herzzeitvolumen, bezogen auf die Körperoberfläche → dient als Parameter für die Herzleistung	3,0–5,0 l/Min./m²
Schlagvolumenindex (SVI)	Menge des ausgeworfenen Blutes bei jeder Kontraktion, bezogen auf die Körperoberfläche	40–60 ml/m²
Intrathorakaler Blutvolumen-Index (ITBI)	Das ITBV dient zur Abschätzung der kardialen Vorlast.	850–1000 ml/m²
Globaler enddiastolischer Volumen-Index (GEDI)	Der GEDV entspricht dem gesamten Vorlastvolumen des Herzens. Das Aufrechterhalten eines adäquaten Vorlastvolumens bildet die effektivste Maßnahme zur Erhaltung des HZV.	680–800 ml/m²
Extravasaler Lungenwasser-Index (ELWI)	Mithilfe der Überwachung des extravasalen Lungenwassers kann die Gefahr einer Volumenüberladung und Überwässerung kritisch kranker Patienten reduziert werden.	3,0–7,0 ml/kg
Pulmonalvaskulärer Permeabilitätsindex (PVPI)	Dieser Parameter wird aus dem Verhältnis zwischen extravaskulärem Lungenwasser (EVLW) und pulmonalem Blutvolumen (PBV) berechnet. Besteht ein Lungenödem, erlaubt der PVPI die Unterscheidung zwischen einem kardialen Problem oder einer erhöhten Permeabilität der Lungenkapillaren. Ist der PVPI erhöht, liegt ein nichtkardiales Lungenödem vor.	1,0–3,0
Globale Auswurffraktion	Als globale Auswurffraktion wird derjenige Anteil der Ventrikelvolumina bezeichnet, der während der Systole ausgeworfen wird.	25–35 %
Systemisch vaskulärer Widerstand-Index (SVRI)	Der SVR berechnet sich aus dem Übergangswiderstand zwischen dem arteriellen und venösen System und dem HZV der letzten 12 Sek. Der SVR wird auch als totaler peripherer Widerstand bezeichnet und beeinflusst direkt die Höhe des diastolischen Blutdrucks.	1.700–2.400 dyn/m²

- Pneumektomie
- Massiver Lungenembolie
- Extrakorporalem Kreislauf

5.2.3 Elektrokardiogramm (EKG)

Sven Mautner

Die Elektrokardiografie (EKG) ist ein nichtinvasives Standardverfahren zur Diagnostik und Überwachung der kardialen Funktion. Auf die Körperoberfläche fortgeleitete Potenzialdifferenzen des Herzens werden zeitlich und räumlich erfasst, verstärkt und grafisch in Form einer Herzstromkurve dargestellt. Dabei können **Frequenz, Regelmäßigkeit** und **Lagetyp des Herzens** sowie die **Abstände** und **Amplituden** der einzelnen Aktionen befundet werden. Allerdings kann das EKG keine Aussage über die Pumpkraft des Herzens treffen.

Auf der Intensivstation ist das EKG als eines der Standardverfahren beim Monitoring etabliert. Jeder Patient wird obligatorisch kontinuierlich EKG-überwacht. Dadurch können schnell vitalbedrohliche Rhythmuswechsel und Situationen (z. B. bei einer

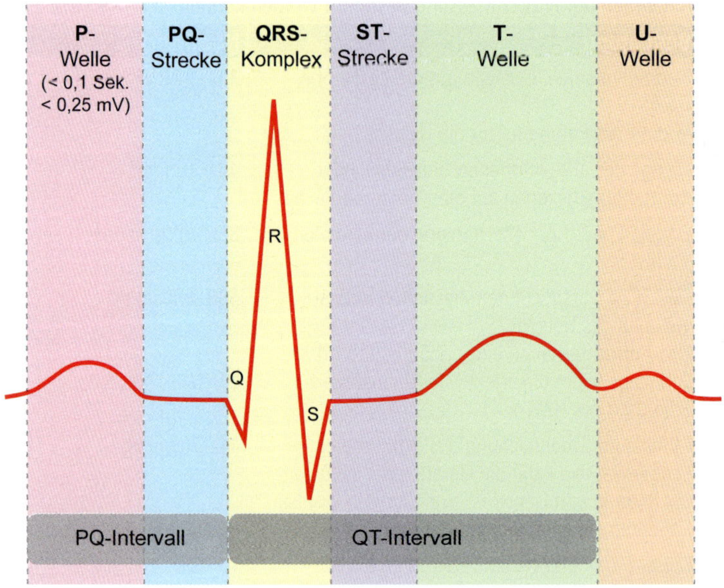

Abb. 5.8 Anteile des EKGs [L157]

kardialen Ischämie) erkannt und ggf. interveniert werden.

Eine normale Aktivität, beginnend vom Taktgeber des Herzens, dem Sinusknoten, hat eine typische Verlaufsform im EKG (➤ Abb. 5.8). Die Bezeichnung der Zacken und Wellen wurde von Einthoven definiert:

- Die **P-Welle** entspricht der Aktivierung der Vorhöfe (Depolarisation der Vorhöfe).
- Der aus der **Q-Zacke,** der **R-Zacke** und der **S-Zacke** bestehende **QRS-Komplex** spiegelt die Aktivierung der Kammern wider (Depolarisation der Kammern).
- Die **T-Welle** entsteht im Zusammenhang mit der Erregungsrückbildung der Kammern (Repolarisation der Kammern).

Ableitungen

Bei einer Herzaktion verändert sich die Erregung der Herzmuskulatur, dabei fließt ein schwacher Strom. Diese Veränderungen der Spannung werden im EKG zu einem bestimmten Zeitpunkt an der Körperoberfläche (an definierten Stellen, wie Brustwand und Extremitäten) abgeleitet und aufgezeichnet.

Klinische Bedeutung

Um eine genaue Diagnostik durchführen zu können, ist eine korrekte Anlage der Elektroden notwendig. Daraus ergeben sich verschiedene Ableitungen, die eine räumliche Aussagekraft etwaiger Pathologien möglich machen.

Als Standard-EKG wurde 1954 durch die American Heart Association ein **12-Kanal-EKG** mit drei Ableitungssystemen festgelegt (➤ Abb. 5.9):

- Extremitätenableitung nach Einthoven (I, II, III)
- Extremitätenableitung nach Goldberger (aVR, aVL, AVF)
- Brustwandableitungen nach Wilson (V_1–V_6)

Für die korrekte Anlage werden je nach EKG Klebeelektroden oder Saugnäpfe genutzt. Diese müssen einen guten Kontakt zu Haut haben. Gegebenenfalls müssen Haare entfernt werden. Die einzelnen Kabel sind in der Regel farblich und mit Buchstabencodes markiert.

Die farbigen **Extremitätenableitungen** werden an den Armgelenken und Fußfesseln folgendermaßen angebracht (➤ Abb. 5.9):

- R: rot → rechter Arm
- L: gelb → linker Arm
- F: grün → linkes Bein
- N: schwarz → rechtes Bein

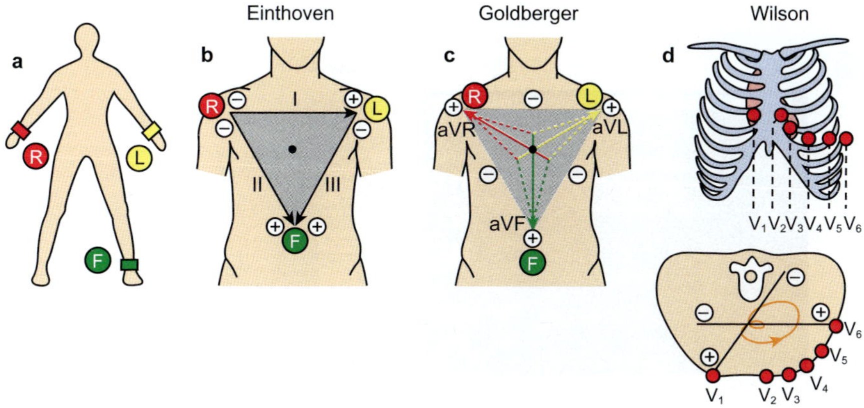

Abb. 5.9 EKG-Ableitungen [L231]

Die **Brustwandableitungen** werden auf folgenden Bereichen des Oberkörpers fixiert (➤ Abb. 5.9):

- V_1: rot → 4. ICR parasternal rechts
- V_2: gelb → 4. ICR parasternal links
- V_3: grün → zwischen V_2 und V_4
- V_4: braun → 5. ICR medioklavikular links
- V_5: schwarz → gleiche Höhe wie V_4; vordere Axillarlinie
- V_6: violett → gleiche Höhe wie V_4; mittlere Axillarlinie

ACHTUNG

Um Artefakte zu vermeiden, muss der Patient ruhig liegen bleiben und darf nicht sprechen. Etwaige Störfaktoren (elektronische Geräte) sollten entfernt werden.

Elektrodenplatzierung

Es können 3–6 Elektroden platziert werden:

- **3 Elektroden:** Bei der Platzierung von (RA, LA, LB) wird auf dem Monitor in der Regel eine Ableitung dargestellt (I, II oder III).
- **4 Elektroden:** Eine zusätzliche Elektrode wird rechts unten am Rumpf (RB) platziert. Dadurch können 6 Ableitungen (I, II, III, aVR, aVL, aVF) angezeigt werden.
- **6 Elektroden:** Zusätzlich können zwei Brustwandelektroden (meistens V_2 und V_5) eingesetzt werden.

EKG-Monitoring

Bei der Monitorüberwachung auf der Intensivstation handelt es sich um ein **Langzeit-EKG,** das in Echtzeit begutachtet und bei Besonderheiten auch dokumentiert werden kann (➤ Abb. 5.10). Normalerweise kann bei der Monitordarstellung zwischen drei Ableitungen ausgewählt werden. Ausgewählt werden sollte eine Ableitung mit ausreichenden P- und R-Amplituden (z. B. Ableitung II).

Um allerdings die Überwachung zur Arrhythmie- und Ischämiediagnostik kontinuierlich zu gewährleisten, sollten laut Leitlinien der kardiologischen Intensivmedizin beim Monitoring neben der Ableitung II auch V_5 oder alternativ II und V_3 oder II und V_4 oder, sofern technisch möglich, V_3, V_4 und V_5 verwendet werden.

MERKE

Als signifikantes Geschehen einer **kardialen Ischämie** wurde eine ST-Senkung von 0,1 mV oder eine ST-Hebung von 0,2 mV für mindestens 1 Min. definiert.

Neben der kontinuierlichen Überwachung wird zum Monitoring auch ein **regelmäßig durchgeführtes 12-Kanal-EKG** empfohlen. Dies ist bei jeder Neuaufnahme und im Verlauf, jedoch spätestens bei Ereignissen zu wiederholen und muss mit Vor-EKGs verglichen werden. Die schriftliche Dokumentation eines EKGs zum Nachweis eines (sub-)akuten Myokardinfarkts ist selbstverständlich. Relevante

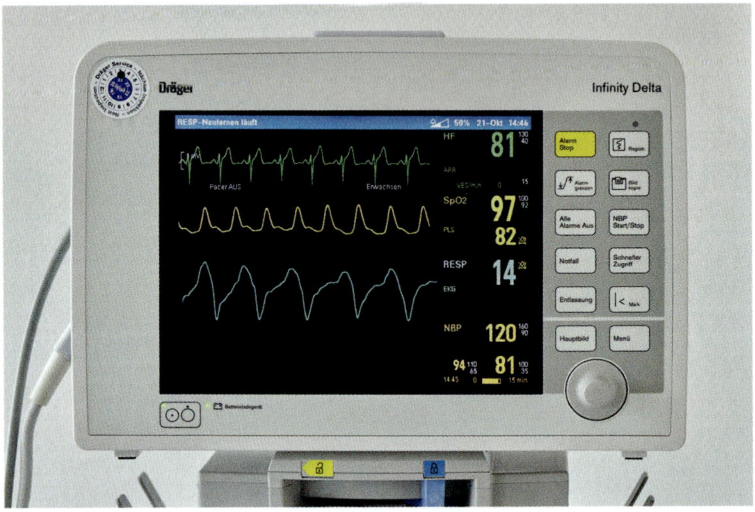

Abb. 5.10 EKG-Monitoring [K115]

Rhythmusstörungen wie AV-Blockierungen, Tachyarrhythmia absoluta bei Vorhofflimmern, VES bis hin zu Sinus- oder ventrikulären Tachykardien können nachgewiesen werden.

EKG-Befundung

Die Befundung eines EKG ist vielschichtig. Um wichtige Einzelheiten nicht zu übersehen bzw. wegen einer offensichtlichen Pathologie weitere Auffälligkeiten nicht mehr zu beachten, muss ein EKG stets strukturiert befundet werden. Dafür gibt es verschiedene Möglichkeiten. Eine gängige Struktur wird beispielhaft vorgestellt:

1. Rhythmus:
   - Regelmäßig: meist Sinusrhythmus
   - Unregelmäßig: häufig mit supraventrikulären Extrasystolen (SVES) und ventrikulären Extrasystolen (VES);
   - Komplett unregelmäßig: Vorhofflimmern
2. Herzfrequenz: normofrequent – bradykard – tachykard
3. P-Wellen: vorhanden oder fehlen
4. QRS-Komplex: schlank – breit – gleich aussehend
5. Lagetypbestimmung: Ableitung I–III
6. Zeiten/Intervall: P-Dauer, PQ-Dauer, QRS-Dauer, QT-Dauer
7. Morphologie: jede der 12 Ableitungen einzeln betrachten

Rhythmus

Beurteilt werden: P-Welle vorhanden? Sinusrhythmus, Arrhythmien (z. B. Sinusarrhythmie, Vorhofflimmern)? Anzahl der QRS-Komplexe? Abstand der P-Wellen zum QRS-Komplex? QRS-Komplexe: Andersartige QRS-Komplexe mit einer Wiederholung (z. B. 1 : 1 oder 2 : 1)?

Herzfrequenz

Im deutschsprachigen Raum wird das EKG mit einer Geschwindigkeit von 50 mm/Sek. geschrieben. Die Frequenz kann ermittelt werden, indem man die Anzahl der QRS-Komplexe auf einem Blatt (DIN A4) mit 10 multipliziert.

- Normalbefund: 60–80/Min.
- Bradykardie: < 60/Min.
- Tachykardie: > 100/Min.

P-Welle, PQ-Intervall

Üblich sind:

- P-Welle < 120 ms
- PQ-Intervall: 120–220 ms

QRS-Komplex

- Die Dauer des QRS-Komplexes sollte < 110 ms betragen.

- Die Amplitude liegt > 1 mV in den Extremitätenableitungen und bei 2–3 mV in den Brustwandableitungen.

ST-Strecke

Verlauf innerhalb eines Bereichs von –0,05 mV bis +0,1 mV, parallel zur Nulllinie. Rechtspräkordial können Hebungen bis zu 0,2–0,3 mV normal sein, sofern die T-Welle positiv ist.

Lagetypbestimmung

Die Ableitungen I–III sind wegweisend.

- Passt der Lagetyp zur Person?
- Ist das EKG richtig abgeleitet?

Zeiten (meist in Ableitung II)

Normalbefunde sind:

- PQ-Zeit ≤ 0,2 Sek.
- QRS-Komplex ≤ 0,1 Sek.
- Frequenzkorrigierte QT-Zeit < 440 ms

Morphologie

Alle Ableitungen sind erforderlich:

- Q-Zacken tief bzw. QS-Komplexe
- Signifikante ST-Strecken-Hebungen (≥ 0,1 mV) in benachbarten Ableitungen
- Horizontale oder deszendierende ST-Senkungen

Rhythmusbestimmung auf dem Monitor

Prinzipiell muss bei einem Rhythmus- oder Frequenzwechsel auf die klinische Symptomatik des Patienten geachtet werden. Wie sind die Bewusstseinslage, Hautbeschaffenheit, Dyspnoe? Manche Rhythmen sind vitalbedrohlich, andere wiederum sind physiologische Reaktionen (➢ Kap. 5.3)

Sinusrhythmus

- **Normofrequent:** positive P-Wellen in den Ableitungen I, II und III. Auf regelmäßige P-Wellen folgen schmale QRS-Komplexe. Sind die P-Wellen in den genannten Ableitungen negativ, gehen die Impulse von einem ektopen supraventrikulären Fokus aus. Dann handelt es sich nicht um einen Sinusrhythmus.
- **Sinusbradykardie:** Sinusbradykardien sind häufig je nach Kondition des Patienten physiologisch oder kommen auch physiologischerweise beim Schlafen vor. Pathologisch kann eine Sinusbradykardie durch Medikamenteneinnahme oder Gewebeschädigung im Sinusknoten hervorgerufen werden.
- **Sinustachykardie:** Sinustachykardien sind häufig asymptomatisch. Sie können physiologisch bei Kindern und Jugendlichen, bei Belastung oder in Stresssituationen auftreten. Sie können auch Symptom einer akuten Erkrankung, wie zum Beispiel einer Sepsis oder Exsikkose oder eines Schocks, sein.

Sinusarrhythmie

Klinische Bedeutung

Eine Sinusarrhythmie ist als respiratorische Arrhythmie **physiologisch.** Bei Synkopen oder sonstigen Pathologien muss zum Beispiel ein **Sick-Sinus-Syndrom** ausgeschlossen werden. Eine Therapie ist nur bei symptomatischen Arrhythmien (Synkopen oder ähnliches) angezeigt.

AV-Blockierungen

Ein AV-Block (atrioventrikulärer Block) ist eine häufige Arrhythmie. Dabei wird die Erregungsleitung zwischen den Vorhöfen und Kammern am AV-Knoten entweder verzögert, intermittierend oder permanent unterbrochen. Siehe dazu ➢ Kap. 5.3.1.

Tachykardie

Prinzipiell muss bei einer Tachykardie (Frequenz > 100/Min.) darauf geachtet werden, ob es sich um eine Sinustachykardie oder eine Arhythmie oder einen Ersatzrhythmus handelt. Ist der QRS-Komplex schmal oder breit?

- Schmale QRS-Komplexe weisen auf einen Ursprung der Tachykardie im Vorhof hin, z. B. TAA bei Vorhofflimmern, Reentry-Tachykardien.
- Breite QRS-Komplexe sprechen für Kammertachykardien, die prinzipiell vital bedrohlicher sind.
- Fehlende QRS-Komplexe deuten auf Kammerflimmern, Asystolie oder Ableitungsfehler hin.
- Siehe dazu ➢ Kap. 5.3.2.

5.3 Herzrhythmusstörungen

Um eine effiziente Herz-Kreislauf-Funktion zu gewährleisten, ist ein gut aufeinander abgestimmtes Reizbildungs- und Reizleitungssystem erforderlich. Bei Störungen innerhalb dieses Systems können unterschiedliche Komplikationen auftreten:

- Unangenehme Missempfindungen (sog. Palpitationen, Herzrasen, Aussetzer)
- Änderung der Flusseigenschaften mit möglicher Ausbildung von Thromben und thrombembolischen Komplikationen, wie z. B. zerebrale Ischämie (TIA oder Schlaganfall)
- Bewusstseinsverluste (kardiale Synkope oder Adam-Stokes-Anfälle)
- Verschlechterung der biventrikulären Pumpfunktion bis hin zum Kreislaufstillstand und akuter Lebensgefahr

Die im Folgenden aufgeführten Herzrhythmusstörungen wurden exemplarisch ausgewählt. Ziel ist es, dass sie mithilfe des standardisierten Monitorings, also ohne ein gesondertes 12-Kanal-EKG erfasst werden können.

5.3.1 Bradykarde Herzrhythmusstörungen

Bradykarde Herzrhythmusstörungen (HRST) sind durch einen **verlangsamten Herzschlag von unter 50 Aktionen pro Minute** charakterisiert. Hiervon ist die Ursache zunächst unabhängig – ein bradykarder Rhythmus kann sowohl vom Reizbildungssystem, wie z. B. dem Sinus- oder AV-Knoten ausgehen, oder aber es liegt eine verzögerte Überleitung der Erregung (Reizleitungsstörung) vor (➤ Tab. 5.7, ➤ Abb. 5.11, ➤ Tab. 5.8, ➤ Abb. 5.12).

Hinweis

Als **Karotissinus-Reflex** bezeichnet man eine gesteigerte reflektorische Antwort der Barorezeptoren auf einen mechanischen Druck (z. B. im Rahmen einer manuellen Kompression bei der Entfernung von Venenkathetern) im Bereich der A. carotis communis. Durch Reizung des N. vagus kann es neben einem Blutdruckabfall zur Bradykardie bis hin zur Asystolie kommen.

Tab. 5.7 Definition, Einteilung, Ursache und Behandlung eines sinuatrialen Blocks (SA-Block)

Sinuatrialer Block (SA-Block)	
Definition	**SA-Block I°** Der SA-Block ersten Grades ist durch eine verzögerte Erregungsleitung vom Sinusknoten zum Vorhofmyokard gekennzeichnet. Trotz zeitlicher Verzögerung kommt es dennoch stets zu einer Herzaktion. Diese Form der Blockierung ist am Monitor nicht sichtbar.
	SA-Block II° (Wenckebach-Periodik) Für den SA-Block II° mit Wenckebach-Periodik ist eine zunehmende Erregungsleitungsverzögerung charakteristisch, bis es schließlich zu einem kompletten Ausfall einer Herzaktion kommt. Die Ermüdung des Sinusknotens lässt sich an einer fortschreitenden Verkürzung der PP-Intervalle nachvollziehen, bis P-Welle und QRS-Komplex schließlich ganz ausbleiben.
	SA-Block II° (Mobitz-Periodik) Hier kommt es zu einer intermittierenden Leitungsunterbrechung zwischen Sinusknoten und Vorhofmyokard. Einer zunächst regelhaften Überleitung folgt schließlich ein kompletter Ausfall einer oder mehrerer Vorhofaktionen.
	SA-Block III° Diese Form der Blockierung ist durch einen Ausfall der Erregungsbildung im Sinusknoten gekennzeichnet, der eine vorübergehende oder auch längerfristige Pause ohne Sinusknotenaktivität und Vorhofaktion zur Folge hat. Im EKG kommt eine isoelektrische Linie zur Darstellung, die einer sog. „Asystolie" entspricht. In der Regel wird das Ausbleiben einer Vorhofaktion nach einem gewissen Zeitintervall durch Einsatz eines der sekundären oder tertiären Erregungsbildungszentren (z. B. dem AV-Knoten) überbrückt. Ein solcher „junktionaler Ersatzrhythmus" zeichnet sich durch ein verändertes Erscheinungsbild des QRS-Komplexes ab, der je nach Lage des stellvertretenden Reizbildungszentrums verbreitert erscheinen kann.

Tab. 5.7 Definition, Einteilung, Ursache und Behandlung eines sinuatrialen Blocks (SA-Block) *(Forts.)*

Sinuatrialer Block (SA-Block)	
Ursachen	• Medikamentös (Überdosierung von Betarezeptorblockern, Digitalisglykosiden oder Antiarrhythmika) • Entzündlich (Myokarditis, Borreliose, Rheumatisches Fieber) • Strukturell/ischämisch (Sick-Sinus-Syndrom, KHK, dilatative Kardiomyopathie) • Paraneoplastisch (im Rahmen einer Strahlen- oder Chemotherapie) • Infiltrativ (Amyloidose, Sakoidose) • Autoimmun (Lupus erythematodes) • Angeboren
Therapie	• Absetzen bradykardisierender Medikamente • Kurzfristiger Einsatz von frequenzsteigernden Medikamenten • Kurzfristiger Einsatz eines passageren Schrittmachers • Ggf. Implantation eines permanenten Herzschrittmachers

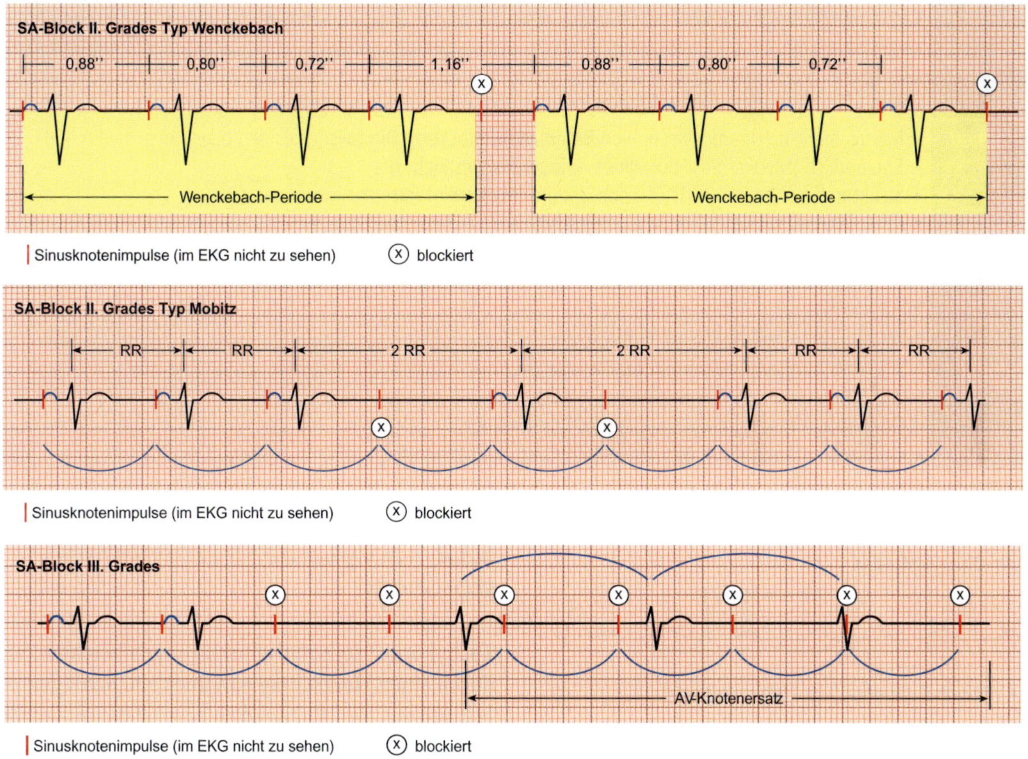

Abb. 5.11 SA-Block II. und III. Grades im EKG [L106]

Tab. 5.8 Definition, Einteilung, Ursache und Therapie eines atrioventrikulären Blocks (AV-Block)

Atrioventrikulärer Block (AV-Block)	
Definition	**AV-Block I°** Der AV-Block ersten Grades ist durch eine verlängerte Überleitungszeit zwischen Sinusknoten und AV-Knoten gekennzeichnet, die eine verzögerte Kontraktion der Herzkammern zur Folge hat. Im EKG ist diese Überleitungsverzögerung an einem verlängerten Intervall zwischen P-Welle und QRS Komplex von > 200 msek. zu erkennen.

Tab. 5.8 Definition, Einteilung, Ursache und Therapie eines atrioventrikulären Blocks (AV-Block) *(Forts.)*

Atrioventrikulärer Block (AV-Block)	
Definition	**AV-Block II° (Wenckebach-Periodik)** Charakteristisch für einen AV-Block zweiten Grades mit Wenckebach-Periodik ist eine zunehmende Überleitungsverzögerung zwischen Sinusknoten und Ventrikelmyokard, bis die auf Vorhofebene generierte Aktion schließlich nicht mehr auf die Kammerebene übergeleitet wird. Im EKG lässt sich dieses Blockbild durch eine zunehmende Verlängerung des PQ-Intervalls nachvollziehen, bis der P-Welle schließlich kein QRS-Komplex mehr folgt.
	AV-Block II° (Mobitz-Periodik) Hier wird, bei gleichbleibendem PQ-Intervall, lediglich jede zweite, dritte oder vierte vom Sinusknoten ausgehende Aktion auf die Herzkammern übergeleitet. Man spricht in diesem Kontext auch von einer 2:1-, 3:1- oder 4:1-Überleitung.
	AV-Block III° (totaler AV-Block) Ein AV-Block dritten Grades, auch totaler AV-Block genannt, ist durch eine komplette Unterbrechung der atrioventrikulären Überleitung gekennzeichnet. Die im Vorhof generierte Erregung wird nicht auf die Herzkammern übertragen, Vorhof und Kammer schlagen unabhängig voneinander (sog. AV-Dissoziation). Bleibt der Einsatz eines ventrikulären Ersatzzentrums aus, liegt eine sog. Asystolie vor. Elektrokardiografisch lässt sich eine fehlende Koordination zwischen Vorhof (P-Welle) und Kammeraktion (QRS-Komplex bzw. junktionalem Ersatzrhythmus) nachvollziehen.
Ursachen	• Medikamentös (Überdosierung von Betarezeptorblockern, Digitalisglykosiden oder Antiarrhythmika) • Entzündlich (Myokarditis, Borreliose, Rheumatisches Fieber) • Strukturell/ischämisch (KHK – insbesondere Myokardinfarkte der Hinterwand) • Paraneoplastisch (im Rahmen einer Strahlen- oder Chemotherapie) • Infiltrativ (Amyloidose, Sakoidose) • Autoimmun (Lupus erythematodes) • Angeboren • Mechanisch (nach operativen Eingriffen)
Therapie	• Absetzen bradykardisierender Medikamente • Kurzfristiger Einsatz von frequenzsteigernden Medikamenten • Kurzfristiger Einsatz eines passageren Schrittmachers • Ggf. Implantation eines permanenten Herzschrittmachers

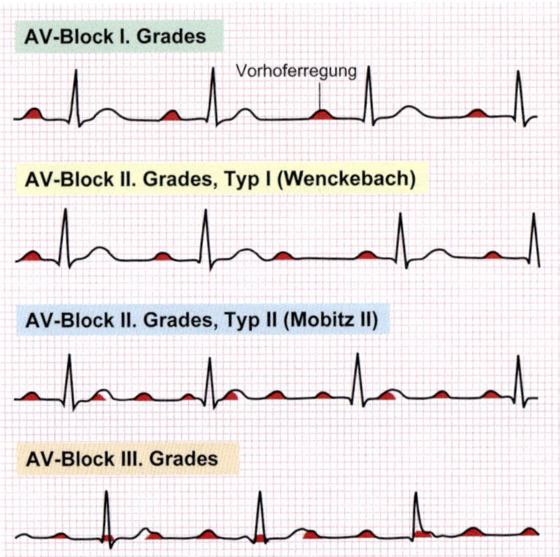

Abb. 5.12 AV-Block I., II. und III. Grades im EKG [B152]

5.3.2 Tachykarde Herzrhythmusstörungen

Tachykarde Herzrhythmusstörungen zeichnen sich durch einen **Herzschlag von über 100 Schlägen pro Minute** aus. In Abhängigkeit vom Ursprung werden **supraventrikuläre Tachykardien,** die den Vorhöfen entspringen und durch einen schmalen QRS-Komplex gekennzeichnet sind, von **ventrikulären Tachykardien** mit Ursprung aus den Herzkammern und breitem QRS-Komplex unterschieden. (Siehe außerdem ➤ Tab. 5.9, ➤ Tab. 5.10, ➤ Abb. 5.13)

Tab. 5.9 Definition, Ursache und Therapie des Vorhofflatterns

Vorhofflattern	
Definition	Diese Form der tachykarden HRST entsteht überwiegend im rechten Vorhof und ist durch kreisende Erregungen (sog. Makro-Reentry) mit 240–340 Aktionen pro Minute gekennzeichnet. Das EKG zeichnet sich durch sog. „sägezahnartige" P-Wellen aus, die meist in regelmäßiger Abfolge (2:1, 3:1, selten 1:1) auf die Herzkammern übergeleitet werden. Bei typischem Vorhofflattern wird der cavotrikuspidale Isthmus (Bindegewebsbrücke zwischen V. cava inferior und Trikuspidalklappenring) mit in den Erregungskreislauf einbezogen. Untypisches oder auch dachabhängiges Vorhofflattern kreist meist nicht um die Trikuspidalklappe.
Ursachen	• Ischämisch (KHK, Herzinsuffizienz) • Entzündlich (Myokarditis, Sepsis) • Strukturell (Herzklappenerkrankungen, Kardiomyopathien) • Hormonell (Schilddrüsenüberfunktion) • Unbekannt (idiopathisch)
Therapie	• Selten medikamentös • Elektrische Kardioversion • Katheterablation (rechtsatriale/cavotrikuspidale Isthmusablation)

Tab. 5.10 Definition, Ursache und Therapie des Vorhofflimmerns

Vorhofflimmern	
Definition	Vorhofflimmern geht meist vom linken Vorhof aus, der genaue Ursprung liegt in der Regel im Mündungsbereich der vier Lungen- oder auch Pulmonalvenen. Im Gegensatz zum Vorhofflattern stellt Vorhofflimmern eine ungeordnetere Form der Rhythmusstörung dar (sog. Mikro-Reentry), die unregelmäßig auf die Kammerebene übergeleitet wird. Es wird zwischen paroxysmalem (48 Std. bis max. 7 Tage), persistierendem (Dauer über 7 Tage), lang persistierendem (> 1 Jahr, eine Rhythmisierung wird dennoch weiterhin angestrebt) und permanentem Vorhofflimmern unterschieden. Wichtig ist, dass Vorhofflimmern sowohl schnell (tachykardes Vorhofflimmern, effektive Kammerfrequenz > 100/Min.) als auch langsam übergeleitet werden kann. In diesem Fall spricht man von einem bradykarden Vorhofflimmern (effektive Kammerfrequenz < 50/Min.). Typisches Bild im EKG ist ein fein- (ohne erkennbare P-Wellen) oder auch grobgliedriges Flimmern (mit erkennbaren P-Wellen) auf Vorhofebene, das in ungeordneter Weise auf die Kammern übergeleitet wird. Diese sog. absolute Arrhythmie ist im EKG durch unregelmäßige Abstände der RR-Spitzenintervalle erkennbar.
Ursachen	• Strukturell (Herzklappenerkrankungen, insbesondere der Mitralklappe, Kardiomyopathien) • Ischämisch (KHK, Herzinsuffizienz) • Entzündlich (Myokarditis, Sepsis) • Hormonell (Schilddrüsenüberfunktion) • Elektrolytentgleisungen (Hypokaliämie) • Sinusknotensyndrom (Sick-Sinus-Syndrom) • Unbekannt (idiopathisch)
Therapie	• Antikoagulation • Ausgleich der Elektrolyte: Die Serumkonzentration von Kalium und Magnesium sollte im hochnormalen Bereich liegen. • Medikamentös (Frequenz- und/oder Rhythmuskontrolle) • Elektrische Kardioversion • Katheterablation (Pulmonalvenenisolation)

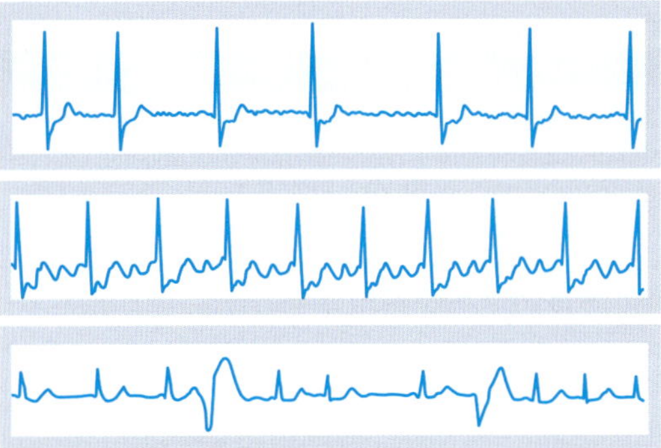

Abb. 5.13 Vorhofflattern und Vorhofflimmern im EKG [L126]

MERKE

Bei **links- oder auch rechtsführender Herzinsuffizienz** ist die Gefahr einer **kardialen Dekompensation** unter tachykard übergeleitetem Vorhofflattern/-flimmern deutlich erhöht. Deswegen sollte eine möglichst rasche Frequenzkontrolle oder Wiederherstellung des Sinusrhythmus angestrebt werden. Die Indikation zur oralen Antikoagulation ergibt sich über den CHA_2DS-VASc-Score.

5

5.3.3 Rhythmologische Notfälle

➢ Abb. 5.14
➢ Tab. 5.11
➢ Tab. 5.12
➢ Tab. 5.13.

MERKE

Eine Veränderung des EKGs auf dem Überwachungsmonitor kann immer auch eine rein **technische Ursache** haben. Maßnahmen sollten stets erst dann ergriffen werden, wenn der klinische Zustand des Patienten und/oder andere Vitalzeichen bzw. der Bewusstseinszustand überprüft wurden.

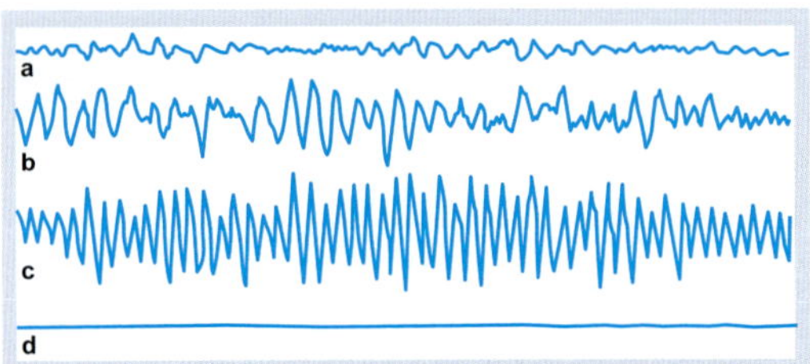

Abb. 5.14 Ventrikuläre Salven, Kammerflattern und Kammerflimmern [L126]

5.3.4 Exkurs: Elektrokardioversion

Bei der Elektrokardioversion handelt es sich um eine Therapiemaßnahme, durch die persistierendes Vorhofflimmern/Flattern oder auch Tachykardien/Arrhythmien in den Sinusrhythmus zurückgeführt werden können. Durch die Abgabe eines auf das Oberflächen-EKG abgestimmten (synchronisierten) Impulses, der transkutan durch einen Defibrillator abgegeben wird, kommt es zu einer kurzzeitigen Unterbrechung der elektrischen Aktivität am Herzen, sodass der Sinusknoten seine Funktion als primäres Schrittmacherzentrum wieder aufnehmen kann.

Der Defibrillator erfasst das EKG des Patienten und gibt den Energiestoß 200 msek. nach dem Erkennen der R-Zacke ab, da die Herzmuskelzellen zu diesem Zeitpunkt noch nicht wieder erregbar sind. Auf diese Weise wird das Risiko einer Auslösung von höhergradigen Herzrhythmusstörungen/Kammerflimmern möglichst gering gehalten.

Im Gegensatz zur Defibrillation, bei der die Energieabgabe unabhängig vom EKG erfolgt, ist die verwendete Energiemenge bei der Kardioversion mit 50–200 Joule (biphasisch) deutlich niedriger.

Wird eine Kardioversion als elektive (geplante) Maßnahme durchgeführt, müssen einige Vorbereitungen getroffen bzw. Grundvoraussetzungen erfüllt werden:

- Vorhandensein eines aktuellen EKGs (vorzugsweise unmittelbar vor der Intervention geschrieben), das die Indikation zur Kardioversion nochmals bestätigt
- Durchführung eines ausführlichen Aufklärungsgesprächs, das in schriftlicher Form fixiert wurde
- Der Patient sollte ausreichend antikoaguliert sein; bei einer Dauer von > 48 Std. ohne begleitende therapeutische Antikoagulation ist der Ausschluss intrakardialer Thromben mittels transösophagealer Echokardiografie (TEE) indiziert.
- Der Patient ist mit einem offenen und fixierten venösen Zugang ausgestattet.

Der Ablauf einer Kardioversion kann in den Krankhäusern unterschiedlich organisiert sein. Grundsätzlich erhält der Patient eine kurzwirksame Narkose, die eine kurzfristige Unterstützung der Atmung mittels Beatmungsbeutels erfordern kann.

Tab. 5.11 Definition, Ursache und Therapie einer Asystolie

Asystolie	
Definition	Als Asystolie wird ein Stillstand der elektrischen und mechanischen Herzaktion bezeichnet. Im EKG zeichnet sich eine minimal unebene isoelektrische Linie ab, die von einzelnen ventrikulären Aktionen durchbrochen sein kann. Unterbleibt ein suffizienter Ersatzrhythmus, sind eine unmittelbare medikamentöse/elektrische Stimulation und Kreislaufunterstützung einzuleiten.
Ursachen	• Vorausgehende Bradykardie oder Kammerflimmern (z. B. Hypoxämie getriggert) • Medikamentös (Überdosierung bradykardisierender Medikamente, Wechselwirkungen) • Strukturell/ischämisch (KHK – insbesondere akute Myokardinfarkte der Hinterwand) • SA/AV-Block III° • Elektrolytentgleisungen
Therapie	• Umgehende Einleitung von Reanimationsmaßnahmen • Sofortige Anlage eines passageren oder externen Schrittmachers • Medikamentös (Sympathomimetika, wie z. B. Orciprenalin, Epinephrin, je nach Ursache auch Parasympatholytika, wie Atropin – keine Dauertherapie!)

Tab. 5.12 Definition, Ursache, Therapie bei einer ventrikulären Tachykardie

Ventrikuläre Tachykardie (VT)	
Definition	Ventrikuläre Tachykardien entspringen der linken oder rechten Herzkammer, zeichnen sich durch eine Herzfrequenz von > 100 Schlägen pro Minute aus und sind durch einen breiten QRS-Komplex gekennzeichnet. Die häufigste Genese der ventrikulären Tachykardie stellt eine myokardiale Ischämie dar, entweder bedingt durch eine akute Sauerstoffunterversorgung des Herzens oder im Rahmen eines abgelaufenen Myokardinfarkts. Weitere Ursachen sind z. B. eine dilatative Kardiomyopathie, abgelaufene Herzmuskelentzündung (Myokarditis), Ionenkanalerkrankungen oder idiopathische Formen. Die Übergangszone zwischen vitalem Myokard und Narbengewebe stellt eine kritische Region für die Ausbildung ventrikulärer Tachykardien dar, da eine heranschreitende Erregung hier auf Gewebe mit einer verlangsamten Leitungskapazität und einer potenziell herabgesetzten Erregbarkeitsschwelle treffen kann. Auf diese Weise können sog. Kreiserregungen (Makro-Reentry-Tachykardien) ausgelöst werden. Ein anderer Mechanismus liegt bei Vorhandensein eines sog. ektopen Reizbildungszentrums, d. h. einem außerhalb des normalen Reizleitungssystems befindlichen Areals der Herzkammern vor, aus dem letztlich ein eigenständiger Kammerrhythmus generiert wird. Diese Form der VT findet sich häufig bei nicht vorgeschädigtem Myokard, sodass man in diesem Fall auch von einer idiopathischen Kammertachykardie spricht. Das EKG zeichnet sich typischerweise durch breite Kammerkomplexe aus, die ohne Zusammenhang zur Vorhofaktion (AV-Dissoziation) in Erscheinung treten. Bei gleichförmig geformten Kammerkomplexen spricht man von einer monomorphen Tachykardie, unterschiedlich geformte Komplexe werden polymorph genannt. Eine Sonderform der ventrikulären Tachykardie stellt die sog. Spitzenumkehrtachykardie (Torsade-de-Pointes-Tachykardie) dar, die sich durch eine wechselnde Amplitude um die Nulllinie herum auszeichnet.
Ursachen	• Ischämisch (KHK, Herzinsuffizienz) • Entzündlich (Myokarditis, Sepsis) • Strukturell/mechanisch (Herzklappenerkrankungen, Kardiomyopathien, Cor pulmonale, Lungenembolie) • Elektrolytentgleisungen (Hypokaliämie, Hypomagnesiämie) • Medikamentös (Überdosierung mit Digitalisglykosiden, proarrhythmische Wirkung durch Antiarrhythmika) • Genetisch (Long-QT-Syndrom, arrhythmogene rechtsventrikuläre Dysplasie, Brugada-Syndrom, katecholaminerge polymorphe ventrikuläre Tachykardie) • Unbekannt (idiopathisch)
Therapie	• Ausgleich der Elektrolyte: Die Serumkonzentration von Kalium und Magnesium sollte im hochnormalen Bereich liegen. • Medikamentös (Antiarrhythmika) • Elektrische Kardioversion (bei hämodynamischer Stabilität) • Sofortige Reanimation mit Frühdefibrillation bei bewusstlosen und kreislaufinsuffizienten Patienten • Katheterablation

Tab. 5.13 Definition, Unterscheidung, Ursache und Therapie von Kammerflattern/Kammerflimmern

Kammerflattern/Kammerflimmern	
Definition	Während Kammerflattern eine Form der schnellen Kammertachykardie mit Frequenzen von 250–300 Schlägen pro Minute darstellt, zeichnet sich Kammerflimmern durch eine ventrikuläre Tachyarrhythmie von > 350/Min. aus. Bei diesen als lebensbedrohlich einzustufenden Herzrhythmusstörungen ist das Herz nicht mehr in der Lage zu kontrahieren, d. h., es kommt zum Pumpversagen ohne effizienten Blutauswurf. Während das Kammerflattern meist durch relativ gut abgrenzbare, spitze Kammerkomplexe gekennzeichnet ist, zeichnet sich das Kammerflimmern durch niedrigere Amplituden mit wechselnder Morphologie aus.
Ursachen	• Ischämisch (KHK, Herzinsuffizienz) • Entzündlich (Myokarditis, Sepsis) • Strukturell/mechanisch (Herzklappenerkrankungen, Kardiomyopathien) • Elektrolytentgleisungen (Hypokaliämie, Hypomagnesiämie) • Medikamentös (Überdosierung mit Digitalisglykosiden, proarrhythmische Wirkung durch Antiarrhythmika) • Genetisch (Long-QT-Syndrom, arrhythmogene rechtsventrikuläre Dysplasie, Brugada-Syndrom, katecholaminerge polymorphe ventrikuläre Tachykardie) • Unbekannt (idiopathisch)
Therapie	• Umgehende Einleitung von Reanimationsmaßnahmen und Frühdefibrillation • Medikamentöse Kreislaufunterstützung bei erfolgloser Defibrillation (Sympathomimetika, wie z. B. Epinephrin, Norepinephrin, Dobutamin, ggf. Antiarrhythmika, wie z. B. Amiodaron)

5

Wichtig ist, dass alle Materialien für eine Behandlung möglicher Komplikationen in unmittelbarer Nähe verfügbar sind (z. B. Wendl- oder Guedel-Tuben, Notfallmedikamente). Während der Prozedur werden Herzfrequenz, Blutdruck und Sauerstoffsättigung erfasst.

Ist die Narkose vollständig abgeklungen, d. h., der Patient ist wach, orientiert und weist einen stabilen Kreislauf auf, sollte der Sinusrhythmus nicht nur mithilfe des Streifenausdrucks am Defibrillator, sondern ebenfalls auf einem 12-Kanal-EKG dokumentiert werden. Zudem sollte eine ausreichend lange postinterventionelle Beobachtungsphase angeschlossen werden, um Rezidive der Rhythmusstörung und neurologische Komplikationen möglichst frühzeitig erkennen zu können.

5.3.5 Schrittmacher

Externer Schrittmacher

Die meisten neuen Defibrillatoren verfügen neben den Funktionen der Defibrillation und Kardioversion auch über eine Schrittmacherfunktion zur **Unterstützung bradykarder Herzrhythmusstörungen.** Die Energieabgabe erfolgt transkutan über die Elektroden des Defibrillators. Bei modernen Geräten ist ein zusätzliches EKG-Monitoring nicht notwendig, da die elektrische Aktivität des Herzens über die Defibrillator-Paddels erfasst werden kann.

In der Regel wird die sog. Demand-Funktion verwendet, die sich dadurch auszeichnet, dass nur dann ein elektrischer Impuls abgegeben wird, wenn keine herzeigene Aktivität erfasst werden kann.

Nach Anlage der Elektroden wird die angestrebte Herzfrequenz eingestellt. In der Regel liegt diese zwischen 60 und 80 Aktionen pro Minute. Im Anschluss wird die niedrigste Energie ermittelt, die gerade in der Lage ist, eine elektrische Aktivität auszulösen. Hierfür wird zunächst eine möglichst niedrige Stromstärke (Milliampere – mA) gewählt und langsam schrittweise erhöht. Der fest eingestellte Wert sollte schließlich ca. 5–10 % über der ermittelten Reizschwelle liegen, um eine sichere Stimulation zu gewährleisten.

MERKE

Die Erfassung eines elektrischen Impulses auf dem Monitor ist nicht mit der Auswurfleistung gleichzusetzen. Die Kontrolle des Blutdrucks entscheidet, ob die externe Stimulation tatsächlich effektiv ist.

Da die Wirkung des elektrischen Impulses nicht auf das Herz beschränkt ist, kommt es zu einer zusätzlichen Kontraktion der umliegenden Muskeln. Dies führt zu einem (schmerzhaften) Muskelzucken, das den oberen Bereich des Brustkorbs, die Arme und den Halsbereich betreffen kann. Daher wird der externe Schrittmacher nur als Akutmaßnahme (in Analgosedierung) eingesetzt, die schnellstmöglich durch die Anlage eines passageren Schrittmachers ersetzt werden muss.

Pflegerische Aufgaben

- Der Einsatz eines externen Schrittmachers stellt immer eine Notfallsituation dar, bei der die Anwesenheit der Pflegekraft sowie des ärztlichen Personals erforderlich ist.
- Das unkontrollierte Zucken der Arme kann zu Verletzungen führen. Daher werden alle Gefahrenquellen (Bettgitter, Nachttisch etc.) entfernt. Der Defibrillator wird, außer zum Transport, nicht in das Bett gestellt.
- Der Patient befindet sich in Analgosedierung, was eine strenge Überwachung der Vitalzeichen erfordert. Insbesondere durch die zuckenden Bewegungen der Arme kann es zu einem Ausfall der SpO_2-Messung kommen. Daher empfiehlt sich die Verwendung eines selbstklebenden Sensors.
- Intubationsbereitschaft herstellen (falls noch nicht erfolgt)
- Ein Versagen des externen Schrittmachers ist jederzeit möglich, daher sollte die Anlage eines passageren Schrittmachers vorbereitet werden.
- Positionierungsmaßnahmen werden nicht durchgeführt.

Passagerer Schrittmacher

Die Elektrode des passageren Schrittmachers wird über eine in der V. femoralis, V. jugularis interna oder V. subclavia positionierten Schleuse (mindestens 5 F) eingeführt und bis zum rechten Ventrikel vorgeschoben. Besteht eine intakte Überleitung im Bereich des AV-Knotens, kann dieser auch im rechten Vorhof platziert werden. Auf diese Weise wird eine physiologischere Überleitung und verbesserte Auswurfleistung erzielt. Da der passagere Schrittmacher aufgrund einer erhöhten Infektionsgefahr nicht dauerhaft eingesetzt wird, verwendet man in der Regel ein Einkammersystem. Aus diesem Grund wird er auch als **„Einkammer-Schrittmacher"** bezeichnet.

Die temporäre Schrittmachersonde besteht aus einem flexiblen isolierten Draht, der durch eine sterile Folienhülle geführt wird. Auf diese Weise wird eine Keimbesiedlung des Kabels verhindert und ermöglicht so eine hygienische Repositionierung. Am unteren Ende befindet sich eine Elektrode, die sowohl die elektrische Aktivität des Herzens erfassen als auch elektrische Impulse weiterleiten kann.

Einige Schrittmachersonden sind deutlich flexibler aufgebaut und verfügen zusätzlich über einen kleinen Ballon, der das Einführen erleichtern und gleichzeitig das Risiko einer Gefäßverletzung minimieren soll. Am oberen Ende befinden sich die jeweiligen Anschlüsse (Anode = Plus- sowie Kathode = Minuspol), die entsprechend mit dem Schrittmacher verbunden werden (➤ Abb. 5.15).

In Übereinstimmung mit den implantierbaren Modellen, verfügen auch die passageren Schrittmacher über verschiedene Stimulationsmodi (➤ Tab. 5.14). Der eingestellte Modus wird als Drei-Buchstaben-Code angegeben, der stets in der Patientenakte aufgeführt werden sollte.

Während der erste Buchstabe den Ort beschreibt, an dem der Impuls abgegeben wird **(Pacing)**, steht der zweite Buchstabe für den Ort, an dem die Herzaktion wahrgenommen wird **(Sensing)**. Der dritte Buchstabe gibt die Betriebsart wieder.

MERKE
Die gängigste Einstellung bei passageren Schrittmachern ist „VVI".

Im Vergleich zu einer externen Stimulation über die Elektroden des Defibrillators ist die Stromstärke, die zur Erzeugung einer intrakardialen Stimulation angelegt werden muss, bei passageren Schrittmachern deutlich geringer. Dies hängt damit zusammen, dass der elektrische Impuls unmittelbar an das Myokard abgegeben wird und einen deutlich geringeren Widerstand überwinden muss als die externen Elektroden.

Bei passageren oder auch permanenten Schrittmachern bezeichnet man als **Reizschwelle** die geringste elektrische Stromstärke (alternativ „Impulsdauer"), die gerade noch in der Lage ist, eine effektive Stimulation des Myokards zu erreichen. Um diese zu ermitteln, wird zunächst eine hohe Stromstärke gewählt und so lange reduziert, bis es schließlich zu einem Stimulationsausfall kommt. Der eingestellte Wert sollte ca. doppelt so hoch sein wie die zuvor er-

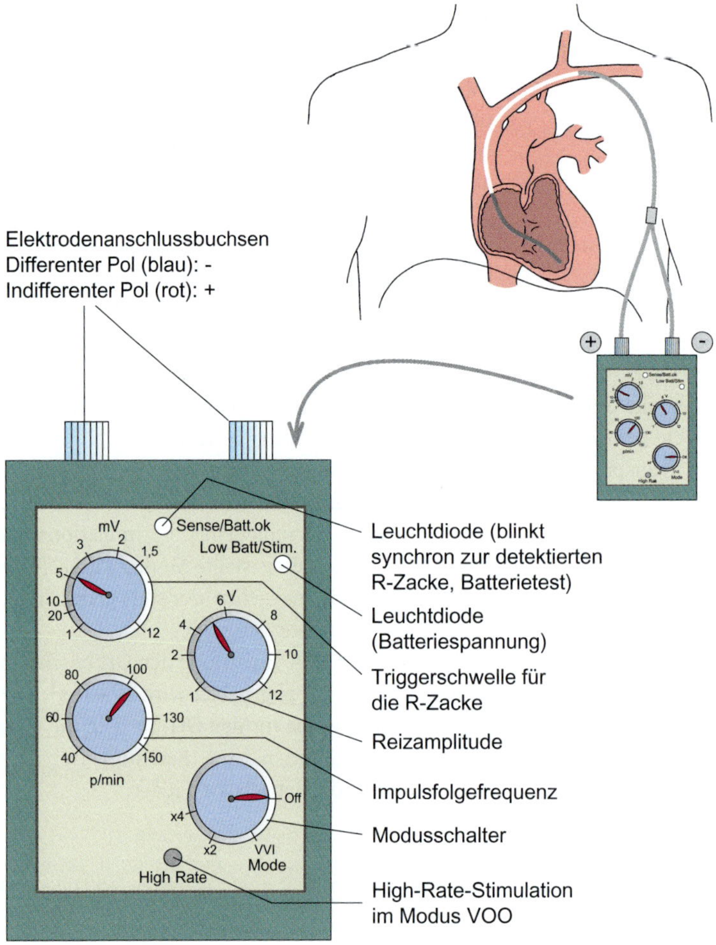

Abb. 5.15 Passagerer Schrittmacher [L157]

5

mittelte Reizschwelle, um eine sichere Stimulation zu gewährleisten.

Bei einem vorhandenen Eigenrhythmus muss dem Schrittmacher zudem eine Empfindlichkeits- oder Wahrnehmungsschwelle vorgegeben werden. Diese entscheidet darüber, ab wann eine herzeigene Aktion auch als solche vom Schrittmacher erkannt wird. Die Signalamplitude, die von dem physiologischen Herzsignal überschritten werden muss, wird in Millivolt (mV) angegeben.

Tab. 5.14 Abkürzungen und Bedeutungen der unterschiedlichen Schrittmachermodi

Bezeichnung am Schrittmacher	
V	Ventrikel
A	Atrium
I	Inhibiert (gehemmt) → Der Schrittmacher ist in der Lage, die herzeigene Aktion zu erkennen und gibt keinen Impuls ab.
T	Triggered (auslösend) → Wird ein herzeigener Impuls wahrgenommen, ohne dass eine Antwort durch nachgeordnete Reizleitungsabschnitte erfolgt, gibt der Schrittmacher einen entsprechenden Impuls ab.

Komplikationen eines passageren Schrittmachers

- Infektion, Sepsis, Endokarditis
- Thrombotische oder auch bakterielle Auflagerungen bei langer Liegedauer
- Gefäßverletzung, Blutungskomplikationen
- Verletzung des Herzmuskels mit Ausbildung einer Perikardtamponade
- Beschädigung der Herzklappen
- Mechanisch induzierte Herzrhythmusstörungen

Pflegerische Aufgaben

Neben der Assistenz bei der Anlage des passageren Schrittmachers sind darüber hinaus folgende Tätigkeiten wichtig:

- Sichere Fixierung des Schrittmacherkabels an allen Verbindungsstellen, die mindestens einmal pro Schicht kontrolliert werden sollte
- Sichere Fixierung des Schrittmachers am Patienten oder einer dafür vorgesehenen Vorrichtung, die ebenfalls einmal pro Schicht kontrolliert werden sollte
- Täglicher Verbandswechsel in „Non-Touch-Technik" (Ausnahme ist ein Folienverband)
- Streng hygienischer Umgang (Händedesinfektion, Handschuhe und ggf. Mundschutz) mit der Punktionsstelle und dem Schrittmacherkabel, Gefahr einer Endokarditis
- Aufklärung des Patienten z. B. über Kabellänge, Bettruhe, Monitorpflicht
- Aktivieren der Schrittmachererkennung am Monitor
- Strenge Kontrolle der Alarmgrenzen
- Mehrfache Kontrolle der Batteriewarnanzeige
- Ersatzbatterie direkt am Bettplatz deponieren
- Dokumentation der Schrittmachereinstellungen in der Patientenakte
- Erforderliche Positionierungswechsel werden umsichtig und immer mit zwei Pflegekräften durchgeführt
- Keine Mobilisation (ggf. anderslautenden Pflegestandard der Klinik berücksichtigen). In Einzelfällen ist ein Aufsetzten an die Bettkante möglich, erfordert aber die ausdrückliche Zustimmung des behandelnden Arztes.

5.4 Akutes Koronarsyndrom (ACS)

5.4.1 Definition

Das **akute Koronarsyndrom (ACS)** ist unterteilt in STEMI, NSTEMI und die instabile Angina pectoris, und ist durch eine kritische Myokardischämie (Sauerstoffunterversorgung des Herzmuskels) gekennzeichnet. Eine weitere Differenzierung erfolgt anhand des 12-Kanal-EKGs und durch Bestimmung der kardialen Biomarker (Troponin T bzw. I und Hypersensitives-Troponin-Test) (➤ Abb. 5.16).

Ein **STEMI** (ST-Strecken-Elevationsmyokardinfarkt) wird in der Regel durch einen kompletten, thrombotischen Verschluss einer Koronararterie hervorgerufen und zeichnet sich sowohl durch eine ST-Streckenhebung im Oberflächen-EKG als auch eine Erhöhung der kardialen Biomarker aus. Der STEMI entspricht dem „klassischen" Myokardinfarkt.

Beim **NSTEMI** Typ I (Non-ST-Strecken-Elevationsmyokardinfarkt) kommt es hingegen nicht zu einer kompletten Verlegung der Blutstrombahn. Ein Myokardschaden bildet sich aber dennoch aus, sodass ein entsprechender Anstieg des hypersensitiven Troponin beobachtet werden kann. Der EKG-Befund ist weniger eindeutig und kann intermittierende ST-Streckensenkungen, unspezifische Veränderungen der T-Welle oder auch unauffällige EKG-Befunde beinhalten.

Initial-stadium	Beträchtliche T-Überhöhung (Erstickungs-T); meist bei Klinikeinweisung nicht mehr nachweisbar	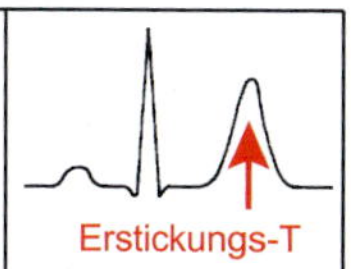
Stadium I (frisches Stadium)	ST-Hebung, evtl. in den gegenüberliegenden Ableitungen spiegelbildliche Senkung	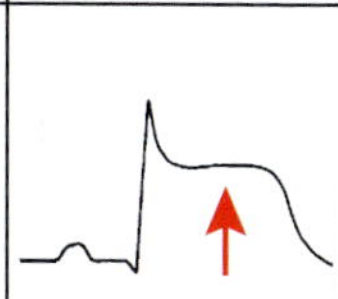
Zwischen-stadium	ST-Hebung, Auftreten pathologisch tiefer Q-Zacken, evtl. R-Verlust, ST-Hebung > 6 Wo.: an Aneurysma denken!	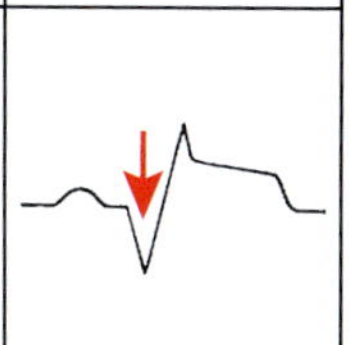
Stadium II (Folge-stadium)	Rückbildung der ST-Hebung, T-Welle wird tiefer, spitzer, evtl. Aufbau einer kleinen R-Zacke, pathologische Q-Zacke persistiert	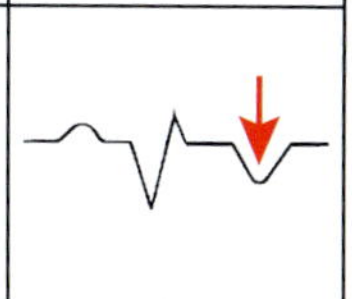
Stadium III (End-stadium)	Pathologische Q-Zacke, ST-Hebung nicht mehr nachweisbar, T-Welle positiv, R-Zacke nimmt wieder an Höhe zu	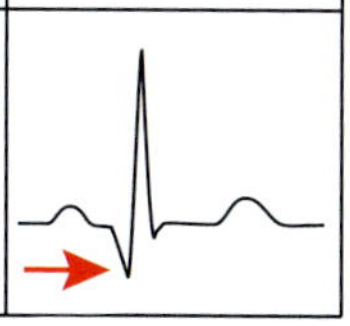

Abb. 5.16 Veränderungen und Stadieneinteilung des EKGs im Rahmen eines Herzinfarkts [A300]

Ein Anstieg des Troponins unterscheidet den NSTEMI weiterhin von der instabilen Angina pectoris (AP). Im Gegensatz zur stabilen AP ist die instabile AP durch eine zunehmende Intensität und Anfallsdauer gekennzeichnet und geht mit einem deutlich höheren Myokardinfarktrisiko einher. Definitionsgemäß werden alle erstmalig in Erscheinung getretenen pektanginösen Beschwerden als instabil bezeichnet, sowie jene, die in einem Intervall von 2 Wochen nach einem Myokardinfarkt auftreten.

5.4.2 Pathophysiologie

Die koronare Herzerkrankung zeichnet sich durch eine zunehmende arteriosklerotische Veränderung der arteriellen Gefäßwand aus und hat auf längere Sicht gesehen eine Versteifung und Einengung der Koronararterien zur Folge (➤ Abb. 5.17). Aus der entsprechenden Minderperfusion des Myokards resultiert ein relativer Sauerstoffmangel (Koronarinsuffizienz), der klassische pektanginöse Beschwerden (retrosternales Druckgefühl, dumpfe bis stechende Thoraxschmerzen, die sich gürtelförmig um die Brust legen und in den linken Arm, Kiefer oder Rücken ausstrahlen können) hervorrufen kann. Neben konstitutionellen Risikofaktoren, wie dem Alter, Geschlecht und einer genetischen Prädisposition spielen die Hypercholesterinämie und arterielle Hypertonie, der Nikotinabusus, Diabetes mellitus und Übergewicht eine zentrale Rolle in der Ausbildung arteriosklerotischer Plaques.

Die Ruptur einer solchen Plaque, stellt ein zentrales Geschehen im Rahmen des akuten Koronarsyndroms dar. Durch die raue Oberfläche kommt es zu einer Anhaftung aktivierter Thrombozyten, die eine fortschreitende Lumenminderung oder gar einen kompletten Verschluss der Herzkranzarterie zur Folge haben kann. Durch diese kritische Reduktion des koronaren Blutflusses droht ein Untergang von Herzmuskelgewebe, dem eine schnellstmögliche Revaskularisierung entgegengebracht werden sollte.

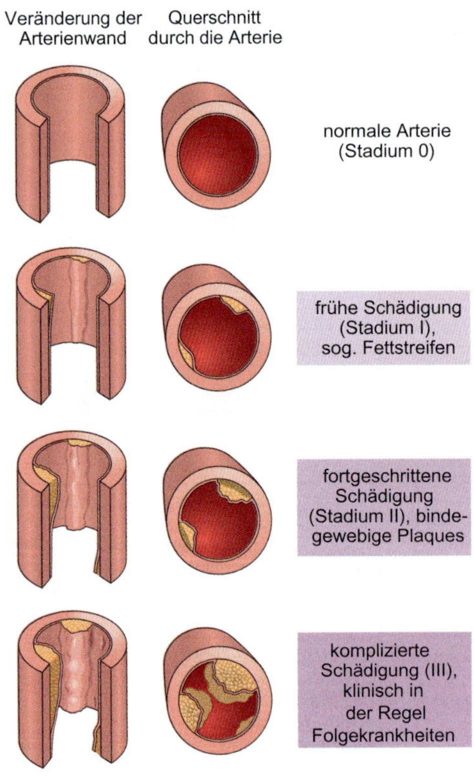

Abb. 5.17 Darstellung der Gefäßwandveränderungen bei Arteriosklerose [L190]

5.4.3 Symptome

- Thoraxschmerzen mit Ausstrahlung in den linken Arm, Oberbauch, Rücken oder Unterkiefer
- Stark ausgeprägtes Enge-/Druckgefühl hinter dem Sternum
- Kaltschweißigkeit
- Schwindel bis hin zu Synkopen
- Epigastrische Missempfindungen
- Übelkeit/Erbrechen
- Dyspnoe
- Herzrhythmusstörungen (Extrasystolen, Ventrikuläre Tachykardie, Kammerflimmern, Asystolie)
- Angst, oft auch als „Todesangst" beschrieben
- Körperliche Erschöpfung

MERKE
Spezifische Symptome, welche einzig einem Herzinfarkt zugeordnet werden können, gibt es nicht.
Die Wahrscheinlichkeit für einen akuten Myokardinfarkt steigt mit der **Länge der Beschwerdedauer,** insbesondere wenn die Symptome länger als 20 Min. bestehen und keine Besserung nach Gabe von Nitroglyzerin eintritt.

5.4.4 Diagnostik

- **EKG:** ST-Streckenveränderungen, ventrikuläre Extrasystolen/Tachykardie, neu aufgetretene Reizleitungsstörungen (insb. AV- und Linksschenkelblock)
- **Transthorakale Echokardiografie:** Wandbewegungsstörungen, Einschränkung der Pumpfunktion, neu aufgetretene Klappeninsuffizienzen, Papillarmuskelabriss
- **Labor:** Erhöhung der kardialen Biomarker (Troponin T, Troponin I)
- **Koronarangiografie:** signifikante Stenosen im Bereich der Koronararterien, thrombotischer Verschluss

5.4.5 Therapie

Anders als bei der stabilen koronaren Herzerkrankung stehen im Rahmen des ACS antiischämische (gegen eine Minderdurchblutung wirkende) und antithrombozytäre (gegen die Funktion der Thrombozyten wirkende) Akutmaßnahmen im Vordergrund, die auf unterschiedliche Art und Weise erzielt werden können (➤ Tab. 5.15). In Abhängigkeit des zugrunde liegenden pathologischen Befundes unterscheiden sich auch die therapeutischen Herangehensweisen voneinander. Während beim akuten STEMI eine umgehende und vollständige Revaskularisierung des thrombotisch verschlossenen Koronargefäßes im Mittelpunkt steht – sei es durch eine perkutane Koronarintervention (PCI), fibrinolytische Therapie oder keine vollständige Revaskularisierung – so ist das Ziel bei Vorliegen eines NSTEMIs oder der instabilen Angina pectoris eine zunehmende Myokardischämie oder ein Fortschreiten zum STEMI zu verhindern. Dies kann sowohl durch eine primäre PCI, eine operative Myokardrevaskularisierung oder aber durch eine medikamentöse Therapie gewährleistet werden. Die endgültige Entscheidung wird letztlich in Abhängigkeit vieler Begleitfaktoren, wie z. B. der Lokalisation und dem Schweregrad der Stenose, dem Ischämieareal, dem klinischen Zustand und dem Alter des Patienten, der Anzahl der betroffenen Koronararterien und ggf. zusätzlichen Erkrankungen, wie z. B. Niereninsuffizienz, Diabetes mellitus, Malignome, getroffen.

Perkutane Koronarintervention (PCI)

Bei Vorliegen einer **kritischen Lumeneinengung** bzw. eines neu aufgetretenen Verschlusses eines oder mehrerer Koronargefäße, steht eine primäre Revaskularisierung des Gefäßes im Vordergrund. Diese kann mithilfe von kathetergestützten Verfahren erfolgen oder aber operativ durch Anlage arterieller oder venöser Bypässe.

Liegt ein **akuter thrombotischer Verschluss** des Gefäßes vor, so ist eine unmittelbare Revaskularisierung durch Beseitigung des Thrombus anzustreben. Falls der Transfer in das nächstgelegene Herzkatheterlabor mit einem relevanten Zeitverlust einhergeht, ist die Einleitung einer fibrinolytischen Therapie, d. h. einer Aktivierung der körpereigenen Fibrinspaltung mithilfe eines Plasminogenaktivators (Lysetherapie), indiziert.

Tab. 5.15 Übersicht der Maßnahmen bei einem Patienten mit ACS

Allgemeine Maßnahmen	Medizinische Maßnahmen	Präinterventionelle Maßnahmen
• Patienten nicht alleine lassen und beruhigen • Beengende Kleidung öffnen • Sofortige körperliche Schonung/Ruhe • Oberkörper aufrichten (30°- bis 45°-Positionierung) • Vitalzeichenkontrolle • Sauerstoffgabe nur bei niedriger O_2-Sättigung ($SpO_2 < 95$ %), Luftnot oder akuter Herzinsuffizienz	• 12-Kanal-EKG • Blutentnahme (Blutbild, kardiale Marker-Enzyme, Elektrolyte, Nierenretentionsparameter, Gerinnungsstatus, Schilddrüsen- und Leberparameter) • Medikamentengabe (Thrombozytenaggregationshemmung, ggf. Antikoagulation, Nitroglyzerin, Sedierung, Analgesie, Betablocker, Antiemetika) • Transthorakale Echokardiografie • Ggf. Röntgenaufnahme des Thorax	• Ggf. Rasur beider Leisten (immer häufiger wird die A. radialis punktiert) • Bei geplanter Stent-Implantation: Verabreichung der Loading Dose eines Thrombozytenaggregationshemmers • Bettplatz für den Transport vorbereiten • Zügiger und schonender Transport in das Herzkatheterlabor in Arztbegleitung • Genaue Übergabe an das Interventionsteam • Vorbereitung des Bettplatzes für die Rückübernahme

Die perkutane Koronarintervention beschreibt eine kathetergestützte Wiedereröffnung bzw. Erweiterung einer verengten Koronararterie mit nachfolgender Stabilisierung durch eine Stent-Einlage.

Prozedur

Zunächst erfolgt die Anlage einer arteriellen Schleuse (in der Regel durch Punktion der A. radialis oder A. femoralis), über die ein Führungskatheter eingebracht und unter Röntgendurchleuchtung zum Herzen vorgeführt wird. Durch Applikation von iodhaltigem Kontrastmittel können sowohl potenzielle Engstellen der Herzkranzgefäße dargestellt werden (Koronarangiografie) als auch eine Abschätzung der linksventrikulären Pumpfunktion.

5

Bei Vorliegen einer interventionsbedürftigen Stenose wird diese zunächst mithilfe eines Ballonkatheters dilatiert (PTCA – percutaneous transluminal coronary angioplasty) und in der Regel durch Einbringen eines Stents stabilisiert, um eine längerfristige Offenheitswahrscheinlichkeit zu erreichen (➤ Abb. 5.18). Hier kommen, im Gegensatz zu den früher häufig verwendeten nicht medikamentenbeschichteten Bare-Metal-Stents (BMS), mittlerweile überwiegend medikamentenbeschichtete Drug-Eluting-Stents (DES) zum Einsatz, die das Anhaften glatter Muskelzellen an der Gefäßwand verzögern, entzündliche Prozesse inhibieren und somit das Risiko der Ausbildung von Re-Thrombosen verhindert.

MERKE

- **Im Notfall:** reine Koronarangiografie mit Darstellung der Herzkranzgefäße!
- **Linksherzkatheteruntersuchung:** Kontrastmittel-Bolusgabe in den linken Ventrikel, um die Pumpleistung zu beurteilen

Den aktuellen Leitlinien der deutschen Gesellschaft für Kardiologie und der European Society of Cardiology entsprechend wird ein Einsatz von DES empfohlen, wenn keine Kontraindikation gegenüber einer verlängerten Thrombozytenaggregationshemmung (z. B. bei bevorstehenden invasiven Eingriffen, einer erhöhten Blutungsneigung oder aber einer eingeschränkten Patienten-Compliance) besteht. Am häufigsten erfolgt die Punktion der A. radialis,

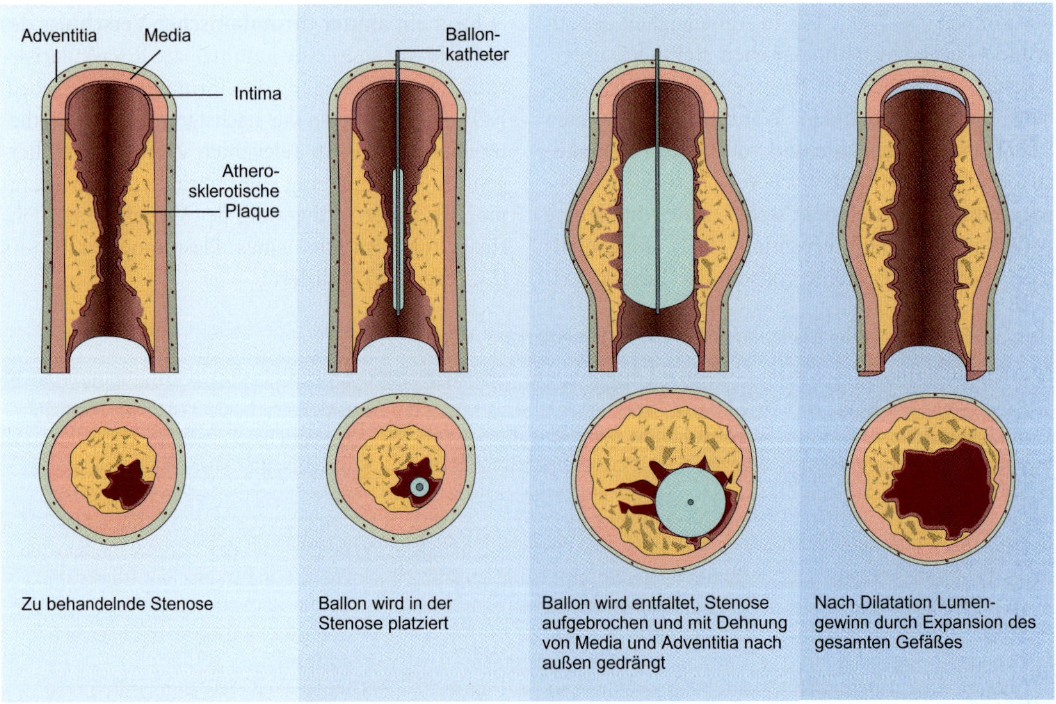

Abb. 5.18 Schematische Darstellung der Ballondilatation [L115]

da die Blutungsgefahr hier deutlich geringer ist. Alternativ können auch die A. femoralis bzw. die A. brachialis punktiert werden.

Postinterventionell

Zur Vermeidung einer In-Stent-Thrombose ist eine unmittelbare und konsequente Einnahme von Thrombozytenaggregationshemmern, wie Acetylsalicylsäure (Aspirin®) in Kombination mit Ticagrelor (Brilique®), Prasugrel (Efient®) oder Clopidogrel (Iscover®) erforderlich. Welche Substanzkombination letztendlich zum Einsatz kommt, ist abhängig von dem Koronarbefund, dem Blutungsrisiko und dem Risiko für ischämische Ereignisse. Eine zusätzliche intravenöse Verabreichung von sog. GP IIb/IIIa-Rezeptorantagonisten, wie z. B. Abciximab (ReoPro®) und Tirofiban (Aggrastat®), die an spezifische thrombozytäre Rezeptoren binden und somit die Bindungsstellen für Fibrinogen blockieren, wird mittlerweile nur noch für Hochrisikosituationen und thrombotische Komplikationen empfohlen. Wichtig ist, dass Patienten mit einem hohen Risiko für gastrointestinale Blutungen eine zusätzliche Therapie mit Protonenpumpenhemmern erhalten sollten.

Komplikationen

Die Maßnahme zur Wiederherstellung der Durchblutung des Herzmuskels behebt das akute Problem, schließt jedoch Folgeerscheinungen der Ischämie nicht aus und erzeugt naturgemäß selbst gewisse Risiken. Die KHK bleibt trotz PCI verändert bestehen. Obgleich die Mehrheit der Interventionen komplikationslos verläuft, gilt es ein besonderes Augenmerk auf Anzeichen eine der denkbaren Komplikationen zu legen (➤ Tab. 5.16).

5

Tab. 5.16 Komplikationen, Erläuterungen und Überwachungsmaßnahmen im Rahmen einer PCI

Komplikation	Erläuterung	Überwachungsmaßnahme
Herzbeuteltamponade	Einströmen von Blut in den Herzbeutel infolge einer Verletzung eines Koronargefäßes oder des Ventrikels	• Engmaschige Überwachung des Blutdrucks und der Herzfrequenz • Auf gestaute Halsvenen achten
Re-Infarkt	Gelöste Thrombenreste oder ein erneutes Festsetzen von Thrombozyten im Stentgeflecht, bergen die Gefahr eines erneuten Verschlusses des betroffenen Koronargefäßes.	• EKG-Monitoring • Auf Infarktsymptome achten (Wiedereinsetzen der Brustschmerzen, Kaltschweißigkeit, Veränderungen der Vitalzeichen)
Blutungen/ Durchblutungsstörungen	Durch die Punktion der Leistenarterien und das Vorschieben der Interventionskatheter kann es zu sichtbaren (aus der Punktionsstelle) und/oder nicht ersichtlichen Blutungen (retroperitoneales Hämatom) kommen. Solch eine unbemerkte Blutung kann bis zu einem hämorrhagischen Schock führen. Ferner besteht durch die meist noch liegende Schleuse im Leistenbereich bzw. durch den später angelegten Druckverband die Gefahr einer Durchblutungsstörung des jeweiligen Beins. Ein falsch sitzender Druckverband kann darüber hinaus zu Nervenschäden führen.	• Kontrolle der Punktionsstelle und des jeweiligen Oberschenkels (Beinumfang) • Kontrolle der Fußpulse • Kontrolle der Hautfärbung und Sensibilität des betroffenen Beins • Vitalzeichenwerte beachten • Urinausscheidung beobachten
Reperfusionsarrythmien	Als Reperfusionsarrhythmien werden Rhythmusstörungen zusammengefasst, die nach Wiederherstellung der Koronardurchblutung auftreten können. Hintergrund ist eine ischämisch bedingte Abnahme von energiereichem ATP mit nachfolgender Ansammlung von sauren Metaboliten, die eine intrazelluläre Kalziumüberladung und somit eine erhebliche Störung der elektrischen Erregung auf Zellmembranebene bewirken. Möglich sind dabei einzelne und/oder gehäuft auftretende Extrasystolen unterschiedlicher Morphologie (Aussehen) bis hin zum Kammerflimmern.	• Kontinuierliches Monitoring • Kontrolle der Elektrolyte (Kalium, Magnesium und Kalzium)

Tab. 5.16 Komplikationen, Erläuterungen und Überwachungsmaßnahmen im Rahmen einer PCI *(Forts.)*

Komplikation	Erläuterung	Überwachungsmaßnahme
Neurologische Komplikationen	Patienten mit Verkalkungen im Bereich der Herzkranzgefäße weisen darüber hinaus häufig zusätzliche atherosklerotische Veränderungen in anderen Gefäßstrombahnen auf, wie z. B. den peripheren oder extrakraniellen Arterien. Im Rahmen von Kathetermanipulationen können atherosklerotische Plaques oder auch Blutgerinnsel gelöst und in die periphere oder auch kranielle Strombahn geschwemmt werden und dort zu einer lokalen Minderperfusion führen. Daher sollte stets auf Anzeichen einer peripheren Ischämie bzw. eines Schlaganfalls geachtet werden.	• Regelmäßige Pupillenkontrolle und Kontaktierung des Patienten • Neurologische Mitbeurteilung im Falle von Sehstörungen, Gesichtsfeldausfällen, Schwindel, Schmerzen oder sensomotorischen Defiziten • Kontrolle der Hautfärbung und Sensibilität der Extremitäten • Vitalzeichenwerte beachten

5.4.6 Exkurs: Aortokoronarer Bypass

Ergibt sich in der Untersuchung der Herzkranzgefäße ein schwerwiegender Befund mit mehreren komplexen Stenosen und ggf. einer Beteiligung des Hauptstamms, fällt die Entscheidung häufig zugunsten einer Bypass-Operation.

Bei den heutigen Operationen werden in der Regel Brustwandarterien freipräpariert und als Bypass auf das betroffene Herzkranzgefäß genäht. Liegen weitere Engstellen vor, die es zu umgehen gilt, so kommen zusätzlich periphere Arterien (A. radialis) oder Beinvenen (V. saphena magna) zum Einsatz. Bei beiden Verfahrensweisen entsteht ein Umgehungskreislauf, der eine regelrechte Durchblutung der mit Sauerstoff unterversorgten Areale gewährleisten soll.

Präoperative Pflege

- Prüfen der Patientenakte auf Vollständigkeit:
  - Untersuchungsbefunde vorhanden?
  - Blutgruppe vorliegend, ggf. Blutkonserven angefordert?
  - Einwilligungen für OP und Narkose vorhanden und unterschrieben?
  - Aktuelle Laborergebnisse vorliegend?
  - Aktuelles EKG vorliegend?
- Vorbereitung des Patienten:
  - Rasur der Operationsareale (Brustkorb, Achselhöhlen, beide Leisten bzw. Intimbereich, Innenseite Unter- und Oberschenkel). Inzwischen gibt es zunehmend mehr Kliniken, in denen eine Rasur im OP-Trakt (z. B. in der Patientenschleuse erfolgt).
  - Identifikation des Patienten gewährleisten (Patientenarmband)
  - Flüssigkeits- und Nahrungskarenz für mindestens 6 Std. (außer im Notfall)

Postoperative Pflege

- Kontrolle und Regulation der Vitalzeichen, inkl. Körpertemperatur
- Kontrolle der Ausscheidung
- Regelmäßige Blutgasanalysen
- Kontrolle und Regulation des Flüssigkeitshaushalts (ZVD)
- Kontrolle von Blutungszeichen (Drainagesysteme und Wundverbände)
- Kontrolle des Drainagesystems (Dichtigkeit, vorhandener Sog und Wasserschloss)
- Kontrolle der Neurologie (Pupillenreaktion)
- Patientenstimulation (Berührungen und Ansprechen)
- Psychosoziale Betreuung (beispielsweise dem Patienten die Situation erläutern, Maßnahmen erklären und planen)
- Auflagepunkte (Fersen, Ellenbogen, Hinterkopf und Gesäß) entlasten
- Frühestmögliche Wiederherstellung der Spontanatmung
- Frühmobilisation
- Infektionsquellen (alle Katheter) reduzieren
- Intensive prophylaktische Maßnahmen (Pneumonie, Thrombose und Sturz)

- Wundinspektion (zusammen mit ärztlichem Dienst)
- Verwendung von Schutz- und Prophylaxesystemen (z. B. Thoraxwesten)
- Es gilt der Pflegegrundsatz „So viel Hilfe wie nötig, so wenig Hilfe wie möglich"!

MERKE

Durch die Eröffnung des Brustkorbs und mögliche Verletzungen der Lunge, kommt es zum Einströmen von Luft in die Brusthöhle. Zudem sammeln sich Flüssigkeiten (Blut, Spülflüssigkeit, seröse Sekrete durch Gewebereizung) im OP-Gebiet. Daher ist es häufig erforderlich, Drainagen in die Brusthöhle (lateral und substernal) einzulegen.
Bei **abgeklemmter Drainage** kann es zu einem Stau von Flüssigkeit und Luft im Thorax kommen. Der hierdurch entstehende Druck komprimiert die Lunge und kann zu einer erheblichen Funktionsstörung des Gasaustauschs und, insbesondere bei Luft, zur Ausbildung eines **Spannungspneumothorax** führen. Daher werden diese Drainagen, auch für Transporte oder im Rahmen der Mobilisation des Patienten nicht abgeklemmt. Die Drainageboxen verfügen über ein sog. Wasserschloss, das einem Lufteinstrom in den Brustkorb entgegenwirken soll. Sie sollten allerdings gegen ein Umfallen gesichert werden, da hierbei die Funktion des Wasserschlosses aufgehoben werden kann.

Komplikationen im Rahmen eines Herzinfarkts

Herzrhythmusstörungen

Die häufigste Todesursache im Rahmen eines Herzinfarkts stellen ventrikuläre Tachykardien bzw. Kammerflimmern dar. Diese treten insbesondere in der Frühphase der Myokardischämie auf, weswegen eine kontinuierliche Monitorüberwachung gesichert sein sollte. Neben einer medikamentösen Frequenzkontrolle und einem Ausgleich der Elektrolyte ist bei hämodynamischer Wirksamkeit eine frühzeitige Rhythmisierung durch eine elektrische Kardioversion bzw. Defibrillation anzustreben.

Da die arterielle Sauerstoffversorgung des Sinus- und des AV-Knotens in der Regel über die rechte Herzkranzarterie erfolgt, kann es besonders im Rahmen von Hinterwandinfarkten zu Sinusbradykardien, höhergradigen AV-Blockierungen oder auch Schenkelblockierungen kommen, was einen vorübergehenden (oder dauerhaften) Einsatz eines Herzschrittmachers erforderlich machen kann.

Ventrikelaneurysma

Die Ausbildung eines Ventrikelaneurysmas stellt eine weitere Komplikation im Rahmen eines Herzinfarkts dar. Kommt es zu einer relevanten myokardialen Sauerstoffunterversorgung, kann dies einen Untergang der Herzmuskelzellen zur Folge haben, die anschließend durch Narbengewebe ersetzt werden. In manchen Fällen kann diese strukturell veränderte Herzwand der vorherrschenden Druckbelastung nicht mehr standhalten und dehnt sich zunehmend aus. Eine solche Ventrikelaussackung hat häufig eine Verschlechterung der Pumpfunktion zur Folge. Zudem trägt der gestörte Blutfluss zu einer Ausbildung von Thromben bei, die eine Ursache möglicher arterieller Embolien sein kann. Unmittelbar nach einem Infarkt besteht darüber hinaus die Gefahr einer Ventrikelruptur mit Ausbildung einer Herzbeuteltamponade, die umgehend entlastet und in der Regel auch chirurgisch versorgt werden muss.

Septumperforation

Ähnlich wie bei einem Ventrikelaneurysma kann es auch im Bereich der Herzscheidewand zu einem nekrotischen Zelluntergang mit anschließender Septumperforation kommen. Aufgrund des höheren arteriellen Drucks im Körperkreislauf kommt es in der Regel zu einem sog. Links-Rechts-Shunt, d. h. einem Übertritt von Blut von der linken in die rechte Herzhälfte.

Klappeninsuffizienz

Akute Klappeninsuffizienzen sind häufig auf eine ischämisch bedingte Nekrose der Papillarmuskeln mit nachfolgendem Sehnenfadenabriss zurückzuführen. Eine akute Insuffizienz der Mitralklappe findet sich insbesondere bei Seiten- und Hinterwandinfarkten und kann eine rasante Verschlechterung der linksventrikulären Pumpfunktion zur Folge haben, die ggf. eine umgehende operative Rekonstruktion der undichten Herzklappe erforderlich macht.

Dressler-Syndrom

Das Dressler-Syndrom stellt eine besondere **Form der Herzbeutelentzündung (Perikarditis)** dar, die

5

sich sowohl im Rahmen eines Herzinfarkts als auch im Anschluss an eine Herzoperation ausbilden kann. Ursache für das Dressler-Syndrom ist vermutlich eine Autoimmunreaktion, die eine Ablagerung von Autoantikörpern, die sich gegen die Herzmuskelzellen richten, zur Folge hat. Charakteristischerweise zeichnet sich das Dressler-Syndrom durch einen serösen Perikarderguss unterschiedlicher Ausdehnung aus und tritt erst nach einer Latenzzeit von Wochen bis Monaten auf.

Kardiogener Schock

In manchen Fällen lässt sich eine Myokardrevaskularisierung nur inkomplett oder mit einer zeitlichen Verzögerung erreichen. In Abhängigkeit vom Ausmaß des Infarkts und dem betroffenen Myokardareal, kann sich die Pumpleistung des Herzens so dramatisch verschlechtern, dass es zu einer bedeutsamen Reduktion des Herzzeitvolumens und somit zu einer kritischen Unterversorgung der peripheren Organe kommt. Wichtige Kennzeichen für das Vorliegen eines kardiogenen Schocks sind die arterielle Hypotonie mit einem systolischen Blutdruck von unter 90 mmHg und eine Tachykardie von über 100 Schlägen/Min. Durch die periphere Minderperfusion kommt es häufig zu einer Laktatazidose. Das klinische Bild zeichnet sich durch ein blass-bläuliches Hautkolorit, Kaltschweißigkeit und einer verminderten Urinausscheidung als Zeichen der Zentralisierung aus.

Nicht selten besteht ein relativer Volumenmangel und dem Herzen steht nicht genügend Vorlast zur Verfügung (dies gilt besonders für Hinterwandinfarkte, die eine Einschränkung der rechtsventrikulären Pumpfunktion nach sich ziehen). Bei einer Volumenüberladung besteht wiederum die Gefahr des Rückwärtsversagens mit einer zunehmenden Flüssigkeitsansammlung in der Lunge und den abdominellen Organen, sodass hier eine vorsichtige Volumenzufuhr indiziert ist. Um eine ausreichende Organperfusion zu gewährleisten, sollte ein arterieller Mitteldruck von ca. 65–75 mmHg angestrebt werden. Typische Komplikationen im Rahmen des kardiogenen Schocks umfassen in erster Linie sowohl bradykarde als auch tachykarde Herzrhythmusstörungen, insbesondere in der Frühphase.

5.4.7 Exkurs: IABP

Im Rahmen eines akuten Myokardinfarkts lässt sich eine hämodynamische Stabilisierung trotz frühzeitiger Therapiemaßnahmen – inkl. einer kompletten Revaskularisierung – nicht immer erreichen. Insbesondere bei einem drohenden kardiogenen Schock soll der Einsatz mechanischer Unterstützungssysteme einer akuten Kreislaufinstabilität entgegenwirken.

Die **intraaortale Ballongegenpulsation (IABP)** stellt ein Verfahren dar, das sowohl eine Steigerung der koronaren Durchblutung während der Diastole als auch eine Verbesserung der Auswurfleistung in der Systole erzielen soll. Das Grundprinzip beruht darauf, einen mit Helium gefüllten Ballonkatheter in die Aorta descendens einzubringen und zeitgleich zur vorbestehenden Herzaktion mit Gas zu befüllen und wieder zu entleeren. Während die Ballonfüllung eine Erhöhung des diastolischen Perfusionsdrucks und somit eine Verbesserung der koronaren Durchblutung erzielt, bewirkt eine Ballonentleerung zu Beginn der Systole eine entsprechende Nachlastsenkung mit Erhöhung der linksventrikulären Auswurfleistung.

Die Anlage einer IABP erfolgt zumeist im Katheterlabor, da hier eine unmittelbare Lagekontrolle des Ballonkatheters unter Röntgen-Durchleuchtung erfolgen kann. Der Katheter wird mittels Seldinger-Technik über eine der beiden Leistenarterien in die Aorta eingeführt und bis zum distalen Abschnitt des Aortenbogens vorgeschoben. Um eine Synchronisierung mit der körpereigenen Herzaktion gewährleisten zu können, verfügt die IABP sowohl über eine EKG-Registrierung als auch über einen arteriellen Druckabnehmer, d. h., es besteht die Möglichkeit zwischen EKG- und pulsgetriggerter Aktion zu wählen.

Zudem muss das Verhältnis der jeweiligen Unterstützungsfrequenz vorgegeben werden:

Je nach Bedarf füllt und leert sich der Ballon bei jedem (1:1), jedem zweiten (1:2) oder nur bei jedem dritten (1:3) Herzschlag. Dabei gilt es zu beachten, dass die IABP bei einem Rhythmus von 1:3 nicht länger als 12 Std. einliegen sollte, da hierunter ein deutlich erhöhtes Risiko für thrombembolische Komplikationen zu verzeichnen ist. Dies gilt ebenfalls für einen Stillstand von länger als 30 Min.

Neben der Heliumflasche verfügt die IABP über ein kleines Reservoir, das eine ausreichende Menge an Helium bereitstellt, auch wenn die Vorräte der Gasflasche zunehmend aufgebraucht sind. Das Schlauchsystem des Ballons besitzt kein Ventil, sodass es zu einem Gasaustritt kommt, falls die Verbindung getrennt wird. Im Falle einer Reanimation sollte die Pumpe auf den Drucktrigger gestellt werden, um eine Unterstützung der Hämodynamik auch während der Thoraxkompression zu gewährleisten. Auch eine Defibrillation ist bedenkenlos möglich, da das System über eine elektrische Isolierung verfügt.

Hinweis

Ob die Verwendung der intraaortalen Ballonpumpe tatsächlich mit einem Benefit verbunden ist, wird derzeit noch diskutiert. Gemäß den aktuellen Leitlinien der deutschen Gesellschaft für Kardiologie kann ein Einsatz bei Patienten mit hämodynamischer Instabilität empfohlen werden und richtet sich nach Einzelfallentscheidungen. Von einer routinemäßigen Verwendung bei kardiogenem Schock wird hingegen abgeraten.

Pflegerische Aufgaben

- Sicherstellung eines adäquaten Monitorings
- Zweistündliche Kontrollen des Druckbeutels und Spülung des Drucksystems der IABP
- Keine Blutabnahmen über den IABP-Katheter
- Täglicher Wechsel der EKG-Elektroden des IABP-EKGs. **Cave:** Umstellen auf Drucktrigger!
- EKG-Elektroden im Rahmen eines Patiententransports zusätzlich mit Klebestreifen sichern
- Stündliche Kontrolle der Diurese und Darmtätigkeit: Durch eine Ballondislokation besteht die Gefahr einer Verlegung der Nierenarterien oder Mesenterialgefäße.
- Zweistündliche Überprüfung der Vigilanz, Pupillenreaktion und Motorik (Schlaganfallrisiko)
- Zweistündliche Kontrollen zur Detektion von Blutungen aus der Punktionsstelle (Wundinspektion, Messung des Oberschenkelumfangs) oder Leckagen (Blut innerhalb des Schlauchsystems vorhanden)
- Stündliche Kontrollen des Hautkolorits auf Ischämiezeichen (Blässe, Marmorierung)
- Kontrollen der Fußpulse und der Pulse beider Arme (Embolierisiko)
- Verbandswechsel bei Bedarf unter Maßgabe der „Non-Touch-Technik"
- Haut vor Druckstellen schützen
- Bremsen der Bedienungskonsole feststellen
- Beachtung des jeweiligen Pflegestandards bzgl. Mobilisation, Oberkörperlagerung und Beugen der Leiste

5.4.8 Exkurs: Impella®-Pumpsystem

Die Impella®-Pumpe stellt eines der neueren intrakardialen Kreislaufunterstützungssysteme dar, das über einen arteriellen Zugang (meistens über die A. femoralis) in den linken Ventrikel und die aszendierende Aorta eingeführt wird und mithilfe einer intravaskulären, mikroaxialen Pumpe aktiv Blut aus dem linken Ventrikel in die Aorta transportiert (➤ Abb. 5.19). Auf diese Weise wird ein Teil der kardialen Pumparbeit übernommen und das vorgeschädigte Myokard kann sich entsprechend erholen. Ähnlich wie die IABP kommt die Impella®-Pumpe zur Behandlung eines kardiogenen Schocks, im Rah-

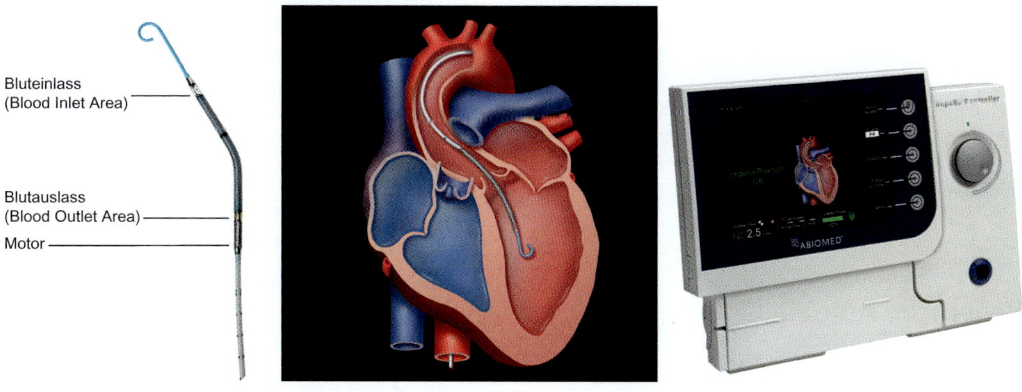

Abb. 5.19 Darstellung der Impella®-Pumpe bzw. des Impella®-Systems [V449]

men von akuten Myokardinfarkten, Hochrisiko-PCIs oder herzchirurgischen Eingriffen zum Einsatz (indikative Anwendungsdauer von 5–14 Tagen, je nach Modell) und wird ebenfalls im Katheterlabor bzw. Hybrid-OP unter Röntgen-Durchleuchtung installiert.

Das Impella®-Kathetersystem besteht aus einem distal gelegenen „Pigtail“-Katheter, der eine atraumatische retrograde Einführung über die Aorta in den Ventrikel gewährleistet, und einer nachgeschalteten Kanüle. Diese weist eine distal gelegene Eintrittsöffnung auf, durch die das Blut aktiv aus dem Ventrikel angesaugt und mithilfe des integrierten motorbetriebenen Pumpsystems durch die proximal gelegene Austrittsöffnung in die Aorta ausgeworfen wird. Hinter dem Motor befindet sich zudem ein Drucksensor, der Näherungswerte für den Aorten- und Ventrikeldruck abnimmt (vorausgesetzt der Katheter befindet sich auf Herzhöhe). Je nach Modell (Impella® 2.5, CP, LD, 5.0 oder RP) kann die Impella® zwischen 2,5 und 5 l Blut pro Minute zum Schlagvolumen des Herzens auswerfen.

Das komplette System besteht aus einer Bedienungskonsole, einem integrierten Akku für Transporte sowie einer Versorgungseinheit („Power Supply“) für den Dauerbetrieb. Zur Vermeidung eines Funktionsverlusts der Pumpe muss diese kontinuierlich über das sog. „Purge-System“ mit einer 20%igen Dextroselösung und 50 IU/ml Heparin gespült werden. Das proximale Ende des Katheters (das sich außerhalb des Patienten befindet), weist in der Regel drei Anschlüsse auf: einen, der das Messkabel mit der Konsole verbindet, einen zur Druckmessung sowie einen Weiteren für die intraluminale Heparin-/Dextroselösung.

Hinweis

Auch die Verwendung der Impella®-Pumpe wird bislang nicht im routinemäßigen Einsatz zur Behandlung des kardiogenen Schocks empfohlen und richtet sich nach Einzelfallentscheidungen.

Pflegerische Aufgaben

- Die **Lagerung** des Patienten erfolgt unter strenger Überwachung der Katheterlage. Jeder Zug auf das Kathetersystem sowie ein Abknicken sollten vermieden werden. Gleichermaßen dürfen Kabel und Schläuche nicht zwischen Bett und Patient zu liegen kommen.
- Ein Kissen oder eine eingerollte Decke zwischen den Knien des Patienten verhindert ein Einklemmen des Systems zwischen den Oberschenkeln.
- Mindestens 1-mal pro Schicht sollte die **Kontrolle der Punktionsstelle** auf Blutungen oder Hämatome erfolgen. Der Verbandswechsel erfolgt unter aspetisch Kautelen in Non-Touch-Technik.
- Die Kontrolle auf einen **palpablen Fußpuls** erfolgt mehrmals pro Schicht, vorzugsweise im Abstand von 2–3 Std.
- Um **Verletzungen im Bereich der Punktionsstelle** zu vermeiden, sollte das Kopfteil des Bettes nicht höher als 30° gestellt werden.
- Das **Katheter- und Schlauchsystem** sollte nicht frei hängen, da so das Risiko von versehentlichem Zug gemindert wird.
- Das System kann zu **Störungen bei der Aufzeichnung eines 12-Kanal-EKGs** führen. In diesem Fall gibt es die Möglichkeit spezielle Filter im EKG-Gerät (abhängig vom Hersteller) zu aktivieren. Sollten diese Filter nicht verfügbar sein, kann für die Dauer des EKGs das Pumpensystem vom Stromnetz getrennt werden. Hierbei muss die Batteriekontrolle beachtet werden.
- Jeder **innerklinische Transport** des Patienten sollte gut vorbereitet sein. Die Verbindungsstellen des Kabel- bzw. Schlauchsystems sollten gesichert sein, der Akku zu 100 % geladen sein und ggf. ein Verlängerungskabel für den Stromanschluss mitgeführt werden.
- Soweit in der pflegerischen Betreuung vorgesehen, sollten Pflegekräfte auf **Zeichen eines Rechtsherzversagens** achten:
  - Absinken der Leistung aus dem Impella®-Katheter
  - Ansaugalarm
  - Erhöhte Fülldrücke (CVP)
  - Erhöhte Lungendrücke
  - Klinische Anzeichen für ein Leberversagen und/oder Nierenversagen

5.5 Kardiologische Pflege

Jeder Patient ist anders – das gilt auch in der Kardiologie: Den standardisierten, klassischen kardiologischen Patienten gibt es nicht. Junge, sportlich aktive und gesundheitsbewusste Menschen können ebenso wie ältere Personen an Erkrankungen des Herz- und Kreislauf-Systems leiden.

Wie bei vielen anderen Erkrankungen liegt die Schwierigkeit in der Früherkennung. Mit nur wenigen Ausnahmen kann die Medizin meist nur Schadensbegrenzung betreiben oder ein Voranschreiten verzögern. Wohl kaum ein Mensch in jungem Lebensalter käme auf die Idee, sich regelmäßig einer invasiven Untersuchung der Herzkranzgefäße zu unterziehen. Bei älteren Menschen ist ein unauffälliger Untersuchungsbefund eher unwahrscheinlich.

Geht man von einem Ruhepuls um die 60 Schläge pro Minute aus, hat das Herz eines 60-Jährigen bereits 1.892.160.000 Mal geschlagen und das ohne Berücksichtigung der höheren Frequenz im Säuglings- bzw. Kleinkindalter oder bei körperlicher Belastung. Diese Leistung spielt im Körper eine zentrale Rolle. Trotz der enormen Fähigkeit des Herzens, Abweichungen zu kompensieren, bewirkt das Zusammenspiel aller Organe, dass die Erkrankung eines Organsystems immer auch Auswirkungen auf alle anderen hat.

Dies erfordert von der Pflege einen umfassenden Blick auf den Patienten, der sich nicht auf eine einzelne Auswirkung beschränken darf, sondern die Gesamtheit aller Effekte berücksichtigen muss. Nur in Akut- oder Notfällen ist das Fokussieren auf offensichtliche Auswirkungen ratsam. Das Wahrnehmen der eigentlichen Ursache, also der auslösenden Umstände, ist Maßgabe professioneller Pflege.

5.5.1 Bewegung und Mobilität

In der Betreuung kardiologischer Patienten gilt:

- Die **Intensität der körperlichen Belastung** muss immer an die Leistungsfähigkeit des Patienten angepasst sein.
- Eine moderate **sportliche Betätigung** trainiert das Herz-Kreislauf-System und hat auch auf andere Organe einen positiven Einfluss (Herz-Sportgruppen, Koronarsport etc.).

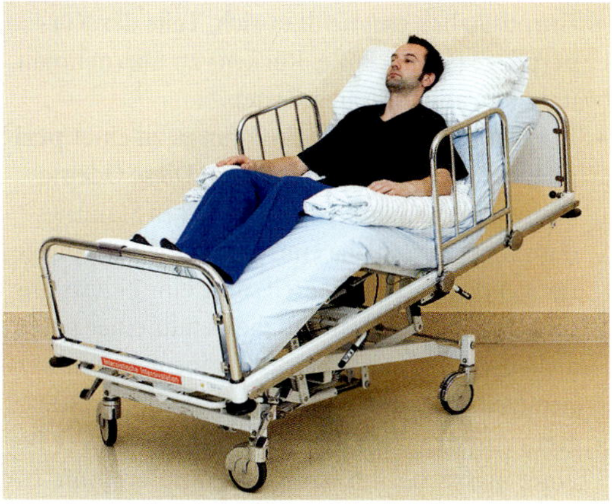

Abb. 5.20 Herzbettlage [K115]

- Bei allen akuten Erkrankungen oder Zustandsverschlechterungen steht jedoch körperliche Schonung bis hin zur Bettruhe im Vordergrund.
- Häufig belastet die Patienten die Unfähigkeit, den Alltag (z. B. Treppen steigen) körperlich zu bewältigen. Es gilt, die Patienten zu motivieren und ihnen unterstützende Maßnahmen aufzuzeigen, z. B. Gehhilfen, Treppenlifte. **Immobile Patienten** benötigen regelmäßige, individuell festzulegende Positionswechsel, sofern keine entsprechenden Matratzensysteme verwendet werden (➤ Abb. 5.20). Aufgrund der schlechteren peripheren Durchblutung ist das Risiko eines Dekubitus hier deutlich erhöht.

MERKE

Ein zusätzliches Dekubitusrisiko entsteht im Rahmen einer Therapie mit Katecholaminen, da die periphere Durchblutung weiter reduziert wird.

5.5.2 Körperpflege

- Die **Ganz- und Teilkörperpflege** trägt erheblich zum subjektiven Wohlbefinden und damit zur Motivation bei und sollte unter allen Umständen ermöglicht werden. Die Körperpflege muss vor allem bei Akutzuständen (Infarkt, Low-Output-Syndrom) gut geplant und vorbereitet werden. Zwischen der Körperpflege und anderen therapeutischen Maßnahmen, beispielsweise Physiotherapie, müssen ausreichende Ruhephasen liegen.

5

- Grundsätzlich empfiehlt es sich, Teile der Körperpflege (Beine, Füße, Rücken) zu übernehmen, um den Patienten zu entlasten.
- In Folge der Herzschwäche kann es zu einer **peripheren Ödembildung** kommen. Diese Ödeme können im Verlauf zu einer massiven Stauungsdermatitis führen, die eine sorgfältige Hautpflege notwendig macht. Generell sollte eine behutsame Mobilisation erfolgen und die Gefahr einer potenziellen Verletzung möglichst gering gehalten werden (z. B. Perfusoren nicht im Bett platzieren).
- **Kein Ausstreichen der Venen!** Insbesondere bei einer massiv beeinträchtigten Pumpfunktion kann diese relativ geringe Volumenerhöhung bereits zum Erliegen der Kompensationsmechanismen führen. Dies gilt auch für die Verwendung von Anti-Thrombosestrümpfen. Der Einsatz erfolgt ausschließlich auf ärztliche Anordnung.
- Patienten mit Atembeschwerden neigen zur Mundatmung, die zu einem schnellen **Austrocknen der Mundschleimhaut** beiträgt. Neben dem rein unangenehmen Gefühl, entsteht zusätzlich das Risiko für Komplikationen im Sinne von Infektionen. Eine regelmäßige und umsichtige Mundpflege entsprechend der jeweiligen Pflegestandards ist empfehlenswert.

5.5.3 Ernährung und Flüssigkeitszufuhr

- Bei den meisten Patienten ist eine umsichtige Dokumentation der zugeführten **Flüssigkeitsmenge** wichtig (➤ Abb. 5.21). Im Verhältnis zur Ausscheidung ergibt sich dabei ein Hinweis darauf, mit welcher Volumenlast das Herz arbeiten muss. Die tägliche Bestimmung des Körpergewichts, die auf den meisten kardiologischen Normalstationen zum Standard gehört, entfällt aufgrund der aufwendigen praktischen Umsetzung (Monitorkabel, Infusionsschläuche, Urinableitung etc.) auf der Intensivstation.
- Wurde dem Patient eine **Trinkmengenbeschränkung** verordnet, ist diese auf jeden Fall einzuhalten. Eine Abweichung ist nur bei einem unkalkulierbaren Flüssigkeitsverlust (Schwitzen im Sommer, Fieber, Durchfall etc.) denkbar und sollte ausschließlich in Absprache mit dem behandeln-

Bilanzbogen	Datum: 16.05.	Zimmer: 733	Patient: KNOCHE, TOBIAS

tägliche Flüssigkeitszufuhr: ☐ frei ☒ **beschränkt auf 1,5l /Tag**

Einfuhr enteral		Einfuhr parenteral		Ausfuhr Ausscheidungen		Ausfuhr Drainagen	
Kaffee	200	Antibiose	100	DK	500	Redon	50
Wasser	500	NaCl	250		750	THX-Drain	300
Tee	200	Schmerzen	100		300		
Saft	200						

Gesamt Einfuhr in 24 Stunden	1550	Gesamt Ausfuhr in 24 Stunden	1900

Tagesbilanz	−350

Abb. 5.21 Beispiel eines Bilanzbogens mit ausgewiesener bzw. markierter Trinkmengenbeschränkung [M659]

den Arzt erfolgen. Alle verabreichten Infusionen, auch Kurzinfusionen, müssen auf jeden Fall berücksichtigt werden.

Durst

Das Durstgefühl gehört zur Homöostase, der Fähigkeit des Körpers ein Gleichgewicht zu erhalten. Durst stellt also einen Mangel an Flüssigkeit und/oder Elektrolyten dar. Wird der Patient durch das Durstgefühl erheblich beeinträchtigt und lässt sich dies durch Eiswürfel nicht kompensieren, muss Rücksprache mit dem Arzt gehalten werden. Um eine korrekte Dokumentation sicherzustellen, empfiehlt es sich nur jene Flüssigkeiten im Bilanzbogen zu notieren, die tatsächlich getrunken bzw. infundiert wurden. Die Dokumentation erfolgt demnach bei jeder leeren Wasser- und Infusionsflasche.

- Bei der Nahrungsaufnahme sollte auf eine **ausgewogene, fett- und salzarme Kost** geachtet werden (Salz bindet Wasser).
- **Grundsätzlich gilt jedoch:** In Stresssituationen ernährt sich der Körper selbst (kataboler Stoffwechsel), d. h., er bezieht Energie aus dem Abbau von energiereichen Stoffwechselprodukten. Ob in dieser Phase eine Zufuhr von Nährstoffen erfolgen soll, ist in der Fachwelt umstritten und hängt eher von der Überzeugung des verantwortlichen Arztes ab. Klar ist jedoch: Die Gabe von Ernährungsflüssigkeit über eine Magensonde, auch in geringer Menge, ist zur Aufrechterhaltung der Funktion der Darmzotten erforderlich. Dies wird häufig mit dem Begriff „Zottenpflege" beschrieben. In der Regenerationsphase ist der Körper jedoch von der Zufuhr von Nährstoffen von außen zwingend angewiesen. Alle Maßnahmen, die den Patienten zur Nahrungsaufnahme motivieren bzw. eine ausreichende Kalorien- und Nährstoffzufuhr gewährleisten (Essen von Angehörigen, Lieblingsspeisen, Pepsinwein, Trinknahrung) sind zu ergreifen. Dabei müssen jedoch Stoffwechselerkrankungen (z. B. Diabetes) berücksichtig werden. Reicht die Energiezufuhr nicht aus, sollte zunächst hochkalorische Trinknahrung als Ergänzung zu den Mahlzeiten angeboten werden. Wird auch hierdurch keine ausreichende Kalorien- und Nährstoffzufuhr erreicht, sollte über eine ergänzende parenterale Ernährung diskutiert werden. Aus Gründen des Wohlbefindens und der Motivation des Patienten, aber auch aus Aspekten des Aspirationsschutzes, ist eine parenterale Nahrungsergänzung immer einer Ernährung über eine Magensonde vorzuziehen.
- Viele Lebensmittel enthalten natürliche Substanzen, die **Arzneimittel beeinflussen können.** So enthalten z. B. Zwiebeln, grünes Gemüse (wie Kohl, Spinat, Kohlrabi, Salat, Mangold) und tierischen Produkte (wie Milch bzw. Milchprodukte, Eier, Fleisch) Vitamin K, das die Wirkung von Marcumar® beeinträchtigen kann. Es gilt also auf eine therapiekonforme Ernährung zu achten.
- In die **tägliche Flüssigkeitsbilanz** werden alle Getränke, Suppen, Joghurts, Ernährungsflüssigkeiten, Dauerinfusionen (inkl. Perfusoren), Kurzinfusionen und Trägerlösungen für die Gabe von Medikamenten über Magensonde eingerechnet.

5.5.4 Ausscheidung

- In Bezug auf **Urin und Stuhlgang** gilt der Grundsatz „Alles was den Körper verlässt, belastet ihn nicht."
- Eine genaue **Bilanzierung** der Urinausscheidung stellt keine Indikation für die Anlage eines Blasenkatheters dar. Die Anlage sollte nur bei Patienten erfolgen, die nicht in der Lage sind, eine Urinflasche/Steckbecken zu verwenden.
- Neben einem Überblick über die Nierenfunktion, ermöglicht die Bilanzierung der Urinausscheidung auch die Erfolgskontrolle der diuretischen Therapie.
- Herzinsuffiziente Patienten leiden häufig an einer Nykturie, einem vermehrten Harndrang in der Nacht. Bei Patienten, die nachts die Toilette aufsuchen, ist eine gute **Sturzprophylaxe** (entfernen von Stolperfallen, Nachtlicht einschalten) erforderlich.
- Um eine Beeinflussung der Druckverhältnisse im Thorax während der Defäkation zu minimieren, sollten kardiologische Patienten nicht nur auf einen regelmäßigen Stuhlgang achten, sondern auch Medikamente einnehmen, die den Stuhlgang weicher machen (z. B. Laktulose).
- Das Auftreten von **Durchfall bzw. Durchfallerkrankungen** stellt einen nur sehr schwer berechenbaren Verlust an Flüssigkeit dar. Dieser muss, wie bereits erwähnt, bei der täglichen

Trinkmengenbeschränkung berücksichtigt werden. Zudem stellt sich auch ein Verlust von Elektrolyten ein, der insbesondere in Verbindung mit den gängigen Diuretika zu einem kritischen Absinken des Kaliumspiegels führen kann.

5.5.5 Atmung und Sauerstoffverabreichung

- Um diversen Komplikationen entgegenzuwirken, ist eine gute **Pneumonieprophylaxe** erforderlich. Dies gilt insbesondere für beatmete Patienten. Belastungen wie z. B. eine Infektion des Respirationstrakts, können zumeist von einem stark eingeschränkten Herz-Kreislauf-System nicht adäquat kompensiert werden. Der Anwendung gängiger prophylaktischer Maßnahmen (atemstimulierende Einreibung, Perkussion, Vibration, Übungen mit einem Atemtherapiegerät etc.) steht in der Regel nichts entgegen.
- Die **Gabe von Sauerstoff** findet nicht grundsätzlich und automatisch statt. Der Einsatz erfolgt nur bei einer messbaren Unterversorgung (SpO_2 und/oder pO_2) und sollte dann primär über eine Nasensonde geschehen. Dabei wird der Sauerstoff durch steriles Wasser angefeuchtet. Wird eine sog. „künstliche (oder feuchte) Nase" verwendet, erfolgt keine zusätzliche Befeuchtung des zugeführten Sauerstoffs. Dadurch wird verhindert, dass das spezielle Papier in der künstlichen Nase durchnässt wird und sich eine Erhöhung des Atemwiderstands ergibt.
- Die Verwendung von erwärmter Atemluft ist umstritten, da die Frage diskutiert wird, ob die künstlich erwärmte Luft eine Keimbesiedelung der verwendeten Materialien bzw. die Entstehung von pulmonalen Infekten begünstigt.
- Bei bestimmten Herzerkrankungen liegt bereits eine **chronische Zyanose** vor, sodass nicht von einer akuten Verschlechterung auszugehen ist. Bei diesen Patienten gibt die Messung der peripheren Sauerstoffsättigung Aufschluss.
- Zur Krankenbeobachtung gehört die Beurteilung der Atmung, insbesondere ob eine Dyspnoe vorliegt. Pflegemaßnahmen müssen an das Bild der Atembeschwerden (z. B. Belastungsdyspnoe) angepasst werden.
- Das subjektive Empfinden von **Dyspnoe** erzeugt häufig Angst und Panik. In diesem Zustand wird eine Sauerstoffmaske meist nicht toleriert. Insbesondere bei Vorliegen eines akuten Lungenödems kann sich der Umgang mit dem Patienten kompliziert gestalten.
  Folgende Maßnahmen können die Situation positiv beeinflussen:
  - Enge Kleidung entfernen
  - Fenster öffnen
  - Patient aufsetzen lassen (hängende Beine können zudem die Vorlast senken)
  - Keine „Menschenmauer" um das Bett bilden
  - Beruhigendes Zureden
  - Alle Maßnahmen erklären
  - Sauerstoffmaske nicht auf dem Gesicht festzurren, sondern locker vorhalten

Hinweis

Patienten mit einer schwerwiegenden kardiologischen Erkrankung sind, wie auch bei vielen anderen Erkrankungen, auf die Kompensationsfähigkeit des Körpers angewiesen. Im Falle einer maschinellen Beatmung, werden physiologische Grundsätze (➤ Kap. 4) umgekehrt. Insbesondere der positive Atemwegsdruck stellt eine Belastung für das Herz dar. In Abhängigkeit von dem Ausmaß der Erkrankung und dem verabreichten Druck kann es leichter zu einem Pumpversagen des Herzens kommen als bei einem spontan atmenden Patienten.

5.5.6 Psychische Betreuung und Beratung

- Bei Vorliegen einer Herzerkrankung sollten Untersuchungen, Eingriffe und Maßnahmen sorgfältig geplant sein. Insbesondere das Abschätzen von denkbaren Komplikationen erfordert ein hohes Maß an Voraussicht. So kann z. B. das Absinken des Blutdrucks im Rahmen einer Narkose bei Patienten mit einer Verengung der Aortenklappe oder bereits hochgradig eingeschränkten Pumpfunktion zu einem völligen Pumpversagen führen. Wiederum kann ein hoher Blutverlust bei Patienten mit einer ausgeprägten Stenose der Koronargefäße zu einem Infarkt führen. Es ist daher für verantwortungsvoll Pflegende unerlässlich, auf das Gesamtbild eines Patienten zu achten und sich nicht nur auf die durchzuführende Maßnahme zu konzentrieren.

- Patienten reagieren auf den ersten intensivstationären Aufenthalt sehr unterschiedlich. Ungeduld, Unhöflichkeit und Aggressionen können ebenso wie übertriebener Humor, Herunterspielen der Situation und vollkommenes „In-sich-gekehrt-sein“ Ausdruck von Unsicherheit und Angst darstellen. Es empfiehlt sich, dies in einem ruhigen Moment gezielt anzusprechen.

Bei der Patientenberatung beachten Pflegende folgende Aspekte:

- Eine angemessene Aufklärung trägt zur Beruhigung der Patienten bei. Es ist sinnvoll, diese bei Aufnahme sowohl über die Monitoranlage, Alarmsignale als auch über allgemeine Pflegemaßnahmen aufzuklären. Dabei sollten sowohl Ruhe als auch Professionalität vermittelt werden.
- Patienten dürfen nicht unnötig in Unwissenheit gelassen werden. Zumeist haben sich diese mit ihrer Erkrankung bereits ausführlich auseinandergesetzt und sind sich über die Möglichkeit eines plötzlichen Lebensendes bewusst. Zudem wird am Bett eines Patienten unabhängig von dessen Bewusstseinsstatus mit ihm und nicht über ihn gesprochen.
- Falls Bedarf besteht, werden die Patienten über die Möglichkeit einer Patientenverfügung informiert. Auch die Bereitstellung von entsprechenden Informationen oder Formularen ist Teil der pflegerischen Aufgabe.
- Patienten müssen in ihrer jeweiligen Verfassung ernst genommen werden. Pflegende unterlassen Aussagen wie „anderen geht es noch viel schlechter“.
- Persönliche Meinungen, Ansichten und Erfahrungswerte der Pflegenden finden keinen Einfluss in die Kommunikation mit dem Patienten. Auch nicht, wenn dieser konkret danach fragt. Oberstes Ziel ist es, den Patienten zu motivieren und zu verdeutlichen, dass kein Fall wie der andere ist.
- Einige Patienten, vor allem jene mit langer Krankheitsgeschichte, haben den Glauben in eine Besserung des Krankheitszustands verloren. Häufig ist es schwer, als Außenstehender motivierend auf den Patienten einzuwirken und die Schweigepflicht verbietet ein Gespräch mit den Angehörigen, sofern nicht explizit die Erlaubnis hierfür erteilt wurde. Eine Möglichkeit, diesen Konflikt zu umgehen, besteht darin, den Angehörigen in Anwesenheit des Patienten Fragen zu stellen, sodass diese in die Unterhaltung integriert werden können.
- Vor einer Herztransplantation werden die Patienten routinemäßig psychologisch und psychiatrisch untersucht. Selbst wenn diese Untersuchungen unauffällig verlaufen, beschäftigen sich die meisten Patienten irgendwann mit der Tatsache, dass ein anderer Mensch sterben wird und sie letztlich davon profitieren. Diese Gedankengänge sind so komplex, dass hier eine professionelle psychologische Betreuung veranlasst werden sollte.
- Oftmals zählen kardiologische Patienten zu der Gruppe der sog. „Langlieger“ bzw. werden häufig wieder aufgenommen.
  Hierdurch können persönliche Bindungen entstehen, die auf Dauer eine professionell-distanzierte Betreuung erschweren. Ein entsprechendes Mitgefühl ist nur natürlich und in der Regel unvermeidbar. Jedoch sollte das eigene Verhalten stets den beruflichen Standards entsprechen und eine Gleichbehandlung aller Patienten sicherstellen.

KAPITEL

6

Nikolaus Wirtz (Vorauflage: Andrea Brock)

Die Nieren

Die Nieren sind für den Gesamtorganismus von zentraler Bedeutung. Sie sind wesentlich an der Erhaltung des Gleichgewichts der Blutzusammensetzung **(Homöostase)** beteiligt. Dazu gehören neben der Entfernung der harnpflichtigen Substanzen (Harnstoff, Harnsäure, Kreatinin), der Wasser-, Elektrolyt- und Säure-Basen-Haushalt, die Blutdruckregulation, die Blutbildung, der Kalzium-Phosphat- und Vitamin-D-Stoffwechsel sowie die Immunabwehr. Andererseits sind die Nieren zum Erhalt ihrer Funktionsfähigkeit von einer sehr konstanten Durchblutung abhängig. Daher müssen die Nieren bei allen intensivpflichtigen Krankheitsbildern berücksichtigt werden, insbesondere bei Zuständen mit Hypotonie bis hin zum Schockgeschehen.

Klinische Bedeutung

Da es sich bei den Nieren um ein paarig angelegtes Organ handelt, sind anatomisch betrachtet zwei Organe vorhanden – mit jeweils eigenständiger Blutversorgung und Urinableitung. Physiologisch betrachtet erfüllen beide Organe die Nierenfunktion gemeinsam und müssen daher als ein Organ verstanden werden. Das bedeutet anatomische Probleme, wie z. B. ein Nierenstein, können einer einzelnen Niere zugeordnet werden und beeinträchtigen auch nur diese eine Niere. Physiologische Probleme, wie z. B. ein Schockgeschehen mit Hypotonie, betreffen dagegen immer beide Nieren.

6

6.1 Anatomie und Physiologie der Nieren

Anatomische Grundlagen

Die Nieren liegen **paarig im Bauchraum hinter dem Bauchfell (retroperitoneal)** in der Nierenkapsel und sind eingebettet in Fettgewebe. Die durchschnittliche Größe einer Niere ist 12 × 6 × 3 cm. Die äußere Schicht bildet die ca. 2 cm starke Nierenrinde. Darunter liegt das Nierenmark. Zentral findet sich das Nierenbecken. Zur Körpermitte hin (medial) reicht das Nierenbecken dann aus der Niere heraus (Nierenhilus) und geht in den Harnleiter über. Die Harnleiter beider Nieren verlaufen retroperitoneal nach unten ins kleine Becken und münden am Blasenboden jeweils einzeln in die Blase (Vesica urinaria).

Die Blutversorgung erfolgt für jede Niere über eine eigene Nierenarterie, die direkt aus der Bauchaorta entspringt. Die Nierenarterie tritt von medial am Nierenhilus in die Niere ein. Als Besonderheit können sich gelegentlich zusätzliche Nierenarterien finden. In der Niere verteilt sich das Blut über ein Netz von Bogenarterien, welches das Nierengewebe ungefähr zwischen Nierenrinde und Nierenmark durchzieht (Mark-Rinden-Grenze). Der Blutabfluss verläuft parallel zu den Bogenarterien und zur Nierenarterie über die Nierenvene, die in die V. cava inferior mündet (➤ Abb. 6.1).

Kernelement bzw. **Kernbaustein der Nieren ist das Nephron,** bestehend aus dem Nierenkörperchen (Glomerulum) und der nachfolgenden Urinkapillare (Tubulus). Jede Einzelniere besteht aus ca. 0,5–1 Million Nephronen. Das einzelne Nephron ist sehr ähnlich einer Haarnadel geformt, an deren freiem Ende das zugehörige Nierenkörperchen sitzt. Alle Nephrone liegen in paralleler Ausrichtung nebeneinander. Durch die Zusammenlagerung der Glomeruli entsteht die anatomische Struktur der Nierenrinde. Die Zusammenlagerung der Tubuli oder der „Haarnadelbiegungen" bildet das Nierenmark. Die aus dem Nierenmark wieder aufsteigenden Tubuli münden in Sammelrohre, die durch das Nierenmark hindurch in das Nierenbecken münden.

Jedes Nierenkörperchen wird von einer eigenen Arteriole versorgt, die aus den Bogenarterien abgeht. Diese zuführende Arteriole wird als „Vas afferens" bezeichnet. Im Nierenkörperchen selbst entsteht daraus ein Gefäßknäuel (Glomerulum) mit vielen kleinen Kapillaren, die sich anschließend zum abführenden Gefäß „Vas efferens" zusammenlegen. Dieses Vas efferens folgt dem zugehörigen Tubulus in das Nierenmark hinein und bildet ein Kapillarnetz um den Tubulus. Schließlich steigt ein venöses Gefäß wieder aus dem Nierenmark auf und mündet letztlich in die Bogenvenen.

Durch Nervenfasern entlang der Nierenarterie ist die Niere an das autonome Nervensystem angeschlossen.

Physiologische Grundlagen

Die **Kernaufgabe der Niere ist die Entgiftung** des Körpers. Giftstoffe sind in diesem Zusammenhang stickstoffhaltige Verbindungen, vor allem Harnstoff,

Harnsäure und Ammoniak-Verbindungen. Um diese Entgiftung zu erreichen, ist die Ausscheidung von Flüssigkeit, in der die löslichen Giftstoffe transportiert werden können, erforderlich. Hierfür sind ein konstanter Blutfluss sowie ein ausgeklügeltes System an Wasser- und Stoffausscheidung und aktivem und passivem Stofftransport nötig.

Für die konstante Durchblutung sorgt die Perfusion mit 20 % des Herzminutenvolumens. Dies bedeutet (vereinfacht) bei einem Herzminutenvolumen (HMV) von 5 l (bei durchschnittlichen Erwachsenen) 1 l renalen Blutfluss pro Minute. Bei einem normalen Hämatokrit mit ca. 48 % an festen Blutbestandteilen (Zellen) bedeutet dies ca. 500 ml renalen Plasmafluss pro Minute. Hiervon werden wiederum 25 % (= 125 ml) in den Glomeruli abfiltriert. Hochgerechnet auf den Tag ergibt sich damit ein „Primärharn" von 200 l. Effektiv ausgeschieden werden jedoch nur rund 1,5 l Urin. Also werden weniger als 1 % des Primärharns als Endharn ausgeschieden.

Auf dem Weg vom Glomerulum durch das Tubulussystem findet eine Wasser- und Stoffrückresorption aus dem Primärharn statt. Das Ergebnis ist ein Urin, in dem die Giftstoffe, z. B. Harnstoff, konzentriert sind und die im Körper benötigten Stoffe nur in geringer Menge vorhanden sind bzw. ganz fehlen, wie z. B. Natrium und Glukose.

Aus dieser Notwendigkeit erklären sich auch die weiteren Funktionen der Niere, die letztlich diesen Vorgang der Blutreinigung gewährleisten.

6.1.1 Nierenrinde und Nierenmark

Die Unterteilung des Nierengewebes in Rinde und Mark ermöglicht eine anatomische Gliederung des Organs. Gleichzeitig unterscheiden sich diese beiden Abschnitte aber auch durch ihre Funktionen.

In der **Nierenrinde** finden sich von den einzelnen Nephronen die Nierenkörperchen, zusammen mit der zu- und abführenden Arteriole sowie bestimmte Abschnitte des Tubulussystems (proximaler und distaler Tubulus, Anteile der Sammelrohre). In der Rinde wird der Primärharn gebildet. Gleichzeitig erfolgen hier im proximalen Tubulus der wesentliche

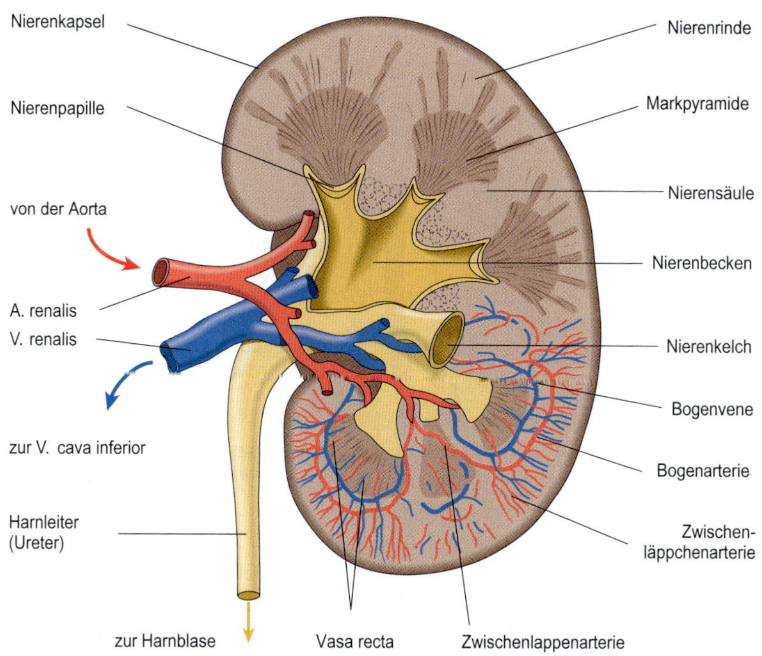

Abb. 6.1 Längsschnitt durch die Niere [L190]

Anteil der Wasser-, Elektrolyt- und Nährstoff-Rückgewinnung sowie die Pufferung. Im distalen Tubulus und dem Sammelrohr erfolgt dann die Feineinstellung des Wasser- und Elektrolythaushalts. Gleichzeitig ist die „Macula densa", der Punkt, an dem jeder distale Tubulus das Glomerulum des gleichen Nephrons nochmals kurz berührt. Dies ist für die Blutdruckregulation (Reninbildung, Wirkort von Katecholaminen) bedeutend. Die Vorgänge in der Nierenrinde sind meist passiv und verbrauchen nur ca. 10 % der Sauerstoffreserven aus dem arteriellen Blut.

Im **Nierenmark** verlaufen im Wesentlichen die schmalen Anteile des Tubulussystems, die sog. Henle-Schleife (haarnadelförmiger Tubulusanteil), begleitet vom Kapillarnetz des Vas efferens. Im Mark erfolgt die Konzentrierung des Harnstoffs auf ein Vielfaches der Serumkonzentration. Parallel dazu wird hier – durch aktiven Transport – dem Urin weiter vor allem Natrium und Wasser entzogen. Dadurch werden an dieser Stelle die übrigen ca. 90 % der Sauerstoffreserven verbraucht. Das Nierenmark hat also einen hohen Sauerstoffbedarf und reagiert sehr empfindlich auf einen Mangel. Logisch erscheint daher, dass in endokrinen Zellen des Nierenmarks Erythropoetin (EPO) hergestellt wird, das durch die Anregung der roten Blutbildung eine verbesserte Sauerstoffversorgung erreichen kann.

Klinische Bedeutung

Das **Nephron** ist der Grundbaustein der Niere. Es besteht zum einen aus dem Nierenkörperchen (Glomerulum) und daran anschließend dem Tubulussystem. Jede Niere besteht aus ca. 0,5–1 Million Nephronen.

6.1.2 Das Nierenkörperchen

Das Glomerulum (➤ Abb. 6.2) entsteht durch ein feines „Gefäßknäuel" (die Aufteilung der zuführenden Arteriole in mehrere Kapillaren). Dieser Kapillarknoten ragt in eine Art Becher, der den Anfang des Tubulussystems bildet. Dieser Becher wird als **Bowman-Kapsel** bezeichnet und dient dazu, den Primärharn aufzunehmen. Im Glomerulum trifft das

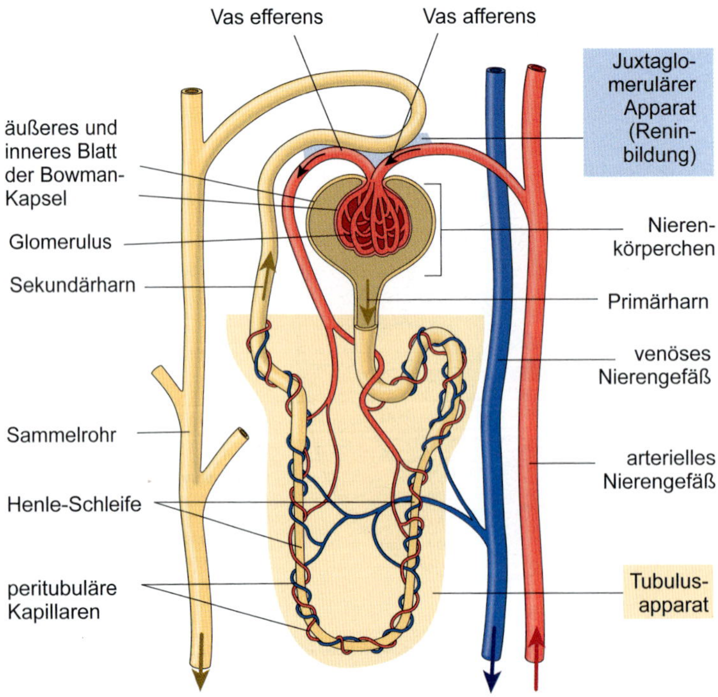

Abb. 6.2 Vollständiges Glomerulum mit Tubulussystem [L190]

Vollblut mit einem sehr konstanten Druck von ca. 60–65 mmHg auf den glomerulären Filter. Dieser Filter besteht, von der Innenseite der Kapillare aus gesehen, aus dem Gefäßendothel, der Basalmembran (Kollagenfasermatrix) und Fußfortsatzzellen (Podozyten), die die Basalmembran mit einem feinen Netz aus Fußfortsetzen bedecken. Der intakte glomeruläre Filter hält sämtliche korpuskulären Bestandteile (Blutkörperchen und Blutplättchen) sowie größere Eiweißpartikel im Gefäßsystem zurück. Kleinere Eiweiße, Elektrolyte, Glukose, Aminosäuren, harnpflichtige Subtanzen und Wasser werden als Primärharn frei filtriert. Die nicht abfiltrierten Blutbestandteile verlassen das Glomerulum über die abführende Arteriole.

6.1.3 Das Tubulussystem

Der im Glomerulum abfiltrierte Primärharn fließt durch das Tubulussystem und wird auf dem Weg zum Nierenbecken zu Endharn verarbeitet, durch Rückgewinnung benötigter Substanzen (vor allem Wasser, Kochsalz, Glukose, Aminosäuren etc.) und Konzentrierung von Abfallstoffen (harnpflichtige Substanzen, Kalium, H^+-Ionen etc.).

Diese Prozesse erfolgen über das Tubulusepithel (einzellige Epithelschicht), das die Tubuli von innen auskleidet. Das Tubulusepithel sitzt flächendeckend der bindegewebigen Tubuluswand auf. Die Tubuluszellen sind kubisch geformt mit drei unterschiedlichen Oberflächen. Eine Seite ist dem Tubuluslumen zugewandt. Die gegenüberliegende Seite liegt der Tubuluswand (Basalmembran) an. Mit den übrigen Seiten lagern sich die Tubuluszellen aneinander.

Die tubuluszugewandte Seite des Endothels ist mit Enzymen, Poren, Rezeptoren etc. ausgestattet, die die Aufnahme oder den Austausch von Einzelsubstanzen entweder mittels Konzentrationsgefälle (passiv) oder durch energieabhängige Prozesse (aktiv) ermöglichen. In den Tubuluszellen werden die aufgenommenen Substanzen verarbeitet. Elektrolyte, Aminosäuren und Glukose werden für den Eigenbedarf genutzt oder über die Basalmembran ins Blut freigesetzt. Eiweißpartikel werden verdaut und die dabei anfallenden Aminosäuren von der Tubuluszelle selbst genutzt oder ins Blut freigesetzt. Medikamente und wasserlösliche Vitamine werden entsorgt oder aber aktiviert. Die recycelten Stoffe werden an der Seite der Tubuluszellen, die der Basalmembran zugewandt ist, wieder ins Blut freigesetzt. Parallel dazu wird aktiv Natrium aus der Zelle ins Blut gepumpt, mittels der Natrium-Kalium-ATPase. Im Gegenzug wird dem Blut Kalium entzogen. Dem aktiv vom Primärharn ins Blut transportierten Natrium folgt passiv durch das Konzentrationsgefälle Wasser.

Natrium-Kalium-ATPase

Ein grundlegender Vorgang an den Tubuli ist die Rückresorption von Natrium. Dieser Prozess hängt im Wesentlichen von der Natrium-Kalium-ATPase ab, die auf der Tubulus abgewandten Seite der Tubuluszelle liegt und aktiv 3 Natrium-Ionen gegen 2 Kalium-Ionen austauscht. Dabei wird Energie (ATP – AdenosinTriPhosphat) verbraucht. Das Enzym findet sich im gesamten Verlauf des Tubulus vom Glomerulum bis zum Sammelrohr. Es ist für den Großteil des Energieverbrauchs in der Niere verantwortlich.

Harnstoff-Clearance-System

Anders als die anderen Substanzen, die in der Niere filtriert, ausgeschieden und resorbiert werden, zeichnet den Harnstoff aus, dass er sich frei über alle Barrieren bewegen kann. Er ist daher im gesamten Körper bzw. in allen Geweben prinzipiell gleich verteilt. Eine besondere Situation ergibt sich allerdings in der Niere, da hier der Harnstoff aus dem Körper entfernt werden muss.

Unter anderem durch die Rückresorption fast aller osmotisch wirksamen Substanzen außer dem Harnstoff, durch die Wasserundurchlässigkeit in Teilen der Henle-Schleife und durch ihre anatomische Anordnung steigt die Osmolarität (Konzentration gelöster Stoffe) im Nierenmark im Vergleich zum übrigen Körper von 300 auf bis zu 1.200 mosmol/l an. Den wesentlichen Anteil dieser gelösten Stoffe bildet der Harnstoff. Die Konzentration ist im gesamten Nierenmark daher erhöht, d.h. nicht nur im Gewebe, sondern auch in den Blutkapillaren, im Tubulus und im Sammelrohr und damit auch im

Endharn. Dieser osmotische Gradient kann durch eine Anurie oder durch eine Polyurie gestört, jedoch bei normalem renalen Plasmafluss reguliert bzw. wiederhergestellt werden.

Insulin/Glukose-Regulation (Glukoneogenese)

Die Niere greift auf drei Arten in die Blutzuckerregulation lokal in der Niere und im gesamten Körper ein:

1. Glukose wird frei im Glomerulum filtriert. Anschließend nehmen die Tubuli diese Glukose wieder auf. Wird allerdings ein bestimmter Blutzuckerwert überschritten, so ist das Tubulussystem überfordert und Glukose gelangt in den Endharn. Dieser Schwellenwert – auch Nierenschwelle genannt – liegt bei ca. 180–200 mg/dl Blutzucker. Das heißt, ein Zuviel an Glukose wird ausgeschieden. Diese Regulation kann gestört sein, z. B. durch Schädigung des Tubulussystems, sodass bereits bei normalen Blutzuckerwerten Glukose über den Urin verloren wird. Das Überschreiten der Nierenschwelle ist namensgebend für den Diabetes mellitus, denn in diesem Fall wird der Urin süß, was zu der Bezeichnung „honigsüßer Harnfluss“ (Diabetes mellitus) führte.
2. Insulin wird als kleiner Eiweißpartikel frei glomerulär filtriert und anschließend im Tubulus aufgenommen, verdaut und so inaktiviert. Bei eingeschränkter Nierenfunktion ist daher mit einer verlängerten Insulinwirkung zu rechnen, da es langsamer ausgeschieden und abgebaut wird. Bei Diabetikern sinkt deshalb meist mit fortschreitender Niereninsuffizienz der Insulinbedarf.
3. Am Tubulussystem im Nierenmark kommt es zur Glukoneogenese. Aus Abbauprodukten von Eiweißen, Fetten und Glukose wird Glukose neu hergestellt und gespeichert. Nur die Leber ist ebenfalls zur Glukoneogenese in der Lage. Insgesamt werden 80 % in der Leber und 20 % in den Nieren erzeugt. In der Niere trägt diese Glukoneogenese zu Deckung des hohen Energiebedarfs im Nierenmark bei. Auch dieser Prozess kann bei Nierenerkrankungen gestört werden.

Proximaler Tubulus

Der proximale Tubulus schließt sich unmittelbar an das Glomerulum an bzw. entspringt aus der Bowman-Kapsel. Er verläuft von dort gewunden von der Nierenrinde bis an das Nierenmark, wo er dann in die Henle-Schleife übergeht. Im proximalen Tubulus findet das Gros der Rückgewinnung von Wasser (⅔ des Primärharns), Nährstoffen, Elektrolyten, Bikarbonat etc. statt. Wesentlicher Antrieb ist hier das passive Konzentrationsgefälle für viele Einzelsubstanzen sowie der aktive Natrium-Kalium-Austausch durch die Natrium-Kalium-ATPase. Zusätzlich sitzt hier die Carboanhydrase auf beiden Seiten der lumenseitigen Tubuluszellwand. Sie sorgt letztlich für die Ausscheidung von H^+-Ionen und die Regulation der Bikarbonaterzeugung (Pufferfunktion). Die ausgeschiedenen H^+-Ionen (Protonen) werden im proximalen Tubulus von Phosphat-Ionen gebunden und können so mit dem Endharn ausgeschieden werden.

Die Aufnahme von Nährstoffen und Elektrolyten erfolgt über eine Vielzahl von speziellen Poren bzw. Transportern in der Zellwand. Um den Stoffaustausch zu maximieren, besitzen die Tubuluszellen einen kräftigen Bürstensaum zum Tubuluslumen hin und überlappen sich gegenseitig stark miteinander, wodurch große Austauschflächen entstehen (Oberflächenvergrößerung).

Carboanhydrase

Bei der Carboanhydrase handelt es sich um ein Enzym, das aus Wasser und Kohlendioxid (Kohlensäure) Bikarbonat und Protonen (H^+-Ionen) erzeugt.

$$H_2O + CO_2 \leftrightarrow H_2CO_3 \leftrightarrow H^+ + HCO_3^-$$

Wasser + Kohlendioxid ↔ Kohlensäure ↔ Protonen + Bikarbonat

Diese Reaktion läuft je nach Konzentration der Einzelsubstanzen in beide Richtungen ab. Parallel sorgt ein Natrium/Protonen-Austauscher für die Ausfuhr von Protonen ins Tubuluslumen und die Aufnahme von Natrium in die Tubuluszelle. Die Carboanhydrase sorgt dafür, dass immer wieder Protonen freigesetzt werden, die in den Tubulus ausgeschieden werden können.

Bei Störungen der Carboanhydrase kommt es zur metabolischen Azidose des Blutes (renal-tubuläre Azidose). In bestimmten Situationen kann beim anurischen oder oligurischen Patienten ein Carboanhydrasehemmer (Azetacolamid) zur Diureseförderung eingesetzt werden, da hierbei die Natrium-Aufnahme im proximalen Tubulus gehemmt wird.

Henle-Schleife

In der Henle-Schleife werden die Tubuluszellen sehr schmal, verlieren den Bürstensaum und das Tubuluslumen wird enger. In diesem Abschnitt findet praktisch kein passiver Stoffaustausch mehr statt. Es wird unter hohem Energieaufwand Natrium ins Blut zurückgewonnen und damit dem Natriumgefälle folgend weiter Wasser rückresorbiert (ca. 20 % des Primärharnvolumens). Verantwortlich hierfür ist ein Natrium-Kalium-Chlorid-Co-Transporter-Enzym. Das resorbierte Kalium wird dabei durch eine spezielle Pore wieder in den Urin zurückgeführt.

Klinische Bedeutung

Dieser Natrium-Kalium-Chlorid-Transporter kann durch Schleifendiuretika gehemmt werden. Durch die Verhinderung der Natriumrückgewinnung entsteht der diuretische Effekt dieser Präparate (Furosemid, Torasemid).

Parallel dazu wird, wie oben beschrieben, durch die Henle-Schleife Harnstoff im Nierenmark nach dem Gegenstromprinzip konzentriert.

Distaler Tubulus

Im distalen Tubulus wird das Tubuluslumen wieder etwas weiter, die Zellen werden wieder etwas dicker, jedoch ohne Bürstensaum. Hier erfolgt eine weitere Harnkonzentrierung. Maßgeblich hierfür ist der Natrium-Chlorid-Co-Transporter. Hier werden nochmals etwa 5 % des filtrierten Wassers mit dem Natrium rückresorbiert. Auch hier findet kein nennenswerter Austausch von Nährstoffen mehr statt.

Klinische Bedeutung

Auf dieser Tubulusebene können sog. **Thiazid-Diuretika** zum Einsatz kommen. Sie hemmen den Natrium/Chlorid-Co-Transporter und können so die Wasserrückresorption verringern.
Vor allem beim älteren Menschen können Thiazid-Diuretika zu einer Hyponatriämie führen oder eine solche begünstigen.

Sammelrohre

Die Sammelrohre stellen einen Zusammenfluss mehrerer Tubuli dar. Dort und auch bereits im hinteren Abschnitt des distalen Tubulus arbeitet die Natrium-Kalium-ATPase abhängig von Aldosteron, welches für eine vermehrte Aktivierung dieses Enzyms sorgt. Dadurch wird mehr Natrium rückresorbiert und somit auch mehr Wasser (erneut ca. 5 % des Primärharns) zurückgewonnen. Zu diesem Prozess gehören am Sammelrohrlumen gelegene Poren für Natrium (passive Aufnahme ins Epithel) und Kalium (passive Ausfuhr von Kalium in den Urin).

Klinische Bedeutung

Auch auf dieser Ebene können harntreibende Substanzen eingesetzt werden. Zum einen kann die Aldosteron-abhängige Natriumrückgewinnung durch einen direkten Aldosteron-Antagonisten (Spironolacton) gehemmt werden. Zum anderen kann die Natriumpore im Sammelrohr-Epithel durch die Wirkstoffe Triamteren bzw. Amilorid blockiert werden.

Parallel dazu findet sich ebenfalls im distalen Tubulus und im Sammelrohr der Angriffspunkt des Antidiuretischen-Hormons (ADH). Dieses Hormon sorgt durch Einbau von sog. „Wasserporen" (Aquaporinen) in die lumenseitige Tubuluszellwand für eine vermehrte bzw. vereinfachte Wasserrückaufnahme.

In Bezug auf den Säure-Basen-Haushalt kommt es in den Sammelrohren und schon im distalen Tubulus zur Ausscheidung von Ammoniak, welches sich mit ebenfalls hier ausgeschiedenen Protonen zu Ammonium-Ionen aneinanderlagert und so ausgeschieden wird. Nach dieser letzten Stufe des Tubulussystems bleibt der Endharn übrig, der dann in das Nierenbecken und von dort in die ableitenden Harnwege abfließt.

Kaliumsparende Diuretika

Diuretika, die in die Wirkung der Aldosteron-abhängigen Natrium-Kalium-ATPase eingreifen (Spironolacton, Triamteren, Amilorid), werden auch als „kaliumsparende" Diuretika bezeichnet. Wie oben beschrieben gehört zum System der Sammelrohr-Epithelzelle eine Kalium-Pore, die Kalium in den Urin entweichen lässt.
Wird nun die Natrium-Kalium-ATPase gehemmt, so wird auch kein oder weniger Kalium in den Urin ausgeschieden. Im Gegensatz dazu sorgen Schleifen- und Thiaziddiuretika durch Blockade des Natrium-Kalium-Chlorid-Transporters und durch die Menge des abgegebenen Urins für einen Kalium-Verlust.
Ist also der Einsatz von Diuretika nicht zu vermeiden, kann durch Einsatz kaliumsparender Diuretika ein zu großer Kaliumverlust verringert bzw. vermieden werden.

Serielle Nephronblockade (diuretische Therapie)

Wie oben beschrieben kann von drei wesentlichen Ebenen der diuretischen Therapie ausgegangen werden:
- Ebene 1: Henle-Schleife und Schleifendiuretika
- Ebene 2: distaler Tubulus und Thiaziddiuretika
- Ebene 3: Aldosteron-abhängige Natrium-Resorption im Sammelrohr

Man kann diese Ebenen durch die Wahl der Medikamente gezielt zur diuretischen Therapie nutzen. Allerdings muss man davon ausgehen, dass bei Therapie nur einer Ebene (meist Schleifendiuretika) die anderen Ebenen diese Wirkung wieder kompensieren (z. B. durch vermehrte Natrium- und Wasserresorption). Um einen maximalen diuretischen Effekt zu erreichen, kann es notwendig sein, eine Kombination aus allen Wirkstoffgruppen einzusetzen („serielle Nephronblockade"). Dies kann zum einen bei einem akuten oligurischen Nierenversagen sinnvoll sein, um die Diurese wieder in Gang zu bringen, zum anderen bei chronischer Nieren- oder Herzinsuffizienz, um eine ausreichende Eigendiurese zu gewährleisten.

Diabetes insipidus

Diabetes insipidus oder „unstillbarer Harnfluss" ist ein Krankheitsbild, das zu einer Endharnbildung von bis zu 20 l pro Tag und unstillbarem Durst führen kann. Ursache hierfür ist das völlige Fehlen von ADH (Anti-diuretischem Hormon). ADH wird in der Hirnanhangsdrüse (Hypophyse) gebildet und abhängig vom Wasserbedarf und Natrium-Gehalt des Blutes ausgeschüttet, um dann im Sammelrohr der Niere für vermehrte Wasserrückgewinnung zu sorgen. Ist die Produktion von ADH in der Hypophyse gestört, kommt es zum sog. **zentralen Diabetes insipidus (Diabetes insipidus zentralis).** Ursache hierfür kann z. B. ein Schädelbasisbruch mit Zerstörung der Hypophyse sein, ein Schlaganfall oder Tumore im Bereich der Hypophyse. Therapiemöglichkeit in diesem Fall ist die Gabe von ADH als Medikament (Nasenspray, Tablette oder subkutane Gabe).
Ist die Wirkung des ADH in der Niere gestört, kommt es zum **Diabetes insipidus renalis.** Ursache hierfür kann eine angeborene genetisch-fehlerhafte Bildung der Aquaporine im Sammelrohr sein. Die Störung kann aber auch erworben werden, z. B. durch eine Überdosierung von Lithium in der Therapie der Schizophrenie.

6.1.4 Die Blutversorgung der Nieren

Grundlage der normalen Nierenfunktion ist eine konstante Durchblutung mit einer konstanten Blutmenge und einem konstanten Blutdruck in den Glomeruli. Die arterielle Versorgung der Nieren entspringt direkt aus der Bauchschlagader (Aorta). Die Nierenarterien teilen sich in der Niere in Bogengefäße auf, die die Niere wie ein Netz zwischen Mark und Rinde durchziehen. Hieraus gehen Arteriolen ab, von denen wiederum Kapillaren als zuführende Gefäße (Vas afferens) in die glomerulären Kapillarschlingen münden, aus denen schließlich die abführende Arteriole (Vas efferens) entsteht. Dieses abführende Gefäß wird zum Kapillarnetz, das die Tubuli umgibt und abschließend als venöses Kapillarnetz wieder zu den Bogenvenen führt. Dort wird das venöse Blut in der Nierenvene gesammelt, welches später in die untere Hohlvene abfließt.

Die Nieren eines gesunden Erwachsenen werden in Ruhe mit 20 % des Herzminutenvolumens (HMV = 5 l) durchblutet. Dieser eine Liter Blut pro Minute bedeutet annähernd 500 ml renalen Plasmafluss, wovon wiederum ca. 25 % (125 ml) als Primärharn pro Minute abfiltriert werden. Um diese Primärharnfiltration konstant zu gewährleisten, ist ein glomerulärer Filtrationsdruck (glomerulärer Blutdruck) von > 50 mmHg erforderlich. Ist der Druck höher, kommt es zu einer Überfiltration, ist der Druck niedriger, so wird der onkotische und hydrostatische Druck im Primärharn der Bowman-Kapsel unterschritten und die Ultrafiltration kommt zum Erliegen.

Die Aufrechterhaltung des glomerulären Drucks wird einerseits von der Aktivität des sympathischen Nervensystems (Sympathikotonus) und andererseits vom niereneigenen Renin-Angiotensin-Aldosteron-System (RAAS ➤ Kap. 6.4) gewährleistet.

Mittlerer arterieller Druck (MAD)

Im Rahmen der intensivmedizinischen Überwachung sollte zur Gewährleistung der Nierenperfusion ein mittlerer arterieller Druck (MAD) von ca. 60 mmHg konstant aufrechterhalten werden.
MAD = diastolischer Druck + ⅓ (systolischer Druck – diastolischer Druck)

6.2 Allgemeine Funktion der Nieren

Aus der Physiologie der Niere bzw. des Nephrons lassen sich die einzelnen Funktionen der Niere ableiten:

- Regulierung des Wasserhaushalts
- Entfernung harnpflichtiger Substanzen (Kreatinin, Harnstoff, Harnsäure) aus dem Körper/Blut
- Regulierung des Säure-Basen-Haushalts durch die Ausscheidung von Protonen, Phosphat und Ammoniak (Pufferfunktion)
- Regulation des Hormonhaushalts durch Abbau von Eiweißpartikeln mit Hormonfunktion, z. B. Insulin, Interferone
- Blutdruckregulation durch das Renin-Angiotensin-Aldosteron-System und den Sympathikotonus
- Rückgewinnung von Nährstoffen (Glukose, Fette, Aminosäuren)
- Aufrechterhaltung des Elektrolyt-Gehalts des Blutes (Na^+, K^+, Cl^-, Ca^{2+})
- Beteiligung an der Blutzuckerregulation durch Ausscheidung überschüssiger Glukose und Inaktivierung von Insulin
- Regulation des Kalzium-Phosphat-Haushalts durch Aktivierung von Vitamin D und in der Folge vermehrte Kalzium-Rückgewinnung sowie vermehrte Phosphat-Ausscheidung
- Blutbildung durch Freisetzung von Erythropoetin aus dem Nierenmark bei Sauerstoffmangel

Begrifflich lassen sich die Funktionen der Niere in eine **exkretorische und inkretorische Funktion** einteilen:

- Exkretorisch (Ausscheidung) = alle Funktionen, die durch Entfernung von Stoffen aus dem Organismus gekennzeichnet sind wie z. B.:
  - Wasserentfernung
  - Entgiftung
- Inkretorisch= Abgabe von Wirksubstanzen in den Organismus wie z. B.:
  - Abgabe von aktiviertem Vitamin D oder
  - Abgabe von Erythropoetin

Alle diese Funktionen müssen bei eingeschränkter Nierenfunktion, insbesondere im Bereich der intensivmedizinischen Versorgung, bedacht und ggf. unterstützt oder ersetzt werden.

6.3 Bestimmung der Kreatinin-Clearance

Bei der Vielzahl an Funktionen der Niere dient die Bestimmung der „Reinigungsleistung“ oder „Clearance“ der Nieren, zusammen mit der Urinbilanzierung, als maßgebliche Orientierung. Sie gibt an, wie viel Blutvolumen pro Zeit von einem bestimmten Stoff (z. B. Kreatinin oder Harnstoff) befreit wird. Üblicherweise ist der bestimmte Stoff das Kreatinin (ml/Min.).

Die klassische Form der Nierenfunktionsbestimmung ist der 24-Stunden-Sammelurin. Benötigte Angaben sind die Urinsammelmenge in Milliliter, die Zeit in Minuten (24 Stunden = 1.440 Minuten), der Serum-Kreatinin-Spiegel in Milligramm/Deziliter und der Urin-Kreatinin-Spiegel in Milligramm/Deziliter. Aus diesen Angaben lässt sich nach folgender Formel die Kreatinin-Clearance bestimmen:

$$\text{Krea}-\text{Clearance}\left(\frac{\text{ml}}{\text{min}}\right)=\frac{\text{Urin}-\text{Kreatinin}\left(\frac{\text{mg}}{\text{dl}}\right)\times\text{Urinvolumen}\,(\text{ml})}{\text{Serum}-\text{Kreatinin}\left(\frac{\text{mg}}{\text{dl}}\right)\times\text{Zeit}\,(\text{min})}$$

Auch bei noch „normalen“ Kreatinin-Werten kann die Nierenfunktion schon deutlich eingeschränkt sein (➤ Abb. 6.3).

Die 24-Stunden-Kreatinin-Clearance ist ein sehr genauer Marker bei der Einschätzung der Nierenfunktionseinschränkung. Kommt es jedoch zu einer sehr starken Einschränkung (dialysepflichtiger Bereich), so wird die noch vorhandene Funktion überschätzt. Daher wird in diesem Fall eine Kombination

6

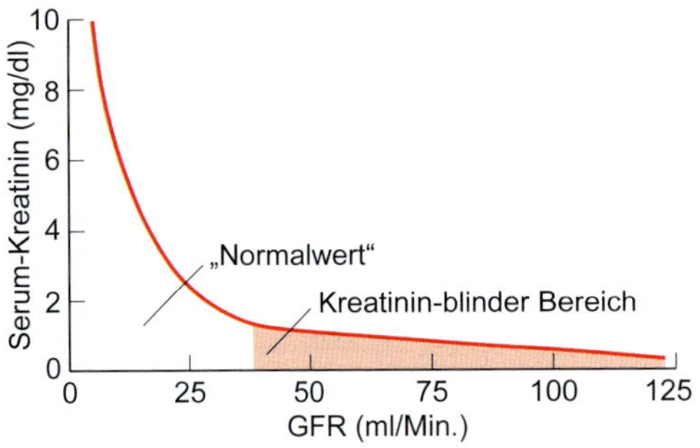

Abb. 6.3 Clearance: schematische Darstellung des Serum-Kreatinin-Spiegels bei steigendem Nierenfunktionsverlust [L143]

mit der Harnstoff-Clearance erfolgen. Die Harnstoff-Clearance wird nach der gleichen Formel wie die Kreatinin-Clearance bestimmt. An Stelle von Kreatinin im Serum und Urin wird lediglich die jeweilige Harnstoffkonzentration eingesetzt. Aus beiden Werten kann die kombinierte Kreatinin-Harnstoff-Clearance bestimmt werden.

$$\text{komb. Krea - Hst - Clearence} = \frac{\text{Kreatinin - Clearence}\left(\frac{ml}{min}\right) +}{2} \frac{\text{Harnstoff - Clearence}\left(\frac{ml}{min}\right)}{2}$$

Ein typischer Wert wäre z. B. eine Kreatinin-Clearance von 20 ml/Min. und eine Harnstoff-Clearance von 8 ml/Min. Die kombinierte Clearance beträgt in diesem Fall 14 ml/Min.

Nicht immer steht die Zeit oder Möglichkeit eines Sammelurins zur Verfügung. Dann kann man zum einen über kürzere Zeiträume sammeln, wobei man allerdings die tageszeitlichen Schwankungen nicht mehr ausgleicht. Einfacher sind Näherungsformeln, die aus dem Serumkreatinin des Patienten zusammen mit weiteren Angaben wie Alter, Größe, Gewicht, Geschlecht etc. Näherungswerte berechnen. Ein Beispiel ist die MDRD-Formel, nach der viele Labore die Clearance berechnen und mittlerweile automatisch mit dem Kreatinin-Wert angeben. Ob 24-Stunden-Sammelurin oder Näherungsformel: Die angenommene Kreatinin-Clearance wird mit der glomerulären-Filtrationsrate (GFR) gleichgesetzt.

Einteilung der Niereninsuffizienz nach GFR

Die (chronische) Niereninsuffizienz wird nach der GFR/Kreatinin-Clearance in fünf Stadien eingeteilt.

- Stadium I (GFR > 90 ml/Min.) = G1 (normale Nierenfunktion)
- Stadium II (GFR 60–89 ml/Min.) = G2 (milde Funktionseinschränkung)
- Stadium IIIa (GFR 45–59 ml/Min.) = G3a (moderate Funktionseinschränkung)
- Stadium IIIb (GFR 30–44 ml/Min.) = G3b (fortgeschrittene Funktionseinschränkung)
- Stadium IV (GFR 15–29 ml/Min.) = G4 (schwere Funktionseinschränkung)
- Stadium V (GFR < 15 ml/Min.) = G5 (chronisches Nierenversagen)

Diese Einteilung gilt für die Beurteilung der längerfristigen Nierenfunktion. Sie spielt bei der Beurteilung des akuten Nierenversagens keine Rolle.

Mittlerweile sollte zur besseren Abschätzung des Progressionsrisikos zusätzlich zur GFR auch das Ausmaß der Proteinurie (A = Albuminurie) angegeben werden. Bei der Albuminurie wird der Albumingehalt im Urin auf die Kreatininkonzentration im Urin bezogen (mg Albumin/g Kreatinin).

- Albuminurie < 30 mg/g Kreatinin = A1 (keine Albuminurie)
- Albuminurie 30–300 mg/g Kreatinin = A2 (erhöhte Albuminurie)
- Albuminurie > 300 mg/g Kreatinin = A3 (große Albuminurie)

Die korrekte Angabe der Diagnose Niereninsuffizienz lautet daher z. B. G3b A2 (= fortgeschrittene Funktionseinschränkung mit erhöhter Albuminurie).

6.4 Renin-Angiotensin-Aldosteron-System

In jedem Nephron berührt der distale Tubulus nochmals auf einer kurzen Strecke das Nierenkörperchen, aus dem es entspringt. Dies geschieht am sog. Gefäßpol, also am Vas afferens und am Vas efferens. In diesem Abschnitt des distalen Tubulus, der als Macula densa oder auch juxtaglomerulärer Apparat bezeichnet wird, sitzen neuroendokrine (hormonbildende) Zellen, die im Wesentlichen in Abhängigkeit vom glomerulären Blutdruck und vom Natriumgehalt des Urins im distalen Tubulus Renin ins Blut ausschütten. Dies erfolgt bei zu niedrigem Blutdruck bzw. zu niedriger glomerulärer Durchblutung und bei zu geringem Natriumgehalt im Urin des distalen Tubulus.

Die Renin-Ausschüttung kann außerdem durch einen erhöhten Sympathikotonus (z. B. Stress) angeregt werden. Das freigesetzte Renin ist ein Enzym, das Angiotensinogen in Angiotensin I aktiviert. Dieses Angiotensinogen wird regelmäßig in der Leber neu gebildet und ins Blut abgegeben. Angiotensin I wird in einem weiteren Schritt in der Lunge vom Enzym ACE (Angiotensin I-k(c)onvertierendes-Enzym) in Angiotensin II aktiviert. Angiotensin II führt dann über vielfältige Mechanismen letztlich zur Erhöhung des Blutdrucks und so zur Verbesserung der glomerulären Durchblutung (➤ Abb. 6.4):

- Verengung der Arteriolen im gesamten Organismus, insbesondere des Vas efferens am Glomerulum
- Erhöhung der Ausschüttung von Aldosteron aus der Nebennierenrinde und so die Natriumrückresorption im distalen Tubulus und im Sammelrohr
- Steigerung der Adrenalin-Freisetzung aus dem Nebennierenmark
- Erhöhung die Natrium-Resorption im proximalen Tubulus
- Förderung des Wachstums der glatten Gefäßwandmuskulatur und der Myokardzellen
- Steigerung des Durstgefühls und der Ausschüttung von ADH

Dieser Gesamtmechanismus läuft aber nicht nur im gesamten Organismus als endokriner Regelkreis ab, sondern kann auch als sog. parakriner Mechanismus nur örtlich begrenzt im einzelnen Nephron oder lokal in der Niere ablaufen.

Diese Regulationskaskade ist kurzfristig hocheffektiv und erhält die glomeruläre Durchblutung. Bei langfristiger Überaktivierung kann es jedoch insbesondere durch ein zu starkes Wachstum der glatten Muskulatur zur Entwicklung einer arteriellen Hypertonie und zu einer Verdickung des Herzmuskels (linksventrikuläre Hypertrophie) kommen.

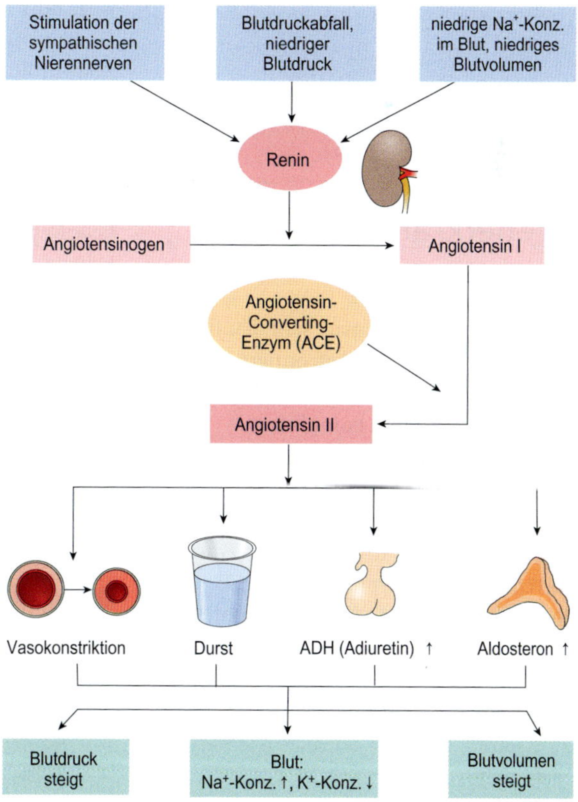

Abb. 6.4 Regulationskaskade des RAAS [L190]

Klinische Bedeutung

Das RAAS wird als **Angriffspunkt für blutdrucksenkende Medikamente** genutzt. Wichtigste Wirkstoffe hierbei sind die Hemmer des Angiotensin-k(c)onvertierenden-Enzyms (ACE-Hemmer). Durch die Hemmung der Angiotension-Konvertierung wird die Wirkung des RAAS sehr effektiv geblockt. Effekt ist die Blutdrucksenkung, Nebenwirkung ist in der Regel eine milde Verschlechterung der Nierenfunktion (Rückgang der GFR) bei vorbestehender Niereninsuffizienz.
Eine zweite Gruppe bilden die Angiotensin-II-Rezeptor-Blocker (AT-II-Blocker), die an der glatten Muskulatur der Arteriolen den AT-II-Rezeptor blockieren. Effekt und Nebenwirkung sind mit denen des ACE-Hemmers vergleichbar.
Ebenfalls in diese Gruppe von Medikamenten gehört das Spironolacton, da es die Aldosteronwirkung blockiert und durch vermehrte Diurese auch blutdrucksenkend wirkt.
Als neueres Medikament steht Aliskiren zur Verfügung, das ein direkter Renin-Inhibitor ist und die Aktivierung von Angiotensinogen durch Renin verhindert. Auch dieses Medikament ist in Effekt und Nebenwirkung dem ACE-Hemmer vergleichbar. Aliskiren wird nur selten bzw. in Ausnahmesituationen eingesetzt.
Wichtig ist, dass diese vier Medikamentengruppen nicht unbedacht miteinander kombiniert werden dürfen, da es zu Nierenversagen und schwerer Hyperkaliämie kommen kann.

6.5 Nierenerkrankungen

In der Intensivmedizin wird man sehr häufig mit Störungen der Nierenfunktion konfrontiert:

- Chronische Niereninsuffizienz, die die Behandlung jedes Krankheitsbildes kompliziert
- Akutes Nierenversagen, bedingt durch eine schwerwiegende andere Erkrankung
- Akute Erkrankung der Niere selbst

Grundlinie der Diagnostik und Therapie jedweder Art von Nierenfunktionsstörung ist es, die Ursache zu erkennen und möglichst zu beheben. Parallel dazu kann es erforderlich werden, die Funktionen der Niere (insbesondere Diurese, Entgiftung und Pufferung) medikamentös oder maschinell zu unterstützen oder zu ersetzen. Kann die normale Nierenfunktion dennoch nicht wiederhergestellt werden, muss dafür Sorge getragen werden, dass der Patient in die nephrologische Betreuung übergeleitet wird, um dauerhaft medikamentös und/oder durch Nierenersatztherapie die Nierenfunktion zu unterstützen.

Die Ursache einer Nierenerkrankung oder Nierenschädigung wird häufig nach dem Entstehungsort in Bezug zur Niere eingeteilt:

- **Prärenale Nierenschädigungen** beruhen auf einer Störung der Nierendurchblutung letztlich durch Volumenmangel oder zu niedrigen Blutdruck.
- **Renale Schädigungen** beruhen auf Störungen am Nephron (Glomerulum oder Tublulussystem) durch fehlerhafte oder gestörte Ultrafiltrations- oder Rückresorptionsprozesse.
- **Postrenale Schädigungen** beruhen auf allem, was zu einer Harnabflussstörung führt.

In der Intensivmedizin ist die Frage relevant, ob die Nierenfunktionsstörung eine eher **einfache Ursache** hat, die dann gut behandelbar ist. Beispiele hierfür sind z. B. ein Volumenmangel, der durch entsprechenden Ersatz rasch behebbar ist. Ein weiteres Beispiel wären Nierensteine, anderweitig verlegte Harnwege oder auch ein verstopfter Blasendauerkatheter. Diese postrenalen Probleme können durch eine gezielte urologische Intervention beseitigt werden.

Ist eine solche „rasche" Therapie nicht möglich, so stellt sich als zweites die Frage, ob eine **akute, behandlungswürdige Störung der Niere** selbst vorliegt. Hier sind die akute Glomerulonephritis, die tubulo-interstitielle Nephritis oder auch die akute Tubulusnekrose zu nennen. Dabei sind teils hoch akute nephrologische-intensivmedizinische Therapien erforderlich, auf die nachfolgend eingegangen werden soll.

Liegt weder eine „einfache" noch eine „akut-nephrologische" Störung vor, so muss von einer nur mäßig beeinflussbaren **chronischen Niereninsuffizienz** ausgegangen werden, die nicht spezifisch therapiert werden kann, jedoch in der weiteren intensivmedizinischen Therapie berücksichtigt werden muss.

Ursachen von Nierenschädigungen

Prärenale Ursachen

- Effektiver Volumenmangel:
  - Blutung bzw. Blutverlust
  - Volumenmangel
  - Herzinsuffizienz (kardiorenales Syndrom)
  - Sepsis
  - Leberzirrhose (hepatorenales Syndrom)

- Arterielle Perfusionsstörung:
  - Nierenarterienstenose/Verschluss
  - Aortenisthmusstenose
- Gefäßverengende Wirkstoffe:
  - Nichtsteroidale Antirheumatika (NSAR)
  - ACE-Hemmer, AT-II-Blocker, Renin-Blocker

Renale Ursachen

- Gefäßveränderungen:
  - Autoimmune Vaskulitis (z. B. Morbus Wegener)
  - Thrombotische Mikroangiopathie (z. B. HUS)
  - Hypertensive Krise (maligne Hypertonie)
- Glomerulonephritis
- Tubulo-interstitielle Nephritis
- Tubulus-Nekrose:
  - Ischämisch
  - Nephrotoxisch (endogen = Hämoglobinurie, Myoglobinurie, Plasmozytom; exogen = Medikamente, Röntgenkontrastmittel)

Postrenale Ursache

- Obstruktion der Harnwege:
  - Blasenentleerungsstörung
  - Prostatahypertrophie
  - Tumoren mit Kompression der Harnleiter
  - Nierensteine, Nierenpapillen-Nekrose
  - Verstopfter Blasendauerkatheter (DK) oder suprapubischer Katheter (SPK)

6.5.1 Glomerulonephritis

Die Entzündung der Nierenkörperchen, die sog. Glomerulonephritis (GN), ist eine eher seltene Erkrankung. Sie kann klinisch sehr unterschiedlich in Erscheinung treten. Es kann sich zum einen ein langsam verlaufendes Krankheitsbild mit einem renalen Eiweiß-Verlust-Syndrom (nephrotisches Syndrom) entwickeln, das nur selten eine intensivmedizinische Behandlung erfordert. Zum andern kann es aber auch zu einer schnell auftretenden akuten Glomerulonephritis (Rapid Progressive Glomerulonephritis, RPGN) mit akutem Nierenversagen und Ausscheidung von roten Blutkörperchen im Urin (nephritisches Syndrom) kommen. Auch entzündliche Veränderungen der oberen und unteren Atemwege bis hin zu blutigem Auswurf (Hämoptysen) können damit verbunden sein. Ein solches sog. **pulmorenales Syndrom** stellt ein hoch akutes, lebensbedrohliches Krankheitsbild dar, das intensivmedizinisch-nephrologisch behandelt werden muss.

Nephrotisches Syndrom

Ein renales Eiweißverlust-Syndrom/nephrotisches Syndrom ist definiert als Verlust von mehr als 3,5 g Eiweiß in 24 Std. Klinisch äußert es sich durch deutliche Ödembildung vor allem der unteren Extremitäten, aber auch der gesamten Haut und insbesondere der Augenlider. Zusätzlich kann sich im Rippenfell und im Bauchfell Erguss bzw. Aszites absetzen. Passend zum Eiweißverlust finden sich erniedrigte Eiweißwerte im Blut. Um den Eiweißverlust auszugleichen, erhöht sich im Blut der Cholesterin- und Triglyzeridspiegel.

Ein nephrotisches Syndrom tritt auf bei bestimmten Formen der Glomerulonephritis (membranöse GN, Minimal-Change GN, fokal-segmentale Glomerulosklerose, mesangioproliferative GN), bei renaler Amyloidose (Eiweißablagerung in den Glomeruli, z. B. bei Rheumapatienten oder bei chronischen Entzündungen), bei Plasmozytom (Antikörper produzierende Leukämieform), bei bestimmten Autoimmunerkrankungen (z. B. Lupus erythematodes). Häufigste Ursache ist aber ein langjähriger Diabetes mellitus mit chronischer Nierenschädigung.

In der Regel entwickelt es sich langsam über Wochen oder länger, seltener entsteht es sehr akut innerhalb von wenigen Tagen.

Nephritisches Syndrom

Das nephritische Syndrom ist Ausdruck einer akutentzündlichen Veränderung oder Zerstörung der Basalmembran im Glomerulum. Es äußert sich klinisch durch eine (meist) mikroskopische Hämaturie, eine Proteinurie (nicht so ausgeprägt wie beim nephrotischen Syndrom), Blutdruckentgleisung, Rückgang der Diurese (Oligurie), Ödembildung und Rückgang oder Verlust der glomerulären Filtrationsrate (GFR).

Die Hämaturie besteht typischerweise aus deformierten roten Blutkörperchen (sog. Akanthozyten). Diese verformten Erythrozyten sind rote Blutkörperchen, die durch die geschädigte glomeruläre Basalmembran gepresst werden. Ein Nachweis dieser Akanthozyten ist beweisend für eine glomeruläre Schädigung.

Die schwerste Form des nephritischen Syndroms ist die Rapid Progressive Glomerulonephritis

(RPGN), bei der die Glomeruli teilweise durch Entzündungszellen zerstört werden.

Grundlage aller Glomerulonephritiden sind autoimmunologische Entgleisungen des körpereigenen Immunsystems mit der Folge, dass die glomeruläre Basalmembran angegriffen, verändert oder sogar zerstört wird. Damit ergibt sich auch die grundlegende Stoßrichtung möglicher Therapieoptionen: die Hemmung bzw. Unterdrückung des Immunsystems.

Sehr häufig ist mit einer solchen Therapie der Einsatz von hohen Kortisondosen verbunden. Es können aber auch Immunsuppressiva aus der Krebstherapie (Chemotherapie, z. B. Endoxan) oder der Transplantationsmedizin (z. B. Ciclosporin, Azathioprin) zum Einsatz kommen. Diese Therapien sind teils sehr langfristig und werden ambulant oder auf der Normalstation durchgeführt, können teils aber auf der Intensivstation begonnen werden. In der akuten Phase, bei Erstdiagnose auf der Intensivstation muss man mit dem raschen Einsatz einer Hochdosis-Steroidgabe und ggf. Plasmaseparation rechnen.

Die Diagnose einer rapid progressiven Glomerulonephritis bzw. eines pulmorenalen Syndroms ergibt sich aus den Symptomen des Patienten:

- Akutes Nierenversagen
- Hypertensive Entgleisung
- Ggf. Hämoptysen
- Laborchemische Veränderungen mit Anstieg insbesondere der Nierenwerte, des Kaliums und einer metabolischen Azidose
- Im Urin-Stix nachgewiesene Erythrozyturie

Bei entsprechendem Verdacht müssen umgehend eine Erythrozyten-Morphologie im Urin sowie die Bestimmung von ANA (anti-nukleäre Antikörper) und ANCA (anti-Neutrophile cytoplasmatische Antikörper) erfolgen. Gegebenenfalls kann auch eine Nierenbiopsie erforderlich werden. Diese wird mitunter erst nach Einleitung der Akuttherapie durchgeführt, da die exakte Klärung der Frage, welche Glomerulonephritis dem akuten Krankheitsbild zugrunde liegt, erst für die längerfristige Therapie nach Stabilisierung des Patienten wichtig wird.

Pulmorenales Syndrom

Das pulmorenale Syndrom ist eine Kombination aus RPGN und alveolärer Hämorrhagie der Lunge. Klassisch ist hierbei das **Goodpasture-Syndrom,** bei dem durch Autoantikörper gegen Strukturen der glomerulären sowie der alveolären Basalmembran (anti-GBM Antikörper) die Alveolen und die Glomeruli angegriffen werden. Dieses Krankheitsbild ist potenziell tödlich und kann nur durch eine massive Unterdrückung des Immunsystems mittels Kortisongabe und Plasmaseparation gestoppt werden.

Andere Ursachen können jede Art der Glomerulonephritis sowie autoimmune Entzündungen der Adern wie z. B. ANCA-positive Vaskulitis (z. B. Morbus Wegener, Panarteriitis, Churg-Strauss-Syndrom) oder auch der systemische Lupus erythematodes sein.

6.5.2 Tubulo-interstitielle Nephritis

Eine tubulo-interstitielle Nephritis ist im Gegensatz zur Glomerulonephritis eine Störung im Bereich der Tubuli und dem umgebenden Bindegewebe. Es kann zu akuten oder chronischen Schädigungen in diesem Bereich kommen. Klassisches Beispiel einer chronischen Schädigung ist die Schmerzmittel-Nephropathie. Ein langfristiger, regelmäßiger Gebrauch von nichtsteroidalen Antirheumatika kann zu einer Niereninsuffizienz führen. Dies geschieht durch eine Anreicherung dieser Substanzen im Tubulusbereich und deren hemmende Wirkung auf Teile des parakrinen RAAS. Auch kann es zu akuten Störungen kommen, etwa durch Medikamente (z. B. hochdosierter Einsatz von NSAR), allergische Reaktionen auf bestimmte Antibiotika (z. B. Penicillin, Cephalosporine, Rifampicin, Sulphoamide), hochdosierte Diuretika-Gabe, Allergie auf Allopurinol oder Protonenpumpenhemmer oder Virustatika (Hepatitis- oder HIV-Therapie). Außerdem können Infektionen ursächlich sein, insbesondere die langsam verlaufenden, chronischen Infekte wie Tuberkulose, Legionellose, Leptospirose. Letztlich führen auch Autoimmunerkrankungen mitunter zur tubulo-interstitiellen Nephritis, im Besonderen z. B. eine Sarkoidose. Eine akute Infektion, die zur interstitiellen Nephritis führen kann, ist die Hanta-Virus-Nephritis.

Klinisch zeigt sich eine solche tubulo-interstitielle Nephritis meist durch ein Nierenversagen, begleitet von Allergiesymptomen wie Fieber, Ausschlag und Gelenkschmerzen (Arthralgien). Es kann wie bei der Glomerulonephritis zur Proteinurie und Erythrozyturie kommen. Diese unterscheiden sich jedoch dadurch, dass eher kleine Proteine und normalgeformte Erythrozyten ausgeschieden werden. Eine tubulointerstitielle Nephritis kann so schwerwiegend verlaufen, dass eine intensivmedizinische Versorgung notwendig wird. Manchmal kann es jedoch auch, z. B. bei einer Antibiotika-Allergie, zu einer akuten Nephritis bei einem bereits aus anderen Gründen intensivpflichtigen Patienten kommen. Die Therapie besteht in der Regel im Absetzen des auslösenden Medikaments und im Anpassen der übrigen Medikation an die reduzierte Nierenfunktion. Die Erholung der Nierenfunktion kann durch den Einsatz von Steroiden beschleunigt werden. Kommt es nach mehr als einer Woche zu keiner Befundbesserung, muss an eine Nierenbiopsie gedacht werden. Meist kann sich die Niere erholen, manchmal bleibt allerdings eine Funktionseinschränkung bestehen. In selteneren Fällen kann es zu einer dauerhaften Dialysepflichtigkeit kommen.

Sarkoidose

Die Sarkoidose ist eine potenzielle Ursache einer tubulointerstitiellen Nephritis. Die Ursache bleibt letztlich unklar, man geht aber von einer durch virale Infekte getriggerten autoimmunen Granulombildung aus. Klinisch äußert sie sich neben der Nierenbeteiligung durch Hautveränderungen, Lymphknotenschwellungen vor allem im Thorax, Augenveränderungen, neurologische Symptome oder auch Herzrhythmusstörungen bzw. Herzmuskelschwäche. Diagnostisch wegweisend sind Lymphknotenschwellungen und eine Hyperkalzämie bzw. Hyperkalzurie. Therapiert wird die Sarkoidose nur bei Symptomen mittels Kortisonstoßtherapie.

Hanta-Virus-Nephritis

Das Hanta-Virus wird durch Nagetiere weitergegeben, genauer durch ihren Urin ausgeschieden. Die Viren werden als Aerosol mit Staubpartikeln aufgewirbelt und vom Menschen eingeatmet. Dies geschieht typischerweise im Frühjahr und Herbst beim Aufräumen in Scheunen, Ställen oder Kellerräumen. Die Hanta-Virusinfektion löst grippeartige Symptome aus, befällt zusätzlich aber in einem Teil der Fälle die Nieren und führt häufig zu einem anurischen Nierenversagen. Meist erholt sich jedoch die Nierenfunktion vollständig, nur manche Patienten werden kurzzeitig dialysepflichtig.

6.5.3 Akute Tubulusnekrose

Die akute Tubulusnekrose (ATN) beschreibt das akute Absterben von Tubulusepithelzellen. Während die Glomerulonephritis und die tubulo-interstitielle Nephritis entzündliche Veränderungen durch fehlgeleitete Immunreaktionen sind, ist die Tubulusnekrose nichtentzündlich und bedingt durch eine akute Mangel- oder Fehlversorgung des Tubulusepithels. Die Ursachen hierfür liegen zum einen in einem akuten Sauerstoffmangel (Ischämie) bei Hypotonie, Volumenmangel (Schock, Sepsis etc.) oder akutem Verschluss in der Nierendurchblutung. Zum anderen besteht ein relativer Sauerstoffmangel durch Überlastung der Rückresorptions- und Abbaumechanismen der Tubuluszellen. Typische Ursachen für eine solche Überlastung sind:

- Myoglobinurie im Rahmen einer Rhabdomyolyse
- Hämoglobinurie bei ausgeprägter Hämolyse
- Überdosierung von Aminoglykosid-Antibiotika oder Amphotericin-B
- Gabe von iodhaltigem Röntgenkontrastmittel
- Gabe platinhaltiger Chemotherapeutika (z. B. Cisplatin)

Hier kommt zum Tragen, dass das Nierenmark einen hohen Sauerstoffbedarf hat und gleichzeitig durch den Aufbau der Nierendurchblutung keine relevanten Durchblutungsreserven aufweist. Die Folge dieses Sauerstoffmangels im Tubulus ist das Absterben eines Teils der Tubuluszellen. Das Risiko einer akuten Tubulusnekrose kann durch Beachtung vorbeugender Maßnahmen (Ursachenvermeidung) minimiert werden. Die Vermeidung einer akuten Tubulusnekrose muss bei der intensivmedizinischen Therapie immer mitbedacht werden. Oft können vergleichsweise einfache Maßnahmen, wie z. B. ein ausreichendes Flüssigkeitsangebot (Vorwässerung) vor Kontrastmittelgabe, die Prognose des Patienten deutlich verbessern.

Die Therapie der akuten Tubulusnekrose entspricht der des akuten Nierenversagens. Nephrotoxische Medikamente werden in der Dosis angepasst oder abgesetzt, auf einen ausreichenden Volumenstatus und Blutdruck wird geachtet. Bei Ausscheidung von Eiweißstoffen wie Myoglobin, Hämoglobin etc. muss der Harn alkalisch gehalten werden. Gegebenenfalls muss der Patient bei Oligo- oder Anurie passager dialysiert werden. Bis zur Erholung der Tubulusepithelien können mehrere Tage oder selten auch Wochen vergehen.

Zahlen, Daten, Fakten

Die akute Tubulusnekrose (ATN) ist mit Abstand die häufigste Ursache für ein im Krankenhaus erworbenes Nierenversagen. Ein akutes Nierenversagen mit akuter Tubulusnekrose erhöht die Krankenhausmortalität um ca. 20–40 %. Nur 60 % der Patienten mit ATN erholen sich vollständig, ca. 30 % entwickeln eine chronische Niereninsuffizienz, ca. 5–10 % werden dauerhaft dialysepflichtig.

6.5.4 Thrombotische Mikroangiopathie

Die thrombotische Mikroangiopathie (TMA) ist ein ebenso seltenes wie lebensbedrohliches Krankheitsbild. Es stellt, neben dem pulmorenalen Syndrom, den akuten nephrologischen Notfall dar, der fast immer bei Erstdiagnose eine intensivmedizinische Versorgung erfordert. Charakterisiert ist die thrombotische Mikroangiopathie durch die **Symptom-Trias** aus

- Hämolyse,
- Thrombopenie durch Thrombozytenverbrauch und
- Gewebeischämie (Nierenversagen, Darmischämie, zerebrale Ischämie etc.) durch Mikrothromben in den Kapillaren.

Die **Ursachen** für eine TMA sind vielfältig:

- Thrombotisch-thrombozytische Purpura (TTP)
- Hämolytisch-urämisches Syndrom (HUS)
- HELPP-Syndrom oder Prä-Eklampsie bei Schwangeren
- Disseminierte intravasale Gerinnung (DIC)
- Maligne Hypertonie
- Rheumatologische Krankheitsbilder (Lupus erythematodes, systemische Sklerose, rheumatoide Arthritis, systemische Vaskulitis etc.)
- Metastasierende Tumoren
- HIV-Infektion

Auffällig werden Patienten mit thrombotischer Mikroangiopathie neben eingeschränktem Allgemeinbefinden durch hypertensive Blutdrücke, Blässe, Punktblutungen (Petechien) vor allem an den Unterschenkeln, häufig auch vorausgehende Diarrhö-Episoden, Hämaturie und Proteinurie. Diagnostisch wegweisend sind der Nachweis von Erythrozyten-Bruchstücken (Fragmentozyten) im Blutbild, erniedrigte Haptoglobin- und erhöhte LDH-Werte sowie erhöhte Nierenwerte und ein negativer Coombs-Test.

Zur initialen Therapie im intensivmedizinischen Setting gehören:

- Blutdrucksenkung
- Hochdosierte Kortisongabe (> 1 mg/kg KG)
- Plasmaseparation (ursachenunabhängige Unterbrechung des Krankheitsprozesses)

Eine rasche Therapieeinleitung kann die Nierenfunktion retten, jedoch bleibt bei manchen Patienten eine terminale Niereninsuffizienz bestehen.

Hämolytisch-urämisches Syndrom (HUS)

Im Jahr 2011 kam es in mehreren europäischen Ländern zu einem epidemieartigen Auftreten von HUS-Erkrankungen. Das hämolytisch-urämische Syndrom wurde dabei durch EHEC-Bakterien auf Rohkost (Sprossen) verbreitet. EHEC ist eine Untergruppe von *E. coli*-Bakterien, die ein enterohämolytisches Toxin produzieren. Dieses Toxin löst die Hämolyse durch eine Überaktivierung des Komplementsystems (Plasmaproteine des Immunsystems) aus. Das klassische HUS ist die häufigste Ursache einer thrombotischen Mikroangiopathie. Normalerweise kommt das EHEC-bedingte HUS sporadisch mit ca. 1/100.000 pro Jahr vor. Parallel dazu existiert daneben das noch seltenere atypische HUS durch Genmutationen im Komplementsystem.

6.5.5 Chronische Niereninsuffizienz

Die chronische Niereninsuffizienz (CNI) beschreibt eine dauerhafte Funktionseinschränkung der Nieren. Die Schwere der Insuffizienz wird mittels der Kreatinin-Clearance (GFR) eingeschätzt. Die häufigsten Ursachen für die CNI sind:

- Langjähriger Diabetes mellitus (ca. 20 %)
- Glomerulonephritis (ca. 15 %)
- Reflux-Nephropathie (ca. 10 %)
- Renovaskuläre Erkrankungen, vor allem Nierenarterienstenose (ca. 7 %)
- Arterielle Hypertonie (ca. 7 %)
- Polyzystische Nierenerkrankung (ca. 7 %)

Grundsätzlich kann jedes Krankheitsbild mit akutem Nierenversagen zu einer chronischen Niereninsuffizienz führen.

Es gibt mehrere Krankheitsmechanismen, die eine CNI verursachen bzw. unterhalten. So werden zum einen bei Verlust von Glomeruli durch eine akute Erkrankung die übrigen Glomeruli stärker durchblutet, der Filtrationsdruck im einzelnen Glomerulum steigt unphysiologisch hoch an. Zum anderen ändert sich durch Schädigung der glomerulären Basalmembran die Filtereigenschaft. Des Weiteren kommt es durch die glomeruläre Schädigung zu vermehrtem Eiweißverlust sowie zu tubulo-interstitiellen Schäden mit zunehmendem Verlust der Tubulusfunktionen.

Eine CNI entsteht einerseits durch die genannten Ursachen. Andererseits wird sie durch viele Einflussfaktoren verschlimmert. Wichtig sind dabei die beeinflussbaren Faktoren, durch deren Behandlung das Fortschreiten der Schädigung gebremst werden kann.

Wesentliche, beeinflussbare Faktoren sind:

- Blutdruck
- Grad des Eiweißverlusts (Proteinurie)
- Nephrotoxische Medikamente
- Aktivität der Grunderkrankung, z. B. GN
- Volumenmangelsituationen
- Fettstoffwechselstörungen
- Phosphatspiegelerhöhungen
- Nichtkompensierte metabolische Azidose
- Ausmaß der renalen Anämie
- Fortgesetzter Nikotingebrauch
- Blutzuckereinstellung

Durch eine optimale Einstellung der genannten Faktoren kann ein Fortschreiten der CNI lange hinausgezögert werden.

Bei der Blutdruckeinstellung ist eine langfristige Senkung auf Werte < 140/90 mmHg entscheidend. Die Proteinurie wird durch eine eiweißarme oder eiweißbewusstere Ernährung und den Einsatz von ACE-Hemmern minimiert.

MERKE

Je stärker eine Proteinurie ist, desto mehr werden die tubulären Rückresorptionsmechanismen überfordert und Tubuli gehen unter.

Bei der chronischen Niereninsuffizienz müssen die einzelnen Funktionen der Niere z. T. bereits spezifisch unterstützt werden, auch wenn noch keine Dialysepflicht besteht. Die Behandlung der renalen Anämie besteht in der Gabe von Eisen und von Erythropoetin. Die Störung des Kalzium-Phosphat-Haushalts macht mitunter die Gabe von aktivem Vitamin D_3 (1,25-OH-D_3), Phosphatbindern (Sevelamer etc.) erforderlich, um eine vorzeitige Arteriosklerose zu verzögern und einen unkontrollierten Hyperparathyreoidismus zu vermeiden. Manchmal lässt sich eine Parathyreoidektomie (operative Nebenschilddrüsen-Entfernung) dennoch nicht verhindern. Bei der metabolischen Azidose kommt Natrium-Bikarbonat (oral) zum Einsatz.

Die langfristige Betreuung eines Patienten mit chronischer Niereninsuffizienz geschieht durch einen Nephrologen. Allerdings muss in der akuten Situation die Schonung einer eingeschränkten Nierenfunktion auch in der Intensivmedizin berücksichtigt werden.

Bei der fortschreitenden CNI kann es zu schwerwiegenden Entgleisungen der Nierenfunktion durch Überwässerung, Hyperkaliämie und/oder ausgeprägten Harnstoff-Erhöhung (Urämie) kommen. Dieses Bild tritt bei stark erniedrigter GFR < 15 ml/Min. auf und macht die Einleitung einer Nierenersatztherapie erforderlich.

Urämie

Die Urämie beschreibt eine Erhöhung des Serum-Harnstoff-Spiegels auf im Schnitt > 200 mg/dl. Klinisch äußert sie sich durch

- Müdigkeit
- Appetitlosigkeit
- Gewichtsverlust
- Juckreiz
- Übelkeit, Brechreiz (Gastritis)

Das subjektive Empfinden der Urämie kann von Person zu Person sehr unterschiedlich sein. Es gibt Patienten, die mit Harnstoffwerten > 300 mg/dl keine Symptome haben und noch nicht dialysiert werden müssen, während ein anderer Patient bereits bei 100 mg/dl symptomatisch wird und dialysiert werden muss.

6.5.6 Akutes Nierenversagen

Das akute Nierenversagen (ANV) beschreibt im Gegensatz zur chronischen Niereninsuffizienz (CNI) einen raschen Verlust an Nierenfunktion innerhalb

Einteilung des akuten Nierenversagens (AKIN-RIFLE-Stadien) [1]

Das akute Nierenversagen wird nach dem Anstieg des Serumkreatinins und der Ausscheidung eingeteilt.

Rifle-Stadium	AKIN-Stadium	Serum-Kreatinin	Ausscheidung
Risk	1	1,5- bis 2-facher Anstieg	< 0,5 ml/kg/Std. bis 6 Std.
			Anstieg > 0,3 mg/dl
Injury	2	2- bis 3-facher Anstieg	< 0,5 ml/kg/Std. bis 12 Std.
Failure	3	> 3-facher Anstieg	< 0,3 ml/kg/Std. über 24 Std.
			> 4,0 mg/dl Kreatinin
Loss	4	Dauerhaftes Nierenversagen > 4 Wochen	
ESRD	5	Dauerhaftes Nierenversagen > 3 Monate	

von wenigen Stunden oder Tagen. Der Schädigungsmechanismus ist hierbei sehr vielfältig. Auch hier gilt die Ursachen-Einteilung in prärenal, intrarenal und postrenal.

Von einem akuten Nierenversagen spricht man ab einer Kreatinin-Erhöhung um > 0,3 mg/dl absolut bzw. einem Kreatinin-Anstieg auf das 1,5- bis 2-Fache des Ausgangswerts innerhalb von 24–48 Std.

Des Weiteren kann auch ein Rückgang der Diurese auf < 0,5 ml/kg KG/Std. (z. B. Stundenportionen von < 40 ml Urin beim 80 kg schweren Patienten) über wenigstens 6 Std. das akute Nierenversagen definieren. Das Ausmaß des ANV und das Risiko einer langfristigen Nierenschädigung lassen sich nach dem Ausmaß des Kreatinin-Anstiegs oder der Dauer der Oligo-/Anurie abschätzen.

Eine rasche Diagnose der Ursache ist im Fall eines ANV für eine wirksame Therapie maßgeblich. Eine **postrenale** Störung mit Aufstau der Harnwege kann sonografisch rasch festgestellt werden und durch das Freimachen der Harnwege (z. B. Steinentfernung, Urinkatheter-Anlage, Harnleiter-Schienung) erholt sich die Nierenfunktion meist rasch.

Die Diagnose einer **prärenalen** Störung stellt sich durch eine Hypotonie bis hin zum Schock z. B. bei erkennbarem Volumenverlust (z. B. Blutung, Diarrhö), einer sonografisch erkennbaren Hypovolämie, einem erniedrigten ZVD oder einem septischen Krankheitsbild. Ein gezielter Volumenersatz und die Behandlung des Schock-Auslösers führen auch in diesem Fall zu einer zeitnahen Erholung der Nierenfunktion.

Kann man ein prä- oder postrenales Nierenversagen ausschließen, muss nach Zeichen eines **intrarenalen** Nierenversagens gesucht werden. Klinisch kann dabei unter anderem ein nephrotisches oder nephritisches Syndrom oder auch ein pulmorenales Syndrom auffallen. Bei Verdacht auf ein intrarenales Nierenversagen erfolgt umgehend die nephrologische Mitbetreuung.

Diagnostisch entscheidend sind eine Urinuntersuchung mit Bestimmung der Kreatinin- und Harnstoff-Konzentration, der Konzentration an Elektrolyten (Natrium, Kalium, Kalzium), der Ausscheidung von Gesamteiweiß und Albumin sowie der Bestimmung von Erythrozyten bzw. Akantozyten. Eine Blutuntersuchung mit Differenzialblutbild, den Standard-Serumwerten im Aufnahmelabor und Gewinnung von zusätzlichen Serumproben für spezielle Laborwerte wie z. B. ANA, ANCA, Haptoglobin gehören weiterhin zum Diagnoseprozess. Aus diesen Werten und dem klinischen Krankheitsbild des Patienten wird die nephrologische Diagnose gestellt (z. B. ANCA-Vaskulitis, HUS, Hanta-Nephritis), die teils sehr unterschiedliche Therapien nach sich zieht: vom konservativen Zuwarten über z. B. die Gabe von Kortison bis hin zur akuten Dialyse oder Plasmaseparation.

Nach der Diagnosestellung und der Einleitung einer adäquaten Therapie bleibt der Verlauf abzuwarten. Üblicherweise verläuft ein akutes Nierenversagen in vier Phasen:

- **Phase 1: akutes schädigendes Ereignis:** z. B. Schockgeschehen, Nierenkolik, Nephritis
- **Phase 2: Oligo-Anurie:** mit Erliegen ausreichender Urinproduktion (GFR)
- **Phase 3: Polyurie:** Die glomeruläre Filtration von Primärharn wird wieder aufgenommen, aber

die Rückresorptionsmechanismen in den Tubuli funktionieren noch nicht wieder.
- **Phase 4: Rückgang der Polyurie:** Normalmaß der Urinproduktion, normalisierte Konzentrierung des Urins, die Nierenfunktion wird wieder hergestellt.

DEFINITION
Anurisch: < 100 ml Urin tgl.
Oligurisch: < 500 ml Urin tgl.
Polyurisch: > 2.000 ml Urin tgl.

Nicht immer kommt es zum idealtypischen Verlauf in diesen vier Phasen und zur vollständigen Erholung der Nierenfunktion. Das Nierenversagen kann zum einen in der Oligoanurie stecken bleiben und es kommt zur Dialysepflichtigkeit. Oder es kann zum anderen die Konzentrationsfähigkeit durch eine eingeschränkte Funktion der Tubuli nicht wieder vollständig hergestellt sein, sodass dann eine chronische Niereninsuffizienz zurückbehalten wird, die das Risiko einer späteren Dialysepflichtigkeit deutlich erhöht. Entscheidend für die Chance auf vollständige Erholung der Nierenfunktion sind die rasche Diagnosestellung und Therapieeinleitung bei Verdacht auf ein ANV. Schon eine Verzögerung der Therapieeinleitung um wenige Stunden verschlechtert die langfristige Prognose deutlich.

6.6 Nierenersatztherapien

Bei einer Schädigung der Nierenfunktion kann es erforderlich werden, die Nierenfunktion künstlich zu ersetzen. Im weiteren Sinne bedeutet dies, dass die einzelnen Funktionen der Niere so gut als möglich ersetzt oder ergänzt werden müssen. Dazu gehört z. B. auch die Gabe von Erythropoetin bei einer renalen Anämie oder die Gabe von aktiviertem Vitamin D bei renal bedingtem Vitamin-D-Mangel oder die Verabreichung von Bikarbonat bei zunehmender renal bedingter metabolischer Azidose. Im engeren Sinne meint Nierenersatztherapie jedoch den **Ersatz der Wasserausscheidung** und/oder der **Entgiftung** durch die Dialyse oder die Nierentransplantation. In der intensivmedizinischen Akutsituation geht es zunächst immer um die akute Indikation zur Dialyse.

Es stehen verschiedene Formen an Blutreinigungsverfahren zur Verfügung, die je nach Ursache der Nierenschädigung ausgewählt werden:
- Hämodialyse-Verfahren: mittels Filtration und/oder Dialyse an einem extrakorporalen Filter
- Peritonealdialyse: Nutzung des Bauchfells als Filter

Auf die einzelnen Verfahren soll nachfolgend eingegangen werden.

Nierenersatzverfahren

Unter dem Begriff „Nierenersatzverfahren" sind alle Therapiemaßnahmen zusammengefasst, die die Funktion der Nieren ganz oder teilweise, vorübergehend oder dauerhaft ersetzen, um
- Anurie,
- schwere Elektrolytstörungen,
- metabolische Azidose,
- diuretikaresistente Flüssigkeitsüberladungen

zu behandeln.

Grundprinzipien der Nierenersatztherapie
- Diffusion: Teilchenbewegung vom Ort der hohen zum Ort der niedrigen Konzentration
- Konvektion: Teilchenbewegung in Lösung, z. B. Serum oder Wasser, die abfiltriert wird
- Osmose: Bewegung des Lösungsmittels vom Ort der niedrigen zum Ort der hohen Konzentration
- (Ultra-)Filtration: Wasseraustritt entlang des Druckgefälles

6.6.1 Die extrakorporalen Verfahren

Zu den extrakorporalen Verfahren zählen die Hämofiltration und die Hämodialyse.

Hämofiltration

Bei der Hämofiltration steht die Entwässerung im Vordergrund. Das Blut des Patienten (ca. 150–300 ml/Min.) wird über einen Dialysefilter (Dialysator) geleitet und durch einen Druckgradienten im Filter wird Blutplasma abfiltriert. Dieses Plasma nimmt die in ihm enthaltenen gelösten Stoffe – vor allem Elektrolyte, Harnstoff, Kreatinin – mit. Es wird das Prinzip der **Konvektion („Mitnahmeeffekt")** wirksam.

Auf diese Art können dem Köper Wasser und Giftstoffe entzogen werden. Die abfiltrierte Flüssigkeit wird durch Zufuhr einer Elektrolytlösung **(Substituat)** ersetzt. Die Negativbilanzierung des Patienten wird durch eine verringerte Substituat-Zufuhr bewirkt. Das heißt, wenn pro Stunde 100 ml weniger ersetzt werden als abfiltriert wurden, hat man eine Ultrafiltration von 100 ml erreicht.

Hämodialyse

Dagegen steht bei der Hämodialyse die Entgiftung im Vordergrund. Das Blut wird über einen Dialysefilter geleitet, in dem die Dialyse-Kapillaren mit Dialysierflüssigkeit umspült werden, die mit etwa gleicher Geschwindigkeit wie auch das Blut durch den Dialysator strömt. Vor allem Harnstoff wechselt dabei entsprechend dem Konzentrationsunterschied in die Dialysierflüssigkeit und das Blut wird so entgiftet.

Voraussetzungen für extrakorporale Verfahren

Um ein extrakorporales Verfahren durchführen zu können (➤ Abb. 6.5), müssen bestimmte Voraussetzungen gewährleistet sein. Zunächst muss ein großlumiger Zugang zum Blutkreislauf geschaffen werden da ein effektiver Blutfluss von bis zu > 300 ml/Min. notwendig ist. Dazu wird ein Doppellumen-Katheter (Shaldon-Katheter) in der Regel in die V. jugularis rechts platziert.
Alternativ können für den Zugang auch die V. subclavia oder V. femoralis genutzt werden, allerdings steigt dadurch das Risiko von Komplikationen (z. B. Pneumothorax, Exit-Infekt).
Ein Kreislauf-Monitoring ist nicht nur für die intensivmedizinische Therapie, sondern speziell auch für das extrakorporale Verfahren notwendig, da es teils zu gravierendem Blutdruckabfall, Elektrolyt-Verschiebungen mit Herzrhythmusstörungen oder zu allergischen Reaktionen auf das Dialysematerial oder Blutprodukte (FFP, EK) kommen kann.
Zur eigentlichen Therapie ist ein Dialyse-Gerät, ausgerüstet entsprechend dem gewünschten Therapieverfahren, notwendig. Dieses wird in der Regel von einem Dialyse- oder Intensivfachpfleger vorbereitet und während der Therapie kontrolliert.
Da während der Dialyse eine Antikoagulation erforderlich ist, um ein Verstopfen des Filters mit Gerinnseln zu vermeiden, muss im Vorfeld geklärt werden, ob der Patient Heparin erhalten darf bzw. ob eine alternative Antikoagulation erforderlich ist.

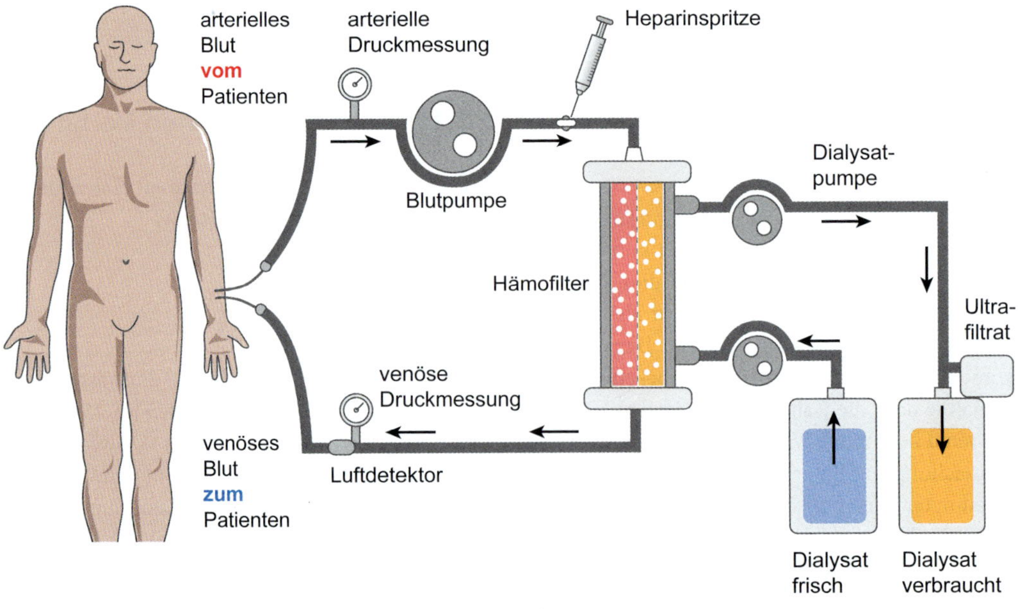

Abb. 6.5 Grundprinzip der extrakorporalen Hämofiltrationsverfahren [L157]

Da die Dialysegeräte für verschiedene Patienten genutzt werden, muss eine mögliche Hepatitis oder HIV-Infektion ausgeschlossen werden. Andernfalls muss das Gerät für diesen Patienten reserviert werden.
Für die Planung der Versorgung des Patienten muss mit einkalkuliert werden, dass während der Dialyse in der Regel ein Transport (z. B. zur CT-, oder MR-Diagnostik) nicht möglich ist.

Kontinuierliche Verfahren

Als kontinuierlich werden Filtrationsverfahren bezeichnet, die über 24 Std. konstant angewandt werden können. Ihr Vorteil ist das kreislaufschonende Vorgehen mit niedrigen Blutflüssen. Ihr Ziel ist vorrangig die Regulation des Wasserhaushalts.

DEFINITION

Kontinuierliche Verfahren

- CVVH (kontinuierliche venovenöse Hämofiltration): Konvektions- und Ultrafiltrationsprinzip mit Druckgradient zwischen Blut und Filtratseite
- CVVHD (kontinuierliche venovenöse Hämodialyse): Konzentrationsgradient zwischen den Flüssigkeiten, Diffusion über semipermeable Dialysatormembrane
- CVVHDF (kontinuierliche venovenöse Hämodiafiltration): Kombination von kontinuierlicher venovenöser Hämodialyse und Hämofiltration

Kontinuierliche venovenöse Hämofiltration (CVVH)

Das Prinzip der Hämofiltration (➤ Abb. 6.6) kommt in Reinform bei der kontinuierlichen venovenösen Hämofiltration (CVVH) zur Anwendung. Dabei werden bis zu > 40 l Flüssigkeit in 24 Std. abfiltriert und je nach gewünschter Ultrafiltration (UF) durch Substituat ersetzt. Die CVVH ist besonders geeignet bei Hypotonie (z. B. kardiogener oder septischer Schock ➤ Kap. 9.6) mit Katecholaminpflichtigkeit durch den schonenden, kontinuierlichen Volumenentzug. Als eine Art Nebeneffekt finden dabei auch eine gewisse Entgiftung und Pufferung des Blutes statt.

Kontinuierliche venovenöse Hämodialyse (CVVHD)

Die kontinuierliche venovenöse Hämodialyse (CVVHD) verbindet die Methoden der Hämofiltration und der Hämodialyse. Im Dialysefilter (Dialysator) wird durch einen Trans-Membran-Druck (TMP) eine Ultrafiltration in Höhe des gewünschten Volumenentzugs bewirkt. Die Gabe eines Substituats ist nicht erforderlich. Gleichzeitig wird auch Dialysierflüssigkeit durch den Dialysator gespült und so eine Dialyse durchgeführt. Diese Methode kommt in der Regel bei katecholaminpflichtiger Hypotonie und gleichzeitiger Hyperurikämie oder Hyperkaliämie in Betracht.

Kontinuierliche venovenöse Hämodiafiltration (CVVHDF)

Bei der kontinuierlichen venovenösen Hämodiafiltration (CVVHDF) werden ebenfalls beide Prinzipien angewandt. Zusätzlich wird im gleichen Ausmaß wie bei der CVVH ultrafiltriert und das Ultrafiltrat durch Subsituat ersetzt. Dabei bestehen grundsätzlich zwei mögliche Anordnungen zur Verfügung:

- **Prädilution:** Substituat wird schon vor dem Filter zugesetzt, das dann vollständig wieder ultrafiltriert wird.
- **Postdilution:** Substituat wird nach dem Filter zugesetzt; die Ultrafiltration fällt dabei insgesamt geringer aus.

Neben der Dialyse und der Regulation des Wasserhaushalts kann durch die erhöhte UF-Menge eine wesentlich höhere Clearance erfolgen (mittelmolekulare Eiweiß-Elimination).

Mögliche Komplikationen kontinuierlicher Verfahren

- Clotting (Verklumpen) der Erythrozyten, dadurch teilweiser oder kompletter Verschluss des Filters (Dialysator)
- Gerinnungsstörungen
- Kreislaufinstabilität bei zu großen Blutflussraten
- Elektrolytstörungen (Hyper- oder Hypokaliämie)

Komplikationen bei Antikoagulation mit Heparin

- Heparinüberdosierung (PTT-Anstieg)
- AT-III-Mangel (Antithrombin III, natürlicher Hemmstoff der Blutgerinnung: Ein Mangel kann die Unwirksamkeit des Heparins oder einen deutlich erhöhten Heparinbedarf hervorrufen.)

6

- Gerinnungsstörungen, HIT (heparininduzierte Thrombozytopenie)

Im Rahmen des Flüssigkeitsentzugs muss ein Substituat zugeführt werden, welches in der Regel kaliumarm bzw. kaliumfrei ist, allerdings der physiologischen Zusammensetzung des Plasmawassers ähnelt.

Den Substituat- und Dialysatlösungen sind entweder direkt wirkende Pufferlösungen (Bikarbonat) oder indirekt wirkende Pufferlösungen (Laktat) beigefügt.

Die medikamentöse Therapie des Patienten sollte unter diesen Verfahren immer kontrolliert werden, d. h., es ist eine Bestimmung von Medikamentenspiegeln und ggf. eine Dosisanpassung nötig. Je nach molekularer Stoffgröße können Medikamente oder Zusätze abfiltriert werden. Eine gute Aussage darüber, welche Stoffgrößen abfiltriert werden können, geben der Siebkoeffizient (S) und der Cut off point der Hämofiltrationsmembran.

Plasmaseparation

Die Plasmaseparation stellt im Grunde eine Filtration ähnlich der CVVH dar. Hierbei wird versucht, möglichst viel körpereigenes Plasma zu entfernen und durch Spenderplasma (FFP) oder Humanalbumin zu ersetzen. Dabei werden ca. 2,5–3,0 l Plasma abfiltriert und dann durch die gleiche Menge FFP oder Humanalbuminlösung ersetzt. Da hierbei 2,5 statt 40 l Plasma entfernt werden, dauert dieses Verfahren nur ca. 2 Std. Sie ist somit kein kontinuierliches Verfahren.

Sinn der Plasmaseparation ist der Austausch des körpereigenen Plasmas, um eine überschießend aktivierte humorale Abwehrreaktion (Autoantikörper, aktiviertes Komplementsystem) auszuschalten.

Typische Indikationen für die Plasmaseparation

- Pulmorenales Syndrom
- Hämolytisch-urämisches Syndrom
- Schwere Verlaufsformen anderer Autoimmunerkrankungen wie z. B. der multiplen Sklerose

Intermittierende Verfahren

Die intermittierenden Verfahren werden jeweils nur für wenige Stunden angewandt. Sie entsprechen dem Prinzip der Dialyse. Ihr wesentliches Ziel ist die Entgiftung (Elimination harnpflichtiger Substanzen). Beim kreislaufstabilen Patienten ist zusätzlich eine Regulation des Wasserhaushalts möglich.

Intermittierende Hämodialyse (HD)

Die intermittierende Hämodialyse ist „das“ Verfahren des chronischen Dialysepatienten. I. d. R. wird 3-mal pro Woche für ca. 4–5 Std. hämodialysiert. Diese Zeit reicht aus, um den Harnstoffspiegel immer wieder soweit abzusenken, dass auf die Dauer eine Harnstoffkonzentration von 200 mg/dl im Serum nicht überschritten wird. Zusätzlich kann beim oligurischen oder anurischen Patienten bis zu maximal 1.000 ml Wasser dem Blut entzogen werden. Durch Pufferung der Dialysierflüssigkeit kann auch eine metabolische Azidose behandelt werden. Während einer Routine-Hämodialyse fließen Blut und Dialysierflüssigkeit in entgegengesetzter Richtung durch den Dialysefilter **(Gegenstromprinzip, ➤ Abb. 6.6).** So

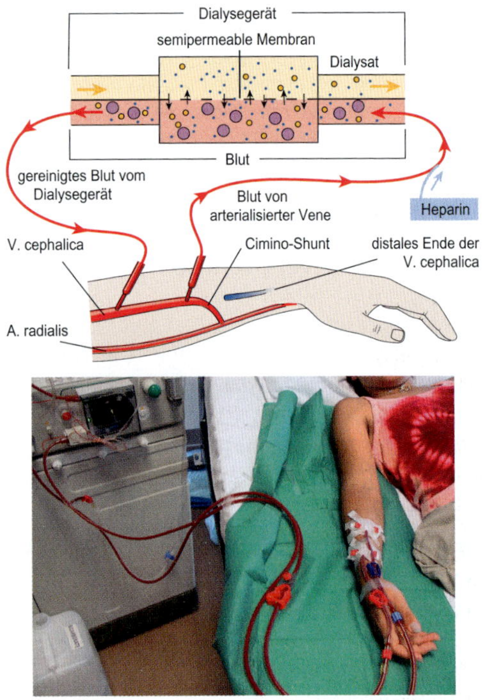

Abb. 6.6 Prinzip der intermittierenden Hämodialyse. Aus dem Shuntgefäß wird Blut entnommen, durch das Dialysegerät geleitet und über einen zweiten Gefäßzugang dem Körper wieder zugeführt. [L190; K115]

kann ein maximaler Stoffaustausch (Entgiftung) erreicht werden. Der Blutfluss beträgt dabei ca. 300 ml/Min., die Dialysierflüssigkeit fließt mit ca. 500 ml/Min. Eine Routine-Dialyse von chronischen Dialyse-Patienten kann auch auf der Intensivstation notwendig werden, wenn der Patient mit einer anderen intensivpflichtigen Erkrankung behandelt werden muss.

Besondere Bedingungen herrschen bei einer Erstdialyse. Diese kann bei kreislaufstabilen, urämischen Patienten in der Akutsituation notwendig werden. Da häufig hohe Harnstoffwerte vorliegen und der Kreislauf noch nicht an die Dialyse gewöhnt ist, kann es zu Hypotonien oder anderen Unverträglichkeiten kommen. Daher werden üblicherweise die ersten drei Dialysetherapien vorsichtig durchgeführt. Man lässt Blut und Dialysierflüssigkeit in gleicher Richtung durch den Filter fließen (Gleichstromprinzip). Der Blutfluss beträgt dabei maximal 150 ml/Min., die Kalium-Konzentration in der Dialysierflüssigkeit beträgt dabei 4 mmol/l, um einen zu raschen Abfall des Kalium-Spiegels und daraus resultierende Herzrhythmusstörungen zu vermeiden. Um ein Dysäquilibrium zu verhindern, wird zum Ausgleich des Harnstoff-Verlusts z. B. Osmosteril während der Therapie gegeben. Auch wenn der Kreislauf stabil ist, muss eine Überwachung der Vitalparameter (EKG, Blutdruck, Sauerstoffsättigung) vorgenommen und dokumentiert werden.

Dysäquilibrium-Syndrom

Im Blut bzw. im Plasma lösliche Elektrolyte verteilen sich mit einer gewissen zeitlichen Verzögerung in der gesamten extrazellulären Flüssigkeit. Zur extrazellulären Flüssigkeit gehört auch der Liquor, der durch die Blut-Hirn-Schranke vom übrigen extrazellulären Raum getrennt ist. Substanzen wie Glukose, Natrium oder eben Harnstoff liegen daher auf beiden Seiten der Blut-Hirn-Schranke in gleicher Konzentration vor. Bei sehr schneller Änderung der Serumkonzentrationen dieser Substanzen ergibt sich ausnahmsweise ein osmotisch wirksames Konzentrationsgefälle an der Blut-Hirn-Schranke und Wasser strömt an den Ort der höheren Osmolarität, in diesem Fall den Liquor. Hierdurch kann es rasch zu einer kritischen Erhöhung des Hirndrucks mit lebensbedrohlichen neurologischen Komplikationen vom Kopfschmerz bis zur Hirnstamm-Einklemmung kommen. Daher muss bei der Dialyse eines Patienten mit sehr hohen Harnstoffwerten auf einen Ausgleich der Osmolarität geachtet werden.

Kontinuierliche Hämodialyse

Der Begriff der kontinuierlichen Hämodialyse ist nach den bisherigen Erklärungen etwas irreführend. Durch eine gezielte Anpassung der Dialyse kann das Verfahren jedoch auf eine Dauer von 24 Std. ausgedehnt werden. Eine solche Abwandlung des Verfahrens kann anstelle der CVVH eingesetzt werden. Dabei macht man sich das Prinzip der SLEDD- bzw. Genius-Dialyse zunutze.

Sustained Low Efficient Daily Dialysis (SLEDD)

Genius-Dialyse

Die Genius-Dialyse ist eine Sonderform der Hämodialyse. Sie verfügt über ein eigenes Dialysat-Reservoir und ist nicht auf eine Dialysat-Ringleitung oder den Austausch von Dialysatbeuteln angewiesen. Das Reservoir umfasst 75–90 l Dialysierflüssigkeit. Frisches Dialysat wird von oben aus dem Reservoir von der Dialysatpumpe angesaugt und durch den Dialysefilter geleitet. Das verbrauchte Dialysat wird dann wieder von unten in das Reservoir zurückgegeben. Frisches und verbrauchtes Dialysat/Dialysierflüssigkeit vermischen sich nicht, da die verbrauchte Flüssigkeit durch den aufgenommenen Harnstoff eine höhere Dichte hat und so immer nach unten sinkt.
Die Dialysatpumpe dient auch gleichzeitig als Blutpumpe und kann durch die Wahl der Schlauchsysteme Blut und Dialysat im Verhältnis 1:1 oder 2:1 fördern. Die Ultrafiltration wird durch eine zusätzliche Pumpe gesteuert, die einen Unterdruck im Dialysat erzeugt. Das zusätzlich abgezogene Wasser (Ultrafiltrat) wird in einem eigenen Behälter aufgefangen.
Diese Form der Dialyse wird auch als reguläres Verfahren bei chronischen Dialysepatienten eingesetzt.

Für die Durchführung der Genius-Dialyse ist grundsätzlich ein Doppellumen-Zugang oder ein funktionierender BC-Shunt erforderlich. Single-Lumen-Katheter (z. B. Demerskatheter) können nicht benutzt werden, da ein kontinuierlicher Blutfluss erforderlich ist.

Eine kontinuierliche Hämodialyse wird erreicht durch den Einsatz einer Genius-Dialyse mit sehr niedrigem Blutfluss von ca. 100 ml/Min. Das Verfahren wird auch als SLEDD (Sustained-Low-Efficient-Daily-Dialysis = anhaltende -gering effiziente tägliche Dialyse) bezeichnet. Bei einem Flussverhältnis von 1 : 1 zwischen Blut und Dialysierflüssigkeit werden so in 12 Std. 72 l Dialysat umgesetzt und das Reservoir ist verbraucht. Bei einem Flussverhältnis von 2 : 1 fließt das Dialysat nur mit 50 ml/Min. und das Reservoir reicht für eine über 24 Std. andauernde, langsame Dialyse aus.

Zitrat-Dialyse (CiCa)

Eine weitere Sonderform der Hämodialyse stellt die Dialyse mit Zitrat-Antikoagulation (CiCa) dar. Grundprinzip ist die Hämodialyse mit niedrigem Blutfluss wie auch bei der SLEDD. Die Antikoagulation erfolgt nur regional außerhalb des Patienten. Dies wird erreicht durch Zugabe von Zitrat in den arteriellen Schenkel der Dialyse. Dadurch werden sämtliche freie Kalzium-Ionen im Plasma gebunden. Kalzium ist jedoch für das Funktionieren der Gerinnungsfaktoren unerlässlich (Faktor IV der Gerinnungskaskade). Das bedeutet: **kein Kalzium, keine Gerinnung.** Nach dem Durchlaufen des Filters wird dem Blut im venösen Schenkel kurz vor Wiedereintritt in den Patienten so viel Kalzium wieder zugeführt, dass im Körper die Gerinnung wieder normalisiert ist. Aus diesem Grund sind engmaschige pH-Wert- und Kalziumspiegelmessungen prä- und post-Filter erforderlich, um einen Kalziummangel bzw. ein Zitratüberladung des Patienten zu vermeiden.

Vorteil dieser Methode ist die Einsatzmöglichkeit bei Patienten mit hohem Blutungsrisiko oder schweren Verletzungen und eine mögliche Laufzeit von bis zu 72 Std., wobei die Dialysemaschine regelmäßig mit Dialysierflüssigkeit nachgerüstet werden muss.

Klinische Bedeutung

Die Antikoagulation mittels Zitrat-Kalzium (CiCa) kann auch im Rahmen der kontinuierlichen Hämofiltrationsverfahren im Intensivbereich (CVVHD, CVVHDF) eingesetzt werden.

Antikoagulation kontinuierlicher und intermittierender Verfahren

Eine wichtige Voraussetzung für eine Hämofiltrations- oder Hämodialysebehandlung ist die Antikoagulation des Patientenblutes. Am häufigsten werden dafür unfraktionierte Heparine verwendet. Zur sicheren Einstellung der Heparindosierung wird regelmäßig die ACT (Activated Clotting Time) und die aPTT (aktivierte partielle Thromboplastinzeit) bestimmt.

Die Bestimmung der ACT kann im Gegensatz zur aPTT bettseitig erfolgen (ohne hohen technischen Aufwand und in kurzen Zeitintervallen). Somit kann die Heparindosis zeitnah angepasst werden.

Allerdings erfolgt die Bestimmung der ACT meist nur im Rahmen der intensivmedizinischen Versorgung.

Zur Antikoagulation stehen folgende Medikamente zur Verfügung:

- Heparin (fraktioniert und unfraktioniert), Antidot: Protamin (bei unfraktionierten Heparinen)
- Hirudin (kein Antidot verfügbar)
- Zitrat (Wirkung kann durch Kalziumsubstitution aufgehoben werden)
- Prostazykline (Inhibition der Thrombozytenaggregation, laborchemisch nicht steuerbar)
- Kumarinähnliche Antikoagulanzien (nur wenn aus anderen Gründen indiziert), Antidot: Vitamin K, PPSB (Faktorkombination II, VII, IX, X)

Komplikationen

Komplikationen unter Antikoagulation mit Heparin

- Zu hohe Dosierung: Gefahr von Blutungskomplikationen
- Zu geringe Dosierung: Gefahr der Gerinnselbildung im extrakorporalen System

Heparininduzierte Thrombozytopenie (HIT)

Eine der häufigsten diagnostizierten Nebenwirkungen beim Einsatz von Heparinen ist die Entwicklung einer heparininduzierten Thrombozytopenie (HIT). Man unterscheidet dabei zwei Formen:

- **HIT Typ I** zeigt sich innerhalb der ersten Behandlungstage als ein mäßiger Abfall der Thrombozytenkonzentration mit einem milden klinischen Bild. Außer einer engmaschigen Überwachung bedarf es keiner besonderen Therapie.
- **HIT Typ II** wird aufgrund einer Antikörperbildung und immunologischen Reaktion bedingt. Es zeigt sich ein ausgeprägter Thrombozytenabfall innerhalb von 5–10 Tagen nach Behandlungsbeginn. Dieser kann zu schweren thromboembolischen Komplikationen führen, welche letal verlaufen können.

Äußert sich der klinische Verdacht eines HIT, ist das Heparin sofort abzusetzen. Alternativ können bzw. müssen andere Antikoagulanzien verabreicht werden.

6.6.2 Die Peritonealdialyse

Als Grundlage dieses Verfahrens dient die Nutzung des Peritoneums (Bauchfell) als Dialysemembran. Der wesentliche Unterschied zur intermittierenden Hämodialyse bei chronischen Dialysepatienten ist eine kontinuierliche Entgiftung über 24 Std. pro Tag an 7 Tagen die Woche, wodurch starke Schwankungen im Wasserhaushalt oder im Harnstoffspiegel vermieden werden.

Zahlen, Daten, Fakten

In Deutschland kommt bei etwa 5–10 % aller dialysepflichtigen Patienten die Peritonealdialyse zur Anwendung. In großen Flächenstaaten, wie z. B. Kanada oder in den skandinavischen Länder oder aber auch in Schwellenländer wie Mexiko oder Brasilien werden bis zu 25 % der Patienten mit diesem Verfahren therapiert.

Aufbau und Funktion des Peritoneums

Die natürlichen Funktionen des Bauchfells sind das Auskleiden der Bauchhöhle und die freie Verschieblichkeit der abdominalen Organe (insbesondere der Darmschlingen). Das Bauchfell produziert einen feinen Flüssigkeitsfilm, der das problemlose Gleiten der Bauchorgane ermöglicht. Überschüssige Flüssigkeit wird dabei wieder resorbiert. Das Bauchfell selbst hat drei Bestandteile:

- ein sehr feines Kapillarnetz mit einer sehr guten Durchblutung,
- eine dünne Bindegewebsschicht und
- ein einschichtiges Epithel.

Außerdem besitzt das Bauchfell einen Anteil, der von innen die Bauchwand auskleidet (parietales Blatt) und einen Anteil, der die Organe überzieht (viszerales Blatt). Die gesamte Fläche beträgt im Durchschnitt bei Erwachsenen ca. 1,5–2,0 m^2. Sowohl diese Oberfläche als auch die Menge an Kapillaren entspricht ziemlich genau der Oberfläche und Kapillarmenge eines durchschnittlichen Hämodialysefilters.

Stofftransporte

Das Peritoneum ist durchlässig für Wasser, Elektrolyte sowie kleinere und größere Eiweißpartikel. Diese Durchlässigkeit beruht auf drei verschiedenen Typen von Poren („3-Poren-Modell"):

1. Aquaporine (häufigste Pore, freier Durchgang für Wassermoleküle)
2. Kleine Poren (häufig vorkommend, Durchtritt von Elektrolyten und Wassermolekülen)
3. Große Poren (selten, Durchtritt kleinerer und größerer Eiweißpartikel sowie Wasser und Elektrolyte)

Klinische Bedeutung

Für den Stofftransport bedeutet dieses „3-Poren-Modell":

- einen sehr raschen Transport von Wasser,
- einen vergleichsweise langsameren Transport von Elektrolyten und
- einen trägen Transport von Eiweißen.

Funktionsprinzip der Peritonealdialyse

Aus den anatomischen Gegebenheiten und den physikalischen Transporteigenschaften des Bauchfells ergibt sich das Funktionsprinzip der Bauchfelldialyse (➤ Abb. 6.7). Über einen in die Bauchwand eingepflanzten Dialysekatheter **(„Tenkhoff-Katheter")** werden mehrmals am Tag (3- bis 4-mal) 1,5–2,0 l Dialysierflüssigkeit in den Bauch eingefüllt und vor dem nächsten Einlauf wieder abgelassen. Die Zusammensetzung dieser hoch gereinigten, sterilen Dialysierflüssigkeit besteht aus einer physiologischen Konzentration von Natrium, Chlorid und Kalzium sowie ca. 150 mg/dl Glukose und 32 mmol/l Laktat als Puffersubstanz. Sie enthält jedoch kein Kalium. Durch die überphysiologische Glukosekonzentration wird ein osmotischer Gradient erzeugt, der für eine Ultrafiltration von freiem Wasser über die Aquaporine in die Bauchhöhle sorgt. Gleichzeitig wandern Kreatinin, Harnstoff und Kalium durch Diffusion ins Dialysat. Kreatinin und Kalium müssen dabei die kleinen Poren passieren, während der Harnstoff frei ins Dialysat wechseln kann. Mit einer zeitlichen Verzögerung von 1–3 Std. beginnt dann das Peritoneum, die Glukose aus dem Dialysat langsam zu resorbieren und das Dialysat aufzunehmen.

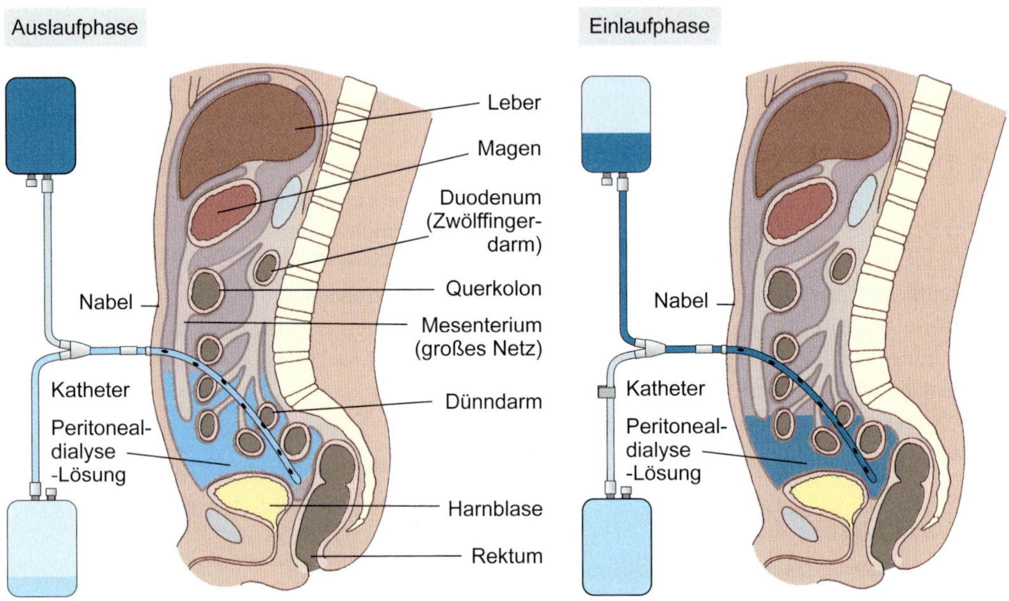

Abb. 6.7 Grundprinzip der Peritonealdialyse [L190]

Daher wird das Dialysat in der Regel nach 4–6 Std. wieder abgelassen und durch frisches ersetzt. Würde man das Dialysat im Bauchraum belassen, würde es nach etwa 48 Std. vollständig resorbiert sein.

Peritonealdialyse

Allgemeine Indikationen: Grundsätzlich kann die Peritonealdialyse bei allen Formen der terminalen Niereninsuffizienz eingesetzt werden. Der Patient sollte allerdings in der Lage sein, entweder alleine oder zusammen mit seinen Angehörigen die Therapie zu Hause durchzuführen.
Spezielle Indikationen: Die chronische Herzinsuffizienz mit Rechtsherzbelastung und Stauungsleber mit Aszitesbildung stellen spezielle Indikationsformen dar. Hier können sich eine deutliche Entlastung und Stabilisierung der Herz- und Leberfunktion einstellen. Ebenso beim hepatorenalen Syndrom.
Kontraindikationen: große Hernien, abdominale Voroperationen mit Verwachsungsbauch oder eine stark eingeschränkte Lungenfunktion.
Vorteil: Von Vorteil ist der kreislaufschonende Dauereinsatz ohne Unterbrechung. Dadurch wird die Eigendiurese des Patienten geschont.
Komplikationen: stellen vor allem die Dialyse-assoziierte Peritonitis, Infekte am Dialyse-Katheter-Exit in der Bauchwand und Leisten- sowie Nabelbrüche dar.

Ein PD-Patient entwickelt durchschnittlich etwa alle 2 Jahre eine Peritonitis. Diese Komplikationen erfordern jedoch nur selten eine intensivmedizinische Versorgung. Verliert ein Patient im Laufe der Jahre nach und nach seine Diurese und wird anurisch, so muss er in der Regel auf eine Hämodialyse umgestellt werden.
Die Peritonealdialyse ist bei Anurie nur in Einzelfällen möglich.

Arten der Peritonealdialyse

Leider variieren die Transporteigenschaften des Peritoneums zwischen den Menschen stark. So kann es zu einem eher raschen Beginn der Glukose-Aufnahme kommen, während gleichzeitig auch das Kreatinin sehr rasch im Dialysat ansteigt („Schnell-Transporter"). Im Gegensatz dazu kann der Stoffaustausch auch sehr träge ablaufen („Langsam-Transporter"). Ein **Schnell-Transporter** würde nach 3 Std. schon wieder mehr Wasser resorbiert haben als er vorher ultrafiltriert hat, während der **Langsam-Transporter** noch nach 5 oder 6 Std. mehr Dialysat im Bauch hat als ursprünglich eingefüllt wurde. Es erscheint logisch, dass daher die Austauschfrequenz je nach Transporterstatus unterschiedlich sein muss.

Chronische ambulante Peritonealdialyse (CAPD)

Bei der CAPD (chronische ambulante Peritonealdialyse) erfolgt in der Regel 4-mal täglich ein Dialysatwechsel. Diesen Wechsel führt der Patient selbstständig innerhalb von ca. 20–30 Min. durch. Nach ca. 4–6 Std. wird die Dialysierflüssigkeit wieder gewechselt. Über Nacht verbleibt das Dialysat für ca. 8–12 Std. im Bauch. Bei erhaltener Eigendiurese kann überschüssig aufgenommenes Wasser renal ausgeschieden werden. Bei eingeschränkter Diurese muss ggf. nachts eine spezielle Dialysierflüssigkeit (enthält Icodextrin statt Glukose) angewandt werden, die praktisch nicht resorbiert werden kann. Ist eine noch stärkere Ultrafiltration erforderlich, müssen eventuell auch tagsüber Dialysierflüssigkeiten mit einer höheren Glukosekonzentration (250 oder 350 mg/dl) eingesetzt werden.

Die CAPD ist vor allem für Langsam- oder Intermediär-Transporter geeignet.

Automatisierte Peritonealdialyse (APD)

Die APD (automatisierte Peritonealdialyse) wird in der Regel nur nachts angewandt. Dabei tauscht ein sog. **Cycler** je nach Bedarf 10–25 l Dialysat pro Nacht aus. Der Patient bereitet die Maschine mit der notwendigen Menge an Dialysierflüssigkeit (Anschluss von mehreren Beuteln) vor und schließt sich beim Zu-Bett-Gehen an den Cycler an. Dieser tauscht dann über Nacht automatisch in kurzen Abständen das Dialysat aus. Durch die kurzen Verweilzeiten eignet sich dieses Verfahren besonders für Schnell-Transporter. Tagsüber ist das Peritoneum entweder leer oder es wird Icodextrinlösung eingefüllt, die dann über den gesamten Tag belassen werden kann.

MERKE

Das Bauchfell wird bei der Peritonealdialyse als Dialysemembran genutzt, es herrscht ein Konzentrationsgradient zwischen den Flüssigkeiten. Somit erfolgt der Stoffaustausch hauptsächlich mittels Diffusion.

Peritonealdialyse und Intensivmedizin

Ein Kontakt mit der Peritonealdialyse in der Intensivmedizin kann sich ergeben, wenn ein PD-Patient aus anderen Gründen behandelt werden muss. Prinzipiell ist aber auch eine notfallmäßige Einleitung der PD auf der Intensivstation möglich, wenn der Patient nicht katecholaminpflichtig ist. Dieses Vorgehen ist in Deutschland jedoch die Ausnahme. Vom Grundprinzip wäre diese Maßnahme mit einer CVVH oder SLEDD vergleichbar.

Wird ein PD-Patient mit Zeichen der Pertionitis (Bauchfellentzündung) auf die Intensivstation aufgenommen, muss umgehend eine Zellzahlbestimmung im Dialysat (Leukozyten) durchgeführt werden. Es sollte eine nephrologische Mitbetreuung erfolgen. Außerdem müssen mikrobiologische Kulturen aus dem Dialysat angelegt sowie Abstriche von Nase und PD-Katheter-Exit entnommen werden. Dann wird umgehend eine kalkulierte intraperitoneale Antibiose begonnen. Zusätzlich kann zur Schmerztherapie Carbostesin in die Dialyse gegeben werden. Je schneller eine Peritonitis behandelt wird, desto besser erholt sich das Peritoneum und eine Sepsis wird vermieden.

Anzeichen einer Peritonealdialyse-assoziierten Peritonitis

- Bauchschmerz
- Übelkeit
- Trüber Dialysatauslauf
- (Exit-Katheterinfektionen)

Etwa 70 % der Peritonitiden entstehen durch Hautkeime. Etwa 30 % beruhen jedoch auf Darmkeimen. Daher sollte im Akutfall auch an einen Hohlorganinfekt oder -perforation (Cholezystitis, Appendizitis, Sigmadivertikulitis) gedacht werden.

6.6.3 Die Nierentransplantation

Die Nierentransplantation ist das langfristig beste Nierenersatzverfahren. Eine akute Nierentransplantation als Therapie eines intensivpflichtigen Patienten mit Nierenversagen ist praktisch unmöglich und keine realistische Therapieoption.

Nierentransplantierte Patienten können dagegen häufiger intensivpflichtige Krankheitsbilder entwickeln. Grund hierfür ist die teils sehr starke Immunsuppression, die insbesondere in den ersten Monaten nach Transplantation eingenommen werden muss. Es kann daher zu teilweise schwerwiegenden opportunistischen Infektionen kommen. Zum Beispiel können Pneumocystis-Pneumonien, Herpesvirusreaktivierungen (Herpes Zoster, Herpes simplex oder Zytomegalie) oder aber auch Pilzinfektionen auftreten.

Ist die Immunsuppression zu schwach, kann es auch zur akuten oder chronischen Transplantatabstoßung kommen, sodass die Patienten ein akutes Transplant-Nierenversagen entwickeln können. Bei jedem transplantierten Patienten auf der Intensivstation muss der Nephrologe hinzugezogen werden.

6.7 Pflegerische Aufgaben

Zu den Hauptaufgaben der Intensivpflegenden gehören:

- Übliche Laborwertbestimmungen (Gerinnung, Nierenwerte, Blutbild, CRP etc.)
- Zusätzlich wenigstens eine Blutbild- und zwei Serummonovetten asservieren
- Urinprobe mit Bestimmung von Kreatinin, Harnstoff, Elektrolyten, Gesamteiweiß und Albumin sowie ein Urinstix
- Ermittlung des Volumenstatus durch eine Ein- und Ausfuhrdokumentation
- ZVD-Bestimmung
- Pflegerische Anamnese, z. B. Medikamenten-Einnahme, Vorerkrankungen
- Regelmäßige Kontrolle der Zugänge (Shaldon-Katheter, Shunt) auf Infektionen und Lage, unter aseptischer Vorgehensweise und Verbandswechsel
- Überwachung und Dokumentation der Vitalparameter (Blutdruck, Herzfrequenz, Sauerstoffsättigung)
- Klinische Beurteilung des Patienten (Vigilanz) erheben und dokumentieren

Aufgaben bei extrakorporalen Nierenersatzverfahren

- Überwachung und Dokumentation von
  - Ein- und Ausfuhr
  - Vitalparameter
  - Elektrolythaushalt (➤ Kap. 7)
- Überwachung der Blutgerinnung (➤ Kap. 9.7)
- Überwachung der Wirkung von Medikamenten
- Kontrolle des Schlauchsystems und der Filter des Dialysegeräts
- Überwachung der Temperaturregulation (Gefahr der Hypothermie)
- Prävention von Infektionen (Gefahr der katheterinduzierten Infektion ➤ Kap. 2)
- Durchführung von Prophylaxen, z. B. Positionswechsel (➤ Kap. 1.5)

Psychische Betreuung, Beeinträchtigung während PD und HD

Patienten in intensivmedizinischer Versorgung befinden sich in einer Ausnahmesituation. Durch die Hospitalisierung und ein oder mehrere schwerwiegende gesundheitliche Probleme verlieren sie akut ihre Selbstbestimmung und Selbstkontrolle. Diesen Verlust muss das intensivmedizinische Team möglichst ersetzen oder wenigstens auffangen. Wesentlich sind dabei die Vermittlung einer kompetenten medizinischen Versorgung und das Ernstnehmen des Patienten über das medizinische Problem hinaus.

Durch die Dialysepflichtigkeit ergeben sich nochmals spezielle Aspekte. Bei einer akuten erstmaligen Dialyse ist der Patient zusätzlich verunsichert, insbesondere da ein Nierenversagen in der Regel ohne konkrete Schmerzen der Nieren einhergeht und so für den Patienten schwer zu verstehen ist. Anders verhält es sich bei chronischen Dialysepatienten, die teilweise eine sehr detaillierte medizinische Vorbildung besitzen. Wichtig ist es, den Patienten in seiner individuellen Situation ernst zu nehmen und in die Therapie ein zu beziehen.

KAPITEL

7

Jacinta Stalf

Stoffwechsel

7.1 Wasser- und Elektrolythaushalt

Der Wasser- und Elektrolythaushalt im menschlichen Körper wird in engen Grenzen konstant gehalten, da erhebliche und/oder längerfristige Abweichungen vom Gleichgewicht zu vital bedrohlichen Funktionsstörungen führen. Für die Aufrechterhaltung sorgen endokrine Regelkreise, die das Volumen und die Konzentration osmotisch wirksamer Teilchen kontinuierlich messen, und somit die Menge der Ausscheidung anpassen.

7.1.1 Physiologie

Wasserbilanz

Die tägliche Wasserbilanz sollte ausgeglichen sein, d. h. die **Wasserzufuhr** entspricht der **Wasserausscheidung** (➤ Tab. 7.1).

Die **Flüssigkeitsaufnahme** erfolgt über Trinken und Nahrung (enthält ca. 60 % $H_2 0$) und ca. 300 ml Oxidationswasser (entsteht beim oxidativen Abbau von Nahrung im Körper).

Die **Flüssigkeitsabgabe** erfolgt hauptsächlich über die Nieren, Darm und die Perspiratio insensibilis, die unbemerkte Verdunstung von Wasser über die Haut und die Lunge. Die täglich produzierten Sekrete (ca. 8 l) wie Galle, Speichel, Magen- und Darmsekrete zählen nicht zur Ausfuhr, da diese intestinal vollständig resorbiert werden. Eine Ausnahme sind pathologisch sezernierte und nicht resorbierte Sekrete bei z. B. Cholera und Gastroenteritis.

Tab. 7.1 Übersicht Wasserbilanz in 24 Std.

Täglicher Wasserverlust in 24 Std.		Täglicher Wasserzufuhr in 24 Std.	
Perspiratio insensibilis	0,9 l	**Trinken**	1,4 l
Stuhl	0,2 l	**Nahrung**	0,9 l
Urin	1,5 l	**Oxidationswasser**	0,3 l
Gesamt	2,6 l	**Gesamt**	2,6 l

Tab. 7.2 Täglicher Elektrolytumsatz des Körpers (Erwachsene) (Lang, 2020)

	Gesamtumsatz (mmol/24 Std.)	Ausscheidung in % der Gesamtausscheidung		
		Urin	Fäzes	Schweiß
Natrium	150	95	4	1
Kalium	100	90	10	–
Chlorid	100	98	1	1
Kalzium	20	30	70	–
Magnesium	15	30	70	–

Elektrolytbilanz

Die Niere ist das maßgebliche Organ für die Kochsalzausscheidung.

Die **Elektrolytaufnahme** erfolgt über die Nahrung und das Trinken. Die tägliche Menge ist schwankend, vor allem in Europa liegt der Salzkonsum über dem Bedarf.

Die **Elektrolytausscheidung** erfolgt hauptsächlich über die Nieren, sie tragen somit die Hauptlast der Bilanzierung (➤ Tab. 7.2). Über den Darm werden je nach Bedarf vor allem divalente Kationen (Ca^{2+}, Mg^{2+}) mehr oder weniger resorbiert. Die intestinalen Sekrete enthalten viel Salz und Bikarbonat, bei einer beeinträchtigten Absorption kann es zu erheblichen Verlusten kommen. Über starkes Schwitzen können größere Mengen an Kochsalz verloren gehen.

Gesamtkörperwasser

Das Körperwasser beträgt mehr als die Hälfte des Körpergewichts, wobei der Wasseranteil abhängig ist vom Geschlecht und Lebensalter (➤ Abb. 7.1).

Circa 50–75 % der Körpermasse sind Körperwasser. Der relative Anteil ist von verschiedenen Faktoren abhängig:

- Mit steigendem Alter kommt es zu einer Verringerung des intrazellulären Wassers, da die Muskelmasse abnimmt.
- Frauen haben einen geringeren Wasseranteil, da sie mehr Fettanteile besitzen.

7

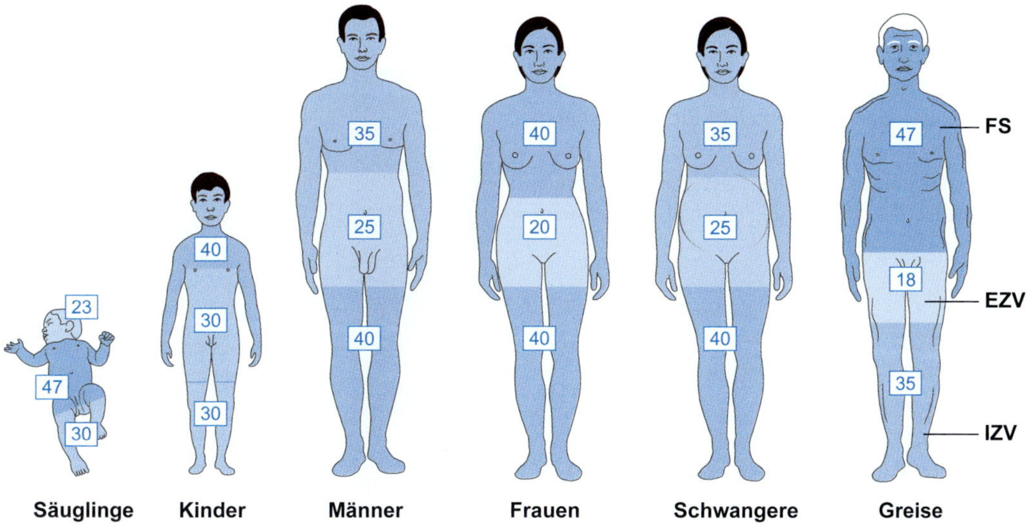

Abb. 7.1 Anteil von intra- und extrazellulärem Körperwasser, abhängig von Alter, Geschlecht und Konstitution. EZV = Extrazellularvolumen, IZV = Intrazellularvolumen, FS = feste Substanzen (Knochen, Fett) [F1101/L231]

- Fettleibigere Personen haben ebenfalls einen geringeren Wasseranteil als schlanke Personen, da Fettgewebe weniger Wasser als Muskelgewebe enthält.

Flüssigkeitsräume

Das Körperwasser unterteilt sich in zwei abgegrenzte Räume, den Intrazellularraum (IZR) mit ~ 28 l und dem Extrazellularraum (EZR) mit ~ 17 l (➤ Abb. 7.2).

IZR 28 l
- Summe aller Körperzellen samt Zytosol und Organellen
- Beträgt ~ ⅔ des Körperwassers

EZR 17 l
- Aufteilung in drei weitere Räume
- Beträgt ⅓ des Körperwassers

Interstitium ~ 12 l
- Gleicht eher einem Gel anstatt flüssigem Wasser aufgrund des dichten Netzwerks aus Kollagenen und Proteoglykanen

Plasma ~ 3 l
- Intravasalvolumen, vom Intersitium durch eine Endothelschicht getrennt

Tranzszellularraum ~ 2 l
- Epithelschicht trennt den TZR vom Interstitium
- Pleuraspalt, Peritoneal- und Perikardhöhle, Liquorraum, Augenkammern, Lumina des Urogenital- und Gastrointestinaltrakts, Drüsen

Abb. 7.2 Übersicht der Flüssigkeitsräume. IZR = Intrazellularraum, EZR = Extrazellularraum, TZR = Transzellularraum. [L231]

Es gibt die Möglichkeit, mit einer definierten Menge an Indikatorsubstanzen einzelne Flüssigkeitsräume zu bestimmen (Gesamtkörperwasser, EZR, Plasma) und die weiteren nicht messbaren Kompartimente (Interstitium, IZR) dadurch zu ermitteln, sowie auch den Elektrolytpool. Die Erwähnung erfolgt der Vollständigkeit halber und wird nicht weiter ausgeführt.

Osmolarität, Osmolalität, onkotischer und hydrostatischer Druck

Diese Definitionen sind notwendig für das Verständnis der Regelung und der Störungen des Wasser- und Elektrolythaushalts (➤ Tab. 7.3).

Die beiden Begriffe Osmolarität und Osmolalität werden im täglichen Sprachgebrauch häufig synonym verwendet.

Klinische Bedeutung

Damit das Filtrationsgleichgewicht in allen Körperlagen trotz lageabhängiger Druckverhältnisse im Körper (im Stehen herrscht höherer Druck auf den Fußkapillaren als auf den Lungenkapillaren) erreicht wird, ist das Endothel (innerste Schicht) der Kapillare unterschiedlich durchlässig für Proteine: Von kranial nach kaudal wird das Endothel undurchlässiger.
Dieses Detail ist relevant bei Gabe von proteinhaltigen Infusionen (z. B. Humanalbumin). Aufgrund der durchlässigen Lungenkapillaren entweichen nach einer bestimmten Infusionsmenge Proteine in das Lungeninterstitium, Wasser fließt nach und es entsteht ein Lungenödem.

Tab. 7.3 Definition wichtiger Begriffe zum Wasser- und Elektrolythaushalt

Osmolarität	• Gesamtzahl aller osmotisch wirksamer Teilchen (Anionen, Kationen, Nichtelektrolyte) • Ein Teil der Elektrolyte ist an Proteine gebunden oder liegt in undissoziierter Form vor. Deswegen ist die Plasmaosmolarität niedriger als die Plasmaosmolalität. • Physiologischer Bereich ~ 270 mosm/l
Osmolalität	• Gesamtzahl der osmotisch wirksamen Teilchen, die frei im Plasma diffundieren (ohne Proteine und Fette) • Physiologischer Bereich ~ 290 mosm/kg H_2O
Onkotischer Druck	• Durch intrazellulär osmotische wirksame Proteine erzeugt, zieht das Wasser aus dem Interstitium in die Zelle (Sogwirkung) • Plasmaproteine (~ 6 %) halten das Wasser im Intravasalraum • Synonym: kolloidosmotischer Druck
Hydrostatischer Druck	• Druck der Blutsäule im Gefäß auf die Gefäßwand • Ist lageabhängig (Schwerkraft) • Gegenspieler zum onkotischen Druck bei der Filtration im Kapillargebiet. Der hydrostatische Druck presst die Flüssigkeit aus der Kapillare in das Interstitium.
Hypoosmolar/hypoton	Plasmaosmolalität < 290 mosm/kg
Isoosmolar/isoton	Plasmaosmolalität ~ 290 mosm/kg
Hyperosmolar/hyperton	Plasmaosmolalität > 290 mosm/kg

Volumenbewegungen

Der menschliche Organismus ist immer bestrebt, die Osmolalität zwischen Intrazellularraum und Extrazellularraum im Gleichgewicht zu halten. Aufgrund der physiologischen Schwankungen im Elektrolythaushalt durch Flüssigkeits- und Nahrungsaufnahme kommt es zu geringen Volumenbewegungen zwischen den Flüssigkeitsräumen, um den Elektrolytpool und die Osmolalität im Extrazellularraum konstant zu halten, ohne dass Zellfunktionen und Stoffwechselprozesse zum Erliegen kommen. Diese Volumenbewegungen erfolgen durch aktiven Flüssigkeitstransport. Das bedeutet, ein hoher Bedarf an Energie in Form von ATP (Adenosintriphosphat) wird benötigt.

MERKE

Die Volumenbewegungen kommen zustande, da sog. Wasserkanäle (Aquaporine) in der Zellmembran sitzen, die für Wasser permeabel sind.

- Bei **hypoosmolarem EZR** kommt es zum Anschwellen der Zellen, da Wasser vom Ort niedriger Konzentration (hier: EZR) zum Ort höherer Konzentration (hier: IZR) fließt.

- Bei **hyperosmolarem EZR** kommt es zum Schrumpfen der Zellen, da das Wasser aus der Zelle (hier: niedrige Konzentration) in den EZR (hier: höhere Konzentration) fließt.

Die Elektrolyt- und Zellvolumenregulation erfolgt über Ionentransportsysteme und zusätzlich über organische Osmolyte, vor allem für die vulnerablen Organe (Gehirn, Niere) (➤ Tab. 7.4). Weitere komplexe Mechanismen der Osmoregulation werden später aufgeführt.

Elektrolytzusammensetzung der Flüssigkeitsräume

Der Elektrolytpool in den Kompartimenten ist entscheidend für die Aufrechterhaltung und Ausübung der Zellfunktionen und -prozesse (➤ Tab. 7.5).

Die großen Konzentrationsunterschiede von Na^+, K^+ und Cl^- werden durch die Na^+-K^+-ATPase erzeugt, um ein Membranpotenzial zu erhalten.

Im Gehirn bilden Endothelzellen mit Astrozyten die sog. **Blut-Hirn-Schranke.** Diese ist schwer passierbar für polare Teilchen. Dadurch bleiben die Neurone durch kurzfristige Elektrolytschwankungen geschützt. Vor allem K^+-Schwankungen hätten für die Erregbarkeit der Neurone erhebliche Folgen.

MERKE

Das quantitativ wesentliche Kation des Extrazellularraums ist Natrium, das des Intrazellularraums ist Kalium!

Tab. 7.4 Mechanismen der Zellvolumenregulation

Na^+-K^+-ATPase	• Wichtigste Pumpe, Vorkommen ubiquitär • 3 Na^+-Ionen werden im Austausch gegen 2 K^+-Ionen nach extrazellulär gepumpt • Zellvolumen und Membranpotenzial bleiben konstant • Anhaltender Energiemangel (ATP) führt zum Ausfall der Pumpe mit Zellschwellung und schließlich Zelltod (= hypoxiegeschädigtes Gewebe)
Osmolyte	• Vor allem in sensiblen Neuronen • Beim Proteinabbau entstehen osmotisch wirksame Aminosäuren • Umwandlung von Glukose in Sorbitol intrazellulär • Aufnahme von Betain, Taurin, Inositol intrazellulär (v. a. im Nierenmark)

Tab. 7.5 Übersicht Elektrolytkonzentration in den Kompartimenten (Lang, 2020)

Elektrolyte	Konzentration in den Kompartimenten		
	Plasma mmol/l	Interstitium mmol/l	Intrazellulär mmol/l
Natrium	141	143	15
Kalium	4	4	140
Kalzium	2,5	1,3	0,0001
Magnesium	1	0,7	15
Chlorid	103	115	8
Hydrogenkarbonat	25	28	15
Hydrogenphosphat	1	1	60
Sulfat	0,5	0,5	10
Organische Säuren	4	5	2
Proteine	2	<<5	6
pH	7,4	7,4	7,1

Regulation der Wasser- und Kochsalzausscheidung

Das allgemeine gegenwärtige Trinkverhalten geht häufig über den erforderten Bedarf hinaus und die Getränke sind i. d. R. nicht isoosmolar. Das stellt den menschlichen Körper vor die Herausforderungen, erstens die Osmolalitäts - und Volumenunterschiede zu erfassen und zweitens diese zu regulieren.

Osmolalitätsmessung Im Hypothalamus erfassen osmosensitive Neurone kontinuierlich die Plasmaosmolalität. Bei verringerter Osmolalität kommt es zur Zellschwellung, bei erhöhter Osmolalität zur Zellschrumpfung. Je nach Messwert werden die Neurone im Ncl. supraopticus und Ncl. paraventricularis (Hypothalamus) mehr oder weniger erregt. Diese Neurone bilden und speichern **ADH (antidiuretisches Hormon),** das bei Freisetzung Wasser retiniert mittels Einbau von Aquaporinen in den Sammelrohren der Niere. Bei **erhöhter Osmolalität** (Zellschrumpfung) wird vermehrt ADH im Hypophysenhinterlappen freigesetzt, bei **erniedrigter Osmolalität** (Zellschwellung) wird die ADH-Freisetzung reduziert (➤ Tab. 7.6). Fällt die Plasmaosmo-

7

Tab. 7.6 Plasmaosmolalitätsmessung und -regulierung

Plasmaosmolalität mosm/kg H_2O	Osmosensitive Neurone (3. Ventrikel)	Ncll. supraopticus und paraventricularis
> 290	Zellschrumpfung	Vermehrte ADH-Freisetzung
< 290	Zellschwellung	Verringerte ADH-Freisetzung
< 280	Zellschwellung	Keine ADH-Freisetzung

lalität unter 280 mosm/kg H_2O, sistiert die ADH-Ausschüttung. Weitere Osmosensoren befinden sich in der Leber, deren Messungen zentral weitergeleitet werden.

Volumenmessung In den Veneneinmündungen zum rechten und linken Vorhof befinden sich Dehnungsrezeptoren. Weitere sitzen in den großen Gefäßen, V. cava und V. portae, Ab- und Zufluss der Leber. Bei Vorhofdehnung wird das Hormon **ANP (atriales natriuretisches Peptid),** das in den Herzohren gebildet wird, ausgeschüttet. ANP wirkt renal und führt zu Natriurese, folglich vermehrte Diurese. Des Weiteren hemmt ANP die ADH- und Aldosteronfreisetzung, setzt die Sympathikusaktivität herunter und es kommt zur Relaxation der glatten Muskulatur. Zentral (Hypothalamus) bewirkt ANP ein verringertes Durstgefühl. Weitere natriuretische Peptide sind BNP (B-Typ) und CNP (C-Typ). Sie unterscheiden sich geringfügig in ihrer Zusammensetzung, die Effekte sind ähnlich.

Gauer-Henry-Reflex

Durch die Dehnung, vor allem im rechten Vorhof, erfolgt über den N. vagus eine reflektorische Hemmung der sympathischen Aktivität der Niere und eine Verringerung der ADH-Sekretion. Die Folge ist vermehrte Diurese.

Pressorezeptoren haben, unabhängig von Plasmaosmolalität und Volumenstatus, Einfluss auf die Wasser- und Kochsalzregulation. Die Rezeptoren liegen im Hochdrucksystem, Karotissinus und Aortenbogen und erfassen kontinuierlich den arteriellen Blutdruck. Bei länger anhaltender Hypotonie wird das **RAAS (Renin-Angiotensin-Aldosteron-System)** aktiviert, welches neben der Reninfreisetzung und sympathischer Aktivierung auch eine vermehrte ADH-Ausschüttung bewirkt, und somit die Harnausscheidung verringert und die Wasserresorption im Darm erhöht wird. Bei vital bedrohlicher Hypotension, z. B. akuter hoher Blutverlust, wird über die Pressorezeptoren im linken Ventrikel eine hohe ADH-Ausschüttung vermittelt. Bei hohen Dosen wirkt ADH vasokonstriktorisch.

MERKE

Die Wiederherstellung einer physiologischen Plasmaosmolalität hat Vorrang! Sie erfolgt auch auf Kosten der Volumenkonstanz.

Hormone Das ADH ist wesentlich für die Osmoregulation und die Konstanthaltung des Zellvolumens, weil es am empfindlichsten reagiert. Bei Zunahme der Plasmaosmolalität um 1 % kommt es zu einem deutlichen Anstieg des ADH-Spiegels. Weitere regulatorische Hormone sind das ANP, Renin, Angiotensin II und Aldosteron aus dem RAAS (➤ Tab. 7.7).

Durst und Salzappetit

Die Durstschwelle liegt bei ~ 0,5 % Wasserverlust des Körpers. Aufgrund von Rezeptoren und Sensoren in Mund, Ösophagus und Gastrointestinaltrakt wird die Menge der Wasseraufnahme erfasst, die sehr präzise der benötigten Wassermenge entspricht und bei Erreichen das Durstgefühl beendet (präresorptive Durststillung). Das getrunkene Wasser wird nach geraumer Zeit vollständig über den Darm in das Gefäßsystem resorbiert (resorptive Durststillung). Dies verhindert übermäßiges Wassertrinken.

Es gibt zwei Arten von Durst: Durst entsteht bei **Erhöhung der Plasmaosmolalität** (osmotischer Durst) und bei **Abnahme des Extrazellularvolumens** (hypovolämischer Durst) (➤ Tab. 7.8).

Der Salzappetit wird ausgelöst bei Volumen- und Salzverlust, dabei wird das RAAS aktiviert. Angiotensin II und Aldosteron vermitteln den Salzappetit und aktivieren gleichzeitig das Hormon Oxytocin, das verzögert die Salzaufnahme hemmt, um einem Salzüberschuss entgegenzuwirken.

Tab. 7.7 Osmoregulatorische Homone

Hormon		Bildung	Sekretion	Wirkung	HWZ
ADH (Synonym: Adiuretin, Vasopressin)	Antidiuretisches Hormon: zentraler hormoneller Regulator der Plasmaosmolalität	In den Ncll. supraopticus und paraventricularis (Hypothalamus)	Hypophysenhinterlappen bei steigender Osmolalität	V2-Rezeptor: • Niere • Wasserrückresorption V1-Rezeptor: • Gefäße • Vasokonstriktion	~ 5 Min.
ANP	Atriales natriuretisches Peptid: Volumenrezeptor	Herzohren	Dehnung des rechten und linken Vorhofes	Gefäße: • Relaxation Niere: • Natriurese • Diurese Zentral: • Verringertes Durstgefühl NNR: • Hemmung der Aldosteronfreisetzung	~ 3 Min.
Aldosteron	Hormon des RAAS	NNR	Nach Aktivierung des RAAS über Angiotensin II	Niere • Vermehrte Na^+- + Wasserresorption • Kaliurese Schweiß, Speichel: • Verringerte Na^+-Ausscheidung Darm: • Vermehrte Na^+- + Wasserresorption	~ 20 Min.
Angiotensin II	Hormon des RAAS	Endstrecke des RAAS	Nach Aktivierung des RAAS über Renin und ACE	Gefäße: • Vasokonstriktion Zentral: • Salzappetit + Durstgefühl Hypophyse: • ADH-Sekretion Niere: • Vermehrte Na^+-Resorption + Wasserretention NNR: • Aldosteronsynthese/-sekretion	
Renin	Hormon des RAAS	Juxtaglomeruläre Zellen der Niere	• Hypotonie • Sympathikusaktivierung • Geringes Na^+ in der Macula densa (Niere)	Siehe Angiotensin II	~ 10–20 Min.

NNR = Nebennierenrinde, RAAS = Renin-Angiotensin-Aldosteron-System, ACE = Angiotensin-Converting-Enzym

Tab. 7.8 Übersicht Durst und Salzappetit

Durstform	Reizauslösung	Sonstiges
Osmotischer Durst	• Anstieg der Plasmaosmolalität um ~ 1–2 % bei Wasserverlust von ~ 2 % (z. B. Schwitzen) • Erfassung über zentrale Osmosensoren (Hypothalamus) • Vermehrte ADH-Sekretion	• Adipsie: Verlust vom Trinkverhalten bei Verlust der zentralen Osmosensoren • Polydipsie: exzessives Trinkverhalten bei Verlust der ADH-freisetzenden Neurone (Hypophyse)
Hypovolämischer Durst	• Abnahme des EZR > 10 % bei unveränderter Osmolalität (z. B. Blutverlust) • Erfassung über Pressorezeptoren • Aktivierung des RAAS	Diese Durstform dominiert i. d. R. nicht
Salzappetit	• Volumen- und Salzverlust über die Volumen- und Pressorezeptoren • Aktivierung RAAS • Angiotensin II und Aldosteron vermitteln Salzappetit	• Oxytocin hemmt verzögert die Salzaufnahme (Sekretion über AT II und Aldosteron-vermittelt) • Aldosteronmangel (z. B. Tumor NNR) führt zum Salzverlust → exzessiver Salzappetit möglich

ADH = antidiuretisches Hormon, EZR = Extrazellularraum, RAAS = Renin-Angiotensin-Aldosteron-System, AT II = Angiotensin II

7.1.2 Störungen des Wasser- und Elektrolythaushalts

Abweichungen im Wasserhaushalt betreffen das Gesamtvolumen (IZR und EZR). Bei einem **Wassermangel (Dehydratation)** ist das Gesamtvolumen erniedrigt, bei einem **Wasserüberschuss (Hyperhydratation)** ist das Gesamtvolumen erhöht. Abweichungen im Elektrolythaushalt zeigen sich in einer erhöhten Plasmaosmolalität (hyperton) oder in einer erniedrigten (hypoton) (➤ Tab. 7.9). Die häufigsten Osmolalitätsstörungen sind dem Na^+ (Hypo-/Hypernatriämie) geschuldet, Plasmaosmolalitätsanstiege werden auch durch eine Hyperglykämie und erhöhtem Harnstoff verursacht. Da der Körper eine ausgeglichene Osmolalität anstrebt, sind Abweichungen in der Osmolalität mit Volumenverschiebungen verknüpft.

Bei Osmolalitätsänderungen kommt es zu einer osmotischen Wasserverschiebung. Wasser fließt vom Ort niedriger Konzentration zum Ort höherer Konzentration.

7.1.3 Nichtketotische hyperosmolare Hyperglykämie

Diese Form der Blutzuckerentgleisung tritt auf bei Diabetikern mit relativem Insulinmangel. Die Blutzuckerspiegel liegen weit über 600 mg/dl und können auf Werte bis zu 1.000 mg/dl steigen, im Gegensatz zum ketoazidotischen Koma bei Typ-1-Diabetikern, die deutlich niedrigere entgleiste Blutzuckerspiegel aufweisen.

Die Folge der sehr hohen Glukosewerte ist ein hyperosmolares Plasma, oft > 320 mmol/l. Dies resultiert in enormen Volumenverschiebungen, die un-

Tab. 7.9 Übersicht der Entgleisung des Wasser- und Elektrolythaushalts

Dehydratation	Ursachen	Symptome	Therapie
Isoton: H_2O-Verlust = Salzverlust			
• Verlust isotoner Flüssigkeit • Plasmaosmolalität ~ 290 mosm/kg	• Akute Blutung • Erbrechen, Durchfälle, Fisteln • Pankreatitis, Peritonitis, Ileus (3. Raum) • Verbrennungen (Haut) • Polyurische Phase bei ANV und CNV	**Hypovolämiesymptome:** • Durst • Tachykardie • Hypotonie • Kollapsneigung • Funktionelle Oligurie **Labor:** • Hkt, Hb, S-Eiweiß erhöht • S-Na^+, S-Osmolalität i. d. Norm	**Kausal:** • Behandlung der Ursache **Symptomatisch:** • Ermittlung des Volumenbedarfs • Volumenersatz mit isotonischer Vollelektrolytlösung • Bilanzierung • Monitoring Elektrolyte

Tab. 7.9 Übersicht der Entgleisung des Wasser- und Elektrolythaushalts *(Forts.)*

Hyperton: H_2O-Verlust > Salzverlust			
• Plasmaosmolalität > 290 mosm/kg • H_2O fließt aus IZR in den EZR → Zellschrumpfung	• Mangelnde H_2O-Zufuhr (dursten, ältere Menschen) • Starkes Schwitzen, Hyperventilation • Diabetes insipidus • Zufuhr osmotisch wirksamer Infusionen	• Starker Durst • Trockene Haut und Schleimhäute, stehende Hautfalten • Fieber • Oligurie • Benommenheit, Verwirrtheit • Hämodynamik relativ lange stabil **Labor:** • Hkt, Hb, S-Eiweiß erhöht • S-Na^+, S-Osmolalität erhöht • Urin-Osmolalität erhöht bei normaler Nierenfunktion • Urin-Osmolalität erniedrigt bei Diabetes insipidus	**Kausal/symptomatisch:** • Ermittlung des Volumenbedarfs • Volumenersatz mit „freiem" Wasser mit G5 % Infusion • ⅓ des Volumenersatz mit Vollelektrolylösung • Langsame Na^+-Korrektur → **Cave:** Hirnödem! (➤ Kap. 7.2.1) • Bilanzierung • Elektrolytmonitoring • Vigilanzkontrolle
Hypoton: Salzverlust > H_2O-Verlust			
• Plasmaosmolalität < 290 mosm/kg • H_2O fließt aus EZR in den IZR → Zellschwellung	• NNR-Insuffizienz (Morbus Addison) • Adrenogenitales Syndrom • Sekundärer Hypoaldosteronismus • Bartter-Syndrom (Salzverlust Niere) • Diuretika	• Durst • Tachykardie • Hypotonie • Ausgeprägte Kollapsneigung • Zerebral: Benommenheit, Delir, zerebrale Krämpfe **Labor:** • Hkt, Hb, S-Eiweiß erhöht • S-Na^+ und Osmolalität erniedrigt • Urin-Na^+ < 20 mmol/l bei extrarenalen Verlusten • Urin-Na^+ > 20 mmol/l bei renalen Verlusten	**Kausal/symptomatisch:** • Ermittlung Volumenbedarf • Volumenersatz mit NaCl 0,9 % • Langsame Na^+-Korrektur • → **Cave:** Pontine Myelinolyse! (➤ Kap. 7.1.3) • Bilanzierung • Elektrolytmonitoring • Vigilanzkontrolle
Hyperhydratation	**Ursachen**	**Symptome**	**Therapie**
Isoton: H_2O-Überschuss = Salzüberschuss			
• Plasmaosmolalität ~ 290 mosm/kg	• Niereninsuffizienz • Herzinsuffizienz • Primärer Hyperaldosteronismus (Morbus Conn) • SIADH (Syndrom der inadäquaten ADH-Sekretion) • Überwässerung mit isotonen Flüssigkeiten	**Hypervolämiesymptome:** • Gewichtzunahme • Ödeme • Dyspnoe, Fluid Lung, Lungenödem • Ggf. PE, Aszites **Labor:** • Hkt, Hb, S-Eiweiß erniedrigt • S-Na^+ und Osmolalität i. d. Norm • Spez. Uringewicht i. d. Norm	**Kausal:** • Grunderkrankung symptomatisch • H_2O- und Salzrestriktion • Diuretika • Ggf. Dialyse • Bilanzierung, wiegen • Elektrolytmonitoring
Hyperton: Salzaufnahme > H_2O-Aufnahme			
• Plasmaosmolalität > 290 mosm/kg • H_2O fließt aus IZR in EZR → Zellschrumpfung	• Infusion hypertoner Flüssigkeiten • Trinken von Meerwasser	**Zerebrale Symptome:** • Kopfschmerzen • Ggf. Krämpfe • Ggf. Koma Hypervolämiesymptome (s. o. „Isotone Hyperhydratation") und erhöhter Blutdruck **Labor:** • Hkt, Hb, S-Eiweiß erniedrigt • S-Na^+ und Osmolalität erhöht • Spez. Uringewicht erhöht	**Kausal/symptomatisch:** • H_2O- und Salzrestriktion • Diuretika • Ggf. Dialyse • Bilanzierung • Elektrolytmonitoring • Langsame Na^+-Korrektur!

Tab. 7.9 Übersicht der Entgleisung des Wasser- und Elektrolythaushalts *(Forts.)*

Hypoton: H_2O-Aufnahme > Salzaufnahme			
• Plasmaosmolalität < 290 mosm/kg • H_2O fließt aus EZR in IZR → Zellschwellung	• Infusion hypotoner Flüssigkeiten (G5 %) • TUR(P)-Syndrom bei elektrolytfreier Flüssigkeit • Trinken von destilliertem Wasser	• Hypervolämiesymptome (s. o.) und erniedrigter Blutdruck • Zerebrale Symptome (s. o.) **Labor:** • Hkt, Hb, S-Eiweiß erniedrigt • S-Na^+ und Osmolalität erniedrigt • Spez. Uringewicht erniedrigt	**Kausal/symptomatisch:** • Flüssigkeitsrestriktion • Diuretika • Ggf. Dialyse • Bilanzierung • Elektrolytmonitoring • Langsame Na^+-Korrektur!

IZR = Intrazellularraum, EZR = Extrazellularraum, H_2O = Wasser, ANV/CNV = akutes/chronisches Nierenversagen, NNR = Nebennierenrindeninsuffizienz, Hkt = Hämatokrit, Hb = Hämoglobin, S = Serum, PE = Pleuraerguss

behandelt zum Volumenmangelschock führen. Die Mortalitätsrate bei der nichtketotischen hyperosmolaren Hyperglykämie liegt bei 5–20 % (!), deutlich höher als bei der mehr bekannten ketoazidotischen Hyperglyklämie (1–5 %).

Pathogenese

Der relative Insulinmangel führt zu einer verminderten Glukoseutilisation, das wenige Insulin ist ausreichend, um die Lipolyse und dadurch die Bildung der Ketonkörper, welche die Azidose verursachen, zu hemmen.

Die sehr hohen Glukosespiegel erhöhen die Plasmaosmolalität, aufgrund der Osmoregulation fließt Wasser aus dem Intrazellularraum in den Extrazellularraum. Die Verdünnung reicht nicht aus, um die Osmolalität auszugleichen, so führt die Hyperglykämie gleichzeitig zur osmotischen Diurese. Die erhöhte Plasmaosmolalität wird aufrechterhalten, die Volumenverschiebung aus IZR in das EZR ebenso und somit auch die gesteigerte Diurese, die Folgen sind Zellschrumpfung und ausgeprägter Volumenmangel. ➤ Tab. 7.10

ACHTUNG

- Aufgrund der Blut-Hirn-Schranke können sich lebensgefährliche osmotische Gradienten entwickeln, da es bei länger bestehender Abweichung auch zu Liquorveränderungen kommt. Die Korrektur erfolgt immer langsam!
- Bei **zu schnellem Abfall der erhöhten Plasmaosmolalität** steigt der Liquordruck. Die Folgen sind Zellschwellung und Hirnödem.
- Bei **zu schnellem Anstieg der erniedrigten Plasmaosmolalität** fällt der Liquordruck. Die Folgen sind Zellschrumpfung, Gefahr der pontinen Myelinolyse oder Blutung.

Tab. 7.10 Nichtketotische hypersomolare Hyperglykämie

Ursachen	• Am häufigsten erhöhter Insulinbedarf bei Infekten • Ungenügende oder fehlende Insulinzufuhr • Geringe Compliance (meist ältere Menschen)
Klinik	• Tachykardie, Hypotonie, Kollapsneigung • Trockene Haut • Durst, Polydipsie, Polyurie • Zerebrale Symptome: Vigilanzminderungen bis Koma, generalisierte Krampfanfälle
Labor	• BZ > 600 mg/dl, Hkt und Hb erhöht • S-Osmolalität > 300 mmol/l • Je nach Stadium Hypo-/Normo-/Hypernatriämie • Kalium meist normwertig • Glukosurie, kaum Azetonurie • Anionenlücke normal
Therapie	• Flüssigkeitssubstitution mit NaCl 0,9 % 1 l in der 1. Stunde. Anschließend weiteren Bedarf ermitteln und substituieren, i. d. R. 5–6 l in 24 Std. • Normalinsulin i. v.: Initialbolus Normalinsulin 0,1 IE/kg/KG i. v., dann kontinuierliche Gabe low-dose + Volumenzufuhr; Kaliumsubstitution i. v. nach Bedarf • **Cave:** Hirnödem! → Glukosespiegel max. 50 mg/dl/Std. senken, bei 250 mg/dl Insulindosis und Volumenzufuhr anpassen

BZ = Blutzucker, i. v. = intravenös, Hkt = Hämatokrit, Hb = Hämoglobin, S = Serum, IE = internationale Einheit

Der langsame Ausgleich der Stoffwechsellage und die Low-dose-Insulintherapie verringern die Komplikationsrate. Das zentrale Nervensystem benötigt länger Zeit bis zur Normalisierung. Das bedeutet, dass die Vigilanzstörung länger nachhängt, obwohl die Stoffwechsellage schon wieder reguliert ist.

7.1.4 Entstehung von Ödemen

Ödeme entstehen durch Flüssigkeitsansammlungen im Interstitium, die aus dem Plasmavolumen stammen (➤ Tab. 7.11). Intrazelluläre Ödeme entstehen nur bei angereicherten Osmolyten in den Zellen oder bei verringerter Plasmaosmolalität.

Generalisierte Ödeme befinden sich an den abhängigen Körperpartien. Im Stehen sind das die Fußknöchel, Fußrücken und prätibial, im Liegen die Steißbeinregion. Anasarka beschreibt ein massives generalisiertes Ödem, das sich auch am Rücken und Gesicht abzeichnet.

Periphere Ödeme werden erst sichtbar ab ~ 2,5–3 l Flüssigkeit im Gewebe, gleichzeitig kommt es auch zu einer Gewichtszunahme. Ödeme sind wegdrückbar und hinterlassen eine Delle über eine längere Zeit, da die Flüssigkeit im Interstitium eine gelartige Konsistenz hat und das Nachfließen verzögert ist.

Angioödem

Syn.: Quincke-Ödem, angioneurotisches Ödem

Akute Flüssigkeitseinlagerung im tieferen Bindegewebe. Meist mit Lokalisation im Gesicht, vor allem betroffen sind die Augenlider, Lippen, Zunge und Rachen. Die gefürchtete Komplikation ist das Glottisödem.

Ätiologie

- Allergisch: Histaminausschüttung aus den Mastzellen
- Nichtallergisch: Medikamente (ACE-Hemmer, AT1-Rezeptorantagonisten), genetisch (C1-Esterase-Inhibitor-Mangel = C1-INH)

Therapie

- Allergisch: Kortikosteroide + Antihistaminika i. v., Adrenalin inhalativ
- Nichtallergisch: bei C1-INH-Mangel → Bradykinin-B2-Rezeptorantagonist (Firazyr®); Kortikosteroide, Antihistaminika, Adrenalin inhalativ sind wirkungslos
- Therapierefraktär: fiberoptische Wachintubation, ggf. Notkoniotomie

Tab. 7.11 Ursachen der Ödementstehung

	Beispiele	Therapie
Erhöhung der Kapillarpermeabilität	Generalisierte Ödeme: • Anaphylaxie • Sepsis • Prämenstruell, Menopause	• Behandlung der Grunderkrankung (kausal) • Volumensubstitution bei Dehydratation
Gesteigerter Kapillardruck	Knöchelödem, Aszites, generalisiert bis Lungenödem: • Niereninsuffizienz • Rechtsherzinsuffzienz	• Kausal • Diuretika • Flüssigkeitsrestriktion • Ggf. Dialyse
Venöse Abflussstörung	Phlebödem: • Phlebothrombose • Postthrombotisches Syndrom • Chronisch-venöse Insuffzienz	• Kausal • Beine wickeln
Verminderte Plasmaproteinkonzentration	Aszites: • Leberzirrhose • Nephrotisches Syndrom • Hungerödem	• Kausal • Ggf. Aszitespunktion • Ggf. Humanalbumin • Ggf. Diuretika
Störungen des Lymphabflusses	Lymphödem: • Lymphbahnresektion bei Tumorresektion • Genetisch • Trauma • Infektionen, Bestrahlung	• Kausal • Entstauen, Hautpflege, manuelle Lymphdrainage, Kompressionstherapie, Bewegungstherapie • Operativ

Aszites

Aszites ist eine seröse Flüssigkeitsansammlung in der freien Peritonealhöhle. Je nach Ursache erfolgt die Ansammlung als Transsudat (Leberzirrhose, Rechtsherzinsuffizienz) oder Exsudat (bakterielle Peritonitis, akute Pankreatitis). Die Zusammensetzung der Flüssigkeit bei der diagnostischen Aszitespunktion kann Aufschlüsse über die Ursache bzw. Herkunft geben.

Prominent ist die Bauchumfangsvermehrung mit vorgewölbtem Abdomen. Es entsteht auch ein Missverhältnis von Extremitäten zum Abdomen, der Nabel ist oft verstrichen. Die Nachweisgrenze bei der körperlichen Untersuchung beginnt erst ab 1–1,5 l Flüssigkeit, die Sonografie ist sensitiver mit einer Nachweisgrenze ab ~ 50 ml. Aufgrund des Zwerchfellhochstands kommt es häufig zur Dyspnoe.

Ätiologie

- Leberzirrhose in 80 % der Fälle
- Rechtsherzinsuffizienz, Budd-Chiari-Syndrom, Pericarditis constrictiva
- Leberzellkarzinom, Ovarialkarzinom
- Bakterielle Peritonitis, akute Pankreatitis
- Nephrotisches Syndrom, exsudative Enteropathie

Komplikationen

- Spontane bakterielle Peritonitis
- Letalität bis 50 %!

Therapie

- Kausal
- Symptomatisch: Gabe von Aldosteronantagonisten, ausgeglichene Bilanz
- Ausgeglichene Bilanz
- Therapierefraktär: Aszitespunktion, Gabe von Humanalbumin und Schleifendiuretika

Pathogenese der Aszites bei Leberzirrhose

Die verminderte Syntheseleistung der Leber führt zu einem niedrigen Serumeiweiß. Dadurch sinkt der onkotische Druck im Plasma. Wasser fließt aus dem Intravasalraum in die Zellen. Die bereits geschädigten Sinusoide der Leber werden noch mehr belastet, es kommt zur Lymphstauung und zur venösen Abflussstörung. Der Druck steigt in der Pfortader **(portale Hypertension)** und es wird noch mehr Plasma abgepresst. Die Proteine können die Sinusoide gut passieren und gelangen so in den Bauchraum und Wasser fließt nach. Dadurch sinkt das Serumeiweiß erneut und Wasser fließt weiter in die Zellen.

Aufgrund der Hypovolämie wird Aldosteron freigesetzt, es kommt zur Na^+- und Wasserretention in der Niere. Das Plasmavolumen steigt, der onkotische Druck fällt weiter. Da Aldosteron vermindert in der Leber abgebaut wird, kommt es zu einer hohen Aldosteronkonzentration und zu einem hohen Plasmavolumen, das weiter Flüssigkeit in den Bauchraum treibt. Der Kreislauf ist somit geschlossen.

ACHTUNG

Da sich mehrere Liter Flüssigkeit im Bauchraum befinden können, muss vorsichtig punktiert werden, da das nachfließende Plasmavolumen einen Volumen-Mangel-Schock auslösen kann.

7.2 Elektrolyte

7.2.1 Natrium

Der Gesamtnatriumbestand im menschlichen Organismus liegt bei 55–60 mmol/kg Körpergewicht, davon befinden sich 95 % im Extrazellularraum und 5 % im Intrazellularraum, davon sind 30–40 % im Knochen gebunden. Die Natriumaufnahme übersteigt den täglichen Bedarf, da Salz als Würzzusatz in vielen Lebensmitteln enthalten ist. Die tägliche Zufuhr liegt bei 5–20 g Kochsalz, die Salzverluste über Schweiß, Urin und Fäzes bei 3 g/Tag.

MERKE

Natrium ist das quantitativ wichtigste osmotisch wirksame Kation im Extrazellularraum! Referenzbereich: 135–145 mmol/l.

7

Bedeutung von Natrium

- Natrium bestimmt wesentlich die Osmolarität im Extrazellularraum, die Regulation erfolgt über Wasserverschiebungen zwischen Intrazellularraum und Extrazellularraum.
- Natrium ist die Determinante bei der Entstehung von Aktionspotenzialen bei den meisten erregbaren Zellen.
- Der hohe Natriumgradient an der Zellmembran ist wichtig für sekundär aktive Prozesse.

Hyponatriämie

Serum-Natrium < 135 mmol/l

Mehr als 15 % der Patient*innen im Krankenhaus weisen eine Hyponatriämie auf, sogar 40–50 % der Intensivpatient*innen. Es handelt sich um die häufigste Elektrolytentgleisung in der Notaufnahme.

Die Hyponatriämie geht mit einem hypoosmolaren Plasma einher. Je nach Ursache unterscheidet sich der Volumenstatus. So ergeben sich drei mögliche Störungen der Hyponatriämie (➤ Tab. 7.12).

Hypernatriämie

Serum-Natrium > 145 mmol/l

Bei 25 % der Intensivpatient*innen tritt eine Hypernatriämie auf, die meistens iatrogen verursacht ist. Kennzeichnend ist die erhöhte Plasmaosmolalität. Je nach Volumenstatus werden zwei Störungen unterschieden (➤ Tab. 7.13).

Pseudohyponatriämie

Bei photometrischen Messverfahren kann es bei zu hohem Plasmalipidspiegel (> 1.500 mg/dl) und/oder bei zu hohem Plasmaproteinspiegel (> 12–15 g/dl) zu einer scheinbaren Hyponatriämie kommen. Das liegt am Messverfahren, da die erhöhten Lipide bzw. Proteine nicht als Differenz miteinberechnet werden. Das bedeutet: je größer die Differenz, desto niedriger erscheint das Natrium. Ist die Plasmaosmolalität in der Norm, ist die Hyponatriämie eher unwahrscheinlich, am sichersten ist ein anderes Messverfahren.

Tab. 7.12 Hyponatriäme Störungen

<table>
<tr><th></th><th>Ätiologie</th><th>Symptome</th><th>Labor</th></tr>
<tr><td>Hypovolämische Hyponatriämie</td><td>• Diuretika (meist Thiazide)
• Salzverlustniere bei Nephritis
• Primäre NNR-Insuffzienz
• Ketonurie, osmotische Diurese
• Erbrechen, Diarrhö, Pankreatitis, Peritonitis
• Zerebraler Salzverlust: bei SHT, SAB, nach NCH-OP</td><td rowspan="2">Die Symptomatik ist abhängig vom Ausmaß und der Dynamik der Entwicklung. Bei einer sich langsam entwickelnden Hyponatriämie, kann auch eine mittelschwere Form asymptomatisch sein.
Leichte Form: S-Natrium 130–135 mmol/l
• Meist asymptomatisch
Mittelschwere Form:
S-Natrium 120–130 mmol/l
• Adynamie
• Appetitlosigkeit, Übelkeit, Erbrechen
• Kopfschmerzen, Vigilanzstörungen
Schwere Form: S-Natrium < 120 mmol/l oder rasch entwickelt (< 48 Std.)
• Sturzneigung
• Verwirrtheit, Gedächtnisstörungen
• Krampfanfälle
• Vigilanzminderung bis Koma
• Gefahr der Hirnherniation
• Je nach Volumenstatus und Ursache ggf. Hypovolämiesymptome</td><td rowspan="3">• S-Natrium
• S-Osmolalität
• Natrium + Osmolalität im Urin
• Retentionswerte
• Blutbild
• Bestimmung des EZR</td></tr>
<tr><td>Euvolämische Hyponatriämie</td><td>• SIADH
• Sek. NNR-Insuffzienz
• Hypothyreose
• Psychogene Polydipsie
• Wasserintoxikation</td></tr>
<tr><td>Hypervolämische Hyponatriämie</td><td>• Leberzirrhose
• Chronische Herzinsuffzienz
• Nephrotisches Syndrom</td><td>Zusätzlich:
• Ödeme
• Ggf. Ergüsse in Körperhöhlen
• Hypotonie</td></tr>
</table>

Tab. 7.12 Hyponatriäme Störungen *(Forts.)*

	Ätiologie	Symptome	Labor
Therapie	• Kausal • Symptomatisch **Schwere Form:** • Schnelle Na^+-Korrektur mit hypertoner NaCl (3 %); 2 ml/kg KG → Anstieg von 2–4 mmol/l in 1–2 Std. • Bei Besserung der Symptomatik oder Erreichen von 120 mmol/l → anpassen auf isotone NaCl 0,9 % mit langsamer Korrektur von 0,5 mmol/l/Std. **Mittelschwere Form:** • Langsame Na^+-Korrektur mit isotoner NaCl 0,9 % von 0,5 mmol/l/Std. (max. 10 mmol/l in 24 Std.) **Asymptomatisch:** • Meist keine Substitution indiziert **SIADH:** • Trinkmenge 500–1.000 ml/Tag • Kausal • Absetzen von auslösenden Pharmaka (NSAR, Antidepressiva, Opioide, Cyclophosphamid, Carbamazepin) • Ggf. Diuretika • Vasopressin-Antagonist **Cave:** Pontine Myelinolyse → **langsame Natriumkorrektur!** (➤ Kap. 7.1.3)		

NNR = Nebennierenrinde, SHT = Schädel-Hirn-Trauma, SAB = Subarachnoidalblutung, S-= Serum, EZR = Extrazellularraum, SIADH = Syndrom der inadäquaten ADH-Sekretion, NSAR = nichtsteroidale Antirheumatika, Na^+ = Natrium

Tab. 7.13 Hypernatriämische Störungen

Störung	Ätiologie	Symptome	Sonstiges
Hypovolämische Hypernatriämie	• Ungenügende Flüssigkeitszufuhr (ältere, geschwächte Menschen) • Extrarenale hypotone Verluste (übermäßiges Schwitzen) • Renaler H_2O-Verlust →Zentraler Diabetes insipidus →Renaler Diabetes insipidus	**Hypovolämiesymptome:** • Tachykardie • Hypotonie • Durst • Trockene Haut und Schleimhäute • Stehende Hautfalten **Zerebrale Symptome:** • Erhöhte MER • Ruhelosigkeit • Ggf. muskuläres Faszikulieren • Bei raschem Anstieg: Krampfanfälle, Vigilanzstörungen	**Extrarenaler Verlust:** • Urin-Osmolalität > 800 mmol/kg **Renaler Verlust:** • Urin-Osmolalität < 800 mmol/kg ohne Anstieg nach Durstversuch • Desmopressin (ADH)-Versuch →Zentrale Form bei Anstieg der Urin-Osmolalität →Renale Form bei keinem Anstieg
	Zentraler Diabetes insipidus: • SHT • Meningitis • Enzephalopathie • ~ 24 Std. nach Ereignis, Beginn der Polyurie	Gestörte Bildung oder Freisetzung von ADH aus dem Hypophysenhinterlappen mit Folge der ausbleibenden H_2O-Retention in der Niere → Polyurie **Therapie:** 1. Volumenersatz 2. Substitution mit freiem H_2O (G5 %) mit Na^+-Korrekturrate < 0,5 mmol/l/Std. → **Cave:** Hirnödem! 3. Medikamentös: Gabe von Desmopressin (ADH), um weiteren H_2O-Verlusten vorzubeugen; intranasal als Spray oder s. c.; WD 8–12 Std.	
	Renaler Diabetes insipidus: • Nephrotoxische Medikamente: Amphotericin, Aminoglykoside, KM, Dopamine, Lithium • Akute Tubulusnekrose	Unzureichendes/kein Ansprechen der Nieren auf ADH **Therapie:** 1. Wie bei zentralem Diabetes insipidus 2. Wie bei zentralem Diabetes insipidus 3. Medikamentös: Diuretika, z. B. Thiazid	

Tab. 7.13 Hypernatriämische Störungen *(Forts.)*

Störung	Ätiologie	Symptome	Sonstiges
Hypervolämische Hypernatriämie	• Unkontrollierte Infusion von NaCl 0,9 % • Natriumbikarbonatinfusionen bei metabolischen Azidosen • Infusionen hypertoner Lösungen	**Hypervolämiesymptome:** • Ödeme bis Lungenödem • Dyspnoe **Zerebrale Symptome:** • Wie bei hypovolämischer Form **Therapie:** 1. Stoppen der Zufuhr der auslösenden Infusion 2. Kontrollierte Entwässerung mittels Diuretika und Substitution mit freiem H_2O (G5 %) 3. Na^+-Korrekturrate < 0,5 mmol/l/Std.	

H_2O = Wasser, MER = Muskeleigenreflexe, ADH = antidiuretisches Hormon, SHT = Schädel-Hirn-Trauma, Na^+ = Natrium, s. c. = subkutan, WD = Wirkdauer, KM = Kontrastmittel

7.2.2 Kalium

Der Gesamtkaliumbestand des menschlichen Körpers beträgt ~ 3.500 mmol. Davon befinden sich im Intrazellularraum ~ 98 % (~ 140 mmol/l) und im Extrazellularraum ~ 2 % (~ 60–80 mol/l). Kalium wird täglich über Nahrung und Säfte zugeführt, wobei es Nahrungsmittel mit hohem Kaliumgehalt gibt, z. B. Fleisch, Bananen, Aprikosen, Feigen, Kartoffeln und Orangensaft. Dadurch variiert die Kaliumaufnahme um ~ 65–150 mmol am Tag. Die täglichen Verluste hingegen über Urin, Schweiß und Fäzes betragen nur ~ 25 mmol.

Kalium ist das wichtigste Kation für das Zellmembranpotenzial. Aufgrund der physiologisch geringen Plasmakonzentration (~ 4 mmol/l) haben schon geringere Kaliumschwankungen Auswirkungen auf die Erregbarkeit der peripheren Neurone, des Herzmuskels und der Skelett- und glatten Muskulatur. Das zentrale Nervensystem ist durch die Blut-Hirn-Schranke geschützt. Damit die Kaliumbilanz im Gleichgewicht bleibt und keine erheblichen Schwankungen im Extrazellularraum auftreten, verfügt der menschliche Körper über eine akute Regulation mittels Umverteilungsprozessen des Kaliums und eine chronische Regulation über die endgültige renale und intestinale Elimination (➤ Tab. 7.14, ➤ Tab. 7.15). Die Dauer von der Aufnahme des Kaliums bis zur Ausscheidung des Überschusses beträgt 6–8 Std.

Dyskaliämien bei Intensivpatient*innen sind häufig, da mehrere Faktoren die Kaliumhomöostase beeinflussen, z. B. Katecholamintherapie, Insulin, Beatmung, Medikamente, Säure-Basen-Haushalt, Flüssigkeitsmanagement, Ernährung und weitere Behandlungsmaßnahmen.

Häufige intensivmedizinische Konstellationen

- Medikamentös: Kaliumgabe i. v. (häufig iatrogen!), Diuretika, Chemotherapie (Tumorlyse), ACE- Hemmer, β-Blocker etc.
- Akute Nierenschädigungen, Dialysepatienten
- Nierenersatztherapien, v. a. kontinuierliche Verfahren
- Diabetiker mit Blutzuckerentgleisungen
- Herzinsuffizienz
- Säure-Base-Störungen
- Massentransfusionen
- Polytrauma, Transplantation
- Multimorbidität mit Polymedikation
- BRASH-Syndrom (Bradykardie, renales Versagen, AV-Block, Schock, Hyperkaliämie), meist ausgelöst durch Hypovolämie und/oder nephrotoxische Medikamente
- Geriatrische Patient*innen

MERKE

Kalium ist das wichtigste intrazelluläre Kation! Es ist entscheidend für die Bildung eines negativen Ruhemembranpotenzials und die elektrische Erregbarkeit. Störungen der Kaliumhomöostase, wie Hypo- und Hyperkaliämie, können zu neuromuskulären, gastrointestinalen und kardialen Funktionsstörungen führen. Dyskaliämien sind mit einer erhöhten Mortalität assoziiert!

Referenzbereich: Erwachsene 3,6–5,0 mmol/l; Kinder 3,2–5,4 mmol/l

7

Tab. 7.14 Regulationsmechanismen der Kaliumhomöostase

Akute Regulation	
Insulin	• Postprandiale Insulinsekretion führt zur intrazellulären Kaliumaufnahme aufgrund der erhöhten Stimulation der Na^+-K^+-ATPase • Auch bei nicht nahrungsbedingtem erhöhtem Kalium wird Insulin sezerniert! • Nach Abklingen der Insulinwirkung wird Kalium in den EZR verschoben, um anschließend renal ausgeschieden zu werden
Adrenalin	• Bei erhöhter Muskelarbeit oder Trauma erhöht sich aufgrund von Zelluntergang das S-Kalium • Adrenalin führt zur intrazellulären Kaliumaufnahme aufgrund der erhöhten Stimulation der Na^+-K^+-ATPase
Aldosteron	• Wird stimuliert über Hypotonie, erhöhte Osmolalität, verringertes EZR oder **Hyperkaliämie** • Führt zur renalen und intestinalen Na^+-Retention und Kaliumausscheidung
Chronische Regulation	
Renal	• 90 % des aufgenommenen Kaliums werden über die Niere eliminiert • Fraktionelle Kaliumelimination von 3 % bis über 100 % möglich • Über Aldosteron kann die K^+-Sekretion erhöht werden
Intestinal	• 10 % des aufgenommenen Kaliums werden über den Darm eliminiert • Über Aldosteron kann die K^+-Sekretion erhöht werden • Bei Diarrhöen Verlust von bis zu ⅓ des Gesamtkörperkaliums möglich!

EZR = Extrazellularraum, Na^+ = Natrium, K^+ = Kalium, S = Serum

Tab. 7.15 Einflussfaktoren auf die Kaliumhomöostase

Einflussfaktoren	
pH-Wert	Alkalose → Hypokaliämie • Kaliumverschiebung von EZR nach IZR wegen erhöhter Na^+-K^+-ATPase-Aktivität • Aufgrund verringerter H^+-Konzentration in der Niere (Sammelrohr), erfolgt verstärkte K^+-Sekretion Azidose → Hyperkaliämie • Kaliumverschiebung von IZR nach EZR wegen verringerter Na^+-K^+-ATPase-Aktivität • pH-Abfall um 0,1 erhöht das S-Kaliums um ~0,4 mmol/l • Aufgrund erhöhter H^+-Konzentration renal erfolgt verringerte K^+-Sekretion • Bei chronischer Azidose normalisiert sich meist das S-Kalium
Hormonell: Aldosteron, Insulin, Adrenalin	• Insulin und Adrenalin bewirken eine Kaliumverschiebung von EZR nach IZR in der Dauer ihrer Wirksamkeit • Aldosteron bewirkt eine renale und intestinale Kaliumelimination
Magnesium	• Hypomagnesiämie bewirkt eine Kaliumverschiebung von IZR nach EZR → S-Kalium steigt
Osmolalität	• Erhöhte Plasmaosmolalität bewirkt eine Kaliumverschiebung von IZR nach EZR → S-Kalium steigt
Körpertemperatur	• Bei therapeutischer Hypothermie kommt es zur Kaliumverschiebung von EZR nach IZR → S-Kalium sinkt • **Cave:** Rebound bei Aufwärmphase!
Erhöhte orale Kaliumaufnahme	• Bei Kaliumaufnahme in den Magen wird die renale K^+-Sekretion gesteigert • Mechanismus des Feed-Forward-Effekts ist noch unklar (K^+-Sensor im GIT?)

Na^+ = Natrium, K^+ = Kalium, H^+ = Hydronium, EZR = Extrazellularraum, IZR = Intrazellularraum, S = Serum, GIT = Gastrointestinaltrakt

Hypokaliämie

Serum-Kalium Erwachsene < 3,6 mmol/l; Kinder < 3,2 mmol/l (➤ Tab. 7.16)

Der Ki/Ke-Quotient (Kalium intrazellulär/Kalium extrazellulär) wird durch die Na^+-K^+-ATPase aufrechterhalten und bestimmt das Membranpotenzial. Das Ruhemembranpotenzial liegt physiologisch bei –85 mV, das Schwellenpotenzial bei –50 mV.

Tab. 7.16 Störung des Kaliumhaushalts: Hypokaliämie

Ätiologie	**Verlust von K^+ (externe Bilanzstörung):** • Reduzierte orale Zufuhr (Malnutrition) • Intestinale Verluste: Diarrhöen, Fisteln, Erbrechen, Laxanzienabusus, Magensonde • Renale Verluste: Nierenerkrankungen, Diuretika (häufig!), primärer und sekundärer Hyperaldosteronismus, Glukomineralokortikoide, Amphotericin B, Lakritzabusus, Magnesiummangel **Verteilungsstörung (interne Bilanzstörung):** Kaliumverschiebung aus EZR nach IZR: • Alkalose • Insulinbehandlung • β_2-Sympathomimetika • Refeeding-Syndrom
Klinik/ Symptome	**Cave:** Je schneller eine Hypokaliämie auftritt, desto ausgeprägter sind die Symptome! Chronische Hypokaliämien sind meist symptomlos. • Adynamie bis Paresen • Obstipation bis zum paralytischen Ileus, Blasenlähmung • Abschwächung bis Fehlen der Reflexe, Muskelschwäche • Ggf. Rhabdomyolyse • Häufig Hypotonie • Zusätzlich Polyurie und Polydipsie bei hypokaliämischer Nephropathie • Zusätzlich arterielle Hypertonie bei Conn-Syndrom und Nierenarterienstenose
Diagnostik	**Labor:** • S-Kalium < 3,6 mmol/l, schwer → S-Kalium < 2,5 mmol/l • K^+ im Urin < 20 mmol/l → enteraler Verlust • K^+ im Urin > 20 mmol/l → renaler Verlust • Säure-Base-Status: meist metabolische Alkalose • Häufig begleitende Elektrolytstörungen (PO_4^{3-}, Na^+, Cl^-, Mg^{2+}) • Urinelektrolyte **EKG:** • Abflachung der T-Welle • ST-Senkung • U-Welle, Verschmelzung von T und U-Welle • Ventrikuläre Extrasystolen
Therapie	**Kausal:** • Behandlung der Grunderkrankung **Symptomatisch:** K^+-Substitution • Kaliumreiche Ernährung (Bananen, Obstsäfte etc.) • Gabe von KCl p. o.: gleicht zusätzlich die metabolische Alkalose aus, häufig geringe Compliance wegen Geschmack, bei Daueranwendung ulzerogen • **Gabe peripher i. v.:** verdünnt 20 mmol KCl auf 500 ml NaCl 0,9 % bzw. Vollelektrolytlösung! • **Cave:** unverdünnte Gabe nur über zentralen Venenkatheter! Maximale Tagesdosis 3 mmol/kg KG, maximale Laufrate 20 mmol/Std. mittels Perfusor • **Cave: venentoxisch!** • Ggf. PO_4^{3-}, Mg^{2+} substituieren **Berechnung des K^+-Defizits:** • 1 mmol S-K^+-Defizit ≈ 100 mmol K^+-Defizit im IZR • Substitution des Gesamtkörperkaliumdefizits braucht länger als die kurzfristige S-Kalium-Substitution

K^+ = Kalium, PO_4^{3-} = Phosphat, Na^+ = Natrium, Cl^- = Chlorid, Mg^{2+} = Magnesium, EZR = Extrazellularraum, IZR = Intrazellularraum, KCl = Kaliumchlorid, p. o. = per os, S = Serum, i. v. = intravenös

Bei einer akuten Hypokaliämie vergrößert sich der Ki/Ke-Quotient und es kommt zu einer Abnahme der neuromuskulären Erregbarkeit → Muskellähmung infolge Hyperpolarisationsblock.

Hyperkaliämie

Serum-Kalium Erwachsene > 5,0 mmol/l; Kinder > 5,4 mmol/l (➤ Tab. 7.17)

Tab. 7.17 Störung des Kaliumhaushalts: Hyperkaliämie

Ätiologie	**Externe Bilanzstörung:** • Erhöhte K^+-Zufuhr: übermäßiger Verzehr von kaliumhaltiger Nahrung bei CNI • ANV: bei Anurie steigt das S-K^+ tgl. ~1 mmol/l an • CNV: bei GFR < 20 ml + Oligurie • Morbus Addison • Medikamente: ACE-Hemmer, Sartane, Aldosteronantagonisten, Reninhemmer, NSAR, Ciclosporin A, Amilorid, Cotrimoxazol **Interne Bilanzstörung: K^+ von IZR nach EZR:** • Azidose: schwere Digitalisintoxikation, ketoazidotisches diabetisches Koma • Freisetzung von K^+ bei Zellschaden: Rhabdomyolyse, Verbrennungen, Tumorlyse-Syndrom, Hämolyse, Massentransfusionen, Zytostatika, Tourniquet-Syndrom (verspätete Eröffnung von kompletten arteriellen Verschlüssen) • Osmolalitätsänderung: hyperosmolares diabetisches Koma (Diabetes mellitus Typ 2) **Pseudohyperkaliämie:** • Hämolyse bei Blutprobe durch zu langes Stauen, durch Pumpen, zu schnelle Aspiration • Bei CML Blutprobe
Symptome/ Klinik	Oft symptomarmer Verlauf, kein zuverlässiges Symptom! Ggf. neuromuskuläre Symptome: • Parästhesien (Mund, Zunge) • Muskelzuckungen, Paresen
Diagnostik	**Labor:** • Ausschluss Pseudohyperkaliämie • S-Kalium > 5,0 mmol/l; schwer: > 6,5 mmol/l • Retentionswerte • Säure-Basen-Haushalt: meist metabolische Azidose • Ggf. Hämolysewerte **EKG:** • Zeltförmige, überhöhte T-Welle • Schenkelblockartige QRS-Verbreiterung • QT-Zeit verkürzt, P-Abflachung • Asystolie
Therapie	**Kausal:** • Behandlung der Grunderkrankung **Symptomatisch:** • K^+-Zufuhr stoppen • Membranstabilisierung: Notfallindikation bei kritischen EKG-Veränderungen, Lähmung, S-Kalium > 6,5 mmol/l – 10–20 ml Calciumgluconat 10 % **langsam (hyperosmolar: venenreizend!)** i. v.; WD: 30 Min. – Senkt nicht das S-Kalium! • Kalium-Umverteilung von EZR nach IZR: – Glukose- + Insulininfusion, z. B. 50 ml G 50 % (bei BZ < 250 mg/dl) + 10 IE Normalinsulin i. v. über 30 Min.; WD: ~ 2 Std. – Optional: Natriumbikarbonat i. v. bei metabolischer Azidose 50–100 ml einmolar (8,4 %) über 30 Min.; WD: 2 Std.; **Cave:** Komplexbildung mit Kalzium! – Inhalatives β_2-Sympathomimetikum: Salbutamol, Berotec; WD: 2–4 Std. • Elimination von Kalium – Akut: forcierte Diurese mit Vollelektrolytlösung + Schleifendiuretika – Akut: Hämodialyse bei ANV und CNI – Chronische Hyperkaliämie: Kationenaustauscherharze (Resonium A p. o. oder Klysma), die im Darm Na^+ (oder Ca^{2+}) gegen K^+ austauschen; WD: 4–6 Std.; mögliche Nebenwirkung: Darmnekrosen! WE: ~ 7 Std. – Chronische Hyperkaliämie: Patiromer (Bindung von K^+ im GI-Trakt, erhöht die fäkale K^+-Ausscheidung); WE: ~ 7 Std.

ANV/CNV = akutes/chronisches Nierenversagen, K^+ = Kalium, Ca^{2+} = Kalzium, CNI = chronische Niereninsuffizienz, S = Serum; NSAR = nichtsteroidale Antirheumatika, IZR = Intrazellularraum, EZR = Extrazellularraum, CML = chronische myeloische Leukämie, IE = internationale Einheiten, i. v. = intravenös, WD = Wirkdauer, p. o. = per os, GI = gastrointestinal, WE = Wirkeintritt, HRST = Herzrhythmusstörungen

Bei einer akuten Hyperkaliämie ist der Ki/Ke-Quotient verkleinert, anfangs kommt es zur Steigerung der neuromuskulären Erregbarkeit. Im Extremfall kommt es zu Muskellähmungen infolge eines Depolarisationsblocks. Eine Hyperkaliämie wirkt am Herzen negativ inotrop und negativ dromotrop.

7.2.3 Kalzium und Phosphat

Kalzium und Phosphat kommen hauptsächlich im Knochen vor und sorgen für die Struktur und Stabilität des Skeletts (➤ Tab. 7.18). Ein geringer Anteil befindet sich im Weichteilgewebe intrazellulär und im Plasma. Dort übernehmen sie wichtige Funktionen wie Blutgerinnung, neuromuskuläre Erregbarkeit, Energieversorgung, Kontraktilität glatter Muskulatur und sind somit unverzichtbar für die Zellintegrität. Umso erstaunlicher ist es, dass Störungen im Kalzium- und Phosphathaushalt vom menschlichen Körper gut toleriert werden und häufig asymptomatisch bzw. Zufallsbefunde sind. Die Ursachen der Störungen unterscheiden sich von ambulanten Patient*innen zu Intensivpatient*innen. Es liegen noch wenige Erkenntnisse im intensivmedizinischen Bereich vor.

Trotz ihres Schadenspotenzials sind die Folgen einer Störung in Relation nicht so gravierend.

Kalzium und Phosphat werden über Hormone und nichthormonelle Faktoren reguliert (➤ Tab. 7.19, ➤ Tab. 7.20). Da ihre Löslichkeit, auch im Produkt

Tab. 7.18 Übersicht Kalzium und Phosphat

	Kalzium	Phosphat
Gesamtbestand	• ~ 1 kg Kalzium • Häufigstes Elektrolyt im Körper	• ~ 0,7 kg Phosphat
Vorkommen	• 99 % im Knochen, 1 % im Weichteilgewebe	• 86 % im Knochen, 14 % im Weichteilgewebe
Verteilung außerhalb des Knochens	• ~ 2,5 mmol/l im Plasma • Davon ~ 1,3 mmol/l ionisiert (ungebunden, biologisch aktiv) • Rest an Albumin (~ 80 %) und Anionen (~ 20 %) gebunden (biologisch inaktiv) • ~ 100 µmol/l intrazellulär	• ~ 1 mmol/l im Plasma (1 %) • 13 % intrazellulär, großer Anteil gebunden
Metabolismus	• Aufnahme über die Nahrung • Tgl. Bedarf 0,8–1,5 g • ⅓ wird intestinal resorbiert • Fraktionelle renale Kalziumausscheidung 150–450 mg/d	• Aufnahme über die Nahrung • Tgl. Bedarf ~ 700 mg • Bis zu 90 % intestinale Resorption • Fraktionelle renale Phosphatausscheidung 5–20 %/d
Funktionen	**Wichtigster intrazellulärer Transmitter:** • Muskelkontraktion, elektrische Kopplung • Aktivierung von Ionenkanälen und Enzymen • Second Messenger für die Genexpression • Bildung von Knochen-und Zahnmatrix **Extrazellular:** • Blutgerinnung: Konversion von Prothrombin zu Thrombin • Kontrolle von Membranpotenzial und -permeabilität	**Intrazellulär:** • Bestandteil von Zellmembran, Zellstrukturen (Nukleinsäure) • Beteiligung am Energiestoffwechsel (ATP-Synthese) • Zellmetabolismus (Glykolyse) • Enzymaktivierung/-deaktivierung • Reguliert die O_2-Affinität am Hb durch Bildung von 2,3-DPG **Extrazellulär:** • Puffersystem für H^+-Ionen • Vorkommen: $H_2PO_4^-$ und HPO_4^{2-} im Verhältnis 1 : 4
Referenzwerte	**Kalzium im Serum:** • Gesamt 2,2–2,65 mmol/l • Ionisiert 1,1–1,3 mmol/l	**Phosphat im Serum:** • 0,84–1,45 mmol/l

2,3-DPG = 2,3-Diphosphoglycerat, H^+ = Wasserstoffionen, $H_2PO_4^-$ = Dihydrogenphosphat, HPO_4^{2-} = Hydrogenphosphat, Hb = Hämoglobin

7

Tab. 7.19 Hormonelle Regulation des Kalzium- und Phosphathaushalts

Hormon	Wirkung/Wirkort	Sonstiges
Calcitriol: • Vitamin-D-Hormon • Aktivierung in der Niere	**Darm und Niere:** • Erhöhte Ca^{2+}- und Phosphatresorption **Knochen:** • Einbau von Ca^{2+} und Phosphat	• Langfristige Regulation bei Hypokalzämie
Calcitonin: • Aus den C-Zellen der Schilddrüse	**Knochen:** • Einbau von Ca^{2+} und Phosphat **Darm und Niere:** • Hemmung der Ca^{2+}-Resorption	• Kurzfristige Regulation bei Hyperkalzämie • HWZ: ~ 20 Min.
FGF-23 (fibroblast growth factor): • Wachstumsfaktor aus den Knochen (Osteoblasten)	**Niere:** • Hemmung der Phosphatresorption • Hemmung der Calcitriolbildung • Erhöhte Ca^{2+}-Resorption	• Regulation bei Hyperphosphatämie
Parathormon (PTH): • Aus den Nebenschilddrüsen	**Knochen:** • Abbau von Kalzium und Phosphat **Darm:** • Erhöhte Ca^{2+}-Resorption **Niere:** • Erhöhte Ca^{2+}-Resorption • Erhöhte Phosphat- und Birkarbonatausscheidung • Indirekte Aktivierung von Calzitriol	• Kurzfristige Regulation bei Hypokalzämie • HWZ ca. 20 min

Ca^{2+} = Kalzium, HWZ = Halbwertzeit

Tab. 7.20 Nichthormonelle Regulation des Kalzium- und Phosphathaushalts

Einflussfaktor	Kalzium: renale Resorption	Phosphat: renale Resorption
Alkalose	Stimulation	Stimulation
Azidose	Hemmung	Hemmung
Insulin, SD-Hormone, Somatotropin, Katecholamine	Hemmung	Stimulation
Magnesium	Stimulation	Stimulation

SD = Schilddrüse

Kalziumphosphat, gering ist, kann es zu Ausfällungen im Gewebe in Form von Steinen (Niere), aber auch Verkalkung kommen (Gefäße). Daher wird gegenreguliert, ist z.B. zu viel Kalzium im Serum, wird vermehrt Phosphat ausgeschieden oder beides in den Knochen eingebaut. Die schwere Löslichkeit ist die Voraussetzung für einen stabilen Knochen, daher sind alkalische Knochensalze mineralisiert. Damit das Skelett hinreichend stabil bleibt, müssen Kalzium und Phosphat kontinuierlich in hohen Konzentrationen mineralisiert und das alkalische Milieu aufrechterhalten werden. Zugleich fördern auch Bewegung und Belastung (Druck und Zug) des Knochens die Mineralisierung. Das **Calcitriol (Vitamin D)** ist für die langfristige Mineralisierung zuständig, bei Mangel in der Kindheit für dies zu Rachitis (O-/X-Beine, Zwergwuchs etc.), im Erwachsenenalter zu Osteomalazie, eine Knochenerweichung mit biegsamen Knochen, die zu Schmerzen und Ermüdungsfrakturen führen kann. Umgekehrt ist eine Vitamin-D-Intoxikation mit Kalkeinlagerung in Weichteilen (v.a. Niere) und Gefäßen möglich.

Hypokalzämie

Serum-Gesamtkalzium < 2,2 mmol/l; ionisiertes Serum-Kalzium < 1,1 mmol/l (➤ Tab. 7.21)

Ungefähr 88 % der Intensivpatient*innen haben eine leichte Episode der Hypokalzämie, ~ 3 % eine schwere Episode. Bei ambulanten Patient*innen ist die häufigste Ursache ein Hypoparathyreodismus, intensivmedizinisch liegen meist noch andere Ursachen zugrunde.

Tab. 7.21 Störungen des Kalziumhaushalts: Hypokalzämie (ionisiertes Ca^{2+})

Ätiologie	**Mg^{2+}-Mangel:** • Alkoholismus, Malnutrition, Malabsorption, medikamentös (Diuretika, Cisplatin, Gentamicin) • Hemmt die Ausschüttung von Parathormon **Sepsis:** • Noch unklarer Mechanismus **Alkalose:** • Vermehrte Bindung von Ca^{2+} an Albumin bei Hyperventilation • Bikarbonatinfusion bindet ebenfalls Ca^{2+} **Bluttransfusion:** • Das in EKs enthaltene Citrat bindet vorübergehend Ca^{2+} **Medikamente:** • Aminoglykoside und Heparin binden Ca^{2+} **Niereninsuffizienz:** • Azidose verringert renale Ca^{2+}-Aufnahme **Pankreatitis:** • Die freiwerdenden Fettsäuren bei Abbau des umliegenden Fettgewebes (Lipase) binden Ca^{2+}
Symptome/ Klinik	• Bei den meisten Intensivpatient*innen keine erkennbaren Symptome • Erhöhte kardiale und neuromuskuläre Erregbarkeit • Verminderte Kontraktilität des Herzmuskels und der glatten Muskulatur • Hypotonie, verringertes HZV, ventrikuläre Extrasystolen bei $Ca^{2+} < 0{,}65$ mmol/l **Hypokalzämische Tetanie (v. a. Hyperventilation):** • Krampfanfälle mit erhaltenem Bewusstsein • Parästhesien und Pfötchenstellung • Stimmritzenkrampf
Diagnostik	• Labor: Gesamt-Ca^{2+} und ionisiertes Ca^{2+}, Albumin, PO_4^{3-}, Mg^{2+}, Parathormon, SD-Hormone, Lipase, Retentionswerte, BGA • Kausale Diagnostik • EKG: ggf. QT-Zeit-Verlängerung
Therapie	• Kausal • Symptomatisch: – Ggf. Mg^{2+}-Substitution – Ca^{2+}-Substitution mit 10–20 ml Calciumgluconat (9 mg/ml Ca^{2+}) in 100 ml NaCl 0,9 % Infusion über 10 Min. langsam als Bolus, WD: ~ 30 Min. – Kontinuierliche Dauerinfusion 1–2 mg/kg/Std. bis zu 12 Std. – **Cave:** hyperosmolar! Venenreizend! – **NW:** Vasokonstriktion und Ischämie bei kardial Vorerkrankten möglich; zu aggressive Ca^{2+}-Substitution kann zur intrazellulären Überladung führen mit Zelluntergang – Eher Verzicht auf Ca^{2+}-Substitution, wenn keine schwere symptomatische Hypokalzämie vorliegt • Langzeitbehandlung mit Ca^{2+} oral und ggf. Vitamin D

Ca^{2+} = Kalzium, Mg^{2+} = Magnesium, SD = Schilddrüse, WD = Wirkdauer, BGA = Blutgasanalyse

Hyperkalzämie

Serum-Gesamtkalzium > 2,7 mmol/l; ionisiertes Serum-Kalzium > 1,3 mmol/l (➤ Tab. 7.22)

Ungefähr 1 % der Krankenhauspatient*innen habe eine Hyperkalzämie, ~ 23 % der Intensivpatient*innen haben eine Episode einer Hyperkalzämie. Die häufigsten Ursachen sind Hyperparathyreodismus und Malignome.

Tab. 7.22 Störungen des Kalziumhaushalts: Hyperkalzämie (ionisiertes Ca^{2+})

Ätiologie	**Endokrin:** • Primärer und sekundärer Hyperparathyreodismus • Hyperthyreose • NNR-Insuffizienz **Tumorinduziert:** • Parathormon wird supprimiert: Bronchial-, Mamma-, Prostatakarzinom; multiples Myelom • Osteolytisch: Knochenmetastasen • Paraneoplastisch: ektope Bildung von Parathormon (PTHrP bei Lungenkarzinom) • Synthese von Calcitriol: Lymphome **Selten:** • Genetisch bedingt • Sarkoidose • Immobilisation
Symptome/ Klinik	~ 50 % asymptomatisch, meist Zufallsbefund **Niere:** • Polyurie, Nephrolithiasis, Nephrokalzinose • → Steinbildung wegen Ausfällen von Kalzium **Gastrointestinal:** • Übelkeit und Erbrechen • Obstipation, Ileus • Pankreatitis **Kardiovaskulär:** • Volumenmangel, Hypotonie **Skelettmuskeln:** • Muskelschwäche bis Pseudoparalyse
Symptome/ Klinik	**ZNS:** • Verwirrtheit bis Psychose • Somnolenz bis Koma **Hyperkalzämische Krise bei ionisiertem Ca^{2+} > 3,5 mmol/l:** • Polyurie und Polydipsie • Erbrechen, Exsikkose mit Hyperpyrexie • Psychose • Somnolenz, Koma • **Cave:** häufig im Zusammenhang mit Krebserkrankungen!
Diagnostik	• Gesamt-Ca^{2+}, ionisiertes Ca^{2+}, Parathormon, PTHrP, Vitamin D • Ggf. Tumorsuche • EKG: verkürzte QT-Zeit
Therapie	• Kausal • Volumensubstitution mit NaCl 0,9 % und forcierte Diurese mit Diuretika • Ggf. Calcitoningabe s. c. , WE: ~2 Std., mäßig wirksam, häufig Tachyphylaxie • Glukokortikoide (v. a. bei Lymphom, Myelom) mit Prednisolon p. o.; oder Hydrokortison i. v.; WE ~ 4 Tage! • Bisphosphonate (First Line) mit Zoledronat oder Pamidronat i. v.; WE: ~ 2 Tage; **Cave:** Dosierung! Nephrotoxisch! • Hämodialyse

NNR = Nebennierenrinde, PTHrP = Parathormon-related-Protein, Ca^{2+} = Kalzium, WE = Wirkeintritt

Hypophosphatämie

Serum-Phosphat nüchtern < 0,84 mmol/l (➤ Tab. 7.23)

- Schweregrad I: 0,5–0,83 mmol/l
- Schweregrad II: 0,3–0,5 mmol/l
- Schweregrad III: < 0,3 mmol/l

Auftreten der Hypophosphatämie bei ~ 2 % aller Krankenhauspatient*innen, bei Intensivpatient*innen ~ 30 %. In den meisten Fällen handelt es sich in der Intensivmedizin um eine Umverteilung von Phosphat aus dem Plasma in den Intrazellularraum.

Klinische Bedeutung

Eine **akute Hypophosphatämie** basiert meist auf einer Phosphatumverteilung vom EZR in den IZR, eine **chronische Hypophosphatämie** auf einer verminderten intestinalen Aufnahme und/oder erhöhten renalen Ausscheidung. Kritisch Kranke auf Intensivstation erfüllen meist beide Merkmale, sodass aus einem chronischen Phosphatmangel noch zusätzlich ein akuter entsteht, der ohne Phosphatsubstitution zu einem Multiorganversagen führen kann. Prophylaktischer Phosphatzusatz in parenteraler Ernährung und/oder in Glukoseinfusion kann dies vermeiden.

Tab. 7.23 Störung des Phosphathaushalts: Hypophosphatämie

Ätiologie	**Verminderte intestinale Aufnahme:** • Mangelernährung (Alkoholiker*innen, Patient*innen mit Karzinom, alte Patient*innen, Essstörungen) • Medikamente: Phosphatbinder (aluminium- und magnesiumhaltige Antazida) • Malabsorption (Kurzdarmsyndrom, chronische Diarrhöen, Vitamin-D-Mangel) **Umverteilung aus dem EZR in den IZR:** • Respiratorische Alkalose: Überbeatmung, Hyperventilation • Insulin, β_2-Sympathomimetika (Dauerinhalation), Glukagon • Prolongierte Hyperglykämie mit kontinuierlicher Insulintherapie • Schwere Infektionen, Sepsis • Glukosebelastung auf Intensivstation, v.a. parenterale Ernährung im Aufbau • Refeeding-Syndrom **Erhöhter renaler Phosphatverlust:** • Hyperparathyreodismus, Cushing-Syndrom, Hyperaldosteronismus • Medikamente: Kortikosteroide, Östrogene, Diuretika • Mg^{2+}-Mangel • Entgleister Diabetes mellitus
Symptome/ Klinik	• Symptome meist bei Phosphatserum < 0,5 mmol/l mit komplexen Zeichen eines zellulären Energiemangels! • Knochen: Osteopenie und Osteomalazie aufgrund des Abbaus von Kalziumphosphat • GIT: Übelkeit, Inappetenz, Bauchschmerzen, Leberfunktionsstörungen, gestörte Barrierefunktion der Darmschleimhaut → Bakteriämie • Stoffwechsel: erhöhte Insulinresistenz, ggf. Magnesium- und Kaliummangel • Niere: Schädigung bis Nierenversagen, Hyperkalziurie • Nervensystem: Polyneuropathie, Verwirrtheit, Somnolenz bis Koma, Krampfanfälle • Muskulatur: Herzinsuffizienz, Schwäche der Skelettmuskulatur (Atemmuskulatur!), Dysphagie • Hämatologisch: hämolytische Anämie, Leukozyten- und Thrombozytendysfunktion
Diagnostik	• PO_4^{3-} im Serum und im Urin • Ca^{2+}, Mg^{2+}, K^+, AP, Kreatinin, CK, ggf. Vitamin D, Parathormon • Retentionswerte, BB, BGA
Therapie	• Kausal • Symptomatisch: – Bei schwerer Hypophosphatämie, bei moderater Form unter Beatmung und jedem Schweregrad bei kardialer Dysfunktion, Muskelschwäche und/oder Ateminsuffizienz Phosphatsubstitution i. v. – Natriumphosphat oder Kaliumphosphat unverdünnt über zentralen Weg über 6–24 Std. je nach Laufrate (nach Schweregrad und kg/KG) – Ggf. Mg^{2+} und/oder K^+ substituieren **Cave:** rechtzeitige Therapie! Solange Ausfälle noch reversibel sind!

EZR = Extrazellularraum, IZR = Intrazellularraum, Ca^{2+} = Kalzium, Mg^{2+} = Magnesium, K^+ = Kalium, AP = alkalische Phosphatase, CK = Kreatininkinase, BB = Blutbild, BGA = Blutgasanalyse

Pathophysiologie: Phosphatmangel im Energiestoffwechsel

- **Herzminutenvolumen:** Durch die herabgesetzte Kontraktilität des Herzmuskels verringert sich die Pumpleistung und somit das ausgeworfene Volumen. Das verringerte HZV führt zu einer verringerten Gewebedurchblutung.
- **Sauerstoffbindung:** Aufgrund des Mangels an 2,3-Disphosphoglycerat verschiebt sich die O_2-Kurve nach links, das bedeutet eine höhere Affinität des O_2 zum Hämoglobin als zum peripheren Gewebe. Die O_2-Ausschöpfung aus dem Blut ins Gewebe wird beeinträchtigt.
- **Erythrozyten:** Die Verformbarkeit der Erythrozyten ist deutlich reduziert bei Phosphatmangel, die Folge einer hämolytischen Anämie ist damit erklärbar.
- **Energie:** Durch den Phosphatmangel kommt es zur verringerten ATP-Synthese. Bei zusätzlich entstehender Gewebehypoxie stellen die Zellorganellen spezifische Funktionen ein, um Energie zu sparen. Dieser Vorgang ist noch reversibel. Fallen die Membrantransportsysteme aus (ATPasen), ist die Zelle irreversibel geschädigt.

Hyperphosphatämie

Serum-Phosphat nüchtern > 1,4 mmol/l (➤ Tab. 7.24)

Bei Intensivpatient*innen ist eine Niereninsuffizienz oder ein Zellzerfall, z. B. Rhabdomyolyse oder Tumorlyse, die häufigsten Ursachen eines erhöhten Phosphats im Serum.

7.2.4 Magnesium

Serum-Magnesium 0,75–1,05 mmol/l

Magnesium ist an der Aktivierung zahlreicher Enzyme beteiligt, z. B. an der Na^+-K^+-ATPase, und beeinflusst somit die Kaliumverteilung. Gleichzeitig hemmt Magnesium die intrazelluläre Bereitstellung von Kalzium und wirkt dadurch wie ein „natürlicher Kalziumblocker".

Die Verteilung im Körper: 1 % im Plasma (gebunden und ionisiert), ca. 65 % im Knochen und ca. 35 % intrazellulär im Skelettmuskel.

Tab. 7.24 Störung des Phosphathaushalts: Hyperphosphatämie

Ätiologie	**Verminderte renale Phosphatausscheidung:** • Akutes oder chronisches Nierenversagen (am häufigsten) • Hypoparathyreodismus, Hyperthyreose • Vitamin-D- oder Vitamin-A-Intoxikation (→ supprimiert Parathormonausschüttung) → Phosphatüberladung im IZR • Zu schnelle Phosphatsubstitution bei Hypophosphatämie • Metabolische oder respiratorische Azidose (unbehandelt) • Massiver Zell-/Gewebezerfall bei Trauma, Hämolyse, Rhabdomyolyse, Tumorlyse
Symptome/ Klinik	Meist asymptomatisch: • Durch Bildung unlöslicher Kalziumphosphat-Komplexe → Kalkablagerung in Weichteile und Gefäßen möglich • Ggf. Symptome einer Hypokalzämie (durch Binden von Kalzium) • Kaum Erkenntnisse in der Intensivmedizin vorhanden
Diagnostik	• Phosphat im Serum • Retentionswerte, SD-Werte, Ca^{2+}, Mg^{2+}, K^+, BGA
Therapie	• Kausal • Symptomatisch: – Keine Phosphatzufuhr – Phosphatbinder p. o.: aluminium- oder magnesiumhaltige Antazida, Calciumacetat bei zusätzlicher Hypokalzämie – Hämodialyse

IZR = Intrazellularraum, BGA = Blutgasanalyse

Tab. 7.25 Störung des Magnesiumhaushalts: Hypomagnesiämie

Ätiologie	• Einseitige Ernährung (Alkoholismus, parenterale Ernährung, Anorexia nervosa) • Malabsorptionssyndrom • Vermehrter Bedarf (Schwangerschaft, Leistungssport, Stress) • Erhöhte renale Ausscheidung: polyurische Störungen • Medikamentös bedingt: Diuretika, Cisplatin, Ciclosporin A, Aminoglykoside, PPI • Akute Pankreatitis • Laxanzienabusus • Endokrine Störungen (Diabetes mellitus, Hyperthyreose) • Angeborene Magnesiumverlusterkrankungen (selten)
Symptome/ Klinik	Klinische Symptome meist unspezifisch, da häufig gleichzeitig eine Hypokaliämie und/oder Hypokalzämie auftritt. • ZNS/Psyche: Reizbarkeit, Depression, Parästhesien • Herz: Extrasystolen, ggf. Angina pectoris bei erhöhter Anfälligkeit auf Koronarspasmen • EKG-Veränderungen: ST-Senkungen, QT-Verlängerung, T-Abflachung • Magen/Darm: ggf. Darmspasmen • Erhöhte neuromuskuläre Erregbarkeit: Wadenkrämpfe, Hyperreflexie, Tetanie
Therapie	• Kausale Therapie • Magnesiumsubstitution • Pharmakologische Therapie auch bei normalem Serumspiegel bei Torsade-de-pointes-Kammertachykardie (Off-Label-Use) mit 2 g Magnesium als Kurzinfusion

Hypomagnesiämie

Serumspiegel < 0,75 mmol/l (➤ Tab. 7.25)

Eine Hypomagnesiämie tritt bei bis zu 65% der Intensivpatient*innen auf. Die Hauptursachen sind Diuretika- und Antibiotikatherapie, die zu einem renalen Magnesiumverlust führen. Bei Katecholaminen und Digitalis kommt es zu einem Magnesiumshift von extrazellulär nach intrazellulär. Schwierig ist der Nachweis einer Hypomagnesiämie, da der Serumwert meist im Normbereich ist, aber das Gesamtmagnesium erniedrigt. Daher werden zusätzlich Magnesium im Urin und weitere Elektrolyte (Ca^{2+}, K^+, PO_4^{3-})im Serum bestimmt. Gemeinsam mit Klinik und prädisponierenden Faktoren (z. B. Diuretika) wird die Diagnose gestellt.

Hypermagnesiämie

Serum-Magnesium > 1,05 mmol/l (➤ Tab. 7.26)

Tab. 7.26 Störung des Magnesiumhaushalts: Hypermagnesiämie

Ätiologie	• Niereninsuffizienz • Erhöhte Magnesiumzufuhr, v. a. magnesiumhaltige Antazida • Selten: Rhabdomyolyse
Symptome/ Klinik	• Meist asymptomatisch (Zufallsbefund im Labor) • Bei gleichzeitiger Hypokalzämie und/oder Hyperkaliämie • Muskelschwäche, Nausea, Parästhesien im Gesicht • Hypoventilation • Ggf. Somnolenz bis Koma • EKG-Veränderungen: PQ-Verlängerung, verbreiteter QRS-Komplex • Paralytischer Ileus
Therapie	• Bei parenteraler Überdosierung von Magnesium: Kalzium als Antidot • Bei terminaler Niereninsuffizienz: Hämodialyse

7.3 Säure-Basen-Haushalt

In der Intensivmedizin sind Säure-Basen-Störungen sehr häufig und oft komplex. Die Auswirkungen führen je nach Ausmaß zu Beeinträchtigungen von Stoffwechselprozessen, Alterationen von Rezeptoren und Ionenkanälen, Störungen der Membrandurchlässigkeit und der Elektrolytverteilung, Beeinflussung der O_2-Versorgung des Gewebes und der Kontraktilität der Herz- und glatten Gefäßmuskulatur. Der gesunde menschliche Körper verfügt über Regulations- und Puffermechanismen für die alltäglichen geringen Abweichungen, die durch Nahrungszufuhr, körperliche Tätigkeit, Stoffwechsel und Anfall von Abfallprodukten, auftreten. Bei chronisch und kritisch Kranken sind häufig diese Regulationsmechanismen über Lunge, Niere und Leber herabgesetzt und die Auswirkungen der Säure-Basen-Störung dadurch ausgeprägter.

7.3.1 Allgemeine Grundlagen

pH-Wert

(engl. *power of hydrogenium,* lat. *pondus hydrogenii*)

Der pH-Wert ist ein Maß für die Wasserstoffionenkonzentration (H^+-Ionen) in einer wässrigen Lösung. Aufgrund der logarithmischen Funktion ist er dimensionslos. Die Formel wird vollständigkeitshalber erwähnt:

$$pH = -\log 10\,[H^+]$$ (negativer dekadischer Logarithmus der H^+-Ionenkonzentration)

Das bedeutet, bei steigender H^+-Konzentration wird der pH kleiner (in Richtung Azidose). Bei fallender H^+-Konzentration wird der pH größer (in Richtung Alkalose).

Der pH-Wert wird durch das Verhältnis von Pufferbasen (HCO_3^-) zu Puffersäuren (CO_2) bestimmt. Bei einem HCO_3^--CO_2-Verhältnis von 20:1 herrscht ein pH 7,4 (bei Standardbedingungen). Sind zwei Größen vorhanden, kann die dritte Größe errechnet werden. Diese Funktion wird in der **Henderson-Hasselbalch-Gleichung** beschrieben:

$$pH = 6{,}1 + \log (HCO_3^-) : (CO_2) = 6{,}1 + \log 20 : 1 = 6{,}1 + 1{,}3 = 7{,}4$$

Vereinfacht:

$$6{,}1 + \log (HCO_3^-\ \text{mmol/l}) : (0{,}03 \times CO_2\ \text{mmHg}) = pH$$

Säuren

Säuren sind Substanzen, die in wässriger Lösung H^+-Ionen abgeben. Eine der wichtigsten Säuren ist die **Kohlensäure** (H_2CO_3) im menschlichen Körper. Sie zerfällt (dissoziiert) in Kohlendioxid (CO_2) und Wasser (H_20). Weitere Säuren sind Salzsäure (HCl), Phosphorsäure (H_3PO_4) und Schwefelsäure (H_2SO_4). Diese sind stark ätzend und kommen in dissoziierter Form vor (Sulfat, Phosphat, Chlorid) und werden als Salze (gebunden an Na^+) renal ausgeschieden.

Basen

Basen sind Substanzen, die in wässriger Lösung H^+-Ionen aufnehmen. Eine der wichtigsten Basen im Körper ist das Hydrogencarbonat (HCO_3^-; Syn. Bikarbonat). Durch die Aufnahme eines H^+-Ions entsteht Kohlensäure H_2CO_3. Weitere Pufferbasen sind Bisphosphoglycerat (2,3-BPG), Hydrogenphosphat (HPO_4^{2-}), Ammoniumionen (NH_4^+).

pK-Wert

Der pK-Wert zeigt an, in welchem Bereich die Säure/Base-Reaktion im Gleichgewicht ist, d. h. 50 % liegen

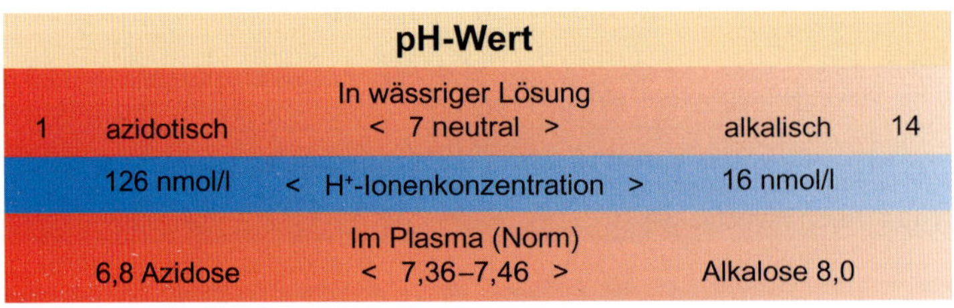

Abb. 7.3 Der pH-Wert ist nicht ausreichend repräsentativ für den Säure-Basen-Haushalt, die Beurteilung erfolgt immer in Kombination mit pCO_2 (Kohlendioxid-Partialdruck venös/arteriell) und dem HCO_3^- (Hydrogencarbonat venös/arteriell). [L231]

dissoziiert und 50 % undissoziiert vor. Das bedeutet, dass ein Pufferpaar (s. u.) in ihrem pK-Bereich +/– 1 die größte Pufferkapazität aufzeigt. Die Säure-Basen-Paare haben unterschiedliche pK-Werte und puffern somit bei unterschiedlichen pH-Werten. Meistens sind im Organismus mehrere Puffersysteme gleichzeitig aktiv.

Vollständigkeitshalber findet die Formel Erwähnung:

pK = –log10 K (negativer dekadischer Logarithmus der Dissoziationskonstante K)

Puffer

Aufgrund der engen Normgrenzen, muss der menschliche Körper in der Lage sein, plötzlich anfallende H^+-Ionen abzufangen. Diese Aufgabe übernehmen die chemischen Puffersysteme, die ~99,9 % aller H^+-Ionen binden (➤ Tab. 7.27). Die Fähigkeit eines Puffers besteht darin, reversibel zum einen H^+-Ionen zu binden und zum anderen H^+-Ionen abzugeben. Das übernehmen die korrespondierenden Säure-Basen-Paare (CO_2/HCO_3^-; NH_3/NH_4^+; H_2PO_4/HPO_4^-; $H_2SO_4/HSO4^-$ etc.). Die Pufferkapazität des jeweiligen Puffersystems ist abhängig vom pK-Wert und pH-Wert.

Die **zentrale Gleichung des Säure-Basen-Haushalts** lautet:

$$CO_2 + H_2O \leftrightarrow H_2CO_3 \leftrightarrow H^+ + HCO_3^-$$

Die **Dissoziationskonstante K** zeigt an, bei welchem Verhältnis (undissoziiert zu dissoziiert) sich ein Gleichgewicht einpendelt.

Weiterhin wird zwischen einem offenen und geschlossenem Puffersystem unterschieden (➤ Tab. 7.28).

Das offene Puffersystem hat nicht nur eine größere Pufferkapazität, sondern kann auch über diese offenen Systeme Lunge, Leber und Niere Einfluss auf den Säure-Basen-Haushalt und somit auf den pH-Wert nehmen (➤ Tab. 7.29).

Tab. 7.27 Puffersystem

Extrazellulär	Bikarbonat (HCO_3^-): 75 %
	Plasmaproteine: 24 %, 1 % Phosphat
Intrazellulär	Phosphat (PO_4^-)
	Hämoglobin

Tab. 7.28 Einteilung der Puffersysteme

Geschlossen	
• Keine der Reaktionspartner (Puffer/H^+) kann dem System (Organismus) entweichen • Die Summe ihrer Konzentration bleibt konstant	**Protein-Puffer-System** • Alle Proteine können als Puffer fungieren • Hämoglobin und Albumin sind die bedeutendsten • pK-Wert ~6,0 **Phosphat-Puffer-System** • pK-Wert ~6,8 • Bedeutend für die Konstanthaltung des intrazellulären pH (~ 7,2) • Beteiligung an der renalen Ausscheidung von H^+-Ionen
Offen	
• Reaktionspartner können aus dem System über Lunge und Niere entweichen • Aktive Regulation möglich → Größere Pufferkapazität → Kompensation bei Störungen des Säure-Basen-Haushalts möglich	**CO_2/HCO_3^--System** • pK-Wert ~6,1 • Mit steigendem pH-Wert wird die Pufferkapazität größer (Schutz vor Alkalose) • Mit fallendem pH-Wert nimmt die Pufferkapazität stark ab • Bei Anstieg des pCO_2 steigt zunächst parallel die Konzentration von H^+ und HCO_3^- äquimolar → **Das dabei entstandene HCO_3^- fungiert nicht als Puffer, bleibt im System, somit steigen pCO_2 und HCO_3^- gleichsinnig** → Die entstandenen H^+-Ionen werden durch die Nichtbikarbonatpuffer (Proteine etc.) gepuffert → Die Konzentration der Gesamtpufferbasen (HCO_3^- und Nichtbikarbonatpuffer) ist nahezu unverändert, wenn der pCO_2-Wert sich in tolerablen Grenzen bewegt • Bei Abfall des pCO_2 fällt parallel die Konzentration der H^+-Ionen und HCO_3^- → **pCO_2 und HCO_3^- fallen gleichsinnig**

Tab. 7.28 Einteilung der Puffersysteme *(Forts.)*

	Ammonium-Puffer-System
	• $H^+ + NH_3 \leftrightarrow NH_4^+$ • pK-Wert ~ 9,1 • Wichtig für die renale Ausscheidung von fixen Säuren; dabei wird ein HCO_3^- pro ausgeschiedenem $NH4^+$ generiert • Mitbeteiligung an Regulation bzw. Konstanthaltung des intrazellulären pH

H^+ = Wasserstoffionen, pCO_2 = Kohlendioxidpartialdruck, HCO_3^- = Bikarbonat, NH_3 = Ammoniak, NH_4^+ = Ammonium

Tab. 7.29 Regulationsmechanismen von offenen Puffersystemen

Organe	Regulationsmechanismus
Niere	Täglich fallen ~60–80 mmol fixe Säuren im Organismus an, die nicht über die Lunge abgeatmet werden können. Diese Säuren stammen aus dem Eiweiß- und Nukleinsäurestoffwechsel (NH_3, H_2SO_4). Pro Tag erfolgt ebenfalls ein geringer Verlust an Bikarbonat aus dem GIT. Renale Regulation zur Konstanthaltung des pH-Werts bzw. zur Kompensation ist langsamer und träger als die respiratorische und verfügt über drei Mechanismen: • Bikarbonatrückresorption und Neugenerierung von Bikarbonat • Ausscheidung fixer Säuren und Bildung tritrierbarer Säuren • Bildung von NH_3 (unter Glutamin aus der Leber) zur Neutralisation von H^+-Ionen → $NH4^+$
Leber	Leber und Niere kooperieren bei der Regulation des Säure-Basen-Haushalts. Die Schnittstelle sind der Harnstoff und das Glutamin aus der Leber. Zur **Entgiftung von Ammoniak** (NH_3) hat die Leber zwei Mechanismen: • 95 % werden mit Bikarbonat unter Verbrauch von Glutamin zu Harnstoff synthetisiert und renal ausgeschieden • 5 % werden an Glutamat gebunden und in der Niere wieder resynthetisiert zu NH_3, um H^+-Ionen zu binden und auszuscheiden **Alkalose:** • Bei Alkalose ist das Enzym Glutaminase in der Leber aktiviert • Leber synthetisiert vermehrt Harnstoff aus Bikarbonat und $NH4^+$ unter Verbrauch von Glutamin. Die Niere scheidet vermehrt Harnstoff und weniger H^+-Ionen aus. **Azidose:** • Bei Azidose wird das Enzym Glutaminase in der Leber gehemmt • Die Harnstoffsynthese wird zugunsten der Glutaminproduktion gedrosselt • Das Glutamin wird zur Synthese von NH_3 in der Niere benötigt, damit H^+-Ionen gebunden werden können ($NH4^+$). Dabei entsteht ein Bikarbonat, so scheidet die Niere vermehrt H^+-Ionen aus. Bei Niereninsuffizienz ist die Ausscheidung über $NH4^+$-Ionen verringert bis fehlend. Es kommt zur Resynthese des Harnstoffs in der Leber unter Bikarbonatverbrauch → Aufrechterhaltung der chronischen Azidose bei Niereninsuffizienz.
Lunge	Täglich fallen 16.000–20.000 mmol CO_2 (je nach KG, Geschlecht und RQ) unter Ruhebedingungen an. Das entstandene CO_2 (flüchtige Säure) wird über die Lunge abgeatmet. Solange Produktion und Elimination im Gleichgewicht sind, gibt es keine Auswirkungen auf den Säure-Base-Haushalt und den pH-Wert. Anders bei Veränderungen des pCO_2: **Produktion > Elimination:** → pCO_2 steigt → H^+-Konzentration steigt → pH fällt → Die Pufferung kann nur über den metabolischen Schenkel erfolgen bei primärer respiratorischer Störung → Nichtbikarbonatpuffer (Proteine, Anionen) binden H^+-Ionen → Vermehrte renale Elimination der H^+-Ionen (2–5 Tage bis zur vollständigen Kompensation) **Produktion < Elimination:** → pCO_2 fällt → H^+-Konzentration fällt → pH steigt → Metabolische Pufferung durch Binden von Bikarbonat (Kalzium) und verringerte renale Bildung und Rückresorption (dauert 2–5 Tage bis zur vollständigen Kompensation) **Bei primär respiratorischer Störung verändern sich pCO_2 und pH gegensinnig! Respiratorische Störungen werden metabolisch kompensiert!**

Tab. 7.29 Regulationsmechanismen von offenen Puffersystemen *(Forts.)*

Organe	Regulationsmechanismus
Lunge	**Veränderungen des pH-Werts bei physiologischem pCO_2:** Der Atemantrieb wird über Chemosensoren reguliert, indem diese pCO_2, pH und pO_2 im arteriellen Blut erfassen (in dieser Hierarchie folgt die Anpassung). **Azidose mit niedrigem pH, normales pCO_2:** → pH fällt → Atemantrieb steigt → pCO_2 fällt → pH steigt kompensatorisch **Alkalose mit steigendem pH, normales pCO_2:** → pH steigt → Atemantrieb sinkt → pCO_2 steigt → pH fällt kompensatorisch Bei **metabolischen Azidosen** ist die respiratorische Kompensation durch Steigerung der Ventilation bis auf das 10-Fache möglich, doch droht bei nicht kausaler Behandlung die respiratorische Erschöpfung. **Metabolische Alkalosen** können nur in einem weitaus geringeren Maße kompensiert werden, da durch Hypoventilation ein O_2-Mangel droht (bei paO_2 ~50–55mmHg wird der Atemantrieb stimuliert). Die respiratorische Antwort erfolgt schneller als die metabolische. Die Dauer bis zur vollständigen Kompensation beträgt ~12–24 Std. **Bei primär metabolischer Störung verändern sich pCO_2 und pH gleichsinnig! Metabolische Störungen werden respiratorisch kompensiert!**

KG = Körpergewicht, RQ = respiratorischer Quotient, HCl = Salzsäure, GIT = Gastrointenstinaltrakt, H_2SO_4 = Schwefelsäure, $NH4^+$ = Ammonium, NH_3 = Ammoniak

7.3.2 Störungen des Säure-Basen-Haushalts

Es gibt verschiedene und viele Ursachen, die zu Störungen des Säure-Basen-Haushalts führen (➤ Tab. 7.30, ➤ Tab. 7.31). Hilfreich ist eine Darstellung der möglichen Störungen mit den veränderten Größen und den Kompensationsmechanismen. Es werden einfache Störungen von kombinierten/gemischten Störungen unterschieden.

Tab. 7.30 Normwerte im arteriellen Blut (Referenzbereich)

pH	7,36–7,45
pCO_2	35–45 mmHg
HCO_3^-	22–24 mmol/l
BE (Base Excess)	+/– 2,0 mmol/l

Tab. 7.31 Übersicht der möglichen Säure-Basen-Störungen mit Kompensation bzw. sekundäre Antwort

Primäre Störung	Primäre Veränderung	Sekundäre Antwort
Respiratorische Azidose	pCO_2 ↑, pH ↓	HCO_3^- ↑
Respiratorische Alkalose	pCO_2 ↓, pH ↑	HCO_3^- ↓
Metabolische Azidose	HCO_3^- ↓, pH ↓	pCO_2 ↓
Metabolische Alkalose	HCO_3^- ↑, pH ↑	pCO_2 ↑

Azidose

pH < 7,36 (➤ Tab. 7.32)

Tab. 7.32 Allgemeine Auswirkungen auf den Organismus

Herz und Kreislauf	• Negativ inotrop • Vasodilatation • HRST • Katecholaminresistenz, vor allem in Kombination mit Ischämie
Lunge	• Anstieg des pulmonalvaskulären Widerstands
Stoffwechsel	• Insulinresistenz • Hemmung der Glykolyse • Erhöhter Proteinabbau
ZNS	• Hyperkapnie führt zur zerebralen Vasodilatation
Elektrolythaushalt	• Hyperkaliämie aufgrund des K^+-Shifts nach extrazellulär
Hämoglobin	• Aufgrund der Rechtsverschiebung der O_2-Kurve erfolgt eine verbesserte O_2-Abgabe ins Gewebe

HRST = Herzrhythmusstörungen

Metabolische Azidose

pH < 7,36, HCO_3^- < 22 mmol/l

Die metabolische Azidose entwickelt sich im ambulanten Bereich eher chronisch über Wochen bis Jahre, meist basierend auf einer abnehmenden Nierenfunktion (➤ Tab. 7.33). Im Intensivbereich handelt es sich vermehrt um eine akute Entstehung innerhalb Minuten bis Tage, je nach Ursache. Das Problem findet sich in den Stoffwechselentgleisungen, die zu einer metabolischen Azidose führen, nicht in der Azidose selbst. Es werden zwei Gruppen unterschieden: die metabolische Azidose mit erhöhter Anionenlücke (AL) und die metabolische Azidose mit normaler Anionenlücke, die auch synonym als „hyperchlorämische Azidose" bezeichnet wird (➤ Tab. 7.34).

Tab. 7.33 Determinanten der Anionenlücke (in Anlehnung Marino, 2017)

Ungemessene Anionen	Ungemessene Kationen
Albumin	Kalzium
Organische Säuren	Kalium
Phosphat	Magnesium
Sulfat	
Anionenlücke (AL) = Na^+ – (Cl^- + HCO_3^-) **Norm: 3–11 mmol/l**	

Respiratorische Azidose

pH < 7, 36, pCO_2 > 45 mmHg, HCO_3^- > 24 mmol/l bei Kompensation (➤ Tab. 7.35)

Eine respiratorische Azidose entsteht bei einer unzureichenden pulmonalen Elimination von CO_2. Hierbei liegt die Ursache bei einer Störung der alveolären Ventilation. Ein akutes Geschehen zeigt eine eindrucksvolle Symptomatik und kann schnell zum Notfall werden. Beim chronischen Geschehen zeigen sich hingegen vermehrt neurologische Veränderungen.

Tab. 7.34 Metabolische Azidose

	Ätiologie	Symptome	Therapie
Erhöhte AL > 11 mmol/l	**Zufuhr von Säuren:** • Ketoazidose • Urämie • Salicylate • Methanol • Andere Alkohole (Ethylenalkohol) • Unbekannte Toxine • Laktatazidose • PRIS • Metformin (MALA) • Rhabdomyolyse	Je nach Schweregrad/ Dynamik fehlende bis typische Symptome der Kompensation: • Dyspnoe • Kussmaul-Atmung • Desorientiertheit, Agitiertheit • Somnolenz • Hypotonie, HRST • Acetongeruch • Ggf. warme Haut	**Spezifische Therapie:** • Kausal je nach Stoffwechselstörung • Symptomatisch v. a. bei Intoxikationen: maschinelle Beatmung, Dialyse **Ungerichtete Therapie:** • Bikarbonatgabe • TRIS-Puffer bei Hypernatriämie • Carbicarb (geringe CO_2-Bildung) **Enge Indikationsstellung** aufgrund der UAW der Bikarbonatgabe: • Hypervolämie • Hypernatriämie • Hypokaliämie • Hypokalzämie • Laktatproduktion • Überalkalisierung • Atemdepression wegen CO_2-Produktion! **Bei schwerer und/oder nicht beherrschbarer Azidose,** v. a. bei Intoxikationen mit trizyklischen Antidepressiva und Salicylaten: • Infusion der Hälfte der errechneten Menge an Bikarbonat • Anstieg bis max. 15 mmol/l
Normale AL Norm: 3–11 mmol/l	**Verlust von Bikarbonat:** • Gastrointestinal über Diarrhöen, Drainagen von Pankreas-, Galle- und Dünndarmsekret • Renal über fehlende Bikarbonatrückresorption oder verminderte Bikarbonatbildung • Zum elektrochemischen Ausgleich wird Chlorid rückresorbiert → hyperchlorämische Azidose		
	Bedarf an $NaHCO_3$ in mmol/l = negativer Base Excess × (kg KG : 3)		

PRIS = Propofol-Infusionssyndrom, MALA = Metformin-assoziierte Laktatazidose, HRST = Herzrhythmusstörungen

Tab. 7.35 Respiratorische Azidose

Störung	Ätiologie	Symptomatik	Therapie
Respiratorische Azidose	**Pulmonal:** • Verlegung der Atemwege (Aspiration, Larnygo-/Bronchospasmus) • Lungenerkrankungen (Lungenfibrose, Pneumonie, ARDS, COPD) • Lungenemphysem • Status asthmaticus **Extrapulmonal:** • Verletzungen/Erkrankungen der Thoraxwand • Erkrankungen/Störungen des zentralen und peripheren NS (Guillain-Barré-Syndrom, Poliomyelitis, Tetanus) • Störungen der Atemmuskulatur • Erkrankungen der Pleura (Erguss, Pleuritis) • Fehleinstellung des Respirators • Zentrale Atemdepression durch Intoxikationen (Opioide, Sedativa) • Schädigung des Hirnstamms (SHT, Apoplex)	**Je nach Schweregrad und Dynamik:** • Hypoventilation • Dyspnoe • Vigilanzminderung bis CO_2-Narkose • Zyanose • Hypotonie, HRST • Zusätzliche Symptome je nach Ursache **Chronisch vermehrt neurologische Symptomatik:** • Kopfschmerzen, Sehstörungen • Motorische Unruhe	**Akut:** • Sicherstellen der Atmung und Oxygenierung • Ggf. maschinelle Beatmung (NIV, Invasiv) • Ggf Kreislaufstabilisierung • Therapie der Ursache, ggf. Optimierung • Kein Bikarbonat wegen zusätzlichem CO_2! **Cave:** Langsames Absenken des CO_2 bei chronischer Hyperkapnie! → Überalkalisierung mit zerebraler Vasokonstriktion
Kombinierte Störung	**Metabolische Alkalose und chronische respiratorische Azidose:** • Häufig nach Einleitung der Beatmung bei Hyperkapnie (posthyperkapnische metabolische Alkalose) • Begleitend bei Diuretikagabe (verstärkt die Alkalose) • Hohes Bikarbonat (> 30 mmol/l) weist auf ein chronisches CO_2 hin		

HRST = Herzrhythmusstörungen, NIV = noninvasiv, NS = Nervensystem, SHT = Schädel-Hirn-Trauma

Alkalose

pH > 7,45 (➤ Tab. 7.36)

Tab. 7.36 Allgemeine Auswirkungen einer Alkalose

Herz und Kreislauf	• HRST • Koronarspasmen
Stoffwechsel	• Stimulation der anaeroben Glykolyse
ZNS	• Hypokapnie führt zu zerebraler Vasokonstriktion → verringerte Perfusion
Elektrolythaushalt	• Hypokaliämie bei K^+-Shift nach intrazellulär • Hypokalzämie (ionisiertes Kalzium) → Tetanie
Hämoglobin	• Linksverschiebung der O_2-Kurve → O_2-Abgabe an Gewebe erschwert

HRST = Herzrhythmusstörungen

Eine Alkalose geht mit einem erhöhten pH-Wert einher, es werden je nach Ursache metabolische und respiratorische Alkalosen unterschieden. Ein basischer pH-Wert hat bestimmte Auswirkungen auf den menschlichen Körper.

Metabolische Alkalose

pH > 7,45, HCO_3^- > 24 mmol/l (➤ Tab. 7.37)

Die metabolische Alkalose kommt häufig auf der Intensivstation vor, insbesondere bei langzeitbeatmeten Patient*innen nach posthyperkapnischen Lungenversagen und bei Patient*innen mit Herzinsuffizienz. Der Kompensationsmechanismus führt zu einer Verringerung des Atemantriebs, um das pCO_2 zu erhöhen. Die Alkalose wird abgedämpft, aber der pH bleibt meist grenzwertig, um einer Minderoxygenierung entgegenzuwirken.

Tab. 7.37 Metabolische Alkalose

Ätiologie	• Verlust von saurem Magensaft (Erbrechen, Magensonde) • Diuretikatherapie mit Hypokaliämie: vermehrte H^+-Ausscheidung, Kontraktionsalkalose • Mineralokortikoidexzess (Conn-Syndrom, Mineralokortikoidgabe): vermehrte Sekretion von K^+ und H^+ • Vermehrte Bikarbonatzufuhr (übermäßige Pufferung, Citrat in Blutprodukten oder bei Nierenersatztherapie als RCA)
Symptome	• Ggf. Hypoventilation als Kompensation • Ggf. Tetanie bei Hypokalzämie des ionisierten Kalziums • Ggf. Extrasystolen (Hypokaliämie)
Diagnostik	• Klinik, BGA • Unterscheidung chloridsensitive und chloridresistente Form mittels Chloridbestimmung im 24-h-Urin
Therapie	• Kausal • Chloridsensitive Form: Verlust von Magensaft, Diuretika – Infusion 0,9 % NaCl als Korrektur, bei Natriumüberlastung Gabe von Argininhydrochloridlösung – Bei liegender Magensonde und HCl-Verlust: Protonenpumpeninhibitor • Chloridresistente Form: Mineralokortikoidexzess – Aldosteronantagonisten • Kaliumsubstitution

K^+ = Kalium, H^+ = Wasserstoffionen, RCA = regionale Citrat-Antikoagulation, BGA = Blutgasanalyse, HCl = Salzsäure

Respiratorische Alkalose

pH > 7, 45, pCO_2 < 35 mmHg, HCO_3^- < 22 mmol/l bei Kompensation (➤ Tab. 7.38)

Eine respiratorische Alkalose entsteht durch eine unverhältnismäßig hohe pulmonale CO_2-Elimination im Gegensatz zur CO_2-Produktion. Abzugrenzen ist die respiratorische Kompensation einer primär metabolischen Azidose, z. B. Kussmaul-Atmung bei ketoazidotischem Koma.

Entgegen der häufig als gut prognostizierten Einschätzung korreliert ein pH > 7,48 bei Hypokapnie direkt mit einer erhöhten klinischen Mortalität. Bei der primären respiratorischen Alkalose kommt es zu einer erschwerten O_2-Abgabe an das Gewebe, in Kombination mit reduzierter O_2-Gabe und einer vorbestehenden Herzerkrankung kann eine Gewebehypoxie resultieren, mit darauffolgendem Laktatanstieg und Elektrolytentgleisungen.

Tab. 7.38 Respiratorische Alkalose

Ätiologie	Hyperventilation: • Psychogen (am häufigsten) • Kompensatorisch bei Hypoxämie • Zerebrale Störungen: Enzephalitis, Infarkt, Schädigung des Hirnstamms • Septischer Schock, hepatische Enzephalopathie • Fehleinstellung des Beatmungsgeräts
Symptome	• Hyperventilation • Dyspnoe bei Hypoxie • Tetanie: Parästhesien, Schwindel, Kribbeln, Pfötchenstellung • Neurologisch: Bewusstseinsstörungen
Therapie	• O_2-Gabe bei hypoxiebedingter Hyperventilation • Leichte Sedierung und CO_2-Rückatmung bei psychogener Ursache • Kausal

7.3.3 Blutgasanalyse

Die Blutgasanalyse (BGA) ist die elementare Untersuchung in der Intensivmedizin. Sie erfolgt zeitnah und liefert wichtige und adäquate Informationen über Oxygenierung (pO_2), Ventilation (pCO_2), metabolische Situation (Laktat, Bikarbonat) und Elektrolyte (Na^+, K^+, Cl^-, Ca^{2+} gesamt und ionisiert). Die Messwerte korrelieren mit der klinischen Situation. Sie ermöglichen dadurch eine schnelle Anpassung der respiratorischen und hämodynamischen Parameter und somit eine Optimierung der Therapie der Patient*innen.

Eine bestimmte Herangehensweise zur Beurteilung der BGA hat sich bewährt (➤ Tab. 7.39).

Tab. 7.39 Blutgasanalyse

1. pH-Wert	pH < 7,36 → Azidose pH > 7,45 → Alkalose
2. Identifikation der primären Störung	**Respiratorischer Schenkel:** • pCO_2 > 45 mmHg → respiratorische Azidose • pCO_2 < 35 mmHg → respiratorische Alkalose **Metabolischer Schenkel:** • HCO_3^- > 24 mmol/l → metabolische Alkalose • HCO_3^- < 22 mmol/l → metabolische Azidose
3. Abschätzen der Kompensation	**Respiratorische Kompensation metabolischer Störungen:** • pCO_2 fällt bei metabolischer Azidose (Dauer: 12–24 Std.) • pCO_2 steigt bei metabolischer Alkalose (Dauer: 24–36 Std.) **Metabolische Kompensation respiratorischer Störungen:** • HCO_3^- steigt bei respiratorischer Azidose (Dauer: 2–5 Tage) • HCO_3^- fällt bei respiratorischer Alkalose (Dauer: 2–5 Tage)
4. Weitere Parameter zur Differenzierung	**Anionenlücke bei primär metabolischer Azidose zur weiteren Differenzierung:** • Große AL > 11 mmol/l • Normale AL 3–11 mmol/l **Delta-Gap zur Detektion einer kombinierten Störung:** • Anstieg AL in Relation zum Abfall des Bikarbonats (Quotient)

KAPITEL

8

Anke Kany, Jérôme Manville und David Mager (8.5)

Das Nervensystem

8.1 Anatomie und Physiologie

Anke Kany, Jérôme Manville

Das Nervensystem ist das **Steuerungsorgan** des Organismus und ermöglicht die Kommunikation mit der Umwelt. Es dient der Regulation und Anpassung des Körpers an die sich stets verändernden Bedingungen sowohl der Außenwelt als auch des Körperinneren.

Um seine Aufgaben entsprechend den Anforderungen erfüllen zu können, nimmt das Nervensystem **Reize** aus der Umgebung und aus dem Körperinneren auf. Hierbei dienen zur Reizaufnahme spezialisiert konstruierte Rezeptoren.

Die dem Nervensystem zugeleiteten Signale **(Afferenz)** werden verarbeitet und anschließend zu den Erfolgsorganen weitergeleitet **(Efferenz),** welche die gewünschte Funktion ausführen.

Das Nervensystem wird in zentrales, peripheres und vegetatives Nervensystem unterteilt.

Zum **Zentralnervensystem (ZNS)** gehören das Gehirn und das Rückenmark mit sämtlichen sie umgebenden Hüllen.

Alle Teile außerhalb des zentralen Nervensystems (ZNS) sind Bestandteil des **peripheren Nervensystems.** Diejenigen peripheren Nerven, die direkt vom Gehirn ausgehen, werden Hirnnerven genannt, jene, die dem Rückenmark entspringen, werden als Spinalnerven bezeichnet.

Zum **vegetativen Nervensystem** werden alle Bestandteile des zentralen und peripheren Nervensystems gezählt, welche hauptsächlich der Steuerung der inneren Organe dienen. Es arbeitet überwiegend unbewusst.

Hierbei gilt zu beachten, dass die Unterteilung rein didaktischen Zwecken dient. Funktionell sind alle Bestandteile dieser Nervensysteme untrennbar miteinander verflochten. Die erregungsleitenden Strukturen (Nervenfasern) ziehen ohne Beachtung einer Grenze vom zentralen zum peripheren Nervensystem und umgekehrt. Alle Anteile des Nervensystems beeinflussen sich gegenseitig.

8.1.1 Aufbau des Gehirns

Das menschliche Gehirn kann man in vier Teile untergliedern. Diese unterscheiden sich hinsichtlich ihrer Morphologie und ihrer Funktion:

Großhirn

Das Großhirn (> Abb. 8.1) besteht aus zwei Hälften (Hemisphären). Diese sind über mehrere Querverbindungen verbunden. Die größte Querverbindung bildet der **Balken** (Corpus callosum). Er erstreckt sich nahezu über die Hälfte der Längsausdehnung beider Hemisphären. Er gehört zu den sog. Kommissurenfasern. Diese Fasern dienen der Kommunikation zwischen der linken und rechten Großhirnhemisphäre. Dies ist notwendig, um eine Informationsübertragung von der einen auf die andere Seite zu ermöglichen und damit einen koordinierten Verarbeitungsablauf zu gewährleisten.

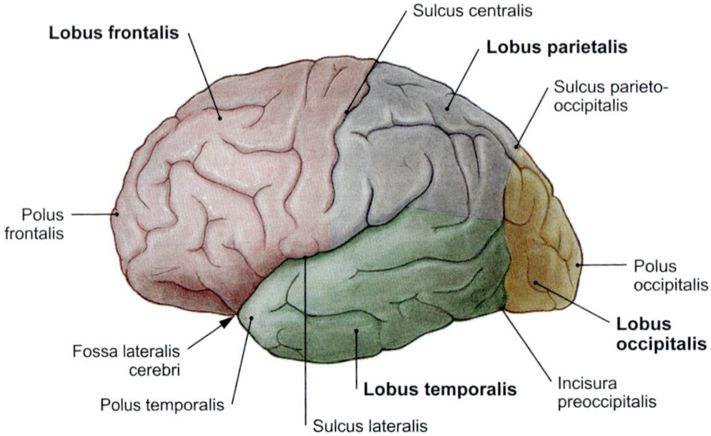

Abb. 8.1 Lappen des Großhirns von seitlich (lateral) [S007-3-23]

8

Die äußerste oberflächliche Schicht des Großhirns bezeichnet man als **Großhirnrinde (Cortex).** Hier liegen die Zellkörper der Nervenzellen. Im anatomischen Präparat färbt sich die Großhirnrinde grau, weshalb sie auch als graue Substanz bezeichnet wird.

Unter dem Cortex verlaufen die Nervenfasern in die Tiefe. Diese färben sich im anatomischen Präparat weiß, weshalb der Bereich unter dem Cortex als weiße Substanz bezeichnet wird.

Der Cortex ist stark gefaltet, wodurch sich seine Oberfläche wesentlich vergrößert. Die Einziehungen der Oberfläche werden **Furchen (Sulci)** genannt, dazwischen liegen die **Windungen (Gyri).** Einige besonders tiefe Sulci unterteilen jede Hirnhälfte in **fünf verschiedene Hirnlappen (Lobi):**

- Stirnlappen = Lobus frontalis = Frontallappen
- Scheitellappen = Lobus parietalis = Parietallappen
- Schläfenlappen = Lobus temporalis = Temporallappen
- Hinterhauptslappen = Lobus occipitalis = Okzipitallappen
- Insel = Lobus insularis

Der Stirnlappen und der Scheitellappen werden durch den sog. **Zentralsulcus (Sulcus centralis)** voneinander getrennt. Dieser Sulcus hat auch für die funktionelle Zuordnung der Gehirnoberfläche eine große Bedeutung, da die vor ihm liegende Hirnwindung (Gyrus praecentralis) die kortikale Region für die Steuerung der Motorik enthält. Die hinter dem Zentralsulcus liegende Windung (Gyrus postcentralis) enthält die kortikalen Zentren für die Steuerung der Sensibilität.

Der **Schläfenlappen** wird durch die Sylvi-Fissur vom **Stirn- und Scheitellappen** getrennt. Im **Temporallappen** liegt auf der linken Seite u. a. ein Teil des Sprachzentrums. Der **Hinterhauptslappen** enthält das Sehzentrum und wird durch den Sulcus parietooccipitalis vom Scheitellappen getrennt.

Die **Insel** ist von der seitlichen Oberfläche aus nicht einsehbar, da sie in der Tiefe liegt und von Stirn-, Schläfen- und Scheitellappen bedeckt wird.

Diese verschiedenen Sulci und Gyri sind in der Schnittbilddiagnostik des Gehirns (z. B. im MRT) erkennbar und abgrenzbar und erlauben daher das Erkennen und die Zuordnung von funktionellen Zentren.

Zwischenhirn

Das Zwischenhirn liegt zwischen den Großhirnhemisphären und dem Hirnstamm. Es besteht aus mehreren Anteilen:

Thalamus Er ein großes Integrations- und Umschaltzentrum aller zum Cortex aufsteigenden Fasern. Diese müssen den Thalamus passieren, bevor sie die Hirnrinde erreichen (mit Ausnahme der Impulse aus dem Riechsystem).

> **Klinische Bedeutung**
>
> Der Thalamus wirkt modulierend auf diese Informationen und hat damit immensen Einfluss auf unsere bewusste Wahrnehmung.
> Er wird deshalb auch „Tor zum Bewusstsein" genannt.

Hypothalamus Mit seinen Verbindungen zur Hypophyse (Hirnanhangsdrüse) liegt er an der Basis des Zwischenhirns im Bereich der Sehnervenkreuzung. Er ist ein unverzichtbares Kontroll- und Steuerungszentrum des Gehirns. Er empfängt und verarbeitet Signale aus dem Körperinneren und aus der Umwelt. Diese Signale werden mit den Zentren, welche für Gefühle und Emotionen verantwortlich sind, abgestimmt. Der Hypothalamus sorgt dann für eine Aufrechterhaltung und Konstanthaltung des inneren Körpermilieus, z. B. Temperaturregulation, Trinkverhalten, Essverhalten, Anpassung des Biorhythmus. Der Hypothalamus übermittelt seine Signale an das autonome Nervensystem und an das endokrine System und arbeitet vollständig unbewusst. Der Hypothalamus produziert zwei Arten von Hormonen: Effekthormone und Steuerungshormone.

Effekthormone wirken auf Zielorgane in der Peripherie

ADH (antidiuretisches Hormon/Vasopressin) Es reguliert zum einen das Volumen der Körperflüssigkeit, indem es die Wasserrückresorption in der Niere steuert, zum anderen erhöht es den peripheren Gefäßwiderstand und damit den Blutdruck.

Oxytocin Initiiert die Wehen bei der Geburt und führt zur Milchejektion beim Stillen.

8

Klinische Bedeutung

Bei einem **Diabetes insipidus** kommt es zu einer überschießenden Urinausscheidung (Polyurie) bei den Patienten. Diese entsteht durch eine verminderte Bildung des ADH → es muss zugeführt werden.
Da Urinstundenportionen von > 800 ml/Std. keine Seltenheit sind, entsteht ein akuter Verlust von Elektrolyten z. B. Kalium. Eine adäquate Volumenzufuhr sowie der Ausgleich der verlorenen Elektrolyte sind essenziell und lebensnotwendig.

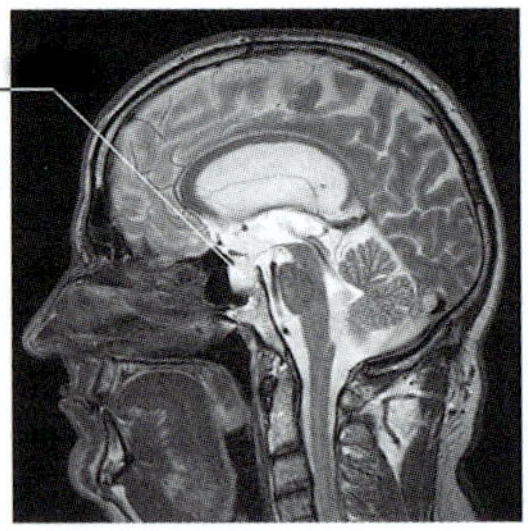

Abb. 8.2 Hypophyse im MRT [M663]

Steuerungshormone wirken auf die endokrinen Zellen des Hypophysenvorderlappens
Für die Hormone des Hypophysenvorderlappens (unten) gibt es jeweils spezielle hypothalamische Hormone (sog. Releasing Hormone), welche die Ausschüttung der Hypophysenhormone regulieren.

Subthalamus Er liegt unterhalb des Thalamus; funktionell gehört er zu den sog. extrapyramidalmotorischen Systemen. Diese üben regulatorischen Einfluss auf den Bewegungsablauf aus.

Epithalamus Er beinhaltet u. a. die sog. Epiphyse oder Zirbeldrüse (Glandula pinealis). Diese produziert das Hormon Melatonin und ist damit an der Regulation des Schlaf-Wach-Rhythmus beteiligt.

Hypophyse (Hirnanhangsdrüse)

Die **Hypophyse** (➤ Abb. 8.2) liegt in der sog. Sella turcica des Keilbeinkörpers der Schädelbasis und ist über den Hypophysenstiel mit dem Hypothalamus verbunden.

Sie besteht aus der **Neurohypophyse (Hypophysenhinterlappen)** und **Adenohypophyse (Hypophysenvorderlappen).**

Die Neurohypophyse dient als Speicher für die im Hypothalamus gebildeten Hormone ADH und Oxytocin (oben), welche sie bei Bedarf in die Blutbahn abgibt.

Die Adenohypophyse bildet verschiedene Hormone, die sich funktionell in zwei Gruppen teilen lassen (➤ Tab. 8.1):

- **Glandotrope Hormone:** Sie kontrollieren andere „periphere" endokrine Drüsen; hierzu zählen ACTH, TSH und die Gonadotropine FSH und LH.
- **Adenohypophysäre Effekthormone:** Sie wirken direkt auf den Stoffwechsel anderer Organe; hierzu zählen Prolaktin, Wachstumshormon und MSH.

Klinische Bedeutung

Gutartige Tumoren der Adenohypophyse werden **Hypophysenadenome** genannt. Diese können auf verschiedene Art und Weise symptomatisch werden. Zum einen kann es durch die Verdrängung der gesunden hypophysären Zellen zu einem Mangel an Hypophysenhormonen kommen. Es resultiert eine Hypophyseninsuffizienz **(Hypopituitarismus).** Die Symptome sind vielfältig und eher unspezifisch, u. a. Adynamie, Blässe, Amenorrhö, Verlust der Libido. In Extremfällen kann es zu Bewusstseinsstörungen bis hin zum Koma kommen.

Tab. 8.1 Hypophysenhormone

Hormon	Funktion
Prolaktin	Stimuliert die Milchbildung in der Brustdrüse
Wachstumshormon (somatotropes Hormon = STH)	Stimuliert Wachstum
Adrenocorticotropes Hormon (ACTH)	Stimuliert die Nebennierenrinde zur Cortisolproduktion
Melanozytenstimulierendes Hormon (MSH)	Stimuliert die Melanozyten
Thyreoideastimulierendes Hormon (TSH)	Stimuliert die Schilddrüse zur Produktion der Hormone T_3 und T_4
Follikelstimulierendes Hormon (FSH) und luteinisierendes Hormon (LH)	FSH stimuliert die Östrogenbildung, LH die Progesteron- und Testosteronbildung

Zum anderen können die Tumorzellen selbst vermehrt Hormone produzieren. Dann resultieren Symptome durch einen Hormonüberschuss und sind abhängig vom produzierten Hormon:

- **Morbus Cushing** (ACTH-produzierendes Hypophysenadenom): Hieraus resultiert eine übersteigerte Cortisol-Produktion in der Nebennierenrinde. Symptome sind Stammfettsucht, Stiernacken, Gewichtszunahme, rundes Mondgesicht, Osteoporose, arterielle Hypertonie.
- **Akromegalie** (STH-produzierendes Hypophysenadenom): Bei Kindern mit offenen Wachstumsfugen resultiert ein hypophysärer Riesenwuchs (Gigantismus). Bei bereits geschlossenen Wachstumsfugen entsteht die Akromegalie mit Vergrößerung der Akren (u. a. Hände, Finger, Füße, Nase, Kinn). Typischerweise berichten die Patienten darüber, dass ständig neue Schuhe gekauft werden müssen, da die Füße wachsen, oder dass die Handschuhe nicht mehr passen. Aufgrund der begleitenden Organomegalie mit Vergrößerung des Herzens sind die Patienten vital gefährdet und behandlungsbedürftig, da sie sonst an Organkomplikationen versterben (z. B. Herzinsuffizienz).
- **Prolaktinom:** Hierbei handelt es sich um ein Adenom, das von den Prolaktin-bildenden Zellen ausgeht. Die Symptomatik besteht aus einer sekundären Amenorrhö, Verlust der Libido, Milchfluss aus der Brustdrüse (auch beim Mann). Das Prolaktinom nimmt eine Sonderstellung ein, da die Behandlung primär medikamentös mithilfe von Dopaminagonisten erfolgt. Dopamin ist der physiologische Gegenspieler des Prolaktins. In den meisten Fällen gelingt die Heilung. Nur bei Versagen der medikamentösen Therapie oder bei akuten Sehstörungen durch die Größe des Prolaktinoms ist eine Operation erforderlich. Prolaktinome können riesige Ausmaße entwickeln.

Hypophysenadenome können auch dann symptomatisch werden, wenn sie eine gewisse Größe überschreiten und einen Druck auf das direkt benachbarte Chiasma opticum ausüben. Es kommt im Verlauf zu Sehstörungen, typischerweise zu einem beidseitigen Ausfall des temporalen Gesichtsfeldes (bitemporale Hemianopsie). Dann besteht in den meisten Fällen eine dringliche Operationsindikation, um den Patienten vor einer Erblindung zu schützen.

Die Therapie besteht in einer operativen Entfernung des Hypophysenadenoms (Ausnahme Prolaktinom). Hierbei wählt man einen transnasalen transsphenoidalen operativen Zugangsweg. Man gelangt durch die Nase in die Keilbeinhöhle. Nach Eröffnen der Hinterwand der Keilbeinhöhle gelangt man zur Sella turcica und damit zur Hypophyse.

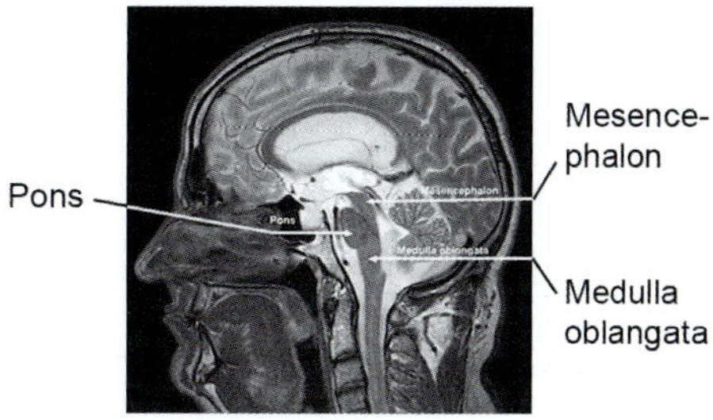

Abb. 8.3 Hirnstamm im MRT [M663]

Hirnstamm

Der **Hirnstamm** (➤ Abb. 8.3) ist entwicklungsgeschichtlich der älteste Teil des Gehirns und bildet den untersten Gehirnabschnitt. Er besteht aus:

- Mesencephalon (Mittelhirn)
- Pons (Brücke)
- Medulla oblongata (verlängertes Mark)

In diesen Bereichen liegen die Zentren für die autonome Regulation der lebensnotwendigen Steuerungsmechanismen wie Atmung, Blutdruckregulation, Schlaf und die Kerngebiete der Hirnnerven III–XII (➤ Kap. 8.1.5).

Des Weiteren verlaufen durch den Hirnstamm die absteigenden Bahnen vom Gehirn zum Rückenmark und die aufsteigenden Bahnen vom Rückenmark in Richtung Gehirn. Der Übergang von der Medulla oblongata ins Rückenmark ist fließend. Es besteht eine enge Kommunikation mit dem Kleinhirn über vielfältige Bahnverbindungen. Die Funktionen des Hirnstamms laufen vollständig unbewusst ab und finden auch bei einem Ausfall des Großhirns statt.

Der Aufbau des Hirnstamms ist komplex und die räumlichen Verhältnisse sind sehr eng. Daher gehen Veränderungen oder Erkrankungen in diesem Bereich fast immer mit neurologischen Ausfallserscheinungen einher.

Kleinhirn

Das **Kleinhirn (Cerebellum)** besteht ebenfalls aus zwei Hemisphären (➤ Abb. 8.4). Diese sind durch den sog. Kleinhirnwurm (Vermis cerebelli) miteinander verbunden. Die Oberfläche des Kleinhirns wird durch zahlreiche Furchen und schmale Windungen unterteilt. Auf jeder Seite besitzt das Cere-

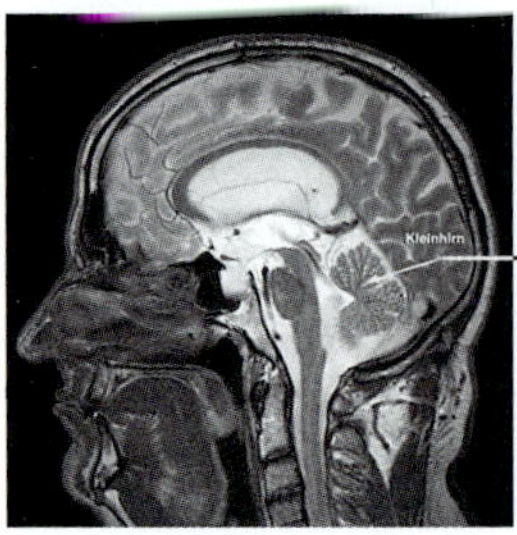

Abb. 8.4 Kleinhirn im MRT [M663]

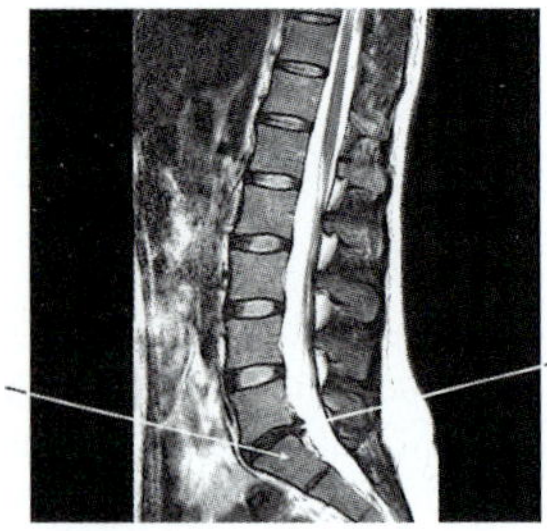

Abb. 8.5 MRT LWS sagittal [M663]

bellum drei Kleinhirnstiele, die das Kleinhirn mit dem Hirnstamm verbinden. Das Kleinhirn füllt den größten Teil der hinteren Schädelgrube aus. Die obere Fläche wird durch das Tentorium cerebelli, ein Blatt der Dura mater (➤ Kap. 8.1.3), vom Okzipitallappen getrennt.

Es reguliert und koordiniert Bewegungen des Körpers und hält zusammen mit dem Gleichgewichtsorgan des Innenohrs das Körpergleichgewicht aufrecht. Es steuert, reguliert und koordiniert den Muskeltonus und die zeitliche Abfolge von Bewegungen, ohne diese jedoch selbst auszulösen. Hierfür steht es mit allen motorischen Zentren des Zentralnervensystems in Verbindung und erhält zudem Informationen aus der Sehrinde und vom Gleichgewichtsorgan.

8.1.2 Wirbelsäule, Rückenmark und Spinalnerven

Wirbelsäule

Bei den meisten Menschen besteht die **Wirbelsäule** aus 33 Wirbeln. Diese sind durch zahlreiche Bänder und Gelenke miteinander verbunden. Alle Wirbel haben einen gemeinsamen Grundbau, unterscheiden sich aber in ihrer Form und bilden auf diese Weise die **fünf Wirbelgruppen:**

- 7 Halswirbel (C1–C7) → Halswirbelsäule (HWS). Der 1. Halswirbel wird Atlas, der 2. Halswirbel wird Axis genannt.
- 12 Brustwirbel (Th1–Th12) → Brustwirbelsäule (BWS)
- 5 Lendenwirbel (L1–L5) → Lendenwirbelsäule (LWS)
- 5 Kreuzbeinwirbel; diese sind miteinander zum Kreuzbein (Os sacrum) verschmolzen.
- Rudimentäre Steißwirbel (Steißbein, Os coccygis)

Jeder Wirbel besteht aus:

- Dem Wirbelkörper
- Dem Wirbelbogen, der das Wirbelloch (Foramen vertebrale) umgibt
- Den Wirbelfortsätzen
  - Dornfortsatz nach hinten
  - Querfortsätze zur Seite
  - Obere und untere Gelenkfortsätze nach oben bzw. nach unten

Die Wirbel werden durch die Bandscheiben (Disci intervertebrales), Gelenke und Bänder miteinander verbunden.

Die **Bandscheiben** liegen zwischen den Wirbelkörpern und bestehen aus einem äußeren derben Faserring und einem innen liegenden gallertigen Kern. Sie tragen zur Federung der Wirbelsäule bei.

Die **Zwischenwirbelgelenke** werden jeweils durch einen oberen und unteren Gelenkfortsatz gebildet. Die Bewegungen in den einzelnen Gelenken sind relativ gering, die Gesamtbeweglichkeit wird durch Summation der Einzelbeweglichkeiten erreicht.

Der **Bandapparat** besteht aus Längsbändern an der Vorder- und Rückseite der Wirbelkörper, aus Einzelbändern zwischen den verschiedenen Wirbelfortsätzen und Bändern zwischen benachbarten Wirbelbögen. Eine Sonderstellung und besondere Architektur besitzen die Bänder zwischen dem Schädel und der Wirbelsäule. Die Bänder machen aus der Wirbelsäule eine geschlossene Einheit.

Zwischen benachbarten Wirbeln liegen seitlich die Zwischenwirbellöcher (Foramina intervertebralia), durch die die Spinalnerven den Wirbelkanal nach außen verlassen, um zu ihren Zielorganen zu gelangen.

Die Wirbelsäule ist nicht gerade, sondern weist eine doppelt s-förmig geschwungene Form auf.

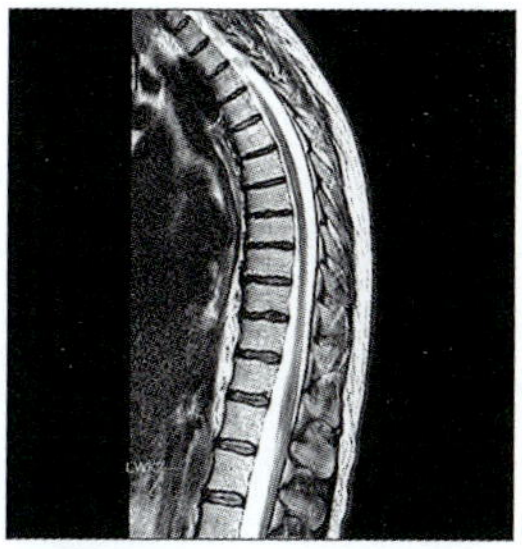

Abb. 8.6 MRT BWS sagittal [M663]

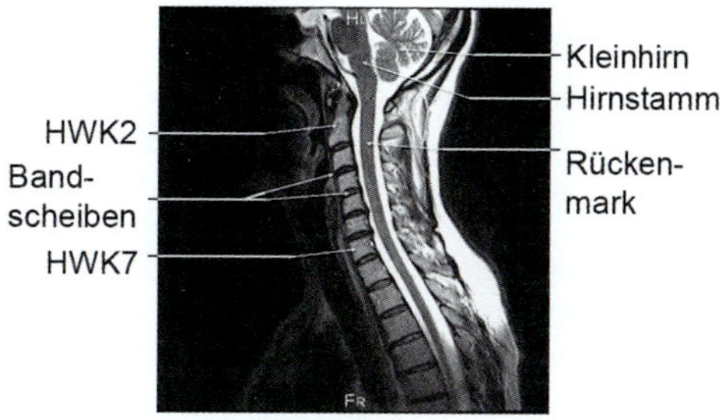

Abb. 8.7 MRT HWS sagittal [M663]

Hierbei bestehen nach vorne konvexe Krümmungen **(Lordose)** in der HWS (➤ Abb. 8.7) und LWS (➤ Abb. 8.5) und nach hinten konvexe Krümmungen **(Kyphose)** in der BWS (➤ Abb. 8.6) und im Sakralbereich. Hierdurch kann die Wirbelsäule zusätzlich durch Federung Stöße abfangen.

Rückenmark und Spinalnerven

Die Wirbelsäule umschließt den Wirbelkanal, der von den Wirbelkörpern und den zwischen den Wirbelkörpern liegenden Bandscheiben gebildet wird (➤ Abb. 8.8).

Der Wirbelkanal beginnt am großen Hinterhauptsloch (Foramen magnum) und endet im Kreuzbein. Im Wirbelkanal liegt das Rückenmark.

Während beim Embryo das Rückenmark noch den gesamten Wirbelkanal ausfüllt, wächst die Wirbelsäule in den nachfolgenden Entwicklungsmonaten schneller als das Rückenmark. Beim Neugeborenen reicht das Rückenmark noch bis zum 3. Lendenwirbel, beim Erwachsenen nur noch bis zum 1. bis 2. Lendenwirbel, was man auch als Ascensus des Rückenmarks bezeichnet. Das Rückenmark wird in ein Hals-, Brust-, Lenden-, Kreuz- und Steißmark unterteilt, wobei die Unterteilung aufgrund des Ascensus jedoch nicht der tatsächlichen Lage des jeweiligen Rückenmarkabschnitts in der Wirbelsäule entspricht.

Aus dem Rückenmark treten an der Vorder- und Rückseite Wurzelfäden aus, die sich zur Vorder- bzw. Hinterwurzel vereinigen, die beide wiederum zusammen den **N. spinalis (Spinalnerv)** bilden.

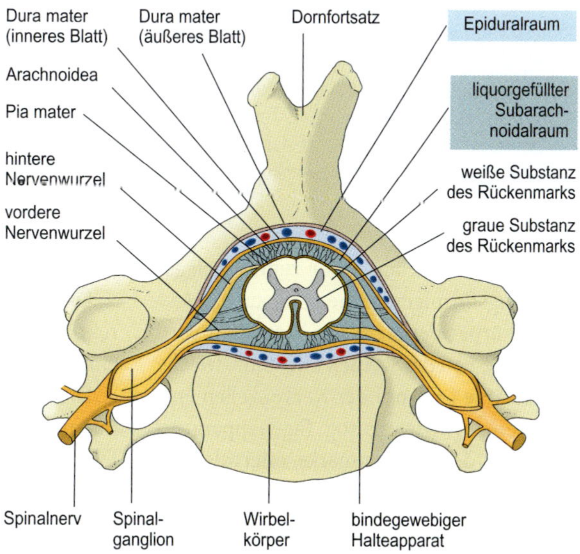

Abb. 8.8 Inhalt des Wirbelkanals, Querschnitt auf Höhe des 5. Halswirbels, von oben [L190]

Klinische Bedeutung

Die **Spinalnerven** verlassen den Wirbelkanal durch die Zwischenwirbellöcher. Entsprechend dem Rückenmarksbereich, aus dem die Spinalnerven austreten, werden sie unterteilt in:

- 8 Halsnervenpaare
- 12 Brustnervenpaare
- 5 Lendennervenpaare
- 5 Kreuzbeinnervenpaare
- 1 (manchmal 2) Steißnervenpaar

In Höhe des 1. bis 2. Lendenwirbelkörpers verjüngt sich das Rückenmark kegelförmig zum sog. Conus medullaris, welcher das Ende des Rückenmarks bildet. Aus ihm geht als langer Endstrang das Filum terminale hervor, das an der dorsalen Seite des Steißbeins befestigt ist und funktionell keine Bedeutung hat. Nach dem Ende des Rückenmarks laufen nur noch die Wurzeln der Spinalnerven im Wirbelkanal abwärts und bilden die pferdeschweifähnlich aussehende Cauda equina, zwischen der das Filum terminale liegt.

Das Rückenmark leitet efferente und afferente Informationen vom Gehirn zur Peripherie und umgekehrt. Außerdem ist es in der Lage – aufgrund eines Eigenapparats – eingehende Signale zu verarbeiten (Reflexe) und vor Weiterleitung an das Gehirn zu modulieren.

8

Klinische Bedeutung

Die Rückenmarkssegmente spiegeln sich in der Peripherie im Rahmen der Hautinnervation wider, welche als Segmentfelder (Dermatome) vorliegt. Hierdurch ist es möglich, eine neurologische Störung (z. B. Taubheitsgefühl) einem Dermatom zuzuordnen und damit auf das betroffene Rückenmarkssegment rückzuschließen.

Das **Rückenmark** besteht aus einer zentral gelegenen schmetterlingsförmigen grauen Substanz. Diese enthält die Zellkörper der Neurone. Umgeben wird die graue Substanz von der weißen Substanz, welche die **Nervenfortsätze (Axone)** der Nervenzellen enthält. Diese ziehen entweder als sog. Eigenapparat zu anderen Gebieten des Rückenmarks oder als sog. Verbindungsapparat zum Gehirn (afferente Bahn) oder zur Peripherie (efferente Bahn). Diese Verbindungen sind zu Faserbündeln zusammengefasst und liegen entsprechend ihrer Leitungsqualitäten im sog. Hinterstrang, Vorderstrang oder Seitenstrang.

Klinische Bedeutung

Die aufsteigenden Bahnen für die Berührungssensibilität befinden sich vor allem im Hinterstrang, die Pyramidenbahn, welche die Erregungsleitung für die willkürliche Muskelbewegung vom Gehirn in die Peripherie leitet, im Seitenstrang.

8.1.3 Hüllen des zentralen Nervensystems

Schützende **Hirnhäute (Meningen)** umgeben das Zentralnervensystem:

- Dura mater
- Arachnoidea mater
- Pia mater

Die Meningen bestehen alle aus Bindegewebe, unterscheiden sich aber in Aufbau und Festigkeit. Aus diesem Grund bezeichnet man die **Dura mater** als **harte Hirnhaut** und **Arachnoidea und Pia mater zusammen** als **weiche Hirnhaut.**

Alle drei Blätter der Hirnhäute umhüllen gemeinsam das Gehirn. Die Dura mater besteht aus zwei Lagen festen Bindegewebes. Sie bildet große Duplikaturen, in denen große venöse Blutleiter, die sog. Sinus verlaufen.

Die Arachnoidea ist dünn und zellreich. Sie umschließt den Subarachnoidalraum, in dem sich der Liquor befindet (siehe unten). In der Nähe der Sinus bildet die Arachnoidea kleine gestielte Fortsätze **(Pacchioni-Granulationen).** Diese stehen mit dem Sinusendothel in Verbindung, wodurch an diesen Stellen die Liquorresorption erfolgen kann.

Die Pia mater liegt der Oberfläche des Gehirns direkt an und begleitet die Blutgefäße ins Gehirn hinein.

Die drei Hirnhäute ziehen durch das Foramen magnum in den Wirbelkanal und umhüllen ebenfalls das Rückenmark und die Anfangsteile der Spinalnerven.

8.1.4 Ventrikelsystem und Liquor

Ventrikelsystem

Gehirn und Rückenmark umgeben einen flüssigkeitsgefüllten Raum, der **Liquorraum** genannt wird. Der Liquor wird im Plexus choroideus gebildet, ein Gefäßkonvolut, das in den Ventrikeln liegt (➤ Abb. 8.9). Man unterscheidet einen äußeren und einen inneren Liquorraum. Der äußere Liquorraum entspricht dem Subarachnoidalraum.

Der innere Liquorraum wird gebildet aus:

- 1. und 2. Seitenventrikel: ziehen bogenförmig durch alle Lappen des Großhirns und sind mit dem 3. Ventrikel über die paarigen Foramina interventricularia (Monroi) verbunden.
- 3. Ventrikel: ist ein unpaarer spaltförmiger Raum und mit den beiden Seitenventrikeln über die Foramina interventricularia (Monroi) und über den Aquaeductus cerebri mit dem 4. Ventrikel verbunden.
- Aquaeductus cerebri
- 4. Ventrikel: ist zeltförmig angelegt und über die Foramina Magendi und Luschkae mit der Cisterna cerebellomedullaris, einer Ausstülpung des Subarachnoidalraums, verbunden. Hier fließt also der Liquor vom inneren in den äußeren Liquorraum ab.
- Zentralkanal

Externe Ventrikeldrainage

Innerhalb des **1. und 2. Seitenventrikels** befindet sich die korrekte Lage der externen Ventrikeldrainage. Das bedeutet, man versucht die Spitze der Drainage nicht tiefer als bis in den Seitenventrikel zu platzieren, um eine Verletzung tieferliegender Hirnstrukturen zu vermeiden.

Liquor cerebrospinalis

Bildungsort ist der Plexus choroideus, der sich in allen Ventrikeln befindet. Der Liquor ist klar und sowohl eiweiß- als auch zellarm. Er füllt die inneren und äußeren Liquorräume mit einem Gesamtvolumen von etwa 150 ml aus. Dieses Volumen wird 3-mal täglich ausgetauscht, sodass pro Tag ca. 500 ml Liquor produziert werden.

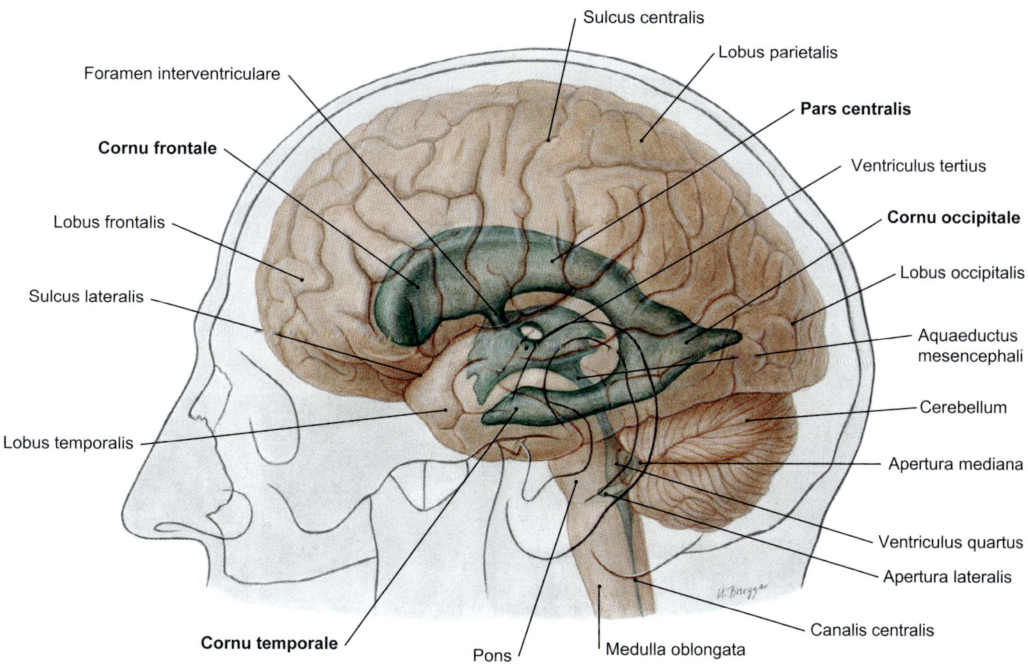

Abb. 8.9 Ventrikel des Gehirns, Projektion auf Gehirn- und Schädeloberfläche von lateral [S007-3-23]

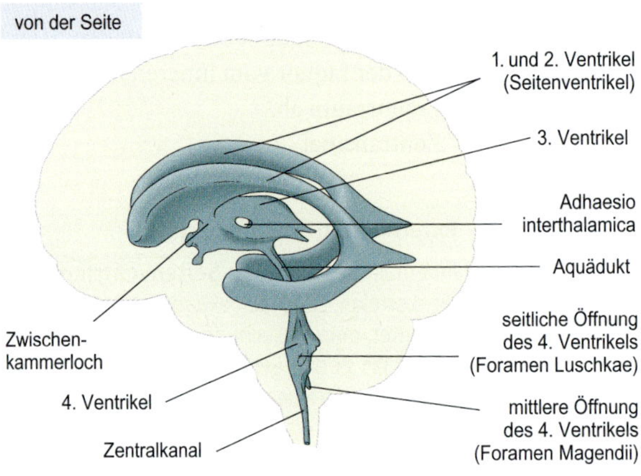

Abb. 8.10 Ventrikelsystem [L190]

Der gesunde Liquor ist wasserklar, proteinarm und enthält nur vereinzelte Zellen (bis zu 3 Leukozyten pro ml). Veränderungen von Farbe oder Zusammensetzung deuten auf Erkrankungen im Bereich des ZNS hin.

Hauptfunktionen des Liquors

1. Physikalischer Schutz des Gehirns durch kissenartiges Abpolstern
2. Transport, Aufnahme und Ausscheidung von Substanzen (z. B. Neurotransmitterabbauprodukte) sowohl passiv über Diffusion als auch über aktive Transportmechanismen

Liquor ist für Proteine, polare Substanzen (z. B. Aminosäuren), Hormone und auch viele Medikamente nicht frei zugänglich, sondern wird durch die sog. **Blut-Liquor-Schranke** abgeschirmt.

Liquorfluss

Der Liquor fließt von den beiden Seitenventrikeln über die beiden Foramina Monroi in den 3. Ventrikel. Von dort gelangt er über den Aquädukt in den 4. Ventrikel. Von hier fließt der Liquor über die Foramina Luschkae und Magendi vom inneren Liquorraum in die Cisternen (➤ Abb. 8.10). Von hier aus umfließt er das Cerebellum und um die Medulla oblongata in den Subarachnoidalraum, welcher das gesamte Gehirn und das Rückenmark umgibt.

Liquorgewinnung

Bei klinischem Verdacht auf eine Entzündung der Hirnhäute (Meningitis) wird mithilfe einer **Lumbalpunktion** die Diagnose gesichert. Hierbei macht man sich die freie Kommunikation des Liquors zwischen Gehirn und Spinalkanal zunutze. Bei der Lumbalpunktion gewinnt man Liquor durch eine Punktion des Duralschlauchs, meist zwischen dem 4. und 5. Lendenwirbel, um ihn laborchemisch und mikrobiologisch zu untersuchen. Da in dieser Höhe kein Rückenmark mehr vorhanden ist, sondern lediglich die Nervenfasern der Cauda equina, kann es zu keiner Verletzung des Rückenmarks kommen. Bei der Liquoranalyse weist eine Erhöhung der Zellzahl auf eine Entzündung hin, Blut oder Blutabbauprodukte lassen eine Blutung im Bereich des ZNS (z. B. Subarachnoidalblutung) vermuten.
Kommt es zu einem Missverhältnis zwischen Liquorproduktion und Resorption (z. B. nach Meningitis oder nach Subarachnoidalblutung durch Verklebung der Resorptionsstellen) oder sind die Abflusswege des Liquors verlegt (z. B. durch einen Tumor), kommt es zu einem Aufstau des Liquors. Dies bezeichnet man als **Hydrocephalus** (➤ Abb. 8.11). In vielen Fällen bedarf es entweder der

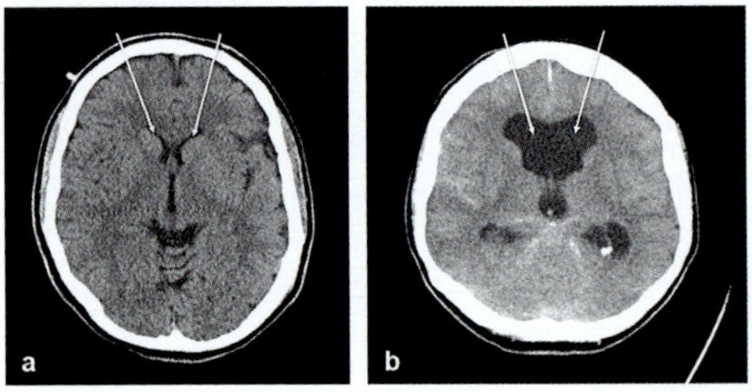

Abb. 8.11 a) Normales Ventrikelsystem und b) Hydrocephalus im CT [M663]

8

vorübergehenden Ableitung des Liquors nach außen über eine sog. **externe Ventrikeldrainage** (➤ Abb. 8.15) oder einer permanenten Ableitung des Liquors vom Seitenventrikel in den Bauchraum (sog. **ventrikuloperitonealer Shunt**).

8.1.5 Hirnnerven und Neurotransmittersysteme

Hirnnerven

Als Hirnnerven bezeichnet man die zwölf paarigen aus dem Gehirn austretenden Nerven. Die Nummerierung erfolgt mit römischen Ziffern von oben nach unten, entsprechend den Austrittsstellen im Hirnstamm. Einige besitzen im Gegensatz zu den Spinalnerven nur eine Faserqualität (z. B. rein motorisch bzw. rein sensorisch). Viele Hirnnerven haben Spezialfunktionen.

I. Nervus olfactorius (Riechnerv) Leitet die Signale von der Nase zum Gehirn.
Beim Ausfall des N. olfactorius kommt es zu Geruchsstörungen bis hin zum Komplettausfall des Geruchssinns (Anosmie).

II. Nervus opticus (Sehnerv) Leitet die Signale von der Netzhaut zum Gehirn.
Beim Ausfall des N. opticus kommt es zu Sehstörungen bis hin zur Erblindung (Amaurosis).

III. Nervus oculomotorius Versorgt (bis auf zwei) alle Augenmuskeln für die Bewegungen des Augapfels, den Lidheber und reguliert die Pupillenweite.
Beim Ausfall des N. oculomotorius kommt es zur:
- Ptosis (Augenlid hängt herunter)
- Mydriasis (weite, nicht lichtreagible Pupille) → Warnsignal bei erhöhtem Hirndruck!
- Auswärtsschielen durch einen Ausfall der Augenmuskeln; der Patient sieht Doppelbilder, weil das erkrankte Auge dem gesunden Auge nicht mehr folgen kann.

IV. Nervus trochlearis Versorgt den schrägen oberen Augenmuskel (M. obliquus superior) für die Augenbewegung.
Beim Ausfall des N. trochlearis kommt es zu einer Fehlstellung des Augapfels nach innen/oben mit schräg stehenden Doppelbildern.

V. Nervus trigeminus Er teilt sich auf in seine drei Äste (N. ophthalmicus, N. maxillaris, N. mandibularis), welche die Kaumuskulatur versorgen und sensibel das gesamte Gesicht und die Hirnhäute.
Beim Ausfall des N. trigeminus kommt es zu einem Sensibilitätsverlust im Gesichtsbereich, zu einem Ausfall der Kaumuskulatur, zu einer Abschwächung des Kornealreflexes. Häufiger ist jedoch die Trigeminusneuralgie. Diese äüßert sich als attackenartig und blitzartig einsetzende Schmerzen im Bereich des Gesichts aufgrund einer Überempfindlichkeit des Nervs.

VI. Nervus abducens Innerviert den lateralen Augenmuskel (M. rectus lateralis).
Beim Ausfall des N. abducens kommt es zu einem Einwärtsschielen des Auges mit Doppelbildern.

VII. Nervus facialis Steuert die mimische Muskulatur des Gesichtes, den M. stapedius (dies ist der kleinste Muskel des Menschen; er setzt an der Gehörknöchelchenkette hinter dem Trommelfell an und kann durch seine Kontraktion sehr laute Geräusche abdämpfen), den Geschmackssinn der vorderen zwei Drittel der Zunge und die Speicheldrüsen mit Ausnahme der Ohrspeicheldrüse.

Fazialisparese

Bei einer Fazialisparese unterscheidet man die zentrale von der peripheren Fazialisparese.
Die Ursache einer **zentralen Fazialisparese** ist eine Schädigung der Nervenzellen, die vom motorischen Cortex zum Kerngebiet des N. facialis im Hirnstamm ziehen, z. B. im Rahmen eines Schlaganfalls. Die **periphere Lähmung** entsteht durch eine Schädigung des N. facialis in seinem Verlauf vom Hirnstamm bis zu seiner Aufzweigung im Bereich der Ohrspeicheldrüse. Ursachen können z. B. Infektionen, Verletzungen oder Tumoren sein. Viel häufiger ist jedoch die sog. **idiopathische Fazialisparese,** bei der keine erklärende Ursache gefunden werden kann.
Klinisch kann man die zentrale von der peripheren Lähmung dadurch unterscheiden, dass die motorische Versorgung der Stirnmuskulatur bei der zentralen Parese erhalten bleibt, da die Nervenfasern zwischen den Kernge-

bieten ausgetauscht werden (Doppelversorgung der Stirnmuskulatur), sodass bei der zentralen Parese zwar die mimische Muskulatur der dem Schädigungsort gegenüberliegenden Gesichtsseite ausfällt, aber die Stirn dennoch gerunzelt und die Lidspalte geschlossen werden kann.
Die Symptome einer peripheren Lähmung hängen vom Ort des Ausfalls ab, z. B.:
- Verminderte Tränen- und Speichelsekretion
- Störung der Geschmacksempfindung an den vorderen zwei Dritteln der Zunge
- Hyperakusis durch Ausfall des M. stapedius
- Ausfall der mimischen Muskulatur mit hängendem Mundwinkel
- Verminderter Lidschluss, wodurch die Gefahr besteht, dass das Auge austrocknet und es zu Hornhautschäden kommt

VIII. Nervus vestibulocochlearis Leitet die Informationen aus dem Ohr für das Hören und für das Gleichgewicht.
Beim Ausfall des vestibulären Anteils (vom Gleichgewichtsorgan) kommt es zu Gleichgewichtsstörungen mit Fallneigung, Schwindel, Übelkeit und Erbrechen. Beim Ausfall des kochleären Anteils (vom Innenohr) kommt es zu Hörstörungen bis hin zur Taubheit (Anakusis).

IX. Nervus glossopharyngeus Geschmackssinn aus dem hinteren Drittel der Zunge, innerviert die Muskeln des Rachens für den Schluckakt und versorgt die Ohrspeicheldrüse.
Beim Ausfall des N. glossopharyngeus kommt es u. a. zum Geschmacksverlust im Bereich des hinteren Drittels der Zunge und das Gaumenzäpfchen ist zur gesunden Seite hin verschoben.

8

X. Nervus vagus Er ist der Hauptnerv des Parasympathikus und reguliert die Tätigkeit der inneren Organe; motorisch versorgt er die Stimmbänder.

Beim Ausfall kommt es durch eine Stimmbandlähmung zu Heiserkeit, bei doppelseitigem Ausfall zu Atemnot. Zusätzlich resultieren Dysregulationen im Bereich der inneren Organe (z. B. Tachykardie, Spasmen im Bereich des Oesophagus und Magens).

XI. Nervus accessorius Versorgt den M. trapezius und den M. sternocleidomastoideus.
Beim Ausfall des N. accessorius kann der Kopf nicht mehr zur gesunden Seite hin gewendet werden (Parese des M. sternocleidomastoideus) und die Schulter hängt herab (Parese des M. trapezius).

XII. Nervus hypoglossus Steuert die Zungenbewegung.
Beim Ausfall des N. hypoglossus kommt es zu Schluck- und Sprechstörungen; bei der einseitigen Parese weicht die Zunge beim Herausstrecken zur gelähmten Seite hin ab.

Neurotransmittersysteme

Transmitter sind chemische Botenstoffe, die an der Erregungsübermittlung wesentlich beteiligt sind, indem sie nach ihrer Ausschüttung durch spezialisierte Zellen an selektiven Rezeptoren ansetzen und damit die Information von einer Zelle zur nächsten oder auch an ein Erfolgsorgan übertragen.

Neurotransmittersysteme haben einen erheblichen und unverzichtbaren Einfluss auf das Gleichgewicht und die Verlässlichkeit der Funktionen des ZNS. Sie sind allerdings nur aufwendig mit histochemischen Methoden erfassbar und nachweisbar.

Der wichtigste erregende Transmitter im ZNS ist **Glutamat** und die wichtigsten hemmenden sind **Gamma-Aminobuttersäure (GABA) und Glycin.** Weitere Neurotransmitter sind Serotonin, Dopamin, Acetylcholin und Noradrenalin. Zusätzlich wird ihre Wirkung häufig noch durch sog. **Neuromodulatoren** reguliert.

Klinische Bedeutung

Wie wichtig Neurotransmitter für das Funktionieren des ZNS sind, zeigt sich darin, dass ihr Mangel zu neurologischen Erkrankungen führt. So kommt es z. B. durch einen Mangel an Dopamin zur Parkinson-Erkrankung.

8.1.6 Blutversorgung des Gehirns

Die Versorgung des Gehirns mit Blut ist ein Teil des Gesamtblutkreislaufs des Organismus mit dem Ziel, dem Gehirn Sauerstoff, Glukose und andere notwendige Nährstoffe zuzuführen und gleichzeitig die Abbauprodukte des Hirnstoffwechsels abzutransportieren (➤ Abb. 8.12). Das Gehirn ist auf eine gleichmäßig hohe Durchblutung angewiesen. Etwa 20 % des vom Blutstrom transportierten Sauerstoffs werden vom Gehirn verbraucht. Die Konstanz der Hirndurchblutung wird durch komplizierte Adaptationsmechanismen, auch bei sehr unterschiedlichen peripheren Blutdruckwerten, gewährleistet. Werden die vorgegebenen Grenzen dieser sog. Autoregulation verlassen, z. B. bei Hypoxie oder bei erhöhtem Hirndruck, so kann diese automatische Anpassung gestört sein und dann die Hirndurchblutung linear vom Blutdruck abhängen.

Das Gehirn benötigt neben Sauerstoff für seine Energieversorgung fast ausschließlich Glukose als Energiesubstrat und verfügt gleichzeitig nur über geringe Sauerstoff- und Glukosereserven. Daher sind die Nervenzellen des Gehirns sehr anfällig für eine Minderversorgung und besitzen nur eine geringe Ischämietoleranz.

Das Gehirn wird von vier Hauptschlagadern versorgt. Zwei dieser bilden den sog. vorderen Hirnkreislauf, die beiden anderen den hinteren Hirnkreislauf.

Vorderer Kreislauf

Die Zuflüsse zum vorderen Kreislauf bilden die beiden **inneren Halsschlagadern** (A. carotis interna). Diese entspringt aus der A. carotis communis, die sich in die A. carotis interna und A. carotis externa (versorgt den äußeren Teil des Kopfes) teilt. Die A. carotis communis wiederum entspringt dem Aortenbogen. Der Puls der A. carotis communis kann im Bereich des M. sternocleidomastoideus leicht durch die Haut getastet werden.

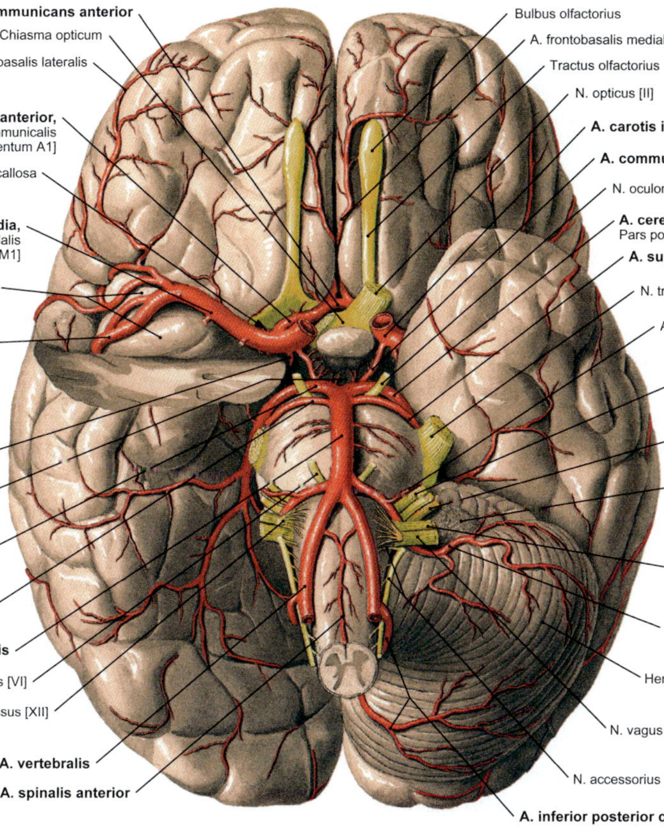

Abb. 8.12 Arterien des Gehirns; nach teilweiser Abtragung des Temporallappens von unten [S007-3-23]

8

Nach dem Eintritt ins Gehirn an der Schädelbasis teilt sich die A. carotis interna in ihre Hauptäste zur Versorgung des Gehirns. Hierbei versorgen die verschiedenen Arterien mit ihren Ästen bestimmte Hirnregionen, sodass eine neurologische Ausfallserscheinung bei einem Schlaganfall auf das betroffene Gefäß Rückschluss geben kann.

Hauptäste der A. carotis interna

- **A. ophthalmica:** versorgt den Inhalt der Orbita.
- **A. cerebri anterior** (vordere Schlagader): versorgt den Stirnlappen, einen Teil des Scheitellappens, einen Teil der Stammganglien (hier verlaufen u. a. die motorischen Leitungsbahnen) und einen schmalen mittleren Teil der Mantelkante (Hirnabschnitt direkt neben dem Mittellinienspalt). Sie ist über eine A. communicans anterior mit der A. cerebri anterior der Gegenseite verbunden.
- **A. cerebri media** (mittlere Schlagader): Sie besitzt das größte Versorgungsgebiet; versorgt einen Teil des Stirnlappens, die konvexe Fläche der Großhirnhemisphäre bis auf die schmale Mantelkante im Versorgungsgebiet der A. cerebri anterior und die Seitenkante des Lobus temporalis sowie einen Teil der Stammganglien und des Lobus occipitalis und die motorischen Rindenfelder und die Sprach- und Gehörzentren.
- **A. communicans posterior:** bildet eine Verbindung zur A. cerebri posterior des hinteren Kreislaufs.

Hinterer Kreislauf

8

Die A. vertebralis entspringt der A. subclavia und verläuft vom 6. Halswirbel durch die Foramina transversaria der Halswirbel bis zum Atlas. Auf dem Atlas bildet sie einen bogenförmigen Verlauf, die sog. Atlasschleife, und zieht von dort aus durch die hintere Schädelbasis ins Gehirn. An der Basis des Gehirns vereinigen sich die linke und die rechte A. vertebralis zur unpaaren A. basilaris. Die Endsegmente der Vertebralarterien und die A. basilaris geben Äste zur Versorgung des Kleinhirns und des Hirnstamms ab. An ihrem Ende teilt sich die A. basilaris in eine rechte und linke A. cerebri posterior. Diese versorgt den Okzipitallappen mit der Sehrinde und einen Teil des Temporallappens. Über die A. communicans posterior ist die A. cerebri posterior mit der A. carotis interna des vorderen Kreislaufs verbunden.

Circulus arteriosus Willisii

Wie bereits erwähnt, sind der vordere und der hintere Kreislauf über die beiden Aa. communicantes posteriores und die rechte und linke Hemisphäre über die A. communicans anterior zu einem Arterienring (Circulus arteriosus Willisii) miteinander verbunden.

Klinische Bedeutung

Die Verbindungen stellen theoretisch die Möglichkeit dar, im Falle eines Gefäßverschlusses über diese **Kurzschlussverbindungen** den Ausfall des Blutflusses zu kompensieren und einen Schlaganfall zu verhindern. Jedoch sind die Anlagevarianten vielfältig, bisweilen sind bei manchen Menschen gar keine Communicansarterien angelegt oder diese sind sehr kaliberschwach, sodass trotz der Verbindungen häufig keine Kompensation möglich ist und im Falle eines Gefäßverschlusses trotzdem ein Schlaganfall folgt.

Venöse Drainage

Die venösen Gefäße des Gehirns werden in drei Gruppen eingeteilt:

Äußere Hirnvenen Die äußeren Hirnvenen sammeln das venöse Blut aus den oberflächlichen Hirnanteilen und transportieren es in einen der Sinus.

Innere Hirnvenen Die inneren Hirnvenen sammeln das venöse Blut aus den zentralen Gehirnanteilen. Sie münden alle in die V. cerebri magna, welche in einen der Sinus mündet.

Sinus durae matris Der bei Weitem größte Anteil des venösen Blutes des Gehirns wird über die **Sinus durae matris** (➤ Abb. 8.13) transportiert. Diese bestehen aus einer Duplikatur der Dura mater und stehen mit den Kopfvenen in Verbindung.

Das über die verschiedenen Sinus gesammelte Blut gelangt zuletzt in den auf beiden Seiten verlaufenden Sinus sigmoideus, welcher in die V. jugularis interna mündet.

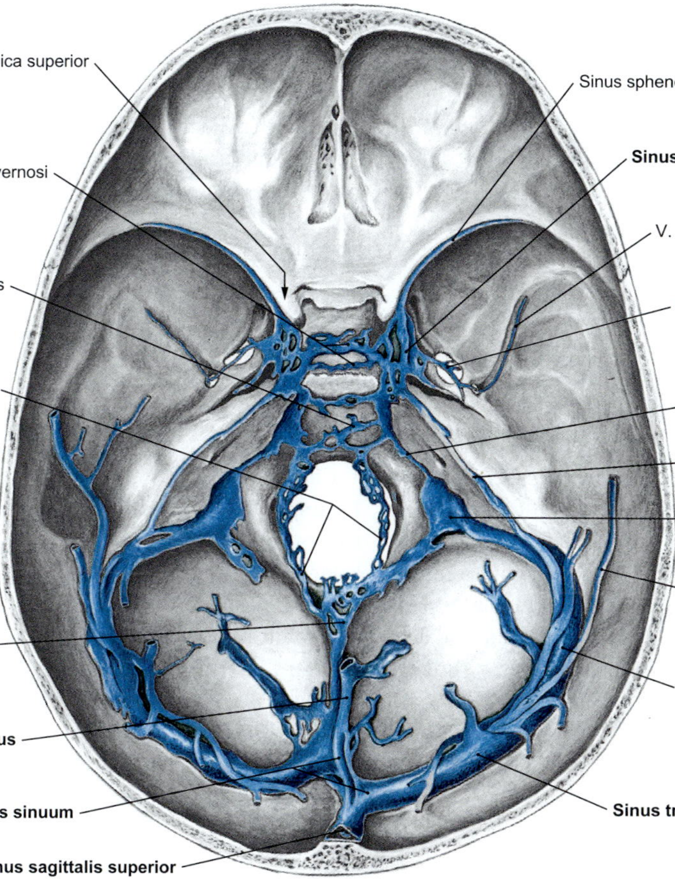

Abb. 8.13 Sinus durae matris, nach Abtragung des Schädeldaches, von oben [S007-3-23]

8.2 Der Hirndruck

Anke Kany, Jérôme Manville

Als **Hirndruck (Intracranial Pressure, ICP)** wird der im Schädelinneren herrschende Gehirnflüssigkeitsdruck bezeichnet.

Nach der **Monro-Kellie-Doktrin** verteilt sich das intrakranielle Volumen ohne Anwesenheit einer raumfordernden Läsion auf diese Kompartimente:

- Hirnmasse 80 %
- Intravasales Blut (zerebrales Blutvolumen, CBV) 5 %
- Liquor 15 %

Jede zusätzliche Raumforderung oder Veränderung in einem der Teilvolumina hat Auswirkungen auf die übrigen Volumina und damit auf den Hirndruck.

Die Konstanthaltung des Hirndrucks beruht auf einem sehr komplexen Zusammenspiel verschiedener Regulationsmechanismen, der sog. **zerebralen Homöostase.** Dabei besteht ein enger Zusammenhang zwischen dem Sauerstoffbedarf des Gehirns ($CMRO_2$), dem zerebralen Blutfluss und damit auch dem zerebralen Blutvolumen.

Damit das zerebrale Perfusionsgleichgewicht regelrecht funktionieren kann, ist es notwendig, den Hirnkreislauf vor extremen Schwankungen im Gesamtkreislauf zu schützen.

Der **zerebrale Perfusionsdruck (CPP)** ist definiert als Differenz von arteriellem Mitteldruck (MAP) und Hirndruck und sollte über 60 mmHg liegen.

Für den **zerebralen Blutfluss (CBF)** gilt nun unter den Bedingungen einer funktionierenden Autoregulation:

$$CBF = \frac{CPP}{CVR}$$

CVR steht für den Widerstand des zerebralen Gefäßbetts. Die Autoregulation funktioniert in weiten CPP-Grenzen von 50–150 mmHg. Ein erhöhter Perfusionsdruck führt demnach bei intakter Autoregulation zu einer Zunahme des zerebralen Gefäßwiderstands und umgekehrt und hält somit den zerebralen Blutfluss konstant.

Ober- und unterhalb dieser Regulationsgrenzen erfolgt die Angleichung des zerebralen Blutflusses druckpassiv, sodass die Gefahr der Ischämie und der Hyperämie mit Hirnödembildung besteht.

MERKE

Eine Störung der Autoregulation findet sich häufig bei:
- Akuten Ischämien
- Entzündlichen Gehirnläsionen
- Neoplasien (z. B. Metastasen, Gliom)
- Schädel-Hirn-Trauma

8

Eine weitere Formel, die von großer klinischer Bedeutung ist, betrifft den zerebralen Perfusionsdruck (CPP). Sie lautet:

$$CPP = MAP - ICP$$

- ICP = intrazerebraler Druck
- MAP = mittlerer arterieller Druck
- CPP = zerebraler Perfusionsdruck

Beispiel

Frau S., eine 45 Jahre alte, körperlich gesunde und agile Frau, verspürt bei der Gartenarbeit ein plötzlich einsetzendes akutes Kopfschmerzereignis und äußert dies ihrem Ehemann gegenüber. Kurz darauf kollabiert Frau S. Der hinzugerufene Notarzt findet Frau S. mit Strecksynergismen und einem GCS von 3 Punkten vor. Es besteht eine Pupillendifferenz mit fehlender Lichtreaktion. In der Klinik erfolgt die CT-Diagnostik, die eine ausgeprägte Subarachnoidalblutung, ausgehend von einem Aneurysma der A. communicans anterior, diagnostiziert. Es erfolgt umgehend die operative Versorgung mit Anlage einer externen Ventrikeldrainage und mikrochirurgischem Clipping. Sie betreuen Frau S. als Pflegekraft postoperativ und erhalten folgende Richtwerte: ICP < 20 mmHg, MAP > 65 mmHg, CPP > 60 mmHg.
Zielwerte sind: ICP < 20 mmHg, MAP > 65 mmHg und ein CPP von > 60 mmHg.

1. Möglichkeit

Aktuelle Werte:
- ICP: 27 mmHg
- MAP: 50 mmHg
- CPP: 23 mmHg

Lösung: Wenn möglich, Hirndruck senken durch Öffnen der einliegenden Drainage (externe Ventrikeldrainage).

Durch Senkung des ICP-Werts steigt der MAP und somit der CPP-Wert in den Zielbereich.
Merke: Lässt sich der ICP nicht durch Öffnen der Drainage senken oder es liegt nur eine parenchymale Sonde ein, über die nur der Hirndruck gemessen, aber Liquor nicht abtrainiert werden kann, müssen alternative Methoden zur Hirndrucksenkung durchgeführt werden (➤ Kap. 8.4.2).

Wie reagieren Sie auf folgende Werte bei Frau S.?

2. Möglichkeit

Aktuelle Werte:
- ICP: 18 mmHg
- MAP: 50 mmHg
- CPP: 32 mmHg

Lösung: In diesem Fall muss der MAP angehoben werden. Dies geschieht entweder durch eine adäquate Volumensubstitution oder durch den Einsatz von Katecholaminen.

Die richtige Einstellung der angestrebten Parameter ist von entscheidender Bedeutung. Je mehr Zeit vergeht, desto größer ist die Gefahr, dass Hirngewebe untergeht!

Alarmeinstellungen werden sinnvoll nach Rücksprache bzw. auf Anordnung des betreuenden Arztes vorgenommen. Auf eine Alarmsituation muss zeitnah reagiert werden!

8.2.1 Hirnödem und Hirndruckerhöhung

Physiologische ICP-Werte:
- Erwachsene: 7–15 mmHg
- Kinder < 5 mmHg

MERKE

Zu einer Hirndruckerhöhung kann es durch eine Zunahme des zerebralen Blutvolumens, durch eine Zunahme des Liquorvolumens oder durch Zunahme der Hirnmasse im Rahmen eines Hirnödems kommen.

Zunahme des CBV:
- Venöse Abflussbehinderung, z. B. Sinusvenenthrombose
- Arterielle Vasodilatation, z. B. ausgeprägte Hypotonie im Rahmen eines Schocks

Zunahme des Liquorvolumens:
- Liquorabflussstörung, z. B. nach Meningitis durch Verklebung der Resorptionsstellen, Verlegung der Abflusswege durch einen Tumor
- Erhöhte Liquorproduktion (sehr selten), z. B. bei Plexuspapillom

Formen des Hirnödems

Das Hirnödem kann in drei Formen eingeteilt werden:

Vasogenes Hirnödem Es ist die häufigste Form und entsteht durch eine Störung der Blut-Hirn-Schranke mit daraus resultierender extrazellulärer Flüssigkeitsansammlung, z. B. bei Tumoren oder Entzündungen. Es spricht sehr gut auf die Applikation von Glukokortikoiden an, z. B. Dexamethason.

Zytotoxisches Hirnödem Die Blut-Hirn-Schranke ist in diesem Fall intakt. Es kommt zu einer Zellschwellung und graue und weiße Substanz sind gleichermaßen betroffen. Es entsteht z. B. nach Schädel-Hirn-Trauma und spricht nicht auf Glukokortikoide an. Die Therapie richtet sich nach der auslösenden Ursache.

Ischämisches Hirnödem Es handelt sich um eine Kombination aus den beiden zuvor genannten Formen. Initial ist die Blut-Hirn-Schranke intakt, kann jedoch im Verlauf permeabel werden. Es kommt ebenfalls zu einer Zellschwellung. Diese beschränkt sich jedoch weitestgehend auf die graue Substanz. Das ischämische Hirnödem entsteht z. B. nach zerebraler Ischämie oder intrazerebraler Blutung.

Klinische Zeichen einer Hirndruckerhöhung

Warnzeichen, die an einen erhöhten Hirndruck denken lassen, sind u. a.
- Kopfschmerzen
- Übelkeit mit Erbrechen
- Änderung der Bewusstseinslage bis hin zum Koma

Durch Druck auf den N. oculomotorius kann es zu einer Mydriasis mit lichtstarrer Pupille kommen. Des Weiteren ist eine vegetative Symptomatik möglich, der sog. „Cushing-Reflex", der durch Bradykardie und Hypertonie gekennzeichnet ist.

8.2.2 Indikationen zum Hirndruck-Monitoring

Eine Indikation zur ICP-Messung ist grundsätzlich bei Verdacht auf eine Hirndruck-Erhöhung zu erwägen. Hierzu gehören:
- Patienten mit initialem GCS < 8 und pathologischem CT-Befund
- Patienten mit initialem GCS < 8 und unauffälligem CT-Befund, aber zwei der folgenden Risikofaktoren:
  - Alter > 40 Jahre
  - Systolischer Blutdruck < 90 mmHg
  - Beuge-/Strecksynergismen
  - Zustand nach Entfernung von intrakraniellen traumabedingten Blutungen

Arten von Hirndrucksonden

Intraventrikuläre Katheter

Intraventrikuläre Katheter (externe Ventrikeldrainagen, EVD) werden in einen Seitenventrikel eingelegt und an einen externen Druckaufnehmer angeschlossen und können daher nachkalibriert werden (➤ Abb. 8.14). Sie gelten im Sinne einer globalen Information über den Druck im gesamten Kopf als **„Goldstandard"**.

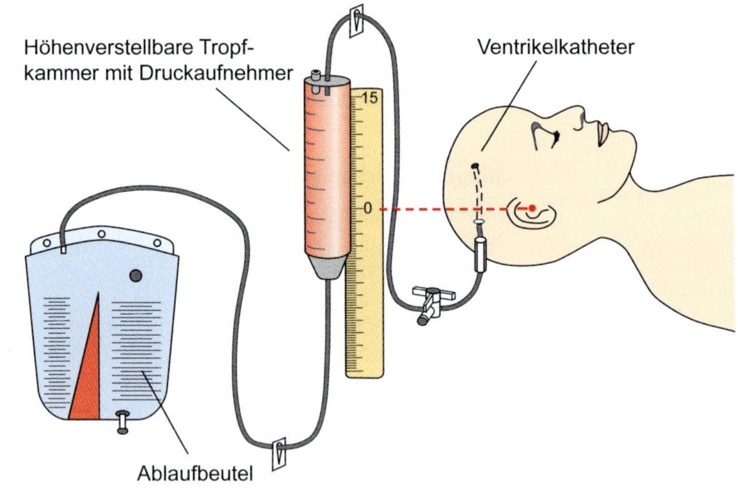

Abb. 8.14 Schematischer Aufbau der Druckmessung über eine externe Ventrikeldrainage [L143]

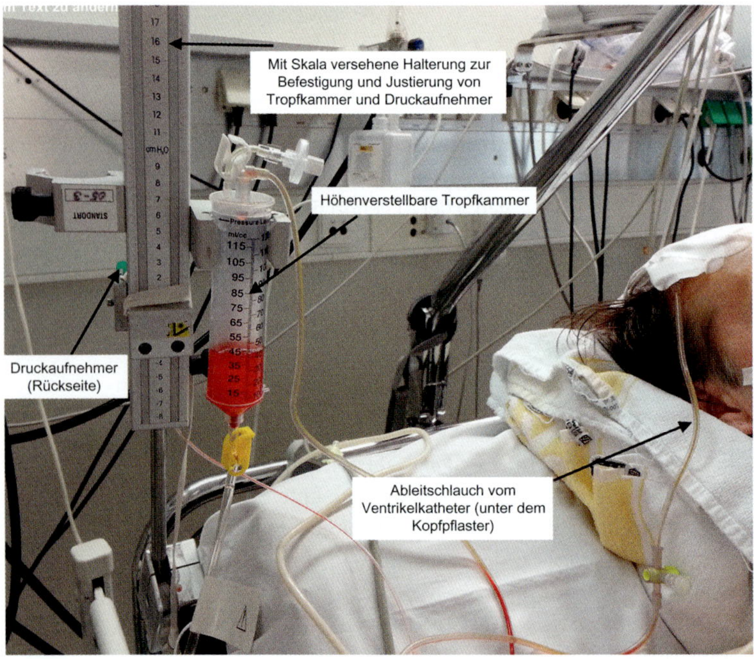

Abb. 8.15 Aufbau der Druckmessung am Patientenbett [M663]

Vorteile:
- Kostengünstig
- Erlauben neben der ICP-Messung immer auch die therapeutische Liquor-Drainage

Nachteile:
- Intraventrikuläre Platzierung kann bei komprimierten oder verlagerten Ventrikeln erschwert bis unmöglich sein.
- Der Druckaufnehmer muss sich ständig an einem fixen Referenzpunkt in Bezug auf den Patientenkopf befinden (➤ Abb. 8.15); Änderungen dieser Lage führen zu falsch hohen oder zu falsch niedrigen ICP-Messungen.

Neurologischer Check-up ➤ Kap. 8.4.1.

Intraparenchymatöse Drucksonden

Intraparenchymatöse Drucksonden werden über eine Bohrlochtrepanation ca. 3–4 cm in das Gehirnparenchym vorgeschoben.
Vorteil: zuverlässige Messergebnisse.
Nachteile:
- Keine therapeutische Liquordrainage möglich
- Eine Nachkalibrierung ist nach der Anlage nicht möglich.

Es stehen als **weitere Messtechniken** noch subdurale, epidurale und subarachnoidale Messsonden zur Verfügung. Diese sind in ihren Messergebnissen jedoch wesentlich ungenauer und sollten nur noch in Ausnahmefällen Anwendung finden.

8.3 Das Schädel-Hirn-Trauma

Anke Kany, Jérôme Manville

8.3.1 Allgemeine Grundlagen

Ein Schädel-Hirn-Trauma (SHT) ist Folge einer Gewalteinwirkung auf den Kopf, die zu einer Funktionsstörung und/oder Verletzung des Gehirns geführt hat. Sie kann verbunden sein mit einer Verletzung der Kopfschwarte, des knöchernen Schädels oder der Gefäße. Hiervon unterscheidet man die **Schädelprellung,** d.h. die Verletzung des Kopfes ohne Gehirnverletzung. Kommt es gleichzeitig zu einer Eröffnung der Dura mater, so liegt ein offenes Schädel-Hirn-Trauma vor.

Tab. 8.2 Glasgow Coma Scale (GCS)

	Funktion	GCS-Wert
Augen öffnen	Spontan	4
	Auf Ansprache	3
	Auf Schmerzreiz	2
	Keine Reaktion	1
Beste verbale Reaktion	Orientiert	5
	Desorientiert	4
	Inadäquat	3
	Unverständlich	2
	Keine Antwort	1
Beste motorische Antwort	Befolgt Aufforderungen	6
	Gezielte Schmerzabwehr	5
	Ungezielte Schmerzabwehr	4
	Beugereaktion	3
	Strecksynergismen	2
	Keine Reaktion	1
Gesamtpunktzahl		**3–15**

Glasgow Coma Scale (GCS)

1974 wurde von zwei Neurochirurgen eine Skala zur Beurteilung des Bewusstseinszustands von Patienten, insbesondere nach Schädel-Hirn-Trauma, entwickelt (➤ Tab. 8.2), die sog. **Glasgow Coma Scale (GCS).** Sie ist Bestandteil des Notarztprotokolls und beurteilt standardisiert folgende Merkmale: Augen öffnen, verbale Antwort und motorische Reaktion auf Aufforderung bzw. auf Schmerzreiz. Neben der Patientenbeurteilung am Notfall- bzw. Unfallort durch den Notarzt dient sie auch der klinischen Verlaufskontrolle zwischen Prähospitalphase und Eintreffen im Krankenhaus sowie zur Beurteilung des Verlaufs während des Klinikaufenthalts. Ebenso ist sie ein wesentlicher und unverzichtbarer Bestandteil der regelmäßigen Überprüfung der Bewusstseinslage von Patienten auf der Intensivstation (➤ Kap. 8.4.1).

Klinische Bedeutung

Die Einteilung eines Schädel-Hirn-Traumas erfolgt in Abhängigkeit des initialen GCS (Glasgow Coma Scale) in drei Schweregrade:
- Leichtes SHT: GCS 13–15
- Mittelschweres SHT: GCS 9–12
- Schweres SHT: ≤ 8

Zahlen, Daten, Fakten

Bezogen auf alle Schweregrade erleiden in Deutschland pro Jahr 332 Menschen auf 100.000 Einwohner ein SHT. Von diesen entfallen 91 % auf ein leichtes, 4 % auf ein mittelschweres und 5 % auf ein schweres SHT. Von den betroffenen Patienten versterben ca. 2.750 infolge ihrer Verletzungen [1].

8.3.2 Pathophysiologie

Die Folgen eines Schädel-Hirn-Traumas können vielfältig sein. Zunächst unterscheidet man den primä-

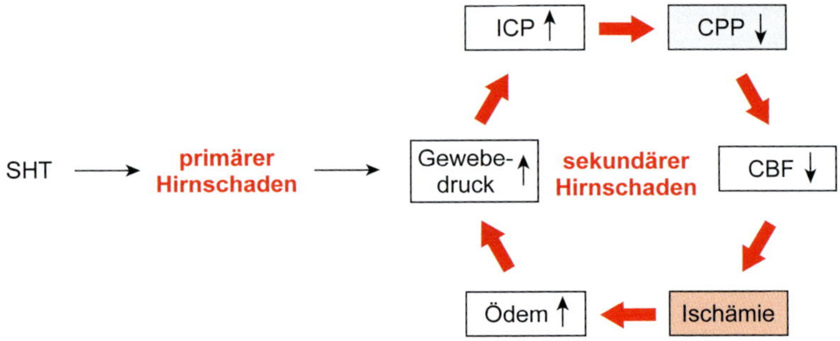

Abb. 8.16 Circulus vitiosus bei der Entstehung des sekundären Hirnschadens [L143]

ren und den sekundären Hirnschaden. Als **primären Hirnschaden** bezeichnet man die im Augenblick der Gewalteinwirkung entstehende Schädigung des Hirngewebes. Sie ist Ausgangspunkt für eine Kaskade von Reaktionen, die die primäre Verletzungsfolge verstärkt. Diese Folgen bezeichnet man als **sekundären Hirnschaden,** der das eigentliche Ziel der medizinischen Therapie ist (➤ Abb. 8.16).

Die wichtigsten und häufigsten intrakraniellen Verletzungsfolgen nach Schädel-Hirn-Trauma sind das epidurale Hämatom (EDH), das akute und chronische subdurale Hämatom (aSDH und cSDH), die Hirnkontusion und der diffuse axonale Schaden (DAI).

Epidurales Hämatom

Ursache eines epiduralen Hämatoms (➤ Abb. 8.17) ist in 80 % der Fälle eine Ruptur der A. meningea media oder eines ihrer Äste, seltener eine Ruptur von Venen, venösen Sinus oder Blutungen aus einem Frakturspalt.

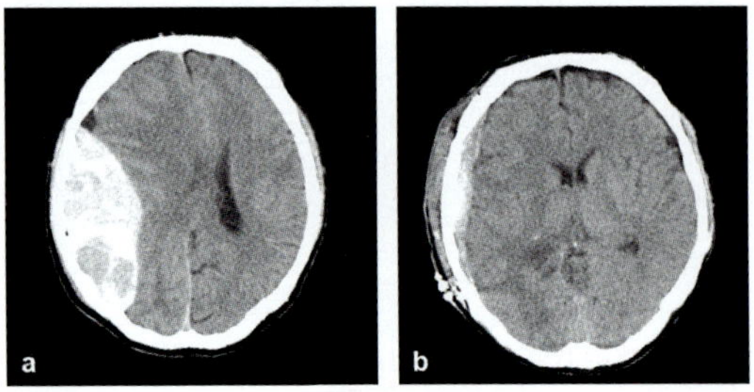

Abb. 8.17 Epidurales Hämatom präoperativ und nach osteoplastischer Trepanation [M663]

Therapie

Das epidurale Hämatom wird fast immer operiert und nur in Ausnahmefällen konservativ behandelt.

Die operative Therapie besteht in der Regel aus einer osteoplastischen Trepanation mit Hämatomentfernung und Wiedereinsetzen des Knochendeckels.

Klinische Bedeutung

Bei einem epiduralem Hämatom kann es zu einem „symptomfreien" Intervall kommen, welches akut in einen komatösen Zustand übergehen kann.

Die zu betreuenden Patienten erfordern die höchste Aufmerksamkeit, da sich ihr Zustand binnen von Sekunden von wach und adäquat zu einem komatösen Zustand verschlechtern kann.

Eine sich entwickelnde Anisokorie, eine verminderte Vigilanz sowie eine neu auftretende Störung der Motorik oder der Sprache können Hinweise auf eine intrakranielle Blutung sein.

Akutes subdurales Hämatom

Das akute subdurale Hämatom (➤ Abb. 8.18) entsteht durch Verletzung von Brückenvenen, kortikalen Venen bzw. Arterien oder durch Scherverletzung kleinerer Gefäße. Die Gewalteinwirkung ist meist höher als beim epiduralen Hämatom. Daher kommt es wesentlich häufiger zu einer begleitenden Hirnschwellung. Die Prognose beim subduralen Hämatom ist wesentlich ungünstiger als beim epiduralen Hämatom.

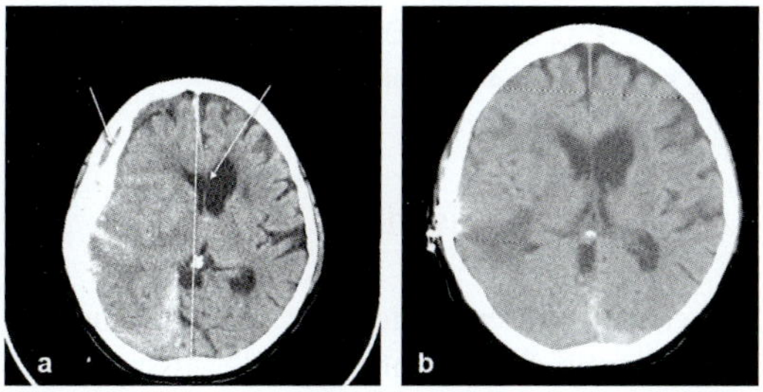

Abb. 8.18 Akutes Subduralhämatom mit Mittellinienverlagerung vor OP (a) und nach osteoplastischer Trepanation (b) [M663]

Klinische Bedeutung

Die Entscheidung, ob eine Operation notwendig bzw. sinnvoll ist, fällt im Rahmen der Beurteilung verschiedener Faktoren:

- Alter des Patienten
- Bildbefund (Größe des Hämatoms, Mittellinienverlagerung, Einklemmungszeichen)
- Klinischer Zustand des Patienten (GCS, Pupillenfunktion)
- Begleiterkrankungen, z. B. Herzerkrankungen, Tumorerkrankungen

Therapie

Die operative Therapie besteht aufgrund der begleitenden Hirnschwellung in den meisten Fällen aus einer osteoklastischen Entlastungstrepanation (➤ Abb. 8.19) mit Hämatomentlastung und Entfernung des Knochendeckels. In Ausnahmefällen genügt auch eine osteoplastische Trepanation mit Hämatomentlastung und Wiedereinsetzen des Knochendeckels, z. B. bei vorbestehender Hirnatrophie.

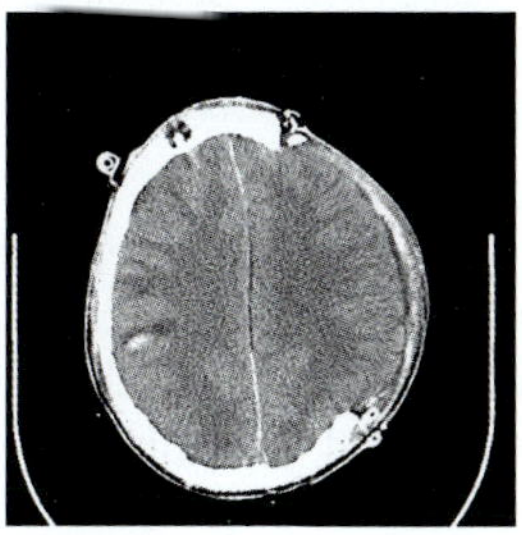

Abb. 8.19 Beispiel für eine osteoklastische Entlastungstrepanation [M663]

Chronisches subdurales Hämatom

Das chronische subdurale Hämatom entsteht meist beim älteren Menschen, typischerweise verzögert nach einem Bagatelltrauma durch venöse Blutungen aus Brückenvenen. Das Hämatom ist umgeben von einer inneren und äußeren Membran. Die innere Membran enthält sehr vulnerable pathologische Gefäße, aus denen rezidivierend Mikroblutungen auftreten und damit zur fortschreitenden Hämatomvergrößerung führen. Begünstigend für diesen Vorgang sind eine antikoagulative Therapie, z. B. Phenprocumon, ASS.

Klinische Bedeutung

Typische Symptome bestehen in psychischen Auffälligkeiten wie:

- Verwirrtheit
- Konzentrationsstörungen
- Einer progredienten oder akuten Hemiparese

Daher werden diese Patienten meist unter der Verdachtsdiagnose eines Schlaganfalls in die Klinik eingewiesen, bevor ein kraniales CT das chronische Subduralhämatom nachweist.

Therapie

Die operative Therapie besteht in einer Bohrlochtrepanation mit Einlage von subduralen Drainagen (➤ Abb. 8.20).

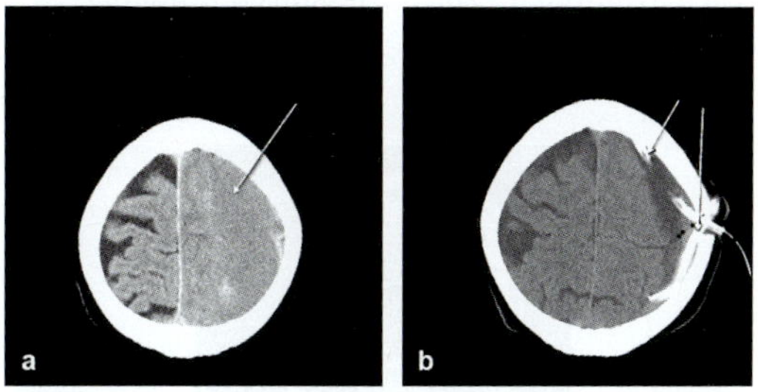

Abb. 8.20 Chronisches Subduralhämatom vor OP (a) und nach Bohrlochtrepanation mit einliegenden Drainagen (b) [M663]

Hirnkontusion

Bei der Hirnkontusion (➤ Abb. 8.21) handelt es sich um perivaskuläre Hämorrhagien, welche durch Be- und Entschleunigung oder Rotation von Hirnparenchym und Anprallen gegen knöcherne Schädelteile entstehen. Man unterscheidet Coup und Contrecoup.

DEFINITION

Der **Coup** entsteht im Bereich der Gewalteinwirkung durch Quetschung des darunterliegenden Gehirns, der **Contrecoup** liegt dem Anprallbereich gegenüber und entsteht durch Zerrung des Gehirns.

Therapie

Kontusionen werden in Abhängigkeit der Lokalisation, der Größe und der raumfordernden Wirkung über eine osteoplastische Trepanation entlastet.

Diffuser axonaler Schaden

Hierbei handelt es sich um ein Trauma durch Be- und Entschleunigung meist in Kombination mit Rotation. Die Läsionen finden sich häufig im Balken, im Pons, im dorsolateralen Hirnstamm, im Thalamus und in den Stammganglien.

Die Patienten zeigen in aller Regel schwerste Bewusstseinsstörungen, wogegen im CT nur geringe Veränderungen nachweisbar sind, z. B. kleine, stippchenförmige Blutungen periventrikulär, perimesenzephal oder im Balken.

Die Prognose hängt ab von Anzahl, Größe und Lokalisation der Blutungen und reicht vom apallischen Syndrom bis zur vollständigen Erholung.

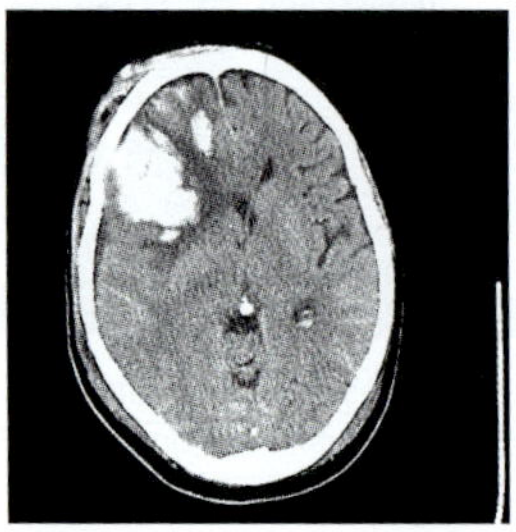

Abb. 8.21 Hirnkontusion frontal rechts [M663]

8.4 Pflegerische Aufgaben

Anke Kany, Jérôme Manville

8.4.1 Neurologischer Check-up

Pflegerische Schwerpunkte in der Überwachung umfassen die stündliche Kontrolle der Bewusstseinslage und der Motorik, hinzu kommen Pupillenkontrolle, Hirndruckkontrolle (Steuerung ggf. über Ventrikeldrainagen) und das Basismonitoring (unten).

Bewusstsein und Motorik

Zur Beurteilung der Bewusstseinslage wird der GCS (➤ Tab. 8.2) eingesetzt und eine Einteilung in unterschiedliche Formen der Wachheit vorgenommen:

- **Wach:** orientierter Patient, adäquate und zeitnahe Reaktion auf Ansprache. Auf Fragen antwortet der Patient inhaltlich korrekt und orientiert.
- **Somnolent:** Patient ist schläfrig, aber erweckbar durch pflegerische Manipulation, befolgt Aufforderungen dann auch folgerichtig.
- **Soporös:** Patient ist körperlich und geistig völlig regungslos, reagiert nur auf max. externe Stimulation.
- **Komatös:** keine Reaktion auf jegliche Stimulation

Kontrolle des Bewusstseins

Patienten mindestens stündlich testen. Mögliche Fragen an den Patienten lauten:

- Wie heißen Sie?
- Wo wohnen Sie?
- Wann sind Sie geboren?
- Wissen Sie, was passiert ist?
- Wie war der Name Ihres … (z. B. Mann, Kind)?
- Wo sind Sie gerade?
- Welches Datum haben wir?

Bei der Kontrolle des Bewusstseins sind folgende Durchführungsgrundsätze zu beachten:

- Fragen in das laufende Gespräch einbauen
- Fragen mischen und wechseln. Sonst besteht die Gefahr, dass diese schon gekannt werden.
- Beobachtung der Aussprache:
  - Aussprache klar und deutlich
  - Aussprache plötzlich verwaschen
  - Wortfindungsstörungen

ACHTUNG

Auffälligkeiten in diesem Bereich können Zeichen einer erneuten Blutung, von Minderdurchblutungen oder steigendem Hirndruck sein.
Sofortige Information an den betreuenden Arzt und Dokumentation der Ereignisse und Beobachtungen.

Neben der Kontrolle des Bewusstseins werden auch die motorischen Fähigkeiten stündlich überwacht und beobachtet.

Kontrolle der Motorik

Stündliche Kontrolle der motorischen Fähigkeiten mithilfe folgender Tests und Beobachtungen:
- Armvorhalte/hebeübung mit geschlossenen Augen
- Hände mit überkreuzten Armen und Händen drücken lassen
- Bewegung der Extremitäten insgesamt kontrollieren, z. B.
  - Keine motorische Reaktion
  - Strecksynergismen
  - Beugeabwehr
  - Gezielte Abwehr auf Schmerzreiz
  - Bewegung nach Aufforderung
  - Erhöhter Muskeltonus
  - Paresen

Diese Kontrollen sind äußerst wichtig, wenn beurteilt werden soll, ob diese motorischen Fähigkeiten seitengleich und kräftig ablaufen, oder ob eine dezente Schwäche einer Extremität vorliegt: z. B. das Absinken eines Arms bei dem Armvorhalteversuch oder eine Kraftminderung beim Händedrücken.

Beobachtung der Atmung

Bei der Beobachtung bzw. Überwachung der Atmung sollten die Atemfrequenz, der Rhythmus, die Qualität sowie die Atemgeräusche kontrolliert werden. Insbesondere in diesem Bereich ist die Krankenbeobachtung von sehr hoher Bedeutung. Die genaue Beobachtung und Beurteilung der Haut und der Schleimhäute auf Zyanose-Zeichen ist die wichtigste Grundlage für die weiteren Maßnahmen. Nicht selten kann man pathologische Atemmuster beobachten.

Pathologische Atemmuster

Cheyne-Stokes-Atmung
Regelmäßig wechselnde Atemtiefe und eine regelmäßige Änderung des Abstands der Atemzüge. Flacht die Atmung periodisch ab, so besteht die Gefahr, dass es zu einem kurzen Atemstillstand kommt. Dieser wird jedoch zeitnah durchbrochen und es stellen sich wieder tiefere Atemzüge ein. Ursachen können eine unzureichende zerebrale Blutversorgung (Apoplex), Meningitis und Enzephalitis sein.

Biot-Atmung
Bei dieser Form der Störung werden tiefe, in der Regel gleichmäßige Atemzüge durch längere, wiederkehrende Atempausen, z. T. auch Apnoen unterbrochen. Hier liegt eine schwerwiegende Störung des Atemzentrums vor. Die Ursache liegt darin, dass das beschädigte Atemzentrum nicht wie bei einem gesunden Menschen auf eine Erhöhung des CO_2-Partialdrucks reagiert, sondern nur noch auf den erniedrigten Sauerstoffgehalt im Blut. Die Gefahr ist hier, dass die Atemtätigkeit nur bei einem erniedrigten Sauerstoffgehalt ausgelöst wird, die Atmung allerdings bei normalem Sauerstoffgehalt nicht angeregt wird. Auslösende Faktoren sind unter anderem ein erhöhter ICP und Hirnverletzungen.

Zusätzliche Hilfe zur Überwachung bietet das Monitoring (Pulsoxymeter, Kapnometrie) und die regelmäßige Kontrolle der paO_2- und pCO_2-Werte mittels der arteriellen BGA (Blutgasanalyse) (➤ Kap. 4).

Klinische Bedeutung

Bei den pCO_2-Werten strebt man eine therapeutische Hyperventilation an. Leicht erniedrigte Werte ($pCO_2 < 33$) bzw. eine Normventilation (pCO_2 33–38 mmHg) sind hier die anzustrebende Ziele, da ein zu stark erniedrigtes pCO_2 eine Vasokonstriktion hervorrufen kann und somit neue Infarkte durch die Minderdurchblutung entstehen können. Dem gegenüber steht die Erhöhung der pCO_2-Werte, die eine Vasodilatation bewirkt und somit eine Hirnschwellung oder eine Blutungszunahme zur Folge haben kann. Neben dem pCO_2 spielt auch das paO_2 eine wichtige Rolle, da ein zu niedriges paO_2 ($paO_2 < 90$ mmHg) zu einer zerebralen Hypoxie und somit zu einer Hirnschwellung und Hirndruckerhöhung führen kann. In der Praxis strebt man in der Regel paO_2-Werte von > 100 mmHg an.

Pupillenkontrolle

Die **Pupillenkontrolle** ist ein wichtiger Bestandteil des neurologischen Check-up. Sie wird mindestens

stündlich durchgeführt. Bei kritischen Hirndruck-Werten und bei Auffälligkeiten, wie z. B. eine plötzlich aufgetretene Hypertonie, findet die Kontrolle in kürzeren Intervallen statt. Wie jede Maßnahme ist auch diese immer an die individuelle Situation des Patienten anzupassen.

Pupillenveränderungen

Pupillenerweiterung (Mydriasis)
- Bei Dunkelheit (physiologisch)
- Lähmung des N. oculomotorius (bei Hirnverletzung/Blutungen/Einklemmung)
- Beidseitig bei erhöhtem Sympathikotonus
- Nach Gabe von Atropin

Pupillenverengung (Miosis)
- Bei Lichteinfall (physiologisch)
- Medikamente (Morphin, Heroin)
- Lähmung der sympathischen Versorgung des Auges

Pupillenentrundung
- Augenkrankheiten/Verletzungen
- Angeboren
- Hirndrucksteigerung
- Nach Eintritt des Todes

Umgang mit Hirndrucksonden

Im Wesentlichen unterscheidet sich der Umgang mit Ventrikeldrainagen kaum von dem mit anderen gängigen Drainagen. Der Verbandswechsel findet immer unter aseptischen Bedingungen statt.

8

MERKE

Normalwerte des Hirndrucks

0–15: Norm
15–19: leicht erhöht
20–29: deutlich pathologisch
30–39: hochgradig pathologisch
> 40: vital bedrohlich

Besonderheiten in der Überwachung von Hirndrucksonden

- Beobachtung des Liquors auf Farbe, Menge, Ablaufgeschwindigkeit
- Höhe der Drainage und des Druckaufnehmers regelmäßig überprüfen und ggf. korrigieren (immer nach Mobilisation und Positionierungen)
- Der obere Rand der Liquorkammer gibt den Nullpunkt an. Die Sekrete (Blut/Liquor) fließen nach Erreichen dieser Druckhöhe über einen Überlauf in einen Sekretbeutel ab.
- Das Drainagesystem muss durchgängig, dicht und frei von Luft sein. Eine verstopfte Drainage kann evtl. zur Einklemmung des Gehirns führen.
- Wundbeobachtung (Beobachtung auf Liquoraustritt oder Nachblutungen)
- Einstichstelle auf Infektzeichen, ggf. Liquoraustritt aus der Wunde prüfen

Generell wird der Druckaufnehmer immer auf Höhe des Foramen Monroi angebracht. Um die Höhe genau bestimmen zu können, bieten manche Hersteller eine Messleiste an. Ist diese nicht vorhanden, sollte die Höhe so genau wie möglich (Klinikstandard beachten) bestimmt werden. Der Druckaufnehmer liegt auf Höhe des äußeren Gehörgangs, da dies in der gängigen Praxis den äußeren Referenzpunkt des Foramen Monroi darstellt.

Bei Schichtende findet ein Nullabgleich statt, um die genaue Messung zu gewährleisten. Die Entscheidung, bei welchem Hirndruck-Wert die Drainage zu öffnen ist, obliegt alleine dem zuständigen Arzt. In der Regel werden die externen Ventrikeldrainagen bei tief sedierten Patienten bei einem ICP von > 20 mmHg und bei einem wachen Patienten bei ICP-Werten von > 25 mmHg geöffnet. Dies erfolgt immer im Beisein der zuständigen Pflegekraft und unter einer engmaschigen Pupillenkontrolle.

In einigen Fällen sieht man auch, dass die EVD auf Dauerablauf gestellt ist. Dies ist bei Patienten mit Liquoraufstau/Abflussstörung häufig der Fall, entweder als passagere Lösung, bis sich das Liquorgleichgewicht wieder normalisiert hat oder bis zur notwendigen Shunt-OP. Ist die EVD auf Dauerablauf, so wird dennoch stündlich der Hirndruck gemessen, um Veränderungen und/oder steigende ICP-Werte frühzeitig erkennen zu können.

Apparatives Monitoring

Bei Übernahme eines neurochirurgischen/neurologischen Patienten sind wie bei jedem Intensivpatienten die Alarmgrenzen an der Monitoranlage einzustellen und zu überprüfen.

Basismonitoring

- EKG, um eine Bradykardie bzw. Herzrhythmusstörungen zu erkennen
- MAP, um eine CPP gesteuerte Hirndrucktherapie durchzuführen
- Temperaturkontrolle (kontinuierlich)
- Regelmäßige Elektrolytkontrolle sowie genaue Flüssigkeitsbilanzierung

Die Blutdruckgrenzen und die dazugehörigen Therapien sind vom Arzt festzulegen und ein genaues Regime bei einer Hyper- bzw. Hypotonie anzuordnen. Dies ist von großer Bedeutung, da die Blutdrucktherapie einen der Grundpfeiler der neurochirurgischen Therapie darstellt.

8.4.2 Pflegerische Maßnahmen bei erhöhtem Hirndruck

Im Rahmen der Betreuung von Patienten mit erhöhtem Hirndruck stehen verschiedene Möglichkeiten und pflegetherapeutische Maßnahmen zu einer konservativen Hirndrucksenkung zur Verfügung.

Optimierung des venösen Abflusses

Der Kopf des Patienten wird immer so gelagert, dass dieser in Mittelstellung liegt. Ein Abknicken nach rechts oder links sowie eine Überstreckung nach hinten sollten unbedingt vermieden werden. Dies ist nach jeder Manipulation erneut zu kontrollieren und ggf. zu optimieren. Während der Positionierungs- und Lagerungsmaßnahmen wird der Kopf ebenfalls in Mittelstellung gehalten, wenn möglich durch eine zusätzliche Pflegekraft, um dieses zu gewährleisten. Bei jeglichen Maßnahmen ist die Kopf-Körper-Achse unbedingt zu erhalten.

MERKE

Die **30°-Oberkörperhochlagerung** ist anzustreben.

Bei massiv erhöhten ICP-Werten sollte der Patient weder husten noch pressen, da der Druck, der dabei im Thorax bzw. im Abdomen aufgebaut wird, stets nach oben steigt und so eine weitere Erhöhung des Hirndrucks hervorruft.

Bei der Tubusfixierung kann es bei zirkulären Befestigungen zu einer Behinderung des venösen Abflusses kommen; eine Alternative sind Klebevariationen, die keinen Einfluss auf den venösen Abfluss haben.

Auszug aus der Leitlinie der Deutschen Gesellschaft für Neurologie:

Der venöse Abstrom sollte nicht durch Abknicken des Kopfes behindert werden. Aus dem gleichen Grund wird eine leichte Oberkörperhochlagerung um ca. 30° empfohlen. Diese Empfehlung gilt nicht im Falle eines lebensbedrohlich hohen ICP (> 30 mmHg) und/oder niedrigen Blutdrucks unter der Vorstellung einer dann kritischen Absenkung des CPP. Unter solchen Bedingungen sollte der Oberkörper flach gelagert werden. (www.dgn.org)

Temperatur stabilisieren

Ein wesentlicher Bestandteil in der Hirndrucktherapie ist die Stabilisierung der Temperatur.

Bei neurochirurgischen Patienten sind häufig hypo- und hypertherme Reaktionen zu beobachten. Die Überwachung der Temperatur erfolgt kontinuierlich über den Blasenkatheter oder eine rektale Temperatursonde. Eine **Normothermie** ist anzustreben (Temp. 37–37,5°C), dies sollte unbedingt eingehalten werden. Kommt es im Verlauf zu starken Schwankungen der Körperkerntemperatur, folgt daraus eine Steigerung des Energiebedarfs. Der O_2-Verbrauch steigt, dem gegenüber steht ein erhöhter CO_2-Spiegel. Dieser wiederum führt zu einer Vasodilatation der zerebralen Gefäße und somit auch zum Anstieg des Hirndrucks. Eine physikalische Kühlung wird vorsichtig durchgeführt, da dies bei wachen Patienten zu Stress führen kann. In Fällen einer Hypothermie sind erwärmende Maßnahmen durchzuführen (warme Infusionen, Einsatz von Wärmesystemen).

O_2-Bedarf senken/pCO_2 stabilisieren

Um den O_2-Bedarf zu senken und um die Hirnaktivität zu reduzieren, wird eine Analgosedierung mit ausreichender Sedierungstiefe in die Therapie nach Arztanordnung aufgenommen.

Die Stabilisierung des pCO_2 ist anzustreben, da eine Hypokapnie, die durch eine Hyperventilation hervorgerufen wurde, eine Vasokonstriktion bewirkt und somit zur Abnahme des Blutvolumens führt. Die Wirkungsdauer beläuft sich auf 4–6 Std. Eine Reduktion des pCO_2 hat also kurzfristig eine Senkung des Hirndrucks, aber auch des zerebralen Perfusionsdrucks und des zerebralen Blutvolumens zur Folge.

8.4.3 Erweiterte Therapie bei Hirndruck

Besteht trotz der vorgenannten Maßnahmen ein pathologisch erhöhter Hirndruck, erfolgt eine Erweiterung der Therapie.

Die Osmotherapie

Eine wichtige Voraussetzung für die Wirksamkeit dieser Therapie ist eine **intakte Blut-Hirn-Schranke** des Patienten.

Es findet eine Dehydration des Hirngewebes durch Volumenentzug statt. Allerdings sollte auch immer daran gedacht werden, dass intakte/gesunde Hirnabschnitte stärker als geschädigte dehydriert werden. Dies führt ggf. zu einer Verschiebung der Hirnmasse. Die Gabe von Osmodiuretika verbessert die Rheologie und führt zu einen Abnahme des zerebralen Blutvolumens und zur Senkung des Hirndrucks.

Nach Gabe von Osmodiurektika (z. B. Mannitol) ist eine Zunahme der Urin-Stunden-Portion zu beobachten. Dieser erhöhte Verlust wird möglichst sofort ausgeglichen, der Patient darf nicht „trocken gefahren" werden.

Regelmäßige Kontrollen des Säure-Basen-Status, der Elektrolyte sowie die Kontrolle der Serumosmolarität sind engmaschig durchzuführen, da eine Serum-Osmolarität von > 320 mmol/kg die Gefahr einer Niereninsuffizienz birgt.

Das in der Praxis am häufigsten eingesetzte Osmodiuretikum ist Mannitol. Um den Hirndruck wirkungsvoll mit Mannitol zu senken, ist eine Dosis von 0,25–1 g/kg empfehlenswert. Maximal dürfen 2 g/kg Mannitol in 30 Min. verabreicht werden.

Mannitol wird in wässriger Lösung verwendet und unverändert im Urin ausgeschieden.

Optional: NaCl 7,5 % senkt den erhöhten Hirndruck mindestens so effektiv wie Mannitol (2 ml/kg KG).

Minimal Handling

Minimal Handling beruht auf der Idee, alle pflegerischen und medizinischen Maßnahmen zu minimieren bzw. auf alle notwendigen zu beschränken. Demnach sollten Maßnahmen gebündelt und wenn möglich von mehreren Pflegenden vorgenommen werden (http://edoc.sub.uni-hamburg.de/haw/volltexte/2016/3599/pdf/Achilles_Isa_BA_2016_10_11.pdf).

Ziele von Minimal Handling sind somit, pflegerische Abläufe zu optimieren, Stress beim Patienten zu reduzieren und so Komplikationen wie z. B. Hirnduckspitzen zu vermeiden.

Pflegerische Schwerpunkte

- Pflegerische Tätigkeiten genau planen und an die individuelle Patientensituation anpassen
- So wenig wie möglich – so viel wie nötig
- Gute Koordination mit den anderen Berufsgruppen (ärztliche Interventionen, Physiotherapie, Transporte abklären und pflegerische Tätigkeiten gebündelt durchführen)
- Lagerungsmaßnahmen mit mehreren Pflegekräften durchführen
- Mikrolagerungen durchführen (Kinästhetic und Basale Stimulation) → keine Lagerung: Dekubitusgefahr und Pneumoniegefahr erhört
- Angehörige informieren und mit in die Pflege einbeziehen
- Außengeräusche wie laute Gespräche, Musik reduzieren. Patienten reagieren auf solche Reize sehr sensibel, auch sedierte Patienten zeigen Stresssymptomatik z. B. mit Anstieg des Blutdrucks oder des Hirndrucks.

Entlastungskraniektomie

Die neurochirurgische Entlastung (Entlastungskraniektomie) ist die Ultima Ratio bei nicht therapierbarem ICP.

Folgende Aufgaben gehören zur allgemeinen Pflege bei der Entlastungstrepanation:

- Stündliche Kontrolle des Bewusstseins und der Motorik

8

- Stündliche Kontrolle der Pupillen
- Engmaschige Blutdruckkontrolle (strikte Einhaltung der Grenzen, CPP- und MAP-Grenzen eng einstellen)
- Kontinuierliche Temperaturüberwachung
- Regelmäßige Kontrolle der Blutzuckerwerte
- Regelmäßige Blutgasanalysen
- Kontrolle der Ventrikeldrainagen
- Kontrolle des Liquors

ACHTUNG

Speziell bei Hirndrucksymptomatik

- Venösen Abfluss durch entsprechende Positionierungsmaßnahmen gewährleisten (Kopf in Mittelstellung, Kopf-Körper-Achse einhalten)
- Temperaturkontrolle (37–37,5°C)
- O_2-Verbrauch senken (Sedierung vertiefen)
- pCO_2 stabilisieren (pCO_2 erhöht → Vasodilatation, pCO_2 erniedrigt → Vasokonstriktion)
- Bedienen der EVD
- Blutdruckeinstellungen streng einhalten

8.5 Pflege bei Organspende/ Hirntod

David Mager

Der **irreversible Hirnfunktionsausfall (IHA)** wird definiert als Zustand der unumkehrbar erloschenen Gesamtfunktion des Gehirns (Großhirn, Kleinhirn und Hirnstamm). Herz- und Kreislauffunktion werden hierbei apparativ künstlich aufrechterhalten.

8.5.1 Voraussetzung für eine Organspende

Die Voraussetzungen für eine Organspende regelt das Transplantationsgesetz (§ 3, TPG) und ist nur zulässig, wenn:

1. eine Einwilligung des Verstorbenen zur Organspende vorliegt,
2. der Tod des Organspenders nach Regeln, die dem Stand der Erkenntnisse der medizinischen Wissenschaft entsprechen, festgestellt ist und
3. der Eingriff durch einen Arzt vorgenommen wird.

Liegt keine schriftliche Zustimmung oder Ablehnung des Verstorbenen vor, so entscheiden die nächsten Angehörigen über eine mögliche Spende. Der nächste Angehörige (z. B. Ehepartner, Eltern) hat bei seiner Entscheidung den mutmaßlichen Willen des möglichen Organ- oder Gewebespenders zu beachten. Der Arzt hat diese darauf hinzuweisen und die Vereinbarung muss schriftlich erfolgen.

Seit dem Jahr 2019 sind Entnahmekrankenhäuser dazu verpflichtet, einen Transplantationsbeauftragten (TxB) zu benennen und freizustellen. Der Umfang der Freistellung richtet sich nach der Anzahl der Intensivbehandlungsbetten. Sind in einer Klinik mehrere Intensivstationen vorhanden, muss für jede Station mindestens ein TxB benannt werden [1].

8.5.2 Ursachen

Ursächlich für den IHA können primäre und sekundäre Hirnschädigungen sein.

- **Primäre Hirnschädigungen** betreffen unmittelbar das Gehirn z. B. schwere Hirnverletzungen bei Schädel-Hirn-Trauma, intrakranielle Blutung, Hirninfarkt oder Hirntumore. Man unterscheidet hier nochmals zwischen infra- und supratentorieller Hirnschädigung:
  - **Infratentorielle Schädigungen** betreffen zunächst das Kleinhirn und den Hirnstamm, erst später das Großhirn.
  - **Supratentorielle Prozesse** verursachen zunächst Schädigungen im Großhirn und später im Hirnstamm und Kleinhirn.
- Bei **sekundären Hirnschädigungen** liegt die Ursache nicht direkt im Gehirn. Eine mögliche Ursache ist die hypoxische Hirnschädigung im Rahmen eines Kreislaufstillstands.

8.5.3 Diagnose des Hirntods

Die Diagnose des IHA erfordert:

- Die Erfüllung der Voraussetzungen zur Feststellung des IHA
- Den Ausschluss reversibler Ursachen
- Die Feststellung der klinischen Symptome
- Den Nachweis der Irreversibilität

8

Reversible Ursachen des Hirnfunktionsausfalls

- Intoxikationen
- Dämpfende Medikamente
- Neuromuskuläre Blockade
- Reversible Erkrankungen des Hirnstamms oder des peripheren Nervensystems
- Primäre oder therapeutische Hypothermie
- Kreislaufschock
- Koma bei endokriner, metabolischer oder entzündlicher Erkrankung

Der IHA kann bei Patienten ab Beginn des 3. Lebensjahrs bei supratentoriellen und sekundären Hirnschädigungen auf jeder Intensivstation ohne ergänzende apparative Diagnostik festgestellt werden.

Die Symptome des IHA müssen in einer klinischen Untersuchung durch zwei unabhängige und erfahrene Fachärzte (Intensivmediziner, Neurologen, Neurochirurgen) festgestellt werden. Bei Feststellung des IHA müssen die Ergebnisse auf einem entsprechenden Protokollbogen dokumentiert werden.

Klinische Darstellung des IHA

- Bewusstlosigkeit (Koma)
- Ausfall der Hirnstammreflexe:
  - Lichtstarre, mittel- bis maximal weite Pupillen ohne Mydriatikum
  - Beidseitiges Fehlen des vestibulookulären Reflexes (Puppenkopf-Phänomen)
  - Beidseitiges Fehlen des Kornealreflexes
  - Fehlende Reaktionen auf Schmerzreize beidseits im Trigeminusbereich
  - Fehlen des Pharyngeal- und Trachealreflexes (Husten- und Würgereflex)
- Ausfall der Spontanatmung

MERKE

Ein fehlender Hustenreflex beim endotrachealen Absaugen, der nicht auf eine medikamentöse Ursache zurückzuführen ist, kann Symptom eines möglichen IHA sein.

Der Apnoe-Test

Ein zentraler Atemstillstand liegt vor, wenn bei einem $paCO_2$ von mindestens 60 mmHg keine Eigenatmung einsetzt.

Nach Möglichkeit sollte die Hyperkapnie, nach vorheriger Präoxygenierung, durch eine Hypoventilation mit reinem O_2 (2 AF/Min.) am Respirator durchgeführt werden. Eine eventuelle Fehltriggerung kann durch eine moderate Erhöhung des Inspirationstriggers umgangen werden.

- Präoxygenierung mit 100 % O_2 bei Erwachsenen und Kontrolle der SO_2
- Ausgangs-$paCO_2$ 35–45 mmHg

Das Fehlen des Atemantriebs muss im Zweifelsfall bei Diskonnektion des Patienten vom Respirator sicher beurteilt werden, da bei niedrigen Inspirationstrigger eine Selbsttriggerung des Beatmungsgeräts möglich ist, was als Atemanstrengung des Patienten fehlinterpretiert werden kann.

Wenn nicht alle klinischen Ausfallsymptome geprüft werden können, ist eine ergänzende apparative Untersuchung erforderlich.

Der IHA kann mit zwei klinischen Untersuchungen unter Einhaltung eines geforderten Beobachtungszeitraums nachgewiesen werden.

- Beobachtungszeitraum bei primär supratentorieller Hirnschädigung: **12 Std.**
- Beobachtungszeitraum bei sekundärer Hirnschädigung: **72 Std.**

Ohne Beobachtungszeitraum kann der irreversible Ausfall aller Hirnfunktionen mit einer apparativen Untersuchung nachgewiesen werden.

Dabei muss einer der folgenden Befunde im Anschluss an die klinische Untersuchung vorliegen [2]:

Ergänzende apparative Untersuchungen

- Isoelektrisches EEG
- Erloschene evozierte Potenziale (nur bei supratentorieller und sekundärer Hirnschädigung)
- Nachweis des zerebralen Zirkulationsstillstands durch:
  - Doppler/Duplexsonografie
  - Perfusionsszintigrafie
  - CT-Angiografie
  - Konventionelle Angiografie

Zur Feststellung der IHA bei Neugeborenen und Kleinkindern < 2. Lebensjahr gelten gesonderte Anforderungen an die Hirntoddiagnostik.

8.5.4 Pflegerische Besonderheiten

Neben den üblichen intensivpflegerischen Prophylaxen zielen die Behandlung und Pflege des Organspenders darauf ab, negative Auswirkungen auf Organfunktionen zu vermeiden.
Die häufigsten Komplikationen sind:

- Erniedrigtes HZV, Hypovolämie, Hypotonie
- Hypothermie
- Diabetes inspidus centralis mit Elektrolytentgleisung
- Störungen des Säure-Basen-Haushalts

Ursachen dieser Probleme sind der Ausfall der zentralen Kreislauf-, Atmungs- und Temperaturregulation, Störung der ADH-Sekretion, Verminderung der CO_2-Produktion und ein reduzierter Gesamtstoffwechsel.

Kreislaufregulation

Bedingt durch die zentrale Kreislaufdysregulation tritt nicht selten eine ausgeprägte Hypotonie auf. Häufig besteht ein intravasaler Volumenmangel, ausgelöst durch evtl. vorausgegangene Volumenrestriktion, osmotherapeutische Behandlung eines Hirnödems und einen Diabetes insipidus centralis. Ziel der Hypotonie-Behandlung ist ein MAP von 70–100 mmHg.

Als Volumenersatz sollten bei Bedarf bevorzugt kristalloide Lösungen eingesetzt werden, um den intravasalen Volumenstatus zu optimieren. Häufig macht die Kreislaufstabilisierung den Einsatz von Noradrenalin als Dauerinfusion notwendig. Im Einzelfall kann ein erweitertes hämodynamisches Monitoring notwendig sein, um den individuellen Katecholamin- und Volumenbedarf zu ermitteln.

Bei größeren Blutverlusten kann eventuell auch eine Verabreichung von EK oder FFP notwendig sein. Dies muss allerdings immer individuell entschieden werden [3].

Temperaturregulation

Durch den IHA können Störungen in der Temperaturregulation entstehen, die sich zumeist in einer Hypothermie äußern. Im Fokus des pflegerischen Handelns steht das Minimieren von Wärmeverlusten (z. B. durch Verwendung metallbeschichteter Decken) und der externen Wärmezufuhr (z. B. durch Wärmedecken und erwärmte Infusionslösungen). Zielwert sollte eine Körperkerntemperatur > 35 °C sein.

Diabetes insipidus centralis

Dieser wird verursacht durch eine Schädigung des Zwischenhirns (Hypothalamus und Hypopyhse). Das Hormon ADH wird hierbei nicht mehr oder nur noch unzureichend ausgeschüttet. In 70 % der Fälle kommt es zu folgenden klinischen Symptomen:

- Polyurie > 5 ml/kgKG/Std.
- Spezifisches Uringewicht < 1.005 g/ml

Mittel der Wahl zur Behandlung sind die Verabreichung von Desmopressin und der Ausgleich der renalen Flüssigkeitsverluste mittels G5 % bei vorhandener Hypernatriämie, und kristalloiden Lösungen bei isotoner Dehydration. Im Rahmen eines Volumenersatzes mit G5 % muss mit einem eventuellen Blutzucker-Anstieg gerechnet werden. Eine Normoglykämie (< 180 mg/dl) sollte mittels i. v. Insulinapplikation angestrebt werden.

Lungenprotektive Maßnahmen und Beatmung

Aufgrund des reduzierten Gesamtstoffwechsel des Organspenders und unveränderten Beatmungseinstellungen kann eine respiratorische Alkalose resultieren. Hierauf muss bei der Einstellung des Respirators geachtet werden.

Grundsätzlich sollten die Beatmungsparameter unter stetiger Kontrolle der BGA-Werte und unter lungenprotektiven Gesichtspunkten angepasst werden.

Insbesondere bei mutmaßlicher Spende der Lungen haben pflegerische Maßnahmen einen maßgeblichen Anteil bei der Vermeidung funktioneller Organstörungen:

- Fortführung der Sekretolyse
- Atemgaskonditionierung
- Bedarfsorientierte Sekretabsaugung
- Lagerungsmaßnahmen (20–45° Oberkörperhochlagerung)
- Maßnahmen der VAP-Prophylaxe [3]

8

Besonderheit: Lazarus-Phänomen

Im Rahmen des IHA können spontan oder durch äußere Reize provozierte Bewegungen der Extremitäten auftreten. Dieses Phänomen wird als Lazarus-Zeichen bezeichnet. Die auslösenden Impulse hierfür kommen nicht vom Gehirn, sondern entspringen auf spinaler Ebene.

Betreuung der Angehörigen und des therapeutischen Teams

Die Angehörigenbetreuung stellt im Kontext des IHA eine besondere Herausforderung an die Pflegenden dar. Häufig ist der diagnostizierte (Hirn-) Tod für die Angehörigen nicht oder nur schwer anzunehmen, da typische Todeszeichen fehlen. Der Brustkorb des Spenders hebt und senkt sich unter maschineller Beatmung, die Haut ist warm und evtl. vorhandene Lazarus-Zeichen erschweren die Akzeptanz des Todes.

Die **Kommunikation** mit und die **Information der Angehörigen** ist hier von enormer Wichtigkeit. Es sollte stets auf eine ruhige und einfühlsame Gesprächsführung in störungsfreier Umgebung geachtet werden. Außerdem können Seelsorge, psychologischer Dienst und die Experten der DSO hinzugezogen werden.

Die Betreuung des Organspenders und seiner Angehörigen stellt überdies eine emotional belastende Situation für das gesamte Behandlungsteam dar. In solche Situationen empfiehlt es sich, eine offene Kommunikation im Team zu suchen, regelmäßig Supervisionen durchzuführen und Seelsorge oder psychologischen Dienst hinzuzuziehen.

KAPITEL

9

Tobias Becker, Vanessa Jungmann, Anke Kany, Maximilian Kemper, Beatrix Löhlein-Hejda, Michael Neitzel, Sandra Wieder

Spezielle Intensivmedizin und -pflege

9.1 Akutes Lungenversagen

Beatrix Löhlein-Hejda (Vorauflage Katrin Lichy)

9.1.1 Definition

Ashbaugh und Kollegen entdeckten 1967 zum ersten Mal bei einigen ihrer behandelten Intensivpatienten ein akut lebensbedrohliches respiratorisches Versagen. Dies trat häufig in Zusammenhang mit einer schweren Erkrankung oder einem Trauma auf und manifestierte sich im klinischen Bild mit Dyspnoe, Tachypnoe, Zyanose. Die bildgebende Diagnostik zeigte ein Thorax-Röntgenbild mit oftmals beidseitig diffusen Infiltraten (➤ Abb. 9.1).

Eine eingeleitete Ersttherapie mit der Gabe von Sauerstoff zeigte kaum Wirkung und Besserung. Ashbaugh und Kollegen bezeichneten dieses Syndrom als **Acute Respiratory Distress Syndrome (ARDS).**

Akutes Lungenversagen

Das akute Lungenversagen wird heute international als **Acute Respiratory Distress Syndrome (ARDS)** bezeichnet. Daneben bestehen Bezeichnungen wie das akute Atemnotsyndrom des Erwachsenen/des Neugeborenen oder Schocklunge. Das ARDS wird als hypoxämischer Atemstillstand definiert.

Dieses Syndrom einer massiven Gasaustauschstörung tritt meist im Bereich der Intensivmedizin und unabhängig vom Lebensalter und von speziellen prädisponierenden Faktoren auf. Im neonatologischen Bereich zeigt es eine leicht veränderte Pathophysiologie und damit auch eine veränderte Behandlungsmöglichkeit (z. B. Surfactant-Gabe). Daher wird das akute Lungenversagen beim Erwachsenen auch als **Adult Respiratory Distress Syndrome** bezeichnet.

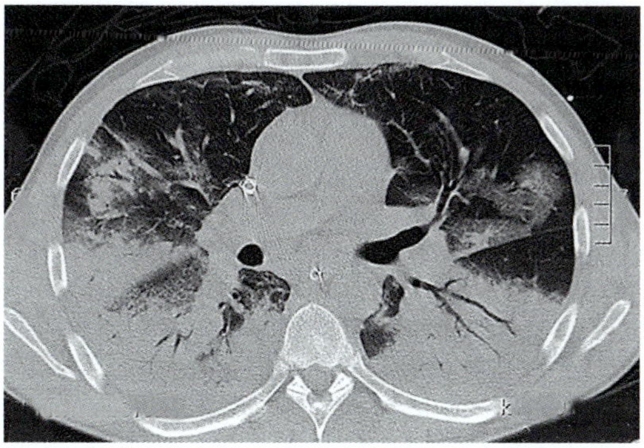

Abb. 9.1 Typische beidseitige Infiltrate in der Computertomografie [P432]

Im Jahr 1994 wurde durch die American-European Consensus Conference (AECC) das ARDS in zwei Schweregrade unterteilt und die dazugehörigen Kriterien zur Diagnosestellung wurden festgelegt. Diese Unterteilung in die Acute Lung Injury (ALI) und das Acute Respiratory Distress Syndrome (ARDS) hatte über ein Jahrzehnt Gültigkeit. Kritikpunkte waren eine Nicht-Miteinbeziehung des Beatmungsparameters PEEP in den Schweregrad der Erkrankung sowie das Einschlusskriterium des pulmonalkapillären Verschlussdrucks mit der Messung über einen PAK (Pulmonalarterien-Katheter).

Diese Einteilung der Erkrankung wurde gemeinsam durch verschiedene Fachgesellschaften überarbeitet und im Jahr 2012 in der sog. **Berlin Definition** veröffentlicht. Mithilfe dieser Kriterien kann ein ARDS gut erkannt und klassifiziert werden.

Berlin Definition des ARDS [1]

1. Akuter Beginn innerhalb einer Woche
2. Diffuse beidseitige Infiltrate – Differenzialdiagnosen: Pleuraergüsse, Atelektasen
3. Respiratorisch bedingtes Lungenversagen – Differenzialdiagnosen: kardiales Versagen, Herzinsuffizienz, Volumenüberladung
4. Schweregradeinteilung anhand des Oxygenierungsindex:
   - **Mildes ARDS:** $paO_2/FiO_2 \leq 300–200$ mmHg bei PEEP ≥ 5 cmH_2O
   - **Moderates ARDS:** $paO_2/FiO_2 \leq 200–100$ mmHg bei PEEP ≥ 5 cmH_2O
   - **Schweres ARDS:** $paO_2/FiO_2 \leq 100$ bei PEEP ≥ 5 cmH_2O

Bestehende Grundkriterien wie der akute Beginn innerhalb einer Woche, die beidseitigen Infiltrate im Röntgen-Thorax oder CT-Thorax und der Ausschluss eines kardial sowie durch eine Volumenüberladung bedingten Lungenödems, sind als Einschlusskriterien für die Diagnosestellung geblieben. Zusätzlich wird seit der **Berlin Definition** das ARDS in drei Schweregrade eingeteilt (s. Kasten). Diese beziehen sich auf die Höhe des errechneten **Oxygenierungsindex nach Horowitz** (Horowitz-Quotient), der in Bezug auf den eingestellten PEEP von ≥ 5 mbar interpretiert werden muss. Die Diagnosestellung des ARDS sowie die Schweregradeinteilung sind von verschiedenen dynamischen Faktoren abhängig und müssen immer wieder evaluiert werden.

MERKE

Oxygenierungsindex nach Horowitz [2]

Aus dem Oxygenierungsindex (OI) kann eine Aussage zur Leistungsfähigkeit des transpulmonalen Sauerstofftransports erstellt und daraus die Schwere der Hypoxie ermittelt werden. Er ergibt sich aus der Teilung des arteriellen Sauerstoffpartialdrucks durch den eingestellten FiO_2-Wert (FiO_2 am Beatmungsgerät, bzw. nasalem Highflow):

$$\frac{PaO_2}{FiO_2} = \text{Horowitz-Quotient}$$

Normalwert > 450 mmHg, pathologisch < 350 mmHg

9.1.2 Ätiologie

Hinter dem Begriff des ARDS steht ein **Symptomkomplex,** deren Entstehung auf verschiedenen pathologischen Veränderungen beruht (➤ Tab. 9.1). Diese Veränderungen können primär aufgrund eines **intrapulmonalem oder extra-pulmonalem Prozesses** ausgelöst werden. Eine intrapulmonale oder direkte Ursache entsteht durch die primäre Erkrankung der Lunge als Krankheitsherd oder durch die direkte Einwirkung schädlicher Substanzen auf das Alveolarepithel. Bei einer extrapulmonalen oder indirekten Ursache ist die Lunge nicht der Auslöser, sondern das Zielorgan der systemisch inflammatorischen Entzündungsreaktion oder der Gerinnungs- und Komplementkaskade.

Entstehungsweg des ARDS

- Das ARDS ist eine sekundär auftretende, intensivmedizinische Diagnose.
- Intrapulmonales ARDS: Die Schädigung wirkt direkt auf das Alveolarepithel (z. B. Aspiration) ein oder/und die Lunge ist das ausgehende Organ (Pneumonie).
- Extrapulmonales ARDS: Die Schädigung wirkt nicht direkt auf die Lunge ein, sondern sie ist das Zielorgan im Rahmen einer systemischen Entzündungsreaktion, einer Autoimmunerkrankung oder eines Traumas.

Die auslösende Ursache kann den zeitlichen sowie den klinischen Verlauf des ARDS beeinflussen. In-

Tab. 9.1 Häufige Ursachen und auslösende Noxen eines ARDS

Ursache	Auslösende Noxen
Pneumonie	**Direkt** – Biologische Noxen: Bakterien, Viren, Pilze
Sepsis, schwere Sepsis	**Indirekt** – Systemisch-inflammatorische Antwort **Direkt** – Biologische Noxen
Aspiration, Beinahe-Ertrinken	**Direkt** – Magensaft, Blut, hypo-/hyperosmolares/verunreinigtes Wasser
Lungenkontusionen	**Direkt** – Physikalische Schädigung des Lungengewebes
Polytrauma	**Indirekt** – Mikro- und Makrozirkulationsstörungen
Pankreatitis	**Indirekt** – Systemisch-inflammatorische Antwort
Chemotherapie	**Indirekt/Direkt** – Toxische Noxen, Immunsuppression, systemisch-inflammatorische Antwort
Autoimmunerkrankung	**Indirekt** – Mikro- und Makrozirkulationsstörungen
Schock	**Direkt/Indirekt** – Mikro- und Makrozirkulationsstörungen, systemisch-inflammatorische Antwort, biologische Noxen
Transfusion von FFP („TRALI“)	**Indirekt** – Autoimmunreaktion
Inhalations- und Explosionstrauma	**Direkt** – Thermische/chemisch-toxische Noxen
Ventilationsassoziiert („VILI“)	**Direkt** – Systemisch inflammatorische Antwort und Gewebeschädigung durch hohe Tidalvolumen, Beatmungsdrücke und Scherkräfte
Hohe Sauerstoffkonzentration	**Direkt** – Toxische Substanz, Sauerstoffradikale

9

trapulmonale Ursachen zeigen meist zu Beginn schon eine relevante Einschränkung der pulmonalen Compliance, wohingegen die extrapulmonalen Ursachen eher eine eingeschränkte Thoraxwandcompliance aufzeigen. Dies kann u. a. durch einen erhöhten intraabdominellen Druck entstehen.

Intensivmedizinisch ausgelöstes ARDS

- Die intensivmedizinische Behandlung birgt auslösende Ursachen für ein ARDS. Diese können durch präventive Maßnahmen verhindert werden.
- **Präventive Maßnahmen:** Vorrang lungenprotektiver Beatmung vor bester Oxygenierung, Vermeidung von FFP-Gabe, zielgerichtete Medikamenten- und vor allem Antibiotikagabe, adäquates Flüssigkeitsmanagement, Umsetzung von Bundels zur Ventilator-assoziierten Pneumonie, Früh-/Mobilisation etc.

9.1.3 Inzidenz und Outcome beim ARDS

Im Jahr 2013 kam man zu einer ARDS-Inzidenz, je nach geografischer Lage und Meldung, von 10–58 Personen auf 100.000 Einwohner. Die Inzidenz des ARDS auf der Intensivstation wird mit 7,1 % und mit 12,5 % angegeben, wenn eine Behandlung > 24 Std. notwendig ist. Die erfasste Mortalität beträgt 20–50 % [3].

Outcome beim ARDS

- *Die Letalität des schweren ARDS beträgt 45–50 %. Ursache fataler Verläufe ist meist das Versagen extrapulmonaler Organsysteme* [3].
- Eine frühzeitige, adäquate Therapie sowie die Vermeidung und Minimierung sekundärer Schädigung auf die Lunge und anderer Organsysteme können den Ablauf des ARDS und damit das Outcome positiv beeinflussen.
- **Differenzialdiagnostisch** müssen andere Krankheitsbilder vom ARDS unterschieden werden: z. B. Lungenembolie, kardial oder durch Volumenüberladung bedingtes Lungenversagen, Aspergillose, akute Pneumonie etc.
- In Abwesenheit von pharmakologisch wirksamen Therapien bleibt der einzige Schlüssel zum Erfolg die Therapie der Grunderkrankung sowie die Beatmung mit kleinen Tidalvolumina und einem geringen Driving Pressure.

9.1.4 Pathogenese und -physiologie

Nach intrapulmonaler oder extrapulmonaler Schädigung kommt es zu einer immunologischen Entzündungsreaktion im Körper. Diese Reaktion aktiviert zwei Kaskadensysteme – das Komplementsystem sowie das Gerinnungssystem.

MERKE

Komplementsystem

Das Komplementsystem besteht aus 18 Plasmaproteinen und ist der wirksamste Effektormechanismus der immunologischen Entzündungsreaktion. Es spielt eine entscheidende Rolle in der natürlichen und immunologischen vermittelten Abwehr gegen Infektionen und Gewebeschädigungen [4].

Aus dem **Komplementsystem** entstehen die Bildung von proinflammatorischen Mediatoren, eine Erhöhung der Gefäßpermeabilität, eine Kontraktion von glatter Muskulatur sowie eine Ausschüttung von Botenstoffen. Diese locken Neutrophile, mononukleäre Zellen, Eosinophile sowie die Phagozytose an den Schädigungsort.

Im Folgenden entstehen aus dieser immunologischen Reaktion eine Schädigung und Durchgängigkeit des **alveolärenkapillären Gefäßendothels** mit Bildung von Nekrosen als auch einem protein- und fibrinreichen, Erythrozyten und Thrombozyten angereicherten interstitiellen Ödem. Die Lunge zeigt sich gerade in den dorsobasalen Segmenten nass und schwer, was zu einer Atelektasenbildung in diesem Bereich führt. Unterstützt wird dies durch eine unzureichende Surfactant-Synthese. Die entstehende Ventilationsstörung führt zu einer Zunahme des intrapulmonalen Rechts-Links-Shunts, was wiederum mit einer hypoxischen pulmonalen Vasokonstriktion/**Euler-Liljestrand-Mechanismus** beantwortet wird. Dieser verteilt das Blut auf die besser belüfteten Bereiche um. Die *Alveolarsepten werden mit hyalinen Membranen ausgekleidet und es kommt zu einer Ablösung der Alveolardeckzellen. Die hyalinen Membranen bestehen aus Fibrin und nekrotischem Material* [5].

Aus der ebenfalls ablaufenden Gerinnungskaskade stammt nicht nur das Fibrin im interstitiell oder/und bereits alveolär befindlichen Ödem, sondern es befinden sich auch hyaline Mikrothromben in den Lungenkapillaren. Die entstehende Perfusionsstö-

9

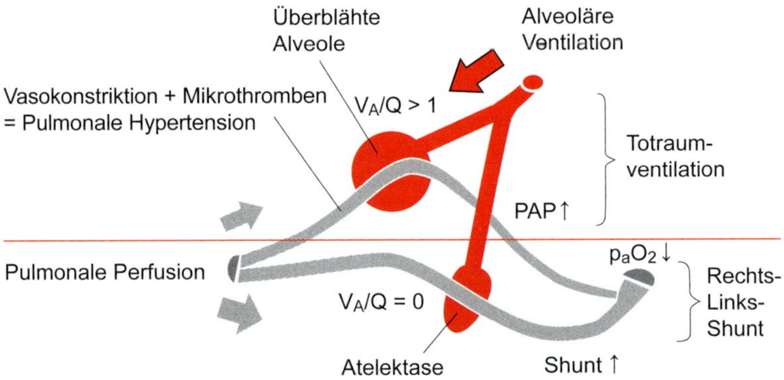

Abb. 9.2 Pathophysiologische Mechanismen bei Lungenversagen: Totraumventilation durch gestörte Perfusion und Überblähung, sowie Shuntdurchblutung durch Atelektasen [L143]

rung führt zu einer Zunahme der Totraumventilation (➤ Abb. 9.2). Man spricht in der Situation von einem gestörten Ventilations-Perfusions-Verhältnis. Manifestiert sich das ARDS in einer Lungengerüstfibrose, ist keine Rekrutierbarkeit mehr möglich.

Charakteristik des ARDS

- Diffuser Alveolarschaden (diffuse alveolar damage, DAD) mit Permeabilitätsstörung der Alveolarwände
- Ablösung der Alveolardeckzellen
- Ausbildung hyaliner Membranen [5]
- **Radiologische Diagnostik:** diffuse bilaterale Infiltrate, die im weiteren Verlauf charakteristisch in ein Bild der weißen Lunge übergehen können (➤ Abb. 9.3). Keine Korrelation mit dem Schweregrad der Hypoxie.
- **Klinische Symptomatik:** Tachypnoe, Dyspnoe, Zyanose, Hypoxie mit Sauerstoffsättigung < 85 %, Unruhe, Desorientiertheit, sekundär auftretende Hyperkapnie
- **Beeinflussende Faktoren für das Auftreten einer Fibrose:** zugrunde liegende Ursache, der Zeitpunkt des adäquaten Therapiebeginns und die Dauer/Invasivität der notwendigen Beatmung
- Der Schweregrad der Hypoxie korreliert mit der Höhe des intrapulmonalen Rechts-Links-Shunts.
- Eine Beatmung außerhalb des lungenprotektiven Bereichs kann das ARDS stätig aufrechterhalten und beständig verstärken, was somit einen **Circulus vitiosus** auslösen kann.
- Die inhomogen geschädigte Lunge lässt sich in drei Areale einteilen (➤ Abb. 9.4):
  - **Zone H wie healthy:** Die gesunden Lungenbezirke zeigen eine normale Compliance, eine normale Funktionelle Residualkapazität (FRC) sowie ein normales Ventilations-Perfusions-Verhältnis. Sie braucht besonderen Schutz unter Beatmung („baby lung") [6] und ist häufig ventral sowie apikal zu finden.
  - **Zone R wie Rekruitable:** Die atelektatisch veränderten Lungenbezirke lassen sich mit einem adäquaten PEEP wiedereröffnen und müssen in diesem Zustand gehalten werden. So lassen sie sich in eine gesunde Zone rekrutieren. Die Zone R braucht besondere Aufmerksamkeit unter der Beatmung und ist häufig mittig zu finden.
  - **D wie Diseased:** Die Areale, die nicht mehr am Gasaustausch teilnehmen, lassen sich, wenn überhaupt nur mit großem Druck wiedereröffnen, was dazu führen könnte, dass die anderen zwei Zonen überbläht werden. Die Zone D befindet sich häufig in den dorsobasalen Bereichen.
- Im ARDS besteht eine Rechtsverschiebung der Druck-Volumen-Kurve.

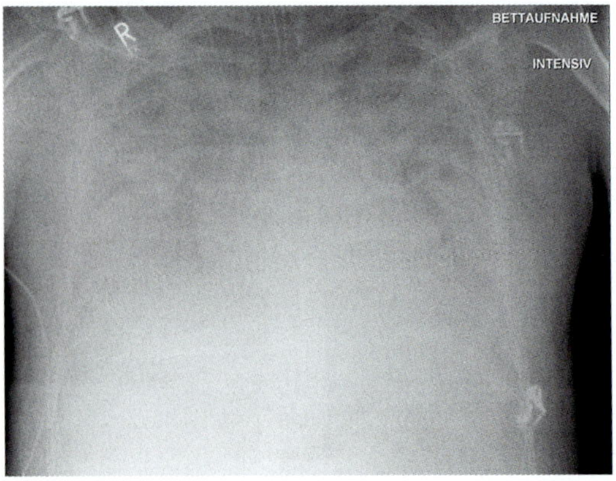

Abb. 9.3 Typische beidseitig weiß infiltrierte Lunge in der Röntgen-Thoraxaufnahme, ausgelöst durch das massive Lungenödem [M661]

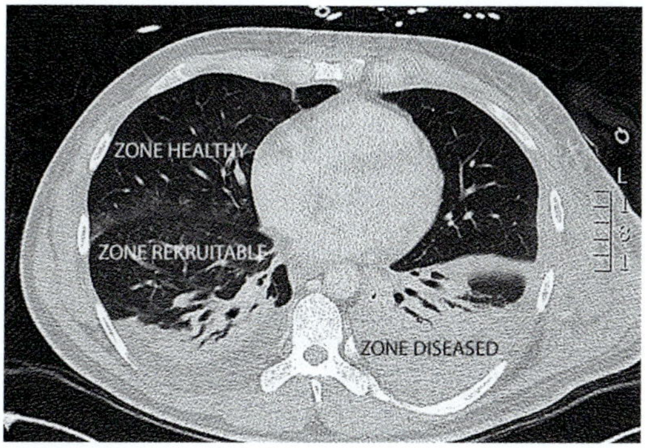

Abb. 9.4 3-Zonen-Modell der ARDS Lunge [P432]

9.1.5 Behandlungsstrategien beim ARDS

Im Vordergrund der ARDS-Behandlung stehen neben der Diagnostik mit Ursachenanalyse eine schnelle und adäquate Therapie der Grunderkrankung, die Vermeidung einer lebensbedrohlichen Hypoxie sowie die Prävention sekundärer Schädigung der Lunge und anderer Organsysteme. Diese Reihenfolge sollte jedoch nicht als feststehend betrachtet werden, da in den meisten Fällen die Aufrechterhaltung der Oxygenierung im Vordergrund steht.

Konventionelle Basistherapie des ARDS

- Fokussanierung
- Lungenprotektive Beatmung
- Restriktives Flüssigkeitsmanagement
- Relaxierung
- Lagerungstherapie
- Inhalative pulmonale Vasodilatatoren (NO, Prostglandine)
- Extrakorporale Membranoxygenation (ECMO)

Fokussanierung

Der Schlüsselfaktor in der ARDS-Behandlung ist die zeitkritische Fokussanierung, da es keine pharmakologisch wirksame Direktbehandlung gibt. Direkte Ursachen lassen sich meist erkennen und entsprechende Maßnahmen können abgeleitet werden. Sind jedoch z. B. weiterführende bildgebende diagnostische Maßnahmen oder eine Fokussanierung außerhalb der Intensivstation notwendig (Intensivtransport), muss teilweise erst eine Sicherung des Gasaustauschs durchgeführt werden. Dies kann eine vorherige Intubation oder ECMO-Anlage notwendig machen.

Lungenprotektive Beatmung („baby lung concept")

Bei der Behandlung der auftretenden Gasaustauschstörung stellt die Beatmung einer der wichtigsten Maßnahmen dar. Teilweise wird in speziellen Zentren ein frühzeitiger Einsatz der **venovenösen extrakorporalen Membranoxygenation (vvECMO)** erwogen. Sie tritt an die Stelle der Intubation mit einer invasiven und häufig notwendigen aggressiven Beatmung. Hierüber kann eine vollständige Lungenschonung beibehalten und der **Circulus vitiosus** verhindert werden.

Lungenprotektion bei der Beatmung unter ARDS

Es gilt: Je angegriffener die Lunge, umso weniger Beatmung (Stress und Strain) verträgt sie.

In der Initialphase sollte eine nichtinvasive Beatmung (NIV) in Erwägung gezogen werden, allerdings sollte diese unter strengen Beobachtungskriterien eingesetzt werden. Zeigt sich die NIV als nicht zielführend, muss die Therapie unverzüglich abgebrochen sowie eine invasive Beatmung begonnen werden. Eine zu spät initiierte invasive Beatmung kann schwerwiegende Folgen haben und zur unerwarteten ECMO-Anlage führen.

Grundsätzlich ist bei der Beatmung von ARDS-Patienten die Inhomogenität der Lunge zu berücksichtigen. Eine notwendige aggressive Beatmung bedeutet die Aufrechterhaltung des Gasaustauschs durch ein Verlassen der lungenprotektiven Beatmung. Dies kann zu einem sog. Ventilator-induzierten Lungenversagen (VILI) führen.

Nebenwirkungen der maschinellen Beatmung

- **Volutrauma** = Schädigung des Lungengewebes durch eine Überdehnung mit hohen Atemhubvolumen von > 6 ml/kg ideales KG

- **Barotrauma** = Schädigung des Lungenfasergerüsts durch Spannung und damit Druck mit hohen Beatmungsdrücken von > 30 mbar (Plateaudruck)
- **Scherkräfte-Trauma** = Schädigung der Lunge durch das Auftreten von Scherkräften zwischen belüfteten und nicht belüfteten Alveolarkompartimenten sowie aufgrund eines atemzyklischen Öffnens und Kollabierens von Alveolarkompartimenten bei einem Driving Pressure (P_{insp}-PEEP) von > 15 mmHg
- **Biotrauma** = sekundäre lokale und systemische Entzündungsreaktion als Folge der mechanischen Lungenschädigung durch Volu-, Baro- und Scherkräftetrauma
- **Hohe FiO_2-Werte** = Schädigung der Lunge durch eine Sauerstofftoxizität und die Freisetzung von Sauerstoffradikalen bei einer inspiratorischen Sauerstoffkonzentration von > 60 % über einem Zeitraum von > 24 Std. Bei reiner Sauerstoffgabe von 100 % wird der Stickstoff aus den Alveolen ausgewaschen, es bilden sich Resorptionsatelektasen.
- **Ventilator-assoziierte Pneumonie**
- **Diaphragmale Dysfunktion** = Inaktivitätsatrophie des Zwerchfells innerhalb von 24–48 Std. nach Beginn einer kontrollierten Beatmung

Ziele der Beatmungsstrategie beim ARDS

- Im ARDS muss unbedingt eine weitere Schädigung der alveolären Strukturen verhindert werde.
- Aufrechterhaltung eines suffizienten Gasaustauschs durch Öffnen der Atelektasen („Open up the lung") und Offenhalten der Alveolen („Keep the lung open"). Adäquate PEEP-Einstellung und Beachtung des transpulmonalen Drucks.
- Niedriger **„Driving Pressure"** < 6 (gesunder Patient < 15) = geringes Druckdelta – „Baby-lung-Konzept"
- Frühzeitige augmentierte Beatmungsform mit Spontanatemanteilen
- Prävention des Ventilator-induzierten-Lungenschadens (VILI). Lungenprotektion hat Vorrang vor bester Oxygenierung – Sauerstofftoxizität beachten.
- Begrenzung der inspiratorischen Plateaudrücke auf < 30 mbar und Einhaltung eines Tidalvolumens von 4–6 ml/kg ideales KG in Kombination eines adäquat hohen PEEP
- Beim ARDS gilt: Je weniger Dehnung und Spannung – „Strain" und „Stress", umso besser findet es eine Lunge im Versagen.
- **„Strain"** = Verhältnis von Tidalvolumen auf die FRC = Strain-Wert < 0,25 im akuten Lungenversagen
- **„Stress"** = Der auf die Alveolen einwirkende transpulmonale Druck = Stress-Wert < 25 im akuten Lungenversagen

- **Permissive Hyperkapnie** = Einstellung der ventilatorischen Parameter nicht nach dem CO_2-Wert, sondern nach einem pH-Wert. Unterer Grenzwert > 7,25.
- **Zielwerte:** Sauerstoffsättigung 88–90 %, paO_2 > 60 mmHg, normales Laktat, CaO_2 (arterieller Sauerstoffgehalt) > 10 Vol.-%, pH-Wert > 7,25

Tidalvolumen und Druckbegrenzung

Das Tidal- oder Atemhubvolumen sollte im ARDS auf < 6 ml/kg ideales Körpergewicht (ideal body weight, IBW) eingestellt werden. In einer großen Studie des amerikanischen ARDS-Netzwerks zeigte diese Maßnahme eine deutliche Mortalitätsreduktion im Lungenversagen [7]. Hintergrund ist die Prävention einer endinspiratorischen Alveolarüberdehnung und Kapillarkompression mit der hohen Wahrscheinlichkeit eines entstehenden Parenchymschadens. Entsteht die Kombination aus hohem AZV bei gleichzeitig reduzierter FRC, spricht man vom sog. Strain, der auf die Lunge einwirkt.

Die Berechnung des AZV bezieht sich auf das Idealgewicht in Bezug auf die Körpergröße des Patienten. Das bestehende Körpergewicht darf nicht zur Berechnung verwendet werden, da sich die Lunge bei einer Gewichtsveränderung in ihrer Größe nicht verändert.

Einstellgröße des AZV

- Die Körpergröße ist die ausschlaggebende Größe bei der Einstellung eines lungenprotektiven Atemzugvolumens.
- Lungenprotektives AZV: 4–6 ml/kg ideales KG
- Das Idealgewicht kann anhand der folgenden Formel ermittelt werden:
  Männer: 50 + 0,91 × (Größe in cm – 152,4)
  Frauen: 45,5 + 0,91 × (Größe in cm – 152,4)

Initial sollte jeder Patient auf der Intensivstation in der Körpergröße vermessen werden. Hier können ein Metermaß sowie eine schon ausgerechnete AZV-Tabelle sichtbar am Patientenbett eine gute Erinnerungshilfe sein.

Neben der Begrenzung des AZV sollte der inspiratorische Plateaudruck auf < 30 mbar begrenzt und damit ein Parenchymschaden und somit auch der Stress auf die Lunge verhindert werden. Für die Dehnung und damit Schädigung der Lunge ist der transpulmonale Druck (Ptp) verantwortlich. Der gesamt gemessene Atemwegsdruck (P_{max}) ist nicht aussagekräftig. Der **transpulmonale Druck** ist die Druckdifferenz zwischen dem Alveolardruck (P_{alv}) und dem Intrapleuraldruck (P_{pl}). Die direkte Messung in diesen beiden Bereichen ist unpraktikabel und risikobehaftet, daher wird eine transösophagiale Messung über eine Sonde, am kaudalen Ende der Speiseröhre (tiefer Ösophagusdruck) empfohlen. Diese Messung gilt als ein valides Maß für den Pleuradruck. Für den benötigten Alveolardruck wird der inspiratorische Plateaudruck verwendet. Beide Parameter fließen in die Berechnung des transpulmonalen Drucks mit ein. Allerdings ist das transösophagiale Messverfahren nicht in allen Kliniken vorhanden, daher wird weiterhin der Plateaudruck als Marker und Grenze genutzt.

Einstellgröße Druckbegrenzung

- Der transpulmonale Druck ist die entscheidende Druckgröße in der Ventilator-assoziierten Lungenschädigung.
- Die einwirkende Dehnung auf die Alveolen wird von der Höhe des transpulmonalen Drucks bestimmt.
- **Lungenprotektive Druckbegrenzung:** $P_{tp} < 25$ cmH_2O oder $P_{plat} < 30$ mbar
- **Transpulmonaler Druck** = Alveolardruck – Intrapleuraldruck: $P_{tp} = P_{alv} - P_{pl}$
- Beeinflussende Faktoren auf den transpulmonalen Druck:
  - Veränderung des Alveolardrucks durch den Parameter PEEP
  - Veränderung des intrathorakalen Drucks
  - In- und Exspiration

Der **Driving Pressure** [8] beschreibt die Druckdifferenz (ΔP) zwischen dem Plateaudruck und dem endexpiratorischen Druck (PEEP). Der Driving Pressure stellt im ARDS ein Outcomeparameter dar, welcher die Letalität trotz eingehaltener lungenprotektiver Beatmung beeinflusst.

Einstellgröße Driving Pressure

- Der **Driving Pressure** ist die Druckdifferenz zwischen dem Plateaudruck und dem PEEP, z. B. P_{insp} – PEEP (BiPAP, Dräger®), P_{insp} = Driving Pressure (Bilevel, GE®).
- **Driving Pressure** = AZV in Beziehung zur Compliance
- Lungenprotektiver Driving Pressure: < 15; **Driving Pressure im ARDS < 6**
- Bei Verringerung des Driving Pressure, kann es zu einer Reduktion des AZV kommen und damit zur Hyperkapnie.

Positiver endexspiratorischer Druck und Rekrutierung

Mit der Anwendung eines adäquaten positiven endexspiratorischen Drucks (PEEP) können zwei wichtige Ziele erreicht werden: die Vermeidung von Alveolar-Cycling sowie die Wiedereröffnung von atelektatischen Alveolen (Zone R). Damit wird eine Erhöhung der funktionellen Residualkapazität erreicht und eine Verbesserung der Oxygenierung herbeigeführt.

Der PEEP kann primär über 2 PEEP-Tabellen eingestellt werden, bei beiden ist ein bestimmter PEEP mit dem eingestellten FiO_2 verknüpft. Die PEEP-Tabelle aus der amerikanischen ARDS-Network-Studie hat im Gegensatz zur ALVEOLIE-Tabelle niedrigere PEEP-Werte (➤ Tab. 9.2, ➤ Tab. 9.3) Es konnte keine Signifikanz für eine der beiden Tabellen festgestellt werden. Deshalb sollte in der Praxis eine PEEP-Einstellung in einem Grenzwert zwischen bei-

Tab. 9.2 Empfohlene Werte für den PEEP nach ARDS-Network-Protokoll

PEEP-Werte in Abhängigkeit des benötigten FiO_2/Niedriger PEEP – erhöhtes FiO_2												
FiO_2	0,3	0,4	0,4	0,5	0,5	0,6	0,7	0,7	0,7	0,8	0,9	1,0
PEEP in mbar	5	5	8	8	10	10	10	12	14	14	14	18–24

Tab. 9.3 PEEP-Tabelle in der ALVEOLIE-Studie

PEEP-Werte in Abhängigkeit des benötigten FiO_2/Niedriges FiO_2 – hoher PEEP													
FiO_2	0,3	0,3	0,3	0,3	0,4	0,4	0,5	0,5	0,5–0,8	0,8	0,9	1,0	1,0
PEEP in mbar	5	8	10	12	14	16	16	18	20	22	22	22	24

den Tabellen anhand der Oxygenierungsstörung eingestellt werden. Eine **„best PEEP"**-Adaption sollte anhand eines PEEP-Trials erfolgen.

Die PEEP-Einstellung mithilfe einer Druck-Volumen-Kurve bei gleichzeitiger Verabreichung von niedrigen Tidalvolumen zeigt beim ARDS einen deutlichen Überlebensvorteil. Ein **PEEP-Trial** bedeutet die Interpretation der Druck-Volumen-Kurve auf verschiedenen PEEP-Niveaus. Auf jedem PEEP-Niveau wird unter Beobachtung der Compliance sowie der Druck-Volumen-Kurve, nach einem zeitlichen Ablauf von ca. 10 Min. eine Blutgasanalyse abgenommen. Der „best PEEP" befindet sich im Bereich des höchsten paO_2 mit dem niedrigsten pCO_2 bei gleichzeitig bester Compliance. Die technischen Möglichkeiten einiger Beatmungsgeräte ermöglichen dem Anwender automatisch ablaufende PEEP-Trials zu nutzen. Dies vereinfacht die Durchführung und erhöht die Anwendungsquote. Sie errechnen auf jedem PEEP-Level sowohl die FRC als auch die Compliance. Durch die Möglichkeit der FRC-Messung kann gleichzeitig der Strain-Wert ermittelt werden.

„best PEEP"

- Der **„best PEEP"** wird über einen PEEP-Trial ermittelt.
- Ein PEEP-Trial kann entweder über eine aufsteigende PEEP-Reihe („incremental PEEP-trial") oder über eine absteigende PEEP-Reihe („decremental PEEP-trial") ermittelt werden.
- Der **„best PEEP"** muss für jeden Patienten individuell ermittelt werden.
- Der **„best PEEP"** liegt über dem unteren Inflektionspunkt, aber unterhalb des oberen Inflektionspunkts.
- Liegt der PEEP unterhalb des unteren Inflektionspunkts, kommt es zu Atelektasen und einem zyklischen Öffnen und Schließen der Alveolen (Scherkräftetrauma).
- Liegt der PEEP oberhalb des oberen Inflektionspunkts, kommt es zur Überdehnung (Baro-/Volutrauma).
- Der **„best PEEP"** verhindert Stress und Strain auf die Lunge.
- Ein PEEP-Trial kann nur unter kontrollierten Bedingungen durchgeführt werden. Der Patient darf keine Spontanatmung durchführen.

PEEP-Verlust

- Einen PEEP-Verlust vermeiden (ggf. komplettes Zusammenfallen der Lunge → erhöhte Scherkräfte beim Wiedereröffnen)
- Bei notwendiger Diskonnektion sollte der Tubus abgeklemmt werden.
- Achtung! Das Klemmen des Tubus unter hohem PEEP und Spontanatmung kann zu einem Unterdrucklungenödem führen.

Eine **alveoläre Rekrutierung bedeutet die Wiedereröffnung** der atelektatisch verschlossenen Lungenareale und deren Offenhalten durch einen adäquat hohen PEEP.

Recruitment-Manöver

- Ein falsch durchgeführtes Recruitment-Manöver kann im schweren ARDS mehr schaden als nutzen.
- ARDS mit überwiegend atelektatischen Lungenarealen = hohes Rekrutierungspotenzial
- ARDS mit überwiegend konsolidierten Lungenarealen (Ödem, entzündliches Exsudat und/oder strukturelle Schädigung der Lunge) = niedriges Rekrutierungspotenzial

Permissive Hyperkapnie

Mit der Begrenzung des Tidalvolumens, des Plateaudrucks und des Driving Pressure ist in den meisten Fällen keine Normokapnie mehr erreichbar. Der dabei in Kauf genommene Anstieg des arteriellen pCO_2 wird als **permissive Hyperkapnie** bezeichnet. Die Einstellung der Ventilation erfolgt nicht mehr nach dem $paCO_2$, sondern nach dem pH-Wert des arteriellen Blutes. Als Grenzwert kann hier ein pH-Wert von 7,25 – bei intakter Nierenfunktion – angesehen werden.

Beatmungsmodus

Im europäischen Raum wird zur Beatmung von Patienten mit ARDS mehrheitlich ein druckkontrollierter Beatmungsmodus genutzt, während in den USA hauptsächlich eine volumenkontrollierte Beatmung genutzt wird [9]. Dies beruht hauptsächlich auf der theoretischen Annahme, dass der dezelerierende Flow der druckkontrollierten Beatmung durch den langsameren Einstrom in die diffus geschädigte Lunge zu einer besseren Verteilung der Atemgase führt, sodass eine Überblähung der schwer geschädigten Aveolarbezirke verhindert wird.

Jedoch konnte bisher, bei der Beatmung mit kleinen Tidalvolumen und einem begrenzten Spitzendruck, kein eindeutiger Vorteil für die Wahl eines druckkontrollierten Modus nachgewiesen werden.

Hingegen ist die möglichst frühe Etablierung eines Beatmungs-Modus, welcher dem Patienten eine Spontanatmung ermöglicht, von Vorteil ist, da die aktive Kontraktion des Zwerchfells bei einem Spontanatemzug zu einer Rekrutierung in den basalen Lungenabschnitten führt. Gleichzeitig kann über die (Re-)Aktivierung des Zwerchfells die Beatmungsdauer verkürzt werden. Im klinischen Alltag bietet der BIPAP-Modus alle gewünschten Vorzüge.

Atemzeitverhältnis

Bei schweren Oxygenierungsstörungen kann die Umkehrung des Atemzeitverhältnisses (inversed ratio ventilation, IRV) von bis zu 3 : 1 erwogen werden. Dies hat vor allem eine Verlängerung der Kontaktzeit von Atemgas und Kapillare zur Folge, wodurch sich die Oxygenierung verbessern lässt. Gleichzeitig nimmt die Ventilation ab und es kann zur Ausbildung einer permissiven Hyperkapnie kommen. Außerdem kann die IRV über die Bildung eines intrinsischen PEEP zu einer Rekrutierung führen.

Beatmungsfrequenz/Atemfrequenz

Die Beatmungsfrequenz spielt bei Patienten mit Lungenversagen keine besondere Rolle. In der Regel muss aufgrund der niedrigen Tidalvolumen jedoch eine etwas höhere Frequenz gewählt werden, um ein ausreichendes Minutenvolumen zu gewährleisten.

Als Zielgröße gilt auch hier der pH-Wert des arteriellen Blutes (permissive Hyperkapnie).

Inspiratorische Sauerstoffkonzentration

Die FiO_2 sollte grundsätzlich so niedrig wie möglich und so hoch wie nötig gewählt werden; auf Dauer gilt eine Konzentration von unter 60 % als unbedenklich.

Der Zielwert für die Einstellung ist die Oxygenierung des Patienten, im schweren Lungenversagen kann ein $paO_2 > 60$ mmHg bzw. $SpO_2 > 85$ % als ausreichend angesehen werden.

Volumentherapie

Eine restriktive Volumentherapie und/oder eine Forcierung der Diurese kann das Lungenödem reduzieren. So wird eine Verbesserung der Oxygenierung erreicht. Jedoch muss beachtet werden, dass dies nicht zu Lasten der Organperfusion geschehen darf. Daher sollte auch bei negativer Bilanzierung ein ausreichender arterieller Mitteldruck gewährleistet sein.

Die Steuerung der Bilanz kann mithilfe eines PiCCO-Katheters erfolgen, mit dem gleichzeitig das extravasale Lungenwasser als Verlaufskontrolle gemessen wird (➤ Kap. 5.2.2).

Relaxierung

Neuere Untersuchungen zeigen, dass sich bei Patienten mit einem schweren Lungenversagen eine Relaxierung mit Cisatracurium während der ersten 48 Beatmungsstunden positiv auf die Überlebensrate auswirkt. Möglicherweise geschieht dies durch die Verminderung von Lungenschäden in der frühen Phase der Beatmung [10].

Lagerungstherapie

Die Positionierung des Patienten in Bauchlage hat bei Patienten mit akuter respiratorischer Insuffizienz als auch bei Patienten im ARDS ein Evidenzgradempfehlung 1a (AWMF S2e Leitlinie Lagerungstherapie und Frühmobilisation zur Prophylaxe oder Therapie von pulmonalen Funktionsstörungen).

Grundsätzliches zur Bauchlage

- **Bauchlagerungsintervall von mindestens 16 Std.** Profitiert der Patient weiterhin, sollte die Bauchlage fortgeführt werden. Mehrere Zyklen intermittierender Bauchlage und Rückenlage ergeben bei Respondern einen nachhaltigen Effekt.
- ***Bei Patienten mit ARDS und lungenprotektiver Beatmungsstrategie*** *führt die* ***frühe*** *Anwendung prolongierter Bauchlagerung zu einer signifikanten Senkung der Letalität im Vergleich zur Rückenlagerung (Evidenzgrad 1a)* [11].

- Eine **180°-Bauchlage** (komplette BL) ist der 135°-Lagerung (inkompletten BL) in der Effektivität gerade beim ARDS überlegen (180° bei bilateralen Infiltraten).
- Eine Bauchlage darf nicht dazu führen, dass ein eigentlich notwendiges extrakorporales Verfahren (ECMO) zu spät initiiert wird. Patienten im schweren ARDS und beginnender weißer Lunge sollten nur unter ECMO-Bereitschaft in BL verbracht werden. Die Situation muss regelmäßig evaluiert werden.

Eine frühzeitige 16-stündige komplette (180°) Bauchlagerung (➤ Abb. 9.5) kann beim schweren Lungenversagen als Therapie eingesetzt werden. Ein zusätzlicher Effekt kann in der Kombination mit sekretmobilisierenden Maßnahmen entstehen.

Effekte aus der Bauchlage

- *Ziel: Verbesserung des pulmonalen Gasaustausches, Verminderung/Minimierung des Lungenschadens und Sekretmobilisation*
- *Auswirkungen: Veränderung der Atemmechanik, Reduktion des Pleura-Druckgradienten, Reduktion der tidalen Hyperfinflation und der beatmungsassoziierten Schädigung der Lunge („Stress und Strain"), Homogenisierung der Atemgasverteilung und Perfusion, Reduktion der Ventilations-Perfusions-Fehlverteilung, Vergrößerung der Austauschfläche, die am Gastransport teilnehmen kann (Rekruitment) und Reduktion der atelektatischen Lungenareale. Verbesserte Sekretmobilisation.*
- *Non-Responder = Ausbleiben einer Steigerung der Oxygenierung um > 20 % des Ausgangswerts nach mehreren Stunden Bauchlage*
- *Beeinflussende Faktoren: Grunderkrankung, Zeitpunkt des Beginns und die Art der Anwendung (Dauer, Lagerungsintervalle)* [11]

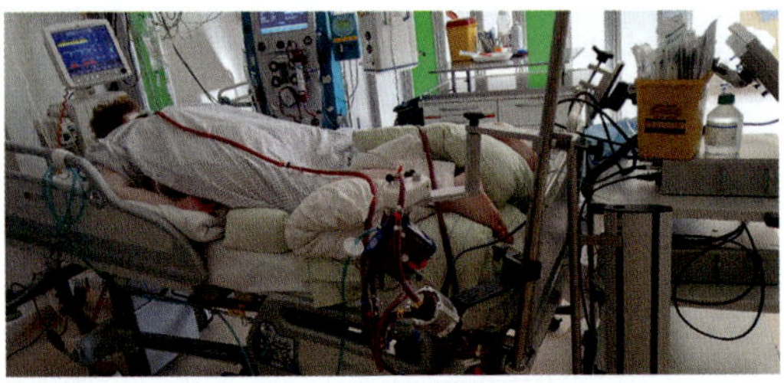

Abb. 9.5 Bauchlage mit ECMO [M1098]

Pflege bei Patienten in Bauchlage

- Stündliche Mikrolagerung und Kontrolle aller Auflagestellen
- Freilagerung des abdominellen Bereichs durch ausreichende Unterpolsterung im Thorax- und Beckenbereich
- Freilagerung der Augen, der Nase, beider Ohren und des Kinns
- Freilagerung und Polsterung aller zu- und ableitenden Systeme
- Anbringen einer geschlossenen Absaugung
- Keine Oberkörperhochlagerung (schiefe Ebene) notwendig
- Enterale Ernährung fortführen
- Spontanatmung ermöglichen
- Sekretmobilisierende Maßnahmen

Für den Fall, dass die Oxygenierung des Patienten, unter Anwendung lungenprotektiver Beatmung und unterstützender Therapiemaßnahmen, nicht sichergestellt werden kann, existiert an speziellen ARDS-Zentren noch eine Reihe anderer Therapieoptionen. Grundsätzlich dienen diese Optionen dazu, die Invasivität der Beatmung zu reduzieren und der Lunge Zeit zu verschaffen, sich selbst zu regenerieren.

Einsatz der extrakorporalen Membranoxygenation (ECMO)

Die **ECMO** ist ein extrakorporales Verfahren, das die lebenserhaltenden Organe Lunge und Herz durch die Übernahme der Funktionen Oxygenierung, Decarboxylierung und Organperfusion ersetzten kann. Es zeichnet sich zusätzlich durch einen schnellen Einsatz und eine Transportabilität aus. Die ECMO wird **beim pulmonalen (vvECMO), kardialen (vaECMO) sowie kardiopulmonalem Versagen (vvaECMO)** eingesetzt und darf nicht als deren Therapie gesehen werden. Vielmehr schafft dieses heutzutage technisch stabile Verfahren ein sicheres Zeitintervall, in dem diagnostische, interventionelle und organschonende Maßnahmen durchgeführt werden können.

Der Einsatz der **ECMO im kardialen Versagen** wird international als **Extracorporeal Life Support (ECLS)** bezeichnet und erfolgt bei Patienten im kardiogenen Schock, zur postoperativen Stabilisierung in der Kardiochirurgie, bei interventionellen Maßnahmen (Coro) oder als eCPR (extrakorporale c(k)ardiopulmonale Reanimation) im Notfall. Die zuletzt aufgeführte Indikation ist 2015 in die Reanimationsleitlinien aufgenommen worden und bedarf weiterer innerklinischer sowie präklinischer Strukturmaßnahmen.

ECMO beim ARDS

Im ARDS bedeutet der Einsatz der vvECMO die extrakorporale Sicherstellung des Gasaustauschs und damit ein sog. **„bridge to decision"** sowie teilweise ein **„bridge to transplant"**. Die Einsatzindikation der ECMO im pulmonalen Versagen kann nicht anhand der ARDS-Schweregrade festgelegt werden. Vielmehr erfordert dies die Expertise eines erfahrenen Teams im Wissen der ARDS-Ursache, deren Progredienz und Prognose sowie der bereits durchgeführten therapeutischen Maßnahmen (Bauchlage etc.). Die frühzeitige ECMO-Anlage und damit die Vermeidung oder Minimierung des Ventilator-bedingten Lungenschadens ist entscheidend. Heutzutage wird bei einem bestimmten Patientengut die ECMO-Anlage der Intubation vorgezogen. Beispielhaft dafür sind Patienten, die auf eine Lungentransplantation warten.

Der Gefäßzugang erfolgt venovenös (vvECMO), in der Regel über zwei Einzelkanülen oder über eine bikavale Doppellumenkanüle. Die häufig verwendete Kanülierung mit Einzelkanülen erfolgt meist femoraljugulär. Eine venöse Kanüle (21–25 Fr, 38 cm) wird über die V. femoralis auf Höhe der Leber als Drainage-Kanüle platziert. Zur Rückführung des Blutes wird eine arterielle Kanüle (19–21 Fr, 15 od. 23 cm) über die V. jugularis vor den rechten Vorhof platziert.

Bei der bicavalen Doppellumenkanüle findet die Punktion über die rechte V. jugularis statt, die Drainage erfolgt über proximale und distale Öffnungen aus den beiden Hohlvenen, die Rückführung über eine laterale Öffnung auf Höhe des Vorhofs. Vorteile sind eine extrem niedrige Rezirkulation, eine einzelne Gefäßpunktion sowie ein besserer Patientenkomfort, gerade bei wachen Patienten. Eine risikoarme Anlage ist möglich bei einem erfahrenen Team.

Grundsätzliches zur extrakorporalen Membranoxygenation

- ECMO fängt beim Patienten ohne ECMO an.
- Die ECMO ist keine Therapie, sondern ein lebenshaltendes Verfahren.
- **Möglichkeiten unter ECMO:** Vermeiden einer Intubation und Beatmung („Wach-ECMO"), „ultra-lungenprotektive" Beatmung, diagnostische und interventionelle Maßnahmen im gesicherten Setting, Reduktion von Medikamenten (Sedierung, Katecholamine etc.), Delirprophylaxe, Früh-/Mobilisation
- Durch die periphere Anlage in Seldinger-Technik ist die ECMO ein schnell einsetzbares Verfahren und kann im Notfall außerhalb der Intensivstation kanüliert werden (eCPR, externe Kanülierung).
- Einsatz beim pulmonalen, kardialen sowie kardiopulmonalen Versagen
- Der Einsatz der ECMO im kardialen Versagen wird heutzutage als **Extracorporeal Life Support (ECLS)** bezeichnet. Der Unterschied zur pulmonalen ECMO ist die Rückgabe des oxygenierten und decarboxylierten Blutes in die Arterie (vaECMO). Die intrakorporale Oxygenierung beim ECLS-Verfahren ist HZV unabhängig.
- Bei der **vvECMO** bleibt die intrakorporale Oxygenierung **HZV-abhängig.** Das sehr gut oxygenierte ECMO-Blut muss durch das HZV des Patienten weitertransportiert werden.
  Niedriges HZV → kein adäquater Weitertransport des Blutes an die Endorgane
  Zu hohes HZV (z. B. Sepsis) → das ECMO-Blut trifft auf mehr schlecht oxygeniertes Blut und durchmischt sich.
- Die drei Hauptkomplikationen sind Blutungen, Thrombosen als auch der menschliche Faktor (durch den Anwender, der das Verfahren bedient).

Technik und Funktionsprinzip der ECMO

Herzstück des Systems ist der **Oxygenator.** Über die große Oberfläche der in diese künstliche Lunge eingebauten semipermeablen Hohlfasern erfolgt der eigentliche Gasaustausch. Auf einer Seite der Membran fließt das Patientenblut, die andere Seite wird von kontinuierlichem Sauerstofffluss durchströmt. Durch die Partialdruckdifferenz von O_2 und CO_2 auf beiden Seiten erfolgt eine Diffusion durch die semipermeable Membran. Der Grad der CO_2-Auswaschung lässt sich über den Sauerstofffluss regeln, ein erhöhter O_2-Fluss, bis etwa 12 l/Min. führt zu einem höheren Konzentrationsgefälle und es wird mehr

CO_2 ausgewaschen. Hingegen resultiert schon ein geringer O_2-Fluss von etwa 1–2 l/Min. in einer fast vollständigen Aufsättigung der Erythrozyten mit Sauerstoff. Um den Patienten komplett extrakorporal zu oxygenieren, muss allerdings das komplette Herzzeitvolumen über den Oxygenator geführt werden, d. h., die Oxygenierung wird über den extrakorporalen Blutfluss geregelt. Als ECMO-Antrieb kommen hauptsächlich magnetisch angetriebene Zentrifugal- oder Diagonalpumpen zum Einsatz, die im Betrieb deutlich weniger mechanische Belastung auf die Erythrozyten ausüben.

Die Steuerung des extrakorporalen Blutflusses erfolgt durch die Regelung der Pumpendrehzahl. Dabei ist zu beachten, dass der Blutfluss auch noch von Vor- und Nachlast der Pumpe abhängig ist: Eine verringerte Vorlast (= negativer Ansaugdruck) oder eine erhöhte Nachlast (= erhöhter Rückflussdruck) führen bei gleicher Drehzahl zu einem verringerten Blutfluss. Umgekehrt kommt es bei erhöhter Vorlast bzw. verringerter Nachlast bei gleicher Drehzahl zu einer Erhöhung des Blutflusses.

Funktionsprinzip der ECMO

- **Grundfunktion ECMO** = extrakorporale Sauerstoffaufnahme und CO_2-Elimination. Zusätzlich kann je nach Lage der rückführenden Kanüle die Organperfusion übernommen werden (vaECMO = ECLS).
- Der Gasaustausch erfolgt über Hohlfasern, die aus einer semipermeable Membran bestehen und in übereinanderliegenden Matten angeordnet sind (Oxygenator).
- **ECMO-Komponenten:** knickstabile beschichtete Kanülen, beschichtetes Schlauchsystem, Blutpumpe (Zentrifugal- oder Diagonalpumpe), beschichteter Oxygenator, Konsole (Antrieb für den Pumpenkopf, Messsysteme etc.), Notantrieb, Wärmetauscher, Sauerstoff-Flowmeter/Gasblender (➤ Abb. 9.6)
- Die extrakorporale **Sauerstoffaufnahme** ist abhängig von der **Höhe des Blutflusses** sowie vom Hb und Hämatokrit.
  - 1 l/Min. Blutfluss bei 1 l 100 % O_2 Gasfluss = minimalste Oxygenierung
  - 5–6 l/Min. Blutfluss bei 1 l 100 % O_2 Gasfluss = maximale Oxygenierung
- Die extrakorporale **Decarboxylierungsleistung** ist abhängig von der **Höhe des Gasflusses:**
  - 1 l/Min. Gasfluss = minimalste Decarboxylierung
  - 12 l/Min. Gasfluss = maximale Decarboxylierung
- **Extrakorporale Lungenunterstützungsverfahren** (pECLA/iLA®/avECLA, ECLA/vvECLA) sind in ihrem maximalen möglichen Blutfluss limitiert, daher ist deren Einsatzgebiet das **hyperkapnische Versagen.**

Zur Überwachung des Blutflusses steht ein Ultraschallfluss-Sensor zur Verfügung, der gleichzeitig Luftblasen detektiert. Manche Systeme messen zusätzlich verschiedene Drücke im extrakorporalen Kreislauf. Dies ist in der Praxis jedoch nicht zwingend notwendig.

Alle blutführenden Komponenten sind üblicherweise Heparin-beschichtet, was die Gerinnungsaktivierung vermindert und den systemischen Antikoagulationsbedarf senkt. Bei hohen ECMO-Blutflussbereichen > 4 l/Min. ist kaum von einem Clotting an

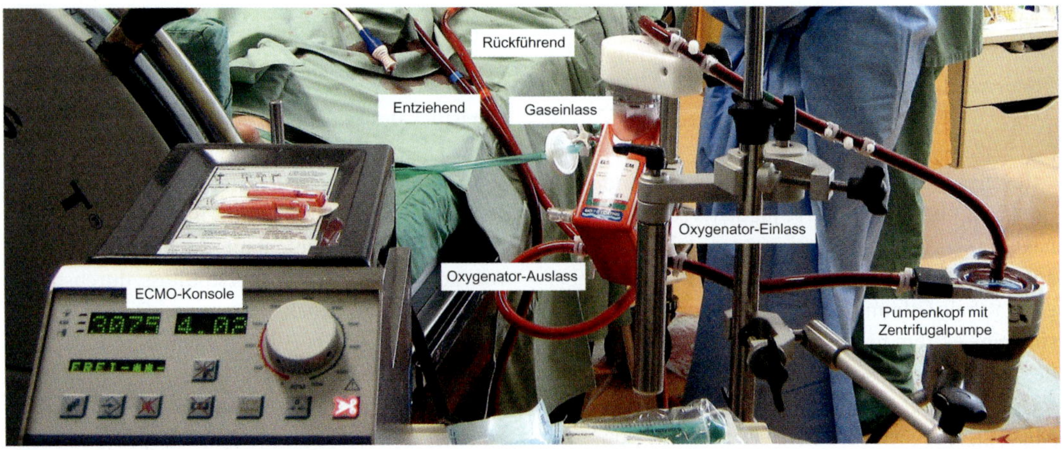

Abb. 9.6 ECMO-Komponenten [M661]

der Membran oder den Kanülen auszugehen, hier ist eine Antikoagulation nicht zwingend notwendig. In geringeren Blutflussbereichen (Weaning) < 3,5 l/Min. muss eine PTT von 50–60 Sek. (oder ATC, Ziel 160–180 s) angestrebt werden. Ein extrakorporaler Blutfluss von 2 l/Min. sollte nicht unterschritten werden. Bei beginnender Hämolyse durch hohe rückführende oder entziehende Drücke und/oder durch ein Verlassen des optimalen Fluss-/Druckverhältnisses sowie bei einer sichtbaren Blutung muss sofort das Heparin beendet werden.

Sichtbare Ablagerungen im System sind so lange unbedenklich, bis eine Flussbehinderung oder ein Membranversagen auftreten. Eine Leistungskontrolle der Membran kann über ein **„Post-Oxy-Gas“** erfolgen (Abnahme einer BGA hinter der Membran). Entstehen hier flussabhängige Werte von 400–500 mmHg, ist von keinem Leistungsverlust auszugehen.

Praktisches Management des extrakorporalen Verfahrens – Pflege bei ECMO

- Das optimale **Fluss-Druck-Verhältnis** der jeweiligen Kanülen muss beachtet und eingehalten werden. Bei Nichteinhalten besteht die Gefahr der Hämolyse.
- Die Kanülen müssen sicher angenäht und zusätzlich gut fixiert sein. Ein minimales Herausrutschen muss verhindert werden.
- Das **Verhältnis von Umdrehungszahl zum Blutfluss** muss kontinuierlich überwacht werden. Ein ungünstiges Verhältnis führt zu erhöhtem Scherstress und zur Zerstörung von Blutbestandteilen.
- Ein Ansaugen der Kanülen (Hypovolämie, intraabdomineller Druck etc.) oder eine Rückflussbehinderung müssen vermieden werden.
- 1-mal pro Schicht erfolgt ein **„Oxy-Flush“** der Membran, um gebildetes Kondenswasser an den Hohlfasern zu entfernen.
- Der Patient muss über einen Wärmetauscher, der am Oxygenator angeschlossen ist, auf normaler Körpertemperatur gehalten werden.
  Die **Sedierung, Analgesie und Delirprophylaxe** sollten nach den aktuellen Leitlinien durchgeführt werden. In den ersten 24–48 Std. kann eine tiefe Sedierung notwendig sein. Grundsätzlich sollte ein RASS 0/–2 erzielt werden.
- Eine **Früh-/Mobilisation** kann auch bei ECMO-Patienten, vor allem bei wachen Patienten an der ECMO, durchgeführt werden, jedoch immer unter Beachtung von Kanülen und Blutfluss.

- Beim nasalen Absaugen, beim „blinden" endotrachealen Absaugen, bei Verbandswechsel, Anlage von Drainagen/Kathetern etc. muss stets an das erhöhte Risiko von Komplikation durch Blutungen gedacht werden.

Respiratoreinstellung unter ECMO

Das **ECMO**-Verfahren übernimmt den kompletten Gasaustausch und macht es so möglich, die Beatmung vollständig zu deeskalieren oder ggf. die invasive Beatmung sogar zu beenden (Extubation). Je früher die aggressive Beatmung verhindert oder beendet wird, umso früher wird der Circulus vitiosus unterbrochen. Das Offenhalten der Alveolen über einen „best PEEP“ bleibt die einzig notwendige Maßnahme (verhindert ein „Verklebung“ der Lunge).

Beatmung unter ECMO

- Vollständige Deeskalation der Beatmung möglich
- Mögliche Einstellungen bei kontrollierter Beatmung: AF = 4–6/Min., I:E = 1:2 oder 4:1, PEEP = PEEP-Trial, P_{insp} = 2–5 mbar, FiO_2 = 0,3–0,5
- Frühestmögliche stressfreie Spontanatmung ermöglichen

9.2 Sepsis

Vanessa Jungmann

Die Sepsis beschreibt eine lebensbedrohliche Organdysfunktion, die durch eine fehlregulierte Wirtsantwort einer Infektion hervorgerufen wird. Die Komplikationen dieses komplexen Krankheitsbilds können in vielen Fällen zum Tod führen.

9.2.1 Definition

Eine Expertenkommission unterteilte die Sepsis 1992 in vier Schweregrade: SIRS (Systemic Inflammatory Response Syndrome), Sepsis, schwere Sepsis und septischer Schock **(Sepsis-1-Definition).**

Die mittlerweile überholten Sepsis-Definitionen **(Sepsis-1 von 1992 und Sepsis-2 von 2001)** basierten auf dem **SIRS-Konzept,** das keine spezifischen Infektionskriterien beinhaltet.

DEFINITION
In der von der European Society of Intensive Care Medicine (ESCIM) und Society of Critical Care Medicine (SCCM) überarbeiteten Leitlinie von Februar 2016 unterscheidet man nur noch zwischen der **Sepsis** und dem **septischen Schock (Sepsis-3-Definition).** Ebenfalls wird davon abgeraten, den Begriff „schwere Sepsis" zu nutzen, da es eine „leichte" Form der Sepsis nicht gibt.

SIRS (Systemic Inflammatory Response Syndrome)

Die Abkürzung SIRS (Systemic Inflammatory Response Syndrome) der Sepsis-1- und Sepsis-2-Definition beschreibt eine generalisierte Entzündungsreaktion des Körpers aufgrund eines äußeren Einflusses. Die SIRS ähnelt der Sepsis, jedoch ist hier keine Infektion nachweisbar. Um die Diagnose der SIRS nachzuweisen, sollten mindestens zwei der nachfolgenden Kriterien vorhanden sein:

- Fieber (Temperatur ≥ 38 °C) oder Hypothermie (≤ 36 °C)
- Tachykardie mit einer Herzfrequenz ≥ 90 bpm
- Tachypnoe (Atemfrequenz ≥ 20/min) oder Hyperventilation ($paCO_2 \leq 33$ mmHg)
- Leukozytose (≥ 12.000/μl) oder Leukopenie (≤ 4.000/μl) und/oder Linksverschiebung im Differenzialblutbild um 10 %

Sepsis

In der neuen Sepsis-3-Definition entfällt der Begriff SIRS, da die Kriterien als zu unspezifisch eingestuft wurden.

DEFINITION
Die neue Definition beschreibt die Sepsis als eine lebensbedrohliche Organdysfunktion, die durch fehlregulierte Wirtsantwort einer Infektion hervorgerufen wird (➤ Abb. 9.7). Eine Sepsis-assoziierte Organdysfunktion liegt vor bei **Verschlechterung des SOFA-Scores** um 2 oder mehr Punkte. Hierbei liegt die Letalitätsrate bei über 10 %.

Septischer Schock

Der septische Schock beschreibt eine Untergruppe der Sepsis (➤ Abb. 9.7).

DEFINITION
Septischer Schock wird definiert als kontinuierliche arterielle Hypotension trotz adäquater Volumensubstitution. Hier ist der Einsatz von Vasopressoren notwendig, um einen mittleren arteriellen Blutdruck von > 65 mmHg aufrechtzuerhalten. Zeitgleich ist ein erhöhter Laktatwert von > 2 mmol/l messbar.

Die Sterblichkeitsrate während eines septischen Schockgeschehens steigt auf 40 %.

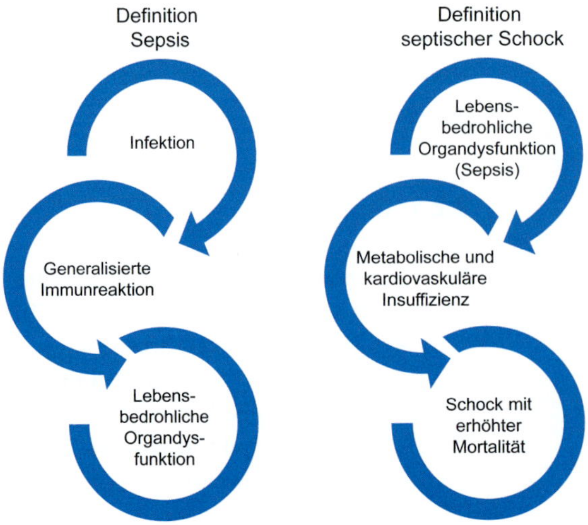

Abb. 9.7 Definition Sepsis und septischer Schock [P110/L143]

9

9.2.2 SOFA-Score

Der **Sequential Organ Failure Assessment (SOFA) Score** ist ein einfach zu ermittelnder Score und hilfreich bei der Beurteilung der Organfunktionen in der Intensivmedizin mittels Punkteverteilung (➤ Tab. 9.4). Das Assessment beinhaltet sechs Parameter:

- Atmung
- Gerinnung
- Leber
- Herz-Kreislauf-System
- Nervensystem bzw. Glasgow Coma Scale
- Niere

Die Letalitätsrate steigt mit der Anzahl der funktionseingeschränkten Organe. Es werden jeweils bis zu 4 Punkte für die Einschränkung vergeben. Eine **Organdysfunktion** wird beschrieben bei ≥ 2 Punkten pro Parameter.

Klinische Bedeutung

Es ist wichtig, eine regelmäßige Verlaufsdokumentation (mindestens einmal pro Tag, besser zweimal täglich) des SOFA-Scores durchzuführen, da sich der Ist-Zustand des Patienten rasch und jederzeit verändern kann. Oftmals weisen Patienten mit einer beginnenden Sepsis eine noch intakte Organfunktion auf.

MERKE

qSOFA

Der vereinfachte **quick SOFA-Score (qSOFA)** dient zur Identifikation von Patienten, die eine besonders hohe Sterblichkeit im Rahmen der Sepsis aufweisen. Dieser ist durch drei Kriterien charakterisiert:

- Atemfrequenz > 22/Min.
- Eingeschränkte Vigilanz (GCS < 15)
- Systolischer Blutdruck ≤ 100 mmHg

9.2.3 Ursachen

In der Regel ist eine Infektion mit Bakterien, in selteneren Fällen auch durch Pilze, Viren oder Parasiten der Auslöser einer Sepsis. Prinzipiell jeder Infekt kann infrage kommen, die nachfolgend genannten Diagnosen sind häufig ursächlich:

- Pulmonale Infekte
- Peritonitis (Entzündung des Bauchfells)
- Infektion der Harnwege → häufig auch Katheter-assoziiert (meist durch *Escherichia coli*)
- Nekrosen und Darmischämien

Tab. 9.4 Sofa Score [H017-001]

	0	1	2	3	4
Atmung					
paO_2/FiO_2 (mmHg)	≥ 400	< 400	< 300	< 200	< 100
Gerinnung					
Thrombozyten [$\times 10^3/\mu l$]	≥ 150	< 150	< 100	< 50	20
Leber					
Bilirubin [mg/dl]	< 1,2	1,2–1,9	2,0–5,9	6,0–11,9	12,0
Herz-Kreislauf-System					
	MAP ≥ 70 mmHg	MAP < 70 mmHg	Dopamin < 5[1] oder Dobutamin	Dopamin 5,1–15[1] oder Epinephrin ≤ 0,1[1] oder Norepinephrin ≤ 0,1[1]	Dopamin > 15[1] oder Epinephrin > 0,1[1] oder Norepinephrin > 0,1[1]
Glasgow Coma Scale					
	15	14–13	12–10	9–6	< 6
Niere					
Kreatinin [mg/dl]	< 1,2	1,2–1,9	2,0–3,4	3,5–4,9	> 5,0
Urinausscheidung (ml/d)				< 500	< 200

[1] Dosierungen in µg/kg/Min. für mindestens 1 h

Die geschwächte Abwehrlage des Organismus ist ein wesentlicher Faktor für die Entstehung einer Sepsis. Einige Faktoren begünstigen die schwächende Abwehrfunktion, auch ohne Infektion. Sogenannte **prädisponierende Faktoren** könnten sein:

- Polytrauma
- Verbrennungen
- Große risikohafte Operationen
- Bestimmte Erkrankungen wie: Tumore, Diabetes mellitus, Nieren- oder Lebererkrankungen, Alter (Frühgeborene oder ältere Menschen: Immunsystem ist noch nicht oder nicht mehr voll ausgereift) und ein abgeschwächter Allgemeinzustand (AZ)

9.2.4 Pathophysiologie

Pathogene Faktoren verursachen eine überschießende Entzündungsreaktion. Dabei spielt es keine Rolle, ob die Infektion bakterieller, viraler, fungaler oder parasitärer Herkunft ist. Entscheidend ist, dass alle Erreger eine Sepsis auslösen können.

Kommt es also zu einer Infektion, werden die zellulären Bestandteile der Immunabwehr aktiviert. Sind die ersten Abwehrzellen am Ort der Infektion, werden mehrere Mediatorsysteme und das Gerinnungssystem aktiviert. Anschließend werden proinflammatorische Mediatoren, die Zytokine (verschiedene Polypeptidhormone), freigesetzt. Ebenfalls kommt es zur Freisetzung der Nichtpeptidmediatoren. Dazu zählen: Tumornekrosefaktor alpha (TNFα), Interleukine (u. a. IL-1, IL-6, IL-8), Lipidmetaboliten, proteolytische Enzyme, vasoaktive Substanzen (Stickstoffmonoxid, Endothelin) und Sauerstoffradikale. Ziel dieser komplexen Vorgehensweise sollte eine ausgewogene Balance zwischen der notwendigen Immunantwort (der Inflammation) und einem Überschießen der Reaktion sein.

Die freigesetzten Mediatoren hemmen das gesamte Organsystem. Im Rahmen der systemischen Entzündungsreaktion kommt es zu einer Schädigung der Kapillarwände. Es entsteht ein sog. **kapilläres Leck („capillary leak").** Hierbei verlagert sich die intravasale Flüssigkeit ins Interstitium, was die Ausdehnung der Ödeme begünstigt. Ist die Kapillarwand geschädigt, werden Gerinnungsprozesse aktiviert. Diese lassen Mikrothromben in den peripheren Gefäßen entstehen. Infolge des Capillary-leak-Syndroms kommt es zur massiven Volumenverschiebung mit Hypotension. In der frühen Sepsis ist durch körpereigene Kompensation meist noch ein hyperdynamer, später ein hypodynamer Kreislauf zu beobachten. Die Mikrozirkulationsstörungen und die damit verbundene Mangelversorgung des Gewebes mit Hypoxie können zur septischen Kardiomyopathie und letztendlich auch zum **Multiorgandysfunktionssyndrom („multi organ failure" MOF)** führen.

Zusammenfassung

Das Immunsystem des Körpers bekämpft normalerweise die Erreger so, dass es bei einer lokal begrenzten Infektion bleibt. Dieser Vorgang gelingt bei einer Sepsis nicht. Die überschießende körpereigene Abwehrreaktion gegen die Infektion schädigt nun das eigene Gewebe. Als Folge der misslungenen Erregerbekämpfung entstehen Blutgefäß- und Gewebeschäden bis hin zum Multiorganversagen.

9.2.5 Klinik

Die Symptome der Sepsis sind oftmals sehr unspezifisch. Jeder unklare, instabile Patient sollte so lange wie ein Sepsis-Patient behandelt werden, bis das Gegenteil bewiesen ist. Klinische Symptome für eine Sepsis können sein:

- Unklare Verschlechterung des Allgemeinzustands
- Konzentrierter Urin
- Oligurie bis zur Anurie
- Tachypnoe, Apnoe
- Hypo- oder Hyperthermie
- Hypotonie
- Unklare Tachykardie
- Schüttelfrost (klassisches Symptom bei einer Bakteriämie)
- Veränderung des mentalen Zustands: Desorientiertheit, Verwirrtheit, Apathie

9.2.6 Diagnostik

Die Diagnostik bei Sepsis fußt auf drei wichtigen Säulen:

- Fokussuche, inkl. bildgebender Verfahren
- Labordiagnostik
- Mikrobiologische Befundbeurteilung

9

Fokussuche Die wichtigste diagnostische Maßnahme der Sepsis sind die **Fokus- und Erregersuche** sowie die **Überwachung der Organfunktionen.** Die körperliche Untersuchung umfasst die Inspektion der Haut, aller zugänglichen Wundgebiete und der Kathetereinstichstellen. Oftmals kann dabei bereits ein möglicher Infektfokus lokalisiert werden. Auch die Körperflüssigkeiten (z. B. Urin, Trachealsekret, Wund- oder Drainageflüssigkeiten) sollten inspiziert werden. Die Fokussuche schließt die bildgebende Diagnostik, wie z. B. Sonografie, Röntgen, Computertomografie (CT) oder Magnetresonanztomografie (MRT) mit ein.

Labordiagnostik Laborchemische Untersuchungen lassen das Ausmaß des Organversagens einschätzen, im Verlauf sollten diese Werte kontrolliert werden. Die Leukozytenzahl und die Konzentrationen von C-reaktivem Protein (CRP) sowie von Procalcitonin sind zu bestimmen. Im Vergleich zum CRP und der Leukozytenzahl steigt die PCT-Konzentration normalerweise nur bei einer systemischen Infektion an. Das **Procalcitonin** ist ein Protein aus den Zellen der Schilddrüse. Sein Normwert liegt bei < 0,5 µg/l. Eine erhöhte PCT-Konzentration spiegelt die Aktivität der Entzündung wider. Die Thrombozytenzahl, das Fibrinogen und der Quick-Wert sinken bei einer Sepsis, die Fibrinogen-Spaltprodukte (z. B. D-Dimere) hingegen steigen an. Neben den Spaltprodukten ist oft ein Ansteigen der Kreatinin-, der Harnstoff- und der Blutzuckerkonzentration zu sehen. Die Leberwerte sind häufig erhöht. In der Blutgasanalyse lässt sich meist ein Abfall von pH-Wert und paO_2 ablesen. Die zentralvenöse Sauerstoffsättigung sowie das Herzminutenvolumen sind häufig erhöht.

Laborchemische Veränderungen:

- Laktatazidose
- Leukozytose/-penie
- CRP-Anstieg
- Procalcitonin-Anstieg
- Linksverschiebung im Differenzialblutbild
- AT-III-Mangel, im weiteren Verlauf Anstieg der D-Dimere
- Thrombozytopenie

Mikrobiologische Befundbeurteilung Unter der mikrobiologischen Diagnostik versteht man das Untersuchen auf Erreger und deren Resistenzen von ggf. Urin, Trachealsekret, infektionsverdächtigten Fremdkörpern (z. B. die Spitze eines zentralvenösen Katheters), Wundabstrichen, Punktionsmaterial (ggf. Liquor) sowie die Abnahme von Blutkulturen. Für genauere Ergebnisse sollten zwei Blutkulturpaare (1 Paar besteht aus zwei Flaschen je 1× aerob und 1× anaerob) abgenommen werden.

MERKE

Entscheidend ist es, die Blutkulturen und die oben genannten mikrobiologischen Materialien vor der antiinfektiven Therapie abzunehmen. Leitliniengerecht darf es hierbei nicht zum Verzug der Therapie kommen.

ACHTUNG

Die Blutentnahme für die Blutkultur erfolgt nach adäquater Hautdesinfektion über eine periphere Venenpunktion. Bei der Entnahme über einen zentralen Venenkatheter oder einen arteriellen Katheter wird ein 2-fach erhöhtes Kontaminationsrisiko beschrieben und es sollte deshalb die Ausnahme sein.

9.2.7 Therapie

Die therapeutischen Maßnahmen lassen sich untergliedern in die kausale, die supportive und die adjuvante Therapie.

Für das Überleben der Sepsis-Patienten ist eine adäquate Therapie innerhalb der ersten Stunde maßgebend. Um dieser „goldenen Stunde" mehr Beachtung zu schenken hat die Surviving Sepsis Campaign (SSC) ein **Hour-1-Bundle** veröffentlicht. Dieses Bündel beinhaltet fünf Maßnahmen, welche innerhalb der ersten Stunde abgeschlossen sein sollten. Grundsatz dieser Empfehlung ist es, relevante Maßnahmen bei septischen Patienten als zeitkritisch zu identifizieren.

Hour-1-Bundle SSC 2021

- Laktat messen, Kontrolle bei initialem Laktat > 2 mmol/l
- Blutkulturen-Diagnostik **vor** der antiinfektiven Therapie
- Gabe von Breitbandantibiotika
- Rasche Volumensubstitution (30 ml/kg KG kristalloide Lösungen)
- Einsatz von Vasopressoren bei persistierender Hypotension trotz Volumensubstitution oder initialem Laktat ≥ 4 mmol/l (Ziel-MAP > 65 mmHg)

Frühere Varianten der Sepsis-Leitlinie erhielten die Early Goal Directed Therapy EGDT („Frühzeitige zielgerichtete Therapie"). Diese Empfehlung beschrieb mehrere „Ziele", die zur frühen hämodynamischen Stabilisierung angestrebt werden sollten. Weil in drei großen randomisierten Studien kein Nachweis zur Reduktion der Mortalität erfolgt ist, wird der Ansatz der EGDT nun hinterfragt. Jedoch steht die EGDT auch mit keiner Schädigung in Verbindung, weshalb das Nutzen solcher Ziele ebenfalls als sicher beurteilt werden kann. Die Early Goal Directed Therapy beinhaltet folgende Ziele:

- ZVD ≥ 8 bzw. ≥ 12 mmHg unter mechanischer Beatmung
- MAP ≥ 65 mmHg
- Diurese ≥ 500 ml/kg/Std.
- Zentralvenöse Sauerstoffsättigung ($SzvO_2$) ≥ 70 %
- Laktat ≤ 1,5 mmol/l bzw. rückläufige Werte

Kausale Therapie

Bei der kausalen Therapie hat die Bekämpfung der Sepsisursache höchste Priorität. Hierzu gehören die Sanierung der Infektionsquelle sowie eine unverzügliche antimikrobielle Therapie.

Fokussanierung

Die vollständige Sanierung der septischen Infektionsquelle wird vorausgesetzt, um eine erfolgreiche Therapie der Sepsis gewährleisten zu können. Dies kann durch die operative Entfernung des auslösenden Krankheitsherds (z. B. Entfernung von Implantaten, Inzision von Abszessen, Wunderöffnung und Nekrektomie, Amputation und Fasziotomie sowie die operative Versorgung der Anastomoseninsuffizienz und des Ileus) erfolgen.

Diese Form der kausalen Therapie wird frühzeitig empfohlen, da sie die Letalität senken kann.

Antimikrobielle Therapie

Des Weiteren besteht die kausale Therapie aus der antimikrobiellen Therapie, d. h. unmittelbar (innerhalb einer Stunde nach Diagnosestellung sowie nach der Blutkultur-Abnahme) wird mit der Gabe des Antibiotikums begonnen.

Die Auswahl der Antibiotika sollte unter Berücksichtigung des internen Standards, die das vermutete Erregerspektrum abdecken, erfolgen. Bei noch unbekannten Erregern sollte die antibiotische Therapie mit einem breit wirksamen Medikament, das möglichst alle potenziellen Erreger umfasst, begonnen werden.

2003 wurde erstmal im Rahmen der Behandlung von beatmungsassoziierten Pneumonien die **Tarragona-Therapiestrategie** erwähnt. Hierbei handelt es sich um eine ausgesprochen wirkungsvolle Strategie, die mit nur fünf Aspekten die wesentlichen Inhalte einer zeitgemäßen Antibiotikatherapie auf den Intensivstationen, auch für die Behandlung der Sepsis und des septischen Schocks, beinhaltet.

Tarragona-Strategie

- **Look at your patient:** Anamnese? Symptomatik? Berücksichtigung eventueller Risikofaktoren
- **Listen to your hospital:** hausinterne Antibiotikastandards?
- **Hit hard and early:** früher Einsatz von Breitbandantibiotika bis zum Ergebnis der Blutkulturen
- **Get to the point:** Ergebnis der Blutkulturen, Anpassung der Antibiotikatherapie
- **Focus, focus, focus:** Therapieprinzip der fokussierten, gezielten Antibiotikatherapie

Supportive Therapie

Die supportive Therapie beinhaltet alle intensivmedizinischen Durchführungen, die geleistet werden müssen, um eine Verbesserung bzw. Widerherstellung dysfunktionaler Organe zu erreichen.

Hämodynamische Stabilisierung

Für eine hämodynamische Stabilisierung soll eine adäquate Sauerstoffversorgung auf zellulärer Ebene erreicht werden. Hierbei kann das Legen eines **PiCCO®-Katheters** zum erweiterten hämodynamischen Monitoring hilfreich sein, wobei zwei Messmethoden kombiniert werden: die kontinuierliche Pulskonturanalyse und die transpulmonale Thermodilution. Das PiCCO®-System liefert dabei wichtige Parameter, die eine Beurteilung des hämodynamischen und volumenbezogenen Patientenzustands ermöglichen.

9

Volumensubstitution

Als Volumentherapie wird ein initialer Bolus von kristalloiden Lösungen von 30 ml/kg KG in den ersten 3 Std. empfohlen. Eine fortsetzende Flüssigkeitstherapie ist nur bei weiterhin bestehender Symptomatik einer Hypoperfusion indiziert.

Kann durch die Flüssigkeitssubstitution mit Kristalloiden keine hämodynamische Stabilisierung erreicht werden, wird die Ergänzung von Albumin oder Gelatine empfohlen.

Inotropika und Vasopressoren

Bei zusätzlich erniedrigtem peripherem Widerstand kommen Medikamente wie Noradrenalin, Vasopressin, Dobutamin oder Adrenalin zum Einsatz.

Noradrenalin hat durch die Stimulation von α-Rezeptoren der Gefäße eine vasokonstriktive Wirkung und zählt als Vasopressor der ersten Wahl. Kann der vorhandene hypotone Kreislauf trotz Norepinephrin-Therapie weiterhin nicht ausgeglichen werden, kommt nun Vasopressin oder Epinephrin zum Einsatz. Besteht eine persistierende Hypoperfusion trotz adäquater Volumensubstitution und dem Einsatz von Vasopressoren, wird Dobutamin empfohlen.

Aufgrund des erhöhten Risikos einer Rhythmusstörung soll auf die Gabe von Dopamin verzichtet werden. Des Weiteren wurde in randomisierten Studien belegt, dass Levosimendan im Vergleich zu Dobutamin keinen eindeutigen Vorteil bei Patienten im Rahmen eines septischen Schockgeschehens hat.

Nierenersatzverfahren

Kommt es während der Sepsis zum akut prärenalem Nierenversagen, ist ein Nierenersatzverfahren indiziert. Kontinuierliche und intermittierende Verfahren sind dabei gleichwertig anzusehen.

Im Rahmen des Nierenversagens führt die Gabe von Diuretika zu keiner Verbesserung der Nierenfunktion. Es gibt keine Evidenz, dass diese das Outcome begünstigt. Zum Test der Funktion bzw. der Reaktion der Niere kann die Gabe von Diuretika trotzdem erwogen werden. Jedoch kommt es hier häufig zur alleinigen Wasserausscheidung ohne harnpflichtige Substanzen.

Airwaymanagement und Beatmung

Circa 25 % der Patienten mit einer Sepsis leiden an einem Sepsis-assoziiertem akutem Lungenversagen (ARDS). Deshalb muss die Indikation zur Intubation sowie der maschinellen Beatmung frühzeitig gestellt werden.

Die Einstellungen der Beatmungsparameter von septischen Patienten gehen auf die Empfehlungen des ARDSnet zurück:

- Atemzugvolumen ≤ 6 ml/kg KG (Standardkörpergewicht des Patienten)
- Plateaudruck ≤ 30 cmH_2O
- Driving Pressure ≤ 15 cmH_2O
- Tidalvolumen auf bis zu 4 ml/kg Idealgewicht reduzieren, um den Plateaudruck < 30 cmH_2O zu halten
- SaO_2 bzw. SpO_2 bei 90–95 %
- Die PEEP-Anpassung erfolgt in Abhängigkeit der inspiratorischen Sauerstofffraktion (FiO_2) oder nach dem „best-Peep-Trial".

Standardkörpergewicht

- Gewicht Männer [kg] = 50 + 0,91 × (Größe [cm] – 152,4)
- Gewicht Frauen [kg] = 45,5 + 0,91 × (Größe [cm] – 152,4)

Adjuvante Therapie

Unter der adjuvanten Therapie verstehen sich Maßnahmen, die zusätzlich zur kausalen und supportiven Therapie durchgeführt werden können.

Glukokortikoide

Die Gabe von hochdosierten Glukokortikoiden oder von niedrigdosierten i. v. verabreichtem Hydrokortison wird bei septischen Patienten **nicht mehr** empfohlen. Eine Ausnahme bilden Patienten mit Morbus Addison sowie Patienten, die trotz hoch dosierter Volumen- und Vasopressorentherapie hämodynamisch nicht zu stabilisieren sind. Bei ihnen kann eine intravenöse Hydrokortison-Dosis von 200 mg pro Tag verabreicht werden.

9

Insulintherapie

Eine dauerhaft intravenöse Insulintherapie zur Senkung erhöhter Glukosespiegel mit einem Schwellenwert von > 110 mg/dl (> 6,1 mmol/l) soll bei Patienten im Rahmen einer Sepsis **nicht mehr** angestrebt werden. Die dadurch häufig verursachten Hypoglykämien führen zu einem schlechteren Outcome der Patienten. Die Leitlinie der Deutschen Sepsis-Gesellschaft empfiehlt ein protokolliertes Blutzuckermanagement, bei der eine Insulindosisgabe beginnt, wenn zwei aufeinanderfolgende Messungen einen Blutzuckerspiegel > 180 mg/dl (> 9,9 mmol/l) ergeben.

Klinische Bedeutung

Eine intensivierte, intravenöse Insulintherapie bedarf einer engmaschigen (1–2-stündlichen) Blutzuckerkontrolle. Die Blutzuckerwerte sollten immer mit derselben Messmethode, z. B. BGA-Gerät, Blutzuckergerät oder Labor ermittelt werden. Dies vermittelt Sicherheit über die Validität des Werts.

Ernährung

Septische Patienten befinden sich in einer massiven Stresssituation, welche die Ausbildung eines Postaggressionsstoffwechsels begünstigt.

Können Patienten innerhalb von drei Tagen nicht mit normaler Kost ernährt werden, besteht die Indikation zur künstlichen Ernährung. Die **enterale Ernährung** sollte die bevorzugte Form bei kritisch Kranken darstellen. Solange eine adäquate orale und/oder enterale Ernährung realisierbar ist, ist von einer parenteralen Ernährung abzusehen. Ist die enterale Ernährung nicht umsetzbar, sollte nach aktuellen Leitlinien frühzeitig mit der **parenteralen Ernährung** begonnen werden.

9.2.8 Pflegerische Aufgaben

Die Sepsis tritt immer infolge einer Infektion auf. Laut der SepNet-Studie des Kompetenznetzes Sepsis lag bei 70 % der an einer Sepsis verstorbenen Patienten eine nosokomiale Infektion vor.

Die Durchführung und Überwachung des präventiven Handelns gehören zu den Aufgaben des pflegerischen Kernteams. Fortbildungen auf dem Gebiet der Infektionsprävention, sowie Schulungsprogramme und Präventionsprotokolle werden empfohlen, um die Rate der nosokomialen Infektionen zu senken.

Die wichtigste Maßnahme zur Prävention einer Sepsis, beschreibt die konsequente Einhaltung der **Standardhygienemaßnahmen:**

- Hygienische Händedesinfektion nach Empfehlung des Robert Koch-Instituts, angelehnt an das Five-moments-Modell der WHO
- Streng aseptische Technik bei der Anlage eines zentralen Venenkatheters (ZVK) oder sonstiger Katheter
- Indikation aller Life-Lines (Dauerkatheter, ZVK, arterielle Kanüle, Drainagen etc.) täglich evaluieren
- Durchführung der Mundpflege mit einer antiseptischen Lösung (z. B. Chlorhexidin 0,12–0,2 %)
- Empfehlungen der Ständigen Impfkommission (STIKO) beachten
- qSOFA in die pflegerischen Übergaben integrieren

Personalausstattung und Sepsis-Inzidenz

Weil mehrere Studien belegen konnten, dass eine niedrige Personalausstattung auch Auswirkungen auf die nosokomiale Infektion hat, empfiehlt die S3-Leitlinie eine Anpassung des Personalschlüssels an die Anzahl der Patienten sowie dem damit verbundenem Arbeitsaufwand

Antimikrobielle Therapie

- Die antibiotische Therapie stellt neben der Fokussanierung die wichtigste Komponente der antiinfektiösen Therapie dar. Eine rasche Antibiotikagabe kann entscheidend für das Überleben der Patienten sein.
- Um einen korrekten Medikamentenspiegel zu erreichen, muss bei der Gabe der antimikrobiellen Medikamente auf eine **exakte Einhaltung der Verabreichungszeit** geachtet werden.
- Nebenwirkungen oder allergische Reaktionen, wie z. B. Urtikaria oder Dyspnoe, sollten sofort erkannt werden, um fachgerecht zu handeln. Werden solche Zeichen einer allergischen Reaktion beobachtet, muss die Zufuhr sofort gestoppt und der zuständige Arzt informiert werden.

- Die physiologische Flora des Gastrointestinaltrakts wird durch die Gabe von Antibiotika beeinträchtigt. Daher sollte einer eventuell auftretenden Sekundärinfektion (z. B. einer Pilzinfektion) besondere Beachtung geschenkt werden.

Hämodynamik

- Die wichtigsten Maßnahmen des intensivmedizinischen Pflegepersonals sind die kontinuierliche Messung sowie die Interpretation der hämodynamischen Vitalparameter.
- Kommt es zu Abweichungen der angeordneten Zielgrößen ist zeitnah ein ärztlicher Dienst zu rufen sowie die entsprechende regulierende Maßnahme einzuleiten.
- Die Überwachung der Organfunktion findet mit einer Vielzahl apparativer Mittel statt. Trotz der apparativen Unterstützung ist eine klinische Untersuchung unabdingbar.
- Entscheidender Faktor für die Patientenbeobachtung ist der kontinuierliche Kontakt zwischen Patienten und Pflegekräften.

Beatmung

- Intubierte Patienten werden so häufig wie möglich mit erhöhtem Oberkörper (mindestens 45°) positioniert, um eine Ventilator-assoziierte Pneumonie (VAP) zu vermeiden.
- Eine komplette Bauchlagerung bzw. inkomplette Bauchlagerung (135°-Seitenlagerung) wird bei schweren Oxygenierungsstörungen ($paO_2/FiO_2 \leq$ 100 mmHg) empfohlen.
- Findet die invasive Beatmung länger als 24 Std. statt, soll ein Protokoll zur Entwöhnung der invasiven Beatmung **(Weaning-Protokoll)** angelegt werden. Das Weaning-Protokoll dient als Hilfestellung bei der Bewertung der Entwöhnungsbereitschaft, der Durchführung der Spontanatmungsversuche und zur Evaluierung der Kriterien zur Beendigung der invasiven Beatmung bzw. der Extubation/Dekanülierung.
- Die **Analgosedierung** beschreibt die kombinierte Applikation von Sedativa und Analgetika. Hier geht es darum, den Patienten eine möglichst schmerz-, angst- und stressfreie intensivmedizinische Behandlung, inklusive Toleranz der invasiven Beatmung, zu ermöglichen. Weil eine kürzere Sedierungsdauer den Intensivaufenthalt und die Mortalität senkt, muss die Indikation täglich neu überprüft werden. Die Richmond Agitation and Sedation Scale (RASS) gilt als Goldstandard zur Überwachung der Sedierungstiefe. Liegt keine Indikation zur tiefen Sedierung vor, ist ein RASS von 0/–1 anzustreben.

Ernährung

- Wird der Patient über eine nasogastrale Ernährungssonde ernährt, ist vor jeder Verabreichung von Medikamenten oder Sondenkost die korrekte Lage der Magensonde zu überprüfen. Dies geschieht durch Insufflation von Luft und Auskultation des Magens.
- Der Kostaufbau erfolgt immer patientenorientiert, somit richtet sich auch die Menge der zugeführten Ernährung nach der Toleranz des Patienten.
- **Messungen des gastralen Residualvolumens (GRV)** können das Risiko einer Aspirationspneumonie durch entsprechende patientenadaptierte Anpassung der enteralen Zufuhrrate reduzieren. Von routinemäßigen Überwachungen des GRV (i. d. R. bei Intensivpatienten 4- bis 6-mal täglich) sieht die aktuelle Leitlinie bei kritisch kranken Patienten ab. Ausnahme sind Patienten mit gastraler Intoleranz sowie Patienten mit hohem Aspirationsrisiko. Wird das gastrale Residualvolumen kontrolliert, ist darauf zu achten, dass die ersten 100 ml zurückgegeben werden müssen, weil das Aspirat wichtige Enzyme, Elektrolyte und Nährstoffe enthält.
- Bei kritisch kranken Patienten empfiehlt es sich, Prokinetika (darunter fallen Metoclopramid, Domperidon und Erythromycin) einzusetzen. Die Ergebnisse einer Metaanalyse zeigten, dass der Einsatz von Prokinetika zu einem geringeren Risiko für eine enterale Ernährungsintoleranz führte.
- Des Weiteren gehört die Ermittlung des Magen-pH-Werts zu den pflegerischen Maßnahmen. Mithilfe eines Indikatorstreifens wird der pH-Wert des aspirierten Magensekrets überprüft (nüchtern pH 1–1,5, bei belastetem Magen 3–5, Dünndarm pH 8–9).

- Auf ein regelmäßiges Abführen ist zu achten. Gegebenenfalls müssen frühzeitige Abführmaßnahmen eingeleitet werden, da es über den Darm zur Translokation von Bakterien kommen kann.
- Patienten sollten nach Möglichkeit mit erhöhtem Oberkörper (30–45°) positioniert werden, da dies zur Aspirationsprophylaxe beiträgt.

MERKE

Für die Pflege von Patienten mit einer Sepsis sind folgende Punkte besonders wichtig:
- Umfassende Patientenbetreuung
- Zeitnahes und zeitkritisches Arbeiten
- Regelmäßige Blutgasanalyse (respiratorische sowie metabolische Überwachung)
- Pflegerische Prioritäten setzen

9.3 Delir

Katrin Blania (†), Anke Kany

Derzeit existieren vermehrt evidenzbasierte Forschungen, welche belegen, dass das Delir einen wichtigen Einfluss auf die Morbidität, die gesundheitsökonomischen Bereiche, das Patientenerleben sowie deren Outcome hat. Dementsprechend sind die Diagnostik und Beurteilung dieses Krankheitsbildes als eine **akute und kritische Erkrankung** mehr in den Fokus der Medizin gerückt. Patienten, die an einem Delir erkranken, verbleiben länger in Krankenhaus und weisen zusätzlich eine erhöhte Inzidenz der Demenz auf. Ebenso sind eine höhere Mortalitätsrate, eine erhöhte Pflegebedürftigkeit sowie eine vermehrte Heimeinweisungsrate nach der Entlassung zu verzeichnen. Des Weiteren konnte von van den Boogaard et al. und Shehabi et al. nachgewiesen werden, dass eine verlängerte Dauer des Delirs mit einer erhöhten ein Jahres Sterblichkeit korreliert. In der allgemeinen Population klinisch stabiler internistischer, geriatrischer und chirurgischer Patienten liegt die Inzidenz eines Delirs zwischen 11 % und 42 %. Bis zu 61 % der postoperativen Patienten nach Hüft- und Herzoperationen erleiden ein Delir. 30–80 % der kritisch kranken und beatmeten Intensivpatienten erleiden ein Delir, wobei hier eher die maschinelle Beatmung signifikanter Risikofaktor ist. Im Gegensatz dazu beläuft sich die Inzidenzrate bei Kindern auf 4,5 % und 16,9 %.

9.3.1 Definition und Symptome

DEFINITION

Der Begriff Delir oder Delirium setzt sich aus den lateinischen Bezeichnungen „de" weg, und „lira ire" Furche, Spur zusammen. Dies wird übersetzt als ein „aus der Spur geraten sein". Das Delir ist ein akutes aber rückbildungsfähiges hirnorganisch bedingtes Psychosyndrom, welches einen vital bedrohlichen Zustand beschreibt.

Anticholinerge Effekte, wie Mundtrockenheit, Pupillenerweiterung, Steigerung der Herzfrequenz, die als Nebenwirkung von Medikamenten entstehen, können das Delirrisiko erhöhen. Aufgrund der Schädigung oder krankhaften Veränderung des Gehirns kommt es zu Beeinträchtigungen (z. B. zu zerebralen Insuffizienzen) der Betroffenen. Diese Patienten scheinen nicht mehr in der Lage, neu auftretende Inhalte geordnet wahrzunehmen, sowie auszuwerten und abzuspeichern.

Die Symptome der deliranten Patienten treten unter anderem als **akute Verwirrtheitszustände und Desorientiertheit** in Bezug zu Ort, Zeit, Situation und Person auf. Weiterhin können beim Delir affektive Störungen, zentrale Defizite des Kurzzeitgedächtnissens und Abnahme der neuropsychologisch testbaren Arbeitsleistung beobachtet werden. Ebenso äußern sich verminderte Konzentrationsfähigkeit, reduzierte Auffassungsgabe, sowie defizitäre verbale Äußerungen. Motorische Unruhe, Verkennen der Umgebung, nestelnde Bewegungen und optische Halluzinationen resultieren zu einem Zustand der inneren Ratlosigkeit und somit zu einer verstärkten Suggestibilität. Ebenso haben die Patienten sowohl qualitative als auch quantitative Bewusstseinseintrübungen, Denk- und Wahrnehmungsstörungen. Neben Schreckhaftigkeit, Reizbarkeit und Mutismus treten beim Delir auch Emotionalitäts-, Sprachstörungen, wie auch Wahngedanken auf. Ein gestörter Schlaf-Wach-Rhythmus ist ebenso ein Symptom des Delirs. Da sich die Symptomatik zu den Abendstunden hin verschlechtert, können die Patienten teilweise nachts nicht schlafen, wirken unruhig und halluzinieren. Tagsüber wirken sie dementsprechend benommen und schläfrig, was eine Entgleisung des vegetativen Nervensystems mit sich bringen kann.

MERKE

Die Symptome der deliranten Patienten können **fluktuierend** und in **unterschiedlichen Ausprägungen** auftreten. Es manifestieren sich meist akute Verwirrtheitszustände und Desorientiertheit und es besteht meist eine Verschlechterung in den Abendstunden.
Die Symptome wirken sich auf die Morbidität und Mortalität des Patienten negativ aus und können zu Herzrhythmusstörungen, Gehirnschädigungen und kognitivem Abbau führen.

9.3.2 Ätiologie und Verlauf

Ätiologisch ist das Delir multifaktoriell. Aufgrund exogener Noxen, die von außen auf das Gehirn einwirken, kommt es zu schädigenden zellulären Veränderung des Organs. Dementsprechend kann es als Komplikation von diversen Erkrankungen entstehen, ein Organversagen darstellen oder Syndrom einer organisch bedingten psychischen Störung sein. Besonders vulnerabel gelten immobile, multimorbide Menschen über 65 Jahren, Patienten mit vorbestehenden kognitiven Einschränkungen nach einem Schlaganfall oder einer Demenz als auch Kinder unter 5 Jahren, welche entwicklungsbedingte kognitive Einschränkungen aufweisen. Die bedeutendsten prädisponierenden Faktoren lassen sich wie in ➤ Tab. 9.5 gezeigt untergliedern.

Das Delir charakterisiert sich akut innerhalb von Stunden oder Tagen. Die fluktuierende Symptomatik kann bis zu Monaten anhalten. Ist eine hirnorganische Schädigung Grundursache, kann es im Krankheitsverlauf zu einer Demenz oder zu einem späten posttraumatischen Stresssyndrom kommen. Das psychopharmakainduzierte Delir kann unter der Therapie mit trizyklischen Neuroleptika, tetrazyklischen Antidepressiva oder Anticholinergika entstehen.

9.3.3 Subtypen des Delirs

Das Delir lässt sich in drei Subtypen unterscheiden:

- **Hypoaktives Delir:** Es manifestiert sich bei 25–43 % der Betroffenen, ist gekennzeichnet durch Verlangsamung in der Sprache und der Motorik und systematische Vigilanzminderung. Des Weiteren nimmt die Kontaktaufnahme der Betroffenen zu Angehörigen, Klinikpersonal und der Umgebung zunehmend ab. Eine vermehrte Schläfrigkeit sowie optische Halluzinationen, die erst bei Erfragung erkannt werden, sind weitere Symptome des Subtyps. Ebenso unauffällig ist eine weitere, seltene Unterform des hypoaktiven Delirs, das **subsyndromale oder inkomplette Delir.** Dieses Krankheitsbild beinhaltet Bewusstseins-, Orientierungsstörungen sowie Sinnestäuschungen.
- **Hyperaktives Delir:** Es manifestiert sich mit 1–15 %. Die Betroffenen weisen eine hohe Agitiertheit und starke optische Halluzinationen auf. Darüber hinaus kommt es zu selbstgefährdetem Verhalten als auch zu vegetativen Entgleisungen. Des Weiteren zeigen die Patienten Ungeduld, Euphorie, Angst und leichte Ablenkbarkeit.

Tab. 9.5 Prädisponierende Faktoren

Ursachen	Beispiele
Entzug diverser Substanzen	Drogen, Alkohol, Hypnotika, Bezodiazepine
Anticholinerge Substanzen	Antidepressiva, Antihistaminika
Intoxikation mit diversen Substanzen	Opiate, Antikonvulsiva, Hypnotika
Verletzungen und Erkrankungen des Gehirns	Schädel-Hirn-Trauma, subdurale Hämatome, Commotio, zerebrale Blutungen, Meningitis
Infektionen, Fieber	Sepsis, Harnwegsinfektionen
Stoffwechselstörung	Hypo-Hyperglykämie, Alkalose, Azidose, Anämie
Kardiovaskuläre Erkrankung	Herzinsuffizienz, Myokardinfarkt, Schock
Frakturen, Traumen	Immobilität, Fixation aufgrund der Frakturen
Veränderte Umgebungsbedingungen	Soziale Isolation, Hör- und Sehschwäche, Reizüberflutung, Stress, Lärm
Prozeduren im klinischen Setting	Sedierung, längere Operationsdauer, Blasenkatheter, zentraler Venenkatheter

- **Mischformen des Delirs:** Beim Auftreten zeigen sich im Wechsel bzw. nebeneinander Symptome der Hyper- und Hypoaktivität. Mit 55 % ist diese Erscheinungsform des deliranten Syndroms die am häufigsten auftretende Form.

MERKE

Es gibt drei Subtypen des Delirs. Das hypoaktive Delir zeichnet sich mit einer Verlangsamung und Antriebslosigkeit aus. Aufgrund der unspezifischen Symptomatik erfolgt in einigen Fällen eine Fehldiagnose der Depression. Patienten mit einem hyperaktiven Delir wirken agitiert, aggressiv und unruhig. Die Mischformen des Delirs zeigen im Wechsel hyper- und hypoaktive Syndrome und treten am häufigsten auf.

9.3.4 Diagnostik

Zur Identifizierung und Früherkennung des Delirs eignen sich evidenzbasierte Screening- und Assessment-Instrumente. Sie können als Leitfaden der Diagnostik der Kernsymptome des Delirs ab der Aufnahme in den diagnostischen Prozess integriert werden. Im ersten Schritt sollte die routinemäßige Bewusstseinslage sowie der Wachheitszustand der Patienten mittels der **Richmond Agitation and Sedation Scale** (RASS) erfolgen (➤ Tab. 9.6).

Weitere Scales, die die Sedierungstiefe erheben, sind die **RAMSAY-Sedation-Scale,** die **Sedation-Agitation-Scale** oder die **Motor Activity Assesssment Scale** [15].

Im zweiten Schritt sollte der mentale Status der Patienten mittels verbalem Reiz erfasst werden. Patienten, die eine zu tiefe Sedierung aufweisen, bzw. somnolent oder komatös sind, können nicht optimal gescreent werden, da eine verminderte Konzentrationsfähigkeit sowie eine reduzierte Auffassungsgabe bestehen. Das Ziel, den mentalen Status zu erheben, besteht darin zu erkennen, ob und wie die Patienten ihre Umwelt wahrnehmen. Die Aufmerksamkeit der Patienten kann exemplarisch mit dem rückwärts Aufzählen bekannter Wörter oder der Monate erfolgen. Im klinischen Setting, speziell auf Intermediate Care- als auch Intensivstationen, hat sich das validierte und reliable Screening Tool des **Confusion Assessment Method** (CAM) etabliert [16].

Hierbei wird bei den Betroffenen zuerst der RASS erhoben. Dem folgt die Frage, ob eine psychische Veränderung mit akutem Beginn und Änderung im Tagesverlauf vorliegt. Kann dies vom ärztlichen oder pflegerischen Personal mit „ja" beantwortet werden, so folgt ein differenziertes Screening zum Ausschluss einer Aufmerksamkeitsstörung (➤ Tab. 9.7).

Weitere Versionen dieses CAMs sind der **CAM-ICU** für maschinell beatmete kritisch Kranke oder der für kritisch kranke Kinder als Bildertest vorliegende Test [7]. Neben diesen Screening- und Assessment-Instrumenten zeigt die evidenzbasierte Literatur noch weitere Formulare auf. **Die Intensive Care Delirium Screening Checklist** (ICDSC), welche ebenso wie der CAM eine Schulung des Anwenders erfordert, ist eine existierende Delir-Screening-Skala in deutscher Ver-

Tab. 9.6 Richmond Agitation Sedation Scale [H025-002]

	Ausdruck	Beschreibung
+ 4	Sehr streitlustig	Gewalttätig, Patient ist unmittelbare Gefahr für das Personal
+ 3	Sehr agitiert	Aggressiv, Patient zieht Zugänge heraus.
+ 2	Agitiert	Häufige ungezielte Bewegungen, Patient kämpft gegen das Beatmungsgerät.
+ 1	Unruhig	Ängstliche, Bewegungen sind nicht aggressiv oder heftig.
0	Aufmerksam und ruhig	
– 1	Schläfrig	Nicht ganz aufmerksam, Patient ist auf Ansprache erweckbar (Augenöffnen und Augenkontakt > 10 Sek.).
– 2	Leichte Sedierung	Kurzes Erwachen (Augenöffnen und Augenkontakt < 10 Sek.)
– 3	Mäßige Sedierung	Bewegung oder Augenöffnen auf Ansprache, kein Augenkontakt möglich
– 4	Tiefe Sedierung	Keine Reaktion auf Ansprache, Bewegung und Augenöffnen möglich
– 5	Nicht erweckbar	Keine Reaktion auf Ansprache oder Berührung

Richmond Agitation Sedation Scale modifiziert nach [15]

Tab. 9.7 Confusion Assessment Method [F864-001]

1	Psychische Veränderungen		
	Akuter Beginn? Verändert sich das Verhalten im Tagesablauf?	**Nein**	**Ja**
		Kein Delir	Weiter mit Punkt 2
2	Aufmerksamkeitsstörung		
	Buchstabieren Sie das Wort **ANANASBAUM** oder **CASABLANCA** Patienten dazu auffordern, die Hand zu drücken, wenn der Buchstabe **A** gesagt wird	**Max. 2 Fehler**	**3 Fehler oder mehr**
		Kein Delir	Weiter mit Punkt 3
3	Bewusstseinsveränderungen		
	Aktuelle Einschätzung der Richmond Agitation Sedation Scale	**RASS nicht 0**	**RASS 0**
		Delir	Weiter mit Punkt 4
4	Unorganisiertes Denken		
	Patienten Fragen stellen, die mit ja oder nein beantwortet werden: *1. Schwimmen Steine auf dem Wasser?* *2. Gibt es Fische im Meer?* *3. Wiegt ein Kilo mehr als zwei Kilo?* *4. Kann man mit einem Hammer Nägel in die Wand schlagen?* *5. Zeigen Sie dem Patienten ihre Hand und halten Sie eine bestimmte Zahl an Fingern hoch. Fordern Sie den Patienten auf, das zu wiederholen.*	**1 Fehler**	**2 Fehler oder mehr**
		Kein Delir	Delir

Confusion Assessment Method modifiziert nach [15]

sion. Der CAM erfasst, wie oben beschrieben, ob bei den betroffenen Patienten ein Delir besteht oder nicht. Der ICDSC hingegen deckt die Zeichen und Symptome des Delirs über einen längeren Zeitraum auf [5]. Die **Nursing Delirium Screening Scale** (NuDeSc) ist durch ihre hohe Sensitivität zum Screening geeignet, sollte aber bei einem Punktwert ≥ 1 durch einen weiteren diagnostischen Test ergänzt werden [15].

In der Früherkennung des Delirs sind vor allem Pflegende angehalten, im diagnostischen Prozess mitzuwirken, da sie durch ihre Nähe zum Patienten wichtige Vorboten des Delirs erkennen und dies im therapeutischen Team kommunizieren können. Dementsprechend sollten alle Pflegekräfte nicht nur in klinischen Settings qualifiziert werden, die Screening- und Assessment-Instrumente sinnvoll einzusetzen. Nur so kann eine weitere Suche nach Symptomen, prädisponierenden Faktoren und Auslösern erfolgen und eine geeignete Therapie gewährleistet werden.

MERKE

Diese Screening- und Assessment-Instrumente sollten nach Empfehlung der aktuellen Leitlinie (S3-Leitlinie Analgesie, Sedierung und Delir-Management in der Intensivmedizin) alle 8 Std. durchgeführt werden. Es ist bedeutsam, diese Screening-Verfahren in die tägliche Arbeit zu etablieren. Denn um ein Delir zu diagnostizieren, werden ein klinischer Verdacht als auch ein positives Ergebnis eines Assessment-Instruments benötigt.

9.3.5 Pharmakologische Therapieansätze

Zur medizinischen Basisversorgung zählen neben dem Monitoring der Vitalparameter ebenso eine adäquate Analgesie, Sauerstoff-, Flüssigkeits- und Nahrungszufuhr. Es wird empfohlen, die rein pharmakologische Behandlung der deliranten Patienten nach einem bestimmten Algorithmus erfolgen zu lassen (➤ Tab. 9.8).

9.3.6 Nichtpharmakologische Therapie- und Präventionsansätze

Die Evidenz der nichtpharmakologischen Therapiemaßnahmen beim Delir zeigt eine Verbesserung des Outcomes und eine Verbesserung der Prognose für

Tab. 9.8 Pharmakologische Behandlung

Delirform	Medikation
Hypoaktives Delir	Risperidon von 0,5–2 mg/Tag Halloperidol in der gleichen Dosierung, Quetiapin, Pipamperon, Olanzapin Erste Reduktionsversuch nach 3 Tagen
Hyperaktives Delir	5–15 mg Halloperidol
Mischformen	2–6 mg/Tag Risperidon oder 2,5–5 mg/Tag Halloperidol Erste Reduktionsversuch nach 3 Tagen

Tab. 9.9 Präventionsmaßnahmen

Kategorie der Prävention	Beispiele
Reorientierung und Kommunikation	Fotos von Angehörigen, dezente Lichtverhältnisse, Einsatz von Seh- und Hörhilfen, lesbare Kalender, Uhren oder jahreszeitspezifische Fensterdekoration
Frühzeitige Mobilisation	Regelmäßige Ergo- oder Physiotherapie als passives Durchbewegen, aktive oder variable Mobilisation aus dem Bett oder Steh- und Gehversuche mit Hilfsmitteln
Förderung des Tag-Nacht-Rhythmus	Augenmaske, Ohrstöpsel oder eine Verdunklung des Bettes mittels Laken, Lärmampeln, Tür schließen
Kognitive/basale Stimulation	Radiosendungen, Hörbücher oder auch Rätsel, Angehörigenbesuche
Ernährung	Aufrechterhaltung des Flüssigkeitshaushalts, ausreichende Ernährung, therapeutische Mundpflege, Anwendung von Eiswürfeln, um eine Geschmacksveränderung beim Patienten herbeizuführen, Zahnprothesen
Sedierungsreduktion	Reduktion, Ausschleichen der Sedierung bzw. der Sedierungstiefe

die Patienten. Des Weiteren zeigen diese Studien auch, dass ein verbessertes Outcome zu erwarten ist, sobald eine Delirprävention durchgeführt wird. So belegen diverse Studien, die bei kritisch kranken Intensivpatienten erhoben wurden, dass durch präventive Maßnahmen die Inzidenz am Delir zu erkranken um 40 % reduziert werden kann (➤ Tab. 9.9; [5]).

9

9.4 Critical-Illness-Polyneuropathie

Katrin Blania (†), Anke Kany

Die Critical-Illness-Polyneuropathie manifestiert sich als schwere Komplikation intensivpflichtiger Patienten. Dabei tritt eine neuromuskuläre Störung der Extremitäten und Atemmuskulatur auf, welche nicht nur die Entwöhnung von dem Beatmungsgerät erschwert, sondern ebenso die Dauer des Aufenthalts auf der Intensivstation als auch der Rehabilitation verlängert. Die Inzidenz bei kritisch kranken Patienten mit Beatmung, Sepsis oder Multiorganversagen liegt bei bis zu 50 %. Dementsprechend ist jeder zweite Patient auf einer Intensivstation potenziell gefährdet, an einer Critical Illness Polyneuropathie zu erkranken.

9.4.1 Definition

DEFINITION

Die **Critical-Illness-Polyneuropathie (CIP)** ist eine Erkrankung des peripheren Nervensystems. Die daraus resultierende generalisierte Muskelschwäche tritt meist im Zusammenhang mit schweren, intensivmedizinisch behandlungspflichtigen Erkrankungen auf. Oftmals zeigen sich distal betonte und symmetrische Polyneuropathien, die aufgrund einer Sepsis, Multiorganversagen und Langzeitbeatmungen das spezielle Weaning verzögern können. Die Critical Illness Neuropathie wird in die Critial Illness Polyneuropathie (CIP) und die Critical Illness Myopathie (CIM) unterteilt.

Die Abgrenzung zwischen der **Critical Illness Polyneuropathie (CIP)** und der **Critical Illness Myopathie (CIM)** kann wie folgt definiert werden:

Die **CIP** ist eine akute, vorwiegend axonale motorische Polyneuropathie, die eine schlaffe Parese der meist unteren Extremitäten aufweist. Abwehrreaktionen auf einen Schmerzreiz fehlen und die tiefen Sehnenreflexe zeigen sich abgeschwächt.

Die **CIM** umfasst Myopathie-Formen mit rein funktionellem Verlust und histologischem Normalbefund und Formen mit Muskelatrophie als auch nekrotischen Veränderungen in der Histologie. Dementsprechend kann die CIM in drei Haupttypen unterschieden werden:

- Muskelfaseratrophie
- Degenerativ-nekrotische Veränderungen mit Zeichen der Regeneration
- Selektiver Verlust des Myofilaments Myosin

9.4.2 Pathogenese

Da die Pathogenese der CIP bis heute nicht eindeutig geklärt ist, zeigen die meisten Veröffentlichungen auf diesem Gebiet vier übergeordnete Ursachen (➤ Tab. 9.10).

9.4.3 Symptome und Ätiologie

Die CIP weist gering ausgeprägte, schlaffe Paresen auf, die bis zur Tetraparese reichen können. Des Weiteren können **Sensibilitätsstörungen in allen Extremitäten** auftreten. Aufgrund der Beteiligung der versorgenden Nerven des Diaphragmas und der Interkostalmuskulatur ist das **Weaning vom Respirator erschwert,** was die häufigste Manifestation einer CIP darstellt. Da die nicht assistierte Spontanatmung mit einem niedrigen inspiratorischen Volumen flach ausgeprägt ist, kann es im Behandlungsverlauf zur **Tachypnoe und respiratorischen Erschöpfung** kommen. Die sensorischen Ausfälle reichen von leichten distalen Störungen bis hin zu Parästhesien. Weiter manifestieren sich unverhältnismäßige Schmerzempfindungen in Zehen als auch Fingern. Bei einer CIP kommt es nicht selten zu einer Störung des zentralen Nervensystems. Im Rahmen einer septischen Enzephalopathie zeigen sich neben der Desorientiertet, delirante Phasen und Vigilanzminderungen.

Tipp

Die neuromuskulären Störungen, die aufgrund der CIP verursacht wurden, treten meist erst nach der intensiven Behandlung der Grunderkrankung in den Vordergrund. Bei analgosedierten Patienten könnten die Muskelatrophien auf die langzeitliche Inaktivität der Muskulatur zurückzuführen sein oder eine überproportionale Veränderung darbieten. Frühzeitiger Anhaltspunkt einer CIP wäre eine unerklärliche Erhöhung der Kreatinkinase.

Tab. 9.10 Ursachen und Risikofaktoren der CIP

Ursachen	Differenzierungen
Proinflammatorische Mediatoren der septischen Entzündungsreaktion (SIRS)	• Verminderung des kapillären Blutflusses • Gewebeödeme • Beeinträchtigung der Mikrozirkulation • Geringe Nährstoffzufuhr von Sauerstoff und Glukose • Meist bei Polytrauma, Schädel-Hirn-Trauma, chirurgischen Eingriffen
Generalisierte Entzündungsreaktion des Organismus im Rahmen der Sepsis	• Aufgrund grampositiver und gramnegativer bakterieller Besiedelung • Störung der enzymatischen Prozesse • Beeinflussung des axonalen Transports von Nähr- und Abfallstoffen der Nerven
Hyperglykämie	• Verminderter Blutfluss in den Vasa nervorum • Endoneurale Hypoxie
Hypalbuminämie	• Verlust von Albumin in das Gewebe über eine gestörte Blut-Nerven-Schranke • Aufgrund frei werdender histaminähnlicher Substanzen
Risikofaktoren der CIP	• Multiorganversagen und Dauer eines Multiorganversagens • Intensität und Dauer vasoaktiver Therapie • Nierenversagen und Nierenersatztherapie, Hyperosmolarität • Beatmungsdauer, Verweildauer auf der Intensivstation • Langer Gebrauch von Analgosedativa

9.4.4 Diagnostik

Eine mögliche Diagnosestellung der CIP ist durch die elektromyografische Untersuchung gegeben. Diese Untersuchungsmethode hängt jedoch von der Kooperation des Patienten ab, was deren Eindeutigkeit erschwert. Weiterhin wird häufig eine CIP diagnostiziert, obwohl tatsächlich eine Myopathie vorliegt. Mittels einer Biopsie und Klärung des histopathologischen Typs gelingt in vielen Fällen die Differenzierung der CIM. Jedoch muss herausgestellt werden, dass eine exakte Abgrenzung zwischen der CIP und der CIM in der Praxis nur schwer gelingt. In der Elektroneurografie stellt sich eine Reduktion der Amplitude dar, wohingegen die Nervenleitgeschwindigkeit gleichbleibt. Um eine eindeutige Diagnose zu sichern, sollte zu den genannten Untersuchungen eine Lumbalpunktion erfolgen.

MERKE

Pflegerisch kann aufgrund neu auftretender neuromuskulärer Störungen eine Verdachtsdiagnose gestellt werden, die im weiteren Verlauf diagnostisch gesichert werden sollte.

9.4.5 Therapie

Eine medizinische Therapie neuromuskulärer Komplikationen ist bisher nicht bekannt. Als erster Behandlungsschritt sollte die Ursachenbehebung erfolgen. Dementsprechend steht eher die medizinische und pflegerische Behandlung der septischen und generalisierten Entzündungsreaktion und des Multiorganversagen im Vordergrund. Im weiteren Therapieverlauf wird das Weaning-Konzept an die Situation des Patienten angepasst, um eine Erschöpfung zu verringern. Neben der frühzeitigen Mobilisation im interprofessionellen Team sollten zusätzliche Nervenschädigung aufgrund von Druckläsionen vermieden werden. Des Weiteren sollten auf depolarisierende Muskelrelaxantien und hoch dosierte Kortikosteroide verzichtet werden.

9.5 Polytrauma

Michael Neitzel, Tobias Becker (9.5.6, 9.5.8)

Der schwerstverletzte Mensch stellt den täglichen Klinikablauf vor eine besondere Aufgabe. Vom Beginn der Versorgung über die gesamte Zeit der Akutversorgung hinweg sind eine angemessen hohe Personaldichte und ein optimales Prozessmanagement elementare Voraussetzungen, um ein möglichst positives Behandlungsergebnis zu erreichen.

Neben den Personalressourcen für den Verletzten sind noch Ressourcen für die Begleitung der Angehörigen, die speziell in dieser Phase eine besondere Form der Hilflosigkeit und Machtlosigkeit erleben, bereitzustellen.

Je nach Region finden sich Häufungen des Unfallmechanismus. So sind beispielsweise in Deutschland, im Unterschied zu den USA, stumpfe Traumen weit häufiger als penetrierende Traumen.

DEFINITION

Polytrauma nach Prof. Dr. Harald Tscherne (1997):
Ein Polytrauma ist definiert durch gleichzeitig entstandene Verletzungen mindestens zweier unterschiedlicher Körperregionen, die einzeln für sich oder in ihrer Kombination lebensbedrohlich sind [1].

In der national verwendeten Einschätzung Schwerstverletzter findet der **Injury Severity Score (ISS)** zur Definition eines Polytraumas Anwendung. Beurteilt wird im weitesten Sinn die Schwere von Verletzungen an unterschiedlichen Körperregionen. Bei dem ermittelten Wert gilt ein Patient ab einem Wert von ISS $\geq$ 16 als polytraumatisiert. Die Deutsche Gesellschaft für Unfallchirurgie bietet im Rahmen ihrer Zertifizierungsverfahren die auswertbare Erfassung der schwerstverletzen Patienten anhand ihres nationalen Traumaregisters (www.traumaregister.de) an. Die ermittelten Daten bieten der jeweiligen Klinik die Möglichkeit, die eigene Auslastung und Versorgungsergebnisse mit Polytraumatisierten in Relation zu den übrigen zertifizierten Kliniken zu vergleichen.

Das Überleben eines Schwerstverletzten sagt allerdings noch nichts über die wiedererreichte Lebensqualität aus. Selbst nach 2 Jahren kann erst die Hälfte der polytraumatisierten Patienten die Arbeit wieder aufnehmen. Ebenso bleiben bei einem erheblichen Anteil Behinderungen und posttraumatische Störungen zurück. Langfristig werden etwa zwei Drittel der Betroffenen wieder arbeitsfähig [2].

Daraus lässt sich der hohe Anspruch an die gesamte Versorgungsqualität der Klinik ableiten.

9.5.1 Anmeldung des Patienten

Michael Neitzel

In Deutschland erfolgt in der Regel die Anmeldung eines Schwerstverletzten über die integrierten Leitstellen, die für die Vermittlung von Einsätzen des Rettungsdienstes und der Feuerwehr zuständig sind. Bei der Anmeldung werden alle relevanten Daten eines Patienten von der Unfallstelle durch den Disponenten der Leitstelle an die Aufnahmeeinheit der Klinik übermittelt. Der Ansprechpartner der Klinik entscheidet über die hausübliche Alarmierung des Trauma-Teams. Bei zertifizierten Kliniken werden die Alarmierungskriterien der S3-Leitlinie Polytrauma-Schwerstverletztenbehandlung verwendet [3]:

Alarmierungskriterien

- Systolischer Blutdruck < 90 mmHg nach Trauma (altersadaptiert bei Kindern)
- GCS < 9 nach Trauma
- Atemstörung/Intubationspflicht nach Trauma
- Vorliegen von penetrierenden Verletzungen der Rumpf-/Halsregion
- Vorliegen von Schussverletzungen der Rumpf-/Halsregion
- Frakturen von mehr als zwei proximalen Knochen
- Instabiler Thorax
- Beckenfrakturen
- Amputationsverletzung proximal der Hände/Füße
- Querschnittsverletzungen
- Offene Schädelverletzungen
- Verbrennung > 20 % von Grad ≥ 2a

Unfallbezogene Kriterien

- Sturz aus über 3 m Höhe
- Verkehrsunfall (VU) mit:
  - Frontalaufprall mit Intrusion von mehr als 50–75 cm
  - Geschwindigkeitsveränderung von Delta > 30 km/Std.
  - Fußgänger-/Zweiradkollision
  - Tod eines Insassen
  - Ejektion eines Insassen

9.5.2 Teamvorbereitung und -training

Michael Neitzel

Zur adäquaten Versorgung Schwerstverletzter ist es notwendig, das Personal auf die zu erwartende Situation vorzubereiten. Hierzu gehören:

- Die theoretische und praktische Schulung der beteiligten Personengruppen (Fachliteratur, theoretischen Unterrichtseinheiten spezielle Trainingseinheiten)
- Sozial-kommunikatives Training (zwischenmenschliches Zusammenspiel)
- Klare Aufgabenbenennung und Strukturplanung im Vorfeld der Versorgung schwerstverletzter Patienten
- Die Aufgabenverteilung ist dabei abhängig von der primären Versorgungsaufgabe (lokales, regionales und überregionales Traumazentrum) und den zur Verfügung stehenden Ressourcen. Die Leitlinie des Weißbuches der DGU gibt Auskunft über die benötigten materiellen, strukturellen und personellen Ressourcen in der Klinik.

9.5.3 Erstversorgung

Michael Neitzel

Pflegerische Aufgaben bei der Aufnahme eines Schwerstverletzten

Im Vorfeld der Aufnahme müssen die folgenden Voraussetzungen geschaffen werden:

- Das Trauma-Team ist bei Eintreffen des Patienten vollständig anwesend.
- Der Raum ist entsprechend dem Verletzungsmuster vorbereitet, z. B. Temperatur, Beatmungszubehör, Schienungs- und Lagerungsmaterial, Infusions- und Transfusionsmöglichkeiten etc.
- Ein sog. Trauma-Leader koordiniert den Versorgungsprozess beginnend mit der Übergabe. Die Rolle des Trauma-Leaders wird anhand seiner Funktion, z. B. Oberarzt Unfallchirurgie, bestimmt.
- Alle an der Versorgung Beteiligten haben die Möglichkeit, die Informationen der Notarztübergabe mitzuhören.
- Die Arbeitsaufteilung ist klinikintern im Vorfeld geregelt.

Die Versorgung im Schockraum ist gekennzeichnet durch prioritätenorientiertes Herangehen. Der zeitliche Faktor ist wesentlich für die Versorgung schwerstverletzter Patienten.

Der im Folgenden beschriebene ATLS-Algorithmus [4, 5] sieht für die Versorgung zwei wesentliche Einheiten vor, den **Primary und Secondary Survey.**

Primary Survey – Erste Untersuchung

Es findet eine prioritätenorientierte Untersuchung des Patienten statt. Für diese Phase des Schockraums ist ein möglichst schnelles und effizientes Vorgehen (ca. 5 Min.) anzustreben.

ABCDE-Schema

A: Airway and Cervical-Spine Protection

- Atemweg des Patienten untersuchen (Verlegungen und Beeinträchtigungen)
- Sauerstoff verabreichen (hochdosiert)
- Hilfsmittel zur Überbrückung der Zeit bis zur definitiven Atemwegssicherung (Guedel- oder Wendl-Tubus)
- Atemweg bei Beeinträchtigung definitiv sichern (endotracheale Intubation)
- Alternative Mittel zur vorübergehenden Sicherung des Atemwegs bei schwieriger Intubation bereitstellen (z. B. Larynxmaske, Combitubus etc.)
- Halswirbelsäule kontinuierlich durch einen steifen Halskragen oder manuell stabilisieren. Die steife Halskrause bleibt bis zum Ausschluss einer HWS-Verletzung am Patienten. Die Jugularvenen werden beim Übergang zu B auf Stauungszeichen inspiziert.

B: Breathing

- Ventilation und Oxygenierung überprüfen (Einschränkungen z. B. bei massivem Hämatothorax, Rippenserienfrakturen, Reduktion der Atemfrequenz oder Einschränkungen der Atemmechanik)
- Bei Schwerstverletzten mit Thoraxtrauma Gefahr eines Spannungspneumothorax (➤ Kap. 4)
- Die Beurteilung der SpO_2 kann aufgrund zirkulatorischer Störungen oder Hypothermie erschwert sein.
- Prellmarken, Abschürfungen und ein subkutanes Emphysem geben Hinweis auf entsprechende Verletzungen.
- Im weiteren Verlauf ist nach der Erstversorgung auf die hohe Letalität bei Schwerstverletzten mit Thoraxtrauma durch Lungenkontusionen im Besonderen zu achten.

C: Circulation

Es folgt die Suche nach großen Blutungen. Dabei werden fünf große Blutungsquellen abgeklärt:

- Thorax
- Abdomen
- Becken
- Stammnahe lange Röhrenknochen (Femur, Humerus)
- Fußboden – nach außen blutende Wunden mit hohem Blutverlust

Es folgen die Anlage geeigneter großlumiger Venenzugänge mit angepasstem Infusions- und Transfusionsregime, die monitorgestützte Kreislaufüberwachung (nichtblutige Druckmessung und EKG), körperliche Untersuchung auf oben genannte Blutungsquellen und die Durchführung eines Focussed Assessment with Sonography in Trauma (FAST).

D: Disability

Eine fokussierte neurologische Untersuchung mit Pupillenkontrolle und Erhebung der Glasgow Coma Scale (GCS ➤ Tab. 8.2) findet statt. Bei einem GCS von ≤ 8 ist an eine Atemwegssicherung wegen reduzierter Schutzreflexe zu denken.

E: Exposure and Environment

Entkleidung des Patienten und Wärmeerhalt durch geeignete Hilfsmittel.

Secondary Survey

Die Zweituntersuchung, der Secondary Survey, folgt dem gleichen Algorithmus. Im Unterschied zum Primary Survey findet eine vollständige Untersuchung von Kopf bis Fuß zur Detektion aller Verletzungen statt. Hier kommen auch alle notwendigen technischen Untersuchungen zum Einsatz, z. B. CT, MRT.

Bei vorherrschenden schweren, unmittelbar operativ zu versorgenden Verletzungen ist eine Secondary Survey bereits im Schockraum nicht durchführbar und verschiebt sich häufig auf die Intensivstation.

9.5.4 Definitive Versorgung des Patienten

Michael Neitzel

Entsprechend der erkannten Prioritäten werden die erkannten Störungen oder Verletzungen unmittelbar versorgt, z. B. die Intubation vor dem CCT, oder die Blutstillung vor der vollständigen Entkleidung. So einleuchtend diese Auflistung klingt, so schwer ist die Entscheidung in der Einzelsituation und abhängig von der versorgenden Fachrichtung z. T. zu treffen. Als Beispiel sei die Versorgung einer Milzruptur bei gleichzeitig ausgedehntem Epiduralhämatom genannt. Eine gezielte und sinnvolle Versorgung wird durch den Dialog der Fachärzte mit dem Trauma-Leader erreicht. Ist der Patient nicht in der eigenen Klinik zu versorgen, ist an die frühestmögliche Verlegung in eine geeignete Klinik zu denken.

MERKE

Jede ergriffene Maßnahme wird auf Erfolg evaluiert. Bei längerer Unterbrechung der Sichtung lässt sich durch ein erneutes Herangehen (Reassessment) anhand des verwendeten Algorithmus die aktuelle Situation des Patienten schnell einschätzen.

Tab. 9.11 Exemplarische Aufgabenverteilung im Schockraum

	Anästhesie	Chirurgie	Weitere Abteilungen
Schockraumphase			
Übergabe vom Rettungsdienst	Annahme der Übergabe	Annahme der Übergabe	Verwaltung: Aufnahme des Patienten ins Krankenhausinformationssystem, Bereitstellung personeller Ressourcen: Radiologie, Labor, Blutdepot, zusätzlich benötigte Fachabteilungen, z. B. Neuro-, Thorax-, Abdominal- und Gefäßchirurgie
Primary Survey			
A: Airway and Cervical-Spine Protection	Sicherung des Atemwegs	Anlage einer HWS-Stabilisierung, manuelle Stabilisierung bei Bedarf	
B: Breathing	Auskultation des Thorax Punktionsentlastung eines Spannungspneumothorax Anlage SpO_2-Messung	Beurteilung der Jugularvenen und der Trachea, Entkleiden Thorax, Bodycheck Thorax Anlage einer Thoraxdrainage	
C: Circulation	Anlage Kreislaufüberwachung NIBP, EKG und ausreichende (2 großlumige) i. v. Zugänge, Substitution Kristalloide, Blutprodukte, i. v. Medikation	FAST, Blutentnahme, Bodycheck Abdomen, Becken, Oberschenkel und Oberarme, Suche nach großen externen Blutungen, Schienung und Stabilisierung von Frakturen, Anlage von Druckverbänden oder Blutsperren. Ziel ist die Blutstillung.	Labor: Versorgung des Probenmaterials, Austesten von Blutgruppe und Kreuzblut
D: Disability	Anhaltende Überwachung von GCS, Pupillenform und Reaktion, Einstellung des Blutdrucks in Rücksprache mit dem Traumaleader, adäquate Ventilation und Oxygenierung zur Vermeidung von Sekundärschäden sichern		Neurochirurgie: fokussierte neurologische Kontrollen: GCS, Pupillenform und -reaktion
E: Exposure and Environment	Mithilfe bei Entkleidung und Wärmeerhalt (Wärmematten, warme Decken, Steuerung der Raumtemperatur, Anwärmen der Kristalloide etc.)	Entkleidung, Beurteilung des Patienten rückseitig jetzt oder nach radiologischer Diagnostik, Wärmeerhalt	Radiologie: Vorbereitung einer Traumaspirale im CT

9.5.5 Aufgabenverteilung im Schockraum

Michael Neitzel

Im Folgenden ist ein Beispiel zur Aufgabenverteilung im Schockraum dargestellt (➤ Tab. 9.11), das je nach Verletzungsgrad und Ressourcen der Klinik variieren kann.

Der Trauma-Leader begleitet und überwacht den Prozess kontinuierlich und führt die notwendigen Absprachen durch. Die Aufgaben der Pflege resultieren aus der hausüblichen Delegation der Tätigkeiten. In ➤ Tab. 9.11 sind die Handlungen berufsgruppenunspezifisch aufgeführt. Tätigkeiten wie z. B. die Anlage einer Thoraxdrainage durch den Arzt erfolgen natürlich nur bei entsprechendem Bedarf.

Ergänzende Maßnahmen, wie Blutgasanalysen, Blasendauerkatheter (bei Beckenfrakturen nur nach entsprechender Diagnostik), Magensonde, können nach der radiologischen Diagnostik stattfinden, sofern sie nicht unmittelbar für den Primary Survey relevant sind.

Steht kein CT zur Verfügung, findet ein konventionelles Röntgen des Thorax und Beckens statt. Die Immobilisation der Wirbelsäule muss dann bis zur weiteren Abklärung erhalten bleiben.

9.5.6 Intrahospitaltransfer

Tobias Becker

Der Transport eines Intensivpatienten innerhalb einer Klinik zu diagnostischen oder therapeutischen Maßnahmen wird als Intrahospitaltransport (IHT) bezeichnet. Die Daten aus dem Jahresbericht 2016 des Traumaregister der DGU zeigen, dass ein Polytrauma bei immer älteren Patienten auftritt (26 % ≥ 70 Jahre) und komplexere Verletzungsmuster aufzeigt (ISS ≥ 16: 55 %) [2]. Immer mehr diagnostische und therapeutische Maßnahmen können auf der Intensivstation (IST) durchgeführt werden. Doch die stetige Weiterentwicklung von speziellen diagnostischen und therapeutischen Maßnahmen (z. B. kathetergestütze radiologische Intervention) führt zwangsläufig zu häufigeren IHTs.

In nur 24–50 % der Fälle führen die neu gewonnen Informationen zu einer Therapieänderung (➤ Tab. 9.12). Außerdem kommt es bei 75 % aller IHT zu mindestens einer Komplikation (➤ Tab. 9.12). Somit sollte die Indikationsstellung streng geprüft und im Sinne einer Nutzen-Risiko-Analyse evaluiert werden.

Um das Risiko eines ITH zu minimieren, gilt es einige Maßnahmen im Vorfeld zu organisieren, um ohne zeitlichen Druck einen ITH vorbereiten und strukturiert durchführen zu können.

Organisatorische und medizinische Maßnahmen

Zu den **organisatorischen** Maßnahmen zählen
- Exakte räumliche und zeitliche Terminierung
- Information und Absprache mit dem behandelndem Team (z. B. betreuende Pflegekraft, Röntgenabteilung)
- Kalkulation des notwendigen zeitigen Vorlaufs
- Bereitstellung einer Transporteinheit (z. B. Monitoring, Spritzenpumpen, Notfallequipment)
- Überprüfung der Gerätschaften auf Funktionalität und Vollständigkeit
- Sicherstellung einer qualitativen Begleitung, Durchführung des ITH durch qualifiziertes Personal (intensivmedizinisch erfahrener Facharzt und mindestens Gesundheits-/Krankenpfleger bzw. Fachpflegekraft für Intensiv-/Anästhesiepflege)
- Sicherstellung der Versorgung der verbliebenen Patienten auf der Intensivstation (ITS)

Tab. 9.12 Häufigkeit von Zwischenfällen und Interventionen als Konsequenz aus den neuen diagnostischen Befunden

	Zwischenfälle in %	Intervention in %
Indeck [6]	68	24
Hurst [5]	66	39
Smith [8]	60	Nicht erwähnt
Waydhas [9]	bis 70	40–50
Damm [2]	66	Nicht erwähnt

Zu den **medizinischen** Maßnahmen zählen
- Nutzen-Risiko-Analyse
- Evaluation des aktuellen Transportstatus (z. B. neurologischer Status, pulmonale und hämodynamische Situation)
- Entscheidung über die Fortführung der intensivmedizinischen Komplextherapie (z. B. vasoaktive Substanzen, Sedierung, Elektrolyttherapie)
- Zusätzliche Sicherungsmaßnahmen für z. B. intravenösen Zugängen, Atemwegszugang
- Pausieren von extrakorporalen Verfahren (z. B. Nierenersatzverfahren)

Zur Sicherstellung einer hohen Versorgungsqualität ist zu klären, welches medizinische Personal auf der ITS bleibt und wer den ITH begleitet.

In der Regel haben sich derzeit zwei unterschiedliche Begleitungsmodelle der ITH-Transporte durchgesetzt:
- Externes ITH-Transport-Team (z. B. durch die Anästhesieabteilung)
- Internes ITH-Transport-Team (durch das betreuende Team der ITS)

Beide Modelle haben ihre Vor-/Nachteile, die durch die örtlichen Strukturen entschieden werden. Schwachstellen sind z. B. [1, 6]:
- Informationsverlust durch zusätzliche Übergaben
- Unterschiedlicher Qualifikationsstand
- Reduktion der jeweiligen Dienstbesetzung vor Ort – Patientenversorgung vor Ort?

Im Regelfall sind **drei therapeutische Teammitglieder** pro ITH notwendig, dies differiert jedoch nach der Schwere der Erkrankung des Patienten, der apparativen Versorgung auf dem ITH und den personellen Ressourcen.

Während des ITH von kritisch kranken Intensivpatienten sollte die identische Behandlungsqualität wie im stationären Alltag gewährleistet werden. Die Deutsche Interdisziplinäre Vereinigung für Intensiv und Notfallmedizin (DIVI) empfiehlt, mindestens einen intensivmedizinisch Erfahrenen und in Transportbegleitung trainierten Arzt sowie eine intensivmedizinisch erfahrene Pflegekraft für den ITH bereitzustellen [4]. Standard sollte eine Telekommunikationseinrichtung sein, um im Bedarfsfall zusätzliche Kräfte zu alarmieren.

Die Dokumentation des ITH aller erfassten Vitalparameter und therapeutischer Interventionen ist unerlässlich, nicht nur aus forensischer Sicht, sondern auch zur Erfassung der aufgewandten Ressourcen (z. B. Personell, Zeit, apparativ).

Trotz optimaler Planung können dennoch Komplikationen auf einem ITH auftreten. Diese werden zusammenfassend als **Transporttrauma** definiert. Medizinische oder medizintechnische Zwischenfälle auf einem ITH spielen eine Rolle bei der Morbiditäts- und Letalitätsrate [10].

Zwischenfälle bei einem ITH treten u. a. unter Zeitdruck, in einer ungewohnten Umgebung (z. B. Fahrstuhl) oder durch begrenzte Ressourcen (Personell, Materiell) auf. Daher sollte ein ITH unter maximaler Aufwendung aller Ressourcen durchgeführt werden.

Medizinische Transportkomplikationen

- Ventilationsstörungen
- Hämodynamische Störungen
- Maligne Herzrhythmusstörungen
- Hirndruckkrisen
- Lagerungsschäden

Medizintechnische Transportkomplikationen

- EKG:
  - Diskonnektion der Ableitung
  - Ablösen von Elektroden
  - Bewegungsartefakte
- Pulsoxymetrie:
  - Verrutschter Sensor
  - Bewegungsartefakte
- NIBP:
  - Erschütterungsfehlmessungen
- Invasives Monitoring:
  - Fehlmessungen
  - Diskonnektion Mess-/Spülsystem
  - Katherabknickung/-dislokation
- Allgemein:
  - Geräteausfall (z. B. Akkuladezustand)
  - Luft-/Sauerstoffmangel
  - Überwachungslücken (System-/Ableitungstausch)

Weitere Ursachen eines Transporttraumas

- Fehlende Kontinuität der intensivmedizinischen Komplextherapie:

  - Respiratorische Störung z. B. durch Wechsel des Respirator (Intensiv-/Notfallrespirator)
  - Unterbrechung der notwendigen medikamentösen Therapie (z. B. Elektrolyttherapie)
  - Unterbrechung der notwendigen extrakorporalen Unterstützung (z. B. Hämofiltration)
- Medizintechnische Probleme
- Fehlende apparative Therapie:
  - Limitierung durch Transportmonitoring (z. B. Verwendung von mehreren invasiven Druckableitungen)
  - Limitierung durch Transporteinheit
- Transportteam:
  - Unzureichende Qualifikation des Transportteams
  - Informationsverlust durch notwendige Übergabe

Aus allen medizintechnischen Komplikationen können sich jederzeit medizinische Auswirkungen ergeben. Deswegen gilt es auch bei einem zunehmenden Aufkommen von ITH die hausinterne Logistik, Organisation und Struktur kritisch zu beleuchten.

Bestimmung des Sauerstoffbedarfs

Berechnung des Restvolumens druckgefüllter Sauerstoff- und Druckluftflaschen

Nominelles Flaschenvolumen in Liter × bestehender Fülldruck in Bar = zur Verfügung stehendes Gasvolumen unter normobaren Bedingungen

Beispiel: Flasche 5 l × 70 Bar = 350 l

Berechnung der maximalen Transportzeit unter gleichbleibendem Gasverbrauch

$$\frac{\text{Errechnetes Volumen in Litern}}{\text{Gasverbrauch in Liter/Minute}}$$
= verbleibende Betriebszeit in Minuten

Beispiel: 350 l Sauerstoff : 5 l/Min. Gasverbrauch = 70 Min. verbleibende Zeit

Ein entsprechendes Sicherheitsvolumen ist zu berücksichtigen.

Letztendlich profitiert ein kritisch kranker Intensivpatient nur von den stark erweiterten diagnostischen und therapeutischen Maßnahmen, wenn
- keine Beeinträchtigungen der Vitalparameter während des IHT auftreten.
- die intensivmedizinische Komplextherapie weiter durchgeführt wird.
- eine positive Bilanz bei der Nutzen-Risiko-Analyse erfolgt.

9.5.7 Operative Versorgung

Michael Neitzel

Nach der Stabilisierung der Vitalparameter im Schockraum erfolgt die weitere operative Versorgung der Verletzungen:
- Thorakale/abdominale Blutungen
- Intrakranielle Blutungen, Anlage von Hirndrucksonden
- Verletzungen der großen Stammgefäße
- Frakturen der langen Röhrenknochen
- Instabile Beckenringverletzungen etc.

Der verletzte Patient wird so schnell wie möglich, allerdings nur bei sichergestellter OP-Kapazität, in den OP gebracht. Hier wird er von einem bereitstehenden Team entgegengenommen.

Im Vordergrund steht die stabile Kreislaufsituation des Verletzten. Es werden alle noch benötigten invasiven Zugänge, z. B. arterieller Katheter, ausreichend großlumige i. v.-Zugänge und im weiteren Verlauf ein zentraler Venenkatheter gelegt.

Eine **Normothermie** ist wichtig für die Blutgerinnung. Der Wärmeerhalt wird durch konvektive Wärmesysteme und angewärmte Infusionen sichergestellt.

Im OP werden wie im Schockraum Geräte zur Massivtransfusion (Druckinfusion) und im Besonderen zur maschinellen Autotransfusion bereitgestellt.

In regelmäßigen Abständen werden die Laborparameter kontrolliert und in enger Zusammenarbeit mit dem Labor die benötigten Blut- und Gerinnungsprodukte bereitgestellt und verabreicht. Die Kreislaufsituation wird lückenlos überwacht, um unmittelbar auf Veränderungen reagieren zu können. Um Problemen adäquat und schnell zu begegnen, ist ein regelmäßiges Team-Time-Out mit dem Anästhesisten sinnvoll. Alle Beteiligten werden über Veränderungen des Kreislaufzustands und relevante Beobachtungen informiert.

Nach der Operation erfolgt eine zeitnahe Verlegung auf die Intensivstation. Eine lückenlose Überwachung des Patienten wird sichergestellt. Die Übergabe erfolgt an die weiterbehandelnden Kollegen.

9.5.8 Auf der Intensivstation

Tobias Becker

Um eine adäquate Weiterversorgung des polytraumatisierten Patienten gewährleisten zu können, sollte eine frühestmögliche Alarmierung der Intensivstation erfolgen. Idealerweise geschieht dies durch den Ansprechpartner der Klinik, direkt nach der Alarmierung durch die integrierte Leitstelle. Somit können alle notwendigen Vorbereitungen zur Aufnahme des kritisch kranken Patienten zeitnah getroffen werden und bei Bedarf Ressourcen (personell wie auch materiell) für die Übernahme bereitgestellt werden. Auf der Intensivstation muss im frühen Verlauf eine suffiziente Reevaluation der klinischen apparativen Befunde in einem geschulten interdisziplinären Team, mit Durchführung des Secondary Survey, falls noch nicht im Schockraum geschehen, erfolgen. Somit können die Folgen von in der Erstdiagnostik im Schockraum übersehenen Verletzungen verhindert werden.

Während des Intensivstationsaufenthalts des polytraumatisierten Patienten, im Mittel 6,4 Tage [1], muss eine Therapiestrategie gewählt werden, die neben einer qualitativ hochwertigen allgemeinen Intensivmedizin insbesondere die Spezifika des individuell vorliegenden Verletzungsmusters berücksichtigt. Die Intensivstation ist häufig der Dreh- und Angelpunkt zwischen der operativen Erstversorgung und frühelektiven Eingriffen. Somit ist eine enge Abstimmung zwischen dem verantwortlichen Arzt der Intensivstation und den beteiligten operativen Disziplinen unabdingbar. Eine mögliche operative Versorgungsstrategie stellt das „Damage Control Surgery" gegenüber dem „Missed Injury" (in der Primärdiagnostik übersehene Verletzungen) dar.

MERKE

Idealen Operationszeitpunkt nicht verpassen!
Kardinalfragen der klinischen Praxis:

- Profitiert der Patient vom Konzept?
- Zu welchem Zeitpunkt sind frühelektive Eingriffe (wie z. B. Verfahrenswechsel) angezeigt?

Folgende Parameter geben eine Hilfestellung zur Auswahl der operativen Strategie bei polytraumatisierten Patienten:

- Injury Severity Score ≥ 16 Punkte und/oder
- Schweres Schädel-Hirn-Trauma
- Schweres Thoraxtrauma
- Instabile Beckenfraktur
- Multiple Frakturen langer Röhrenknochen
- Persistierend instabiler Kreislauf

Für eine frühelektive operative Versorgung sollten pathophysiologische Folgen des Polytraumata (z. B. SIRS) weitgehend überwunden sein und Organdysfunktionen sollten kompensiert sein. Hierbei sind vor allem traumaassoziierte infektiöse Komplikationen zu erwähnen (z. B. ventilatorassoziierte Pneumonie, Sepsis, Multiorganversagen). Hierfür ist die schon erwähnte enge Abstimmung zwischen den Intensivmedizinern und operativen Disziplinen täglich notwendig. Eine Entscheidung für oder gegen den frühelektiven operativen Eingriff sollte anhand der klinischen Befunde und durch die Laborparameter gestützt werden. Bei Ankunft auf der Intensivstation erfolgt die Aufnahme durch das diensthabende Intensivteam mit anschließender klinischer Untersuchung. Bei vitalen Verletzungen, die einen Secondary Survey im Schockraum nicht ermöglichten, ist dieser nun in enger Zusammenarbeit mit dem Unfallchirurgen durchzuführen. Diese Beurteilung und Behandlung erfolgt ebenfalls nach dem ABCDE-Schema. Somit gilt es auch, den mit der Versorgung polytraumatisierter Patienten beauftragten Intensivpflegekräften spezielle Qualifizierungsmaßnahmen zu ermöglichen (z. B. **A**dvanced **T**rauma **C**are for **N**urse).

Monitoring und Therapie

- Apparatives Monitoring: SpO_2, EKG, arterielle Blutdruckmessung, Temperatur
- Erweitertes hämodynamisches Monitoring (z. B. PiCCO®, ➤ Kap. 5.2)
- Neurologisches Monitoring (z. B. Messung des intrakraniellen Drucks, EEG)
- Ausführliche Laboruntersuchung
- Adäquate Schmerztherapie
- Die Analgosedierung für beatmete polytraumatisierte Patienten (S3-Leitlinien „Analgesie, Sedierung und Delirmanagement in der Intensivmedizin")
- Lungenprotektive Beatmung
- Frühzeitige enterale Ernährung

9

Das oberste Ziel der Behandlung Polytraumatisierter ist es, die rasche Rehabilitation und Eingliederung des betroffenen Patienten in sein privates sowie berufliches Sozialleben zu erreichen. Qualifikation der Mitarbeiter und eine enge Verzahnung der Behandlungseinheiten sind Grundvoraussetzungen für die optimale Versorgung Schwerstverletzter.

Die Behandlung auf der Intensivstation verlangt den Pflegenden in der Akutphase einen hohen Anteil medizinischer Versorgung und Assistenz ab. Die pflegespezifischen Maßnahmen nehmen im weiteren Versorgungsverlauf bis zur Verlegung auf die Folgestation kontinuierlich zu.

9.5.9 Das soziale Umfeld

Michael Neitzel

Zur Begleitung der Patienten und deren Angehörigen stehen je nach Klinik unterschiedliche Möglichkeiten zur Verfügung. Über den Dienst der Seelsorger der Klinik, psychologischen Dienst und Katastropheninterventionsteams ist vor allem den Angehörigen Beistand zu leisten. In der Akutphase stehen diese Mittel häufig nicht unmittelbar zur Verfügung. Das Aufklärungsgespräch durch den Arzt ist in der Regel frühestens nach Abschluss der Diagnostik möglich. In der Zwischenzeit begleitet häufig das Pflegepersonal die Angehörigen.

Ein angemessenes räumliches Umfeld, wie ein Angehörigenbesprechungs- oder Aufenthaltsraum, stellt eine wichtige Voraussetzung zur Begleitung der Angehörigen dar. Diese Rahmenbedingungen bieten die Möglichkeit für ungestörte Gespräche mit anderen Angehörigen oder dem Arzt und Raum für Erholungsphasen während des Intensivaufenthalts. Zunehmend nehmen Kliniken einen ehrenamtlichen Besuchsdienst in Anspruch. Er hilft den Angehörigen in organisatorischen Fragen zum Umgang mit den klinischen Abläufen und ist Ansprechpartner auf menschlicher Ebene während der entstehenden Wartezeiten.

Nach abgeschlossener Akutversorgung ist bereits auf der Intensivstation eine frühestmögliche Integration der Angehörigen in den Pflegeprozess anzustreben. Möglichkeiten für eine verbesserte Integration der Angehörigen sowie für die Betreuung der Patienten und auch des Pflegepersonals bietet die klinische Krisenintervention. Diese bereitet u.a. Pflegekräfte aber auch alle anderen im klinischen Setting tätigen auf die „Ausnahmesituation“, in welcher sich alle Beteiligten befinden, vor und führt letztendlich zu einer optimierten und individuelleren Versorgung.

Im Verlauf der Wiedereingliederung steht ein großer Teil der Patienten folgenden Erschwernissen gegenüber [7]:

- Erschwerte berufliche Wiedereingliederung durch verbliebene Behinderung
- Etwa die Hälfte der Patienten kann nicht an ihren Arbeitsplatz zurückkehren.
- Chronische Schmerzen
- Posttraumatische Belastungsstörungen bei einem hohen Anteil der Betroffenen

Aufgrund der beschriebenen Faktoren scheint eine frühe professionelle Begleitung sinnvoll.

Die unterstützende Arbeit der Sozialdienste bei der Wiedereingliederung ins Berufsleben hilft, die soziale Isolation der Betroffenen aufzuheben.

9.6 Schock

Sandra Wieder

DEFINITION

Der **Schock** ist eine generalisierte Kreislaufstörung mit einem akuten Missverhältnis zwischen Sauerstoffangebot und Sauerstoffbedarf im Gewebe. Die mangelhafte Durchblutung der terminalen Strombahn lebenswichtiger Organe und die damit fortschreitende Gewebehypoxie führen zu einer Störung des Zellmetabolismus und Energiestoffwechsels der Zelle. Am Anfang des Schockgeschehens stehen reversible funktionelle Organveränderungen, am Ende kommt es im irreversiblen Schock zum Multiorganversagen mit hoher Letalität [1].

9.6.1 Pathophysiologie

Das Sauerstoffangebot, das tatsächlich die Zelle erreicht, wird durch folgende Größen beeinflusst: Herzzeitvolumen (Herzfrequenz × Herzschlagvolumen), Hämoglobinwert, Sauerstoffsättigung des Hämoglobins und Wert des physikalisch gelösten Sauerstoffs im Blut. Über eine sympathoadrenerge

Reaktion mit endogener Katecholaminfreisetzung erfolgt zunächst ein Kompensationsversuch:

- Erhöhung der Herzfrequenz und Steigerung des Herzschlagvolumens
- Vasokonstriktion
- Erhöhte Sauerstoffausschöpfung im Zielgewebe

In der Folge kommt es zu einer Minderperfusion der Gewebe, besonders in der Peripherie und damit verbunden, zu einem Wärmeverlust des Körpers. Die Folgen sind zelluläre Hypoxie und ein anaerober Stoffwechsel mit vermehrtem Anfall von sauren Metaboliten, wie Laktat. Die entstehende Azidose führt zur Freisetzung von Mediatoren, welche die Permeabilität des Endothels erhöhen („capillary leak syndrom"), sodass Gewebeödeme entstehen können. Im Extremfall kommt die Perfusion in den Mikrostromgebieten komplett zum Erliegen. Durch die Stase des Blutes in den Kapillaren bilden sich Mikrothromben, welche zu einer Aktivierung der Gerinnung und einem Verbrauch von Gerinnungsfaktoren führen. Setzt sich dieser Prozess weiter fort, kommt es zu einer disseminierten intravasalen Gerinnung (DIC). Somit ist der Patient nicht nur durch Organversagen aufgrund der Mikrothromben akut bedroht, sondern auch durch die erhöhte Blutungsneigung [2].

Schockspirale

Kommt es zur verminderten Organdurchblutung, so reagiert der Organismus mit der Ausschüttung von Katecholaminen wie Adrenalin und Noradrenalin. Die peripheren Gefäße werden enggestellt, der Körper befindet sich im Stadium der Kompensation. Besteht die Ursache weiter, so folgt eine ausgeprägtere Kreislaufzentralisation. Die ungenügende Durchblutung der Peripherie verursacht eine Gewebshypoxie mit anaerobem Stoffwechsel, die Funktion lebenswichtiger Organe wird noch mehr beeinträchtigt. Der Organismus gerät in das Stadium der Dekompensation (Circulus vitiosus) mit Multiorganversagen (➤ Abb. 9.8). Diese „Schockspirale" kann an verschiedenen Stellen beginnen; hat sich der Circulus vitiosus einmal geschlossen, schreitet das Geschehen auch unabhängig von der auslösenden Ursache kontinuierlich weiter.

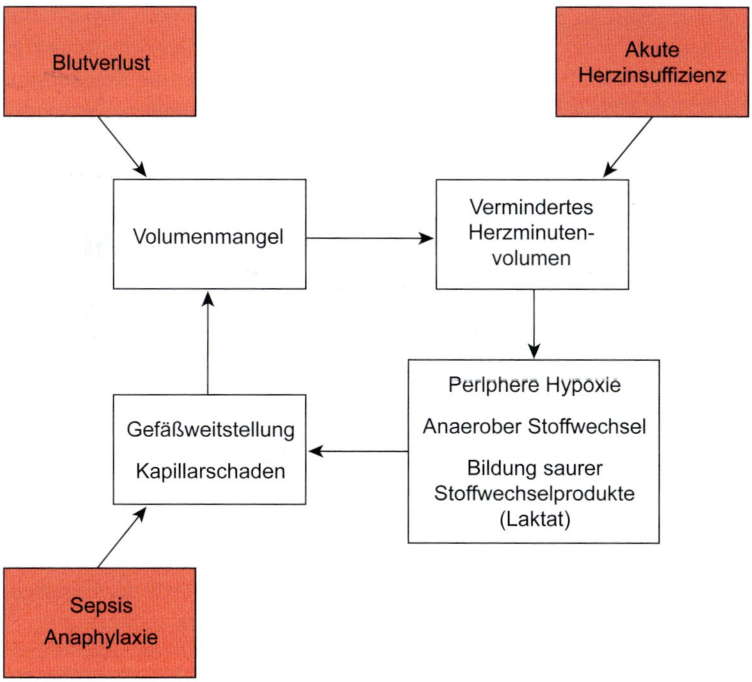

Abb. 9.8 Schockspirale [L143]

9

9.6.2 Ursachen des Schocks/Schockformen

Es lassen sich folgende Ursachen der generalisierten Kreislaufstörung beim Schock unterscheiden:

- Unzureichendes Blutvolumen (hypovolämischer/hämorrhagischer Schock)
- Unzureichende Pumpleistung des Herzens (kardiogener Schock)
- Fehlerhafte Verteilung des Blutvolumens → distributiver Schock (neurogener Schock, anaphylaktischer Schock, septisch-toxischer Schock)
- Toxische Schädigung der Mikrozirkulation (septisch-toxischer Schock, anaphylaktischer Schock)

9.6.3 Symptomatik und Diagnostik

Zur Primärdiagnostik des Schocks eignet sich das ABCDE-Schema:

ABCDE-Schema

- **A** irway: Atmung und obere Atemwege
- **B** reathing: Atemqualität und untere Atemwege
- **C** irculation:
  - Mikrozirkulation: Beurteilung des Kapillarpulses und einer peripheren Zyanose
  - Makrozirkulation: Herzfrequenz, Blutdruck
- **D** isability: Bewusstseinszustand Kontaktfähigkeit, Orientierung, Blutzucker
- **E** nvironment: Temperatur, Hautzustand (Farbe, Feuchtigkeit)

Allen Schockformen haben folgende Symptome:

- Tachypnoe/Dyspnoe
- Bewusstseinsstörung (qualitativ oder quantitativ: Angst, Unruhe, Apathie, Somnolenz, Koma)
- Arterielle Hypotonie (RR unter 90 mmHg)
- Tachykardie

Die Tachykardie kann u. U. beim kardiogenen Schock fehlen! Das am einfachsten zu beurteilende und damit wichtigste Organ zur Beurteilung der Schocksituation ist die Haut (➤ Tab. 9.13). Auf einen Blick lässt sich das Maß der Zentralisierung, auch anhand der Rekapillarisierung, abschätzen und im Verlauf der Behandlung beurteilen.

Tab. 9.13 Beurteilung der Haut in der Schocksituation

Schockform	Hautzustand
Hypovolämischer/hämorrhagischer Schock	Kalte, blassgraue, feuchte Haut
Kardiogener Schock	Kalte, blassgraue, feuchte Haut
Distributive Schockformen	Warme, trockene, z. T. rosige Haut

Beim hypovolämischen/hämorrhagischen Schock sowie beim kardiogenen Schock liegt eine Zentralisation mit kalter, blassgrauer, feuchter Haut vor. Bei einer Zentralisation ist eine Ableitung der peripheren Sauerstoffsättigung mit dem Fingerclip des Pulsoxymeters oftmals nicht möglich. Die Möglichkeit einer Ableitung der Sauerstoffsättigung kann jedoch als Erfolgsparameter der Schocktherapie verwendet werden, da bei erfolgreicher Therapie oft wieder ein Signal ableitbar ist. Die distributiven Schockformen zeigen eine warme, trockene, z. T. rosige Haut. Es wird immer eine komplette Erhebung aller Vitalparameter (Blutdruck, Herzfrequenz, Bewusstseinslage und Atemfrequenz) zur Diagnostik des Schocks durchgeführt. Temperatur und Blutzuckerspiegel sollten insbesondere zum Ausschluss relevanter Differenzialdiagnosen, wie z. B. einer Hypothermie oder Hypoglykämie, ebenfalls bestimmt werden. Der Schockindex gibt einen groben Anhaltspunkt über die Kreislaufsituation, kann aber nicht als starrer Parameter verwendet werden.

Der **Schockindex** ist der **Quotient aus Herzfrequenz und systolischem Blutdruck:**

Schockindex

$$\text{Schockindex} = \frac{\text{Herzfrequenz (HF) min.}}{\text{RR systolisch (mmHg)}}$$

Der Normwert des Schockindex liegt bei ca. 0,5. Ein Wert über 1 deutet auf einen Schock hin!

Die Ausprägung der klinischen Symptomatik wird bestimmt von der Dauer und der Progredienz der Zirkulationsstörung, von Vorerkrankungen und der Vormedikation sowie der Fähigkeit zur Kompensation (➤ Abb. 9.9).

9

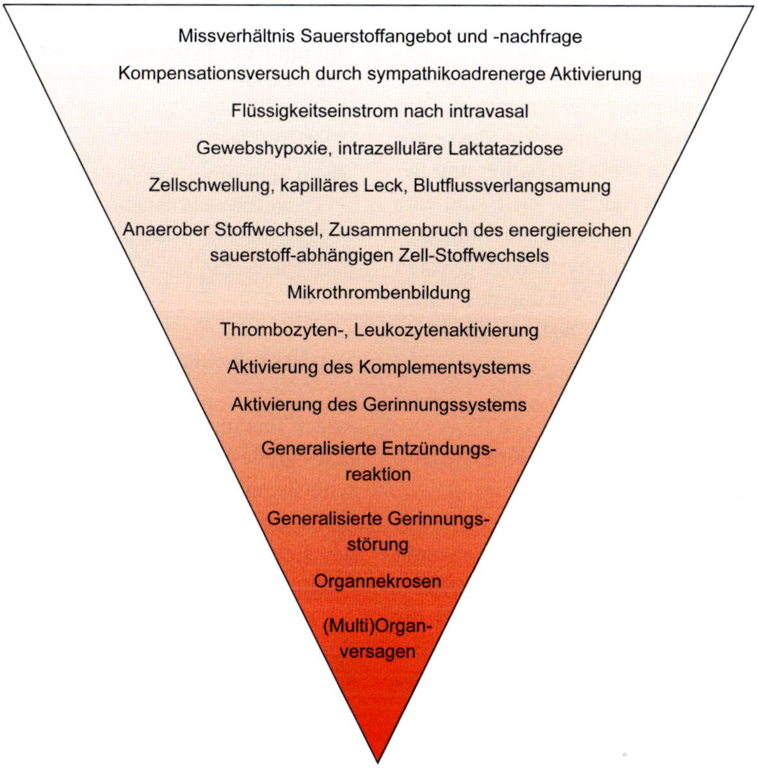

Abb. 9.9 Schockkaskade [L143]

9.6.4 Therapie

Je eher die Therapie begonnen wird, desto besser lässt sich die Schockkaskade (➤ Abb. 9.9) mit möglichen schwerwiegenden Folgen wie Organversagen unterbrechen. Ziel der Therapie ist es, eine Normalisierung der Mikrozirkulation zu erreichen. Die Therapie des Schocks basiert auf drei Säulen:

- Verbesserung des Volumenstatus,
- Verbesserung des Sauerstoffverbrauchs und
- Verbesserung der Kontraktilität des Herzmuskels.

Volumentherapie

Als **Sofortmaßnahme** kann eine Schocklagerung mit Anheben der Beine über das Niveau des Körperstamms durchgeführt werden. Dies führt zu einem sofort verfügbaren Blutvolumen von mindestens 600 ml. Hierbei müssen selbstverständlich eventuelle Verletzungen berücksichtigt werden. **Ausnahme** bildet die Therapie des kardiogenen Schocks: Hier darf keine Schocklagerung angewandt werden. Um eine suffiziente, rasche Volumentherapie zu ermöglichen, sollten mehrere (2–3) großlumige venöse Zugänge angelegt werden. Hierzu eignen sich i. v. Kanülen ab 14 G oder ein Shaldon-Katheter (großlumiger ZVK). Die Infusionen können bedarfsweise als Druckinfusion verabreicht werden und sollten in laktatfreien Kristalloiden (NaCl 0,9 %), Kolloiden (HAES 10 %) oder hyperton-hyperonkotischen Lösungen (Hyper-HAES) bestehen. Liegt ein Blutverlust vor, sollte dieser baldmöglichst mit Erythrozytenkonzentraten sowie Plasma (FFPs) adäquat ersetzt werden. In der Therapie des kardiogenen Schocks sollte die Flüssigkeitsgabe vorsichtig mit kontinuierlichem Monitoring des Kreislaufs und einer laufenden Bewertung der Schocksymptome erfolgen.

Sauerstoffgabe

Da eine Gewebehypoxie vorliegt, erhält ein Patient mit einem Schock **immer und viel Sauerstoff.** Dies ist über die Gabe von 100 % O_2 über eine Maske mit Reservoir oder auch ggf. mittels Intubation und Beatmung mit 100 % O_2 zu erreichen. Ziele sind eine vollständige Sättigung des vorhandenen Hämoglobins sowie eine Erhöhung der physikalisch gelösten Sauerstoffmenge im Blut. Eine Senkung des Sauerstoffbedarfs kann z. B. über eine Sedierung bei Unruhe und Agitation erfolgen.

Erhöhung der Kontraktilität, Kreislauftherapie

Bei unzureichender Wirkung einer Volumen- und Sauerstofftherapie wird eine Gabe von Katecholaminen in Erwägung gezogen. Hierdurch erhöht sich die Kontraktilität des Herzmuskels, die Gefäßstrombahn verengt sich, sodass es zu einem Anstieg des Blutdrucks kommt. Für eine längerfristige Katecholamingabe (alles außer Erstversorgung) sollte ein kontinuierliches Blutdruckmonitoring vorliegen, die Katecholamine werden möglichst über einen zentralen Venenkatheter verabreicht.

9.6.5 Spezielle Therapie der verschiedenen Schockarten

Hypovolämischer/hämorrhagischer Schock

Neben der Volumentherapie mit ggf. Ersatz des Blutverlusts ist als Grundversorgung stets auf eine Stillung einer Blutung mittels z. B. Kompressionsverband oder Anlage eines Tourniquets zu achten. Liegt eine unstillbare Blutung (innere Blutungen wie z. B. ein rupturiertes Aortenaneurysma oder eine gastrointestinale Blutung) vor, sollte der Patient schnellstmöglich einer definitiven Therapie (chirurgisch etc.) zugeführt werden. In diesem Fall sollte ein Blutdruck von ca. 90 mmHg systolisch, eine permissive Hypotonie, belassen werden, um einen größeren Blutverlust zu vermeiden.

Praktisches Vorgehen

Therapie des hypovolämischen Schocks
- Schocklagerung
- Sauerstoffzufuhr; ggf. Intubation und Beatmung
- Volumenersatztherapie

Beim hämorrhagischen Schock
- Kompression und Kontrolle der Blutungsquelle
- Im schweren Schock ggf. zusätzlich Vasopressoren
- Analgesie mit Opioiden und/oder Ketamin [3]

Septisch-toxischer Schock

In der Therapie des septischen Schocks können anfangs große Volumenmengen erforderlich sein. Die schnellstmögliche Gabe eines passenden Antibiotikums, zunächst kalkuliert, dann nach Identifikation der Erreger testgerecht angepasst, verbessert die Prognose des septisch-toxischen Schocks erheblich.

Praktisches Vorgehen

Therapie des septischen Schocks
- Infusionstherapie mit Kristalloiden (oft sind im schweren Schock initial mehrere Liter erforderlich)
- Vasopressoren, v. a. Noradrenalin ± Dobutamin
- Atemwegssicherung, Sauerstoffzufuhr, ggf. Intubation und Beatmung

Zusätzliche Therapie in der Klinik
- Breitspektrum-β-Laktamantibiotika (nach Abnahmen von Blutkulturen) innerhalb der ersten Stunde nach Aufnahme
- Zügige chirurgische Herdsanierung, wenn möglich [3]

Anaphylaktischer Schock

Beim anaphylaktischen Schock liegt eine Fehlverteilung des Volumens aufgrund einer allergischen Reaktion des Organismus auf unterschiedlichste Allergene (Medikamente wie Penicilline, Nahrungsmittel wie Nüsse, Insektengift wie Bienen- oder Wespengift) vor. Therapeutisch ist zunächst für eine Unterbrechung der Allergenzufuhr zu sorgen (z. B. Abbruch der Antibiotikum-Infusion), dann erfolgt möglichst rasch die Gabe
- eines Glukokortikoids (z. B. 250 mg Soludecortin) und
- von Antihistaminika (H_1- und H_2-Blocker).

Bei Schwellungen der Atemwege kann ein Betamimetikum, auch Suprarenin, inhalativ vernebelt werden, bei rascher Progredienz sollte frühzeitig eine Intubation in Erwägung gezogen werden. Die Schocksymptomatik der Anaphylaxie mit Hypotonie spricht regelhaft auf die fraktionierte i. v. Gabe von 1 : 10 verdünnt aufgezogenem Suprarenin an.

Praktisches Vorgehen

Therapie des anaphylaktischen Schocks
- Unterbrechung der Exposition des auslösenden Agens
- Atemwegssicherung, Sauerstoffzufuhr, ggf. Intubation und Beatmung
- Schocklagerung
- Ausreichende Infusionstherapie mit Volumenersatzlösungen
- Adrenalin (i. m. oder im schweren Schock i. v.) bis zum Verschwinden von Hypotension und Bronchospastik
- Hochdosiert Glukokortikosteroide wie Methylprednisolon und evtl. zusätzlich Antihistaminika [3]

Kardiogener Schock

Dem kardiogenen Schock liegt ein Pumpversagen des Herzens zugrunde. Dies kann aufgrund eines insuffizienten Rhythmus oder einer insuffizienten Pumpleistung, wie z. B. bei einem Herzinfarkt, auftreten. Liegt ein primäres Problem des Herzrhythmus (Bradykardie, Tachykardie) vor, sollte auch bereits präklinisch versucht werden, die zugrunde liegende Rhythmusstörung zu behandeln. Meist kommt hier eine elektrische Therapie wie eine Kardioversion bei Tachykardie oder wie ein Pacing bei Bradykardie zum Einsatz. Ein primäres Pumpversagen kann mit Katecholaminen therapiert werden. In diesem Fall erfolgt eine Flüssigkeitszufuhr lediglich vorsichtig.

Praktisches Vorgehen

Therapie des kardiogenen Schocks
- Sauerstoffzufuhr; ggf. Intubation und Beatmung
- Flachlagerung bei dekompensiertem Schock
- Symptomatische Kreislauftherapie mit Katecholaminen

Schnelle spezifische Therapie der zugrunde liegenden Erkrankungen
- Lungenembolie: Lyse oder ggf. operative Thrombektomie
- Herzbeuteltamponade: Perikardpunktion, Perikardiozentese
- Spannungspneumothorax: Entlastung durch Nadeldekompression, Thoraxdrainage [3]

Neurogener Schock

Akute Erkrankungen oder schwere Traumen des zentralen Nervensystems (Gehirn und Rückenmark) können über Störungen der peripheren Vasomotion aufgrund eines Ungleichgewichts zwischen sympathischer und parasympathischer Regulation zum Schock führen. Es kommt ähnlich wie beim anaphylaktischen Schock zum akuten, relativen Volumenmangel. Der neurogene Schock wird daher als Sonderform eines distributiven Schocks aufgefasst.

Folgende Symptomkonstellation zeigt der neurogene Schock:
- Plötzlicher Blutdruckabfall mit Bradykardie
- Blasse, warme und trockene Haut
- Neurologische Ausfälle entsprechend der Schädigungsebene des ZNS

Der Begriff des „spinalen Schocks" bezieht sich nicht auf die kardiozirkulatorischen Veränderungen, sondern auf die akut auftretenden neurologischen Veränderungen nach einem Rückenmarkstrauma wie Areflexie, Sensibilitätsverlust und Paresen.

Praktisches Vorgehen

Therapie des neurogenen Schocks
- Infusionstherapie mit Volumenersatzlösungen
- Zusätzlich Akrinor oder andere Vasopressoren bis zum Verschwinden der Hypotension
- Atemwegssicherung, Sauerstoffzufuhr, ggf. Intubation und Beatmung
- Therapie der neurologischen Grunderkrankung [3]

9.6.6 Pflegerische Aufgaben

Patienten benötigen in der Schocksituation eine kontinuierliche Überwachung von Hämodynamik, Atmung, Diurese und Körpertemperatur.

Das hämodynamische Monitoring umfasst:
- 12-Kanal-EKG, um Herzfrequenz, Herzrhythmusstörungen sowie Myokardischämien frühzeitig zu erkennen

Tab. 9.14 Schockbedingte Immobilisation verursacht Pflegeprobleme

Problem	Pflegeintervention
Orthostase mit Gefahr von Thromboembolien Ursache: verminderte Hämodynamik	Thromboseprophylaxe (➤ Kap. 1.4.3)
Harnstau mit nachfolgend erhöhter Infektanfälligkeit Ursache: Immobilität und minimierte Hämodynamik	Infektionsprophylaxe
Obstipation, ggf. paralytischer Ileus Ursache: Abnahme der Darmmotilität und verminderte Resorption	Obstipationsprophylaxe (➤ Kap. 1.4.7)
Muskelatrophie, Kontrakturen, Dekubitusgefahr ↑ Ursache: Abbau der Muskulatur und verminderte Durchblutung der Haut	Dekubitus- und Kontrakturenprophylaxe (➤ Kap. 1.4.1; ➤ Kap. 1.4.2)
Trockene (Mund-)Schleimhäute und Durstgefühl Ursache: Volumenmangel, fehlende orale Ernährung	Spezielle Mundpflege Soor- und Parotitisprophylaxe (➤ Kap. 1.6.5)

- Arterielle Blutdruckwerte
- Herzzeitvolumen
- Zentralen Venendruck Picco

Des Weiteren wird ein respiratorisches Monitoring durchgeführt:

- Regelmäßige Blutgasanalysen zur Beurteilung des Säure-Basen-Haushalts
- Gemischt-venöse Blutgasanalyse zur Berechnung der arteriovenösen Sauerstoffdifferenz und des Gesamtsauerstoffverbrauchs
- Laktatbestimmung, um Gewebehypoxie und anaerobe Energiegewinnung zu beurteilen
- Pulsoxymetrie zur Kontrolle der Oxygenierung

Neben der Überwachung sind prophylaktische Maßnahmen sowie individuelle Haut- und Körperpflege elementare Aufgaben der Pflegenden (➤ Tab. 9.14).

9.7 Das Gerinnungssystem

Max Kemper

Das blutstillende System des Körpers wird als Gerinnungssystem bezeichnet. Seine grundlegende Bedeutung ist offensichtlich. Ohne Gerinnung würden schon kleinere Verletzungen zum Verbluten und somit zum Tod führen. Damit ist auch klar, wie wichtig eine regelrechte Funktionsweise des Gerinnungssystems im Alltag ist. Umgekehrt gibt es auch Situationen, in denen eine Einschränkung der Gerinnungsfähigkeit des Blutes große Vorteile hat. Ist die Fließgeschwindigkeit des Blutes aus bestimmten Gründen eingeschränkt, droht eine **Gerinnselbildung (Thrombus).** Insbesondere wenn der Thrombus nicht an Ort und Stelle bleibt, sondern im Gefäßsystem mitgerissen wird, drohen schwerwiegende, oft lebensbedrohliche Komplikationen (z. B. Lungenembolie, Schlaganfall). Liegt eine erhöhte Gefahr für eine Thrombusbildung vor, ist daher eine medikamentöse Hemmung der Gerinnung notwendig.

Im Folgenden soll zunächst die prinzipielle Funktionsweise des Gerinnungssystems dargestellt werden. Im Weiteren werden die am häufigsten in der Praxis genutzten Möglichkeiten der medikamentösen Gerinnungshemmung besprochen. Zum Abschluss des Kapitels werden typische Gerinnungsprobleme auf einer Intensivstation dargestellt.

9.7.1 Aufbau und Funktionsweise des Gerinnungssystems

Das Gerinnungssystem ist ein komplexes System (➤ Abb. 9.10) zum Zweck der Blutstillung (Hämostase). Es hat die Aufgabe, ein übermäßiges Austreten von Blut bei Verletzungen der Blutgefäße effektiv zu verhindern und eine Blutung rasch zu beenden. Das menschliche Gerinnungssystem besteht aus den **Thrombozyten** (zelluläre Bestandteile) und den **Gerinnungsfaktoren** (plasmatische Bestandteile).

Kommt es nun zu einer Verletzung der Gefäßwand, ziehen sich zunächst die Gefäße reflektorisch zusammen **(Vasokonstriktion).** Hierdurch wird die Blutzufuhr zum verletzten Gebiet verringert. Im nächsten Schritt bildet sich ein Pfropf aus Thrombozyten (Blutplättchen). Hierbei lagern sich Thrombozyten an die Wundränder an. Durch diese Anlagerung werden die

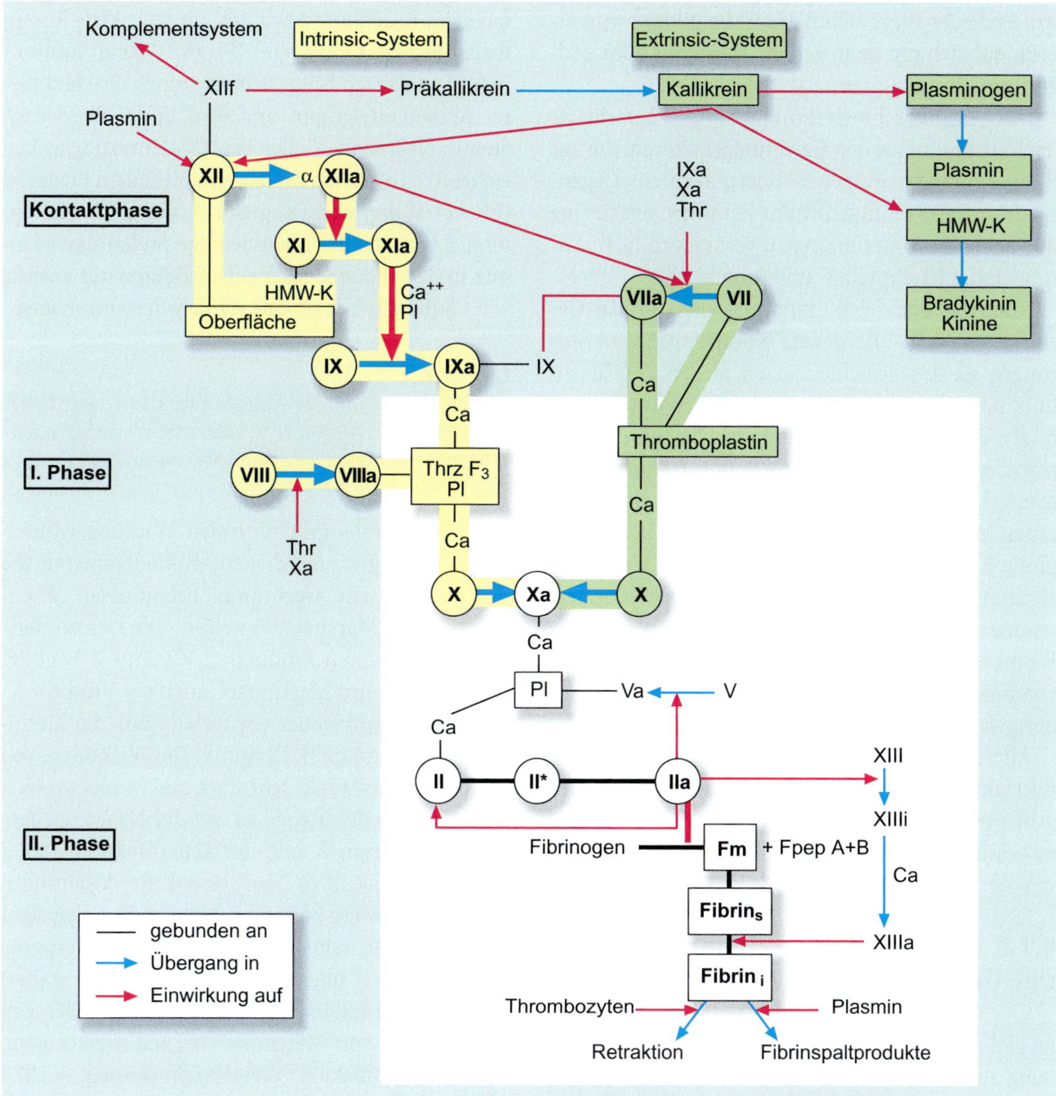

Abb. 9.10 Gerinnungskaskade [L126]

Thrombozyten zudem aktiviert. Diese Aktivierung führt wiederum zur Ausschüttung von Botenstoffen und dadurch zur Vernetzung mit weiteren Blutplättchen. Das Resultat dieser Ansammlung von Blutplättchen ist ein weißer Thrombus, der die verletzte Stelle zunächst provisorisch abdichtet. Dieser Vorgang wird auch als **primäre Hämostase** bezeichnet.

Im weiteren Verlauf kommt es zur endgültigen Blutgerinnung durch die sog. Gerinnungsfaktoren **(sekundäre Hämostase).** Als Gerinnungsfaktoren bezeichnet man eine Gruppe von 13 Proteinen, welche an der Blutgerinnung beteiligt sind. Sie finden sich in nicht aktivierter Form im Blutplasma und werden im Gerinnungsverlauf durch Spaltung aktiviert. Diese Aktivierung erfolgt in festgelegter Reihenfolge im Dominoeffekt. Dabei gibt es zwei Wege zum Ziel:

- Das extrinsische Gerinnungssystem, welches über große Gewebeschädigungen aktiviert wird
- Das intrinsische Gerinnungssystem, welches bereits bei kleineren Schädigungen der inneren Gefäßwand, des Endothels, aktiviert wird

Am Ende des Wegs steht jeweils die Bildung von Fibrin, das sich mit dem weißen Thrombus zum endgültigen Thrombus vernetzt.

Das plasmatische Gerinnungssystem besteht jedoch nicht nur aus den Gerinnungsfaktoren, die zur Blutgerinnung beitragen, sondern auch aus Gegenspielern, die die Blutgerinnung hemmen, um so eine überschießende Gerinnung zu verhindern (z. B. Antithrombin III, Protein C und Protein S).

Aufgrund der vielen Einflussfaktoren auf das Gerinnungssystem und dessen Komplexität sind Störungen an den verschiedensten Stellen des Gerinnungsablaufs möglich. So gibt es ganze Krankheitsbilder, die lediglich auf dem Mangel bestimmter Gerinnungsfaktoren basieren. Bei einer Hämophilie A (Bluterkrankheit) handelt es sich um einen angeborenen Mangel an Gerinnungsfaktor VIII, bei Hämophilie B um einen ebenfalls angeborenen Mangel an Gerinnungsfaktor IX. Beides führt zu leichter auftretenden und länger anhaltenden Blutungen. Beide Formen der Hämophilie sind bis heute nur durch regelmäßige Substitution der fehlenden Gerinnungsfaktoren zu behandeln.

Allerdings bieten sich aufgrund der vielen Einflussfaktoren auf die Gerinnung auch einige Angriffspunkte, um die Blutgerinnung medikamentös zu beeinflussen.

9.7.2 Medikamentöse Beeinflussung der Gerinnung

9

Es gibt eine Reihe von Möglichkeiten, die Blutgerinnung zu verzögern. Im Bereich der zellulären Gerinnung geht es vornehmlich um eine Hemmung der Thrombozytenaggregation, also der Fähigkeit von Blutplättchen, sich aneinanderzulagern. Der wichtigste und am häufigsten eingesetzte **Thrombozytenaggregationshemmer (TAH)** ist Acetylsalicylsäure (Aspirin, ASS 100 mg). Dieser TAH ist bei vielen, insbesondere kardiologischen Patienten, Bestandteil der Dauermedikation. Zweck der Thrombozytenaggregationshemmer ist es, ein Fortschreiten atherosklerotischer Gefäßveränderungen zu verzögern. Zudem werden sie auch eingesetzt, um eine Thrombusbildung in Fremdmaterial (z. B. Gefäßstents) zu verhindern. Hierzu wurden in den letzten Jahren neuartige, stärker wirkende TAH entwickelt, welche in der Praxis zunehmend an Bedeutung gewinnen: die sog. **ADP-Rezeptorenblocker.** Clopidogrel (Plavix® 75 mg, Iscover® 75 mg) ist das am häufigsten verordnete Produkt dieser Arzneimittelgruppe und wird in der Regel nach Stentimplantationen oder bei ASS-Unverträglichkeit eingesetzt. In den letzten Jahren sind zudem Prasugrel (Efient® 10 mg) und Ticagrelor (Brilique® 2 × 90 mg) immer bedeutender geworden. Sie finden ihren Einsatz in der Therapie nach einem Herzinfarkt anstelle von Clopidogrel, da sie eine stärkere Wirkung haben.

MERKE

Da ihre Wirkung von ADP-Rezeptorenblockern zumeist irreversibel (bis auf Ticagrelor) ist, kann lediglich die Gabe von Thrombozytenkonzentraten ihre Wirkung abschwächen.

In ihrer gerinnungshemmenden Wirkung wesentlich ausgeprägter sind diejenigen Medikamente, die die **plasmatische Gerinnung** beeinflussen. Phenprocoumon (Marcumar®) hemmt alle Gerinnungsfaktoren, zu deren Produktion Vitamin K benötigt wird. Daher wird Marcumar® auch als **Vitamin-K-Antagonist** bezeichnet. Betroffen sind die Gerinnungsfaktoren II, VII, IX und X. Die Wirkstärke von Marcumar® schwankt sehr stark und ist nicht zuletzt abhängig von der Menge an mit der Nahrung zugeführtem Vitamin K und der Leberfunktion. Daher kann es sehr leicht zu Über- oder Unterdosierungen kommen. Schwere Blutungen können die Folge einer Überdosierung sein. Gemessen wird die Wirkung von Marcumar® über den sog. Quick-Wert (veraltet) oder die International Normalized Ratio (INR). Um die Wirkung von Marcumar® zu reduzieren, kann Vitamin K (Konakion®) verabreicht werden.

Seit einigen Jahren gibt es nun Alternativen zu Marcumar®, die das Ziel haben bei mindestens gleichbleibend hoher Wirksamkeit eine bessere Steuerbarkeit und weniger Blutungskomplikationen zu erreichen. Diese Medikamente bezeichnet man als **direkte orale Antikoagulanzien (DOAK)** bzw. **neue orale Antikoagulanzien (NOAK).** Hierzu zählen z. B. Dabigatran (Pradaxa®), Apixaban (Eliquis®), Edoxaban (Lixiana®) oder Rivaroxaban (Xarelto®). Beim Einsatz dieser Präparate ist keine regelmäßige Kontrolle der Gerinnung notwendig. Jedoch muss auf eine ausreichend gute Nierenfunktion geachtet werden und ggf. eine Dosisanpassung erfolgen, da sonst die Blutungsgefahr steigt.

Eine weitere Medikamentengruppe, die auf die Gerinnungsfaktoren Einfluss nimmt, sind die sog. **Heparine.** Hier muss zwischen unfraktioniertem Heparin und fraktioniertem Heparin (auch niedermolekulares Heparin) unterschieden werden. Heparin beschleunigt die Inaktivierung von aktivierten Gerinnungsfaktoren. Die Wirkstärke von unfraktioniertem Heparin kann über die partielle Thromboplastinzeit (PTT) kontrolliert werden. Die fraktionierten Heparine, z. B. Enoxaparin (Clexane®) oder Nadroparin (Fraxiparin®), werden gewichtsadaptiert verabreicht und müssen daher nicht kontrolliert werden. Die Wirkung von unfraktioniertem Heparin kann durch Protamingabe aufgehoben werden. Bei niedermolekularen Heparinen gelingt dies nur zu einem geringen Teil.

9.7.3 Typische Gerinnungsprobleme auf der Intensivstation

Störungen der Blutgerinnung finden sich auf Intensivstationen im Wesentlichen in Zusammenhang mit Blutungskomplikation bei gerinnungsgehemmten Patienten sowie bei den Krankheitsbildern einer heparininduzierten Thrombozytopenie (HIT) und einer Verbrauchskoagulopathie bzw. einer disseminierten intravasalen Gerinnung (DIC).

Kommt es bei einem Patienten zu Blutungen unter der Therapie mit Gerinnungshemmern, ist zunächst in Abhängigkeit von der Schwere der Blutung eine Unterbrechung oder Beendigung der gerinnungshemmenden Therapie zu diskutieren. Bei schweren Blutungen mit Abfall des Hämoglobins bis hin zum blutungsbedingten Kreislaufschock wird zudem meist eine Normalisierung der Blutgerinnung angestrebt. Diese kann in Abhängigkeit von den eingesetzten Gerinnungshemmern und der Dringlichkeit auf unterschiedliche Art und Weise erreicht werden.

MERKE

Das Pausieren der Medikation sowie – im Fall von Marcumar® – eine ergänzende Vitamin-K-Gabe führen z. T. erst nach mehreren Tagen zu einer Gerinnungsnormalisierung. Ist eine sofortige Normalisierung wünschenswert, werden daher Antagonisten mit Sofortwirkung (Protamin bei unfraktioniertem Heparin) oder sog. Konzentrate eingesetzt.

Konzentrate

- **Thrombozytenkonzentrat** erhöht die Zahl der Thrombozyten im Blut und wirkt der Aggregationshemmung durch TAH entgegen.
- **Prothrombinkonzentrat** (PPSB) enthält die Gerinnungsfaktoren II, VII, IX und X und wird eingesetzt, um die Wirkung von Marcumar® und auch neuerer Gerinnungshemmer wie Dabigatran oder Rivaroxaban aufzuheben.
- Zudem kann **Fresh Frozen Plasma** eingesetzt werden. Dieses enthält sowohl Gerinnungsfaktoren als auch Fibrinolysefaktoren in physiologischer Konzentration.

Zum Abschluss des Kapitels wird nun noch auf zwei typische Krankheitsbilder im Zusammenhang mit dem Gerinnungssystem eingegangen – die heparininduzierte Thrombozytopenie und die disseminierte intravasale Gerinnung.

Heparininduzierte Thrombozytopenie

Bei der heparininduzierten Thrombozytopenie (HIT) lassen sich zwei Formen unterscheiden. Bei der **HIT Typ I** kommt es zu einem mäßigen Abfall der Thrombozytenzahl innerhalb der ersten Tage nach Beginn der Heparingabe. Eine spezifische Therapie ist nicht notwendig.

In der Praxis wichtiger, weil folgenreicher ist die **HIT Typ II.** Auch bei ihr kommt es zu einem Abfall der Thrombozyten, allerdings erst nach etwa 5 Tagen der Heparintherapie (bei Erstkontakt, bei bereits vorher erfolgter Heparintherapie auch schneller) und deutlich ausgeprägter als im Fall der HIT Typ I. So fallen die Thrombozyten auf mindestens die Hälfte ihres Ausgangswerts ab. Diesem Phänomen liegt die Bildung von Antikörpern gegen Heparin-Protein-Komplexe zugrunde. Da diese Antikörper zudem auch mit Thrombozyten reagieren, kommt es zur Bildung von Thromben mit den entsprechenden Komplikationen wie z. B. Gefäßverschlüssen, Lungenembolie.

Aufgrund der mitunter schwerwiegenden Komplikationen muss Heparin daher bei Verdacht auf eine HIT Typ II sofort abgesetzt werden und durch einen anderen Gerinnungshemmer, z. B. Argatroban (Argatra®), ersetzt werden. Letzteres sowohl zur Behandlung der Grunderkrankung als auch zur Vermeidung der Komplikationen der HIT Typ II.

Verbrauchskoagulopathie

Bei der disseminierten intravasalen Gerinnung (DIC = Disseminated Intravascular Coagulation, auch Verbrauchskoagulopathie) kommt es zu einer unregulierten, systemischen Gerinnung. Ausgelöst wird sie durch eine Reihe unterschiedlicher Krankheitsbilder. So können etwa eine **Sepsis, Polytraumata, Verbrennungen** und **Schocksituationen** zu einer DIC führen. Letztlich sind diese und andere Erkrankungen für eine pathologische Gerinnungsaktivierung verantwortlich, welche zur Bildung von Mikrothromben führt. Diese beeinträchtigen die Funktion verschiedener Organsysteme, z. B. Herz, Niere, Leber.

Aufgrund des hohen Verbrauchs von Gerinnungsfaktoren durch die pathologische Gerinnungsaktivierung erhöht sich zudem die Blutungsgefahr. Der Patient ist somit nicht nur durch Organversagen aufgrund der Mikrothromben, sondern auch durch eine erhöhte Blutungsneigung akut bedroht. Die Behandlung ist schwierig und richtet sich nach der Symptomatik. Solange es zu keinen Blutungen kommt, wird Heparin eingesetzt. Treten Blutungen auf, erfolgt die Gabe von Gerinnungsfaktoren.

KAPITEL

10 Reanimation

Dietmar Stolecki

Die Aktualisierung der Leitlinien zur Reanimation in 2021 weist keine nennenswerten Änderungen gegenüber 2015 auf.

Der Grundsatz der Einfachheit zur Vermittlung und Anwendung der Reanimationsmaßnahmen wird weiterhin postuliert. Der **Fokus „Laienhelferreanimation"** wird intensiviert, wonach vermehrte Schulungen in der gesamten Bevölkerung unter Einbezug, insbesondere auch von Kindern und Lehrern, an allen Schulformen gefordert sind.

Folglich soll die Erfolgsquote durch eine verstärkte Einbindung von Laienhelfern, durch eine telefonische Interaktion mit der Rettungsleitstelle und der frühzeitigen Nutzung von Defibrillation mittels AED gesteigert werden. Betont wird abermals, dass keine Zeit verloren gehen soll, sodass die **unterbrechungsfreien Thoraxkompressionen** im Vordergrund der Handlungskette stehen.

Auch das gesamte klinische Personal wird in diesen Forderungen mit einbezogen und soll durch Schulungen in die Lage versetzt werden, eine Asystolie zu erkennen und zielgerichtet Reanimationsmaßnahmen durchführen zu können.

Ursachen eines Herz-Kreislauf-Stillstands

Die im November 2020 publizierten Zahlen im Herzbericht Deutschland verdeutlichen, dass die koronare Herzkrankheit (KHK) mit mehr als 450.000 Krankenhauseinweisungen einhergeht und der Herzinfarkt mit rund 38.000 Todesfällen in der BRD vergesellschaftet ist. Kammerflimmern ist Schätzungen zufolge in rund 80% aller letalen Ereignisse insgesamt hauptsächliche Ursache für Reanimationen.

Dazu hatte COVID-19 in 2020 einen signifikanten negativen Einfluss auf den Reanimationserfolg.

Die Ursachen eines Herz-Kreislauf-Stillstands lassen sich insgesamt in zwei Kategorien einteilen (➢ Tab. 10.1).

Tab. 10.1 Mögliche Ursachen eines Herz-Kreislauf-Stillstands

Die 4 Hs	Die „HITS"
Hypoxie	**H**erzbeuteltamponade, -infarkt
Hypovolämie	**I**ntoxikation
Hypothermie	**T**hromboembolie
Hypo-, Hyperkaliämie	**S**pannungspneumothorax

Während im Erwachsenenalter zumeist kardiale und hämodynamische Ereignisse als Ursache der Reanimation im Vordergrund stehen, ist im Kindesalter oftmals die respiratorische Insuffizienz primär verantwortlich.

Alle aufgezeigten Ursachen führen schließlich zum Herz-Kreislauf-Stillstand, womit die Sauerstoffversorgung des zentralen Nervensystems (ZNS) unterbrochen wird. In der weiteren Folge tritt mit dem Erlöschen des Funktionsstoffwechsels nach einigen Sekunden die Bewusstlosigkeit ein.

Nach einer weiteren Zeitspanne von 3–5 Min. folgen mit dem Erlöschen des Strukturstoffwechsels des ZNS Hirnschaden und Tod.

DEFINITION

- **Funktionsstoffwechsel:** alle höheren neuronalen Funktionen, z. B. die Generierung von elektrischen Signalen
- **Strukturstoffwechsel:** die zelluläre Integrität des Gehirns

Aufgrund dieser sehr geringen Hypoxietoleranz des Gehirns muss nach Feststellung der Situation gezielt und schnell gehandelt werden.

Maßgebend für das Überleben sind

- das frühzeitige Erkennen eines Kreislaufstillstands,
- das rechtzeitige Einleiten der Basismaßnahmen,
- die schnelle Ergänzung durch erweiterte Maßnahmen und
- die sich anschließende Postreanimationstherapie.

Wesentlich zum Erfolg einer Reanimation tragen **regelmäßige Schulungen des gesamten Personals** mit Fallbesprechungen bei.

Intensivpflegende können klinisch mit zwei unterschiedlichen Situationen konfrontiert werden:

- Reanimation unmittelbar auf der Intensivstation oder
- Reanimation außerhalb der Abteilung

Während auf der Intensivstation ein vollständiges Equipment zur Verfügung steht, muss bei einer Reanimation auf einer peripheren Station das komplette Material vom Team mitgenommen werden. In jedem Fall muss die Diagnose schnell gestellt und notwendige Maßnahmen müssen zügig eingeleitet werden.

10

MERKE

Sofortig eingeleitete Basismaßnahmen der Reanimation erhöhen die Überlebensrate deutlich. Wird zusätzlich innerhalb von 3–5 Min. eine Defibrillation durchgeführt, so kann die Überlebensrate auf bis zu 70 % gesteigert werden!

10.1 Basismaßnahmen – Basic Life Support

Gemäß dem Motto „prüfen, rufen, drücken" werden zunächst schnell die Vitalfunktionen geprüft, danach die Thoraxkompression und die Beatmung durchgeführt. Parallel sollte so früh wie möglich zusätzliche Hilfe hinzugezogen werden.

10.1.1 Diagnostik

Bewusstsein überprüfen

- Nach Auffinden wird der Patient – falls notwendig – auf den Rücken gedreht und das Bewusstsein durch lautes und deutliches Ansprechen sowie Schütteln an Armen und Schultern kontrolliert.
- Reagiert der Patient, wird er zur weiteren Überwachung auf eine Intensivstation gebracht.
- Ist keine Reaktion festzustellen, aber der Patient atmet, so werden die Atemwege gesichert, der Patient in die stabile Seitenlage gebracht und der Transport zur Intensivstation organisiert.
- Reagiert der Patient nicht und die Atmung des Patienten ist zweifelhaft, ist unmittelbar mit der Reanimation zu beginnen.
- Parallel erfolgt der **Notruf** so schnell wie möglich, um rechtzeitig weitere professionelle Helfer und entsprechendes Equipment hinzuzuziehen.

MERKE

Die Kontrolle der Herz-Kreislauf-Funktion bleibt professionellen Helfern vorbehalten. Sie sollte nicht mehr als 10 Sek. Zeit in Anspruch nehmen. Der Ort der Kontrolle ist die A. carotis. Bei nicht sicherem Befund ist von Pulslosigkeit auszugehen und mit der Thoraxkompression zu starten.

10.1.2 Thoraxkompressionen

Die Kompression des Thorax ist in Abhängigkeit von der Kompressionsfrequenz und der -tiefe sowie der Druckentlastung ein entscheidender Faktor für die Überlebenschance. Dabei ist darauf zu achten, dass so wenige Unterbrechungen wie möglich erfolgen, um die Wiederherstellung eines Minimalkreislaufs zur Sicherung der Oxygenierung lebenswichtiger Organe zu erzielen (mittlerer arterieller Blutdruck = MAP > 60 mmHg).

- Die Kompressionsfrequenz sollte zwischen 100–120/Min. liegen.
- Die Kompressionstiefe beträgt mindestens 5, max. 6 cm bei Erwachsenen.
- Der Thorax wird nach jeder Kompression vollständig entlastet (während der Beatmung nicht auf den Thorax stützen!).

Durchführung

- Patienten flach auf harte Unterlage lagern:
  - Bei Notfällen außerhalb der Intensivstation Patienten ggf. auf dem Boden reanimieren
  - Bei zu weichen Matratzen Reanimationsbrett oder Bettbrett verwenden
  - Bei Luftkissenbetten Umschalten auf CPR
- Der Druckpunkt beim Erwachsenen wird von der Mitte des Sternums gebildet.
- Der Helfer befindet sich seitlich neben dem Patienten und legt zur Kompression beide Handballen übereinander.
- Das Sternum wird mit gestreckten Armen 5–6 cm tief in Richtung Wirbelsäule gedrückt.
- Ausgeführt werden 5 Zyklen zu 30 Kompressionen (2 Min. lang), womit deutlich höhere arterielle Mitteldrücke und enddiastolische Drücke erzielt werden.
- Helferwechsel (nach 5 Zyklen) durchführen – bei adipösen Patienten ggf. schon nach 1 Zyklus (2 Min.) an Helferwechsel denken!
- Die Kompressionsfrequenz von 100 bis max. 120/Min. einhalten
- Die Relation von Kompression zu Dekompression ist 1 : 1, dabei die Hände auf dem Thorax belassen.

MERKE

Da selbst bei einer korrekt durchgeführten Thoraxkompression nur maximal 30 % des physiologischen Herzzeitvolumens erreicht werden, bedeutet das für das Reanimationsteam:

- Die Druckmassage wird so wenig wie möglich unterbrochen (geringe No-flow-Zeit erzielen), da jede Unterbrechung der Thoraxkompression die Wahrscheinlichkeit des Überlebens reduziert!
- Nach jeder Kompression muss eine ausreichende Entlastung des Thorax gewährleistet werden, da sonst der erhöhte intrathorakale Druck den venösen Rückfluss des Blutes zum Herzen vermindert und damit das Schlagvolumen und die koronare Perfusion noch weiter reduziert werden.

Automatische Thoraxkompressionsgeräte

Anhand neuer, in 2019 publizierter Studienergebnisse wird der Einsatz von mechanischen Thoraxkompressionsgeräten primär für einen Transport unterstrichen. Weitere Prüfungen sollen folgen.

Ein signifikanter Vorteil der Thoraxkompressionsgeräte (Lucas-System, Auto-Pulse) konnte nicht eindeutig identifiziert werden.

10.1.3 Beatmung

Unmittelbar nach den 30 Thoraxkompressionen schließen sich 2 Beatmungen an.
Zu beachten:

- Die Atemfrequenz bei laufender Reanimation soll bei 10/Min. liegen.
- Die Zeit pro Atemhub sollte ca. 1 Sek. betragen.
- Appliziert wird ein Volumen von 500–600 ml (5–6 ml/kg Körpergewicht).

Atemwege freimachen

Das Freimachen der Atemwege ist nur erforderlich, wenn sich während der Beatmung Probleme ergeben. Professionelle Helfer können bereits während der Bewusstseinskontrolle die Atmung kontrollieren und

- beachten das Hautkolorit (Zyanose vor allem an den Akren),
- sehen Thoraxexkursionen und
- hören Atemgeräusche.

Wenn keine suffiziente Beatmung möglich ist, muss der Mund-Rachen-Raum inspiziert werden. Dazu **Esmarch-Handgriff** durchführen:

- Kopf reklinieren und Kinn anheben
- Digitale Ausräumung des Hypopharynx, z. B. Zahnprothese, dabei auf Eigenschutz achten: Der eben noch bewusstlose Patient mit Atemstillstand könnte plötzlich beißen → Beißschutz einlegen.
- Absaugen von Blut oder Erbrochenem
- Sind die Atemwege von möglichen Fremdkörpern befreit, werden sie mittels Guedel- oder Wendl-Tubus gesichert.

Beatmet werden kann mittels folgender Techniken:

- Mund-zu-Mund, Mund-zu-Nase
- Beatmungsbeutel mit Maske-zu-Mund/-Nase
- Beatmungsbeutel zu Tubus oder über supraglottische Atemwegshilfen

Beatmung mit Atembeutel und Maske

Der Einsatz eines Handbeatmungsbeutels erhöht die Effektivität, da nun ein Schlauch angeschlossen und zusätzlich Sauerstoff appliziert werden kann.

- Bei einer Maskenbeatmung wird mit dem Einsatz von Sauerstoff eine FiO_2von ca. 0,5 (50 %) erreicht. Folglich sollte so früh wie möglich ein hoher Flow von 10 l mit 100 % Sauerstoff angeboten werden.
- Ein zusätzlicher Reservoirbeutel erhöht die FiO_2 auf bis zu 0,85. Beides zusammen erhöht die Erfolgsaussichten.
- Maskenwahl (Faustregel): für Frauen 2er-Maske, für Männer 3er-Maske wählen
- Maske mit **C-Griff** (Daumen und Zeigefinger ➤ Abb. 10.1) dicht auf das Gesicht drücken, mit den anderen Fingern den Unterkiefer hochziehen.
- Das Tidalvolumen wird appliziert und die Effektivität anhand von ausreichenden Thoraxbewegungen des Patienten kontrolliert.
- Für die Oxygenierung gilt ein Zielwert der SaO_2 von 94–98 %.

MERKE

- Bei Undichtigkeit ggf. 2. Helfer hinzuziehen und doppelten C-Griff durchführen, um eine effektive Beatmung zu gewährleisten.

10

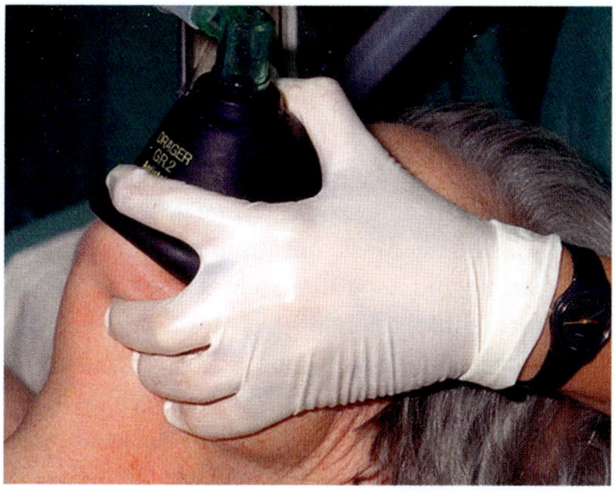

Abb. 10.1 C-Griff bei Maskenbeatmung [M660]

- Es müssen minimale Beatmungsdrücke erzielt werden, da bei Drücken > 20 mbar die Gefahr der Regurgitation bzw. der Aspiration besteht.

Beatmung Mund-zu-Mund/Nase

Ohne Hilfsmittel gelten die Beatmungsmethoden Mund-zu-Mund, Mund-zu-Nase als Mittel der Wahl und stehen gleichwertig nebeneinander. Sie erfordern eine Reklination des Kopfes (Esmarch-Handgriff). Dazu Hand auf die Stirn des Patienten legen und Kopf leicht überstrecken. Parallel die Fingerspitzen der anderen Hand unterhalb des Kinns platzieren und Kinn anheben.

Bei der Mund-zu-Mund-Beatmung verschließt der Helfer mit 2 Fingern die Nase des Patienten und öffnet parallel den Mund mit der anderen Hand. Es ist hier darauf zu achten, dass durch das Öffnen des Mundes der Unterkiefer nicht nach unten gedrückt und damit der Zugang zur Trachea blockiert wird.

Bei der Mund-zu-Nasen-Beatmung wird der Mund des Patienten verschlossen und über die Nase beatmet. Wird der Mund nicht ausreichend verschlossen, besteht die Gefahr, dass das applizierte Tidalvolumen nicht vollständig den Patienten erreicht.

- Zur Kontrolle einer suffizienten Beatmung wird auf ausreichende Thoraxexkursionen geachtet.
- Professionelle Helfer können – falls nicht schon eingelegt – zusätzlich Oro- oder Nasopharyngealtuben nutzen (Guedel- bzw. Wendl-Tubus).

10.1.4 Wechselrhythmus: Kompression – Beatmung

Thoraxkompressionen und Beatmung werden kontinuierlich in einem Wechselrhythmus von 30:2 fortgeführt. Das gilt sowohl für die Ein- als auch die Zweihelfermethode.

Stehen 3 Personen zur Verfügung, können 3 Aufgaben parallel wahrgenommen werden:
- Die 1. Person befindet sich am Kopf und ist zuständig für Beatmung und Koordination.
- Die 2. Person befindet sich seitlich neben dem Patienten und führt Herzdruckmassage und spätere Defibrillation durch.
- Die 3. Person kümmert sich um die Anlage von i. v.-Zugang und Applikation von Medikamenten.

Solange der Patient noch nicht intubiert ist, muss eine Synchronisation von Herzdruckmassage und Beatmung erfolgen, also eine minimale Unterbrechung für die Beatmungszeit eingeräumt werden. Je kürzer die No-flow-Zeit, desto höher der mittlere arterielle Druck.

Kinder

Lebensrettende Basismaßnahmen bei Säuglingen und Kindern beinhalten 5 initiale Beatmungen, gefolgt von 15 Thoraxkompressionen. Danach folgt ein Wechselrhythmus von 2 Beatmungen zu 15 Thoraxkompressionen. Je nach Alter des Kindes sollte die Thoraxkompression mit der 2-Daumen- bzw. der 2-Finger-Technik durchgeführt werden.

10.2 Erweiterte Maßnahmen – Advanced Life Support

10.2.1 Intubation

Sobald das technische Equipment zur Verfügung steht, wird die **Intubation** durchgeführt. Sie gilt weiterhin als „Goldstandard“, da einige Vorteile gegeben sind. Die Intubation wird allerdings nur von geübten Helfern ausgeführt, um die No-flow-Zeit so gering wie möglich zu halten (< 10 Sek.), da sonst eine zu lange Unterbrechung der Perfusion erfolgt. Alternativ ist die Platzierung einer supraglottischen

Atemwegshilfe (SGA wie Larynxmaske, -tubus) empfohlen.

Vorteile der Intubation

- Der Atemweg ist gesichert.
- Die Beatmung wird bei reduzierter Gefahr von Regurgitation und Aspiration optimiert.
- Die Herzdruckmassage kann ohne Unterbrechung durchgeführt werden, womit deutlich höhere koronare und zerebrale Perfusionsdrücke erzielt werden.
- Ein endobronchiales Absaugen wird ermöglicht.

Durchführung

- Materialien vollständig und funktionstüchtig bereitlegen:
  - Laryngoskop mit Spateln (gerade Spatel nach Miller oder Forreger, gebogene nach McIntosh)
  - Alternativ Videolaryngoskop
  - Magilltubus mit Führungsstab
  - Blockerspritze, Cuffdruckmessgerät
  - Fixierungsmaterial, Guedel-Tubus
- Vor der Intubation werden die Sichtverhältnisse optimiert, dazu ggf. den Kopf in eine Schnüffelposition bringen.
- Laryngoskop und Tubus anreichen, ggf. mit BURP-Manöver Sicht optimieren (Kehlkopf mit leichten Druck zur Seite, nach oben/unten bewegen)
- Sobald der Tubus platziert ist, Anschluss einer Kapnografie (wenn möglich). Sie ist einerseits empfohlen zur Lagekontrolle von Tubus/SGA und bietet parallel eine Kontrolle zur laufenden Reanimation:
  - Steigt der $etCO_2$, liegt ein ROSC nahe.
  - Fällt der $etCO_2$ bzw. erreicht < 20 Min. bei intubierten Patienten nur < 10 mmHg, so scheint die Reanimation eher nicht erfolgreich zu verlaufen.
- Parallel kann die Atemfrequenz per Monitor permanent analysiert und eine Hyperventilation vermieden werden.
- Ansonsten auskultieren und Tubus fixieren

Wenn die Intubation nicht sofort gelingt, immer an Alternativen denken:

1. Die Maskenbeatmung kann fortgesetzt werden.
2. Anstelle eines Magill-Tubus kann ein Kombi- oder Larynxtubus (➤ Abb. 10.2) genutzt werden, womit immer eine Oxygenierung gelingt. Beide Tuben sind der Maskenbeatmung bezüglich Oxygenierung und Aspirationsschutz überlegen.
3. Wenn die Intubation mit McIntosh- oder Forreger-Spatel nicht gelingt, ein Videolaryngoskop nicht zur Verfügung steht, kann auch ein McCoy-Spatel (➤ Abb. 10.3) bei einer schwierigen Intubation sehr nützlich sein, da mit der abknickbaren Spitze die Epiglottis angehoben und damit die Sicht auf die Glottis optimiert werden kann.

Bei einer videoassistierten Intubation (➤ Abb. 10.4) ist das Laryngoskop entweder mit einem unmittelbar am Griff fixierten Monitor gekoppelt oder mit einem kleinen tragbaren Monitor verbunden, über den eine optimale Sicht ermöglicht und die Intubation erleichtert wird.

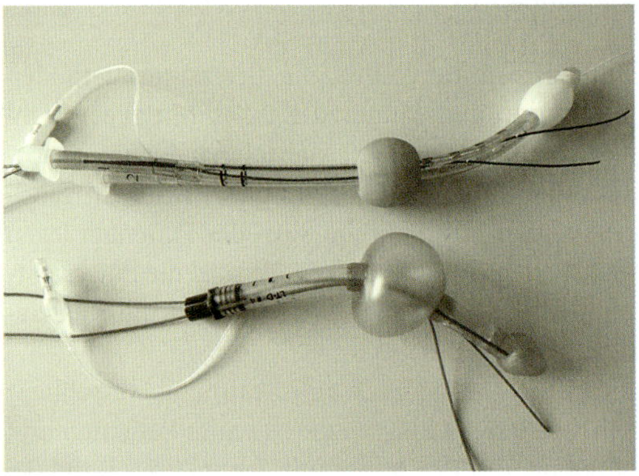

Abb. 10.2 Kombi-, Larynxtubus [M660]

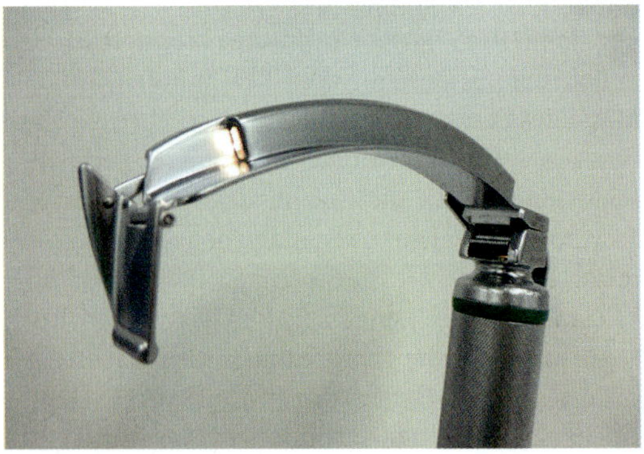

Abb. 10.3 McCoy-Spatel [M660]

10

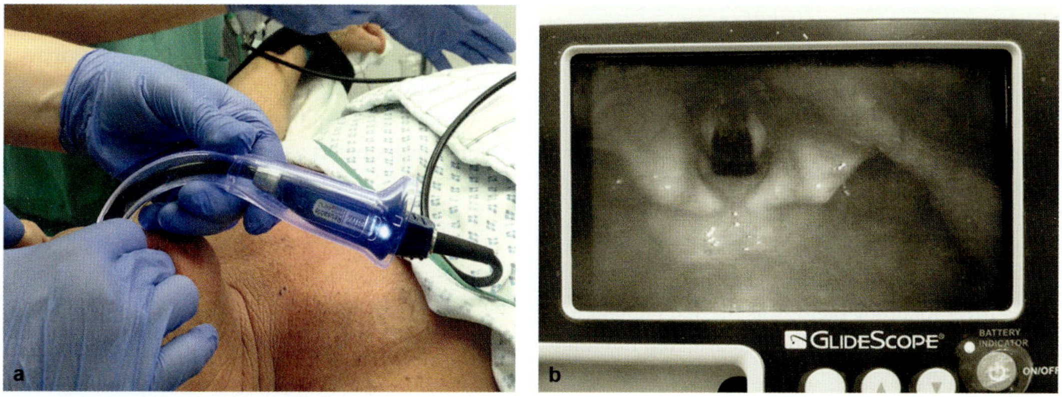

Abb. 10.4 Videoassistierte Intubation [M660]

10.2.2 EKG-Diagnostik und Frühdefibrillation

Um weitere Ursachen für den bestehenden Herz-Kreislauf-Stillstand zu generieren, ist eine Rhythmusanalyse notwendig, die mit Defibrillatoren durchgeführt werden kann. In rund 50 % aller reanimationspflichtigen Situationen handelt es sich um defibrillierbare Herzrhythmusstörungen. Hier besteht das Ziel einerseits darin, den hohen Energie- und Sauerstoffverbrauch zu stoppen und andererseits, diese für das Outcome prognostisch günstige Phase zu erkennen.

Formen des Kreislaufstillstands und Indikationen zur Defibrillation

Mit dem Anschluss eines Defibrillators über Elektroden können **defibrillierbare Rhythmen** unterschieden werden:

- **Ventrikuläres Flimmern (VF):** ist eine akut lebensbedrohliche tachykarde Herzrhythmusstörung, gekennzeichnet durch eine unkoordinierte und ineffektive Kammertätigkeit mit einer Frequenz von > 300/Min.
- **Pulsloseventrikuläre Tachykardie (pVT):** ist charakterisiert durch schnelle regelmäßige Rhythmen mit verbreiterten QRS-Komplexen, ebenso ohne Auswurfleistung.

→ Die Defibrillation sollte so schnell wie möglich erfolgen.

Klinische Bedeutung

Nicht erkanntes Kammerflimmern/-flattern bzw. jede Minute, um die die Defibrillation bei bestehendem Kammerflimmern verzögert wird, reduziert die Chance des Überlebens um ca. 10 %!

Nicht defibrillierbare Rhythmen

Unter dem Begriff des hypodynamen Kreislaufstillstands werden Rhythmen ohne Kontraktionen des Herzens zusammengefasst:

- **Asystolie:** Im EKG fehlen die typischen Kammerkomplexe, jedoch können evtl. einzelne P-Wellen vorhanden sein. Die Erfolgsaussichten der CPR sind bei einer primären Asystolie geringer als bei Kammerflimmern oder pulsloser ventrikulärer Tachykardie.
- **Pulsloseelektrische Aktivität (PEA):** Im EKG ist eine elektrische Aktion erkennbar, jedoch fehlt eine Auswurfleistung. Diese Rhythmusstörung wurde bisher auch als elektromechanische Entkoppelung (EME) bezeichnet.

Präkordialer Faustschlag

Der präkordiale Faustschlag wird nach den Leitlinien von 2015 nur noch empfohlen, wenn am Monitor ein Wechsel zu einem defibrillierbaren Rhythmus beobachtet wurde und kein Defibrillator zur Verfügung steht. Schlagen Sie dazu (einmalig) mit der ulnaren Seite der Faust aus ca. 20 cm Höhe auf die untere Sternumhälfte.

Vorbereiten zur Defibrillation

- Für die Defibrillation stehen manuell zu bedienende und automatisch funktionierende Geräte (AED: automatische externe Defibrillatoren) zur Verfügung.
- Die meisten Geräte arbeiten heute mit **biphasischer Energie.** Das bedeutet, dass der Strom zwischen den Elektroden erst in positiver, dann in negativer Richtung fließt, was für den Patienten aufgrund der erforderlichen niedrigeren Energie schonender ist.
- Sobald ein Defibrillator/AED zur Verfügung steht, erfolgt die Rhythmusanalyse.
- Zur Senkung des transthorakalen Widerstands und zur Vermeidung von Verbrennungen werden selbstklebende Defibrillationselektroden auf die trockene Haut des Patienten geklebt. Stehen diese nicht zur Verfügung, werden die Defi-Paddles unter Einsatz von Gel-Pads verwendet. Eine Elektrode (Defi-Pad) wird rechts parasternal unterhalb der Clavicula, die andere links lateral zur Herzspitze fixiert (anterior-apikal).
- Bis zur Defibrillation wird die Thoraxkompression permanent fortgeführt und für die Defibrillation nur für ca. 5 Sek. unterbrochen.

Durchführung der Defibrillation

- Gerät einschalten und gewünschte Energie laden
- Für die Erstdefibrillation Stromstärke auf 150–200 Joule einstellen (biphasisch)
- Sollte der Patient bereits an einen Monitor angeschlossen sein, müssen die EKG-Elektroden in ausreichender Entfernung zu den Defi-Paddels angebracht werden, z. B. obere Extremitäten.
- Bei Patienten mit implantiertem Schrittmacher werden die Paddels mit einem Abstand von > 10 cm zum Implantat platziert:
  - Bei einem AED wird der Anwender via Display durch das Menü sowie sprachgesteuert geführt. Nach Anlage der Elektroden erfolgt eine automatische Analyse des EKG mit Darstellung, ob ein defibrillierbarer Rhythmus vorliegt.
  - Falls positiv, erscheint die Anzeige: „Defibrillation“ – Auslösen der Defibrillation
- Defi-Paddel fest auf Thoraxwand drücken
- Schock auslösen: Zugunsten der Herzdruckmassage wird jeweils nur noch ein Schock ausgelöst.

Bei weiteren notwendigen Schocks kann die jeweilige Energie gesteigert werden.

MERKE

- Es muss sichergestellt sein, dass keine Beteiligten während der Defibrillation Kontakt mit dem Patienten haben! Anweisung: „Achtung, weg vom Patienten, Defibrillation."
- Es ist darauf zu achten, dass sich weder der Patient noch ein Helfer in einem feuchten Milieu befinden → Verbrennungsgefahr für Patient, Schockgefahr für Helfer!

- Nach der Defibrillation erfolgt die sofortige Aufnahme der kardiopulmonalen Reanimation mit 5 weiteren Zyklen von Thoraxkompression, und Beatmung, ohne eine Analyse des Defibrillationsergebnisses vorzunehmen.
- Nach 2 Min. erfolgt eine zweite Rhythmusanalyse. Besteht weiterhin Kammerflimmern, wird ein zweiter Schock abgeben, danach für weitere 2 Min. die CPR durchführen.
- Nun erfolgt der dritte Schock mit nachfolgender CPR.
- Das Aufladen des Defibrillators findet parallel zur Thoraxkompression statt, um die No-Flow-Phase kurz zu halten.

MERKE

Ausnahme Defibrillation

- Bei Patienten, die unter Monitoring (z. B. Katheterlabor, Intensivstation) einen beobachteten Kreislaufstillstand erleiden, kann bei ventrikulärem Flimmern bzw. bei pulsloser ventrikulärer Tachykardie eine Serie von drei sofort rasch aufeinanderfolgenden Defibrillationen erfolgen.
- Nach jeder Defibrillation soll eine schnelle Rhythmusanalyse vorgenommen und nach einem evtl. ROSC (return of spontaneous circulation = Spontankreislauf) geschaut werden.
- Unmittelbar nach dem dritten (nicht erfolgreichen) Schock wird die Reanimation mit Thoraxkompressionen fortgesetzt.

Medikamentöse Therapie

Sauerstoff ist das wichtigste Medikament und wird so früh wie möglich angeboten. Der Flow sollte > 10 l/Min betragen. Zusätzlich ist nach der dritten Defibrillation der Einsatz von weiteren Medikamenten zu erwägen (➤ Abb. 10.5).

Applikationswege

Für die Gabe der Pharmaka stehen folgende Applikationswege zur Verfügung:

- An erster Stelle steht unverändert **der venöse Zugang,** wozu eine periphere Venenverweilkanüle ausreichend ist. Nach Anlage des venösen Zugangs sollte sofort eine Infusion angeschlossen werden, um den Transport des Medikaments zum Herzen zu fördern.
- Alternativ kann **die intraossäre Applikation** gewählt werden. Nach der Gabe von Medikamenten ist die Plasmakonzentration ähnlich wie bei einer venösen Injektion. Punktiert werden können das Sternum, die Medialseite der Tibia oder der proximale Humerus. Dazu stehen mechanische i. o. Injektionsgeräte mit einfacher Handhabung zur Verfügung. Nach der intraossären Injektion wird ein nachfolgender Flüssigkeitsbolus von 5–10 ml NaCl 0,9 % empfohlen.

Adrenalin

Adrenalin als Vasopressor wird weiterhin empfohlen und wirkt an α- und β-Rezeptoren. Durch die Stimulation der α-Rezeptoren kommt es zur peripheren Vasokonstriktion und damit zur Zunahme des zentralen Blutvolumens.

- Adrenalin wirkt an α- und β-Rezeptoren. Durch die Stimulation der α-Rezeptoren kommt es zur peripheren Vasokonstriktion und damit zur Zunahme des zentralen Blutvolumens.
- Durch die Stimulation der β-Rezeptoren wirkt Adrenalin direkt am Herz:

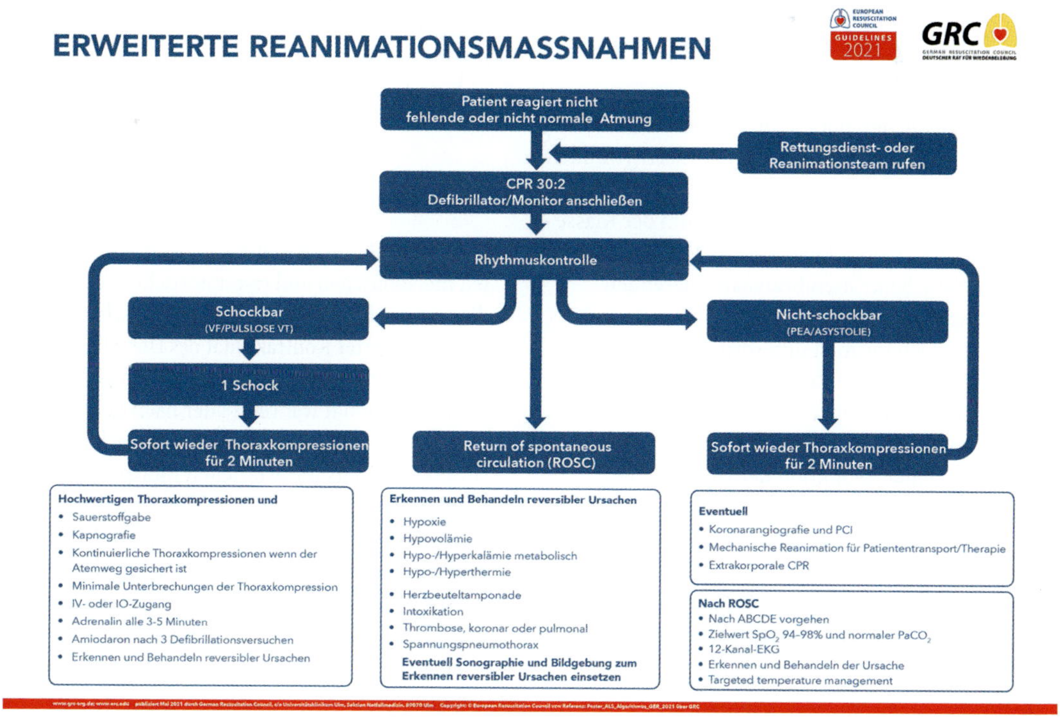

Abb. 10.5 Algorithmus der Reanimation © German Resuscitation Council (GRC) und Austrian Resuscitation Council (ARC) 2021 [F781-035]

- Positiv inotrop und steigert die Kontraktionskraft
  - Positiv chronotrop und erhöht die Herzfrequenz
  - Positiv bathmotrop und setzt die Reizschwelle herab
  - Positiv dromotrop und steigert die Reizleitung
- Die höhere koronare Perfusion optimiert durch die Erhöhung der Flimmerfrequenz die Ansprechbarkeit auf die Defibrillation.

Dosierung/Applikation

Bei vorliegendem **hyperdynamen Kreislaufstillstand** wird Adrenalin nach 3-facher erfolgloser Defibrillation empfohlen. Dosierung:

- Initial: 1 mg i. v. oder intraossär
- Repetitionsdosen: alle 3–5 Min. je 1 mg

Bei einem **hypodynamen Kreislaufstillstand** wird Adrenalin sofort und in gleicher Dosierung gegeben.

MERKE

Auf ausreichende Spülung nach Applikation von Adrenalin achten → Infusion anschließen oder 20 ml NaCl 0,9 % nachinjizieren!

Antiarrhythmika

Wegen ursächlicher oder eintretender Herzrhythmusstörungen ist der Einsatz von Antiarrhythmika erforderlich.

- **Amiodaron** ist ein Antiarrhythmikum der Klasse III (Kaliumkanalblocker) und das Medikament der 1. Wahl. Seine membranstabilisierenden Wirkungen bestehen darin, dass Ektopien und Reentry-Mechanismen unterdrückt werden. Gleichzeitig wird die Refraktärzeit verlängert, die Leitungsgeschwindigkeit reduziert und die Automatie im Schrittmachergewebe unterdrückt, sodass es zu einer Reduktion der Herzfrequenz kommt.
- Empfohlen wird die Substanz bei refraktären ventrikulären Flimmern (VF) bzw. bei pulsloser ventrikulärer Tachykardie (pVT) und der dritten erfolglosen Defibrillation (trotz fehlender Beweise für die Wirksamkeit unter diesen Bedingungen).

Dosierung

- 300 mg werden in 20 ml Glukose 5 % gelöst (auch als Fertigspritze verfügbar) und intravenös als Bolus appliziert (auch peripher venös möglich).
- Nach erfolgreicher Reanimation und weiterhin bestehenden therapiepflichtigen Herzrhythmusstörungen wird eine weitere Applikation von 150 mg Amiodaron in 20 ml Glukose5 % über einen Zeitraum von 10 Min. empfohlen.
- Zur weiteren Stabilisierung auf der Intensivstation sollen nochmals 900 mg/24 Std. via Infusion appliziert werden.

Lidocain

Lidocain wird als Natriumantagonist gegenüber dem Amiodaron nach der neuen Leitlinie gleichgestellt. Empfohlen wird eine Initialdosis von 100 mg i. v./i. o. Nach 5 Defibrillationen können zusätzlich 50 mg als Repetitionsdosis appliziert werden.

Magnesium

Magnesium gilt als Kalziumantagonist und hat eine antiarrhythmische Wirkung durch Unterdrückung der neuromuskulären Erregbarkeit. Der routinemäßige Einsatz während der Reanimation wird nicht empfohlen.

Natriumbikarbonat 8,4 % ($NaHCO_3$)

- Durch eine Asystolie kommt es zu einer kombinierten metabolischen und respiratorischen Azidose, die zu einer Erniedrigung der Flimmerschwelle und zu verminderter Kontraktilität des Herzens führt.
- Dennoch wird die Routineapplikation von Natriumbikarbonat während oder nach der CPR nicht empfohlen, da während des Kreislaufstillstands einerseits die arteriellen Blutgaswerte nicht den tatsächlichen Säure-Basen-Status der Gewebe widerspiegeln (in der Regel ist der pH-Wert im Gewebe niedriger als im arteriellen Blut). Andererseits produziert Natriumbikarbonat CO_2, das schnell in die Zellen diffundiert und
  - zu einer Steigerung der intrazellulären Azidose führt,
  - negativinotrop auf das ischämische Myokard wirkt.

- Zu beachten ist auch, dass sich durch eine nicht durch BGA-gesteuerte Pufferung mit $NaHCO_3$ eine Alkalose ergibt, woraus eine Linksverschiebung der Sauerstoffbindungskurve resultiert und Sauerstoff schlechter ins Gewebe freigesetzt werden kann.

MERKE

Da diese ausgeprägte metabolische Alkalose schwer zu therapieren ist, wird eine initiale Pufferung während einer CPR nicht empfohlen.

Indiziert ist $NaHCO_3$ nur bei
- Hyperkaliämie-bedingtem Kreislaufstillstand
- Lebensbedrohlicher Hyperkaliämie
- Intoxikation mit trizyklischen Antidepressiva

Klinische Bedeutung

Soll $NaHCO_3$ gegeben werden, ist zu beachten, dass es **nicht** mit Adrenalin über den gleichen venösen Zugang appliziert wird, da durch das saure Milieu die Wirkung des Adrenalins beeinträchtigt werden kann. Sonst auf ausreichende Spülung zwischen beiden Applikationen achten.

10.2.3 Beginn und Ende der Reanimation

Abbruchkriterien

Ethische Prinzipien sollen dem therapeutischen Team helfen in der Frage, ob eine Reanimation begonnen oder wann sie beendet werden sollte.

Für den Start der Reanimation spielt das Prinzip der Autonomie (Selbstbestimmung) eine Rolle. Liegt eine **Patientenverfügung** vor (was aber oft genug nicht gegeben ist), kann das Team Abstand von Reanimationsmaßnahmen nehmen, wenn darin der Passus enthalten ist: „Kein Reanimationsversuch (do not attempt resuscitation [DNAR])“.

Nach dem Prinzip „primum non nocere“ (zuerst nicht schaden) sollte in aussichtlosen Fällen keine Reanimation eingeleitet werden, was ebenso schwierig zu beurteilen ist. Hier müssen u. a. Lebensumstände herangezogen werden, um eine Entscheidung zu treffen. Parallel dazu ist die medizinische Perspektive (Aussichtslosigkeit) ins Kalkül zu ziehen, was eine ebenso schwierige Entscheidung mit sich bringt. Zu berücksichtigen ist dabei jedoch die Tatsache, dass es unethisch ist, den natürlichen Sterbeprozess durch Wiederbelebungsmaßnahmen zu verlängern. Wurde eine Reanimation eingeleitet, so verläuft sie trotz aller Professionalität nicht immer erfolgreich und muss irgendwann beendet werden. Als Orientierungshilfe dienen zwei Fragen:
- Beträgt die Zeit zwischen Asystolie und Reanimationsbeginn mehr als 30 Min.? → Abbruch
- Konnte nach 20–30 Min. optimaler CPR eine elektromechanische Aktivität erzielt werden? Wenn nicht → Abbruch

Ausnahme: Bei Patienten mit Hypothermie besteht die Möglichkeit, dass aufgrund des reduzierten Stoffwechsels und Sauerstoffverbrauchs eine Reanimation auch noch nach der Zeit von 30 Min. Leben zurückbringt.

ACHTUNG

Die Entscheidung zum Abbruch einer Reanimation obliegt ausschließlich einem Arzt, sollte aber idealerweise auch im Team getroffen werden!

Nachbereiten

- Unmittelbare Dokumentation der Reanimationsmaßnahmen durchführen
- Auffüllen des gebrauchten Notfallzubehörs, um für einen evtl. nächsten Notfall bereit zu sein
- Benachrichtigung von Angehörigen sowie evtl. Einbindung eines Geistlichen
- Nachbesprechung des Ablaufs → Prozessoptimierung und Fehlermanagement

MERKE

Nach erfolgreicher Reanimation wird die Behandlung des Patienten auf der Intensivstation fortgesetzt. Hier erfolgen nach sorgfältiger Übergabe des Patienten eine Stabilisierung der Vitalfunktionen und eine Hypothermie.

10.2.4 Postreanimationsphase nach der ABCDE-Methode

Durch die während der Reanimation aufgekommene Ischämie können schwerwiegende Komplikationen resultieren, die allesamt unter dem Begriff Postcardiac-arrest-Syndrom zusammengefasst sind. Hämodynamische Instabilität, Herzinsuffizienz sowie SIRS und Multiorganversagen können Folge sein und müssen rechtzeitig erkannt werden.

Grundsätzlich gilt: in Reanimationsbereitschaft bleiben, Notfallzubehör in Reichweite halten.

A = Atemweg, B = Beatmung

Kehrt nach der Reanimation wieder ein **Spontankreislauf (ROSC)** zurück, der Patient wird wach und ist neurologisch intakt, so sollte er frühzeitig extubiert werden. Dabei ist das Ziel, die SaO_2 zwischen 94–98 % zu halten.

Ist weiterhin ein gesicherter Atemweg und eine Beatmung erforderlich, wird er unter Intubation lungenprotektiv mit einem Atemzugvolumen von 4–6 ml/kg KG beatmet. Dabei ist eine **Normokapnie** anzustreben. Eine Hyperventilation mit Hypokapnie ist unbedingt zu vermeiden, da diese mit einem schlechten Outcome assoziiert ist (führt zu einer zerebralen Vasokonstriktion mit reduziertem zerebralen Blutfluss).

Die SaO_2 soll auch hier zwischen 94–98 % betragen, womit die angebotene FiO_2 anzupassen ist. Engmaschige Blutgasanalysen inklusive einer Erfassung des Laktats sind obligat.

C = Behandlung des Kreislaufs (Circulation)

Mit dem ROSC unter Reanimation bleibt häufig die Antwort für die eigentliche Ursache des Herz-Kreislauf-Stillstands aus. Aus diesem Grund sollte die weitere Analyse zur Vermeidung eines erneuten Herz-Kreislauf-Stillstands die Einbindung eines 12-Kanal-EKG vorsehen. Damit ist die Identifikation eines ST-Strecken-Hebungsinfarkt (STEMI) möglich. Sollte das die Ursache sein, könnte eine Lyse oder eine perkutane koronare Intervention (PCI) zur Revaskularisierung angeschlossen werden.

- Engmaschige Kontrollen von RR (systolisch, diastolisch, MAP) mittels invasiver arterieller Blutdruckmessung sind nach Anlage einer invasiven Blutdruckmessung obligat. Ziel: RR syst. > 65 mmHg, MAP > 70 bei zeitgleicher Stundenurinmenge von > 0,5–1 ml/kg KG/Std.
- Fall notwendig, schließen sich weitere den Kreislauf unterstützende Therapien mit Katecholaminen, Volumen und Vasopressoren an. Ebenso können mechanische Unterstützungen wie extrakorporale Verfahren (ECMO) oder intraaortale Ballonpumpe (IABP) oder ein linksventrikuläres Assistdevice (LAD) in Erwägung gezogen werden.

D = neurologische Behandlung (Disability)

Trotz einer erfolgreichen Reanimation erleidet das Gehirn eine direkte hypoxische Hirnschädigung von unbekanntem Ausmaß. Darüber hinaus kommt es durch die nachfolgende Reperfusionsphase zu einem sog. **Postreanimationssyndrom.** Darunter versteht man eine Schädigung des Gehirns, für das vier verschiedene Ursachen bekannt sind:

- Zerebrale Perfusionsstörungen
- Schäden durch Reoxygenierung
- Störungen der Bluthomöostase
- Organstörungen

Die direkte hypoxische Schädigung sowie das Postreanimationssyndrom wirken sich ungünstig auf das zerebrale Outcome des Patienten aus, sodass neuroprotektive Maßnahmen notwendig sind. Für Patienten, die nach erfolgreicher Reanimation komatös sind, besteht die Empfehlung, für einen Zeitrahmen von 12–24 Std. eine Hypothermie durchzuführen. Diese gliedert sich in 3 Phasen: Induktion-, Plateauphase und Phase der Wiedererwärmung.

Induktionsphase Die Zieltemperatur von 32–36 °C Körperkerntemperatur wird so früh wie möglich eingeleitet und erreicht (< 4 Std.). Durch die Kühlung kann es gelingen, der Apoptose (Zelltod) durch die Reduktion von Glukose- und Sauerstoffverbrauch entgegenzuwirken. Parallel kann eine Leukozyteninfiltration im geschädigten Gewebe minimiert werden.

Plateauphase Durch die Hypothermie über 24 Std. wird die zerebrale Stoffwechselrate für Sauerstoff bei jedem Grad der Temperatursenkung um etwa 6 % gesenkt.

Wiedererwärmung Danach folgt eine langsame kontrollierte Wiedererwärmung mit 0,25–0,5 °C/Std. Je früher nach Rückkehr der spontanen Kreislaufzirkulation begonnen wird, desto besser ist das neurologische Outcome.

Im Anschluss der durchlaufenen Hypothermie sollte eine **normotherme Phase** von 48–72 Std. erfolgen. Ziel ist es, überschießendes Fieber zu vermeiden.

In der gesamten Zeit erfolgt ein kontinuierliches Monitoring von Hämodynamik, Atmung, Temperatur und Labor. Zu den Laborkontrollen gehören:

- Bis zum Erreichen der Zieltemperatur stündlich Elektrolyte und BZ-Kontrollen
- Alle 6 Std. (neben Routinelabor) Leberwerte, Amylase und Laktat

Zu Beginn und im Verlauf der Therapie **Erhebung der NSE** (Neurospezifische Enolase = Marker einer etwaigen Hirnschädigung). Eine signifikant erhöhte NSE im Serum (> 33 µg/l) in den ersten Tagen nach Reanimation deutet auf eine ungünstige Prognose hin.

MERKE

BGAs werden immer temperaturkorrigiert erfasst.

Einschlusskriterien für die Therapie mit milder Hypothermie

- Kammerflimmern oder Kreislaufstillstand in Gegenwart von Zeugen
- Glaubhafter Beginn der Reanimation max. 15 Min. nach Eintritt der Bewusstlosigkeit bzw. des Kreislaufstillstands
- Maximale Reanimationsdauer von 60 Min.
- Vor Beginn der Hypothermie muss der Patient hämodynamisch stabil sein (RR syst. > 90 mmHg bzw. MAD > 60 mmHg).

Zur weiteren neurologischen Überwachung gehört die Kontrolle von Krampfpotenzialen: Krämpfe und/oder Myoklonien sind bei 5–15 % der reanimierten Patienten nach Stabilisierung des Kreislaufs zu beobachten. Da Krämpfe den zerebralen Metabolismus erhöhen und Hirnschäden verursachen können, sollen zur Protektion Antikonvulsiva (Benzodiazepine, Barbiturate) bereit liegen. Die Überwachung anhand der Glasgow-Coma-Skala mit Kontrolle von motorischer Reaktion, verbaler Kommunikation und Augenöffnung ist obligat.

E = vollständige körperliche Untersuchung und Anamneseerhebung (Exposure)

Um sonstige Ursachen (4 Hs, HITS) der Reanimation und evtl. Probleme nach der Reanimation auszuschließen, erfolgt eine komplette ärztliche Diagnostik (Sonografie, CT, MRT, neurologisches Konsil/EEG etc.).

10.2.5 Anbahnende Reanimation erkennen

Zur frühzeitigen Identifizierung von Notfällen wurde ein Frühwarnsystem entwickelt und empfohlen. Mit dem **„Early-Warning-Score-System"** werden definierte Vitalparameter (Herzfrequenz, Blutdruck, O_2-Sättigung, Temperatur und Bewusstseinslage) bei einem Patienten erfasst und durch (geschulte) Pflegende bepunktet (➤ Tab. 10.2). Erreicht der Pa-

Tab. 10.2 Early warning score

	3	2	1	0	1	2	3
Puls [/Min]		< 40	< 41–45	51–100	101–110	111–130	> 130
Syst. RR [mmHg]	< 70	< 71–80	81–100	101–199		> 200	
Atemfrequenz [/Min]		< 8		9–14	15–20	21–29	> 30
Temperatur [°C]		< 35	35,1–36,5	36,6–37,4	> 37,5		
ZNS				Wach	Reaktion auf Ansprache	Reaktion auf Schmerzreize	Koma

Bei einem Wert > 4 erfolgt eine ärztliche Untersuchung.

10

tient einen spezifischen Wert, so ist er reanimationsgefährdet, womit das medizinische Notfallteam gerufen werden soll. Das für Allgemeinpflegestationen entwickelte Score-System kann ebenso auf einer Intensivstation oder einer IMC Anwendung finden und ist inzwischen auch als technischem Produkt verfügbar (intelligentes Monitorsystem). Hierbei werden die gleichen Parameter regelmäßig erfasst und verglichen. Bei evtl. signifikanter Änderung eines Parameters wird die Messung kurzfristig wiederholt. Bei einer schlechten Prognose sendet das System eine Information an die zuständige Pflegende, womit die Notfallkette in Gang gesetzt wird.

KAPITEL

11

Björn Schuster (Vorauflage: Andrea Brock)

Anästhesie und Aufwachraum

DEFINITION

Die beiden Begriffe **„Narkose"** und **„Anästhesie"** werden in der Praxis oft synonym gebraucht und bedeuten Empfindungslosigkeit bzw. eine Unempfindlichkeit des Nervensystems gegen bestimmte Reize und das Fehlen von Schmerzempfindung. Narkose ermöglicht chirurgische, diagnostische oder therapeutische Eingriffe ohne Schmerzempfindung bzw. Abwehrreaktionen durch den Patienten.

Ziel der Narkose ist das temporäre Ausschalten der Wahrnehmungen und Reaktionen des Patienten durch:

- Bewusstlosigkeit (Hypnose)
- Schmerzfreiheit (Analgesie)
- Dämpfung vegetativer Reaktionen
- Relaxation

Zahlen, Daten, Fakten

Die Ursprünge der Anästhesie entwickelten sich erst im 19. Jahrhundert:

- 1846 erste Ethernarkose (William T. G. Morton)
- 1880 Erstbeschreibung der orotrachealen Intubation (William MacEven)
- 1890 Schimmelbusch-Maske zur Etherverabreichung durch Curt Schimmelbusch
- 1953 Einführung der Facharztausbildung Anästhesie

Durch weitere medizinische Fortschritte konnte das noch recht junge Fach Anästhesie in den folgenden Jahren wachsen und somit auch die operativen Möglichkeiten der chirurgischen Fachgebiete deutlich verbessern.

In der modernen Medizin besteht der Fachbereich Anästhesie aus vier Säulen:

- Anästhesie
- Intensivmedizin
- Notfallmedizin
- Schmerztherapie

Pflegerische Aufgaben in der Anästhesie

- Bereitstellung und Vorbereitung der benötigten Medikamente, Materialien und Gerätschaften
- Assistenz bei ärztlichen Tätigkeiten (Narkoseführung, Regionalanästhesien, ZVK, CPR etc.)
- Fachgemäße Wartung bzw. Funktionsprüfung und Reinigung der Anästhesiegeräte (z. B. Narkosegerät, Absaugung, Narkosewagen)
- Ggf. Übernahme delegierbarer ärztlicher Tätigkeiten unter Überwachung durch den Anästhesisten (z. B. Anlage eines i. v.-Zugangs)
- Pflegerische Tätigkeiten und Betreuung des Patienten vor, während und nach der Narkose

11.1 Die Narkose

Prämedikation

Die Vorbereitung zu einer Narkose beinhaltet eine Prämedikationsvisite durch einen Narkosearzt, um organische Erkrankungen (Herz, Lunge, Magen-Darm-Trakt, Leber, Nieren, ZNS, Stoffwechsel, Blutungsanamnese, Allergien) möglichst auszuschließen oder vorliegende Krankheiten sowie Medikamentenanamnese und ggf. vorhandenes Suchtverhalten zu erfassen. Das präoperative Gespräch beinhaltet eine Einstufung des Narkoserisikos nach ASA-Klassifikation (➤ Tab. 11.1) sowie die Erfassung des körperlichen und psychischen Zustands des Patienten.

Die Aufklärung über das für den jeweiligen Patienten geeigneten Narkoseverfahren und die Re-

Tab. 11.1 Einstufung des Narkoserisikos nach ASA-Klassifikation

ASA	Kurzbeschreibung
I	Keine Erkrankung
II	Leichte Systemerkrankung (z. B. essenzielle Hypertonie, Adipositas)
III	Schwere Systemerkrankung mit Leistungseinschränkung (chronische Lungenerkrankung, Angina pectoris)
IV	Systemerkrankung mit schwerer Leistungsbeeinträchtigung, die mit oder ohne Operation lebensbedrohlich ist (fortgeschrittene Organschädigung)
V	Moribunder Patient, Tod mit oder ohne Operation innerhalb von 24 Std. (z. B. rupturiertes Aortenaneurysma)
VI	Hirntod (zur Explantation)

duktion der Ängste durch ein individuelles patientenadaptiertes Gespräch sollten daraus resultieren. Weiterhin muss der Patient darüber informiert werden, welche seiner Dauermedikamente er weiter einnehmen soll und welche Nüchternzeiten einzuhalten sind. Die aktuelle Studienlage deutet darauf hin, dass die Prämedikation zur Anxiolyse beim Erwachsenen prodelirogen ist, sodass inzwischen immer mehr Kliniken zum Schutz der Patienten vor einem Delir (POCD – Postoeratives Cognitives Defizit) auf die Gabe einer Prämedikation verzichten.

Während des Gesprächs werden das aktuelle Körpergewicht und die Körpergröße eruiert und eine Auskultation von Herz und Lunge vorgenommen. Anatomische Gegebenheiten, wie die Weite der Mundöffnung, Mallampati-Klassifikation (➤ Abb. 11.1), Reklinationsfähigkeit, Zahnstatus, werden ebenfalls dokumentiert, um anästhesiologische Probleme beim Atemwegsmanagement abzuschätzen.

Die grundsätzliche Entscheidung über das Narkoseverfahren wird im gemeinsamen Gespräch mit dem Patienten getroffen.

Als mögliche **Narkoseverfahren** kommen infrage:

- Vollnarkose
  - Inhalationsanästhesie
  - TIVA (total intravenöse Anästhesie)
- Regionalanästhesien
- Stand-by (z. B. Analgosedierung)

Klinische Bedeutung

Eine Kombination mehrerer Verfahren ist unter Umständen sinnvoll (z. B. Anlage einer Regionalanästhesie vor der Vollnarkose). Somit kann der intraoperative Bedarf an Narkosemittel mittels einer Regionalanästhesie gesenkt werden und postoperativ kann der Patient von einer suffizienten postoperativen Schmerztherapie (z. B. durch eine Schmerzpumpe) profitieren.

Die Vollnarkose kann ggf. durch weitere Maßnahmen unterstützt werden, z. B. zentralvenöser Katheter, invasive Blutdruckmessung, Wärmemanagement, TEE, Neuromonitoring.

Die Notwendigkeit zur erweiterten Anästhesie wird durch Vorerkrankungen des Patienten sowie durch die Art und Schwere des operativen Eingriffs bestimmt.

Einteilung nach Mallampati und Samsoon

Die präoperative Beurteilung nach Mallampati und Samsoon kann auf mögliche Intubationsprobleme hinweisen.

11.1.1 Grundlagen, Physiologie

Rezeptortheorie

Die aktuelle Lehrmeinung zur Wirkung der Narkosemedikamente geht von einer Beeinflussung verschiedener Proteinbindungsstellen, wie Ionenkanä-

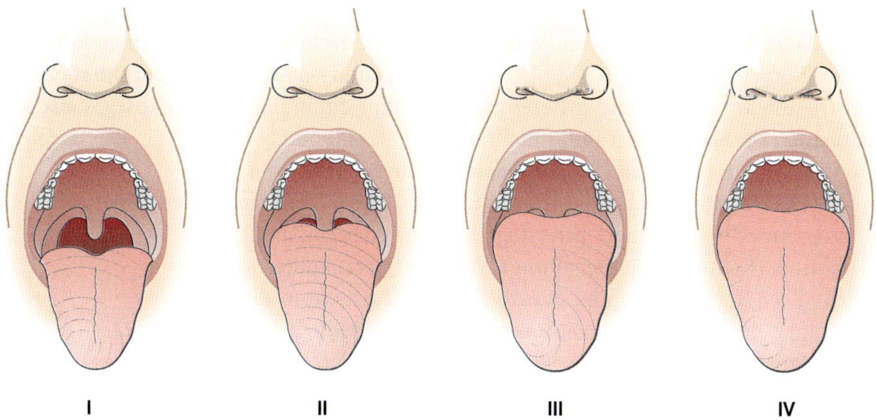

Abb. 11.1 Einteilung nach Mallampati und Samsoon [L106]

le, Rezeptoren und Proteine zur Informationsübertragung (z. B. Acetylcholin im synaptischen Spalt) aus.

Durch Bindung eines oder mehrerer Moleküle eines Medikaments an eine solche Eiweißbindungsstelle kommt es zu einer Verstärkung oder Hemmung der Signale in oder an der Zelle. Man unterscheidet eine Verstärkung dämpfender (inhibitorischer) Reize oder eine Hemmung erregender (exzitatorischer) Reize.

Der **GABA-Rezeptor** bindet den Neurotransmitter γ-Aminobuttersäure. Er ist einer der wichtigsten Rezeptoren im zentralen Nervensystem (ZNS) zur Hemmung der Informationsweitergabe im Gehirn, hier wirken die meisten Anästhetika (Benzodiazepine, Narkosegase) zentral dämpfend.

Die **Opioid-Rezeptoren** (μ1, μ2, δ, κ) sind die primären Wirkstellen der Opioide. Jeder Rezeptortyp vermittelt eine spezielle Wirkung und wird von den verschiedenen Opioiden unterschiedlich stark beeinflusst, womit auch die unterschiedliche Wirkung der einzelnen Opioide erklärt wird (➤ Tab. 11.2).

Ein weiterer komplexer Ionenkanal-Rezeptor ist der **NMDA-Rezeptorkanal** (ionotrope Glutamat-Rezeptoren, bindet N-Methyl-D-Aspartat), welcher komplexere Funktionen wie Wahrnehmung, Bewusstsein und Gedächtnis steuert. Somit können z. B. Ketamine oder Narkosegase exzitatorische (erregende) Signale blockieren und führen nachfolgend zu einer reversiblen Beeinflussung der Funktionen.

Wichtige beeinflussbare Rezeptoren sind die **Katecholamin-Rezeptoren** (α, β, Dopa). Durch eine Beeinflussung dieser Rezeptoren werden vegetative Funktionen des Körpers gelenkt.

Eine Konstriktion wird durch die α-Rezeptoren an den Gefäßen, am Uterus, im Gastrointestinaltrakt und am Bronchialsystem vermittelt. Die β-Rezeptoren wirken am Herz positiv chronotrop (frequenzsteigernd), dromotrop (beschleunigte Erregungsleitung) und inotrop (Kontraktilitätssteigerung). An den Gefäßen und den Bronchien kommt es zur Dilatation. Die Gruppe der **Dopamin-Rezeptoren** beeinflusst die Gefäßweite am Herzen, an Niere und Leber.

Tab. 11.2 Wirkort und Wirkungsweise von Opioiden

Rezeptor	Wirkungsweise
μ1, μ2 (mü)	Supraspinale, spinale und periphere Analgesie, Bradykardie, Hypotonie, Miosis, Atemdepression, antitussive Wirkung, Thoraxrigidität, Obstipation, Sedierung, Atemdepression, Euphorie und Abhängigkeit
δ (delta)	Beeinflusst die μ-Rezeptoren, stressinduzierte Analgesie, endokrine Regulation
κ (kappa)	Supraspinale und spinale Analgesie, Dysphorie, Sedierung

Gaswirkung

Um seinen Wirkort im ZNS zu erreichen, muss sich ein Narkosegas durch drei Kompartimente (Alveolen – Blut – Gewebe) verteilen: Bei Narkosebeginn über die Alveolen ins Blut und von dort ins Gewebe. Dabei folgt die Verteilung dem Prinzip der Diffusion vom Ort höherer zum Ort niedrigerer Konzentration.

Am Zielort (ZNS) werden verschiedene Rezeptoren an der Zellmembran (z. B. GABA, NMDA) in ihrer Wirkung reversibel beeinflusst. Im Gehirn entfalten die Narkosegase ihre hypnotische Wirkung. Im Rückenmark wird lediglich die Beeinflussung der motorischen Reaktion aufgrund von Rezeptorenbeeinflussung beschrieben.

Um eine Narkose auszuleiten, wird die Zufuhr von Narkosegasen beendet und dieses durch einen hohen Frischgasfluss (100 % Sauerstoff, O_2) aus den Lungen „ausgewaschen". Somit kehrt sich das Konzentrationsgleichgewicht wieder um. In den Alveolen herrscht eine relativ geringe Konzentration, im Blut und Gehirn ist die Konzentration noch erhöht. Somit diffundiert das Narkosegas aus dem Gewebe in das Blut und schließlich in die Alveolen, um dann abgeatmet zu werden.

Diese Vorgänge werden durch eine Reihe an Faktoren beeinflusst:

- Herzminutenvolumen
- Partialdruckdifferenz
- Verteilungskoeffizient
- Konzentration des Gases
- Durchblutung des Gewebes

11.1.2 Anästhesiearbeitsplatz und Vorbereitung

Allgemeine Vorbereitungen für die Narkoseeinleitung

Standardzubehör

- Narkosegerät mit Absaugeinheit
- Überwachungsgeräte (EKG, Blutdruckmessung, Pulsoxymetrie, Kapnografie)
- Intubationsbesteck mit Endotrachealtubus, Guedel-Tubus, Stethoskop, ggf. Führungsstab und Gleitmittel
- Spritzentablett mit entsprechend aufgezogenen Medikamenten (zuvor mit dem Arzt abklären), Standards beachten und Standard-Notfallmedikamente (z. B. Atropin®, Akrinor®)
- Venenverweilkanüle, kristalloide Infusionslösung mit System

Vorbereitung des Patienten

- Begrüßung, Identitätsprüfung und Nüchternheitskontrolle
- Kontrolle der Unterlagen auf Vollständigkeit (ggf. Checkliste), Allergiestatus prüfen
- Anschluss an die Vitalzeichen-Überwachung (EKG, Blutdruckmessung, Sauerstoffsättigung)
- Legen eines periphervenösen Zugangs

Der Anästhesiearbeitsplatz

Der Anästhesiearbeitsplatz (Narkosearbeitsplatz) bezeichnet die Gesamtheit aller Geräte und Materialien, die zur Durchführung der verschiedenen Anästhesieverfahren benötigt werden. Ein wesentlicher Bestandteil jedes Anästhesiearbeitsplatzes ist das Narkosegerät. Als Narkosesystem wird der Teil des Narkosegeräts bezeichnet, welcher die Zufuhr des Inspirationsgasgemischs (Sauerstoff, Druckluft und Inhalationsanästhetika) sowie den Abtransport verbrauchter Atemgase regelt. Grundsätzlich werden dabei Systeme ohne Rückatmung (Nichtrückatemsysteme) von Systemen mit Rückatmung unterschieden.

Vor Inbetriebnahme des Narkosegeräts muss zwingend eine vollständige Funktionsprüfung des Systems und nach jeder Narkose eine Überprüfung der Dichtigkeit vorgenommen und entsprechend dokumentiert werden.

Klinische Bedeutung

Offene Narkosesysteme
Nicht mehr gebräuchliche Systeme ohne Rückatmung. Ein bekanntes Beispiel ist die Schimmelbusch-Maske (siebartige Gesichtsmaske, auf der Narkotika getränkte Mullkompressen liegen und somit das Gas vom Patienten eingeatmet wird).

Halboffene Narkosesysteme
In- und Exspiration sind getrennt. Das Narkotikum wird dem Frischgas über ein spezielles Narkosegassystem zugesetzt. Die Rückatmung von Narkosegasen (Exspirationsluft) entweicht über ein Nicht-Rückatemventil.
Beispiele: Beatmungsbeutel, Kuhn-System, Ayre-T-Stück.

Halbgeschlossene Narkosesysteme
Rückatemsysteme, bei denen die Exspirationsluft nach Elimination des Kohlendioxids im CO_2-Absorber dem Patienten teilweise wieder zugeführt wird. Beispiele: Narkosegeräte Primus oder Cicero (Firma Dräger). Abhängig von der Einstellung des Frischgas-Flows wird unterschieden in:
- High-Flow: > 1 l/Min. Frischgasfluss
- Low-Flow: 0,5 bis max. 1 l/Min. Frischgasfluss
- Minimal-Flow: bis 0,5 l/Min. Frischgasfluss

Geschlossene Narkosesysteme
Rückatemsysteme, bei denen die Exspirationsluft nach Elimination des Kohlendioxids im CO_2-Absorber dem Patienten komplett wieder zugeführt wird. Verbrauchter Sauerstoff und Inhalationsanästhetika werden in der Inspirationsluft erneuert.
Je nach Einstellung und Bauart können einige Narkosegeräte als halbgeschlossenes oder geschlossenes Narkosystem betrieben werden, z. B. die Narkosegeräte Zeus (Fa. Dräger). **In der Regel werden in der Praxis halbgeschlossene Systeme verwendet.**

Überprüfung des Anästhesiearbeitsplatzes

Narkosegerät

- Selbsttest durchführen (verläuft in mehreren Schritten, Anwender wird durch den Testzyklus automatisch geführt und zu notwendigen Maß-

nahmen aufgefordert, danach sind die Testergebnisse zu prüfen)
- Manuelle Funktionsprüfung (Vorgaben vom Gerätehersteller bei Narkosegeräten ohne Selbsttest)
- Absaugeinheit (Funktionskontrolle, ausreichende Menge verschiedener Absaugkatheter)
- Narkosegasabsaugung einstecken; ggf. Reserveflaschen (O_2) überprüfen; Beatmungsbeutel testen
- Gesichtsmasken und HME-Filter (ausreichende Anzahl verschiedener Größen)

Narkosewagen

- Auf Vollständigkeit prüfen (nach Standard)
- Notfall- und Standardmedikamente, Infusionslösungen (ausreichende Menge, Kontrolle Verfalldaten)
- Intubationszubehör auf Vollständigkeit/Funktion testen (Laryngoskop, Tuben, Intubationshilfen, Magill-Zange, Gleitmittel, Blockerspritze)
- Infusionszubehör, Spritzen und Kanülen (ausreichende Menge)
- Labormaterial und Begleitscheine, Magensonden und Fixiermaterial
- Venenverweilkanülen und Stauschlauch
- Arterielle Kanülen und arterielles Drucksystem in Reichweite
- Desinfektionsmittel und Einmalhandschuhe

Vorbereitung des Intubationsmaterials

Endotrachealtuben

- Magill-Tubus: Standard Tubus, aus PVC, formbar, oral/nasal einsetzbar, Low-pressure-Cuff
- Woodbridge-Tubus: In die Tubuswand ist eine Metallspirale eingearbeitet, der Tubus kann nicht abknicken (wichtig, wenn der Tubus stark gebogen werden muss, z. B. Struma-OP), i. d. R. Führungsstab zur Intubation erforderlich, nasal/oral einsetzbar, v. a. für fiberoptische Intubation (**Cave** bei MRT-Diagnostik!).
- RAE-Tubus (Ring-Adair-Elwy-Tubus): speziell geformter Tubus (unterschiedliche Formen), der über das Kinn (oral) oder über die Stirn (nasal) abgeleitet wird
- Laser-Tubus: Eingriffe mit laserchirurgischen Intervention, aus Kunststoff/Metall, Cuff wird mit NaCl 0,9 % befüllt
- Doppellumentubus: Tubus mit zwei Lumen und zwei Cuffs, verschiedene Modelle für die rechts- oder linksseitige Intubation eines Hauptbronchus, ermöglichen seitengetrennte Beatmung, z. B. in der Thoraxchirurgie (➤ Kap. 1.1.)

Intubationsspatel

- Gebogener Spatel (z. B. Macintosh-Spatel oder Siker-Blatt): Standard-Spatel in verschiedenen Längen, gebogene Form, nach Einführen liegt die Spatelspitze zwischen Zungengrund und Epiglottis.
- Gerader Spatel (z. B. Miller- oder Foregger-Spatel): nur an der Spatelspitze leicht gebogen, verschiedene Längen, Spatelspitze hält die Epiglottis Richtung Zungengrund (Epiglottis wird aufgeladen), häufiger Einsatz bei Kindern
- McCoy-Spatel (➤ Abb. 10.3): gebogener Spatel mit beweglicher Spitze (um Epiglottis anzuheben)

Medikamente

Zur Durchführung einer Vollnarkose werden in der Regel folgende Medikamente (➤ Kap. 3) benötigt:
- Opioid
- i. v. Hypnotikum
- Muskelrelaxans
- Notfallmedikamente (Atropin)

Die Wirkungsweisen der gängigen Medikamente im Intensiv-Anästhesiebereich wurden bereits in ➤ Kap. 3 dargestellt. Daher werden an dieser Stelle lediglich die Muskelrelaxanzien beschrieben.

Muskelrelaxanzien wirken hemmend auf die Erregungsausbreitung an der motorischen Endplatte. Somit bewirken sie eine vollständige, reversible Lähmung der quergestreiften (willkürlichen) Muskulatur. Die Dauer der induzierten Lähmung wird durch die Wirkdauer des entsprechenden Relaxans und die Applikationshäufigkeit bestimmt. Sie kommen im Rahmen einer Allgemeinanästhesie zum Einsatz, um zum einen die Sicht auf den Larynx während der Intubation zu verbessern, das Risiko von Stimmbandschäden zu minimieren und zum anderen intraoperativ, um dem Operateur optimale Eingriffsbedingungen zu verschaffen.

Der primäre Einsatz von Muskelrelaxanzien ist vor allem in der Anästhesie, weniger im Intensivbereich.

Neuromuskuläre Übertragung

Durch den Neurotransmitter **Acetylcholin** werden die Übertragungen von elektrischen Impulsen auf die Muskelfasern ermöglicht. Dabei diffundiert das im präsynaptischen Spalt freigesetzte Acetylcholin durch den synaptischen Spalt an die postsynaptischen nikotinergen-Acetylcholin-Rezeptoren, um die dort vorhandenen Natriumkanäle zu öffnen und somit ein Aktionspotenzial auszulösen. Anschließend wird das Acetylcholin in Millisekunden durch Acetylcholin-Esterase (postsynaptische Membran) wieder abgebaut.

Um eine ausreichende Relaxierung der Muskulatur zu erreichen, muss ein Relaxans mindestens 70–80 % der Acetylcholin-Rezeptoren besetzen.

Einteilung und Pharmakologie

Die derzeit gebräuchlichen Muskelrelaxanzien werden aufgrund ihres Wirkmechanismus in **depolarisierende und nichtdepolarisierende Muskelrelaxanzien** unterschieden.

Die Anschlagszeit, d. h. die Dauer bis zur maximalen Wirkung, ist stark dosisabhängig. Hohe Dosierungen führen nicht nur zu einer verkürzten Anschlagszeit, sondern auch zu einer verlängerten Wirkdauer. Eine wichtige Einheit, in Bezug auf Muskelrelaxanzien, ist die ED95. Diese erlaubt Aussagen darüber, welche Dosierung für eine 95-prozentige neuromuskulären Blockade benötigt wird. Zur Intubation werden häufig höhere Dosierungen als die ED95 verwendet. Das wiederholte Verabreichen von Muskelrelaxanzien bewirkt eine Kumulation, d. h. eine Anhäufung der Substanz. Daher sollte bei repetitiver Gabe (wiederholter Gabe) eine geringere Dosierung erwogen werden. Wenn ein Muskelrelaxans zum Einsatz kommen soll, muss zuvor immer ein Hypnotikum verabreicht werden und die Möglichkeit zur Beatmung gegeben sein. Die muskuläre Erholung wird mittels Relaxometrie überwacht. Dabei werden über zwei Elektroden Ströme im Bereich von bis zu 70 mA, an einem peripheren Nerv (i. d. R. N. ulnaris) verabreicht, um eine Reizantwort (Muskelkontraktion) zu beobachten und nach Stärke der Reizantwort beurteilen zu können. Somit bietet sich die Möglichkeit, die Wirkung dieser Substanzen besser beurteilen und deren Dosierung entsprechend steuern zu können.

Muskelrelaxanzien sind aufgrund ihrer molekularen Eigenschaft kaum dazu in der Lage, die Blut-Hirn- oder die Plazentaschranke zu überwinden.

Depolarisierende Muskelrelaxanzien lösen eine Depolarisation aus und verhindern eine erneute physiologische Erregungsübertragung durch Acetylcholin (ACh) am postsynaptischen Spalt. Die Depolarisation zeigt sich mehr oder weniger deutlich in Form von Muskelfaszikulationen. Die peripheren Muskelrelaxanzien werden durch die Plasmacholinesterase abgebaut und haben eine längere Wirkdauer als Acetylcholin.

Nichtdepolarisierende Muskelrelaxanzien (➤ Tab. 11.3) binden sich an die cholinergen Rezeptoren, ohne eine Depolarisation auszulösen. Das Acetylcholin kann nun aufgrund dieser kompetiti-

Tab. 11.3 Nichtdepolarisierende Muskelrelaxanzien

Wirkstoff Handelsname	Intubationsdosis	Anschlagszeit (Min.)	Wirkdauer (Min.)	Nebenwirkungen	Elimination
Rocuronium (Esmeron)	0,6 mg/kg/KG (1 mg/kg/KG bei RSI)	1,5	30–40	Tachykardie	> 70 % hepatisch 10–30 % renal
Mivacurium (Mivacron)	0,15 bis max. 0,25 mg/kg/KG	3	15–20	Histaminfreisetzung, „Flush"	Pseudocholinesterase < 5 % renal
Cis-Atracurium (Nimbex)	0,2 mg/kg/KG	3–5	45	Bradykardie, Hypotonie	70–80 % Hoffmann-Elimination, unspezifische Plasmaesterasen

ven Blockade nicht wirksam werden. Nach einiger Zeit diffundieren sie vom Rezeptor wieder ab und die ACh-Rezeptoren können nach und nach wieder an den ACh-Bindungsstellen besetzt und physiologische Reize wieder übertragen werden.

Klinische Bedeutung

Succinylcholin (z. B. Lysthenon®) ist das einzige beim Menschen eingesetzte depolarisierende Muskelrelaxans. Durch seine extrem kurze Anschlagszeit (< 1 Min.) und ultrakurze Wirkdauer (6–8 Min.) weist es einige Vorteile auf. Jedoch wird es aufgrund seiner Nebenwirkungen nur noch für die Rapid Sequence Induction (RSI) bei Erwachsenen eingesetzt. Allerdings gibt es auch dort mittlerweile bessere Alternativen, z. B. Rocuronium, welches in zweifacher ED95 eingesetzt werden kann und falls notwendig mit Sugammadex reversiert werden kann (Enkapsulator). Bei Kindern sollte Succinylcholin nur in Ausnahmefällen eingesetzt werden. (Intubationsdosis: 1–1,5 mg/kg/KG)

Nebenwirkungen

- Erhebliche Kaliumverschiebungen von intrazellulär nach extrazellulär möglich
- Durch Anstieg des Serumkaliumspiegels können lebensbedrohliche Hyperkaliämien mit Kammerflimmern und Asystolien auftreten (besonders gefährdet sind Patienten mit Nierenversagen und Patienten mit starken Verbrennungen oder Polytrauma).
- Parasympathomimetische Effekte wie Bradykardie bis Asystolie, Blutdruckabfall und Hypersalivation
- Repetitive Gaben (oder kontinuierliche Infusion) können die blockierenden Eigenschaften der Substanz verändern. Aus einem verlängerten Depolarisationsblock (Phase-I-Block) kann sich ein langanhaltender aber antangonisierbarer Nichtdepolarisationsblock (Phase-II- oder Dualblock) entwickeln.
- Durch vorübergehende Muskelfaszikulationen kann es zu Muskelschmerzen bzw. Muskelkater kommen.
- Verlängerung der Wirkdauer bei angeborenen oder erworbenen Plasmacholinesterase-Mangel (Relaxometrie anwenden)
- Triggersubstanz für maligne Hyperthermie (MH, ➤ Kap. 11.1.6)
- Erhöhter Augeninnendruck
- Erhöhter intragastraler Druck
- Erhöhung des intrazerebralen Drucks

11

MERKE

Nichtdepolarisierende Muskelrelaxanzien (NDMR) können durch die Gabe von **Acetylcholin-Esterase-Inhibitoren** (z. B. Neostigmin) **antagonisiert** werden.

Durch die Hemmung der Cholinesterase durch Acetylcholin-Esterase-Inhibitoren sammelt sich zunehmend Acetylcholin im synaptischen Spalt an und sorgt für eine Verdrängung des Relaxans an den Rezeptoren (kompetitive Verdrängung).

Allerdings sollten Acetylcholin-Esterase-Inhibitoren immer mit einem Parasympathikolytikum (Atropin) kombiniert werden, um die Nebenwirkungen wie etwa Bradykardie, Bronchokonstriktionen und erhöhter Speichel- und Bronchialsekretion zu verringern.

Seit einiger Zeit steht für die Reversierung von Rocuronium und Vecuronium der Wirkstoff Sugammadex (Brideon®) zur Verfügung. Dabei umschließt (enkapsuliert) ein Saccarid-Ring freie Relaxansmoleküle in der Blutbahn irreversibel. Durch das daraus entstandene Konzentrationsgefälle werden die an den Rezeptoren anhaftenden Relaxansmoleküle freigesetzt und ebenfalls eingebunden. Wurde ein Patient mit Sugammadex antagonisiert, sollte er innerhalb der nächsten 24 Std. im Falle einer weiteren Allgemeinanästhesie nicht erneut mit Rocuronium oder Vecuronium relaxiert werden.

11.1.3 Inhalationsanästhesie

Unter dem Begriff Inhalationsanästhetika oder auch **volatile Anästhetika** fasst man alle Narkosegase zusammen, die über die Atemluft verabreicht und somit über die Alveolen und das Blut in das Gehirn transportiert werden (➤ Tab. 11.4). Am Zielort angelangt, bewirken sie eine Unterdrückung bzw. Beeinflussung des Bewusstseins (über GABA-Rezeptoren).

Klinische Bedeutung

Das **ideale Narkosegas** ist durch folgende Merkmale charakterisiert:

- Schnelle An- und Abflutung
- Gute muskelrelaxierende Wirkung
- Gute Analgesie
- Bronchodilatation
- Hohes Wirkpotenzial
- Geringe Kreislaufdepression
- Keine Bildung von Metaboliten
- Kein Auslöser für postoperative Übelkeit/Erbrechen (PONV)
- Kein Trigger für maligne Hyperthermie (MH)

Tab. 11.4 Übersicht Inhalationsanästhetika

Inhalationsanästhetikum	Beschreibung	Vol% zur Erreichung von 1 MAC bei 100 % O_2
Isofluran	• Kurze An- und Abflutzeit • Klare, farblose, nicht brennbare Flüssigkeit • Kein Stabilisator notwendig • Senkt den peripheren Gefäßtonus: direkte Vasodilatation; Blutdrucksenkung, HZV bleibt unverändert • Wirkt muskelrelaxierend • Geringe Steigerung der zerebralen Perfusion • Abnahme der Nierenperfusion und Urinproduktion, koronarer Steal-Effekt (Umverteilung der Koronararterien-Durchblutung zu Ungunsten stenosierter Herzkranzgefäße)	1,2 Vol. %
Desfluran	• Schnelle An- und Abflutzeit • Klare, farblose Flüssigkeit • Verdampft bereits bei Raumtemperatur (spezieller beheizbarer Vapor nötig) • Nicht geeignet zur Inhalationseinleitung (Hustenreiz) • Senkt den peripheren Gefäßtonus: direkte Vasodilatation, Blutdrucksenkung • Wirkt muskelrelaxierend und bronchodilatatorisch • Steigerung des intrakraniellen Drucks	6,0 Vol. %
Sevofluran	• Schnelle An- und Abflutzeit • Klare, farblose, nicht brennbare Flüssigkeit • Milder ätherartiger Geruch, zur Inhalationseinleitung geeignet • Senkt den peripheren Gefäßtonus: direkte Vasodilatation, mäßige Blutdrucksenkung • Wirkt muskelrelaxierend • Steigerung des Hirndrucks	2,05 Vol. %

- Kostengünstig
- Umweltfreundlich

Leider existiert derzeit kein volatiles Anästhetikum, das all diese Komponenten vereinigt, lediglich Teilkomponenten werden von verschiedenen Narkosegasen erfüllt.

Aufgrund der geringen Kosten und der etablierten sicheren Handhabung sind volatile Anästhetika (Narkosegase) derzeit immer noch das Standardnarkotikum. Sie unterscheiden sich hauptsächlich durch ihre Wirkdauer und ihre Eignung zur Narkoseeinleitung. Die meisten volatilen Anästhetika sind halogenierte/chlorierte Kohlenwasserstoffe, die sich äußerst schädlich auf die Ozonschicht auswirken und somit eine hohe Umweltbelastung darstellen.

Verabreichung

Narkosegase liegen bei Raumtemperatur in flüssiger Form vor und müssen mittels eines speziell konzipierten Verdampfers (Vapor) erhitzt bzw. verdampft werden. Diese Dämpfe werden dann dem vorbeiströmenden Frischgas beigefügt. Dieses Luft-/Gasgemisch wird über die Einatemluft des Narkosekreisteils dem Patienten (inhalativ) verabreicht. Die Konzentration des Narkosegases kann mittels eines Handradmechanismus am Vapor feinjustiert werden. Der eingestellte Frischgasfluss entscheidet darüber, wie schnell und in welcher Menge das Gasgemisch dem Patienten verabreicht wird. Kurz gesagt: **Je höher der Frischgasfluss, umso schneller steigt die Narkosegaskonzentration in den Alveolen (im Zusammenspiel mit der eingestellten Gaskonzentration!).** Die Gaskonzentration der In- und Exspirationsluft wird kontinuierlich mittels Gasmonitoring am Narkosegerät überwacht. Die exspiratorischen Narkosegase werden über eine Narkosegasabsaugung am Narkosegerät außerhalb der Operationssäle in die Atmosphäre abgeleitet, um eine Gesundheitsgefährdung des Krankenhauspersonals zu vermeiden. Bei Operationsende wird die

Narkosegaszufuhr eingestellt und der Frischgasfluss erhöht, um mittels Diffusion (Konzentrationsgefälle) das restliche Narkosegas aus dem Körper über die Alveolen abzuatmen.

Dosierung

Die Wirkstärke volatiler Anästhetika wird durch die **minimale alveoläre Konzentration (MAC)** beschrieben. Die MAC erlaubt Aussagen über die Menge eines volatilen Anästhetikums, bei der 50 % der Probanden nicht mehr auf einen chirurgischen Stimulus reagieren (MAC_{50}).

Klinische Bedeutung

Der MAC-Wert kann u. a. durch folgende Faktoren gesenkt werden:
- Schwangerschaft
- Hohes Alter
- Hypothermie
- Hypotonie
- Hypoxie
- Anämie
- Hyponatriämie
- Einsatz von Opiaten, Lachgas, Benzodiazepine, Barbiturate
- Alkoholintoxikation

Der MAC-Wert wird unter folgenden Bedingungen gesteigert:
- Säuglinge und Kleinkinder (gesteigerte Stoffwechsellage)
- Hyperthermie
- Hypernatriämie
- Chronischer Alkohol- und Nikotinabusus
- Bei Einnahme von MAO-Hemmern (erhöhter Katecholaminspiegel)

Löslichkeit

Der Wirkeintritt volatiler Anästhetika ist entscheidend abhängig vom jeweiligen **Blut-Gas-Koeffizienten (BGK).** Bei einem hohen Koeffizienten werden große Anteile des Narkosegases im Blut gelöst und nur sehr schwer an das Gehirn abgegeben. Somit wird das An- und Abfluten verzögert. Stark durchblutete Organe, wie etwa Niere, Leber, Herz, werden relativ schnell, Muskel- und Fettgewebe hingegen nur langsam aufgesättigt. Nach längeren Narkosen besteht die Gefahr, dass die Abgabe von Anästhetika aus dem Fettgewebe mehrere Stunden anhalten kann.

Klinische Bedeutung

Nebenwirkungen (aller derzeit gängigen volatilen Anästhetika):
- Triggersubstanzen im Rahmen der malignen Hyperthermie (MH, ➤ Kap. 11.1.6)
- Kreislaufdepression
- Postoperative Übelkeit/Erbrechen (PONV)
- Atemdepression
- Postnarkotische Unruhe, Exzitationen (v. a. bei Kindern)
- Shivering (postoperativ)

Bei Einsatz von Sevofluran in Low-Flow-Anästhesie (Frischgaszufluss < 1 l/Min.) reagiert das Narkosegas mit dem Atemkalk und bildet das in höheren Dosierungen nephrotoxisch wirkende Compound A.

Lediglich Xenon weist ein deutlich reduziertes Potenzial an Nebenwirkungen auf. Allerdings ist die klinische Erfahrung wegen seiner schlechten Verfügbarkeit und der hohen Kosten noch gering. Das Edelgas kommt zurzeit nicht flächendeckend zum Einsatz.

11.1.4 Intravenöse Anästhesie

Die Einleitung und Weiterführung einer **Vollnarkose** kann auf verschiedenen Wegen erfolgen:
- Narkoseeinleitung durch i. v. Hypnotikum, Weiterführung mittels volatiler Anästhetika (balancierte Anästhesie)
- Narkoseeinleitung durch volatile Anästhetika, Weiterführung mittels volatiler Anästhetika
- Narkoseeinleitung durch i. v. Hypnotikum, Weiterführung mittels i. v. Hypnotikum (totale intravenöse Anästhesie, TIVA)

Die Vorgehensweise der Narkoseeinleitung und Weiterführung mittels volatiler Anästhetika findet mittlerweile seltener Anwendung. Die gebräuchlichen Narkosegase (mit Ausnahme von Sevofluran) bewirken bei spontaner Inhalation eine starke Reizung der Atemwege und werden daher von Patienten als sehr unangenehm empfunden.

Eine gute Alternative zu der häufig verwendeten balancierten Anästhesie stellt **die totale intravenöse**

Anästhesie (TIVA) dar. Dabei werden Hypnotika zur intravenösen Narkoseeinleitung in Form von Bolusgaben verabreicht. Während einer intravenösen Anästhesie oder einer Analgosedierung werden diese kontinuierlich über eine Spritzenpumpe infundiert. Sie führen einen Bewusstseinsverlust herbei und verfügen, mit Ausnahme von Ketamin, über keinerlei analgetische Wirkung. Daher müssen diese Hypnotika bei schmerzbehafteten Interventionen mit Opioiden kombiniert werden. Hypnotika wirken direkt oder indirekt auf die GABA-Rezeptoren und beeinflussen somit das Gleichgewicht inhibitorischer und exzitatorischer Neurotransmitter.

Propofol

Propofol zählt mittlerweile zu den am häufigsten verwendeten Hypnotika und ist aufgrund seiner kurzen Wirkdauer und geringer Kumulationsneigung eine gut steuerbare Substanz. Die Wirkdauer wird auch bei bestehender Leber- oder Niereninsuffizienz nur gering beeinflusst. Propofol eignet sich daher als ideales i. v. Hypnotikum zur Durchführung einer total intravenösen Anästhesie (TIVA). Darüber hinaus wird bei einem angestrebten Einsatz einer Larynxmaske Propofol bevorzugt, da es im Vergleich zu anderen Hypnotika die Eigenschaft besitzt, eine ausgeprägte Dämpfung pharyngealer Atemwegsreflexe herbeizuführen. Bei erhöhtem PONV-Risiko (postoperative Übelkeit und Erbrechen) ist die Anwendung von Propofol wegen seines antiemetischen Effekts zu präferieren. Das in Wasser unlösliche Propofol wird in Sojabohnenöl (Triglyzeride) emulgiert, dadurch besteht ein erhöhtes Kontaminationsrisiko, was eine besonders zeitnahe Verwendung oder ggf. Entsorgung (hausinterne Richtlinien und Herstellerhinweise beachten) nach dem Öffnen der Ampulle bedingt. Zur Einleitung und Unterhaltung einer Narkose wird in der Regel die 1-prozentige Präparation (10 mg/ml) verwendet. Die 2-prozentige Präparation wird meist im Rahmen von längeren Sedierungen (z. B. auf der Intensivstation, bei Nachbeatmungen) eingesetzt, um die durch die Anwendung entstehende Triglyzeridzufuhr zu minimieren. Als nachteilig erscheinen der häufig auftretende Injektionsschmerz, insbesondere bei der Injektion über kleinlumige Venen, sowie die (dosisabhängig) auftretende Hypotonie. Des Weiteren wurde bei längeren Sedierungen kritisch Kranker, mit einer Applikationsgeschwindigkeit von mehr als 4 mg/kg KG/Std. das Auftreten eines **Propofol-Infusionssyndroms (PRIS)** beobachtet. Unter diesem Syndrom subsummiert man: Laktatazidose, Rhabdomyolyse, akutes Nierenversagen, bradykarde Herzrhythmusstörungen und Kreislaufversagen. Die konkreten Ursachen für dieses letal gefährdende Syndrom sind derzeit noch unklar.

11.1.5 Rapid Sequence Induction (RSI)

Eine Rapid Sequence Induction (RSI, Synonyme: Ileuseinleitung, Blitzeinleitung, Crush-Einleitung) stellt eine Sonderform der Narkoseeinleitung bzw. der Intubation dar. Hierbei werden nach der Präoxygenierung die Einleitungsmedikamente in einer raschen Abfolge nacheinander appliziert. Zwischen den einzelnen Medikamentengaben erfolgt im Gegensatz zur klassischen Narkoseeinleitung keine (Zwischen-)Beatmung über eine Gesichtsmaske. Um eine tiefe Bewusstlosigkeit und Muskelrelaxation sicherzustellen, sollten zur Narkoseeinleitung die Medikamente in ausreichender Dosierung verabreicht werden. Die **Indikation zur RSI** ist bei nichtnüchternen Patienten bzw. bei erhöhtem Aspirationsrisiko indiziert, um die Atemwege nach der Injektion des Hypnotikums schnellstmöglich mittels Intubation zu sichern. Gefürchtete Komplikationen bei der Intubation eines nichtnüchternen Patienten sind das Zurücklaufen von Mageninhalt und das pulmonale Eindringen des Aspirats (Aspiration). Wird saurer Magensaft aspiriert, droht die Gefahr eines **Mendelson-Syndroms** (akutes toxisches Lungenödem). Daher kann die prophylaktische präoperative Gabe von Natriumzitrat oder H_2-Rezeptorantagonisten in Erwägung gezogen werden.

Klinische Bedeutung

Als „nichtnüchtern" im anästhesiologischen Sinn gelten:

- Notfallpatienten (unabhängig von der letzten Nahrungsaufnahme)
- Nahrungsaufnahme in den vergangenen 6 Std.
- Patienten mit oberen GI-Blutungen

- Patienten mit Erkrankungen, die mit erhöhter Nüchternsekretion oder verlängerter Entleerungszeit des Magens einhergehen, z. B. Ileus oder Magenausgangsstenose
- Schwangere im letzten Trimenon (je nach Klinikstandard bereits ab der 12. SSW)

Vorbereitung

Damit auf eventuelle Komplikationen im Rahmen einer RSI adäquat reagiert werden kann, muss im Vorfeld eine optimale Vorbereitung erfolgen. Alle notwendigen Medikamente inkl. der Notfallmedikamente sind aufgezogen, die zur Intubation notwendigen Materialen in unmittelbarer Nähe griffbereit vorbereitet. Der endotracheale Tubus muss mit einem Führungsstab und einer Blockerspritze versehen werden. Außerdem werden das Narkosegerät und die Absaugeinheit vorher überprüft und zum sofortigen Einsatz vorbereitet (Absauger vor RSI anschalten). Der intravenöse Zugang wird gut fixiert (sichere intravasale Lage). Vor Narkoseeinleitung kann eine Magensonde gelegt werden, damit überschüssiger Mageninhalt abgesaugt werden kann. Um einen Reflux von Mageninhalt an der Magensonde (Leitschiene) zu reduzieren, wird diese für den Intubationsvorgang entfernt und erst nach erfolgreicher Intubation erneut platziert.

Lagerung

Der Kopf des Patienten wird in die verbesserte **Jackson-Position** gebracht.

In Bezug auf die richtige Lagerung der Patienten zur RSI gibt es zwei Lehraussagen:

- **Anti-Trendelenburg-Lagerung:** Der Operationstisch wird fußwärts gekippt, um die passive Regurgitation von Mageninhalt zu vermeiden.
- **Trendelenburg-Lagerung:** Der Operationstisch wird kopfwärts gekippt, um den Mageninhalt im Pharynx zu sammeln und so das Eindringen von Mageninhalt in die Lunge zu verhindern.

Präoxygenierung

Dabei wird dem Patienten für mindestens 3 Min. über eine dicht sitzende Gesichtsmaske 100-prozentiger Sauerstoff zugeführt. Mit dem Ziel eine ausreichende Sauerstoffreserve für den Fall der schwierigen Intubation zu schaffen. Die Maske bleibt bis zur Intubation dicht auf dem Gesicht platziert und es erfolgt in der Regel keine Zwischenbeatmung.

Medikamente

Der Einsatz von **Opioiden** zur RSI ist umstritten. Opioid-Gegner führen das Risiko des Hustenreizes nach Verabreichung an. Opioid-Befürworter argumentieren, dass die Kombination aus Opioid und Hypnotikum eine tiefe Narkose garantieren kann.

Als mögliches **Hypnotikum** kann prinzipiell jedes schnellwirksame Präparat eingesetzt werden (z. B. Thiopental 5 mg/kg KG oder Propofol 2–2,5 mg/kg KG).

Muskelrelaxans der ersten Wahl ist Succinylcholin (1–1,5 mg/kg/KG). Allerdings sollten keine Kontraindikationen bestehen. Derzeit existiert kein vergleichbar schnelles Muskelrelaxans. Eine gute Alternative stellt der Einsatz von Rocuronium dar (1,0 mg/kg/KG). Es handelt sich dabei um ein nichtdepolarisierendes Muskelrelaxans (NDMR) mit der kürzesten Anschlagszeit. Der Nachteil von ungewünscht längerer Paralyse, kann durch die Gabe von Sugammdex (Brideon®) ausgeglichen werden (siehe oben).

ACHTUNG

Der klinische Nutzen des äußerst umstrittenen und meist ineffektiv durchgeführten **Sellick-Handgriffs** (Krikoiddruck = Druck auf den Ringknorpel), um den Ösophagus zu verschließen, ist fragwürdig und meist ineffektiv. Zudem kann eine Ruptur des Ösophagus herbeigeführt werden.

11.1.6 Narkosestadien und Narkosekomplikationen

Historische Narkosestadien nach Guedel

Analgesie-Stadium Von Beginn der Anästhetikazufuhr bis zum Verlust des Bewusstseins:

- Rauschähnlicher Zustand

- Desorientiertheit bis Bewusstseinsverlust
- Empfindungslosigkeit
- Reflexe noch vorhanden
- Atmung und Kreislauf normal
- Enge, lichtreagible Pupillen

Exzitations-Stadium Liegt zwischen Bewusstseinsverlust und dem Beginn der maschinellen Beatmung im Toleranz-Stadium:

- Gesteigerte Reflexe
- Motorische Unruhe
- Erhöhter Muskeltonus
- Atmung unregelmäßig
- Pupillen weit und lichtreagibel
- Hin- und Herwandern der Augenbulbi
- Vermehrte Salivation
- Würgen, evtl. Erbrechen
- Anstieg von Blutdruck und Puls

→ Besonders unerwünschtes Narkosestadium, keine Manipulationen am Patienten durchführen.

Toleranz-Stadium Vom Ende der Exzitation bis zum Verlust der Spontanatmung:

- Völlige Bewusstlosigkeit und Analgesie
- Die vegetativen Reflexe werden nacheinander aufgehoben.

Toxisches Stadium Vollständige Atemlähmung und nachfolgend Kreislaufstillstand:

- Maximal weite Pupillen
- Sofortige Beatmung mit 100 % Sauerstoff, ggf. kardiopulmonale Reanimation

Aspiration

Die Aspiration beschreibt das Eindringen von Materialien in die Atemwege. Entweder durch feste Partikel (z. B. Magen-Darm-Inhalt, Spielzeugteile) oder flüssige Materialien (z. B. Blut, Magensaft oder andere Flüssigkeiten).

- Feste Partikel: Bronchusverlegung, Gefahr von Atelektasen, reflektorischer Bronchospasmus, Atemnot, Tachypnoe, Hypoxie oder Zyanose
- Nichtsaure Flüssigkeiten: reflektorischer Bronchospasmus, Lungenödem, Hypoxämie
- Saure Flüssigkeit (Magensaft): Epithelschädigung im Bronchial- und Alveolarsystem (Surfactant), Lungenödem, ARDS

Maligne Hyperthermie

Die maligne Hyperthermie (MH) ist eine seltene, lebensbedrohliche Komplikation einer Allgemeinanästhesie. Sie entsteht bei Patienten mit entsprechender Prädisposition (genetische Veranlagung), die Triggersubstanzen zugeführt bekommen. Triggersubstanzen sind volatile Anästhetika (außer Lachgas) und depolarisierende Muskelrelaxanzien (Succinylcholin).

Die maligne Hyperthermie ist gekennzeichnet durch massive myoplasmatische Kalziumfreisetzung, einer enorm gesteigerten Stoffwechsellage mit massivem Sauerstoffverbrauch und sehr hohe Kohlendioxidproduktion. Sie kann in einer abortiven (leichten) oder einer fulminanten (schwerverlaufenden) Form auftreten.

Symptome

- Sinustachykardie, Blutdruckschwankungen (Hypotension)
- Warme Haut (starker Temperaturanstieg), fleckige Rötung, starkes Schwitzen, Zyanose
- Massiver Anstieg der endexspiratorischen CO_2-Konzentration
- Generalisierter Muskelrigor, Masseterspasmus
- Metabolische und respiratorische Azidose
- Abfall der FiO_2-Konzentration im Kreisteil, CO_2-Absorber wird heiß.

Soforttherapie

- Zufuhr der Triggersubstanzen sofort unterbrechen, zur Sicherheit Vapor vom Narkosegerät trennen, OP unterbrechen oder zügig beenden
- Hilfe hinzurufen
- FiO_2 auf 100 % erhöhen bei Frischgas-Flow von ca. 10 l/Min., Hyperventilation (AMV auf das 3- bis 4-Fache des normalen AMV anheben)
- Narkoseführung auf TIVA umstellen (kein depolarisierendes Muskelrelaxans verwenden!)
- Laborchemische Untersuchung (Blutgasanalyse, Elektrolyte, BZ, CK, Transaminasen, Laktat und Myoglobin)
- Sofortige Zufuhr von Dantrolen® i. v. 2,5 mg/kg KG (bis CO_2-Produktion sinkt)

- Postoperative Überwachung auf der Intensivstation, weiter Gabe von Dantrolen® i. v. (5–10 mg/kg KG über 24 Std., je nach Initialdosis), ggf. Azidose ausgleichen

Schwierige Intubation

Der Begriff „schwierige Intubation" wird im klinischen Sprachgebrauch nicht nur für Schwierigkeiten beim eigentlichen Intubationsvorgang benutzt, sondern auch für Schwierigkeiten im gesamten Ablauf, also z. B. auch bei der Maskenbeatmung oder der Glottiseinstellung mittels Laryngoskop. Als Überbegriff hat sich inzwischen der schwierige Atemweg etabliert, bei dem es nach der Definition der ASA einem ausgebildeten Anästhesisten schwierig oder unmöglich ist, eine Maskenbeatmung durchzuführen oder den Patienten endotracheal zu intubieren bzw. bei dem eine Kombination der genannten Schwierigkeiten vorliegt [1].

MERKE

Primäres Ziel beim schwierigen Atemweg ist die **Aufrechterhaltung einer ausreichenden Oxygenierung,** nicht die Intubation!

Klinische Bedeutung

Wenn Maskenbeatmung möglich

- Narkosetiefe optimieren und erneuten Intubationsversuch (ggf. mit Intubationshilfsmitteln z. B. Videolaryngoskop und/oder speziellen Handgriffen, z. B. BURP (**B**ackwart **U**pwart **R**ightwart **P**ressure) durchführen). Gelingt die Intubation nicht, wird eine Larynxmaske, Larynxtubus/Combitubus, Fastrach™-Larynxmaske oder video-laryngoskopische/fiberoptische Intubation in Betracht gezogen
- Traumatische Intubationsversuche vermeiden (kann zu Verletzungen mit Blutungen und Schleimhautschwellungen führen). Wenn diese massiv sind, kann ggf. keine Maskenbeatmung mehr möglich sein: **Cannot ventilate, cannot intubate-Situation.**
- Ausreichende Oxygenierung sicherstellen (Sauerstoffsättigung kontinuierlich überwachen)
- Hilfe rechtzeitig rufen

Wenn Maskenbeatmung nicht möglich

- Nicht relaxieren, Guedel-Tubus einsetzen, dann erneuter Versuch der Maskenbeatmung
- Wenn weiterhin keine Maskenbeatmung möglich, Larynxmaske einsetzen
- Kann eine Larynxmaske platziert werden, evtl. nasale fiberoptische Intubation durchführen
- Kann eine Larynxmaske nicht platziert werden, sollten ein Larynxtubus/Combitubus oder eine orale video-laryngoskopische/fiberoptische Intubation eingesetzt werden.

Ultima Ratio: Koniotomie.

Perioperative Hypothermie

Die perioperative Hypothermie entsteht sowohl bei Allgemeinanästhesie als auch bei rückenmarksnaher Anästhesie vor allem intraoperativ. Mehrere Mechanismen führen hier zur **Unterkühlung des Patienten (< 36,0 °C):**

- Verminderte Wärmebildung, z. B. durch Immobilität
- Wärmeverlust, z. B. Trauma, Witterungsverhältnisse
- Störung bzw. Aufhebung thermoregulatorischer Mechanismen durch Anästhetika (Aufhebung der Vasokonstriktion und direkte vasodilatative Effekte)
- Wärmeabgabe im OP-Gebiet (besonders bei Eröffnung großer Körperhöhlen)
- Zufuhr kalter Infusionslösungen, Klimatisierung des OP-Saals

Die Risiken der perioperativen Hypothermie können die Gerinnungsfaktoren beeinflussen und insbesondere für Patienten mit eingeschränkter pulmonaler bzw. kardialer Kompensationsfähigkeit lebensbedrohlich sein. Das Temperaturmonitoring und das Wärmemanagement erfolgen abhängig vom gewählten Operationsverfahren und der mutmaßlichen OP-Dauer. Grundsätzlich gilt: **Je umfangreicher die Operation, desto wichtiger ist die Überwachung und Konstanthaltung der Temperatur des Patienten.** Besonders wichtig ist das Wärmemanagement bei Kindern, die vergleichsweise schneller auskühlen als Erwachsene. Die Temperaturkontrolle erfolgt meist über eine Temperatursonde oder, falls entsprechende Systeme verwendet werden, über den transurethralen Blasenkatheter.

Wesentliche Maßnahmen zur Vermeidung eines Wärmeverlusts sind Wärmesysteme (spezielle Abdeckungen, die mit warmer Luft durchströmt werden; sind in unterschiedlichen Ausführungen für die verschiedenen OP-Lagerungen erhältlich) und Infusionswärmer.

Awareness

Eine unzureichende Narkosetiefe kann eine intraoperative Wachheit (Awareness) des Patienten während der Operation hervorrufen. Intraoperative Wachheitszustände sind nicht nur bestimmten Eingriffen, bestimmten operativen Teilgebieten oder bestimmten Patientengruppen zuzuschreiben, sondern können bei allen Operationen und Anästhesieverfahren auftreten.

Man kann unterschiedliche Einteilungen vornehmen:

- Intraoperative Wachheit mit bewusster Erinnerung des Patienten
- Intraoperative Wachheit mit anschließender Amnesie
- Unbewusste intraoperative Wachheit mit anschließender unbewusster Erinnerung
- Keine Wachheit

Laryngospasmus

Der Laryngospasmus stellt sich als krampfartige reflektorische Kontraktion der Kehlkopfmuskulatur dar. Der Larynx verengt sich dabei und die Stimmritze wird verschlossen. Die daraus resultierende Atemwegsobstruktion bewirkt eine deutlich erschwerte Beatmung oder macht diese sogar unmöglich → Hypoxiegefahr!

Ursachen

- Mechanische Reize (z. B. In- und Extubation, Absaugen, Sekret)
- Chemische Reize (Inhalationsanästhetika, Aerosole, ätherische Öle)

Therapie

- Beseitigung der Noxen
- Hochdosierte Sauerstoffgabe
- Rapid Sequence Induction (RSI ➤ Kap. 11.1.5); ggf. Notkoniotomie

Bronchospasmus

Der Bronchospasmus beschreibt einen Krampf (Spasmus) der glatten Bronchialmuskulatur, vergleichbar mit einem akuten Asthmaanfall.

Klinische Zeichen

- Erhöhte Beatmungsdrücke
- Verlängertes Exspirium
- Auskultatorisches Brummen und Giemen
- Verringertes Atemzug- und Atemminutenvolumen

Ursachen

- Manipulationen in/an den Atemwegen (zu tiefe Intubation)
- Zu flache Narkose
- Anaphylaxie
- Medikamente: Opiate, Muskelrelaxanzien, (Inhalationsanästhetika)

Therapie

- Handbeatmung mit 100 % Sauerstoff
- Vertiefen der Narkose (mit i. v. Hypnotikum)
- Absaugen von Bronchialsekret
- β_2-Mimetika i. v. (Bronchospasmin) oder per inhalationem (Berotec)
- Prednisolon 2 mg/kg/KG i. v.
- Adrenalin 10 µg/kg i. m. (alternativ vorsichtig 10 µg i. v.)
- Theophyllin 5–6 mg/kg i. v. über 30 Min.
- Ketamin i. v. 1–2 mg/kg/KG

Postoperative Übelkeit und Erbrechen (PONV)

Als PONV bezeichnet man das Phänomen der postoperativen Übelkeit und Erbrechen („postoperative nausea and vomiting“). Das PONV-Risiko kann vor der Narkose mithilfe eines Assessments (Apfel-Score ➤ Tab. 11.5) bestimmt werden. Je nach Score sind gezielte Maßnahmen angezeigt.

Apfel-Score [2] (je ein Punkt für):
- Weibliches Geschlecht
- Nichtraucher
- Zu erwartender hoher Opioidbedarf
- Bekannte PONV oder Reisekrankheit

Tab. 11.5 Schema zur Einleitung gezielter Maßnahmen bei PONV

Punktzahl	Maßnahme
0–1 Punkte	Keine Prophylaxe notwendig
2 Punkte	Dexamethason 4 mg i. v.
3–4 Punkte	Dexamethason 4 mg i. v. und 4 mg Ondansetron i. v. (ca. 30 Min. vor Ausleitung)

ACHTUNG

Der Gebrauch von Inhalationsanästhetika erhöht das Risiko für postoperative Übelkeit und Erbrechen, ebenso wie die (postoperative) Verabreichung von Opioiden. Bei einem bekannten PONV in der Vorgeschichte oder einem erhöhten Score wird i. d. R. eine TIVA im Rahmen der Allgemeinanästhesie in Betracht gezogen.

11.1.7 Ein-Lungen-Ventilation (ELV)

Die Durchführung der Ein-Lungen-Ventilation mittels Doppellumentubus (DLT) kann wie folgt begründet sein:
- Zur Erleichterung operativer Techniken (verbesserte Operationsbedingungen durch den kontrollierten Wegfall von In- und Exspirationsbewegungen eines Lungenflügels)
- Medizinische Notwendigkeit, z. B. Verletzungen, septische Prozesse und Blutungen mit dem Ziel, einen Sekretübertritt in den gesunden Lungenflügel zu vermeiden

MERKE

Immer das Vorgehen bei schwierigen Atemwegsverhältnissen bedenken, da neben der klassischen schwierigen Intubation auch mögliche Hindernisse wie z. B. Stenosen, Tumore möglich sind. Der klinikinterne Standard des Airway-Managements sollte daher bekannt sein und sicher beherrscht werden.

Indikationen und Kontraindikationen (DLT)

Absolute Indikationen zur Vermeidung von Sekretübertritt in gesunde Lungenareale:
- Bronchopleurale Fistel
- Eitrige Lungenzysten
- Massive Blutung

Relative Indikationen zur Sicherung der Ventilation:
- Pneumektomie
- Lobektomie
- Thorakoskopie
- Thorakale Aneurysmen, Aortenchirurgie
- Ösophagusresektion
- Eingriffe an der thorakalen Wirbelsäule

Beatmungsspezifische Indikationen bei einseitiger:
- Lungenkontusion, Lungenschädigung
- Aspiration
- Atelektasen
- Pneumonie

Kontraindikationen zur ELV (relativ):
- Pathologische Befunde entlang des Respirationstrakts z. B. Stenosen, Tumoren wegen der Gefahr von Trachealverletzungen und Blutungen
- Kinder < 10 Jahre sowie kleinwüchsige Erwachsene wegen der begrenzten Verfügbarkeit entsprechender Tusbusgrößen
- Zu erwartende schwierige Intubation oder Rapid Sequence Induction

Trotz der aufgeführten relativen Kontraindikationen kann der Einsatz eines DLT notwendig sein und muss daher sorgfältig überlegt werden.

Doppellumentubus (DLT) Robertshaw

Häufig werden zur ELV Robertshaw-Doppellumentuben verwendet (➤ Abb. 11.2). Dieser Tubus aus Poly-Vinyl-Chlorid (PVC) ist so konzipiert, dass eine seitengetrennte Ventilation möglich ist. Die Platzierung erfolgt mithilfe eines Laryngoskops und anschließender Auskultation. Zur korrekten Platzierung und Lagekontrolle, v. a. nach der Seitenlagerung des Patienten, wird eine Fiberoptik benutzt (obligat).

Diese DLT sind entweder als links- oder rechtsgedrehte Tuben in den Größen 26–41 Ch erhältlich. Alle handelsüblichen Doppellumentuben verfügen

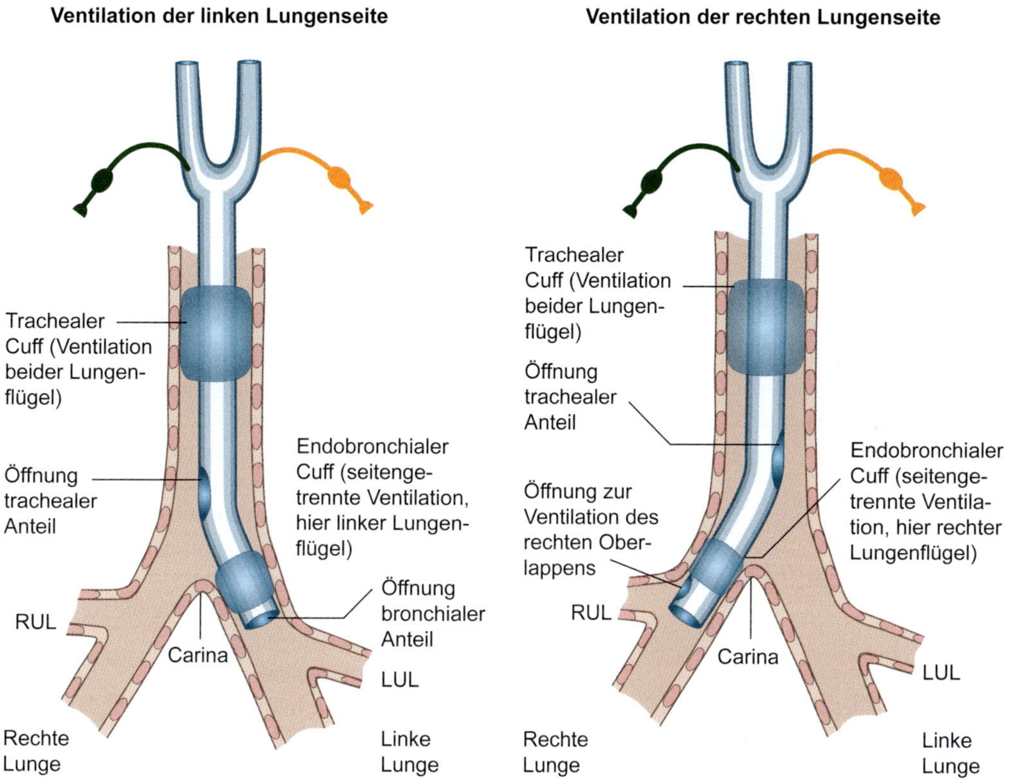

RUL: Right upper Lobe (rechter oberer Lungenlappen)
LUL: Left upper Lobe (linker oberer Lungenlappen)
Carina: Teilung der Luftröhre in die beiden Hauptbronchien, die zum rechten und zum linken Lungenflügel führen

Abb. 11.2 Robertshaw-Tubus. Durch die Trennung der Lumina im Tubus ist eine seitengetrennte Ventilation möglich. [L157]

über einen proximalen Cuff (trachealer Cuff, Aspirationsschutz) und einen distalen Cuff (bronchialer Cuff zur seitengetrennten Ventilation). Die rechtsgedrehten DLT verfügen über die Besonderheit des sog. Murphy-Auges, das die Ventilation des am rechten Hauptbronchus ca. 2,5 cm vor der Carina abgehenden rechten Oberlappenbronchus gewährleisten soll. Rechtsgedrehte DLT werden meist nur dann eingesetzt, wenn der linke Stammbronchus in die Intervention einbezogen werden muss. Die Positionierung und Positionserhaltung rechtsgedrehter DLT ist deutlich komplizierter als die linksgedrehter.

Weitere Doppellumentuben:

- **Carlens-Tubus:** zur Intubation des linken Hauptbronchus. Er verfügt über zwei Krümmungen und einen Carina-Haken. Der Carina-Haken erschwert die Intubation und kann das Risiko laryngealer und/oder tracheobronchialer Verletzungen deutlich erhöhen. Allerdings schließt er eine zu tiefe Intubation aus.
- **White-Tubus:** modifizierter Carlens-Tubus zur Intubation des rechten Hauptbronchus. Er besitzt eine schlitzförmige Öffnung zur Ventilation des rechten Oberlappens.

Bestimmung der Tubusgröße (DLT)

Zur Größenbestimmung sollten vor allem Geschlecht und Körpergröße sowie das Alter einbezogen werden (➤ Tab. 11.6).

Häufig sind für Frauen die DLT-Größen von 35–37 Ch und für Männer 39–41 Ch passend.

11

Tab. 11.6 Tubusgrößen DLT

Geschlecht	Körpergröße	Tubusgröße in Ch
Weiblich	Bis 150 cm	32
Weiblich	Bis 160 cm	35
Weiblich	Über 160 cm	37
Männlich	Bis 160 cm	37
Männlich	Bis 170 cm	39
Männlich	Über 170 cm	41

Vor jeder Doppellumen-Intubation müssen die Befunde des Thoraxröntgen, der Bronchoskopie und der Computertomografie berücksichtigt werden, um mögliche Intubationshindernisse frühzeitig zu erkennen und eine patientenadaptierte Tubusauswahl treffen zu können.

Vorbereitung zur Intubation (DLT)

Materialien

- Vorbereitung des Narkosegeräts nach Herstellervorgaben (Gerätecheck auf Dichtigkeit und System-Compliance, Vollständigkeits- und Funktionsprüfung der Absaugung etc.)
- Vorbereitung aller notwendigen Materialien für eine Intubation mit Funktionsprüfung (Stethoskop, Laryngoskop mit Macintosh-Spatel, Guedel-Tubus, Blockerspritze, Tubusfixierung, Handschuhe, Beatmungsfilter und Gesichtsmaske, konventioneller Tubus etc.)
- Vorbereitung und Funktionsprüfung einer Fiberoptik (kleinlumige Fiberoptik, Kinderbronchoskop; Lichtquelle, Beweglichkeit, Durchgängigkeit des Absaugkanals)
- Ausgewählten DLT vorbereiten (Dichtigkeitskontrolle des trachealen und bronchialen Cuffs, Prüfung auf Vollständigkeit, Konnektorstellen fest andrücken, Führungsstab einsetzen, falls nicht im Tubus platziert)
- Geeignete Lagerungsmaterialien für die Seitenlage vorbereiten
- Zusätzliches externes PEEP-Ventil mit Sauerstoffinsufflation für die kontrolliert zu kollabierende Lungenseite bereithalten

Vorbereitung des Patienten

- Identitätscheck (möglichst mittels Patientenidentifikationsband und Narkoseprotokoll) und Abgleich der OP-Seitenmarkierung
- Kontrolle der narkoserelevanten Unterlagen auf Vollständigkeit (Aufklärungsbögen, Blutkonserven, Laborbefunde, Untersuchungsbefunde, OP-Aufklärung etc.)
- Erfragen von Allergien, Nüchternheit, Vorerkrankungen
- Anschluss an das Vitaldaten-Monitoring
- Intravenösen Zugang legen und mit einer Infusion (kristalloide Flüssigkeit) bestücken
- Perioperative Antibiotikaprophylaxe mind. 30 Min. vor OP-Beginn verabreichen (Erstgaben immer nach Rücksprache und unter Anwesenheit eines Anästhesisten verabreichen)
- Ggf. Periduralkatheteranlage
- Ggf. Anlage einer arteriellen Kanüle vor oder nach Narkoseeinleitung
- Wärmemanagement
- Rückenlage zur Intubation (adäquate Fixation mittels Bein- und Armgurten)

Der Einsatz von Checklisten z. B. WHO-Checkliste oder auf Basis dieser erstellten OP-Transferchecklisten mit Sign-in und Sign-out sollte erfolgen.

Narkoseeinleitung

- Intravenöse Einleitung z. B. mit Fentanyl®, Propofol® und Esmeron®
- Aufrechterhaltung der Narkose entweder balanciert mittels Inhalationsanästhetikum (z. B. Sevofluran®) und i. v. Opioid oder
- totalintravenös (TIVA) z. B. mittels Propofol® und Ultiva®

Lachgas ist kontraindiziert, insbesondere bei Lungenzysten, Emphysemblasen und Pneumothoraxhöhlen.

Intubation mit Doppellumentubus (linksgedreht)

Nach tiefer Narkoseeinleitung und erfolgreicher Maskenbeatmung wird der DLT mit der Tubusspitze nach oben zeigend eingeführt. Nach Passage der Stimmbänder unter Sicht, erfolgt eine Drehung des

Tubus um 90° in Richtung der entsprechend zu beatmenden Lungenseite. Somit gleitet der DLT in den gewählten Hauptbronchus. Der DLT wird bis zu einem spürbaren federnden Widerstand vorgeschoben. Anschließend erfolgen das Entfernen des Führungsstabs, die Blockung des trachealen Cuff, die Auskultation, Tubusfixierung und der Anschluss an das Narkosegerät zur maschinellen Beatmung.

Lagekontrolle tracheal (links)

- Trachealen Cuff blocken
- Manuell beatmen

Beide Lungenflügel müssen auskultatorisch gleich belüftet (Atemgeräusche beidseits) sein: seitengleiche Thoraxbewegungen. Sollte dies nicht der Fall sein, muss der Tubus in seiner Lage korrigiert werden. Danach erfolgt nochmals eine auskultatorische Lagekontrolle.

Lagekontrolle bronchial (links)

- Bronchialen Cuff blocken (2–3 ml Luft mit kleiner Spritze; Cuff-Wächter einsetzen)
- Tracheale Tubuszuleitung mit glatter Klemme abklemmen und Kläppchen öffnen (es sollte keine rechtsseitige Ventilation stattfinden)

Bei korrekter Tubuslage ist nur noch linksseitig ein Atemgeräusch auskultierbar. Anschließend die Klemme entfernen, den bronchialen Cuff entblocken, das Kläppchen wieder verschließen und die Lunge erneut auskultieren; beide Lungenflügel sollten seitengleich ventiliert werden.

Intubation mit Doppellumentubus (rechtsgedreht mit Carina-Haken)

Nach tiefer Narkoseeinleitung und erfolgreicher Maskenbeatmung wird der DLT mit dem Carina-Haken nach hinten zeigend durch die Stimmritze eingeführt. Nach Passage der Stimmbänder unter Sicht erfolgt die Drehung des Tubus um 180°, sodass der Carina-Haken nach vorne zeigt. Nach dem Übertritt von Kehlkopf in die Trachea wird der DLT um 90° gedreht (Tubusspitze zeigt nach rechts). Somit gleitet der DLT in den gewählten Hauptbronchus. Der DLT wird bis zu einem spürbaren federnden Widerstand vorgeschoben. Der Carina-Haken sollte auf der Carina zum Liegen kommen. Bei einer rechtsseitigen Intubation muss insbesondere auf die Ventilation des rechten Oberlappens geachtet werden. Die Lagekontrolle erfolgt wie bei der Lagekontrolle Doppellumentubus linksgedreht (s. oben), allerdings ohne linksseitig Ventilation bei bronchialer Blockung.

MERKE

Fiberoptische Lagekontrolle (rechts- oder linksgedrehter DLT):
- Nach Intubation und Auskultation
- Nach Positionierung des Patienten in Seitenlage

Die Fiberoptik sollte bis zur Narkoseausleitung und/oder Übergabe an die Intensivstation (bei weiterer Beatmung mittels Doppellumentubus) in Patientennähe verbleiben.

Anlage der Ein-Lungen-Ventilation

Der Umstieg von der Zwei- auf die Ein-Lungen-Ventilation erfolgt in Absprache mit dem Operateur. Danach wird der zu operierende Lungenflügel kontrolliert zum Kollabieren gebracht (Vorgehensweise s. oben Lagekontrolle). Auf der stillgelegten Lungenseite kann ein externes PEEP-Ventil (+ 5 mbar) angebracht werden (in Absprache mit dem Operateur). Wenn möglich, sollte das Ventil bei noch geblähter Lunge konnektiert werden. Die Beatmungseinstellungen am Narkosegerät sollten angepasst werden, d. h. zu Beginn der ELV FiO_2 1,0, Reduktion des Spitzendrucks und des AZV sowie Erhöhung der Beatmungsfrequenz. Engmaschige BGA-Kontrollen mit, wenn möglich, Reduktion der FiO_2 wegen Gefahr der Hypoxämie und Resorptionsatelektasen sollten erfolgen. Es sollte eine Normoventilation angestrebt, jedoch nicht erzwungen werden, daher kann bei steigenden Beatmungsdrücken eine permissive Hyperkapnie toleriert werden. Innerhalb der ersten 30 Min. nach Umstieg auf ELV ist mit Oxygenierungsstörungen zu rechnen. Die HPV (hypoxisch pulmonale Vasokonstriktion) setzt ein und die Zunahme des pulmonalen Shunts wird schlecht toleriert. Die Erhöhung der FiO_2 sowie der Atemhubvolumina nehmen in der Regel keinen relevanten Einfluss auf den pulmonalen Shunt.

Bei anhaltenden Oxygenierungsstörungen sollte primär der Ausschluss einer Tubusverlagerung erfolgen. Ist diese ausgeschlossen, kann eine sukzessive Erhöhung des PEEP (Narkosegerät) und des externen PEEP-Ventils bis auf 10 mbar erwogen werden. Weitere Maßnahmen sind die Drosselung der Pulmonalarterien durch den Operateur sowie das intermittierende Blähen der ventilierten und stillgelegten Lungenareale. Bei nichttolerabler schwerwiegender Oxygenierungsstörung muss zur Zwei-Lungen-Ventilation zurückgekehrt werden. Grundsätzlich sollten während einer ELV Normwerte angestrebt werden: Normothermie, Normokapnie, Normwerte des Säure-Basen- und Wasser-Elektrolyt-Haushalt. Die gesamte Zeit der ELV muss nachvollziehbar dokumentiert werden.

Anästhesiologische Besonderheiten während ELV

- Veränderung der Ventilation der noch beatmeten Lungenseite
- Hypoxisch pulmonale Vasokonstriktion (HPV) mit Zunahme des pulmonale Rechts-Links-Shunts und Erhöhung des pulmonalvaskulären Widerstands (PAP)
- Der Anteil des nichtoxygenierten Blutes in der Lunge nimmt erheblich zu und führt zu dramatischen Sauerstoffabfällen im Blut. Geeignete Maßnahmen s. vorhergehender Fließtext.

11.2 Die Regionalanästhesie

Unter dem Begriff „Regionalanästhesie“ fasst man Anästhesieverfahren zusammen, die eine Schmerzausschaltung ohne Bewusstseinsbeeinträchtigung zum Ziel haben. Durch Verabreichen von Lokalanästhetika wird die Schmerzweiterleitung der blockierten Nerven reversibel gehemmt und Empfindungen (z. B. Schmerzen) des Körpers werden unterdrückt.

Die anästhetische Wirkung wird durch eine reversible Hemmung des Natriumeinstroms (= Hemmung der Depolarisation) erreicht. Als Folge daraus wird kein Aktionspotenzial weitergeleitet.

Die Nervenblockade ist abhängig von Nervendicke, Nervenfaser (myelinisiert/unmyelinisiert) und der Konzentration des Lokalanästhetikums (➤ Tab. 11.7). In entsprechender Reihenfolge wird die Weiterleitung von Empfindungen unterbrochen:

1. Sympathikusblockade (Wärmegefühl, Vasodilatation)
2. Hemmung der Schmerz- und Temperaturempfindung
3. Hemmung von Berührung und Druckempfinden
4. Verlust der Motorik

Man unterscheidet die Blockade einzelner Nerven, eines Nervengeflechts (Plexus) oder einer Region (Spinal- oder Periduralanästhesie).

Eine Regionalanästhesie sollte nicht durchgeführt werden, wenn der Patient dies ablehnt oder Allergien auf Lokalanästhetika bzw. deren Inhaltsstoffe bekannt sind. Eine vorliegende Hypovolämie oder Schockzustände, Gerinnungsstörungen bzw. Antikoagulanzientherapie, neurologische Erkrankungen oder lokale Entzündung sind ebenfalls Kontraindikationen.

Schwerwiegende Komplikationen bis zur Reanimation oder Epilepsien sind bei Regionalanästhesien sehr selten. Reversible neurologische Schäden bei peripheren Verfahren werden in der Literatur be-

Tab. 11.7 Nervenfasern und ihre Funktion

Faser	Myelin	Dicke [μm]	Leitungsgeschwindigkeit [m/s]	Empfindlichkeit auf LA	Funktion
A-α	Ja	15	70–120	+	Motorik, Propriozeption
A-β	Ja	8	50	++	Motorik, Druck, Berührung
A-γ	Ja	5	20	+++	Muskeltonus, Propriozeption
A-δ	Ja	1–4	10–25	++++	Schmerz[1], Temperatur
B	Ja	3	7	++++	Präganglionär sympathisch[2]
C	Nein	< 1,5	0,5–2	++++	Schmerz[3], Temperatur

[1] stechende, gut lokalisierbare Schmerzen
[2] Gefäßtonus (B-Fasern werden am schnellsten geblockt)
[3] dumpfe, anhaltende, schlecht lokalisierbare Schmerzen. Modifiziert nach: Karow, Lang-Roth, Allgemeine und Spezielle Pharmakologie und Toxikologie, 19. Aufl. 2011

11

schrieben. Durch die größere Menge an Lokalanästhetika und die anatomische Nähe zu größeren Blutgefäßen ist das Risiko einer systemischen Toxizität bei den peripheren Nervenblockaden erhöht.

Klinische Bedeutung

Klinische Symptome einer Intoxikation sind zunächst meist ZNS-Symptome:
- Müdigkeit (Gähnen!)
- Metallgeschmack
- Periorale Taubheit
- Unruhe
- Doppelbilder
- Evtl. Krampfanfall
- Kardiale Symptome (Hypertension bis zunehmende Hypotonie, Tachykardie, Extrasystolen, ventrikuläre Tachykardie und ST-Strecken-Veränderungen, Kreislaufstillstand mit Asystolie) mit einer Verzögerung von Sekunden bis 20 Min.

Im Fall einer Intoxikation wird aktuell die Vorgehensweise nach dem **LipidRescue®-Verfahren** empfohlen:
- Lipidlösung 20 % 1,5 ml/kg KG Bolus (alle 5 Min. wiederholen, max. 3-mal)
- Weiterführende Infusion mit 0,1–0,5 ml/kg/Min. (10–30 Min.) bis Kreislauf stabil

(Angaben laut BDA, Bundesverband Deutscher Anästhesisten e. V.)

11.2.1 Spinal- und Periduralanästhesie

Die Wirbelsäule besteht aus der Halswirbelsäule mit 7 Wirbeln, der Brustwirbelsäule mit 12 Wirbeln, der Lendenwirbelsäule mit 5 Wirbeln, dem Kreuzbein mit 5 Wirbeln und dem Steißbein (➤ Abb. 11.3). Jeder Wirbel besteht aus Wirbelkörper und Wirbelbogen. Die Nerven treten aus dem Spinalkanal durch ein Zwischenwirbelloch (Foramen intervertebrale) symmetrisch an beiden Seiten aus, um die entsprechende Körperseite segmental (Dermatome) zu versorgen. Der Wirbelkanal besteht aus dem Rückenmark, Rückenmarkshüllen (Dura mater, Arachnoidea und Pia mater), Spinalnervenpaare und dem Liquor cerebrospinalis (➤ Kap. 8).

Spinalanästhesie (SPA)

Unter Spinalanästhesie versteht man das Verabreichen von Lokalanästhetika in den Subarachnoidalraum zwischen den Wirbeln L2/3 bis L4/5. Die Spinalanästhesie kann bei Operationen unterhalb des Bauchnabels eingesetzt werden (z. B. der unteren Extremitäten, Beckenoperationen, Unterbauchoperationen und in der Geburtshilfe).

Je nach Indikation der Operation gibt es verschiedene erwünschte Ausdehnungen der Spinalanästhesie:
- Hohe Spinalanästhesie: bis Th4
- Mittelhohe Spinalanästhesie: bis Th10
- Tiefe Spinalanästhesie: bis L1
- Sattelblock: bis S1

Indikationen

- Chirurgische Eingriffe bis Bauchnabelhöhe (untere Extremitäten)
- Geburtshilfe (z. B. Sectio)
- Operation im Analbereich

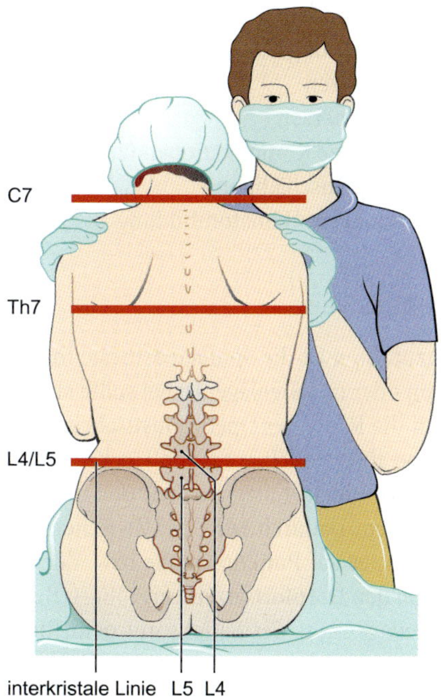

Abb. 11.3 Anatomische Hilfslinien für die rückenmarksnahe Regionalanästhesie [L141]

11

Kontraindikationen

- Patient lehnt Regionalanästhesieverfahren ab.
- Blutgerinnungsstörungen
- Gerinnungshemmende Medikamente wurden nicht rechtzeitig abgesetzt.
- Entzündungen im Punktionsgebiet
- Sepsis
- Schock
- Schwere Herz-Kreislauf-Erkrankungen
- Allergien (Lokalanästhetika)

Komplikationen

Häufig:
- Vasovagale Reaktion (schon bei der Punktion möglich) mit Übelkeit, Erbrechen, Bradykardie und Schwitzen
- Hypotonie

Seltener:
- Totale Spinalanästhesie (das Lokalanästhetikum erreicht Gehirn und Bewusstseinsverlust tritt ein)
- Intravasale Injektion mit Kreislaufreaktion (Patient äußert metallischen Geschmack, Bewusstseinseintrübung)

Spätkomplikationen:
- Blasenentleerungsstörungen
- Kopfschmerzen
- Rückenschmerzen
- Neurologische Komplikationen (z. B. Meningitis)
- Gefäß-Nervenschädigung
- Entzündungen, Hämatombildung

Vorgehensweise

Durchzuführen ist die Spinalanästhesie in sitzender Position oder in Seitenlage. Dabei sollte sich der Patient an die Kante des Operationstisches setzen und die Beine abgewinkelt auf einen Hocker stellen, den Rücken abrunden (Katzenbuckel) und die Schultern fallen lassen. Dadurch wird der Zwischenraum der Wirbelkörper auf Punktionshöhe bzw. der Abstand zwischen den Dornfortsätzen vergrößert. Bei Anlage in Seitenlage muss der Patient mit dem Rücken an der Kante des OP-Tisches positioniert werden und die Beine anziehen, um so den Rücken abzurunden. Vorteil bei der Seitenlage ist die Vermeidung eines Sturzes bei Kollapsneigung oder gegebene Einschränkungen des Patienten im Sitzen (z. B. Schmerzen). Bei beiden Verfahren ist es wichtig, dass der Patient von einer Hilfsperson gestützt wird und seine Intimsphäre gewahrt bleibt (z. B. OP-Hemd).

Nach Lagerung punktiert der Anästhesist nach einer Betäubung der Haut unter sterilen Bedingungen mit einer speziellen Spinalkanüle L3/L4 oder L4/L5 (gedachte Verbindungslinie zwischen den Beckenschaufeln bis zur Wirbelsäule). Die Punktionsstelle liegt unterhalb von L3, um die Gefahr einer Rückenmarksverletzung zu reduzieren.

Bei der Punktion werden folgende Strukturen durchdrungen:
- Haut
- Unterhautfettgewebe
- Ligamentum supraspinale
- Ligamentum interspinale
- Ligamentum flavum
- Dura mater

Ein sicheres Zeichen für das korrekte Punktieren des Subarachnoidalraums ist der Rückfluss klaren und frei ablaufenden Liquors. Nach Durchdringen der Dura mater wird das Lokalanästhetikum verabreicht, welches sich binnen weniger Minuten ausbreitet. Der Patient verspürt nach kurzer Zeit ein Wärmegefühl in den Beinen und im Gesäß, welches durch eine Gefäßdilatation und die daraus resultierende verstärkte Durchblutung der Peripherie erklärt wird. Nach wenigen Minuten setzt dann eine Empfindungs- und Schmerzlosigkeit ein. Je nach Lokalanästhetikum beträgt die Anschlagszeit zwischen 5 und 30 Min. Die adäquate Wirkhöhe und somit Schmerzausschaltung wird durch subjektive Temperaturunterscheidung des Patienten festgestellt. Durch einen Kältetest kann die Ausbreitung der SPA überprüft werden. Die genaue Ausdehnung des Lokalanästhetikums wird regelmäßig mittels Kältetest beurteilt und protokolliert.

Nach der Wichtung der Empfindungen des Körpers werden zunächst
- die Schmerzen,
- danach das Temperaturempfinden
- sowie anschließend Druck und Vibration

ausgeschaltet. Tritt eine Störung im Rahmen der Temperaturempfindung ein, ist also die Wahrnehmung von kalt-warm gestört, ist die Schmerzempfindung an dieser Stelle reduziert bzw. temporär ausgeschaltet.

Periduralanästhesie (PDA)

Unter Periduralanästhesie versteht man das Verabreichen eines Lokalanästhetikums in den Periduralraum mithilfe einer Nadel oder eines Katheters. Der Periduralraum liegt zwischen Dura mater, Rückenmark und der Wirbelsäule (➤ Abb. 11.4). Die Blockadedauer der Periduralanästhesie ist abhängig von der Konzentration des Lokalanästhetikums, dem applizierten Volumen und der Ausdehnung über die einzelnen Segmente (Körperareale). Das Durchführen einer Periduralanästhesie ist auf jeder Höhe der Wirbelsäule möglich und wird in Abhängigkeit vom Operationsgebiet und der entsprechenden nervalen Versorgung bestimmt. Die häufigsten Punktionshöhen befinden sich im thorakalen bis lumbalen Wirbelsäulenabschnitt (Th 4/5 bis L2/L3).

Indikationen

- Chirurgische Eingriffe (z. B. Lungenoperationen, abdominale Eingriffe)
- Geburtshilfe (z. B. Sectio)
- Schmerztherapie
- Konservative Therapie bei Bandscheibenvorfall

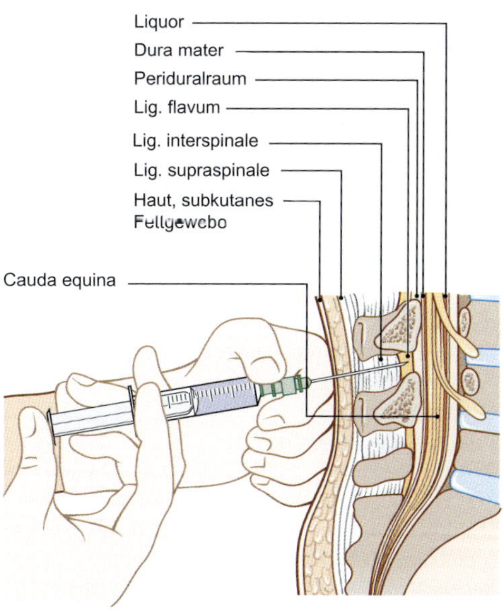

Abb. 11.4 Querschnitt durch die lumbale Wirbelsäule [L126]

Kontraindikationen

- Patient lehnt das Regionalanästhesieverfahren ab.
- Blutgerinnungsstörungen
- Gerinnungshemmende Medikamente wurden nicht rechtzeitig abgesetzt.
- Entzündungen im Punktionsgebiet
- Sepsis
- Schock
- Schwere Herz-Kreislauf-Erkrankungen
- Allergien (Lokalanästhetika)

Komplikationen

- Kreislaufbelastung
- Verletzung der Dura mater mit eventueller Spinalanästhesie
- Ungenügende Blockade oder eine unzureichende Ausbreitung

Spätkomplikationen

- Blasenentleerungsstörungen
- Kopfschmerzen
- Neurologische Komplikationen (z. B. epidurales Hämatom, Abszess)
- Intravasale Injektion (Patient äußert metallischen Geschmack, Bewusstseinseintrübung)
- Gefäß- und/oder Nervenschädigung
- Hämatombildung (erhöhte Inzidenz bei lumbalen PDK, weiblich, BMI > 30 kg/m², älter als 60 Jahre bei Knie-Totalendoprothese-OP)
- Entzündungen

Vorgehensweise

Die Periduralanästhesie kann wie die Spinalanästhesie in Seitenlage oder in sitzender Position durchgeführt werden. In der Regel wird jedoch die sitzende Position bevorzugt, da sich auch hier durch die Krümmung des Rückens der Abstand zwischen den Dornfortsätzen vergrößert. Wichtig ist, dass der Patient im Sitzen die Schultern entspannt fallen lässt und den Rücken so weit wie möglich krümmt („Katzenbuckel").

Die Haut der Punktionsstelle wird mit einem Lokalanästhetikum betäubt. Dann wird unter sterilen Bedingungen eine spezielle Punktionsnadel **(Tuo-**

hy-Nadel) mit aufgesetzter Kochsalz-Spritze in den Periduralraum vorgeschoben. Das Durchdringen der anatomischen Strukturen mit der Tuohy-Nadel ist mit einem gewissen Widerstand behaftet. Nach dem Durchtritt durch das Lig. flavum (gelbes Band) tritt ein Widerstandsverlust ein („loss of resistance“). Dieser lässt sich dadurch erkennen, dass das Kochsalz (in aufgesetzter Spitze) sehr leicht appliziert werden kann (Alternative: „hanging drop“). Dieser Widerstandsverlust dient als Indikator für die korrekte Lage/Tiefe der Tuohy-Nadel im Periduralraum. Durch Applikation einer Testdosis (geringe Menge niedrigkonzentriertes Lokalanästhetikum) kann eine Fehllage nahezu ausgeschlossen werden. Nun kann entweder das Lokalanästhetikum direkt über die Tuohy-Nadel verabreicht werden (Single Shot) oder es wird zuvor ein Katheter über die Tuohy-Nadel in den Periduralraum eingeführt, um dann mittels Katheter das Anästhetikum intermittierend oder kontinuierlich zu verabreichen. Bei der Punktion werden folgende Strukturen durchdrungen:

- Haut
- Unterhautfettgewebe
- Ligamentum supraspinale
- Ligamentum interspinale
- Ligamentum flavum

MERKE

- Wirkungsbeginn: ca. 2–6 Min.
- Anschlagzeit: ca. 20–45 Min.
- Wirkdauer: ca. 100–360 Min. (Präparat-abhängig)

Die genaue Ausdehnung des Lokalanästhetikums wird regelmäßig mittels Kältetest beurteilt und protokolliert. Eine Möglichkeit zur Beurteilung der motorischen Blockade bei verstärkter Wirkung der Medikamente ist die **Einteilung nach Bromage:**

- 0 = keine motorische Blockade
- 1 = Beine können nicht gestreckt angehoben werden, aber Knie- und Fußgelenke beugen ist möglich.
- 2 = Knie kann nicht gebeugt werden, Fuß kann gebeugt werden (fast vollständiger Block)
- 3 = weder Knie- noch Fußgelenke können bewegt werden (vollständiger Block).

Kontinuierliche Periduralanästhesie

Durch das Verfahren der kontinuierlichen Periduralanästhesie kann eine dauerhafte Schmerztherapie über mehrere Tage gewährleistet werden. Dabei wird an den Periduralkatheter unmittelbar nach der Operation (z. B. im Aufwachraum) oder nach Anlage des Katheters eine Schmerzpumpe angeschlossen und somit kontinuierlich ein Schmerzmittel verabreicht. Bei Bedarf kann ein elektronisch kontrollierter und limitierter Schmerzmittelbolus als patientenkontrollierte Applikation durch Knopfdruck an einer speziellen Schmerzpumpe ausgelöst werden (PCEA). Hierzu werden eine limitierte Bolusmenge, eine Maximaldosierung sowie eine Sperrzeit fix eingestellt. Die Vorteile der kontinuierlichen Periduralanästhesie bestehen in der patientengesteuerten Schmerzmittelgabe. Eine patientenadaptierte postoperative Schmerztherapie ist somit gut möglich. Die genaue Ausdehnung des Lokalanästhetikums, die Einstichstelle und die Wirksamkeit werden regelmäßig beurteilt und protokolliert.

Thorakale Periduralanästhesie

Bei der thorakalen Periduralanästhesie verabreicht man das Lokalanästhetikum im Bereich der Brustwirbelsäule. Dieses Verfahren kommt bei Operationen im Bereich des Oberbauchs und des Brustkorbs (Höhe Th4–Th12) zum Einsatz. Der Vorteil zur klassischen Periduralanästhesie (Lendenwirbelsäule) ist, dass geringere Mengen des Lokalanästhetikums verwendet werden können. Die genaue Ausdehnung des Lokalanästhetikums wird regelmäßig (z. B. durch den Akutschmerzdienst) mittels Kältetest beurteilt und protokolliert.

MERKE

- SPA und PDA sind rückenmarksnahe Verfahren, keine Punktionen des Rückenmarks.
- SPA unterhalb L2/3
- PDA auf jeder Höhe möglich
- SPA für operative Eingriffe unterhalb Bauchnabel
- PDA bei Lungen und Darmchirurgie (Fast-track-Chirurgie)
- Die Kombination aus SPA und PDA ist möglich: CSE (Combined Spinal and Epidural Anaesthesia).
- Regelmäßige Beurteilung und Dokumentation der Lokalanästhetika-Ausbreitung und der Einstichstelle

11.2.2 Regionalanästhesieverfahren der oberen Extremitäten

Regionalanästhesieverfahren können nicht nur rückenmarksnah durchgeführt werden, sondern auch an peripheren Nervengeflechten, z. B. der oberen und unteren Extremitäten. Exemplarisch werden hier einige Regionalanästhesieverfahren der oberen Extremitäten vorgestellt.

Interskalinärer Plexus

Beide Arme werden durch ein Nervengeflecht, dem Plexus brachialis, innerviert (➤ Abb. 11.5). Bei der Durchführung einer interskalinären Plexusblockade wird das Lokalanästhetikum in die seitliche Muskellücke am Hals (Skalenuslücke) zwischen M. scalenus anterior und M. scalenus medius appliziert, um die Reizübertragung an diesem Plexus auszuschalten.

Indikationen

- Operationen am Oberarm
- Operationen im Schulterbereich
- Schmerztherapie

Kontraindikationen

- Ablehnung durch den Patienten
- Blutgerinnungsstörungen

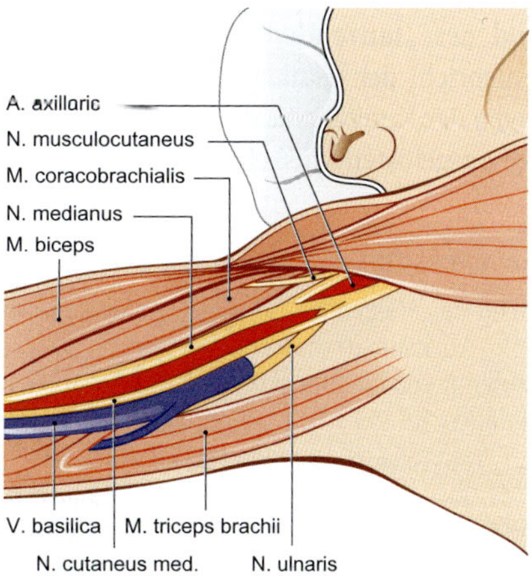

Abb. 11.5 Anatomie des Plexus brachialis im Bereich der Axilla [L141]

- Systemischen Nervenerkrankungen (z. B. Multiple Sklerose)
- Entzündungen im Punktionsbereich
- Kontralaterale Rekurrensparese
- Allergien (Lokalanästhetika)

Komplikationen

- Kreislaufinstabilität
- Pneumothorax (Eindringen von Luft in den Brustkorb)
- Hämatothorax (Eindringen von Blut in den Brustkorb)
- Horner-Syndrom (= Horner-Trias): Pupillenverengung (Miosis), Herabhängen des Oberlids (Ptosis), eingesunkener Augapfel (Enophthalmus)
- Intravasale Injektion (Patient äußert metallischen Geschmack, Bewusstseinseintrübung)
- Gefäß- bzw. Nervenschädigung
- Entzündungen, Hämatombildung

Vorgehensweise

Der interskalinäre Plexus wird in Rückenlage durchgeführt. Der Nacken des Patienten ist dabei gerade, der Kopf leicht zur Seite gedreht und die Arme seitlich an den Körper angelehnt.

Zum Aufsuchen der richtigen Punktionsstelle kann ein Nervenstimulator oder ein Sonografiegerät hinzugezogen werden bzw. die beiden Verfahren werden kombiniert (Dual Guidance). Bei richtiger Lagerung kann die Skalenuslücke als anatomische Leitstruktur einfach getastet und punktiert werden.

Axilläre Plexusblockade

Bei einer axillären Plexusblockade wird durch Injektion eines Lokalanästhetikums die Versorgung des Armnervengeflechts im Bereich der Achselhöhle unterbrochen.

Indikationen

- Operationen im Ellenbogenbereich
- Operationen am Unterarm
- Operationen an der Hand
- Schmerztherapie

Kontraindikationen

- Ablehnung durch den Patienten
- Blutgerinnungsstörungen
- Systemische Nervenerkrankungen (z. B. Multiple Sklerose)
- Entzündungen im Punktionsbereich
- Kontralaterale Rekurrensparese
- Allergien (Lokalanästhetika)

Komplikationen

- Herz-Kreislauf-Belastungen
- Gefäß- bzw. Nervenschädigung
- Entzündungen, Hämatombildung
- Versehentliche intravasale Injektion (Patient äußert metallischen Geschmack, Bewusstseinseintrübung)

Vorgehensweise

Die axilläre Plexusblockade wird in Rückenlage durchgeführt. Der betroffene Arm sollte im Schultergelenk 90–100° von der Mittellinie aus nach außen bewegt werden. Der Ellenbogenbereich wird ca. 90° gebeugt. Die Hand wird fixiert.

Die Kanüle wird in Richtung A. axillaris vorgeschoben. Beim Durchstoßen der Weichteile mit dem Durchstechen der Gefäß-Nerven-Scheide erfolgt ein Widerstandsverlust. Zum Aufsuchen der Punktionsstelle wird häufig ein Nervenstimulator oder Sonografiegerät hinzugezogen (Dual Guidance). Nach korrekter Punktion kann dann das Lokalanästhetikum verabreicht werden.

11.2.3 Regionalanästhesieverfahren der unteren Extremitäten

Nervus-femoralis-Katheter

Bei diesem peripheren Regionalanästhesieverfahren der unteren Extremität, wird die nervale Versorgung des Beins im Bereich der Leiste unterbrochen. Durch die Injektion des Lokalanästhetikums werden in der Regel drei Nerven blockiert (N. femoralis, N. obturatorius und N. femoralis lateralis).

Indikationen

- Operationen an den Füßen
- Operationen am Bein (z. B. Muskelbiopsien, Knochenbrüchen)
- Schmerztherapie

Kontraindikationen

- Ablehnung durch den Patienten
- Blutgerinnungsstörungen
- Systemische Nervenerkrankungen (z. B. Multiple Sklerose)
- Entzündungen im Punktionsbereich
- Allergien (Lokalanästhetika)

Komplikationen

- Herz-Kreislauf-Belastungen
- Gefäß- bzw. Nervenschädigung
- Entzündungen, Hämatombildung
- Intravasale Injektion (Patient äußert metallischen Geschmack, Bewusstseinseintrübung)

Vorgehensweise

Das Vorgehen erfolgt in Rückenlage, um die Punktionsstelle 2–3 cm unterhalb des Leistenbandes (Bereich der Leistenfalte) leicht zugänglich zu machen. Die Punktion wird durch Benutzung eines Nervenstimulators oder Sonografiegeräts bzw. Dual Guidance unterstützt. Bei korrekter Punktionsstelle zeigt sich das Bild der **„tanzenden" Kniescheibe (Patella).** Dies entspricht der bildlichen Beschreibung der Bewegungen der Kniescheibe durch die vom Nervenstimulator ausgelösten Muskelzuckungen.

Regionalanästhesie

Aufgaben der Pflegenden bei allen Regionalanästhesieverfahren (rückenmarksnah oder peripher):
- Begrüßung und Identitätskontrolle des Patienten
- Unterlagen auf Vollständigkeit prüfen (Aufklärungsbogen, Einverständnis, Laborwerte)
- Nüchternheit und Allergien erfragen
- Patienten-Monitoring (Blutdruckmessung, Pulsmessung, Sauerstoffsättigung) anlegen
- Periphervenösen Zugang (mit laufender Infusion) legen

- Materialien für das Regionalanästhesieverfahren (Standards und Hygienerichtlinien bedenken) vorbereiten
- Vitalparameter, Patientenzustand, Regionalanästhesieverfahren, Medikamente, Schmerzpumpe dokumentieren
- Hilfestellung bei der Patientenpositionierung
- Assistenz bei der Durchführung des Regionalanästhesieverfahrens
- Materialien des Regionalanästhesieverfahrens nachbereiten (Stimulator, Sonogerät)
- Patient in eine angenehme, bequeme Lage bringen

Die Wahrnehmung der Bedürfnisse und Ängste des Patienten bilden die Grundlage einer patientenorientierten Betreuung und Versorgung. Des Weiteren wird auf die kontinuierliche Wahrung der Intimsphäre geachtet.

11.3 Der Aufwachraum

Die postoperative Überwachung von Patienten wurde bereits 1863 von Florence Nightingale (1820–1910) zur Sicherheit des Patienten für erforderlich gehalten.

Heute wird ein Aufwachraum (AWR) neben der postoperativen Überwachung auch zur präoperativen Vorbereitung des Patienten genutzt, z. B. Anlage einer Regionalanästhesie, Anlage eines zentralvenösen Katheters etc.

11.3.1 Aufbau und Ausstattung des AWR

Der durch die Anästhesieabteilung geführte Aufwachraum sollte in direkter räumlicher Nähe zum OP liegen. Die Größe des Aufwachraums richtet sich u. a. nach den Operationszahlen, der Anzahl der Operationssäle und der Art der Operationen.

Ausstattung im Aufwachraum:

- Monitoring mit EKG, Blutdruckmessung, Pulsoxymetrie
- Funktionsbereite Absauggeräte
- O_2-Anschlüsse
- Technische Voraussetzungen, um jederzeit den arteriellen Blutdruck bzw. zentralvenösen Druck messen zu können
- Intubations- und Beatmungsmöglichkeit (manuell und maschinell)
- Defibrillator zur Reanimation oder Kardioversion
- Blutgasanalysegerät (Hb-, pO_2- und pCO_2-Wert, Blutzucker, Elektrolyte)
- Anästhesieequipment (Intubationszubehör, Materialien etc.)
- Sonografiegerät zur kurzfristigen Notfalldiagnostik (CPR, akute Blutung)

Die Patienten werden primär durch entsprechend geschulte und erfahrene Pflegekräfte betreut. Wünschenswert ist eine Personalausstattung im Verhältnis von 1:3 für Pflegekraft zu Patienten. Werden Intensivpatienten im Aufwachraum mitbetreut, so sollte das Verhältnis 1 Pflegekraft zu 2 Patienten betragen. Ein Arzt muss jederzeit abrufbar sein, im Idealfall immer anwesend.

11.3.2 Leistungsspektrum des Aufwachraums

Übergabe des Patienten

Der narkosedurchführende Anästhesist berichtet der übernehmenden Pflegekraft bzw. dem Arzt im Aufwachraum über:

- Art der Operation
- Narkoseverfahren
- Besonderheiten während der Narkose und Operation (Kreislauf, Blutung, Medikamentenüberhang/Antagonisierung)
- Begleiterkrankungen, ggf. Hausmedikamente
- Allergien
- Besonderheiten (Schmerzmedikation, weitere Infusionen oder Transfusionen)
- Intraoperative Bilanz (Blutverluste, das infundierte bzw. transfundierte Volumen, Urinausscheidung)

Kontinuierliche Überwachung im Aufwachraum

- Wachheitsgrad
- Kreislaufsituation (Blutdruck, Puls, Sauerstoffsättigung, Temperatur)
- Atmung/Hautfarbe
- Verbände, Drainagen

- Schmerzen
- Sonstige Probleme (z. B. Übelkeit, Kältegefühl/Shivering)

Schmerztherapie

Grundlagen der Schmerztherapie ➤ Kap. 1.3

Schmerzentstehung und Schmerzleitung

Erst durch die Wahrnehmung eines Schmerzreizes entsteht Schmerz. Diese können durch physikalische Reizungen (z. B. Hitze, Druck) sowie durch Verletzungen oder Entzündungen entstehen. Schmerzrezeptoren nehmen diese Reize wahr und senden elektrische Signale über afferente Axone (zum ZNS führende Axone) an das Rückenmark. Dort wird dann der eintreffende elektrische Impuls auf andere afferente Neurone umgeleitet, die direkt zum Gehirn (Thalamus und Cortex) führen (➤ Abb. 11.6).

Erst dann kann eine Schmerzempfindung verspürt werden. Das Gehirn entsendet über das Rückenmark an die vom Schmerzreiz betroffene Körperregion entsprechende efferente (vom ZNS wegführend) Befehle. Auch wenn das Gehirn nicht in der Lage ist, Schmerzreize adäquat zu beantworten, z. B. während einer Narkose, finden trotzdem vegetative Reaktionen (Blutdruck- und Herzfrequenzanstieg, Mydriasis) statt. Dies beruht auf der Tatsache, dass Schmerzsignale (zu gewissen Anteilen) bereits im Rückenmark verarbeitet werden. Das Empfinden von Schmerz ist nicht nur ein unangenehmes Gefühl, sondern dient primär dem Schutz des Körpers. Allerdings können sich auch unsere Gefühlslagen hemmend oder begünstigend auf Schmerzzustände

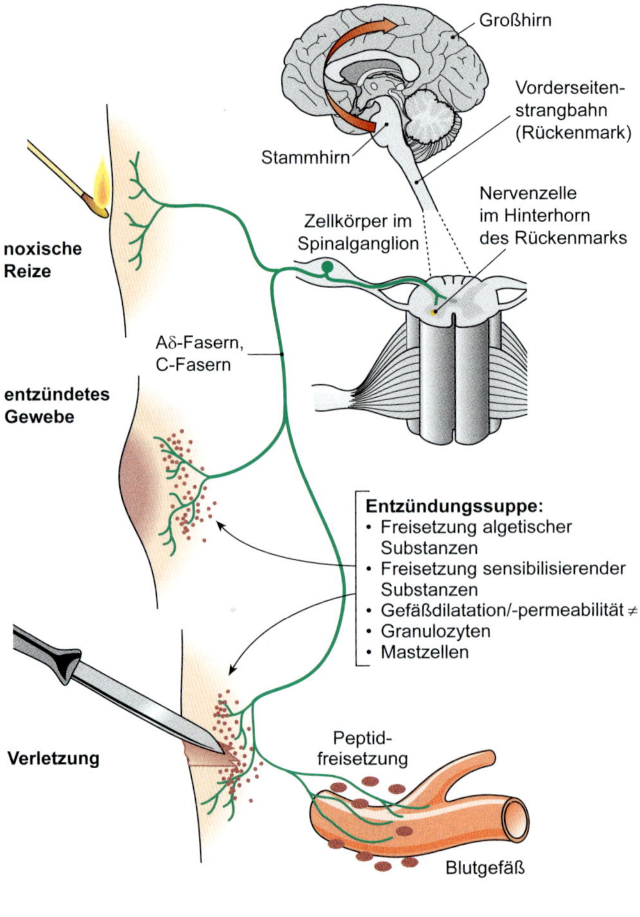

Abb. 11.6 Schmerzentstehung und -leitung [L141; L106; L190]

auswirken. **Der Schmerz ist immer eine subjektive Wahrnehmung und sollte stets ernstgenommen werden.**

Bezüglich der Schmerzverarbeitung können folgende Gruppen unterschieden werden:
- Nozizeptive Schmerzen
- Neuropathische Schmerzen

Nozizeptive Schmerzen

Diese beschreiben die normale Verarbeitung schädigender Reizzustände an peripheren Geweben. Sie lassen sich weiter differenzieren in **somatische** Schmerzen (ausgehend von Knochen, Gelenke, Haut, Binde- oder Muskelgewebe) und **viszerale** Schmerzen (ausgehend von inneren Organen).

Nozizeptive Schmerzformen sind in der Regel mit Nichtopioiden, Opioiden oder der Kombination aus beiden gut behandelbar.

Neuropathische Schmerzen

Diese entstehen aufgrund einer abnormen Reizverarbeitung im zentralen Nervensystem (z. B. Sympathikusschmerz) oder peripheren Nervensystem (z. B. Polyneuropathien). Neuropathische Schmerzformen sind relativ schwierig zu behandeln. Der zusätzliche Einsatz von Co-Analgetika (z. B. Antidepressiva, Antikonvulsiva) hat sich dabei bewährt.

Schmerzqualitäten

Somatische Schmerzen sind meist spitz, stechend und gut lokalisierbar.
- Knochenschmerz: hell, gut lokalisierbar, meist unter Belastung oder bei speziellen Bewegungen
- Weichteilschmerz: bohrend, drückender Dauerschmerz oder bewegungsbedingt stechend, im Bereich der Schleimhäute auch brennend
- Ischämieschmerz: Schmerzverstärkung bei Bewegung/Belastung (livide Hautverfärbung)

Viszerale Schmerzen stellen sich meist als dumpf, kolikartig und schlecht lokalisierbar dar.

Neuropathische Schmerzen äußern sich meist als plötzlich auftretend (lanzierend), spitz, hell, attackenartig, einschießend oder brennender Dauerschmerz. Oftmals sind sie dem auslösenden Areal nicht zuzuordnen.

- Dysästhesien (Empfindungsstörungen)
- Allodynien (Schmerzauslösung durch Reize, die eigentlich keine Schmerzreize verursachen)
- Hyperästhesie (Überempfindlichkeit bei Berührungsreizen)
- Hyperalgesie (übermäßige Schmerzempfindlichkeit)

Zur objektiven Schmerzerfassung bzw. Operationalisierung hat sich der Einsatz von Schmerzskalen (➤ Kap. 1.3.2) bewährt, z. B. NRS (Nummerische Rating-Skala) oder VAS (Visuelle Analogskala).

Bei der Nummerischen Rating-Skala wird die Schmerzintensität in einer numerischen Skala von 0 (kein Schmerz) bis 10 (stärkster vorstellbarer Schmerz) eingeteilt. Die aktuelle Schmerzeinschätzung wird dabei von dem betroffenen Patienten anhand dieser Skala vorgenommen. Bei einem Wert > 3 (mehr als leichte Schmerzen) sollte ein Analgesieverfahren eingeleitet werden.

Auch bei der Visuellen Analogskala (VAS) nimmt der Patient eine eigenständige Schmerzeinschätzung vor. Dabei verschiebt er je nach Schmerzintensität auf einer Skala einen Zeiger zwischen verschiedenen Smileys bzw. einem Balken, bis dieser seine Schmerzempfindung abbildet.

Auf der Rückseite der Skala kann dann der entsprechende Zahlenwert abgelesen werden.

Präoperative Analgesie

Aktuell existiert kein empirischer Beleg, dass eine präoperative Analgesie einen geringeren postoperativen Opiatbedarf begünstigt. Daher gibt es keine Empfehlungen für eine präoperative Analgesie.

Allerdings wird beispielsweise vor elektiven Amputationen eine gute Analgesie angestrebt, um somit das Phantomschmerzrisiko des Patienten signifikant zu senken.

Intraoperative Analgesie

Derzeit gilt die Empfehlung, neben der klassischen Analgesie in Form von Opioiden zusätzlich ein Regionalanästhesieverfahren anzuwenden. Entweder als Single Shot (nur einmalige Verabreichung eines Lokalanästhetikums) oder Katheteranlage (mehrfache oder dauerhafte Verabreichung eines Lokalanästhetikums möglich).

Vorteile:

- Periphere sowie rückenmarksnahe Regionalanästhesieverfahren bewirken nachweislich eine Senkung des perioperativen Analgetikabedarfs.
- Frühere Mobilisationsfähigkeit
- Periduralanästhesie reduziert (durch Sympathikusblockade) die perioperative Stressreaktion (Vorteil bei kardial vorerkrankten Patienten).
- Darmmotilität und Minderperfusion abdominaler Organe werden durch den Einsatz einer Periduralanästhesie reduziert.

Des Weiteren kann die intraoperative Verabreichung von nichtsteroidalen Antirheumatika (NSAR) den postoperativen Analgetikabedarf verringern.

Postoperative Analgesie

Eine möglichst schnell eintretende postoperative Schmerzfreiheit bzw. eine geringe Schmerzintensität wird frühzeitig angestrebt. Dazu eignet sich primär die Verabreichung mittel- bis hochpotenter Opioide wie z. B. Piritramid. Im Idealfall wurde bereits intraoperativ an die postoperative Analgesie gedacht. Unter Beobachtung im Aufwachraum können 1–3 mg als Bolusgabe, ca. alle 5 Min. unter Kontrolle der Vitalparameter verabreicht werden. Zur weiteren postoperativen Analgesie im Bereich der stationären Betreuung hat sich das WHO-Stufenschema zur Schmerztherapie bewährt (➤ Tab. 11.8). Im stationären Verlauf können präoperativ angelegte Schmerzkatheter über mehrere Tage belassen und kontinuierlich oder intermittierend bedient werden. Die Liegedauer richtet sich nach der Schwere des Operationstraumas. Die Schmerzkatheter werden regelmäßig – bestenfalls durch Akutschmerzdienst-Teams (Anästhesist und Pain-Nurse) – einmal pro Tag durch den Anästhesisten, ein zweites Mal durch die Pflegekraft (mit Pain-Nurse-Ausbildung) begutachtet, um mögliche Komplikationen wie z. B. Infektionen oder Dislokationen frühzeitig zu erkennen.

Tab. 11.8 Schmerz-Stufenschema der Weltgesundheitsorganisation (WHO)

Stufe 1	Einsatz von Nichtopioiden aus verschiedenen Stoffgruppen
Stufe 2	Kombination der Nichtopiode mit einem niedrigpotenten Opioid (z. B. Tramadol, Tilidin)
Stufe 3	Einsatz von hochpotenten Opioiden in Kombination mit Nichtopioiden, Reduktion weniger potenter Opioide

Die patientenkontrollierte Analgesie (PCA) als i. v. Medikation oder die patientenkontrollierte epidurale Analgesie (PCEA) ermöglichen es dem Patienten, seine Schmerztherapie eigenständig nach Bedarf durchzuführen. Dabei werden im Vorfeld spezielle Pumpen mit einem Analgetikum versehen und feste, nur durch den Anästhesisten veränderbare Grenzen (z. B. Bolussperrzeit, Bolusdosierug, Laufrate) eingestellt (➤ Kap. 11.2.1).

ACHTUNG

Medikamente der Stufe 2 und 3 sollten nicht miteinander kombiniert werden.

Pflegerische Aufgaben im Aufwachraum

- Monitorüberwachung (Alarmgrenzen immer patientenadaptiert einstellen)
- Sauerstoffgabe
- Kontrolle von Motorik/Sensibilität, Bewusstsein, Hautfarbe, Temperatur, Atmung
- Regelmäßige Kontrolle des OP-Gebiets (Verband, Zugänge, Katheter, Drainage)
- Erfassung von Schmerzen
- Verabreichung von Analgetika nach Arztanordnung
- Laborchemische Kontrollen (BZ, Gerinnung, Kreuzblut, Hb, BGA)
- Dokumentation und Optimierung der Ein- und Ausfuhr (Flüssigkeitsbilanz)
- Wärmemanagement
- Betten und Positionieren der Patienten
- Urinausscheidung überwachen, ggf. Hilfestellung bei der Miktion
- Psychische Betreuung
- Planung und Organisation im Aufwachraum, Materialverwaltung, BTM-Kontrolle
- Funktionsprüfung von Geräten (z. B. Defibrillator), Materialien aufbereiten
- Überwachungsplätze vorbereiten und kontrollieren
- Überprüfung von Notfallwagen, Intubationsequipment und Absaugeinheit
- Dokumentation der gemessenen bzw. beobachteten Parameter (Vitalparameter, Schmerz, Blut-

verlust, Patientenzustand, Wundgebiet, Medikamente, Infusionen, Ausscheidung, Übelkeit/Erbrechen) sowie aller durchgeführten Maßnahmen im AWR-Protokoll
- Patientenübergabe

Entlassungskriterien zur Verlegung auf Normalstation

- Wacher Patient, Schutzreflexe müssen wieder vorhanden sein.
- Kreislaufstabilität
- Suffiziente Eigenatmung mit stabiler O_2-Sättigung
- Schmerzarm bis schmerzfrei
- Gefährdung durch narkose- oder operationsbedingte Komplikationen unwahrscheinlich (z. B. keine starke Blutung)

11.4 Grundlagen der Kinderanästhesie

Um die Arbeit am Kind professionell zu absolvieren, sollte man keine Angst haben und mit Respekt, Konzentration und Ruhe vorgehen. Das Ziel sollte ein angst- und schmerzfreies Kind sein.

Neben dem Wissen um Besonderheiten der kindlichen Anatomie, Physiologie und Pharmakologie sollte man eine gewisse Erfahrung und manuelles Geschick mitbringen.

Mit den Besonderheiten der zu verwendeten Materialien und Arbeitsweisen sollte man sich im Rahmen der Einarbeitung ebenfalls vertraut gemacht haben.

Eltern kann man nach Möglichkeiten und örtlichen Gepflogenheiten involvieren (z. B. im AWR), diese ersetzen allerdings nicht eine adäquate Prämedikation. Die Anwesenheit der Eltern bei der Narkoseeinleitung wird kontrovers diskutiert (Machotta 2010, Yip et al 2009).

Mit dem Kind darf man altersentsprechend kommunizieren und es kann spielerisch in den Arbeitsablauf integriert werden, dabei soll das Kind nicht angelogen werden (z. B. „Der Piecks tut nicht weh!" sollte vermieden werden).

Das folgende Kapitel dient lediglich der Einführung in das Thema. Zur Vertiefung wird ein entsprechend detailreiches Lehrbuch empfohlen.

11.4.1 Anatomie und Physiologie beim Kind

Nicht nur die augenscheinlich größten Unterschiede zwischen Erwachsenen und Kindern sind:
- Körpergröße
- Körpergewicht
- Körperoberfläche

Ebenfalls unterscheiden sich Kinder vom Erwachsenen in:
- Organgröße
- Organreife
- Stoffwechselvorgänge in den jeweiligen Organen (z. B. Leber)

Die wichtigsten durch uns direkt beeinflussbaren Unterschiede finden sich insbesondere in:
- Wärmehaushalt
- Atemwege
- Herz-Kreislauf-System
- Wasser-Elektrolyt-Haushalt

11.4.2 Körpergröße, Oberfläche und Gewicht

Die Körperoberfläche ist beim Kind im Vergleich zum Körpergewicht um das 2- bis 3-Fache größer als bei einem Erwachsenen (➤ Tab. 11.9). Die Dosierungen der Medikamente sind somit gewichts- bzw. oberflächenabhängig zu dosieren. Das Verteilungsvolumen und der Wärmeverlust unterscheiden sich also im Vergleich zum Erwachsenen deutlich.

Es gibt mehrere Formeln zur Errechnung der Körperoberfläche in der Kinderheilkunde vor allem:
- Dubois oder Mosteller-Formel:
  Körperoberfläche $[m^2]$ =
  (Größe [cm] × Gewicht [kg]/3600)$^{1/2}$
- Haycock-Formel:
  Körperoberfläche $[m^2]$ =
  0,024265 × Größe [cm]^{0,3964} × Gewicht [kg]^{0,5378}
- Gehan-George-Formel:
  Körperoberfläche $[m^2]$ =
  0,0235 × Größe [cm]^{0,42246} × Gewicht [kg]^{0,51456}

Tab. 11.9 Altersgruppe mit Körpergewicht, -oberfläche und -größe

Altersgruppe	Zeitspanne	Körpergewicht [kg]	Oberfläche [m^2]	Größe [cm]
Extrem untergewichtige Frühgeborene (= ELBW = extremly low birth weight infants)	Gestationsalter ≤ 37. Woche	< 1,0		
Sehr untergewichtige Frühgeborene (= VLBW = very low birth weight infants)	Gestationsalter ≤ 37. Woche	< 1,5		
Untergewichtige Frühgeborene (= LBW = low birth weight infants)	Gestationsalter ≤ 37. Woche	< 2,5		
Neugeborene	bis 28. Lebenstag	ca. 3	0,2	50
Säuglinge	bis Ende 1. Lebensjahr	ca. 10	0,5	85
Kleinkinder	2.–5. Lebensjahr	ca. 18	0,7	110
Schulkinder	6.–14. Lebensjahr	ca. 30	1,0	135
Erwachsener		ca. 70	1,6–1,9	1,70

11.4.3 Thermoregulation

Das braune Fettgewebe ermöglicht dem Neugeborenen bis zum Kleinkindalter eine metabolische Wärmeproduktion.

Allerdings bedingen die größere Körperoberfläche und wenig subkutanes Fettgewebe größere Wärmeverluste als beim Erwachsenen. Eine Narkose führt durch eine Vasodilatation zu einer verstärkten Hautdurchblutung und somit zu einem höheren Wärmeverlust in der Peripherie.

MERKE

Temperatur ist auch ein Vitalparameter und muss entsprechend gemessen und dokumentiert werden!

Empfehlung zur Temperaturmessung: rektal, Blasenkatheter, Ösophagussthetoskop, bei kurzen Eingriffen auch im Ohr.

Aus oben genannten Gründen sind die Hauttemperaturmessung, die enorale oder nasale Messung durch die Beatmung verfälscht.

Hypothermie während der Anästhesie/ im OP

Ein Absinken der Körpertemperatur während der Narkose kann bedingen:

- Vermehrte Wundinfekte
- Verstärkte Gerinnungsstörungen
- Linksverschiebung der O_2-Bindungskurve: O_2-Abgabe an das Gewebe ist erschwert
- Intraoperativ reduzierter O_2-Bedarf, postoperativ bis zu 3-mal höherer O_2-Bedarf
- Erhöhte Blutviskosität
- Erhöhte Noradenalinausschüttung mit konsekutivem Anstieg des pulmonalen Widerstands
  - Bei offenem Foramen ovale oder Ductus Botalli: Rechts-Links-Shunt
- Atropinresistente Bradykardie
- Rhythmusstörungen
- Störung des Glukosestoffwechsels mit Gefahr der postoperativen Hypoglykämie
- Reduktion
  - der Kontraktilität des Myokards
  - des Herzminutenvolumens
  - der Herzfrequenz
  - der Nierenfunktion
- Geringer Narkosemittelbedarf
  - MAC der Inhalationsanästhetika sinkt (verzögertes Aufwachen bei Hypothermie nach Narkose)
  - Verminderter Stoffwechsel der Muskelrelaxantien (längere Wirkdauer)

Wärmemanagement

- Vorbeugung:
  - Unnötiges Auskühlen vermeiden

- Größter Wärmeverlust im Kopfbereich bei Säuglingen
- Zügiges steriles Abdecken forcieren
- Größe des OP-Felds möglichst klein halten
- Rechtzeitig angepasste OP-Temperatur (26 °C)
- Wärmelampen während Narkoseeinleitung und -ausleitung
- Angewärmte und befeuchtete Atemgase
- Kreissysteme mit möglichst niedrigem Frischgasfluss
- Aktive Wärmemaßnahmen:
  - Konvektive Wärmesysteme (z. B. Bair-Hugger®, Warm-Touch®)
  - Wärmematten für Kinder < 10 kg
  - Durchsichtige Plastikfolie beim intubierten Kind
  - Warme Infusionen vermindern Wärmeverluste

MERKE
Aktive Wärmemaßnahmen durchführen:
- Immer bei Kindern < 5 kg
- Bei längeren Eingriffen: alle Kinder

11.4.4 Atemwege

Larynx

Die Anatomie des kindlichen Atemwegs unterscheidet sich in Größe und Lage vom Erwachsenen. Der Larynx liegt höher als beim Erwachsenen, die Zunge ist groß, die Epiglottis Ω-förmig (➤ Abb. 11.7).

Zur Maskenbeatmung sind die optimale Lagerung (Neutralposition) mit leicht geöffnetem Mund, sowie eine umsichtige Maskenhaltung ohne die Weichteile zu komprimieren (Finger am Unterkieferknochen) Voraussetzungen. Bei zu starker Überstreckung des Kopfes kann die Zunge nach hinten fallen und die Atemwege ebenfalls verlegen.

Trachea und Tubusfixation

Beim Neugeborenen beträgt die Gesamtlänge der Trachea 4 cm. Somit sollte der Abstand Tubusspitze bis zur Carina betragen:
- Neugeborene 2 cm
- 5-Jährige 3 cm
- Erwachsene 4 cm

Aufgrund der kleinen anatomischen Verhältnisse ist die Tubusfixation beim Neugeborenen wichtig, um eine Extubation oder ein tiefer Rutschen des Tubus (häufig links endobronchial) zu vermeiden.

ACHTUNG
Auskultatorisch ist eine einseitige Intubation beim Neugeborenen nicht immer sicher zu differenzieren!

Lungenvolumina

- Neugeborene und Säuglinge haben ein großes Abdomen und „kleine Lungen“: begünstigt die Atelektasenbildung.

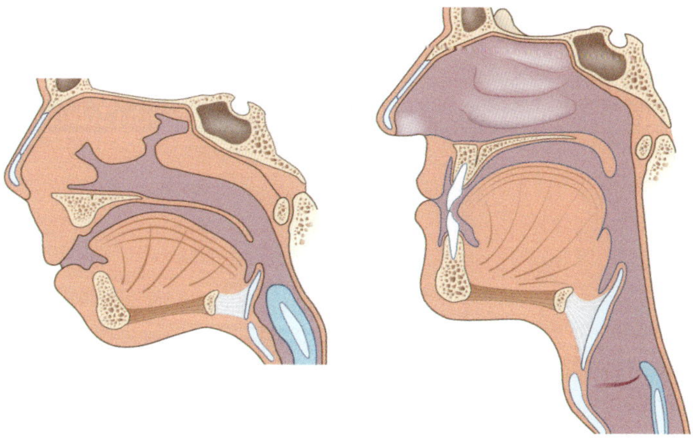

Abb. 11.7 Sagittalschnitt der oberen Atemwege beim NG und beim Erwachsenen [L234]

11

- Die alveoläre Ventilation liegt bei 100–150 ml/kg/Min. (200 % des Erwachsenen).
- Atemfrequenzen:
  - Neugeborene: 40/Min.
  - 1 Jahr: 30/Min.
  - 10 Jahre: 20/Min.
- Die Atemwegsdrücke ähneln denen des Erwachsenen.

ACHTUNG

Ein überblähter Magen führt zu Atelektasen und Oxygenierungsproblemen!

MERKE

Das **Atemzugvolumen** beträgt altersunabhängig 6 ml/kg. Der **Totraum** beträgt altersunabhängig 2 ml/kg.

Sauerstoffverbrauch

MERKE

Der Sauerstoffverbrauch beträgt 6 ml/kg/Min. beim Neugeborenen.

Neugeborene haben geringere Sauerstoffreserven als der Erwachsene wegen folgenden Unterschieden:

- Höherer O_2-Verbrauch
- Kleinere FRC (ca. 30 ml/kg)
- Engere Luftwege
- Atemmuskulatur noch schwächer
- Instabilerer Thorax
- Größere alveoläre Ventilation

Atemmechanik

Neugeborene und Säuglinge atmen hauptsächlich mit dem Zwerchfell. Eine vermehre Atemarbeit führt durch das elastisch-instabile Thoraxskelett zu Einziehungen. In Bauchlage wird der Thorax stabilisiert und verbessert somit die Atemmechanik.

In Intubationsnarkose müssen die Erhöhung der Atemwegswiderstände und der Totraum berücksichtigt werden. Eine Beatmung bis zur definitiven Extubation ist daher unerlässlich, da die Atemmuskulatur bis ins Säuglingsalter nicht in der Lage ist, verstärkte Atemarbeit zu leisten. Eine Anstrengung durch Obstruktion oder verminderte Compliance führt rasch zur Dekompensation. Spontanatmung am Tubus ist für den Neugeborenen und Säugling unphysiologisch und sollte entsprechend vermieden werden.

Atemwegssicherung

➢ Tab. 11.10

Berechnung der Tubusgröße (➢ Tab. 11.11)

Tubusgröße ID = 4,5 + (Alter in Jahren/4)
oder
Tubusgröße CH = 20 + Alter in Jahren

MERKE

Für die endotracheale Intubation bei Kindern müssen immer der **errechnete und** der **nächstkleinere und** der **nächstgrößere Tubus** bereitliegen!

Tab. 11.10 Auswahl der Larynxmaske nach Körpergröße (nach Jöhr)

Gewicht [kg]	Larynxmaske	Cuffvolumen [ml]	Mögliche Tubusgröße bei Intubation durch LMA
NG bis 5	1	2–4	3*
5–10	1,5	Bis 8	3,5*
10–20	2	Bis 10	4,0 *
15–30	2,5	Bis 15	5,0 **
> 30	3	Bis 25	6,0 ***
Erwachsene	4	Bis 35	> 6,0

* 2,2 mm Bronchoskop, ** 4,0 mm Bronchoskop ohne Tubuskonnektor, *** 4,0 mm Bronchoskop

Tab. 11.11 Tubusgrößen (ID in mm) und Alter (nach Jöhr)

Alter	Beatmungsmaske (Rendel-Baker-Maske)	Tubusgröße ohne Cuff [ID in mm]	Tubusgröße mit Cuff [ID in mm]	Einführtiefe [cm] ab Zahnleiste
Frühgeborene (< 600 g)	0	2,0–2,5		
Frühgeborene (1 kg)	0	2,5		7
Frühgeborene (2 kg)	0	2,5–3		8
Neugeborene (3 kg)	1	3,0–3,5		9
> 3 kg bis 4 Monate	1	3,5	3,0 mit Cuff	10
4–12 Monate	1	4,0	3,0 mit Cuff	11–12
1–2 Jahre	2	4,5–5,0	3,5 mit Cuff	12–13
2–4 Jahre	2,3	5,0–5,5	4,0 mit Cuff	13–14
4–6 Jahre	3	5,5–6,0	4,5 mit Cuff	14–15
6–8 Jahre	3	6,0–6,5	5,0 mit Cuff	15–16
8–10 Jahre			5,5 mit Cuff	16–17
10–12 Jahre			6,0 mit Cuff	18–19

Berechnung der Tubus-Tiefe

- **Oral:** > 1 Jahr: Tubuslänge (Zahnreihe) = 12 cm + ½ cm pro Jahr
- **Nasal:** > 1 Jahr: Tubuslänge (Naseneingang) = (12 cm + ½ cm pro Jahr) × 1,2

➢ Tab. 11.12

Tab. 11.12 Auswahl des Laryngoskops
Gerade: Miller (Frühgeborene, „Kind ohne Zähne"), gebogen: Macintosh

Körpergewicht [kg]	Spatelgröße
< 10	0
10–15	1
15–25	2
> 25	3

MERKE

Beim kindlichen Larynx ist die engste Stelle auf Höhe des Ringknorpels (Cricoid).

Komplikation: Laryngospasmus

Bei oberflächlicher Narkose kann es zu einem Laryngospasmus kommen, welcher meist bei Kindern und Jugendlichen auftritt. Die Pathophysiologie des Laryngospasmus ist noch nicht vollständig geklärt. Ein Erklärungsversuch besagt, dass die im Fall der oberflächlichen Narkose Stimmlippen physiologisch ein Eindringen von Sekret oder eines Fremdkörpers durch Verschließen verhindern, aber im schlechten Fall die Atemwege länger verschließen.

Prophylaxe

- Während oberflächlicher Narkose **keine** Manipulationen (z. B. tiefes Absaugen)
- Sevofluran zur Inhalationseinleitung
- Larynxmaske der Intubation vorziehen
- Kind zur Narkoseausleitung vollständig aufwachen lassen („Do not touch!") und unmittelbar vor Extubation absaugen, blähen und extubieren. Alternativ: in tiefer Narkose extubieren und in Seitenlagerung aufwachen lassen.
- **Erhöhtes Risiko bei:**
  - **Eingriffe im Bereich der Luftwege**
  - **Kinder < 1 Jahr**
  - **Anästhesisten mit wenig Erfahrung**
  - **Passiv rauchendes Kind**
  - **Kinder mit Erkältung** (reduzierter AZ, Fieber, produktiver Husten) → bei Wahleingriffen: OP 4–6 Wochen verschieben

Therapie

Therapie des Laryngospasmus

- Esmarch-Handgriff
- Anwendung eines PEEPs (nicht den Magen aufblähen!)
- Anästhesie vertiefen (Propofol, ggf. relaxieren)
- Selten ist eine Intubation notwendig.

Richtiges Handeln rettet Leben!

11.4.5 Herz-Kreislauf-System

Fetaler Kreislauf

Bis zur Geburt gibt es im Fetus Umgehungskreisläufe (Shunts). Die Lungen sind im Mutterleib noch nicht funktionstüchtig und benötigen daher nur wenig arterielle Versorgung. Gehirn und Herz brauchen hingegen eine besonders gute Sauerstoffversorgung.

Der Ductus Botalli verbindet die A. pulmonalis mit der Aorta, das Foramen ovale verbindet rechten und linken Vorhof (➤ Abb. 11.8). Beim ersten Atemzug entfalten sich die Lungen, die Lungenperfusion steigt und der pulmonale Gefäßwiderstand fällt ab. Der zusammenfallende Ductus Botalli verschließt sich funktionell und in den folgenden Wochen auch anatomisch. Das Foramen ovale schließt durch den erhöhten Druck im linken Vorhof.

Herzfrequenz

Die normale Herzfrequenz eines Neugeborenen beträgt ca. 130–160 Schläge pro Minute (➤ Tab. 11.13). Das Herzminutenvolumen wird primär über die Herzfrequenz erreicht. Eine Hypoxämie führt zu einer Bradykardie.

MERKE

Bei Bradykardie **immer zuerst** eine Hypoxämie ausschließen!

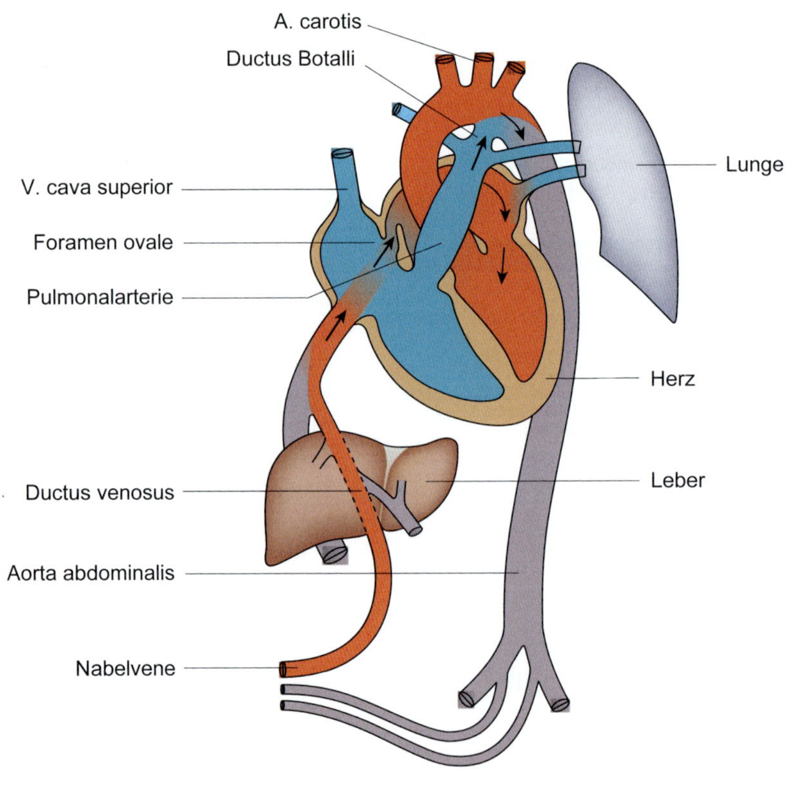

Abb. 11.8 Der fetale Kreislauf [L234]

11

Tab. 11.13 Herzfrequenz und Blutdruck im Vergleich zum Alter des Kindes

Alter	Herzfrequenz [1/Min.]	Systolischer Blutdruck [mmHg]	Diastolischer Blutdruck [mmHg]
Frühgeborenes	150	50	30
Neugeborenes	130	75	50
3 Monate	130	80	50
1 Jahr	125	90	50
5 Jahre	100	95	50
10 Jahre	90	100	60

Weitere Ursachen der Bradykardie können sein:

- Medikamente
- Vagusreiz
  - Intubation
  - Operation
  - Organische Ursachen können sein:
    - Neuroblastom
    - Wilms-Tumor
    - Verbrennungen
    - Nierenerkrankung

Blutdruck

MERKE
Minimaler MAP = Geburtswoche + Lebenswoche [mmHg]

Bei der nichtinvasiven Blutdruckmessung bei Kindern bedenken:

- Passende Manschette
- Passende Positionierung der Manschette
- Hypotonie:
  - Überdosierung?
  - Volumendedarf?
- Hypertonie:
  - Bei Kindern selten

11.4.6 Wasser-Elektrolyt-Haushalt und Stoffwechsel

Perioperative Infusionstherapie

Für die Berechnung der Infusionsmenge während der Anästhesie sind folgende Gesichtspunkte zu berücksichtigen (➤ Tab. 11.14):

„4-2-1-Regel"
Der Erhaltungsbedarf beträgt 4 ml/kg/Std.

Den Ausgleich der Nahrungskarenz beim Neugeborenen nicht vergessen!

Tab. 11.14 Perioperative Infusionstherapie

Ringer-Laktat (-azetat) mit 1 % Glukose	< 20 kg KG: 25 ml/kg > 20 kg KG: 15 ml/kg		
Postoperativ	Trinken, sobald adäquat wach, keine Infusionstherapie		
Große Eingriffe (lange OP/große Wundfläche, Blutverlust)			
Ringer-Laktat (-azetat) ohne Glukose	4 ml/kg/Std. Bei instabilem Kreislauf/Blutverlust ausgleichen		
Glukose 40 % im Bypass (Dreiwegehahn)	1–2 mg/kg/Min.		
Postoperativ	4 ml/kg/Std.		
Weitere			
Erhaltung (jede weitere Stunde)	4 ml/kg/Std.		
Ausgleich nach Trauma:	Klein: 2 ml/kg/Std.	Mittel: 4 ml/kg/Std.	Schwer: 6 ml/kg/Std.
	Ggf. Bluttransfusion	Bluttransfusion	Bluttransfusion

Defizit durch Nahrungskarenz

Infusionsmenge = Stunden der Nahrungskarenz × 4 ml/kg
Davon sind die Hälfte in der ersten und je ein Viertel in der zweiten und dritten Stunde zu ersetzen.

1. Stunde:	Stunden der Nahrungskarenz × 4 ml/kg × 0,50 (15–25 ml/kg Infusionsmenge in der ersten Stunde)
2. Stunde:	Stunden der Nahrungskarenz × 4 ml/kg × 0,25
3. Stunde:	Stunden der Nahrungskarenz × 4 ml/kg × 0,25

MERKE

Glukose und Elektrolyte

- Intraoperativ natriumreiche Lösungen infundieren, um Verschiebungen im Wasser-Elektrolyt-Haushalt zu vermeiden (Kontrolle bei großen Eingriffen!)
- Intraoperativ Gabe von Glukose bei Säuglingen und Kleinkindern, um intraoperative Hypoglykämien zu vermeiden!
- Frühgeborene und kranke Kinder benötigen perioperativ eine kontinuierliche Glukosezufuhr (5 mg/kg/Min.): (Milliliter) × (%-Einheiten)/Std. = **30 × kg KG**
  Beispiele:
  Kind mit 2,0 kg
  30 × 2 kg = 60, somit 12 ml Glukose 5 % oder
  3 ml Glukose 20 % (langsam zur laufenden Infusion)
  Kind mit 3,0 kg
  30 × 3,0 kg = 90, somit 18 ml Glukose 5 % oder
  4,5 ml Glukose 20 % (langsam zur laufenden Infusion)

Intraoperative Messung von:
- Blutzucker, BGA: stündlich
- Hämoglobin, Elektrolyte (Blutverlust!), Gerinnung: bei Bedarf

11.4.7 Monitoring

Wichtigkeit eines Monitorings bei Kindern:
1. Pulsoxymeter und Stethoskop (präkordial oder ösophageal) – Immer!
2. Kapnografie (bei Vollnarkose)
3. Blutdruck
4. EKG
5. Temperatur
6. Relaxometrie

Pulsoxymetrie und Stethoskop

Das Pulsoxymeter erlaubt die Beurteilung von:
- Sauerstoffsättigung
- Herzrhythmus
- Pulswelle

→ Mögliche kritische Situationen können früher erkannt werden und eine Hypoxie kann vermieden werden.

MERKE

- Keine Sensorklammer (Druckschäden!)
- Bei schlechter Sättigung immer erst eine Hypoxie ausschließen!

Mit dem **Stethoskop** können neben dem Herzrhythmus auch Herztöne auskultiert werden. Leise und dumpfe Töne weisen auf eine Einschränkung der Myokardkontraktiliät (Überdosierung der Medikamente) oder eine Hypovolämie hin.

Kapnografie

Vorteile der Kapnografie sind:
- Bestätigung der korrekten Tubuslage
- Dislokation und Obstruktion können frühzeitig erkannt werden.
- Überprüfung der Beatmungseinstellungen

EKG

Wichtigste Information des EKGs in der Kinderanästhesie ist der zusätzliche Parameter zum Ausschluss einer Bradykardie, seltener zum Ausschluss einer Rhythmusstörung.

11.4.8 Die inhalative Narkoseeinleitung

Eine Alternative zur **intravenösen Narkoseeinleitung** bei Kindern stellt die Einleitung mit **Inhalationsanästhetika** dar.

Schnelleres Anfluten als beim Erwachsenen durch:
- Höhere alveoläre Ventilation im Vergleich zur funktionellen Residualkapazität (FRC)

- Kleinerer Blut-Gas-Verteilungskoeffizient
  - Rascheres An- und Abfluten der alveolären Konzentration
  - Aber höheres Risiko bei Neugeborenen und Säuglingen für Kreislaufdepression

Wichtige Voraussetzungen bei der Narkoseeinleitung mit Inhalationsanästhetika

- Es ist ein in der Kinderanästhesie erfahrenes Team (ärztlich und pflegerisch) nötig.
- Falls kein i. v.-Zugang vor der Einleitung vorhanden bzw. nicht mehr zuverlässig ist:
  - Dritte erfahrene Person
  - Alternative Möglichkeiten zum i. v.-Zugang (z. B. EZ-IO®) einsatzbereit in der Nähe
- Dicht sitzende Maske (reduziert die Arbeitsplatzbelastung im OP)
- Ein gut prämediziertes Kind (akzeptiert die Maske)

Risiken einer inhalativen Einleitung sind:

- Laryngo-/Bronchospasmus: bei Sevofluran® am geringsten
- Aspiration (bei flacher Narkose)
- Kreislaufdepression

MERKE

Die MAC (minimale alveoläre Konzentration) ist stark altersabhängig.

Pflegerische Besonderheiten in der Kinderanästhesie

- Während des gesamten Aufenthalts im OP-Bereich ist eine Auskühlung in jedem Fall zu vermeiden. Daher gilt: Wärmelampe, Wärmematte, angewärmte Infusionslösungen einsetzen, Raumtemperatur erhöhen, Kleidung so lange wie möglich anlassen. Insbesondere der Kopf sollte vor Wärmeverlusten geschützt werden.
- Für Säuglinge und Kleinkinder dienen spezielle Lagerungshilfsmittel (z. B. kleine Gelringe) oder kleine Tücher, selbst gebaute Gaze-Ringe oder kleine Polster oder Halbrollen als Lagerungshilfen.
- Zur Fixierung der Lage können Anstelle von Gurten evtl. (hautfreundliche) Pflasterstreifen verwendet werden. Die Arme von Säuglingen und Kleinkindern (bis 2. Lebensjahr) sollten zum Kopf hin positioniert werden.
- Bei Kindern, die leichter als 25 kg sind, sollten Kinderbeatmungssysteme und kleine HME-Filter eingesetzt werden (Verringerung des Totraums).
- Medikamente sollten verdünnt und/oder in 1-ml-Spritzen aufgezogen werden.
- Kinder sind in der Regel „Nasenatmer". Daher sollte auf eine ungehinderte Nasenatmung geachtet werden (ggf. Einsatz von Nasentropfen).
- Venöse Zugänge müssen sicher fixiert werden. Dazu eignet sich neben der klassischen Fixierung der zusätzliche Einsatz von Schienen.
- Der Herzfrequenz-Ton sollte am Monitoring über die Herzfrequenz der Pulsoxymetrie abgeleitet werden, um frühzeitig SpO_2-Abfälle erkennen zu können.
- Kinder unter keinen Umständen anlügen (z. B. „Der Stich der Kanüle tut nicht weh."). Dies führt zu unnötigem Vertrauensverlust.
- Während der Narkoseein- und ausleitung regelmäßige Pupillenkontrolle durchführen, um das Exzitationsstadium zu erkennen (weite Pupillen, abnorme Bulbistellung). In dieser Phase keine Manipulationen vornehmen (Gefahr des Laryngospasmus).

Anhang

Glossar

Akutes Koronarsyndrom (acute coronary syndrome, ACS) In erster Linie eine Primärdiagnose (Arbeitsdiagnose, Anfangsverdacht) bei noch unklarer, akuter und länger als 20 Minuten andauernder Herz-Symptomatik (v. a. Thoraxschmerzen, Dyspnoe, Kreislaufschwäche bis hin zum Schock). Entsprechend wird der Begriff insbesondere in der Notfallmedizin benutzt. Das akute Koronarsyndrom umfasst die Krankheitsbilder instabile Angina pectoris, Nicht-ST-Hebungsinfarkt (non-ST-elevated myocardial infarction, kurz NSTEMI) sowie ST-Hebungsinfarkt (ST-elevated myocardial infarction, kurz STEMI). Hauptursache für ein ACS ist i. d. R. die Minderperfusion des Myokards, bedingt durch (Plaques-)Stenosen oder Thromben.

Akutes Nierenversagen (ANV) Ist eine in kurzer Zeit (innerhalb von Stunden bis Tagen) einsetzende, massive, prinzipiell reversible Verschlechterung der glomerulären Filtration. Es ist gekennzeichnet durch einen schnellen Anstieg der harnpflichtigen Substanzen im Blut (urämischer Stoffwechsel) mit rückläufiger Diurese und Zunahme der Elektrolytkonzentration im Serum.

Alkalose pH-Wert > 7,45

Ist unterteilt in metabolische und respiratorische Alkalose. Metabolische Störungen sind stoffwechselbedingt, respiratorische Störungen haben ihre Ursache in vermehrter oder verminderter CO_2-Abatmung.

Metabolische Alkalose:

- Additionsalkalose: Anstieg der Bikarbonatkonzentration, z. B. durch vermehrte Zufuhr oder bei Leberinsuffizienz
- Subtraktionsalkalose: vermehrter Säureverlust, z. B. bei massivem Erbrechen

Respiratorische Alkalose: gesteigerte Abgabe von CO_2 (Hypokapnie), z. B. bei Hyperventilation infolge von Fieber, Sepsis oder Anämie.

Allgemeinanästhesie (Narkose) Kontrolliert herbeigeführte, reversible Bewusstlosigkeit, in der therapeutische oder diagnostische Interventionen ohne Schmerzempfindung oder Abwehrreaktion durchgeführt werden können. Dieser Zustand geht mit der Dämpfung von vegetativen Reflexen einher.

Alveolärer Gasaustausch Findet an der alveolokapillären Membran statt. Die alveokapilläre Membran ist die Grenzfläche zwischen den Lungenbläschen (Alveolen) und den Lungenkapillaren. Sie ist aufgebaut aus Alveolarendothel, Basalmembran und Kapillarendothel. Beim Lungengesunden ist sie mit ca. 1 µm sehr dünn. Sauerstoff diffundiert aus den Lungenbläschen ins Blut, Kohlendioxid umgekehrt aus dem Blut in die Lungenbläschen.

Anaphylaktischer Schock Ursache ist eine Überempfindlichkeitsreaktion mit starker Histaminfreisetzung. Auslösenden Allergene sind meist Arzneimittel (v. a. Antibiotika), Transfusionen und Insektengifte.

Antiarrhythmika Sind Arzneistoffe zur Behandlung von Herzrhythmusstörungen. Sie werden generell nach ihrer elektrophysiologischen Wirkung in die Klassen I–IV eingeteilt. Allerdings besitzen einige Antiarrhythmika mehrere elektrophysiologische Wirkungen, sodass die Zuordnung in Klassen oft schwierig ist. Grundsätzlich können Antiarrhythmika an Rezeptoren oder auf den Elektrolythaushalt der Herzmuskelzellen wirken.

Antidote (Gegengifte, Antitoxine) Sind Substanzen, die Gifte, Toxine oder Medikamente inaktivieren oder deren Wirkung minimieren können. Sie wirken entweder direkt an den entsprechenden Rezeptoren (Verdrängung) oder durch physikalische Effekte (Umwandlung/Bindung).

ARDS (acute/adult respiratory distress syndrome, akutes Lungenversagen, Schocklunge, Atemnotsyndrom des Erwachsenen) Ist eine entzündliche Reaktion des Lungengewebes auf pulmonale oder extrapulmonale Reize (Erkrankungen oder Verletzungen) mit schwerem progressivem Verlauf. Da ein akutes Lungenversagen immer die Komplikation prädisponierender Erkrankungen darstellt, ist es kein primär eigenständiges Krankheitsbild.

ASA-Klassifikation (American Society of Anesthesiologists) Teilt die Patienten präoperativ anhand ihres körperlichen Allgemeinzustands bzw. systemischer Erkrankungen in fünf Gruppen ein:

- ASA 1: normaler, gesunder Patient
- ASA 2: Patient mit leichter Allgemeinerkrankung, keine Leistungseinschränkung
- ASA 3: Patient mit schwerer Allgemeinerkrankung, Leistungseinschränkung
- ASA 4: Patient mit schwerer Allgemeinerkrankung, die mit oder ohne Operation das Leben des Patienten gefährdet
- ASA 5: moribunder Patient, Tod innerhalb 24 Stunden mit oder ohne Operation zu erwarten.

Atemhubvolumen (Atemzugvolumen, AZV; Tidalvolumen, TV) Luftmenge, die pro Atemhub appliziert oder Volumen, das bei normaler Atmung eingeatmet wird.

Atemminutenvolumen Luftmenge, die pro Minute verabreicht wird. Errechnet sich aus der Atemfrequenz multipliziert mit dem Atemzugvolumen.

Aufwachraum (AWR) Der Anästhesieabteilung zugehöriger Bereich, in dem Patienten unmittelbar postoperativ so lange behandelt werden, bis ihre Vitalfunktionen stabil sind. Schwerpunkte sind die kontinuierliche Patientenüberwachung und die postoperative Schmerztherapie.

Der Patient wird erst dann aus dem Aufwachraum auf die Allgemeinstation verlegt, wenn seine Vitalparameter stabil sind und er adäquate Reaktionen zeigt.

Azidose pH-Wert < 7,35
Unterteilt in metabolische und respiratorische Azidose

Metabolische Azidose ist unterteilt in
- Retentionsazidose: verminderte renale Säurenausscheidung bei akuter oder chronischer Niereninsuffizienz
- Subtraktionsazidose: enteraler Verlust von Bikarbonat, z. B. durch massive Diarrhoe, oder renaler Bikarbonatverlust
- Additionsazidose: vermehrte endogene Säurebildung, z. B. infolge vermehrter Fettverbrennung bei Insulinmangel (diabetische Ketoazidose) oder Laktatanstieg durch Gewebshypoxie (Laktatazidose), oder exogene Säurezufuhr (z. B. durch Methylalkohol)
- Verteilungsazidose: Verdünnung (Dilution) der Bikarbonatkonzentration (z. B. durch zu hohe Zufuhr neutraler Lösungen) oder Hyperkaliämie (dadurch Verdrängung der H^+-Ionen aus den Zellen).

Respiratorische Azidose: Anhäufung von CO_2 (Hyperkapnie) aufgrund unzureichender alveolärer Ventilation z. B. durch Pneumonie oder ARDS.

Beatmungsfrequenz Anzahl der maschinellen Atemzüge pro Minute.

BIPAP (biphasic positive airway pressure) Beatmung mit zeitgesteuertem Wechsel zwischen zwei Druckniveaus. Höhe und Dauer der Druckniveaus sind einstellbar. Auf beiden Druckniveaus ist Spontanatmung möglich.

Bispektraler Index (BIS) Dient zur Ermittlung der Sedierungs- bzw. Narkosetiefe. Dabei wird ein kontinuierliches EEG abgeleitet, analysiert und als Zahlenwert auf einer Skala von 0–100 dargestellt:
- 100–85: Patient ist wach, Erinnerung vorhanden
- 85–65: Sedierung
- 60–40: mäßig bis tiefe Hypnose (empfohlene Sedierungstiefe für die Allgemeinanästhesie)
- < 30: Koma
- 0: keinerlei Signale, EEG-Nulllinie

CMV (continuous mandatory ventilation) Kontinuierliche, vollständig maschinelle Ventilation. Die In- und Exspiration sind maschinell ausgelöst, gesteuert und begrenzt. Die Verabreichung des Atemhubvolumens kann volumen- oder druckkontrolliert erfolgen.

Compliance Volumenzuwachs der Lunge pro Einheit des Druckanstiegs in den Alveolen. Die Normalwerte der Compliance beim Erwachsenen betragen: 70–100 ml/mbar. Sie ist abhängig von der Dehnbarkeit der Lunge, von dem intrapulmonalen Flüssigkeitsstatus und der Surfactantaktivität. Eine Verminderung der Compliance wird als Restriktion bezeichnet, z. B. Lungenfibrose.
Formel: C = Volumen/Druck = Liter/mbar.

CPAP (continuous positive airway pressure) Ist eine Form der Spontanatmung, bei der der Atemwegsdruck kontinuierlich (während des gesamten Atemzyklus) im positiven Bereich liegt. Voraussetzung für den Einsatz von CPAP ist die erhaltene Spontanatmung und eine ausreichende Atemmechanik.

CVVH (kontinuierliche veno-venöse Hämofiltration) Konvektions- und Ultrafiltrationsprinzip mit Druckgradient zwischen Blut und Filtratseite.

Das Funktionsprinzip der kontinuierlichen veno-venösen Hämofiltration (CVVH) ist die Konvektion und Ultrafiltration. Das Blut wird durch einen großporigen, hochpermeablen Filter (Dialysator) gepumpt, Plasmawasser wird mit seinen gelösten Bestandteilen als Ultrafiltrat abgepresst und später verworfen. Im Rahmen des Flüssigkeitsentzugs muss ein Substituat zugeführt werden, welches in der Regel kaliumarm bzw. kaliumfrei ist, allerdings der physiologischen Zusammensetzung des Plasmawassers ähnelt. Den Substituatlösungen sind entweder direkt wirkende (Bikarbonat) oder indirekt wirkende (Laktat) Pufferlösungen beigefügt.

CVVHD (kontinuierliche venovenöse Hämodialyse) Konzentrationsgradient zwischen den Flüssigkeiten, Diffusion über semipermeable Dialysatormembranen.

CVVHDF (kontinuierliche veno-venöse Hämodiafiltration) Kombination von kontinuierlicher venovenöser Hämodialyse und Hämofiltration.

Dynamische Lungenvolumina Dazu gehören das Atemminutenvolumen (AMV = AZV × Atemfrequenz), der Atemgrenzwert (Luftmenge, die bei maximaler Ein-und Ausatmung mit größtmöglichen Frequenz pro Minute ventiliert werden kann) und die Einsekundenkapazität (forciertes exspiratorisches Volumen, kurz FEV1), d. h. die Luftmenge, die bei forcierter Ausatmung in der ersten Sekunde ausgeatmet wird.

ECMO (extracorporeal membrane oxygenation) Das Blut des Patienten wird durch die extrakorporal gelegene Membranlunge gepumpt. Dort erfolgt die Oxygenierung des Blutes sowie ggf. die Elimination des Kohlendioxids. Die Zugangswege können entweder veno-venös oder veno-arteriell angelegt werden. Ein veno-arterieller Zugang ist nur bei Patienten mit kardiogenem Schock oder ausgeprägter Herzinsuffizienz indiziert. Häufig werden Femoral- und Jugulargefäße punktiert. Bei der ECMO kann der Gasaustausch vollständig extrakorporal erfolgen.

Einthoven-Ableitung Die bipolare (gemessen wird zwischen zwei Polen) Extremitätenableitung nach Einthoven misst die Frontalebene des Herzens aus drei Blickwinkeln (Ableitung I–III). Dabei werden die Elektroden nach dem Ampelsystem (rot, gelb, grün), beginnend mit rot (re. Brust 3–4. ICR) über gelb (li. Brust 3–4. ICR) bis grün (5. ICR; vordere mittlere Axillarlinie li.) angelegt. Ableitung I misst die Strecke zwischen rot und gelb, Ableitung II zwischen rot und grün und Ableitung III zwischen gelb und grün.

Im Allgemeinen wird die Ableitung II (zwischen rot und grün) bevorzugt, da sie die querverlaufende, frontale Strecke des Herzens misst.

Endotracheale Intubation Ein Tubus wird durch den Mund (orotracheal) oder durch die Nase (nasotracheal) durch die Stimmritze des Kehlkopfs in die Trachea vorgeschoben.

Der Endotrachealtubus hält die Atemwege offen und ermöglicht dadurch die (maschinelle) Beatmung. Gleichzeitig dient er (bei geblocktem Cuff) als Aspirationsschutz.

Euler-Liljestrand-Mechanismus (hypoxische pulmonale Vasokonstriktion), kurz HPV Minderventilierte Lungenareale werden vom Körper reflektorisch aufgrund einer pulmonalen Vasokonstriktion minderperfundiert. Dadurch wird das Blut in besser belüftete Lungenabschnitte umgeleitet.

Exspiratorisches Reservevolumen (ERV) Volumen, das nach normaler Ausatmung zusätzlich ausgeatmet werden kann.

Fiberoptische (bronchoskopische) Intubation Möglichkeit zur Sicherung der Atemwege, die insbesondere bei erwartet oder unerwartet schwieriger Intubation bzw. schwieriger Maskenbeatmung zum Einsatz kommt. Dabei wird der Endotrachealtubus auf das Intubations-Bronchoskop aufgefädelt. Dann wird das Intubations-Bronchoskop am wachen Patienten (leicht sediert, Spontanatmung bleibt erhalten) meist nasal, selten oral eingeführt und unter Sicht durch die Stimmritze in die Trachea vorgeschoben. Über das Intubations-Bronchoskop kann dann der Tubus platziert werden.

Frank-Starling-Mechanismus Autonomer Regelkreislauf. Er beschreibt den Zusammenhang zwischen Füllung (Preload) und Auswurfleistung (Schlagvolumen) des Herzens, d. h. die intrakardiale Anpassungsfähigkeit des Herzens an die verschiedenen Druck- und Volumenbelastungen. Auf eine erhöhte Vordehnung (= erhöhtes intraventrikuläres Volumen = erhöhte Vorlast) reagiert das Herz mit einer erhöhten Druckentwicklung (größeres Schlagvolumen bei gleich bleibender ventrikulärer Nachlast). Dieser Mechanismus dient vor allem der exakten Abstimmung der Herzzeitvolumina der beiden Herzkammern. Er funktioniert jedoch nur innerhalb gewisser Grenzen: Sind die Herzmuskelfasern überdehnt, etwa bei chronischer Druck- oder Volumenüberlastung, wirkt er nicht mehr. Der Frank-Starling-Mechanismus ermöglicht eine Steigerung des Schlagvolumens bis etwa auf das Doppelte.

Funktionelle Residualkapazität (FRC) Volumen, das nach normaler Ausatmung in der Lunge verbleibt (RV + ERV).

HD (Hämodialyse) Gegenstromprinzip mit Konzentrationsgradient zwischen den Flüssigkeiten (Diffusion).

Heparininduzierte Thrombozytopenie (HIT) Der HIT Typ I zeigt sich innerhalb der ersten Behandlungstage als ein mäßiger Abfall der Thrombozytenkonzentration mit einem milden klinischen Bild, welches außer einer engmaschigen Überwachung keiner besonderen Therapie bedarf.

Der aufgrund einer Antikörperbildung und immunologisch bedingte HIT Typ-II zeigt sich mit einem ausgeprägten Thrombozytenabfall innerhalb 5–10 Tage nach Behandlungsbeginn.

Dieser kann zu schweren thromboembolischen Komplikationen führen, welche letal verlaufen können. Äußert sich der klinische Verdacht, ist das Heparin sofort abzusetzen. Alternativ können bzw. müssen andere Antikoagulanzien verabreicht werden. Allerdings sollte auf andere Heparine oder Heparinoide wegen einer möglichen Kreuzreaktion verzichtet werden.

Herzfrequenz (HF) Anzahl der Herzschläge pro Minute (Normwerte 60–90 Schläge/Min). Entspricht i. d. R., aber nicht immer der Pulsfrequenz (insbesondere bei ventrikulären Extrasystolen entsteht zwar eine Kammerkontraktion, diese ist aber i. d. R. so ineffektiv, dass sie keine spürbare Pulswelle erzeugt).

Herzminutenvolumen (HMV) Ist das Blutvolumen, das vom Herz pro Minute in den Körperkreislauf gepumpt wird. Es errechnet sich aus dem Schlagvolumen (ca. 70 ml Auswurf) multipliziert mit der Herzfrequenz (Normwert 60–90 Schläge/Min).

Herzzeitvolumen (HZV) Entspricht prinzipiell dem HMV, jedoch ist die Zeiteinheit nicht festgelegt. Im Englischen wie auch im Deutschen wird der Synonymbegriff Cardiac Output (CO) verwendet. Im klinischen Sprachgebrauch werden die Begriffe HMV und HZV meist synonym gebraucht.

Hirntod Ist definiert als endgültiger (irreversibler) Ausfall aller Gehirnfunktionen eines Menschen, dessen Herz-Kreislauf- und Lungenfunktion durch intensivmedizinische Maßnahmen noch aufrechterhalten werden. Der Hirntod muss durch eine Reihe festgelegter Untersuchungen diagnostiziert werden (Hirntoddiagnostik).

Bevor die Hirntoddiagnostik eingeleitet wird, muss sichergestellt sein, dass

- das Gehirn akut primär oder sekundär geschädigt ist.
- andere (Mit)Ursachen für den (evtl. vorübergehenden) Ausfall der Hirnfunktionen ausgeschlossen sind.

Hüfnersche Zahl Maximales Sauerstoffvolumen, welches an 1 g Hämoglobin gebunden werden kann. Beträgt in vivo (im lebenden Organismus) 1,34 ml, in vitro (im Reagenzglas) 1,39 ml.

Hyperkapnie Erhöhung des Kohlendioxidpartialdrucks im arteriellen Blut ($paCO_2 > 45$ mmHg).

Hypertone Dehydratation Erhöhung der Plasmaosmolarität bei Wassermangel im Intra- und Extrazellulärraum.

Hypertone Hyperhydratation Erhöhte Plasmaosmolarität bei intrazellulärem Wasserentzug durch Wasserüberschuss.

Hypokapnie Erniedrigung des Kohlendioxidpartialdrucks im arteriellen Blut ($paCO_2 < 35$ mmHg).

Hypotone Dehydratation Verringerte Plasmaosmolarität, Verkleinerung des extrazellulären Raums durch Wasserverluste mit intrazellulärer Überwässerung.

Hypotone Hyperhydratation „Wasserintoxikation", Abfall der Osmolarität bei (massivem) Wasserüberschuss.

Hypovolämischer Schock (hämorrhagischer Schock, Volumenmangelschock) Durch Verminderung des intravasalen Volumens, z. B. durch äußere und innere Blutungen, Erbrechen, Diarrhö, Dehydration sowie Flüssigkeits- und Plasmaverluste bei Verbrennungen, Ileus oder Pankreatitis.

Hypoxämie Erniedrigung des Sauerstoffpartialdrucks im arteriellen Blut ($paO_2 < 70$ mmHg).

Inhalationsanästhetika Sind Narkotika, die über die Atmung (per Inhalation) aufgenommen werden und die der Einleitung und/oder Aufrechterhaltung einer Narkose dienen. Sie liegen entweder gasförmig (Lachgas) oder in flüssiger Form vor. Die flüssigen Inhalationsanästhetika (volatile Anästhetika) werden im Narkosemittelverdampfer in den gasförmigen Zustand überführt und dann der Einatemluft beigefügt. Zu den gebräuchlichen volatilen Anästhetika gehören Isofluran, Desfluran und Sevofluran.

Inspirations-Exspirationsverhältnis (I : E-Verhältnis, Atemzeitverhältnis) Verhältnis von Inspirationszeit zu Exspirationszeit. Physiologisch ist das I : E-Verhältnis 1 : 1,5–1 : 2.

Inspiratorische Sauerstoffkonzentration (FiO_2) Höhe des inspiratorischen Sauerstoffanteils.

Inspiratorisches Reservevolumen (IRV) Volumen, das nach normaler Einatmung zusätzlich eingeatmet werden kann.

Intraaortale Ballonpumpe (IABP) An einem Katheter befestigter zylinderförmiger Ballon. Der Katheter wird in Seldingertechnik über die A. femoralis in die Aorta descendens eingeführt und dort zwischen der linken A. subclavia und den Nierenarterien platziert.

Jeweils während der Diastole wird der Ballon aufgepumpt (intraaortale Ballongegenpulsation), dadurch kann das Blut nicht in die darunterliegenden Körperregionen abfließen. Dies soll den linken Ventrikel entlasten und unterstützen und damit eine insuffiziente Herztätigkeit ausgleichen.

Inversed-ratio-Ventilation (IRV) Beschreibt eine Umkehr des I : E, d. h. die Inspirationszeit ist genauso lang oder länger als die Exspirationszeit. Dementsprechend spricht man schon bei einem I : E von 1:1 von einem inversen Atemzeitverhältnis.

Isotone Dehydratation Plasmaosmolarität normal (270–290 mosmol/l), im Extrazellulärraum Defizit an Wasser und Elektrolyten.

Isotone Hyperhydratation Plasmaosmolarität normal (270–290 mosmol/l), (massive) Volumenzunahme des Extrazellulärraums durch isotone Flüssigkeiten.

Kardiogener Schock (myokardiales Pumpversagen) Infolge massiver Reduktion des HZV. Mögliche Ursachen sind Herzinfarkt, Herzrhythmusstörungen, Herzfehler, Myokarditis, Kardiomyopathie oder Erkrankungen, die mit einer Beeinträchtigung der diastolischen Füllung einhergehen (z. B. Herzbeuteltamponade, Lungenembolie, Pneumo- oder Hämatothorax).

Katecholamine Körpereigene oder synthetisch hergestellte Substanzen, die an den α-Rezeptoren, β-Rezeptoren und Dopaminrezeptoren (DA 1 und DA 2) wirken. Körpereigene Katecholamine werden im Nebennierenmark gebildet und mittels Exozytose ausgeschüttet (Adrenalin zu 95 % und Noradrenalin zu 5 %).

Alle Katecholamine haben eine positiv inotrope und/oder vasokonstriktive Wirkung.

Katecholamine sollten grundsätzlich über einen ZVK verabreicht werden (kontinuierliche Zufuhr ist hier sicherer gewährleistet als bei peripherer Verweilkanüle, zudem Schonung peripherer Venen) und mittels kontinuierlicher arterieller Blutdruckmessung überwacht werden. Der Wechsel der Infusionsspritzen sollte überlappend erfolgen, d. h., es sollte keine Pause in der kontinuierlichen Verabreichung entstehen. Dies ist umso wichtiger, je höher die Katecholamine dosiert sind.

Larynxmaske (Kehlkopfmaske) Hilfsmittel zur Atemwegssicherung. Sie wird meist im Rahmen kürzerer operativer Eingriffe genutzt und ist mittlerweile in den Algorithmus der schwierigen Intubation integriert (neben Larynx- oder Combitubus), wenn die Maskenbeatmung oder endotracheale Intubation nicht möglich ist.

Lazarus-Zeichen Durch Enthemmung spinaler Reflexe kann es zu spontanen Bewegungen des hirntoten Patienten kommen, z. B. Hochheben der Arme. Dieses Phänomen spricht nicht gegen den Hirntod, da die Bewegungen spinalen Ursprungs sind. Um Angehörige nicht zu verunsichern ist evtl. die Gabe eines Muskelrelaxans indiziert.

Lokalanästhetika (LA) Sind Substanzen, die eine reversible Blockade der Erregungsleitung in Nervenenden, peripheren Nerven oder Spinalnerven bewirken. Ihre Wirkung ist i. d. R. lokal begrenzt, da sie nur lokal appliziert werden.

Lokalanästhetika wirken an der Zellmembran, wo sie die Natriumkanäle blockieren. Dadurch verhindern sie die Bildung eines Aktionspotenzials.

Je nach Konzentration können Sensorik und Mobilität des Injektionsgebietes deaktiviert werden. Das Bewusstsein bleibt jedoch erhalten.

MAC (minimal alveolar concentration)-Wert Maß für die Wirksamkeit der Inhalationsanästhetika. Der gebräuchliche MAC-Wert ist die minimale Konzentration des Inhalationsanästhetikums, bei der 50 % aller Patienten auf einen Hautschnitt nicht mehr reagieren (MAC50). Dieser Wert wird als 1 MAC des Inhalationsanästhetikums bezeichnet und in Volumen Prozent (Vol.-%) angegeben. Beispiel: 1 MAC Sevofluran = 1,2 Vol.-% bei 100 % O_2.

Maligne Hyperthermie (MH) Seltene, lebensbedrohliche Komplikation einer Allgemeinanästhesie.

Sie entsteht, wenn Patienten mit entsprechender Prädisposition (genetische Veranlagung) Triggersubstanzen zugeführt bekommen. Triggersubstanzen sind volatile Anästhetika (außer Lachgas) und depolarisierende Muskelrelaxanzien (Succinylcholin). Diese lösen eine massive myoplasmatische Kalziumfreisetzung aus, dadurch werden die Muskelfasern aktiviert. So kommt es zu einer insgesamt enorm gesteigerten Stoffwechsellage mit massivem Sauerstoffverbrauch und hoher Kohlendioxidproduktion.

Die maligne Hyperthermie kann in einer abortiven (leichten) oder einer fulminanten (schwer verlaufenden) Form auftreten. Antidot: Dantrolen®.

Monitoring (monere = mahnen, ermahnen) Darunter versteht man im medizinischen Sinn die kontinuierliche Erfassung von Vitalparametern. Darüber hinaus dient es der Aufzeichnung, Verarbeitung und Speicherung der erhobenen Werte. Dabei ist zu bedenken, dass die apparativ erfassten Daten alleine nicht aussagekräftig genug sind, um die Gesamtsituation beurteilen zu können, sondern im Zusammenhang mit der klinischen Beobachtung (Krankenbeobachtung) zu sehen sind.

Das Standard-Monitoring besteht i. d. R. aus der Pulsoxymetrie, der nichtinvasiven Blutdruckmessung (NIBP), der EKG-Überwachung mit Herzfrequenz und der Messung der Atemfrequenz.

Monro-Kellie-Doktrin Beschreibt den Zusammenhang zwischen den in der Schädelhöhle enthaltenen Komponenten und dem Hirndruck.

Muskelrelaxanzien Bewirken eine reversible (vorrübergehende) Erschlaffung der Skelettmuskulatur, indem sie die Impulsweiterleitung an der motorischen Endplatte der Muskeln hemmen. Sie erleichtern die endotracheale Intubation und reduzieren den Muskeltonus bei chirurgischen Eingriffen. Deshalb kommen sie vor allem in der Anästhesie zum Einsatz. Differenziert werden depolarisierende und nicht-depolarisierende Muskelrelaxanzien.

Nachlast (Afterload) Beschreibt den Widerstand, den die Herzmuskulatur bei der Ventrikelentleerung (während der Systole) überwinden muss.

Narkosestadien 1937 wurden vom amerikanischen Anästhesisten A. E. Guedel vier Narkosestadien einer Äthernarkose anhand von Reflexen, Bewegungen, Pupillenveränderungen, Atmung, Pulsstärke und Bewusstseinslage des Patienten definiert. Bei den heutigen gebräuchlichen Kombinationsanästhesien sind die einzelnen klassischen Narkosestadien nicht mehr eindeutig erkennbar. Lediglich das Stadium der Exzitation ist bei Narkoseein- sowie Narkoseausleitung (v. a. bei Kindernarkosen) gelegentlich zu beobachten.

Neurogener Schock (spinaler Schock) Durch Schädigung am ZNS ist die Innervation der glatten Muskulatur der Blutgefäße unterbrochen. Diese werden dadurch in der betroffenen Körperregion (meist untere Extremitäten) maximal weit, das Blutvolumen „versackt" → relativer Volumenmangel. Häufigste Ursache sind Rückenmarksläsionen, selten hohe Spinalanästhesie oder SHT.

Nierenersatzverfahren Alle Therapiemaßnahmen, die die Funktion der Nieren ganz oder teilweise, vorübergehend oder dauerhaft ersetzen, um Anurie, schwere Elektrolytstörungen, metabolische Azidose und diuretikaresistente Flüssigkeitsüberladungen zu behandeln.

NIV (noninvasive ventilation, nichtinvasive Beatmung) Beatmung ohne Endotrachealtubus oder Trachealkanüle. Das Atemgas wird dem Patienten bei NIV i. d. R. über eine dicht sitzende Maske (Nasen-, Mund- oder Gesichtsmaske) verabreicht. Prinzipiell kann jeder Beatmungsmodus, der über einen Tubus oder eine Trachealkanüle appliziert werden kann, auch in nichtinvasiver Form angewendet werden.

PD (Peritonealdialyse) Unterschiedliche Verfahren nutzen das Bauchfell als Dialysemembran. Konzentrationsgradient zwischen den Flüssigkeiten (Diffusion).

PECLA (pumpless extracorporeal lung assist) Verfahren zur Unterstützung der unzureichenden Lungenfunktion. Der Gasaustausch findet teilweise in einer extrakorporalen Membranlunge statt, die zwischen einem arteriellen und einem venösen Zugang platziert ist. Das Druckgefälle zwischen Arterie und Vene ermöglicht ein pumpenloses Verfahren. Der Blutfluss durch die Membran ist abhängig von der Höhe des arteriellen Blutdrucks.

PEEP (positive endexspiratory pressure) Beschreibt den positiven Druck am Ende der Ausatmung.

Periduralanästhesie (PDA, Epiduralanästhesie) Gehört wie auch die Spinalanästhesie zu den rückenmarknahen Regionalanästhesieverfahren.

Dabei wird über eine Kanüle (Singleshot) oder über einen zuvor in den Periduralraum eingeführten Katheter ein Lokalanästhetikum appliziert, das eine reversible Unterbrechung der neuralen Erregungsleitung bewirkt. Die Punktionshöhe richtet sich nach der Art der chirurgischen Intervention bzw. der gewünschten Anästhesieausbreitung und kann praktisch in jedem Abschnitt der Wirbelsäule durchgeführt werden. Die Kombination aus Spinal- und Periduralanästhesie wird als CSE (combined spinal and epidural anesthesia) bezeichnet.

PiCCO-Katheter (Pulse Contour Cardiac Output) Bedient sich der Methoden der Thermodilution und der Pulskontouranalyse. Dabei wird über einen herznahen Katheter (ZVK) ein definiertes gekühltes Volumen appliziert, welches den Körperkreislauf durchläuft. An dem arteriell platzierten PiCCO-Katheter wird die Temperatur des vorbeiströmenden (gekühlten) Blutes gemessen und somit die Thermodilutionskurve erstellt. Mittels der Pulskontouranalyse kann das HZV errechnet werden. Der PiCCO-Katheter kann auch zur arteriellen Blutdruckmessung genutzt werden.

Plateauphase (insp. No-Flow-Phase, inspiratorische Pause) Teil der Inspirationszeit, in der kein Gasfluss stattfindet. Wird in der Regel als inspiratorische N-Flow-Phase beschrieben, allerdings nicht bei Beatmungsformen mit dezelerierendem Flowprofil (z. B. druckkontrollierten Beatmungsmodi).

Präoxygenierung Prophylaktische Verabreichung von Sauerstoff vor einer provozierten Apnoe, meist im Rahmen einer Narkose. Durch die Zuführung von reinem Sauerstoff über eine dicht angelegte Gesichtsmaske wird der Sauerstoffspeicher in der Lunge (entspricht der FRC) gefüllt, wobei der Stickstoff ausgewaschen wird (Denitrogenisierung). Dadurch wird die Dauer der Apnoezeit, in der die Atemwegssicherung ohne Gefahr einer Hypoxie durchgeführt werden kann, verlängert.

PRVC (pressure regulated volume controlled, Synonyme: Autoflow®, IPPV-Autoflow®, adaptiv pressure ventilation [APV]) Druckregulierte volumenkontrollierte Beatmung. Ein vorgegebenes Tidalvolumen wird mit geringstmöglichem Druckniveau verabreicht. Das Druckniveau wird nicht fix eingestellt, sondern aus den vorangegangenen Atemhüben berechnet. Es wird lediglich eine Drucklimitierung eingestellt.

PSV (pressure support ventilation, Synonyme ASB [assisted spontaneous breathing], Druckunterstützung [DU], inspiratorischer Hilfsdruck) Spontanatmungsform unter Voraussetzung eines weitgehend intakten Atemantriebes des Patienten. Zur Erleichterung der Atemarbeit des Patienten wird eine fixe inspiratorische Druckunterstützung eingestellt. Wird in der Praxis häufig mit CPAP-Modus kombiniert.

Pulmonalarterieller Katheter (PAK, Swan-Ganz-Katheter) Mit einem PAK kann der im rechten Herzen (rechter Vorhof und rechte Kammer) sowie in der Pulmonalarterie herrschende Druck gemessen und Rückschlüsse auf die linksventrikuläre Leistung und den Wasserhaushalt des Körpers gezogen werden.

Der Pulmonalarterien-Katheter wird über eine zentrale Vene (z. B. V. jugularis interna) durch den rechten Vorhof (Atrium) und die rechte Herzkammer (Ventrikel) in die A. pulmonalis vorgeschoben. Zur Ermittlung des Wedge-Drucks (Lungenkapillarenverschlussdruck, pulmonal capillary wedge pressure, PCWP) muss der Ballon des PAK in der Pulmonalarterie geblockt werden („to wedge" engl. einkeilen, festkeilen). Der Pulmonalarterienkatheter bietet außerdem die Möglichkeit, Blut für eine gemischtvenöse Blutgasanalyse zu entnehmen.

Pulsoxymetrie Ist ein nichtinvasives Verfahren zur indirekten Bestimmung der Sauerstoffsättigung des arterialisierten Blutes (SpO_2, pulsoxymetrische/partielle Sauerstoffsättigung). Gemessen wird mit einem Sensor (Clip oder Klebesensor), der vorzugsweise an den Fingern, Zehen oder Ohrläppchen befestigt wird. Der Sensor hat zwei Seiten (Lichtquelle und gegenüberliegender Fotosensor). Gemessen wird, wie viel Licht durch das Oxyhämoglobin und Desoxyhämoglobin absorbiert wurde. Daraus wird der Anteil des gesättigten Hämoglobins errechnet und in Prozent angezeigt.

Pupillenkontrolle Ermöglicht, neben der allgemeinen Krankenbeobachtung, Rückschlüsse auf das intrazerebrale Geschehen (z. B. erhöhter Hirndruck oder Hirnnervenschädigung), insbesondere im zeitlichen Verlauf und in Kombination mit anderen neurologischen Kontrollen bzw. Veränderungen (z. B. zunehmende Bewusstseinseintrübung).

Die Untersuchung beinhaltet die Beurteilung von Größe, Bewegung und Lichtreaktion der Pupillen.

Normalerweise sind beide Pupillen gleich groß (isocor). Wird eine Pupille belichtet, verengen sich beide Pupillen prompt auf die gleiche Endgröße (konsensuelle Reaktion).
Im Rahmen der Pupillenkontrolle erfolgt auch eine Beurteilung der Skleren, um z. B. eine Gelbfärbung (Ikterus) zu erkennen. Ergänzend kann der Kornealreflex getestet werden.

Rapid Sequence Induction (RSI, auch Blitzintubation, Crush-Intubation, Ileus-Einleitung, Nicht-Nüchtern-Einleitung, Schnelleinleitung oder Notfalleinleitung) Sonderform der Narkoseeinleitung bzw. der Intubation. Dabei werden nach der Präoxygenierung die Einleitungsmedikamente rasch nacheinander verabreicht, zwischen den einzelnen Medikamentengaben erfolgt keine Beatmung über die Maske, und die Intubation erfolgt mit einem Tubus, der mit einem Führungsstab versehen ist.

Rebound-Effekt Hat ein Antidot eine geringere Wirkdauer als das Medikament, dessen Wirkung aufgehoben werden soll, kann es zum Rebound-Effekt kommen, d. h. die Medikamentenwirkungen, die bereits beseitigt waren, treten erneut auf.

Renin-Angiotensin-Aldosteron-System Die biologisch wirksamen Substanzen sind Angiotensin II und das direkt in der Nebennierenrinde freigesetzte Aldosteron. Angiotensin II ist die am stärksten vasokonstriktorisch wirkende (physiologische) Substanz (Vasokonstriktor) und führt somit unmittelbar zum Blutdruckanstieg. Aldosteron (Mineralokortikoid) verstärkt diesen Effekt zusätzlich durch die Rückresorption von Natrium, dem aus osmotischen Gründen Wasser folgt, woraus ein Anstieg des extrazellulären Volumens resultiert.
Durch Minderperfusion bzw. Abnahme des zirkulierenden Plasmavolumens (Blutdruckabfall, Salzentzug sowie bei bestimmten Formen der Hypertonie) wird das Renin-Angiotensin-Aldosteron-System aktiviert.

Residualvolumen (RV) Luftmenge, die nach maximaler Ausatmung in der Lunge verbleibt.

Resistance Ist das Maß der Atemwegswiderstände, die während der In- und Exspiration überwunden werden müssen. Die Normalwerte der Resistance beim Erwachsenen betragen: 2–4 mbar/Liter/sec. Sie ist abhängig von der Weite des Bronchialsystems. Je enger das Bronchialsystem, umso höher ist die Resistance. Eine Erhöhung spricht für eine Obstruktion. Formel: R = Druckzunahme/Volumenzunahme pro Zeit = mbar/l/Sek.

Respiratorische Globalinsuffizienz Hypoxämie (paO_2 < 70 mmHg) bei gleichzeitiger Hyperkapnie ($paCO_2$ > 45 mmHg).

Respiratorische Partialinsuffizienz Hypoxämie (paO_2 < 70 mmHg) bei normalem oder (kompensatorisch) erniedrigtem $paCO_2$.

Sauerstoffsättigung (O_2-Sättigung, SaO_2) Gibt an, wie viel Prozent des Gesamthämoglobins oxygeniert (mit Sauerstoff beladen) sind. Sie ist abhängig vom Sauerstoffpartialdruck (paO_2, Normwert: 95–98 % bei Raumluftatmung). Bei einem paO_2 von 150 mmHg ist der Maximalwert der Sauerstoffsättigung erreicht (97–99 %). Eine Sauerstoffsättigung von 100 % ist aufgrund des physiologischen Rechts-Links-Shunts nicht möglich (eine geringe Blutmenge fließt an den Alveolen vorbei, ohne am pulmonalen Gasaustausch teilzunehmen; sie wird dem arteriellen Kreislauf als sogenanntes Shuntblut zugeführt).

Sauerstofftransportkapazität Beschreibt die Sauerstoffmenge, die pro Zeiteinheit transportiert wird. Sie errechnet sich aus dem Gesamtsauerstoffgehalt des arteriellen Blutes (an Hämoglobin gebundener plus physikalisch gelöster Sauerstoff) und dem HZV. Daher gilt: Das Sauerstoffangebot wird im Wesentlichen von den drei Faktoren HZV, arterielle Sauerstoffsättigung und Hb-Konzentration bestimmt.

Schwierige Intubation Der Begriff wird im klinischen Sprachgebrauch nicht nur für Schwierigkeiten beim eigentlichen Intubationsvorgang benutzt, sondern auch für Schwierigkeiten im gesamten Ablauf, also beispielsweise auch bei der Maskenbeatmung oder der Einstellung der Glottis mit dem Laryngoskop. Als Überbegriff hat sich inzwischen der Begriff schwieriger Atemweg etabliert, bei dem es nach der Definition der ASA einem ausgebildeten Anästhesisten schwierig oder unmöglich ist, eine Maskenbeatmung durchzuführen oder den Patienten endotracheal zu intubieren bzw. eine Kombination der genannten Schwierigkeiten vorliegt.

Quelle: American Society of Anaesthesiologists (ASA): Practice guidelines for management of the difficult airway. Anaesthesiology 2003; 98:1.269–77.

Sepsis Ist eine komplexe systemische Entzündungsreaktion des Organismus auf pathogene Keime bzw. deren Toxine, die aus einem Infektionsherd

in die Blutbahn gelangen. In der Folge kommt es zu lebensbedrohlichen Störungen der Vitalfunktionen bis hin zum Organversagen. Die Sepsis zählt zu den häufigsten Todesursachen in Deutschland.
Auf Basis der SIRS werden die Schweregrade Sepsis, schwere Sepsis und septischer Schock unterschieden.

Septischer Schock Schwerste Form einer Sepsis. Schwere Sepsis und Hypotonie für mindestens eine Stunde (syst. art. Blutdruck ≤ 90 mmHg bzw. mittlerer art. Blutdruck ≤ 65 mmHg oder Vasopressoreinsatz, um systolischen bzw. mittleren art. Blutdruck über den angegebenen Werten zu halten). Die Hypotonie besteht trotz angemessener Volumengabe und ist nur durch die Sepsis erklärbar.

Shaldon-Katheter Wird ähnlich wie der ZVK in der Regel über die rechte V. jugularis interna oder V. subclavia in die V. cava superior eingeführt (ggf. Platzierung in der Femoralvene möglich). Wegen seiner deutlich geringeren Länge gelangt er nicht bis vor den rechten Vorhof. Daher ist eine ZVD-Messung nicht möglich. Er besitzt einen roten (arteriellen) und einen blauen (venösen) Schenkel und wird häufig für die Akutdialyse oder zur schnellen Volumenzufuhr (z. B. bei Massentransfusion) verwendet.

SIMV (synchronized intermittend mandatory ventilation) Ermöglicht Spontanatmung zwischen den maschinellen Atemhüben, die volumen- oder druckkontrolliert verabreicht werden können. Innerhalb eines fixen Erwartungszeitfensters kann der Patient den maschinellen Atemhub triggern (durch Einatembemühungen auslösen) und damit seinem eigenen Atemrhythmus anpassen (synchronisieren). Außerhalb des Erwartungszeitfensters kann der Patient spontan (in der Regel ohne Respiratorunterstützung) atmen.

SIRS (systemic inflammatory response syndrome) Systemische Entzündungsreaktion des Körpers ohne Nachweis einer Infektion mit mindestens zwei der folgenden SIRS-Kriterien:

- Hyperthermie ≥ 38,0 °C oder Hypothermie ≤ 36,0 °C
- Tachykardie ≥ 90/Min.
- Tachypnoe (AF ≥ 20/Min.) oder Hyperventilation $paCO_2 \leq 33$ mmHg
- Leukozytose ≥ 12.000/µl oder Leukopenie ≤ 4.000/µl oder ≥ 10 % unreife neutrophile Leukozyten.

SLEDD (slow extended daily dialysis) Sonderform der intermittierenden Hämodialyse mit langen Dialyselaufzeiten (8–14 Stunden) bei niedrigerem Blut- und Dialysatfluss.

Spinalanästhesie (SPA, Lumbalanästhesie) Ist eine rückenmarknahe Regionalanästhesie, bei der durch Injektion von Lokalanästhetika in den Subarachnoidalraum die Erregungsleitung an den Spinalnervenwurzeln reversibel gehemmt wird. Vor Applikation des Lokalanästhetikums prüft der Anästhesist, ob Liquor über die Punktionsnadel aspiriert werden kann. Das Vermischen von Liquor und Lokalanästhetikum in der Injektionsspritze bezeichnet man als Barbotage. Die Anlage einer Spinalanästhesie erfolgt immer unter streng sterilen Kautelen.

Spitzendruck (Peak) Maximaler Inspirationsdruck, steht in Abhängigkeit zum gewünschten Atemhubvolumen.

Status epilepticus Ist definiert als

- > 5 Minuten andauernder Grand-mal-Anfall oder
- > 20 Minuten andauernde Absenzen oder fokaler Anfall oder
- > 20 Minuten andauernde Serie von Anfällen ohne zwischenzeitliche vollständige Erholung.

Der Patient erlangt während des einzelnen verlängerten Anfalls bzw. zwischen den einzelnen Anfällen nicht wieder das Bewusstsein. Im EEG kann kein vollständiges Versiegen der Krampfaktivitäten beobachtet werden.

Subarachnoidalblutung (SAB) Ist eine arterielle Blutung in den Subarachnoidalraum, meist bedingt durch die Zerreißung (Ruptur) eines Hirnarterienaneurysmas, seltener durch ein Trauma. Die Ruptur kann spontan (ohne äußere Gewalteinwirkung), lediglich aufgrund starker körperlicher Belastung mit damit verbundenem Blutdruckanstieg, oder im Rahmen eines Traumas erfolgen. Das Risiko der Ruptur nimmt mit dem Durchmesser des Aneurysmas zu. Die Schweregradeinteilung erfolgt anhand der Einteilung nach Hunt und Hess in fünf Stadien:

- Grad 1: asymptomatisch oder leichter Kopfschmerz
- Grad 2: mäßige bis schwere Kopfschmerzen, Meningismus
- Grad 3: starke Kopfschmerzen, Somnolenz, leichte neurologische Ausfälle
- Grad 4: Sopor, schwere neurologische Ausfälle, vegetative Störungen
- Grad 5: Koma, Strecksynergismen

Surfactant (oberflächenaktive Substanz) In speziellen Lungenzellen gebildete Substanz aus Lipiden und Proteinen, welche die Alveolaroberfläche mit einem dünnen Film überzieht. Bewirkt eine Erhöhung der Compliance und verhindert den Kollaps der Alveolen am Ende der Exspiration.

TIVA (totale intravenöse Anästhesie) Narkosen, bei denen auf Inhalationsanästhetika verzichtet werden. Inhalationsanästhesie sowie TIVA werden in der Regel mit Opiaten und anderen gebräuchlichen Adjuvanzien kombiniert (balancierte Anästhesie).

Totalkapazität (TC) Volumen, das sich bei maximaler Einatmung in der Lunge befindet (VC + RV).

Totraum Anteil der eingeatmeten Luftmenge, die nicht am Gasaustausch teilnimmt. Besteht aus: anatomischem Totraum (Luftmenge, die in den Gastransportwegen bleibt, ca. 120–200 ml) und alveolärem Totraum (Luftmenge in Alveolen, die nicht durchblutet sind, z. B. bei Lungenembolie). Anatomischer und alveolärer Totraum bilden zusammen den funktionellen Totraum.

Vitalkapazität (VC) Volumendifferenz zwischen maximaler Ein-und Ausatmung (AZV + IRV + ERV).

Vorlast (Preload) Bezeichnet die Wandspannung am Ende der Kammerdiastole (wenn die Kammer maximal mit Blut gefüllt ist). Sie ist somit ein Maß für den Füllungszustand des Ventrikels.

Literatur

LITERATUR ZU KAPITEL 1.1

Deutsche Interdisziplinäre Vereinigung für Intensiv- und Notfallmedizin (Divi). Empfehlungen zum Interdisziplinären Transport. www.divi.de/empfehlungen/intensivtransport.html (Zugriff 1.1.2018).

Kany A., Brock A. Lernkarten Intensivpflege. München: Elsevier/Urban & Fischer, 2012.

Knipfer E., Kochs E. Klinikleitfaden-Intensivpflege. München: Elsevier/Urban & Fischer, 5. Aufl. 2012.

Ullrich L., Stolecki D., Grünewald M. (Hrsg.). Intensivpflege und Anästhesie. Stuttgart: Thieme, 2. Aufl. 2010.

LITERATUR ZU KAPITEL 1.2

1 Behrens C. Kommunikation. In: Becker-Ebel, J. (Hrsg.). Palliative Care in Pflegeheimen. Hannover: Schlütersche Verlagsgesellschaft 2011: S. 95–97.

2 Bless A. Angehörigenbetreuung auf der Intensivstation – Entwicklung, Implementierung und Evaluation eines Betreuungskonzepts für Angehörige von Intensivpatienten der Erwachsenenintensivpflege. In: Reuschenbach B., Mahler C., Müller E., Berendonk C., Hoben M. Brücken bauen. Stuttgart: Deutscher Berufsverband für Pflegeberufe DBfK Südwest e. V., 2009: 163–179.

3 Blüml D. Kommunikation mit wachen, beatmeten Patienten auf der Intensivstation. Pflegewissenschaft, 2012; 14 (10): 526–530.

4 Graf J., Rath T., Roeb E. Kommunikation – ein Missverständnis?! Intensivmedizin und Notfallmedizin, Springer 2009; 46 (5): 313–317.

5 Friesacher H. Pflegende und Ärzte auf der Intensivstation – eine schwierige und belastende Beziehung. Intensiv Fachzeitschrift für Intensivpflege und Anästhesie, Thieme 2011; 19 (3): 126–129.

6 Kapfhammer H.-P. Depressive, angst- und posttraumatische Belastungsstörungen als Konsequenzen intensivmedizinischer Behandlung. Der Nervenarzt, Springer 2016; 87 (3): 253–263.

7 Nagl-Cupal M. Bedürfnisse und Bedürfniserfüllung von Angehörigen auf der Intensivstation, Eine Wiener Pilotstudie an mehreren Krankenhäusern. Pflegewissenschaft, 2012; 14 (4): 313–317.

8 Nydahl P., Hermes C., Kaltwasser A., Müller S., Rothaug O., Dubb R. Kommunikation mit leicht sedierten, beatmeten Patienten. Intensiv Fachzeitschrift für Intensivpflege und Anästhesie, Thieme 2012; 20 (1): 12–18.

9 Nydahl P., Papengut F. Denke ans Delir! Intensiv Fachzeitschrift für Intensivpflege und Anästhesie, Thieme 2011; 19 (5): 237–245.

10 Rosendahl J., Meyer C. (2016): Posttraumatische Belastungsstörungen bei Patienten und Angehörigen. In: Werdan, K. et al. Sepsis und MODS. Berlin, Heidelberg: Springer 2016: S. 269–276.

11 Sachweh S. Nutella oder Schokolade? Zur Kommunikation zwischen Pflegenden und Menschen mit Demenz. In: Abt-Zegelin A, Schnell M (Hrsg.). Sprache und Pflege. Bern: Huber, 2005: 69–73.

12 St. Pierre M., Hofinger G., Buerschaper C. Notfallmanagement. Berlin, Heidelberg: Springer 2011: 188–208.

13 Stiftung Pflege. Angehörige jederzeit willkommen – Erster Schritt zur angehörigenfreundlichen Intensivstation. www.stiftung-pflege.info/stiftung/?page_id=1484 (Zugriff 1.1.2018).

14 Van Rompaey B., Elseviers M., Van Drom W. et al.: The effect of earplugs during the night on the onset of delirium and sleep perception: a randomized controlled trial in intensive care patients. Critical Care 2012; 4/2012 16 (3).

LITERATUR ZU KAPITEL 1.3

1 IASP Task Force on Taxonomy. Merskey H., Bogdug N. (Hrsg.). Classification of Chronic Pain. Seattle: IASP Press, 2. Aufl 1994.

2 McCaffery M., Beebe A., Latham J. Schmerz. Ein Handbuch für die Pflegepraxis. Wiesbaden: Ullstein Mosby 1997.

3 Deutsches Netzwerk für Qualitätsentwicklung in der Pflege (DNQP). Expertenstandard Schmerzmanagement in der Pflege. Osnabrück: DNQP 2020.

4 Nicholas MK. et al. Reducing the use of opioids by patients with chronic pain: an effectiveness study with long-term follow-up. Pain 2020; 161(3): 509–519.

5 Deutsche Interdisziplinäre Vereinigung für Schmerztherapie (DIVS). S3-Leitlinie „Behandlung akuter perioperativer und posttraumatischer Schmerzen" (AWMF-Register Nr. 041/001), 2007. www.awmf.org/uploads/tx_szleitlinien/001-025l_S3_Behandlung_akuter_perioperativer_und_posttraumatischer_Schmerzen_abgelaufen.pdf (Zugriff 5.4.2021).

6 Deutsche Gesellschaft für Anästhesiologie und Intensivmedizin (DGAI), Deutsche Interdisziplinäre Vereinigung für Intensiv- und Notfallmedizin (DIVI). S3-Leitlinie „Analgesie, Sedierung und Delirmanagement in der Intensivmedizin" (AWMF-Register Nr. 001/012), 2015. www.awmf.org/uploads/tx_szleitlinien/001-012l_S3_Analgesie_Sedierung_Delirmanagement_Intensivmedizin_2015-08_01.pdf (Zugriff 5.4.2021).

7 Wiederhold D. Postoperative Schmerztherapie. In: Bolanz H., Oßwald P., Ritsert H. (Hrsg.). Pflege in der Kardiologie/Kardiochirurgie. München: Elsevier 2008: 86–90.

8 Fresenius M., Heck M., Busch C. Akute perioperative Schmerztherapie. In: Heck M., Fresenius M., Busch C. (Hrsg.). Repetitorium Anästhesiologie. Heidelberg: Springer 2017: S. 613–640.

9 Schnabel A., Brack A., Rittner H. Update Medikamente in der Schmerztherapie. In: Deutsche Akademie für Anästhesiologische Fortbildung DAAF (Hrsg). Refresher Course Aktuelles Wissen für Anästhesisten. Nürnberg: Aktiv, 2017: 229–240.
10 Pogatzki-Zahn E. Update Postoperative Schmerztherapie. In: Deutsche Akademie für Anästhesiologische Fortbildung DAAF (Hrsg). Refresher Course Aktuelles Wissen für Anästhesisten. Nürnberg: Aktiv, 2013: 121–153.
11 Starner U., Meißner W. Schmerzmessung und Schmerzdokumentation. In: Pogatzki-Zahn E. M., van Aken H. K., Zahn P. K. (Hrsg.). Postoperative Schmerztherapie. Stuttgart: Thieme 2008: S. 26–41.
12 Zahn, P K. Schmerztherapie auf der Intensivstation. In: Pogatzki-Zahn E. M., van Aken H. K., Zahn P. K. (Hrsg.). Postoperative Schmerztherapie. Stuttgart: Thieme 2008: 207–218.
13 Deutsches Netzwerk für Qualitätsentwicklung in der Pflege (DNQP). Expertenstandard Schmerzmanagement in der Pflege bei akuten Schmerzen. Osnabrück: DNQP, 2011.

LITERATUR ZU KAPITEL 1.4

1 Herdman H., Kamitsuru S. (Hrsg.) NANDA International, Inc. Pflegediagnosen: Definitionen und Klassifikationen 2015–2017. Kassel: Recom.
2 Protz K. Kolumne aus der Wundversorgung. Dekubitus oder Feuchtigkeitsläsion. 2016. www.molnlycke.de/wissensdatenbank/dekubitus-vorbeugen/dekubitus-oder-feuchtigkeitslasion/ (Zugriff 1.1.2018).
3 Deutsches Netzwerk für Qualitätsentwicklung in der Pflege (DNQP). Expertenstandard Dekubitusprophylaxe in der Pflege. 2. Aktualisierung. Osnabrück: DNQP, 2017. Deutsches Netzwerk für Qualitätsentwicklung in der Pflege (DNQP), unter www.dnqp.de (Zugriff 1.1.2018).
4 National Pressure Ulcer Advisory Panel, European Pressure Ulcer Advisory Panel and Pan Pacific Pressure Injury Alliance. Prevention and Treatment of Pressure Ulcers: Quick Reference Guide. Emily Haesler (Ed.). Osborne Park, Australia: Cambridge Media, 2014. Online im Internet: www.epuap.org/wp-content/uploads/2016/10/german_quick-reference-guide.pdf (Zugriff 1.1.2018).
5 AWMF Leitlinien 003/001. S3-Leitlinien Prophylaxe der venösen Thromboembolie (VTE) (10/2015). www.awmf.org/uploads/tx_szleitlinien/003-001l_S3_VTE-Prophylaxe_2015-12.pdf (Zugriff 1.1.2018).
6 Ewers A. Thromboseprophylaxe. Risiko Thromboembolie. In: Pflege Intensiv, 2005; 01: 14–16.
7 van Hülst S., Alban S., von Spiegel T., Schröder S. Thromboseprophylaxe auf der chirurgischen Intensivstation. DIVI, Deutscher Ärzte-Verlag, 2011; 2 (1).
8 Bartoszek G., Nadolny S. Thromboembolie: So können Sie vorbeugen! In: Die Schwester Der Pfleger, 2013; 4: 324–331.
9 Balz B., Spiegler N. Die Atemskala nach Bienstein. Ein geeignetes Instrument zur pflegerischen Einschätzung des Risikos für eine nosokomiale Pneumonie? (o. J.) unter: www.gesundheit.uni-hamburg.de/upload/Atemskala.pdf (Zugriff 1.1.2018).
10 Bienstein-Atemskala unter: www.pflegesoft.de/forum/index.php?topic=748.0 (Zugriff 1.1.2018).
11 Deja M., Trefzner T., Geffers C. Prävention der ventilatorassoziierten Pneumonie. Was ist evidenzbasiert. In: Anästhesiologie, Intensivmedizin, Notfallmedizin, Schmerztherapie, 2011; 46: 560–567.
12 Berning A. Prophylaxen in der Pflegepraxis. München: Elsevier/Urban & Fischer, 2006.
13 CoughAssist E 70. Benutzerhandbuch. Philips Respironics. https://hul.de/wp-content/uploads/2014/10/CoughAssist-E70-Manual-German.pdf (Zugriff 1.1.2018).
14 Kommission für Krankenhaushygiene und Infektionsprävention (2015): Prävention und Kontrolle Katheter-assoziierter Harnwegsinfektion.
15 Sitzmann F. Hygiene in der Intensivpflege. Sinnvolle und nicht sinnvolle Präventionsmaßnahmen katheterassoziierter Harnwegsinfektionen. www.klinik-hygiene.de (Zugriff 1.1.2018).

LITERATUR ZU KAPITEL 1.5.6 (TEIL VON PETER NYDAHL)

1 Needham D. M., Davidson J., Cohen H. et al. Improving long-term outcomes after discharge from intensive care unit: report from a stakeholders' conference. Crit Care Med, 2012; 40(2): 502–509.
2 Deutsche Gesellschaft für Anästhesiologie und Intensivmedizin. S3-Leitlinie Analgesie, Sedierung und Delirmanagement in der Intensivmedizin (DAS-Leitlinie 2015).
3 Deutsche Gesellschaft für Anästhesiologie und Intensivmedizin. Lagerungstherapie und Frühmobilisation zur Prophylaxe oder Therapie von pulmonalen Funktionsstörungen. 2015.
4 Nydahl P., Dubb R., Filipovic S. et al. Algorithms for early mobilization in intensive care units. Med Klin Intensivmed Notfmed, 2016; 116(2)s: 156–162.
5 Dubb R., Nydahl P., Hermes C. et al. Barriers and Strategies for Early Mobilization of Patients in Intensive Care Units. Ann Am Thorac Soc, 2016; 13(5): 724–730.
6 Nydahl P., Sricharoenchai T., Chandra S. et al. Safety of Patient Mobilization and Rehabilitation in the ICU: Systematic Review with Meta-Analysis. Ann Am Thorac Soc, 2017; 14(5): 766–777.
7 Hodgson C. L., Stiller K., Needham D. M. et al. Expert consensus and recommendations on safety criteria for active mobilization of mechanically ventilated critically ill adults. Crit Care, 2014; 18(6):6 58.
8 Morris P. E., Goad A., Thompson C. et al. Early intensive care unit mobility therapy in the treatment of acute respiratory failure. Crit Care Med, 2008; 36(8): 2238–2243.
9 Schaller S. J., Anstey M., Blobner M. et al. Early, goal-directed mobilisation in the surgical intensive care unit: a randomised controlled trial. Lancet 2016; 388(10052): 1377–1388.
10 Nessizius S., Rottensteiner H., Nydahl P. Frührehabilitation in der Intensivmedizin. München: Elsevier, 2017.

11 Hodgson C., Needham D., Haines K. et al. Feasibility and inter-rater reliability of the ICU Mobility Scale. Heart Lung, 2014; 43(1): 19–24.
www.fruehmobilisierung.de (Zugriff 1.4.2022).
www.iculiberation.org (Zugriff 1.4.2022).
https://icurehabnetwork.org/ (Zugriff 1.4.2022).

LITERATUR ZU KAPITEL 1.6

Abidia R. F. Oral care in the intensive care unit: a review. Journal Contemporary Dental Practice, 2007; 8 (1): 76–82.
Alkaissi A., Fashafsheh I. Impact of A designed Eye Care Protocol on Nurses Knowledge, Impact of A designed Eye Care Protocol on Nurses Knowledge, Practices and on Eye Health Status of Unconscious Mechanically Ventilated Patients at North Palestine Hospitals. Journal of Education and Practice, 2013; 4 (28): 107–121.
Arbeits-Gruppe Pflege-Qualität (AGPQ) im DBfK Nordost e.V., Claus Bölicke, Ute Ernst, Iris Gnielinski, Ceylan Gülten, Birgit-Katharina Lechner, Jessica Magri, Christiane Panka, Nicolai Rosenbusch, Kathrin Schlegel, Bettina Schoeley, Ute Stempniewicz, Gabriele Warschau, Birgit Wlosinski und Ute Zentgraff. (Mitarbeiter) (DBFK Deutscher Berufsverband für Pflegeberufe, Hrsg.). (2015). Handlungsempfehlungen zur Pneumonieprophylaxe. (Version 1.0 | Stand 09/2015). Verfügbar unter www.dbfk.de/media/docs/regionalverbaende/rvno/AGPQ/2015_09_24-Handlungsempfehlungen-Pneumonieprophylaxe-1.0_AGPQ.pdf (Zugriff 1.1.2018).
Atay S., Karabacak K. Oral care in patients on mechanical-ventilation in intensive care unit. Literature review. International Journal of Research in Medical Sciences, 2014; 2 (3): 822.
Babamohamadi H., Nobahar M., Razi J., Ghorbani R. Comparing Vitamin A and Moist Chamber in PreventingOcular Surface Disorders. Clinical nursing research, 2017; 4, 105477381769561. 8
Bartholomeyczik S. Standardisierte Assessmentinstrumente: Verwendungsmöglichkeiten und Grenzen. In: Bartholomeyczik H. M. S. (Hrsg.) Assessmentinstrumente in der Pflege. Hannover: Schlütersche, 2. Aufl. 2009.
Brianne Neelis (University of Michigan, Hrsg.). (2010). Capstone Project Proposal. How to Care for the Oral Health of Intensive Care Unit Patients: A Presentation to the Nursing Staff at Allegiance Health Hospital, University of Michigan. Verfügbar unter www.ctools.umich.edu/access/content/user/bneelis/Public%20Portfolio%20Files/Capstone%20Project%20Proposal.pdf (Zugriff 1.1.2018)
Büscher A. Expertenstandard Dekubitusprophylaxe in der Pflege. [einschließlich Kommentierung und Literaturstudie] (Schriftenreihe des Deutschen Netzwerks für Qualitätsentwicklung in der Pflege, 2. Aktualisierung 2017). Osnabrück: Hochschule Osnabrück 2017.
Chen C.-H., Tu C.-C., Kuo H.-Y. et al. Dynamic change of surface microbiota with different environmental cleaning methods between towards in a hospital. Applied microbiology and biotechnology, 2017; 101 (2): 771–781.
Cho O.-H., Yoo Y.-S., Yun S.-H., Hwang K.-H. Development and validation of an eye care educational programme for intensive care unit nurses. Journal of clinical nursing, 2017; 26 (13–14): 2073–2082.
Coyer F., Gardner A., Doubrovsky A. et al. Reducing pressure injuries in critically ill patients by using a patient skin integrity care bundle (InSPiRE). American journal of critical care: an official publication, American Association of Critical-Care Nurses, 2015; 24 (3): 199–209.
Cutler L. R., Sluman P. Reducing ventilator associated pneumonia in adult patients through high standards of oral care: a historical control study. Intensive & critical care nursing, 2014; 30 (2): 61–68.
Dale C. M., Angus J. E., Sinuff T., Rose L. Ethnographic Investigation of Oral Care in the Intensive Care Unit. American journal of critical care: an official publication, American Association of Critical-Care Nurses, 2016; 25 (3): 249–256.
Dawson D. Development of a new eye care guideline for critically ill patients. Intensive & critical care nursing, 2005; 21 (2): 119–122.
Durai S. Skin Care Of Critically Ill Patients. What Is The Level Of Evidence Available? IOSR Journal of Nursing and Health Science, 2017; 06 (03): 24–27.
El-Rabbany M., Zaghlol N., Bhandari M., Azarpazhooh A. Prophylactic oral health procedures to prevent hospital-acquired and ventilator-associated pneumonia: a systematic review. International journal of nursing studies, 2015; 52 (1): 452–464.
Ganz F. D., Ofra R., Khalaila R. et al. Translation of oral care practice guidelines into clinical practice by intensive care unit nurses. Journal of nursing scholarship: an official publication of Sigma Theta Tau International Honor Society of Nursing, 2013; 45 (4): 355–362.
Güler E. K., Eşer İ., Fashafsheh I. H. D. Intensive Care Nurses' Views and Practices for Eye Care: An International Comparison. Clinical nursing research, 2016.
Hajibagheri A., Azizi Fini I. Mouth Care in Patients Receiving Mechanical Ventilation. A Systematic Review. Nursing and Midwifery Studies, 2012; 1 (2): 51–61.
Hua F., Xie H., Worthington H. V., Furness S., Zhang Q., Li C. Oral hygiene care for critically ill patients to prevent ventilator-associated pneumonia. The Cochrane database of systematic reviews, 2016; 10.
Johnson K., Rolls K. Eye Care for Critically Ill Adults SHPN (ACI) 140005 (NSW Agency for Clinical Innovation [Hrsg.]. Clinical Innovation NSW Government Version 2 Chatswood, NSW, Australia. NSW Agency for Clinical Innovation, 2014. Verfügbar unter www.aci.health.nsw.gov.au/__data/assets/pdf_file/0007/239731/ACI14_Man_EYE_care_2-3.pdf (Zugriff 1.1.2018).
Kalhori R. P., Ehsani S., Daneshgar F. et al. Different Nursing Care Methods for Prevention of Keratopathy Among Intensive Care Unit Patients. Global journal of health science, 2015; 8 (7): 212–217.
Kommission für Krankenhaushygiene und Infektionsprävention (KRINKO) beim Robert Koch-Institut. Prävention der nosokomialen beatmungsassoziierten Pneumonie. Emp-

fehlung der Kommission für Krankenhaushygiene und Infektionsprävention (KRINKO) beim Robert Koch-Institut. Bundesgesundheitsblatt – Gesundheitsforschung – Gesundheitsschutz, 2013; 56 (11): 1578–1590.

Kottner J., Surber C. Skin care in nursing: A critical discussion of nursing practice and research. International journal of nursing studies, 2016; 61: 20–28.

La Sala R., Galfrè E., Bertani L. et al. The quality of nursing in intensive care: a development of a rating scale. Acta bio-medica :Atenei Parmensis, 2017; 88 (1-S): 61–68.

Larsen R. Anästhesie und Intensivmedizin für die Fachpflege. Berlin: Springer, 9. Aufl. 2016.

Lichterfeld A., Lahmann N., Blume-Peytavi U., Kottner J. Dry skin in nursing care receivers: A multi-centre cross-sectional prevalence study in hospitals and nursinghomes. International journal of nursing studies, 2016; 56: 37–44.

Miranda A. F., Paula R. M. de, Castro Piau C. G. B. de et al. Oral care practices for patients in Intensive Care Units: A pilot survey. Indian journal of critical care medicine: peer-reviewed, official publication of Indian Society of Critical Care Medicine, 2016; 20 (5): 267–273.

Okgün Alcan A., Demir Korkmaz F., Uyar M. Prevention of ventilator-associated pneumonia: Use of the care bundle approach. American journal of infection control, 2016; 44 (10): e173-e176.

Rothaug O., Dubb R., Kaltwasser A. et al. Fixierung des oralen Endotrachealtubus in der Intensivtherapie. intensiv, 2012; 20 (06): 296–302.

Saddki N., Mohamad Sani F. E., Tin-Oo, M. M. Oral care for intubated patients: a survey of intensive care unit nurses. Nursing in critical care, 2017; 22 (2): 89–98.

Schäfer S., Kirsch F., Scheuermann G., Wagner R. Fachpflege Beatmung. München: Urban & Fischer, 7. Aufl. 2015.

Schoonhoven L., van Gaal B. G. I., Teerenstra S. et al. Cost-consequence analysis of "washing without water" for nursing home residents: a cluster randomized trial. International journal of nursing studies, 2015; 52 (1): 112–120.

Schulz-Stübner S. (Hrsg.). Repetitorium Krankenhaushygiene, hygienebeauftragter Arzt und ABS-beauftragter Arzt. Berlin: Springer, 2. Aufl. 2017.

Schulz-Stübner S., Kniehl E., Sitzmann F. Die Rolle der Mundpflege bei der Prävention der beatmungsassoziierten Pneumonie. Krankenhaushygiene up2date, 2010; 5 (03): 177–192.

Singer M., Deutschman C. S., Seymour C. W. et al. The Third International Consensus Definitions for Sepsis and Septic Shock (Sepsis-3). JAMA, 2016; 315 (8): 801–810.

Trautmann M, Panknin H-T. Prävention der Beatmungspneumonie: Die Rolle der Mundpflege. Pabst Science Publishers, 2017. Verfügbar unter www.anaesthesie-intensivmedizin.com/610.html?&tx_ttnews[tt_news]=1775&tx_tt-news[backPid]=497&cHash=eb9cb27981 (Zugriff 1.1.2018).

Weidner E., Rohrer O., Jeitziner M. Waschen ohne Wasser: Grundpflege. Pflegen Intensiv, 2013; 10 (4): 24–26.

Wesch C., Barandun Schäfer U., Frei I. A, Massarotto P. Einbezug der Angehörigen in die Pflege bei Patient(inn)en mit Delir auf Intensivstationen. Pflege, 2013; 26 (2): 129–141.

Zhang Z., Hou Y., Zhang J. et al. Comparison of the effect of oral care with four different antiseptics to prevent ventilator-associated pneumonia in adults: protocol for a network meta-analysis. Systematic reviews, 2017; 6 (1): 103.

Zurmehly J. Oral care education in the prevention of ventilator-associated pneumonia: quality patient outcomes in the intensive care unit. Journal of continuing education in nursing, 2013; 44 (2): 67–75.

LITERATUR ZU KAPITEL 1.7

1 Müller M. K. M., Uedelhofen K., Wiedemann U. C. H. Mangelernährung in Deutschland. Berlin, München, Paris, New York: Cepton, 2007.

1a DGEM Leitlinie „Klinische Ernährung in der Intensivmedizin". Aktuelle Ernährungsmedizin 2018, Kapitel 4.

2 Deutsche Gesellschaft für Ernährungsmedizin DGEM. Terminologie in der klinischen Ernährung. Aktuelle Ernährungsmedizin, 2013; 38: 97–111.

3 Rosenbaum A., Piper S., Riemann J. E., Schilling D. Mangelernährung bei internistischen Patienten – eine Screeninguntersuchung von 1.308 Patienten mit Verlaufsbeobachtung. Aktuelle Ernährungsmedizin, 2007, 32: 181–184.

4 www.dgem.de/sites/default/files/PDFs/Veranstaltungen/Fortbildungen/2007/Irseer_Fortbildung_21/Hackl%20Irsee%2007.pdf (Zugriff 1.1.2018).

5 Weimann A., Schütz T., Fedders M., Grünewald G., Ohlrich S. Ernährungsmedizin, Ernährungsmanagement, Ernährungstherapie. Interdisziplinärer Praxisleitfaden für die klinische Ernährung. ecomed Medizin 2013.

6 Deutsche Gesellschaft für Ernährungsmedizin DGEM. DGEM-Leitlinie Enterale und parenterale Ernährung. Stuttgart: Thieme, 2008.

7 Kreymann G., Ebener C., Hartl W., von Heymann C., Spies C. DGEM-Leitlinie Enterale Ernährung: Intensivmedizin. Aktuelle Ernährungsmedizin. 2003; 28: 42–50.

7a DGEM Leitlinie „Klinische Ernährung in der Intensivmedizin". Aktuelle Ernährungsmedizin 2018, Kapitel 6.2.2, Empfehlung 9A/9B.

8 Aeberhardhttps://www.thieme-connect.com/products/ejournals/abstract/10.1055/s-0042–121786?lang=de - AF001–1 C., Mühlebach S. Parenterale Ernährung, Grundlagen und Durchführung. Aktuelle Ernährungsmedizin, 2017; 42: 53–76.

9 Schütz T., Valentin L, Herbst G., Lochs H. ESPEN-Leilinien Enterale Ernährung – Zusammenfassung. Aktuelle Ernährungsmedizin, 2006; 31: 196–197.

10 Medizinisch-pflegerische Fachkommission. Leitfaden Enterale Ernährung über Sonde bei Erwachsenen. Gesamtklinikum der Universität Freiburg, 2010; www.uniklinik-freiburg.de/fileadmin/mediapool/07_kliniken/med_innere1/bilder/Sektion_Diaetetik/PDF/Enterale-Ernaehrung-ueber-Sonde-bei-Erwachsenen_2016.pdf (Zugriff 1.1.2018).

11 Madl C. Gastraler Reflux bei Intensivpatienten: How much is too much? MEDiCOM 2/2010; www.medicom.

cc/medicom-de/inhalte/nutrition-news/entries/NuNe210.php (Zugriff 1.1.2018).
11a McClave SA., Taylor BE., Martindale RG. et al. Guidelines for the Provision and Assessment of Nutrition Support Therapy in the Adult Critically Ill Patient: Society of Critical Care Medicine (SCCM) and American Society for Parenteral and Enteral Nutrition (A.S.P.E.N.). JPEN J Parenter Enteral Nutr 2016; 40: 159–211, Empfehlung 5B.
12 Berger, Engelhardt, Mertelsmann: Das Rote Buch, Hämatologie und internistische Onkologie. ecomed Medizin, 5. Aufl. 2014: S. 401.
13 Fruhwald S. Gastrointestinale Motilitätsstörungen beim Intensivpatienten. Wiener Klinisches Magazin 1/2009; www.springermedizin.at/artikel/2394-gastrointestinale-motilitaetsstoerungen-beim-intensivpatienten (Zugriff 1.1.2018).

ALLGEMEINE LITERATUR ZU KAPITEL 1.7

Aeberhard C., Mühlebach S. Parenterale Ernährung – Grundlagen und Durchführung. Aktuelle Ernährungsmedizin, 2017; 42: 53–76.
AWMF online. Stand 12/17:
Leitlinie 073–018 Parenterale Ernährung der DGEM 05/07
Leitlinie 073–005 Klinische Ernährung in der Chirurgie der DGEM 12/13
Leitlinie 073–002 Klinische Ernährung in der Neurologie der DGEM 05/13
Leitlinie 073–022 Besonderheiten in der Überwachung bei künstlicher Ernährung 10/13
Biesalski H. K., Grimm P. Taschenatlas Ernährung. Stuttgart: Thieme, 5. Aufl. 2011.
Caspary F. W., Mössner J., Stein J. Therapie gastroenterologischer Krankheiten, Heidelberg: Springer, 2005.
Deutsche Gesellschaft für Ernährung (DGE), Österreichische Gesellschaft für Ernährung (ÖGE), Schweizerische Gesellschaft für Ernährung (SGE), Schweizerische Vereinigung für Ernährung (SVE): Referenzwerte für die Nährstoffzufuhr, Frankfurt: Umschau/Braus, 1. Aufl., 3. Nachdruck. 2008.
Deutsches Netzwerk für Qualität in der Pflege. DNQP. Expertenstandard „Ernährungsmanagement zur Sicherstellung und Förderung der oralen Ernährung in der Pflege" Osnabrück: DNQP, 1. Aktualisierung 2017.
Heuwinkel-Otter A., Nümann-Dulke A., Matscheko N. Menschen pflegen. Band 2, Heidelberg: Springer, 2006.
Larsen R. Anästhesie und Intensivmedizin für die Fachpflege, Berlin Heidelberg: Springer, 2012.
Pflegeleitfäden enterale Ernährung (2017) und parenterale Ernährung (2017) der Firma assist GmbH.
Rümelin A., Mayer K. Ernährung des Intensivpatienten. Berlin Heidelberg: Springer, 2013.
Scheck A. Ernährungslehre kompakt. Sulzbach im Taunus: Umschau Zeitschriftenverlag GmbH, 2011.
Tortora G. J., Derrickson B. H. Principles of Anatomy and Physiology. Weinheim: Wiley, 2006.

LITERATUR ZU KAPITEL 1.8

1 Oldhafer K., Jürs U., Kramer A. et al. Prävention postoperativer Infektionen im Wundgebiet. In: Robert Koch-Institut (Hrsg.) Richtlinie für Krankenhaushygiene und Infektionsprävention. Empfehlung der Kommission für Krankenhaushygiene und Infektionsprävention beim RKI. Lieferung 5. München: Elsevier Urban & Fischer, 2007: S. 1–34.
2 Vgl. z. B. Nutricia. Gebrauchsanweisung für PEG-Sonden www.nutricia.de/productdownload/AH_Flocare_PEG-Sonde.pdf (Zugriff 1.1.2018).
3 Initiative Chronische Wunde e. V. (2010): Konsensusempfehlung zur „Kompression", www.icwunden.de (Zugriff 1.1.2018).
4 www.icwunden.de/wundwissen/standardsdefinitionen.html (Zugriff 1.1.2018).
5 www.icwunden.de (Zugriff 1.1.2018).
6 www.kci-medical.de/DE-GER/vactherapy (Zugriff 1.1.2018).
7 www.hartmann.info/de-DE (Zugriff 1.1.2018).
8 www.wundzentrum-hamburg.de/ (Zugriff 1.1.2018).
9 Brock A., Kany E., Knipfer E. Handbuch Intensivpflege. München: Elsevier Urban & Fischer, 2014: S. 96–104.
Lang, F. Das Débridement bei chronischen Wunden. In: WundForum, PAUL HARTMANN AG, 2013; 2 (20), http://nl.hartmann.info/images/PHW213.pdf (Zugriff 1.1.2018).
Knipfer E., Kochs E. Klinikleitfaden Intensivpflege. München: Elsevier Urban & Fischer Verlag, 5. Aufl. 2012.
Nusser B., Reusche S. Chronische Wunden und phasengerechtes Wundmanagement. In: WundForum, PAUL HARTMANN AG, 2012; 1.
Vasel-Biergans A., Probst W. Wundauflagen für die Kitteltasche. Stuttgart: Wissenschaftliche Verlagsgesellschaft, 2. Aufl. 2006.

LITERATUR ZU KAPITEL 2

1 Robert Koch-Institut. Heft 8 Nosokomiale Infektionen. Gesundheitsberichterstattung des Bundes 2002.
2 Gastmeier P., Mielke M., Nassauer A. et al. Ist die Surveillance von Krankenhausinfektionen sinnvoll und kosteneffektiv? Das Krankenhaus, 4/2001: 317–321.
3 Nationales Referenzzentrum für Surveillance von nosokomialen Infektionen. www.nrz-hygiene.de (Zugriff 1.1.2018).
4 Nationales Referenzzentrum für die Surveillance von nosokomialen Infektionen. Prävalenzerhebung. Abschlussbericht. Deutsche nationale Punkt-Prävalenzerhebung zu nosokomialen Infektionen und Antibiotika-Anwendung 2016 Abschlussbericht. Zugriff am 20.07.2017. https://www.nrz-hygiene.de (Zugriff 1.10.2021).
5 Kommission für Krankenhaushygiene und Infektionsprävention (KRINKO). Die Kategorien in der Richtlinie für Krankenhaushygiene und Infektionsprävention-Aktualisierung der Definitionen. Bundesgesundheitsblatt, 2010; 53 (7): 754–756.
6 Empfehlung der Kommission für Krankenhaushygiene und Infektionsprävention (KRINKO) beim Robert Koch-Institut. Prävention und Kontrolle Katheter-assoziierter

Harnwegsinfektionen. Bundesgesundheitsbl-Bundesgesundheitsforsch-Gesundheitsschutz, Springer, 2015; 58 (6): 641–650.
7 Empfehlung der Kommission für Krankenhaushygiene und Infektionsprävention (KRINKO) beim Robert Koch-Institut. Prävention postoperativer Wundinfektionen. Bundesgesundheitsbl-Gesundheitsforsch-Gesundheitsschutz, Springer, 2018; 61: 448–473.
8 Mitteilung der KRINKO und des RKI. Kommentar zu den Empfehlungen zur Prävention und Kontrolle von MRSA-Stämmen in Krankenhäusern und anderen medizinischen Einrichtungen. Hinweise zu Risikopopulationen für die Kolonisation mit MRSA (August 2008). Epidemiologisches Bulletin Nr. 42.
9 Zinn G.-C., Tabori E., Weidenfeller P. Ambulantes Operieren-Praktische Hygiene. Kissing: Verlag für medizinische Praxis 2006.
10 Kappstein I. Nosokomiale Infektionen. Prävention-Labordiagnostik-Antimikrobielle Therapie. Stuttgart: Thieme, 4., vollständig neu bearbeitete Auflage 2009.
11 Empfehlungen der Kommission für Krankenhaushygiene und Infektionsprävention beim Robert Koch-Institut. Prävention der nosokomialen beatmungs-assoziierten Pneumonie. Bundesgesundheitsbl-Gesundheitsforsch-Gesundheitsschutz, Springer, 2013; 56 (11): 1578–1590.
12 Pronovost P, Needham D, Berenholtz S, Sinopoli D. An Intervention to Decrease Catheter-Related Bloodstream infections in the ICU. N ENGL J MED, 2006; 355 (26): 2725–2732.
13 Empfehlung der Kommission für Krankenhaushygiene und Infektionsprävention beim Robert Koch-Institut beim Robert Koch-Institut. Prävention von Infektionen, die von Gefäßkathetern ausgehen. Teil 1- Nicht getunnelte zentralvenöse Katheter. Bundesgesundheitsbl-Gesundheitsforsch-Gesundheitsschutz, Springer, 2017; 60 (2): 171–206.
14 Empfehlung der Kommission für Krankenhaushygiene und Infektionsprävention beim Robert Koch-Institut. Prävention von Infektionen, die von Gefäßkathetern ausgehen. Teil 2-Bundesgesundheitsbl-Gesundheitsforsch-Gesundheitsschutz, Springer, 2017; 60 (2): 207–215.
15 Empfehlung der Kommission für Krankenhaushygiene und Infektionsprävention beim Robert Koch-Institut. Anforderungen an die Hygiene bei Punktionen und Injektionen. Bundesgesundheitsbl-Gesundheitsforsch-Gesundheitsschutz, Springer, 2011; 54 (9/10): 1135–1144.
16 Aktion Saubere Hände. www.aktion-sauberehaende.de/indikationen/index.htm (Zugriff 1.1.2018).
17 Mitteilung der Kommission für Krankenhaushygiene und Infektionsprävention beim Robert Koch-Institut. Händehygiene in Einrichtungen des Gesundheitswesens. Bundesgesundheitsbl-Gesundheitsforsch-Gesundheitsschutz, Springer, 2016; 59 (9): 1189–1220.
18 Desinfektionsmittel-Liste des VAH. Liste chemischer Verfahren für die prophylaktische Desinfektion sowie für die hygienische Händewaschung, die von der Desinfektionsmittel-Kommission im Verbund für Angewandte Hygiene (VAH) e. V. in Zusammenarbeit mit DGHM, DGKH, GHUP und BVÖGD auf der Basis der Anforderungen und Methoden zur VAH-Zertifizierung geprüft und als wirksam befunden wurden. MHP, 2016.
19 Berufsgenossenschaft für Gesundheit und Wohlfahrtspflege: Hauptsache Hautschutz. (Stand: 03/2016) www.bgw-online.de (Zugriff 1.1.2018).
20 Technische Regel für Biologische Arbeitsstoffe 250. Biologische Arbeitsstoffe im Gesundheitswesen und in der Wohlfahrtpflege (TRBA250). Hamburg: BGW, 2014.
21 Empfehlung der Kommission für Krankenhaushygiene und Infektionsprävention beim Robert Koch-Institut (RKI). Anforderungen an die Hygiene bei der Reinigung und Desinfektion von Flächen. Bundesgesundheitsbl-Gesundheitsforsch-Gesundheitsschutz, Springer, 2004; 47 (1): 51–61.
22 Hartmann C. Wie erleben Patienten die Isolation im Krankenhaus aufgrund einer Infektion oder Kolonisation mit MRSA? HygMed, MHP, 2005; (7/8): 234–243.
23 Kramer A., Eggers M,. Hübner N-O., Walger P., Exner M. Deutsche Gesellschaft für Krankenhaushygiene e.V. Empfehlung der DGKH Dezember 2020. Viruzides Gurgeln und viruzider Nasenspray. https://www.krankenhaushygiene.de (Zugriff 1.10.2021). Robert Koch-Institut. Epidemiologischer Steckbrief zu SARS-CoV-2 und COVID-19. https://www.rki.de (Zugriff 1.10.2021).
24 Fock R., Koch M., Niedrig E-J. et al. Schutz vor lebensbedrohenden importierten Infektionskrankheiten. Strukturelle Erfordernisse bei der Behandlung von Patienten und antiepidemische Maßnahmen. Bundesgesundheitsbl-Gesundheitsforsch-Gesundheitsschutz, Springer, 2000; 43: 891–899.
25 Institut für medizinische Mikrobiologie, Immunologie und Hygiene. Probengewinnung und Transport. Übersicht zur Probenentnahme. www.mikrobio.med.tu-muenchen.de/diagnostik/informationen (Zugriff 1.1.2018).
26 Gesetz zur Verhütung und Bekämpfung von Infektionskrankheiten beim Menschen (Infektionsschutzgesetz-IfSG). www.juris.de (Zugriff 1.1.2018).
27 Empfehlung der Kommission für Krankenhaushygiene und Infektionsprävention. Personelle und organisatorische Voraussetzungen zur Prävention nosokomialer Infektionen. Bundesgesundheitsbl-Gesundheitsforsch-Gesundheitsschutz, Springer, 2009; 52 (9): 951–962.
28 Deutsche Interdisziplinäre Vereinigung für Intensiv- und Notfallmedizin. Empfehlungen zur Struktur und Ausstattung von Intensivstationen. Verabschiedet vom Beschluss des Präsidiums der Deutschen Interdisziplinären Vereinigung für Intensiv- und Notfallmedizin (DIVI) vom 30.11.2010. www.divi.de (Zugriff 1.1.2018).
29 Empfehlungen der Kommission für Krankenhaushygiene und Infektionsprävention beim Robert Koch-Institut. Empfehlungen zur Prävention und Kontrolle von Methicillin-resistenten Staphylococcus aureus-Stämmen (MRSA) in medizinischen und pflegerischen Einrichtun-

gen. Bundesgesundheitsbl-Gesundheitsforsch-Gesundheitsschutz, Springer, 2014; 57 (6): 696–732.
30 Empfehlungen der Kommission für Krankenhaushygiene und Infektionsprävention beim Robert Koch-Institut. Infektionsprävention im Rahmen der Pflege und Behandlung von Patienten mit übertragbaren Krankheiten. Bundesgesundheitsbl-Gesundheitsforsch-Gesundheitsschutz, Springer, 2015; 58 (10): 1151–1170.
31 Mitteilung der Desinfektionsmittel-Kommission im VAH. Neuer Wirksamkeitsbereich begrenzt viruzid PLUS-was ist das? HygMed, mhp, 2016; 41(12): 319–321.
32 Empfehlungen der Kommission für Krankenhaushygiene und Infektionsprävention beim Robert Koch-Institut. Hygienemaßnahmen bei Infektionen oder Besiedlung mit multiresistenten gramnegativen Stäbchen. Bundesgesundheitsbl-Gesundheitsforsch-Gesundheitsschutz, Springer, 2012; 55 (10): 1311–1354.
33 Landesarbeitsgemeinschaft resistente Erreger (LARE) Bayern. Empfehlung zum Screening auf MRGN_Stand: 5.6.2013. www.lgl.bayern.de (Zugriff 1.1.2018).

LITERATUR ZU KAPITEL 3

1 Carbajal R., Rousset A., Danan C. et al. Epidemiology and Treatment of Painful Procedures in Neonates in Intensive Care Units. The Journal of the American Medical Association, 7/2008; 300 (1): 60–70.
2 Werdan K., Ruß M., Buerke M. et al. Deutsch-österreichische S3-Leitlinie Infarktbedingter kardiogener Schock – Diagnose, Monitoring und Therapie. Der Kardiologe, 2011; 5 (3): 166–224.
3 Martinez V et al. Non-opioid analgesics in adults after major surgery: systematic review with network meta-analysis of randomized trials. British Journal of Anaesthesia, 2017; 118: 22–31.

LITERATUR ZU KAPITEL 4

1 Reinhard M., Eberhardt E. Alfred Kirstein (1863–1922) – Pioneer of Direct Laryngoscopy. Anästhesiologische Intensivmedizin Notfallmedizin Schmerztherapie, 1995; 30 (4): 240–246.
2 The Acute Respiratory Distress Syndrome Network. Ventilation with Lower Tidal Volumes as Compared with Traditional Tidal Volumes for Acute Lung Injury and the Acute Respiratory Distress Syndrome. The New England Journal of Medicine, 4/2000; 342 (18): 1301–1308.
3 Determann R. M., Royakkers A., Wolthuis E. K. et al. Ventilation with lower tidal volumes as compared with conventional tidal volumes for patients without acute lung injury: a preventive randomized controlled trial. Critical Care, 2010; 14 (1).
4 Talmor D., Sarge T., Malhotra A. et al. Mechanical Ventilation Guided by Esophageal Pressure in Acute Lung Injury. The New England Journal of Medicine, 11/2008; 359 (20): 2095–2104.
5 Papazian L., Forel J. M., Gacouin A. et al. Neuromuscular blockers in early acute respiratory distress syndrome. The New England Journal of Medicine, 9/2010; 363 (12): 1107–1116.
6 Dellinger R. P., Levy M. M., Rhodes A. et al. Surviving Sepsis Campaign: International Guidelines for Management of Severe Sepsis and Septic Shock: 2012. www.sccm.org/Documents/SSC-Guidelines.pdf (Zugriff 1.1.2018).
7 S2e-Leitlinie: Lagerungstherapie und Frühmobilisation zur Prophylaxe oder Therapie von pulmonalen Funktionsstörungen. www.awmf.org/uploads/tx_szleitlinien/001-015l_S2e_Lagerungstherapie_Frühmobilisation_pulmonale_Funktionsstörungen_2015-05.pdf (Zugriff 1.1.2018).
8 Deye N., Lellouche F., Maggiore S. M. The semi-seated position slightly reduces the effort to breathe during difficult weaning. Intensive Care Med, 2013; 39: 85–92.
9 S3-Leitlinie: Epidemiologie, Diagnostik und Therapie erwachsener Patienten mit nosokomialer Pneumonie. www.awmf.org/uploads/tx_szleitlinien/020-013m_S3_Nosokomiale_Pneumonie_Erwachsener_2017-11.pdf (Zugriff 1.1.2018).
10 Bahns E. Mit dem Pulmotor fing es an – Hundert Jahre maschinelle Beatmung. www.draeger.de/sites/assets/PublishingImages/Generic/Webinar/Booklet/rsp_it_began_with_pulmotor_booklet_9051424_de.pdf (Zugriff 1.1.2018).
11 Drakulovic M. B., Torres A., Bauer T. T. et al. Supine body position as a risk factor for nosocomial pneumonia in mechanically ventilated patients: a randomised trial. www.ncbi.nlm.nih.gov/pubmed/?term=PMID%3A+10584721 (Zugriff 1.1.2018).

LITERATUR ZU KAPITEL 4.13

1 Bein B., Bachmann M., Huggett S., Wegermann P. SARS-CoV-2/COVID-19: Empfehlungen zu Diagnostik und Therapie. Anästhesiologie Intensivmedizin Notfallmedizin Schmerztherapie, 2020; 55: 257–265.
2 Wilder-Smith A., Osman S.: Public health emergencies of international concern: a historic overview. Journal of Travel Medicine, 2020; 27(8): 1–13.
3 Shors T. Coronavirus. AccessScience. McGraw-Hill Education 2021. https://doi.org/10.1036/1097-8542.163220 (letzter Zugriff: 06.11.2021).
4 Salahshoori I., Mobaraki-Asl N., Seyfaee A. et al. Overview of COVID-19 Disease: Virology, Epidemiology, Prevention Diagnosis, Treatment, and Vaccines. Biologics, 2021; 1(1): 2–40.
5 Epidemiologischer Steckbrief zu SARS-CoV-2 und COVID-19 (Stand 14.07.2021). https://www.rki.de/DE/Content/InfAZ/N/Neuartiges_Coronavirus/Steckbrief.html;jsessionid=688B86CED2936CB96BDE57666E32A3FE.internet061?nn=13490888#doc13776792bodyText2 (letzter Zugriff: 17.07.2021).
6 Perico L., Benigni A., Casiraghi F. et al. Immunity, endothelial injury and complement-induced coagulopathy in COVID-19. Nature Reviews Nephrology, 2021; 17: 46–64.

7 Bohn MK., Hall A., Sepiashvili L., Jung B. et al. Pathophysiology of COVID-19: Mechanisms Underlying Disease Severity and Progression. PHYSIOLOGY, 2020; 35: 288–301.
8 Karagiannidis C., Mostert C., Hentschker C. et al. Case characteristics, resource use, and outcomes of 10 021 patients. The Lancet Respiratory Medicine 2020; 8: 853–862.
9 S3-Leitlinie – Empfehlungen zur stationären Therapie von Patienten mit COVID-19, www.awmf.org. Stand: 05.10.2021.
10 Pfeifer M., Hamer O. W. COVID-19-Pneumonie. Der Internist, 2020; 61: 793–803.
11 Caputo KM., Byrick R., Chapman MG.et al. Intubation of SARS patients: infection and perspectives of healthcare workers. Canadian journal of anaesthesia = Journal canadien d'anesthesie, 2006; 53(2): 122–129.
12 Shereen et al. COVID-19 Infection: Origin, transmission, and caracterstics of human coronaviruses. Journal of Advanced Research, 2020; 24: 91–98.

INTERNETLINKS

Arentz C., Wild F. WIP-Analyse 3/2020, Vergleich europäischer Gesundheitssysteme in der Covid-19-Pandemie, WIP – Wissenschaftliches Institut der PKV; 2020. http://www.wip-pkv.de/forschungsbereiche/detail/vergleich-europaeischer gesundheitssysteme-in-der-covid-19-pandemie.html (letzter Zugriff: 06.11.2021).
Die Internationalen Gesundheitsvorschriften der Weltgesundheitsorganisation.
https://www.rki.de/DE/Content/Infekt/IGV/igv_node.html;jsessionid=090B2CB764C3B2AFDBB442C397A5FC07.internet122#doc2391006bodyText4 (letzter Zugriff: 17.07.2021).
Pandemie der Coronavirus-Krankheit (COVID-19). https://www.euro.who.int/de/healthtopics/health-emergencies/coronavirus-covid-19/novel-coronavirus-2019-ncov (letzter Zugriff: 17.07.2021).
Timeline: WHO's COVID-19 response.
https://www.who.int/emergencies/diseases/novelcoronavirus-2019/interactive-timeline#event-85 (letzter Zugriff: 17.07.2021).

LITERATUR ZU KAPITEL 5

Achenbach S., Szardien S., Zeymer U., Gielen S., Hamm C. W. Kommentar zu den Leitlinien der Europäischen Gesellschaft für Kardiologie (ESC) zur Diagnostik und Therapie des akuten Koronarsyndroms ohne persistierende ST-Streckenhebung. Kardiologe, 2012; 6: 283–301.
Darius H., Bosch R., Hindricks G. et al. Kommentar: Fokus Update der Leitlinien der Europäischen Gesellschaft für Kardiologie (ESC) zum Management des Vorhofflimmerns. Kardiologe, 2013; 7: 171–180.
Deutsche Gesellschaft für Kardiologie (DGK) et al. AWMF-Leitlinie 019/013. Deutsch-österreichische S3 Leitlinie: Infarktbedingter kardiogener Schock – Diagnose, Monitoring und Therapie.
Deutsche Gesellschaft für Kardiologie – Herz- und Kreislaufforschung e. V. (2016) ESC Pocket Guidelines. Akutes Koronarsyndrom ohne ST-Hebung (NSTE-ACS), Version 2015. Grünwald: Börm Bruckmeier Verlag GmbH, European Society of Cardiology.
Deutsche Gesellschaft für Kardiologie – Herz- und Kreislaufforschung e. V. (2017) ESC Pocket Guidelines. Herzinsuffizienz, Version 2016. Grünwald: Börm Bruckmeier Verlag. Kurzfassung der „ESC Guidelines for the Diagnosis and Treatment of Acute and Chronic Heart Failure European Heart Journal 2016".
Deutsche Hochdruckliga e. V. DHL – Deutsche Hypertonie Gesellschaft. Leitlinien zur Behandlung der arteriellen Hypertonie. 2013.
Drew BJ, Califf RM, Funk M et al. Practice Standards for Electrocardiographic Monitoring in Hospital Settings: An American Heart Association Scientific Statement From the Councils on Cardiovascular Nursing, Clinical Cardiology, and Cardiovascular Disease in the Young. Circulation, 2004; 110: 2721–2746.
ESC Guidelines for the Management of Acute Coronary Syndromes in Patients Presenting without Persistent ST-segment Elevation. European Heart Journal.
ESC Guidelines for the management of atrial fibrillation developed in collaboration with EACTS. 2016. European Heart Journal.
ESC Guidelines for the management of acute myocardial infarction in patients presenting with ST-segment elevation. 2012. European Heart Journal, 2012; 33: 2569–2619.
European Heart Rhythm Association; European Association for Cardio-Thoracic Surgery, Camm A. J. et al. Guidelines for the management of atrial fibrillation: the Task Force for the Management of Atrial Fibrillation of the European Society of Cardiology (ESC). European Heart Journal, 2010; 31(19): 2369–2429.
European Society of Cardiology. European Heart Journal, 2013; 34(38): 2949–3003.
Handbuch Impella® System, Abiomed®, Inc., 2016.
Maquet Holding B. V. & Co. KG: PiCCO-Technologie (2017). www.maquet.com/de/produkte/picco-technologie (Zugriff 1.1.2018).
Herold G. Innere Medizin. Herold, 2004.
Huppelsberg W. Kurzlehrbuch Physiologie. Stuttgart: Thieme, 2. Aufl. 2005.
Minha S., Fatemi O., Torguson R., Waksman R. Overview of the 2012 Food and Drug Administration circulatory system devices panel meeting on the reclassification of external counterpulsation, intra-aortic balloon pump, and non-roller-type cardiopulmonary bypass blood pump devices. American Heart Journal, 2013;166(3): 414–420.
Pflege Heute: Lehrbuch und Atlas für Pflegeberufe. München: Elsevier Urban & Fischer, 2004.
Rassow J., Hauser K., Netker R., Deutzmann R. Duale Reihe Biochemie. Stuttgart: Thieme, 2006.
Renz-Polster H., Krautzig S. Basislehrbuch Innere Medizin. München: Elsevier/Urban & Fischer, 2008.
Schwegler J. S. Der Mensch – Anatomie und Physiologie. Stuttgart: Thieme, 1998.
Speckmann E.-J., Hescheler J., Köhling R. Physiologie. München: Elsevier Urban & Fischer, 5. Aufl. 2008.

Task Force Members, Montalescot G et al., ESC Committee for Practice Guidelines (CPG), Zamorano J. L. et al. 2013 ESC guidelines on the management of stable coronary artery disease: The Task Force on the management of stable coronary artery disease of the

Ullrich L., Stolecki U., Grünewald M. (Hrsg.). Intensivpflege und Anästhesie. Stuttgart: Thieme, 2010.

https://next.amboss.com/de/article/lo0vXS?q=magnesium#Z4b0a9ab9d7d258499f3397bbebeead73 (Zugriff 1.10.2021)

LITERATUR ZU KAPITEL 6

1 Bellomo R., Ronco C., Kellu J.A. et al. Acute renal failure – definition, outcome measures, animal models, fluid therapy and information technology needs: the Second International Consensus Conference of the Acute Dialysis Quality Initiative (ADQI) Group. Crit Care, 2004; 8(4): R204–R212.

Grabensee B. Checkliste XXL Nephrologie. Stuttgart: Thieme, 2002.

Kuhlmann U., Walb D., Böhler J., Luft F. Nephrologie: Pathophysiologie – Klinik – Nierenersatzverfahren. Stuttgart: Thieme, 2008.

Levy J., Brown E., Daley C. Oxford Handbook of Dialysis (Oxford Handbooks). Oxford: Oxford Universitiy Press, 2009.

Steddon S., Ashman N., Cunningham J., Chesser A. Oxford Handbook of Clinical Nephrology and Hypertension (Oxford Handbooks). Oxford: Oxford University Press, 2006.

LITERATUR ZU KAPITEL 7

Arasteh K. et al. Duale Reihe Innere Medizin. Stuttgart: Thieme, 4. Aufl. 2018.

Behrends J. C. et al. Duale Reihe Physiologie. Stuttgart: Thieme, 4. Aufl. 2021.

Brandes R., Lang F. et al. Physiologie des Menschen mit Pathophysiologie. Berlin/Heidelberg: Springer, 32. Aufl. 2020.

Brock A., Kany A. et al. Fachpflege Intensivpflege, Medizinische und pflegerische Grundlagen. München: Elsevier, 2. Aufl. 2018.

Hafer C. Säure-Base-Störungen. Intensivmedizin up2date, 2021; 17(01): 83–106.

Hafer C. Kalium – was Intensivmediziner wissen sollten. Intensivmedizin up2date, 2021; 17: 291–312.

Herold G. et al. Innere Medizin. Herold: Köln, 2021.

Marino P. L. Das ICU-Buch, Praktische Intensivmedizin. München: Elsevier, 5. Aufl 2017.

Silbernagel S. et al. Taschenatlas Physiologie. Stuttgart: Thieme, 9. Aufl. 2018.

Silbernagel S. et al. Taschenatlas Physiologie. Stuttgart: Thieme, 10. Aufl. 2020.

AWMF online

https://www.awmf.org/uploads/tx_szleitlinien/001-020l_S3_Intravasale-Volumentherapie Erwachsene_2020-10.pdf (Zugriff 23.5.2022).

https://www.awmf.org/uploads/tx_szleitlinien/057-013l_S3-Therapie-Typ-1-Diabetes_2018-08.pdf (Zugriff 23.5.2022).

https://www.awmf.org/uploads/tx_szleitlinien/nvl-001l_S3_Typ_2_Diabetes_2021-03.pdf (Zugriff 23.5.2022).

https://www.awmf.org/uploads/tx_szleitlinien/073-004l_S2k_Klinische-Ernaehrung Intensivmedizin_2019-11.pdf (Zugriff 23.5.2022).

LITERATUR ZU KAPITEL 8

1 Rickels E., von Wild K., Wenzlaff P., Bock W. J. (Hrsg.) Schädel-Hirn-Verletzung. Epidemiologie und Versorgung. Ergebnisse einer prospektiven Studie. München, Wien, New York: Zuckschwerdt-Verlag, 2006.

2 Deutsche Stiftung Organtransplantation (2017). Leitfaden für die Organspende, S. 42.

3 www.dso.de/fachinformation/organprotektive-intensivmassnahmen.html (Zugriff 1.1.2018).

www.dgn.org (Zugriff 1.1.2018).

www.uke.de (Zugriff 1.1.2018).

LITERATUR ZU KAPITEL 8.5

Deutsche Stiftung Organtransplantation (2016): Leitfaden für die Organspende, 4. überarbeitete Auflage.

1 https://www.bundesgesundheitsministerium.de/gzso.html (Zugriff 1.4.2022).

2 Richtlinie der Bundesärztekammer für die Feststellung des irreversiblen Hirnfunktionsausfalls (2015).

3 Sicksch M., Dunkel A., Rahmel A. Pflege eines Organspenders. In: Pflegen Intensiv extra, 2014; 4/14 (8): 1–4.

LITERATUR ZU KAPITEL 9.1

1 Ferguson N.D. The ARDS. Definition Task Force JAMA, 2012; 307: 2526; Intensive Care Med, 2012; 38: 1573.

2 Oczenski W. Atmen-Atemhilfen. Stuttgart: Thieme, 9. Aufl. 2012: S. 90.

3 Pham T., Rubenfeld G.D.: Fifty years of research in ARDS. The epidemiology of acute respiratory distress syndrome. A 50th birthday review. Am J Respir Crit Care Med 2017; 195: 860–870.

4 Classen M. et al. Innere Medizin. München: Urban & Schwarzenberg, 3. Auflage 1994: S. 457.

5 Aulmann S. Schocklunge. Institute of Pathology Heidelberg, Universitätsmedizin Heidelberg, 2017.

6 Gattinoni L. The concept of „baby lung". Intensive Care Med, 2005; 31(6): 776–784.

7 Brower RG. et al. The Acute Respiratory Distress Syndrome Network. Ventilation with Lower Tidal Volumes as Compared with Traditional Tidal Volumes for Acute Lung Injury and the Acute Respiratory Distress Syndrome. The New England Journal of Medicine, 4/2000; 342 (18): 1301–1308.

8 Amato M. et al. Drivin Pressure and Survival in the Acute Respiratory Distress Syndrome. The New England Journal of Medicine, 2015; 372(8): 747–755.

9 Quintel M. Beatmungsstrategien bei ARDS. In: Eckart J., Forst H., Burchardi H. (Hrsg.). Intensivmedizin. Landsberg: Ecomed, 2002.

10 Papazian L., Forel J. M., Gacouin A. et al. Neuromuscular blockers in early acute respiratory distress syndrome. The New England Journal of Medicine, 9/2010; 363(12): 1107–1116.

11 Bein Th. et al. S2e Leitlinie „Lagerungstherapie und Frühmobilisation zur Prophylaxe oder Therapie bei pulmonalen Funktionsstörungen". AWMF 2015: S. 15–21.

WEITERFÜHRENDE LITERATUR ZU KAPITEL 9.1

Ashbough D. G., Bigelow D. B. Petty T. L., Levine B. E. Actute respiratory distress in adults. Lancet 1967; 2(7511): 319–321.

LITERATUR ZU KAPITEL 9.2

DSG Deutsche Sepsis-Gesellschaft. https://www.sepsis-gesellschaft.de/sepnet/ (Zugriff 16.3.2022).

S2k-Leitlinie (AWMF-Registernummer 073-004). Elke G., Hartl W. H., Kreymann K. G. et al. (2018). DGEM-Leitlinie „Klinische Ernährung in der Intensivmedizin". AWMF-Registernr. 073-004. Aktuel Ernahrungsmed, 2018; 43: 341–408. https://www.dgem.de/sites/default/files/PDFs/Leitlinien/073-004l_S2k_Klinische-Ernaehrung-Intensivmedizin_2019-11.pdf (Zugriff 16.3.2022).

S3-Leitlinie (AWMF-Registernummer: 079 – 001). Deutsche Sepsis Gesellschaft e. V. (federführend). Sepsis – Prävention, Diagnose, Therapie und Nachsorge. Langversion 3.1 – 2018. https://www.awmf.org/uploads/tx_szleitlinien/079-001l_S3_Sepsis-Praevention-Diagnose-Therapie-Nachsorge_2020-03_01.pdf (Zugriff 16.3.2022).

Striebel H. W. Anästhesie Intensivmedizin Notfallmedizin. Stuttgart: Schattauer, 2016.

Ulrich L., Stolecki D. Intensivpflege und Anästhesie. 3. überarbeitete und erweiterte Aufl. Stuttgart: Thieme, 2015.

https://www.sccm.org/getattachment/SurvivingSepsisCampaign/Guidelines/Adult-Patients/Surviving-Sepsis-Campaign-Hour-1-Bundle.pdf?lang=en-US (Zugriff 16.3.2022).

LITERATUR ZU KAPITEL 9.3

1 NICE guidelinie. Delirium: prevention, diagnosis and management. Manchester: National Institute for Health and Clinical Excellence, 2010.
2 Hasemann W. et al. Screening, Assessment und Diagnostik. Pflege, 2007; 20(6): 191–204.
3 van den Boogaard M. et al. Delirium in critically ill patients. Impact on long-term health-related quality of life and cognitive functioning. Crit Care Med, 2012; 40(1): 112–118.
4 Shehabi Y. et al. Delirium duration and mortality in lightly sedated, mechanically ventilated intensive care patients. Crit Care Med, 2010; 38(12): 2311–2319.
5 Kersten A. et al. Delir und Delirmanagement bei kritisch kranken Patienten. Intensivmedizin, 2016; 19(9): 142–149.
6 Monke S. Das Konzept des Delirs – Definition und Hintergrund. www.delir-netzwerk.de/delir-die-fakten. 2015 (Zugriff 1.1.2018).
7 Dill M.-L., von Haken R., Traube C., Silver G., Meyburg J. Erfassung eines Delirs bei pädiatrischen Intensivpatienten. Prospektive Studie zur Etablierung des deutschsprachigen CAPD-Scores. Monatsschrift Kinderheilkunde, 2016; 164(9): 308–317.
8 Maxeiner S. et al. Dr. Psych's Psychopathologie. Klinische Psychologie und Psychotherapie. 1. Auflage. Band 1. Zollikon. Jerry Media Verlag, 2014.
9 Payk T. R. Psychopathologie. 4. Auflage. Heidelberg: Springer, 2015.
10 Möller H. J. et al. Psychiatrie und Psychotherapie. Stuttgart: Thieme, 4. Aufl. 2009.
11 Leucht S. et al. Psychiatrie und Psychotherapie. Stuttgart: Thieme, 2012.
12 Page V. J. et al. Delirium in critical care. Core critical care, second edition. Cambridge: University Printing House, 2015.
13 Singler K., Frühwald T. Delir. Internist, 2014; 55(3): 775–781.
14 Andorfer U. P. Delir auf operativen Intensivstationen. Inzidenz und Bedeutung für das Behandlungsergebnis. Bonn. Inaugural-Dissertation zur Erlangung des Doktorgrades der Hohen Medizinischen Fakultät der Rheinischen Friedrich Wilhelms-Universität, 2013.
15 DAS Leitlinie. S3-Leitlinie „Analgesie, Sedierung und Delirmanagement in der Intensivmedizin" (DAS-Leitlinie 2015). Deutsche Gesellschaft für Anästhesiologie und Intensivmedizin (DGAI), Deutsche Interdisziplinäre Vereinigung für Intensiv-und Notfallmedizin(DIVI), 2015.
16 Wolf A., Mörgel R., Weiss B., Spies C. CME Zertifizierte Fortbildung. Delir, Analgesie und Sedierung in der Intensivmedizin. Entwicklung eines protokollbasierten Managements. Medizinische Klinik-Intensivmedizin und Notfallmedizin, 2017; 112(6): 65–74.
17 Hüfner K., Sperner-Unterweger, B. Delir in der Neurologie. Nervenarzt, 2014; 85(4): 427–436.

LITERATUR ZU KAPITEL 9.4

1 Müllges W., Stoll G., Critical illness polyneuropathy and myopathy. Intensivmedizin, 2011; 136(15): 769–774.
2 Stevens R. D., Dowdy D. W., Michaels R. K. et al. Neuromuscular dysfunction acquired in critical illness: a systematic review. Intensive Care Med, 2007; 33: 1876–1891.
3 De Letter M. A., Schmitz P. I., Visser L. H. et al.Risk factors for the development of polyneuropathy and myopathy in critically ill patients. Crit Care Med, 2001 Dec; 29(12): 2281–2286.
4 Guarneri B., Bertolini G., Latronico N. Long-term outcome in patients with critical illness myopathy or neuropathy: the Italian multicentre CRIMYNE study. J Neurol Neurosurg Psychiatry, 2008 Jul; 79(7): 838–841.
5 Hund E. Critical-illness-Polyneuropathie. Akt Neurol, 2005; 32: 202–207.
6 Brun-Buisson C. The epidemiology of the systemic inflammatory response. Intensive Care Med, 2000; 26: 64–74.
7 Mohammadi B., Bufler J. Neurophysiologische Veränderungen in Critical illness polyneuropathy. Klin Neurophysiol, 2005; 36: 116–120.
8 Visser L. H. Critical illness polyneuropathy and myopathy: clinical features, risk factors and prognosis. Eur J Neurology, 2006; 13(11): 1203–1212.

LITERATUR ZU KAPITEL 9.5.6

1 Borowitz S. M., Waggoner-Fountain L. A., Bass E. J., Sledd R. M. Adequacy of information transferred at resident sign-out (inhospital handover of care): a prospective survey. Quality and Safety in Health Care, 2008; 17(1): 6–10.
2 Damm C., Vandelet P., Petit J. et al. Complications during the intrahospital transport in critically ill patients. In Annales francaises d'anesthesie et de reanimation, 2005 January; 24(1): 24–30.
3 Deutsche Gesellschaft für Unfallchirurgie (DGU) Sektion Intensiv- & Notfallmedizin, Schwerverletztenversorgung (NIS) und AUC Akademie der Unfallchirurgie GmbH, 2016, TraumaRegister DGU Jahresbericht 2020. Verfügbar unter http://www.traumaregister-dgu.de/fileadmin/user_upload/traumaregister-dgu.de/docs/Downloads/Jahresbericht_2020.pdf (Zugriff 1.11.2021).
4 Deutsche Interdisziplinäre Vereinigung für Intensiv- und Notfallmedizin (2004). Empfehlung der DIVI zum innerklinischen Transport kritisch kranker, erwachsener Patienten. Verfügbar unter www.divi.de/images/Dokumente/04-intensivtransport-empfehlung-innerklinischer-transport.pdf (Zugriff 1.1.2018).
5 Hurts J.M., Davis J.R., K. E. N. N. E. T. H., Branson, R. D. & Johannigman, J. A. (1989). Comparison of blood gases during transport using two methods of ventilatory support. Journal of Trauma and Acute Care Surgery, 29(12): 1637–1640.
6 Indeck M., Peterson S., Smith J., Brotman S. Risk, cost, and benefit of transporting ICU patients for special studies. Journal of Trauma and Acute Care Surgery, 1988; 28(7): 1020–1025.
7 Sithamparanathan, M. Personal Views: "That's all I got handed over". BMJ: British Medical Journal, 2006; 332(7539): 496.
8 Smith I. R. A., Fleming S., Cernaianu A. Mishaps during transport from the intensive care unit. Critical care medicine, 1990; 18(3): 278–281.
9 Waydhas C., Schneck G., Duswald K. H. Deterioration of respiratory function after intra-hospital transport of critically ill surgical patients. Intensive care medicine, 1995; 21(10): 784–789.
10 Warren J., Fromm Jr. R. E., Orr R. A. et al. American College of Critical Care Medicine. Guidelines for the inter- and intrahospital transport of critically ill patients. Critical care medicine, 2004; 32(1): 256–262.

LITERATUR ZU KAPITEL 9.5.8

Arbeitsgemeinschaft der Wissenschaftliche Medizinischen Fachgesellschaft e. V. S3-Leitlinie „Analgesie, Sedierung und Delirmanagement in der Intensivmedizin" 2015. Verfügbar unter www.awmf.org/uploads/tx_szleitlinien/001-012l_S3_Analgesie_Sedierung_Delirmanagement_Intensivmedizin_2015-08_01.pdf (Zugriff 1.1.2018).
Deutsche Gesellschaft für Unfallchirurgie (DGU) Sektion Intensiv- & Notfallmedizin, Schwerverletzenversorgung (NIS) und AUC Akademie der Unfallchirurgie GmbH, 2016. TraumaRegister DGU Jahresbericht 2016. Verfügbar unter www.dgu-online.de/fileadmin/published_content/5.Qualitaet_und_Sicherheit/PDF/2016_Jahresbericht_TraumaRegister_DGU_2015.pdf (Zugriff 1.1.2018).

LITERATUR ZU KAPITEL 9.5.9

1 Tscherne H., Regel G. Unfallchirurgie Traumamanagement. Berlin, Heidelberg: Springer, 1997.
2 Simmel S., Bühren V. Unfallfolgen nach schweren Verletzungen. Chirurg 2013, 84: 764–770.
3 Deutsche Gesellschaft für Unfallchirurgie, Berlin. S3 Leitlinie Polytrauma/Schwerverletztenbehandlung. AWMF online, das Portal der wissenschaftlichen Medizin, AWMF-Register Nr. 012/019.
4 Advanced Trauma life Support® for doctors, ATLS® Student Course Manual. 8. Aufl., Chicago: American College of Surgeons® 2008.
5 Advanced Trauma Care for Nurses®. Student Manual. Society of Trauma Nurses, 2008.
6 Deutsche Interdisziplinäre Vereinigung für Intensiv- und Notfallmedizin (Divi). Empfehlungen zum Interdisziplinären Transport. www.divi.de/empfehlungen/intensivtransport.html (Zugriff 1.1.2018).
7 Deutsche Gesellschaft für Unfallchirurgie e. V. Berlin. Weißbuch Schwerverletztenversorgung. 2. erweiterte Aufl., Stuttgart: Thieme Verlag, 2012. www.dgu-online.de (Zugriff 1.1.2018).

LITERATUR ZU KAPITEL 9.6

1 Schulte am Esch et al. Duale Reihe Anästhesie-Intensivmedizin, Notfallmedizin, Schmerztherapie. Stuttgart: Thieme, 4. Aufl. 2011: S. 480.
2 Hamp T., Weidenauer D. Lehrbuch Tertiale Notfall- und Intensivmedizin. Wien: Springer 2. Aufl. 2012: S. 272–273.
3 Ziegenfuß T. Notfallmedizin 7. Aufl. Wien: Springer, 2016.
4 ERC Leitlinien zur Reanimation 2021. Besondere Umstände Anaphylaxie. S. 69–70.

LITERATUR ZU KAPITEL 10

1 American Heart Association (AHA). Leitlinienaktualisierung 2015 für HLW und kardiovaskuläre Notfallmedizin. Unter: https://eccguidelines.heart.org/wp-content/uploads/2015/10/2015-AHA-Guidelines-Highlights-German.pdf (Zugriff 01.01.2018.
2 American Heart Association (AHA). Reanimationsleitlinien 2020.
3 Bieker C., Preckel B. Intensivmedizinische Versorgung von Patienten mit Erkrankungen des Herz-Kreislauf-Systems. In: Ullrich L., Stolecki D. (Hrsg.): Intensivpflege und Anästhesie. Stuttgart: Thieme, 2015.
4 Deutsche Gesellschaft für Anästhesiologie und Intensivmedizin. Deutsches Reanimationsregister/German Resuscitation Registry (GRR) 2019. www.reanimationsregister.de.

5 Deutsche Gesellschaft für Kardiologie (DGK). https://leitlinien.dgk.org/. Leitlinien der Deutschen Gesellschaft für Kardiologie – Herz- und Kreislaufforschung e. V.
6 Deutscher Herzbericht. https://www.herzstiftung.de/e-paper/#0"Herzbericht 2019 (2020) als ePaper.
7 Dirks B., Böttiger BW. Die neuen internationalen Leitlinien zur Reanimation 2021 – sie sind da! Notfall Rettungsmed, 2021; 24: 189–191. Berlin: Springer, 2021.
8 European Resuscitation Council (ERC). Leitlinien des ERC zur Reanimation 2021. https://www.anaesthesie.news/aktuelles/erc-2021-leitlinien/ (Zugriff 01.10.2021).
9 German resussitation council 2021. Deutscher Rat für Wiederbelebung. https://www.grc-org.de/downloads/Leitlinien-kompakt_14.07.2021.pdf. (Zugriff 01.10.2021).
10 Groß R., Böttiger WB., Thaiss HM. Laienreanimation in Deutschland: Das Nationale Aktionsbündnis Wiederbelebung (NAWIB). Notfall Rettungsmed, Ausgabe 8/2019.
11 Herzstiftung. Deutscher Herzbericht 2019. https://www.herzstiftung.de/e-paper/#0. (Zugriff 01.10.2021).
12 Kollmar R., Sturm C. Prognose nach Herz-Kreislauf-Stillstand – ein Update. Intensivmedizin up2date, 2015; 11 s-0034–1391432.
13 Nolan JP., Böttiger BW., Perkins GD. et al. Erweiterte Reanimationsmaßnahmen für Erwachsene („adult advanced life support"). Notfall Rettungsmed, 2015; 18(8): 770–832.
14 Nolan JP, Maconochie I, Soar J et al. Executive summary 2020 International Consensus in Cardiopulmonary Resucitation and Emergency Cardiovascular Care Science with Treatment Recommendations: Resuscitation 2020; 150: A1-A22.
15 Nolan JP., Soar J., Cariou A. et al. Notfall Rettungsmed, 2015; 18(8): 904–931.
16 Olasveengen T., Castrén M., Handley A. et al. Basismaßnahmen zur Wiederbelebung Erwachsener. Notfall Rettungsmed, 2020; 23: 246–247.
17 Perkins GD., Handley HJ., Koster RW. et. al. Basismaßnahmen zur Wiederbelebung Erwachsener und Verwendung automatisierter externer Defibrillatoren. Notfall Rettungsmed, 2015; 18(8): 748–769.
18 Perkins GD., Neumar R., Monsieurs KG. et al. The international liaison Commitee on Resuscitation – Review oft he last 25 years and vison fort he future. Resucitation, 2017; 121: 104–116.
19 Seewald S., Eimer C. Reanimationsleitlinien 2021: Die wichtigsten Änderungen beim ALS im Überblick. Der Notarzt, 2021; 37(01): 14–15. Stuttgart: Thieme.
20 Soar J., Lott C., Böttiger BW. et al. Erweiterte lebensrettende Maßnahmen bei Erwachsenen. Notfall Rettungsmed, 2020; 23: 248–250. Berlin: Springer.
21 Truhlář A., Deakin C. D., Soar J. et al. Kreislaufstillstand in besonderen Situationen. Notfall Rettungsmed, 2015; 18(8): 833–903.
22 Wenzel V., Wagner U., Herff H. Kardiopulmonale Reanimation. In: Marx G., Muhl E., Zacharoski K., Zeuzem S. (Hrsg.) Die Intensivmedizin. Berlin: Springer, 2015.

LITERATUR ZU KAPITEL 11.1–11.3

1 American Society of Anaesthesiologists (ASA). Practice guidelines for management of the difficult airway. Anaesthesiology, 2003; 98: 1.269–1.277.
2 Apfel C.C., Läärä E., Koivuranta M. et al. A simplified risk score for predicting postoperative nausea and vomiting: conclusions from cross-validations between two centers. Anesthesiology, 1999 Sep; 91(3): 693–700

LITERATUR ZU KAPITEL 11.1.7

Jurowich C. F. Perioperatives Management in der Viszeral- und Thoraxchirurgie. Köln: Deutscher Ärzte Verlag, 2003.
Hachenberg T., Welte T., Fischer S. Anästhesie und Intensivtherapie in der Thoraxchirurgie. Stuttgart: Thieme, 2010.
Klein U. Anästhesie in der Thoraxchirurgie-Teil II, Beatmung (Einlungenventilation) und postoperative Versorgung. Anästhesie und Intensivmedizin, 2011; 11(52): 314–334.

LITERATUR ZU 11.4

Jöhr M. Kinderanästhesie. München: Elsevier Urban & Fischer, 7. Aufl. 2009
Striebel H. W. Anästhesie bei Kindern, Sicherheit in der klinischen Praxis. Stuttgart: Schattauer, 2012.
Philippi-Höhne C. Kinderanästhesie konkret, Fragen und Antworten. Köln: Deutscher Ärzte Verlag, 2010.
Frei F. J., Erb T., Jonmarker C., Sümpelmann R., Werner O. Kinderanästhesie. Heidelberg: Springer-Verlag, 4. überarbeitete Aufl. 2009.

WEITERFÜHRENDE LITERATUR ZU KAPITEL 11

Kany A., Brock, A. Lernkarten Intensivpflege. München: Elsevier Urban & Fischer, 2012.
Larsen R. Praxisbuch Anästhesie, München: Elsevier Urban & Fischer, 2009.
Schwender D., Klasing M., Daunderer S. et al. Wachzustände während Allgemeinanästhesie. Anaesthesist, 1995;44: 743–754.
Striebel H. W. Die Anästhesie Band 1 und 2. Stuttgart: Schattauer, 2. Aufl. 2010.
Vater J., Töpfer L., Boldte M., Keppeler P. Basics – Anästhesie, Intensivmedizin und Schmerztherapie. München: Elsevier Urban & Fischer, 2011.
Bundesverband Deutscher Anästhesisten e.V: Empfehlungen zur Lipidbehandlung bei der Intoxikation mit Lokalanästhetika, PDF-Download: www.bda.de/docman/alle-dokumente-fuer-suchindex/oeffentlich/empfehlungen/575-empfehlungen-zur-lipidbehandlung-bei-intoxikationen-mit-lokalanaesthetika.html (Zugriff 1.8.2018).

Abbildungsnachweis

Der Verweis auf die jeweilige Abbildungsquelle befindet sich bei allen Abbildungen im Werk am Ende des Legendentextes in eckigen Klammern.

A300	Reihe Klinik- und Praxisleitfaden. Elsevier/Urban & Fischer
A400	Reihe Pflege konkret. Elsevier, Urban & Fischer Verlag, München
B110	Lieb K. (Hrsg.): Fünferband Konservative Fächer. Junghann Verlag Ulm und Lubeck, 1. Aufl., 1995
B152	H.-M. Hackenberg: EKG-Übungsbuch. JungjohannVerlag, 1995
E273	Mir M.A.: Atlas of Clinical Diagnosis, Elsevier/Saunders, 2nd ed., 2003
F781-035	Soar, J.; Böttiger, B.W.; Carli,P. et al. Erweiterte lebensrettende Maßnahmen für Erwachsene. Leitlinien des European Resuscitation Council 2021 Notfall Rettungsmed (2021)
F864-001	Bickel, H. Psychosom Konsiliarpsychiatr(2007) 1: 224. https://doi.org/10.1007/s11800-007-0041-9
F1101	Persson, P: Wasser- und Elektrolyt-Haushalt. In: Springer eBook. Springer Nature, Jan. 2019.
G064	Weir, Abrahams, Spratt, Salkowski: Imaging Atlas of Human Anatomy. Figure j,S. 94
G065	Mueller, S.: High-Yield Imaging Chest. Elsevier 2010
H017-001	Vincent JL, Moreno R, Takala J, Willatts S, De Mendonca A, Bruining H, Reinhart CK, Suter PM, Thijs LG. The SOFA (Sepsis- related Organ Failure Assessment) score to describe organ dysfunction/failure. On behalf of the Working Group on Sepsis-Related Problems of the European Society of Intensive Care Medicine. Intensive Care Med 1996 Jul;22(7):707-10. PMID 8844239.
H017-002	The ARDS. Definition Task Force JAMA 2012; 307: 2526; Ferguson ND, Intensive Care Med. 2012; 38:1573
H025-002	CN Sessler, MJ Grap, GM: Brophy Multidisciplinary management of sedation and analgesia in critical care. In: Semin Respir Crit Care Med., 2001, 22(2), S. 211–226, PMID 16088675.
K115	A. Walle, Hamburg
L106	H. Rintelen, Velbert
L115	R. Dunkel, Berlin
L126	Dr. med. Katja Dalkowski, Buckenhof, Erlangen
L141	S. Elsberger, Planegg
L143	H. Hübner, Berlin
L157	S. Adler, Lübeck
L190	G. Raichle, Ulm
L231	Stefan Dangl, München
L234	H. Holtermann, Dannenberg
L271	M. Korff, München
M658	U. Wagner, Aschaffenburg
M659	T. Knoche, Hamburg
M660	D. Stolecki, Dortmund
M661	M. Bausch, Mannheim
M663	Dr. J. Manville, Schweinfurt
M1098	Beatrix Löhlein-Hejda, Viernhelm
O479	L. Kruger, Rosenheim
O555	K. Lohnert, Rottenbuch
P110	Sebastian Casu, Eppstein
P432	K. Lichy, Ludwigsburg
P433	Dr. C. Gernoth, Kassel
R226	Berning: Prophylaxen in der Pflegepraxis. Elsevier/Urban & Fischer, München 1. Aufl., 2006
S700	Sobotta-Archiv
U244	Covidien Deutschland GmbH, Neustadt an der Donau
V081	Resmed Deutschland GmbH & Co KG
V213	Pulsion Medical
V449	ABIOMED Europe, Aachen
V491	Philips GmbH Respironics, Herrsching
V775	BOI-DOKUTECH GmbH, www.boi.de

Register